Die Rückenschmerz-Bibel
Diagnose – Therapie – Heilung

Aus Gründen der besseren Lesbarkeit haben wir uns entschlossen, durchgängig die männliche (neutrale) Anredeform zu nutzen, die selbstverständlich die weibliche mit einschließt.

Dr. Tobias Weigl | Thomas Berthold

Die Rückenschmerz BIBEL

Diagnose – Therapie – Heilung

Meyer & Meyer Verlag

Die Rückenschmerz-Bibel

Bibliografische Information der Deutschen Nationalbibliothek
Die Deutsche Nationalbibliothek verzeichnet diese Publikation in der
Deutschen Nationalbibliografie; detaillierte bibliografische Daten sind im Internet
über http://dnb.d-nb.de abrufbar.

Auckland, Beirut, Dubai, Hägendorf, Hongkong, Indianapolis, Kairo, Kapstadt,
Manila, Maidenhead, Neu-Delhi, Singapur, Sydney, Teheran, Wien
Member of the World Sport Publishers' Association (WSPA)

Gesamtherstellung: Print Consult GmbH, München

ISBN 978-3-8403-7611-5
E-Mail: verlag@m-m-sports.com
www.dersportverlag.de

INHALT

VORWORT

Liebe Leserinnen, liebe Leser,

Ich kann Sie verstehen. Wahrscheinlich haben Sie bereits seit längerer Zeit Schmerzen im Rücken. Womöglich waren Sie auch schon bei mehreren Ärzten und Therapeuten. Vielleicht konnte man Ihnen auch kurzfristig und schnell helfen, doch Sie merken, dass sich Ihr Körper dauerhaft verändert hat. Dass womöglich Ihre Rückenschmerzen über die Zeit immer öfter und mittlerweile auch intensiver auftreten.

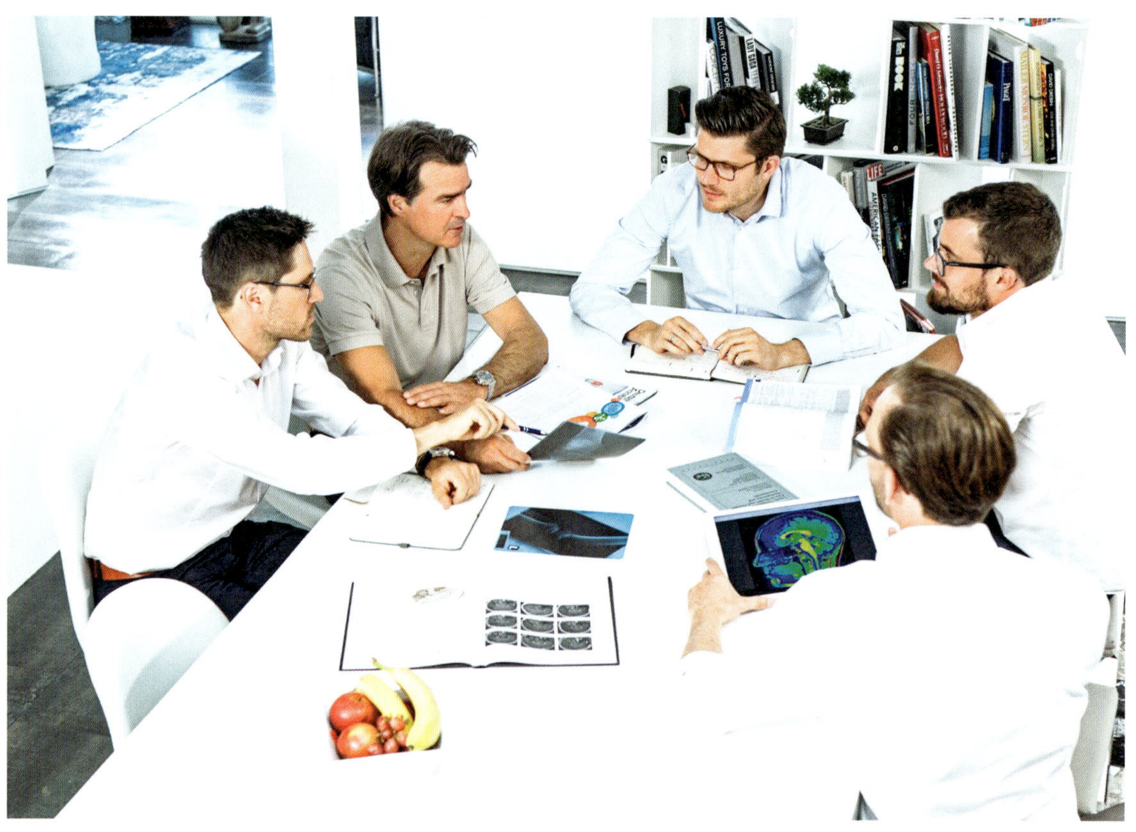

Kein Trost ist es für Sie, zu wissen, dass Rückenschmerzen für immer mehr Menschen zum Alltag gehören – Sie sind also nicht alleine. Rückenschmerzen sind eine der häufigsten Ursachen für Arztbesuche und Krankschreibungen und bilden einen der größten Posten der Ausgaben des Gesundheitssystems – Tendenz steigend. Deutschland ist das Land der Patienten und Rückenschmerzen sind mittlerweile eine Volkskrankheit. Und dementsprechend beschäftigen sich auch viele Experten und Laien, Mediziner und Nichtmediziner sowie Forschungsinstitute und medizinische Einrichtungen mit dem Thema.

Eine ganze Industrie lebt von der Volkskrankheit Rückenschmerz – unüberschaubar ist die Menge an Röntgen- und MRT-Rückenbildern, unzählbar die Flut der Funktions- und Laboruntersuchungen… immer auf der Suche nach den Ursachen von Rückenschmerzen.

Und die Therapiemöglichkeiten? Diese sind so vielfältig und vielversprechend, dass wir eigentlich alle einen starken und gesunden Rücken haben müssten. So suggeriert die Werbung heilende Medikamente ohne Nebenwirkungen, Fitness-Apps und Videos zeigen uns einfache Übungen, die jeglichen Rückenschmerz sofort verfliegen lassen. Endlos sind die neutral gefärbten Bloggertexte und YouTube®-Videos über sogenannte *Wundermittel*, die laut Bloggern von der ungeliebten Pharmaindustrie bekämpft werden und ausschließlich aus Nächstenliebe den Himmel auf Erden versprechen.

Da liegt es auf der Hand, dass es bereits unzählige Ratgeber und Bücher über Rückenschmerzen mit häufig großen Versprechungen gibt. Mal sind diese Bücher verfasst von Professoren und Akademikern, die zu Recht ganz bestimmte Therapieansätze oder Philosophien gut und bis ins Detail erläutern. Ein anderes Mal berichten Betroffene, wie sie ihr Leben verändert und die Schmerzen besiegt haben. Viele Themen haben also meine Kollegen und Betroffene dabei bereits behandelt, von A wie Akupunktur über F wie Faszientraining und O wie Operation bis immer wieder hin zum Z, was für das Ziel, nämlich eine nachhaltige und dauerhafte Schmerzfreiheit, steht.

Auch Trendthemen und ihre Autoren haben ihre Zeit und wurden wellenartig medial beleuchtet. Aktuell sehr intensiv diskutiert wird die Behandlung muskulär-faszialer Schmerzen, die nach neuesten Erkenntnissen einen Großteil der Rückenschmerzen in der westlichen Welt verursachen. Auch die sogenannte *Schmerzpsychologie* war bis vor einigen Jahren ein großes Trendthema – viele psychosomatische Zentren und Rehaeinrichtungen wurden aufgebaut.

Alle diese Bücher sind ein wahrer Schatz, doch mehr als vielleicht 2-3 selbst durchzulesen und vor allem die verschiedenen Ansätze und Ratgeber zu vergleichen, zu bewerten und daraus für sich konkrete Schlüsse zu ziehen, ist schwierig. Gleichgültig, ob für Betroffene, Angehörige oder Therapeuten. Es ist endlich an der Zeit, dass wir ein verständliches, objektives und umfassendes Standardwerk zum Thema Rückenschmerzen haben.

Genau in diesem Bedarf liegt die Zielsetzung dieses vor Ihnen liegenden Buchs: *Die Rückenschmerz-Bibel: Diagnose – Therapie – Heilung* ist ein Standardwerk für Betroffene, Angehörige und Therapeuten. Die *Rückenschmerz-Bibel* ist ein Rundumschlag zum Thema Rückenschmerzen und versucht, unsere Volkskrankheit Nummer eins in ihrer Gesamtheit zu erfassen. Grundlegende Maxime dabei ist: Es soll jede Seite gehört sowie kritisch hinterfragt werden. Über alternative Therapieansätze zu erfahren, ist für Betroffene, Angehörige und Therapeuten genauso relevant wie über Erkenntnisse und Möglichkeiten der Schulmedizin.

Aus diesem Grund kam mir auch die Idee, dieses Buch nicht alleine zu verfassen, sondern gemeinsam mit meinem Co-Autor, dem Fußball-Weltmeister von 1990, Thomas Berthold, sowie weiteren Experten auf ihren Gebieten. Thomas hat als ehemaliger Fußballprofi die Erfahrungen gesammelt, dass man durch Willen, Taktik sowie ein professionelles Umfeld bzw. Unterstützung seine Ziele erreicht. Fast 25 Jahre Profifußball haben auch bei Thomas ihre Spuren hinterlassen. Thomas hat in den letzten Jahren sein Leben angepasst und hat sich nicht nur vom Steakliebhaber zum Vegetarier gewandelt, sondern führt auch täglich seine Übungen und Maßnahmen für einen gesunden Körper und starken Rücken durch. Thomas erweitert das Buch, da er sowohl als Betroffener als auch aufgrund seiner Vita Aspekte und Schwerpunkte setzt, die man als Arzt und Therapeut oftmals nicht hat.

Ferner schreitet die Digitalisierung unaufhörlich voran. Die digitale Welt bestimmt mittlerweile unseren Lebensalltag – und eröffnet damit auch in der Wissensvermittlung neue Chancen. Themen über Gesundheit können ganz neu beleuchtet werden und sind für Interessierte z. B. über YouTube® jederzeit abrufbar. Begriffe wie *View per Demand* und *Dr. Google* sind vielen ein Begriff.

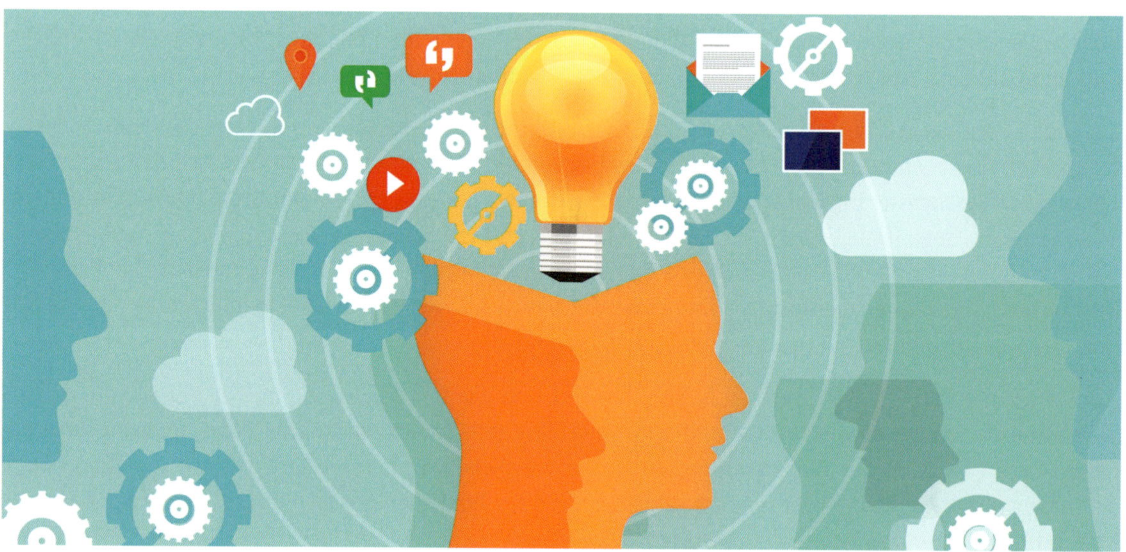

Die Arzt-Patienten-Kommunikation verändert sich. Patienten informieren sich nicht mehr nur beim Arzt, sondern auch eigenständig und zu jeder Zeit im Internet. Diese Möglichkeiten der Informationsübermittlung will auch ich nutzen und daher habe ich mit der *Rückenschmerz-Bibel* nicht nur inhaltlich, sondern auch in der Art und Weise, in der Wissen vermittelt wird, Neuland betreten.

Die *Rückenschmerz-Bibel* ist nicht nur inhaltlich umfassend, sondern auch interaktiv und multimedial. Zu fast jedem Kapitel habe ich Videos erstellt, die Sie durch den QR-Code sofort abrufen können. Mittels meines YouTube®-Kanals *Video-Visite Dr. Weigl* bin ich als „Onlinemediziner" damit beschäftigt, Betroffenen und Interessierten in möglichst einfachen und verständlichen Worten auf Augenhöhe Themen und Fragen rund um Rückenschmerzen zu erklären. Durch die gezielte Berücksichtigung von Zuschauerwünschen in sogenannten Qs & As *(engl. question and answer)* gehe ich dabei nicht nur darauf ein, was ich als Arzt für relevant halte, sondern auch darauf, was die Zuschauer brauchen. Interaktiv eben.

Ziel dieses multimedialen Buchs ist es, Ihnen die Möglichkeit zu geben, dass

1. Sie sich eine **informierte Meinung** bilden, und zwar indem Sie Zugang zu verständlichem, aber trotzdem seriösem und objektivem Expertenwissen erhalten. Dabei sind die Inhalte frei von Interessen Dritter, wie z. B. der Pharmaindustrie, von Ärzteverbänden, Krankenkassen oder selbst ernannten Wunderheilern mit dubiosen Heilmitteln.

   Ich bzw. dieses Buch möchten für Sie eine **verlässliche Quelle** sein, sodass Sie sich im Wirrwarr bzw. in der immensen Informationsflut in der heutigen digitalisierten Welt besser zurechtfinden.

2. Sie **Hilfe zur Selbsthilfe** erhalten: Häufig kann man selbst schon viel tun, um wieder gesund zu werden. Man braucht oft nur Antworten auf Fragen über wer, was, wie, wo und wann. Antworten auf diese Fragen gebe ich fortlaufend in jedem Kapitel und dazu noch einmal ganz gezielt am Ende des Buchs in Kap. 5.2 *Ihr gesunder Rücken: Die drei goldenen Regeln*. Nicht nur durch Wissensvermittlung über die Grundlagen unseres Rückens, die häufigsten Krankheitsbilder und diverse Therapieoptionen, sondern auch durch die effizientesten und sinnvollsten Übungen und Eigenmaßnahmen schaffen wir es, gemeinsam eine dauerhafte Reduktion Ihrer Beschwerden zu erreichen.

Mein Dank gilt allen Mitarbeitern und Autoren, die dieses Werk über die vergangenen Wochen, Monate und Jahre intensiv begleitet und möglich gemacht haben, insbesondere Thomas Berthold, der nicht nur eigene Kapitel beigefügt hat und als Fotomodell für diverse Übungen zur Verfügung stand, sondern viele konstruktive Rückmeldungen und Kommentare zu anderen Kapiteln aus Patientensicht beigesteuert hat.

Dieses Buch soll uns den Rücken stärken. Gemeinsam schaffen wir es.

Ihr

Dr. Tobias Weigl

Was kannst du dir vorwerfen, wenn du alles gegeben hast?

LEGENDE

In allen Kapiteln finden Sie kleine, hervorgehobene Kästen, die für Sie von besonderer Bedeutung sind:

HINWEISKASTEN

Hier gehe ich auf zusätzliche Informationen aus der Wissenschaft oder aus der digitalen Welt ein.

Fakten

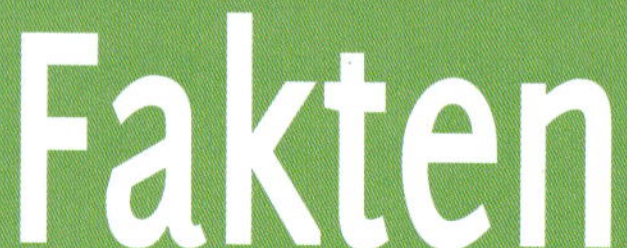

80-90 % aller Rückenschmerzen sind unspezifisch. Eine spezifische Ursache haben nur 10-20 % der Beschwerden.

HINWEIS AUF EINEN QR-CODE

Video-Visite
Dr. Weigl
Sport: Darauf sollten Sie Achten!

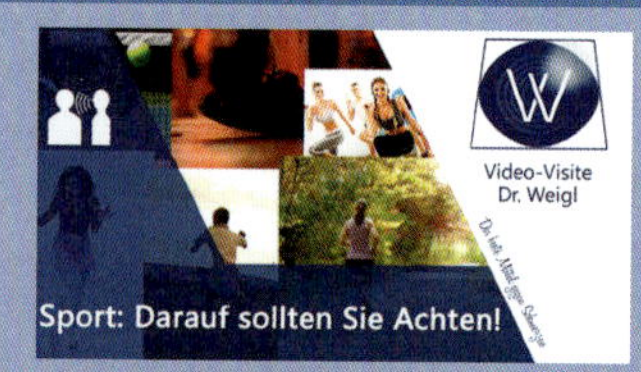

10 beliebte Sportarten und ihre Vor- und Nachteile für Rücken und Gelenke

ALLGEMEINER INFOKASTEN

SO VERTEILEN SICH UNSERE 24 WIRBEL

- Halswirbelsäule/zervikale Wirbel: sieben Halswirbel (C 1-C 7),
- Brustwirbelsäule/thorakale Wirbel: 12 Brustwirbel (Th 1-Th 12),
- Lendenwirbelsäule/lumbale Wirbel: fünf Lendenwirbel (L 1-L 5).

ZUSATZINFOKASTEN

YOGA AUF DIGITALEN KANÄLEN

Ein Besuch im Yoga- oder Fitnessstudio ist längst nicht mehr notwendig: Vor allem auf YouTube® finden Interessierte zahlreiche erfolgreiche Yogakanäle, die verschiedene Arten des Yoga vorstellen und Schritt für Schritt erklären. Und auch im Bereich der Apps liegt Yoga ganz weit vorne, allerdings sind die wenigsten Apps kostenlos erhältlich.

TIPPKASTEN

Hier nenne ich einen persönlichen Tipp von mir für Sie.

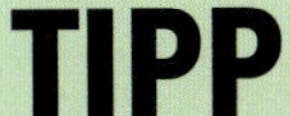

10-15 Minuten Spaziergang nach jedem Mittagessen.

HÄUFIGE PATIENTENFRAGEN

Hier nenne ich beispielhaft häufige Fragen, die Patienten mir oder meinen Kollegen stellen. Diese Fragen habe ich seit einigen Jahren gesammelt.

HÄUFIGE PATIENTENFRAGEN

Frage 1:	*Sind Rückenschmerzen immer Folgen zerschlissener Bandscheiben?*
Dr. Weigl:	Der Glaube hält sich hartnäckig, doch 80 % aller Rückenschmerzen haben keine spezifischen Ursachen, wie zum Beispiel Erkrankungen. Grund für die Beschwerden ist häufig eine Verspannung von Muskeln, Sehnen und Bändern.
Frage 2:	*Reicht es, wenn ich bei leichten Rückenschmerzen abwarte, bis sie verschwinden?*
Dr. Weigl:	Rückenschmerzen erfordern nicht sofort den Arztbesuch. Allerdings können Sie sich nicht darauf verlassen, dass die Beschwerden nach einigen Tagen von selbst verschwinden. Wichtig ist, dass Sie sich keine Bettruhe verordnen und Bewegungen auf keinen Fall vermeiden. Maßnahmen, die Sie selbst ergreifen können, um eine Chronifizierung der Schmerzen zu vermeiden, sind z. B. Dehnübungen für die Muskeln.

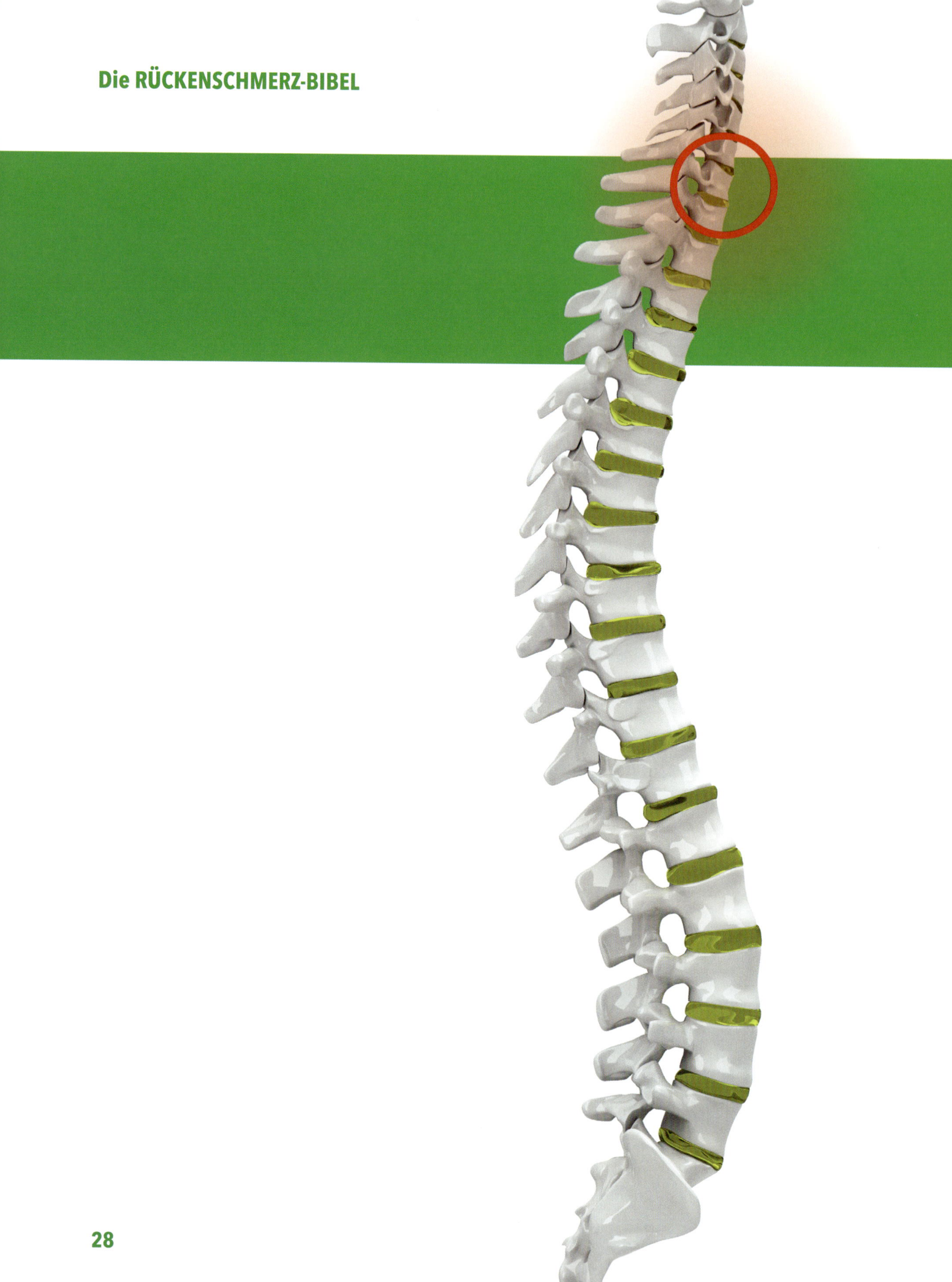

KAPITEL 1

DEUTSCHLAND HAT RÜCKEN – GESTERN | HEUTE | MORGEN

1.1 EINE VOLKSKRANKHEIT IN ZAHLEN

„Rückenschmerzen gehören für viele Menschen zum Alltag dazu und sind eine der häufigsten Ursachen für einen Arztbesuch."

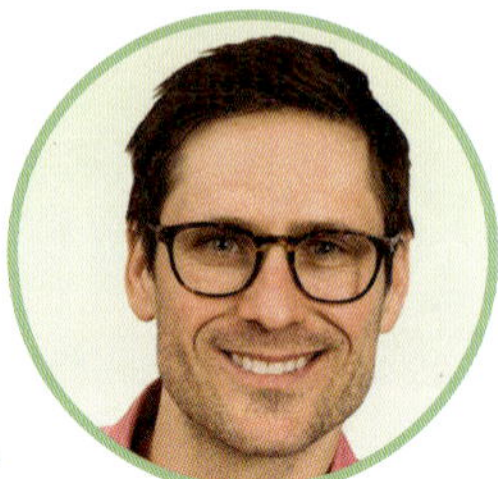

„Autsch!", zischt Martha und lässt beinahe die Kiste Wasser fallen. Der unangenehme Schmerz ist ihr in den Rücken geschossen. Genau genommen in den ***unteren Bereich ihres*** *Rückens. Ist das etwa ein Bandscheibenvorfall? Sie ist doch noch keine 40! Oder sind es vielleicht doch nur die Muskeln? Martha hat in der Zeitung gelesen, dass Rückenschmerzen die Volkskrankheit Nummer eins seien. Sie beschließt, beim Arzt anzurufen!*

Rückenschmerzen sind eine der großen Herausforderungen unserer Zeit: Sie gehören für viele Menschen zum Alltag dazu und sind eine der häufigsten Ursachen für den Arztbesuch. Eine Herausforderung sind sie deshalb auch für die Gesellschaft und das Gesundheitssystem.

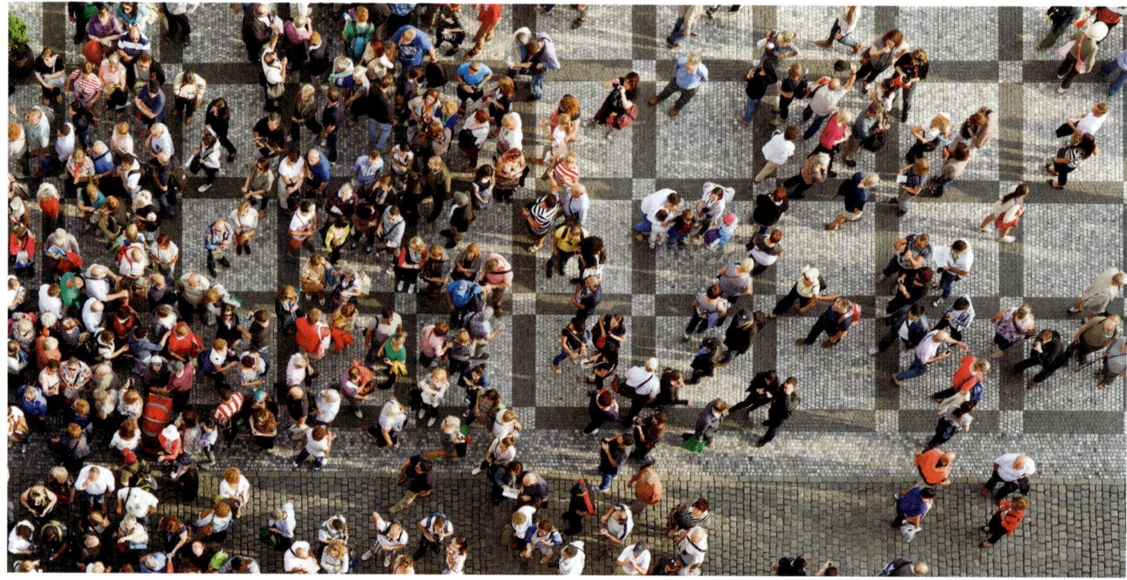

Für das Gesundheitssystem, weil Rückenschmerzpatienten, insbesondere solche mit sogenannten *unspezifischen, chronischen* Schmerzen, den Staat jedes Jahr eine ordentliche Stange Geld kosten. Für die Gesellschaft, weil chronische Schmerzen sich psychologisch auf jeden Einzelnen und ökonomisch auf die gesamte Bevölkerung, die Wirtschaft und das Gesundheitssystem auswirken. Betrachtet man die Zahlen der vergangenen Jahre genauer, ist davon auszugehen, dass die finanzielle Belastung in den nächsten Jahren weiter steigen wird.

Fakten

Der wirtschaftliche Schaden aufgrund von Rückenschmerzen beträgt in Deutschland rund 49 Milliarden Euro pro Jahr.

Fast jeder Mensch leidet im Laufe seines Lebens irgendwann einmal unter Rückenschmerzen. Damit kommen Rückenschmerzen weitaus häufiger vor als jede andere Erkrankung. Der Grund dafür liegt auf der Hand. Wenn wir von „Rücken" sprechen, meinen wir die Wirbelsäule – unser sprichwörtliches Rückgrat: Die Wirbelsäule ist zunächst einmal verantwortlich für unseren aufrechten Gang. Gleichzeitig ist sie durch eine hohe Beanspruchung und falsche Bewegungsmuster anfällig für Haltungsschäden.

Schon seit vielen Jahren gelten Rückenschmerzen, gleichgültig, in welcher Form sie auftreten, deshalb als Volkskrankheit Nummer eins. Aufgrund von Rückenschmerzen gehen die Menschen in Deutschland häufiger zum Arzt als wegen einer Grippe oder etwa Bluthochdruck, die ebenfalls weit oben in der Liste weitverbreiteter Erkrankungen rangieren.

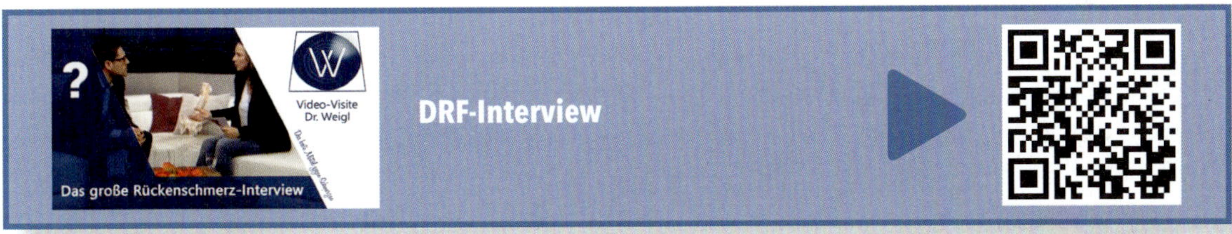

Betrachtet man die Zahl der Arztbesuche insgesamt, belegen Rückenschmerzen als Ursache für das Aufsuchen des Arztes in Deutschland Platz zwei. Bei Männern sind sie die häufigste Ursache für Arbeitsunfähigkeit, bei Frauen die zweithäufigste. Eine dauerhafte Heilung der Rückenbeschwerden scheint in vielen Fällen ausgeschlossen: Rund 80-90 % der Rückenschmerzen sind unspezifisch, d. h., die Ärzte können trotz aufwendiger Untersuchungen keine definitive Ursache für das Auftreten der Schmerzen erkennen. Folglich können die Schmerzen nicht gezielt behandelt werden und treten in unregelmäßigen Intervallen wieder auf. Wird vom Betroffenen der Rückenschmerz nicht als Warnsignal verstanden und bleibt die Behandlung inkonsequent, so können diese Schmerzen schließlich chronifizieren.

Die große Masse unspezifischer Rückenbeschwerden, die wiederkehrend sind oder chronifizieren, erschwert den Medizinern den Umgang mit dieser Volkskrankheit. Sie kann viele verschiedene, nicht immer voneinander zu unterscheidende Ausprägungen annehmen. Mit nur 7 % aller Patienten, die aber etwa 80 % der Kosten verursachen, bilden die chronischen Rückenbeschwerden die größte Gruppe der sogenannten *Muskel-Skelett-Erkrankungen*.

Fakten

RÜCKENSCHMERZEN IN ZAHLEN

Rund *69 %* der Deutschen leiden unter Rückenschmerzen, davon *12 %* sogar täglich. Wer einmal Rückenschmerzen gehabt hat, wird sie mit großer Wahrscheinlichkeit wieder bekommen – im schlimmsten Fall werden die Schmerzen chronisch, sodass sie trotz ausreichender Bewegung nur noch mit Medikamenten behandelt werden können. Chronische sowie rezidivierende, also wiederkehrende, Rückenschmerzen treten bei *34 %* der Bevölkerung auf. Pro Jahr suchen deshalb rund *20 Millionen Deutsche* wegen Rückenbeschwerden einen Arzt auf. Die verschriebenen Therapiemaßnahmen schlagen bei den meisten Patienten zwar zunächst an, bei *81 %* kehren die Symptome jedoch nach einiger Zeit wieder zurück. Häufig entsprechen die von chronischen Rückenschmerzen Betroffenen einem gemeinsamen Krankheitsbild: Sie sind überwiegend weiblich, über 50 und meist übergewichtig.

Rückenschmerzen können viele Ursachen haben, die nicht immer auf den ersten Blick zu erkennen sind. Eine Fehlhaltung aufgrund ungesunder Körperhaltung, Bewegungsmangel aufgrund einer sitzenden Tätigkeit oder Muskelverspannungen aufgrund von Stress können Auslöser regelmäßig auftretender Rückenschmerzen sein.

Grundsätzlich teilt man Rückenschmerzen in *spezifische* und *unspezifische Schmerzen* ein. Die Mehrzahl der Betroffenen (80-90 %) leidet an *unspezifischen* Schmerzen, die zunächst noch keine Erkrankung im eigentlichen Sinne sind, sondern als Symptom einer solchen betrachtet werden.

Fakten

80-90 % aller Rückenschmerzen sind unspezifisch. Eine spezifische Ursache haben nur 10-20 % der Beschwerden.

Häufig sind die genauen Ursachen für *unspezifische* Rückenschmerzen nicht erkennbar und können auch nach aufwendigen diagnostischen Untersuchungen nicht festgestellt werden. Ein solcher Auslöser können z. B. Muskelverspannungen sein, die zu einer Fehlhaltung des Rückens führen, und dadurch Schmerzen auslösen. Ähnliche Ursachen sind Bewegungsmangel und die zunehmende Übergewichtigkeit der Gesellschaft – sitzende Tätigkeiten und eine ungesunde Ernährung fördern einen kranken Rücken zusätzlich.

Spezifische Rückenschmerzen dagegen treten seltener auf, sind aber aufgrund der diagnostischen Möglichkeiten *(siehe Kap. 2.10)* leichter zu identifizieren. Spezifische Rückenschmerzen beruhen auf einer feststellbaren Erkrankung oder Verformung der Wirbelsäule – es gibt also ein eindeutiges anatomisches Korrelat. Darunter fallen u. a. entzündliche Muskel- oder Bindegewebserkrankungen, aber auch eingeklemmte Muskeln oder Nervenstränge. Erkrankungen, die zu diesen spezifischen Rückenbeschwerden führen, sind u. a.

- Arthrose der Wirbelsäule *(siehe Kap. 2.13)*,
- Bandscheibenvorfall *(siehe Kap. 2.14)*,
- Spinalkanalstenose *(siehe Kap. 2.15)*,
- Spondylodiszitis *(siehe Kap. 2.20)*,
- Skoliose *(siehe Kap. 2.21)*,
- Morbus Scheuermann *(siehe Kap. 2.22)*,
- Morbus Bechterew *(siehe Kap. 2.23)*.

Mit zunehmendem Alter steigt die Anfälligkeit des Körpers für Rückenbeschwerden dem DAK-Gesundheitsreport 2016 zufolge um 325 %. So liegt der Anteil von Muskel-Skelett-Erkrankungen im Alter von 15-19 Jahren bei 8,2 %, bei den über 60-Jährigen dagegen bereits bei 26,7 %.

Aktuellen Statistiken zufolge sind Erkrankungen des Muskel-Skelett-Apparats mit 21,7 % die häufigste Ursache für Krankheitstage. Rückenschmerzen sind innerhalb dieser Erkrankungen die größte Gruppe. Mit 91,3 Arbeitsunfähigkeitstagen pro 100 Krankenversicherte liegen Männer mit der Diagnose Rückenschmerzen weit vor den Frauen, die es auf 75,2 Arbeitsunfähigkeitstage bringen.

Viele Betriebe und Unternehmen haben erkannt, dass eine sitzende Tätigkeit Rückenschmerzen fördert und so zu krankheitsbedingten Ausfällen führt. Ca. 81 % der Männer und 78 % der Frauen geben an, dass sie vom Betrieb bereitgestellte Gesundheitsmaßnahmen wahrnehmen und daraus einen Nutzen für ihre Gesundheit ziehen. Unter betriebliche Gesundheitsmaßnahmen fallen z. B. Massagen, Physiotherapie oder Betriebssport, die zum Teil auf die Arbeitszeit angerechnet werden können.

Im Zentrum von Mühsal liegen die Möglichkeiten.

HÄUFIGE PATIENTENFRAGEN

Frage 1: *Sind Rückenschmerzen immer Folgen zerschlissener Bandscheiben?*

Dr. Weigl: Der Glaube hält sich hartnäckig, doch 80 % aller Rückenschmerzen haben **keine** spezifischen Ursachen, wie zum Beispiel einen **Bandscheibenvorfall**. Grund für die Beschwerden ist häufig eine Verspannung von Muskeln, Sehnen und Bändern.

Frage 2: *Reicht es, wenn ich bei leichten Rückenschmerzen abwarte, bis sie verschwinden?*

Dr. Weigl: Rückenschmerzen erfordern nicht sofort den Arztbesuch. Allerdings können Sie sich nicht darauf verlassen, dass die Beschwerden nach einigen Tagen von selbst verschwinden. Wichtig ist, dass Sie sich keine Bettruhe verordnen und Bewegungen auf keinen Fall vermeiden. Maßnahmen, die Sie selbst ergreifen können, um eine Chronifizierung der Schmerzen zu vermeiden, sind z. B. Dehnübungen für die Muskeln.

Frage 3: *Jetzt habe ich auch „Rücken". Wieso hat es mich getroffen?*

Dr. Weigl: Diese Frage habe ich bereits angedeutet. Sie durchzieht das gesamte Buch. Die Ursachen sind vielseitig. Meist aber handelt es sich um Probleme mit den Bändern, Faszien und Sehnen. Ganz wichtig sind bei (chronischen) Rückenschmerzen drei Prinzipien:

1. Jeder Schmerz ist echt. Jeder Mensch reagiert anders auf Schmerz und sollte daher in seinem Schmerzempfinden ernst genommen werden.
2. Schmerz ist die Krankheit der Fleißigen.
3. Eine falsche Bewegung ist so wenig schuld, wie der letzte Tropfen, der das Fass zum Überlaufen bringt.

Vier Wochen später: Martha weiß leider immer noch nicht, was genau die Ursachen für ihre Rückenschmerzen gewesen sind. Sie ist wohl eine von 80 %, die an unspezifischen Rückenschmerzen leiden. Die von ihrer Hausärztin verschriebene Wärmetherapie, in Kombination mit Schmerzmittelchen wie Paracetamol, hat Martha tatsächlich geholfen. Nun, einige Wochen später, kann sie die Wasserkiste wieder ohne Schmerzen in ihre Wohnung tragen.

1.2 RÜCKENSCHMERZEN IN DEN MEDIEN: INFORMATIONSFLUT, BASHING UND ABSOLUTHEITSANSPRUCH

Das Thema *Rückenschmerzen* ist nicht neu und gilt auch in den Medien als Dauerbrenner. Kein Wunder, schließlich leiden weite Teile der Bevölkerung unter Rückenbeschwerden. Aber nicht nur aus diesem Grund sind Rückenbeschwerden in den Medien ein wiederkehrendes Thema. Weil Ärzte – insbesondere bei unspezifischen Rückenschmerzen – häufig über einen langen Zeitraum keine Ursache für ein Rückenleiden finden können, gehen viele Betroffene in den Medien selbst auf die Suche nach Antworten. Und so ist es bei der großen Nachfrage nicht verwunderlich, dass sowohl im Internet als auch in Zeitungen, Zeitschriften und Büchern unzählige Artikel, Beiträge und Videos zum Thema zu finden sind.

Das ist zwar einerseits unbestritten praktisch und definitiv sinnvoll, denn der mündige Patient hat heute viel mehr Möglichkeiten als noch vor 1-2 Jahrzehnten, Informationen einzuholen und sich eine eigene Meinung zu bilden. Doch das Überangebot in den Medien birgt andererseits auch Gefahren. Einige Beiträge sind weder von Fachleuten geschrieben noch erfahren sie eine fachliche Überarbeitung. Eine unabhängige Kontrolle von Aussagen und externe Qualitätssicherung gibt es nicht. In der Folge trifft der geneigte Konsument immer häufiger auf unbestätigte Meinungen und Halbwahrheiten.

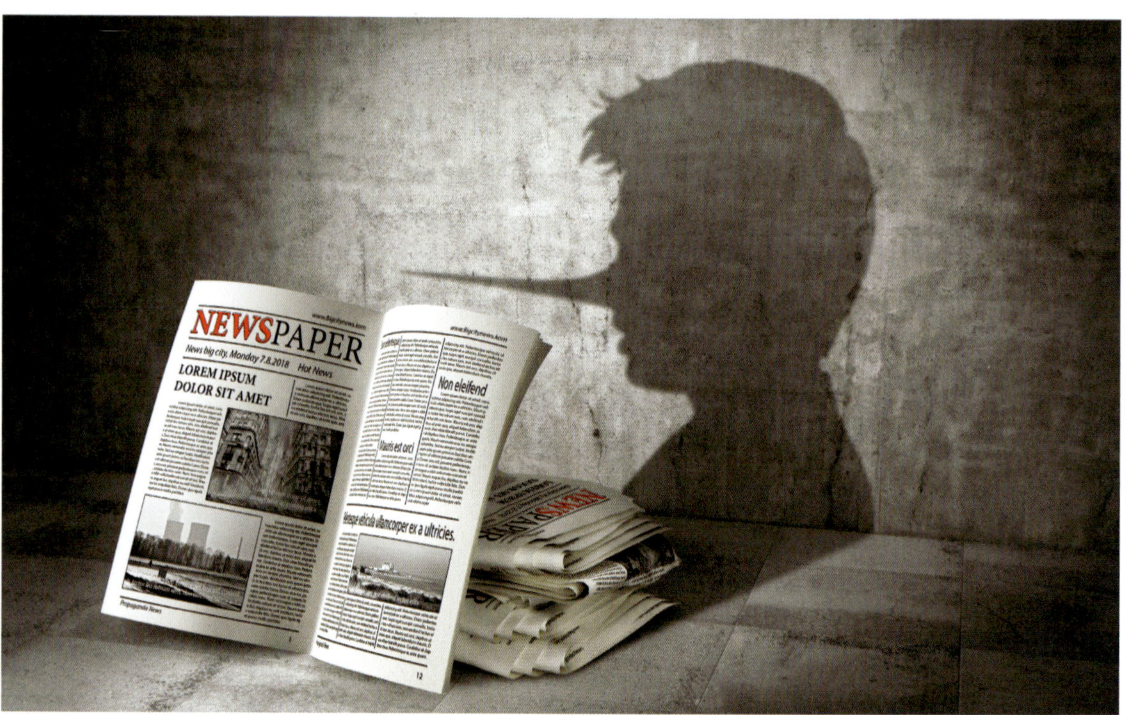

1.2.1 WIE MEDIEN MIT POPULÄREN THEMEN UMGEHEN

Dass Themen, die viele Menschen angehen, in den Medien behandelt werden, ist richtig und wichtig. Allerdings fehlt an vielen Stellen der verantwortungsvolle Umgang mit einer so komplexen Thematik mit medizinischem Hintergrund. Denn über Rückenschmerzen, ihre Ursachen und ihre Behandlungsmethoden lassen sich auch zahlreiche falsche Aussagen und Meinungen treffen. Und das kann für Patienten im schlimmsten Fall weitreichende Folgen haben. Ganz entscheidend ist insbesondere die individuelle Betrachtung eines jeden einzelnen Patienten, anstatt Einheitslösungen zu verkaufen. Dieser Aspekt begründet auch die aktuelle Diskussion über Ferndiagnosen und sogenannte *Telefonsprechstunden*.

1.2.2 VOM ABSOLUTHEITSANSPRUCH BIS BASHING – RÜCKENSCHMERZEN IN DEN MEDIEN

Nicht immer, aber immer noch zu oft, geht es den Medien auch nicht um eine differenzierte Berichterstattung: Im Vordergrund stehen Themen und Headlines, die Leser anziehen und für viele Klicks sorgen. Populistische Themen, Ansätze und Ideen verkaufen sich besser. Schlagzeilen wie „Nie wieder Rückenschmerzen!", „Geheilt ohne Medikamente!", „Rückenschmerz – Die Abzocker-Industrie" bekommen mehr Aufmerksamkeit als nüchterne Fakten und Tatsachen. Über den Tellerrand hinauszublicken, ist ebenfalls oftmals selten und dabei gerade das wäre bei einem so kritischen Thema wie Rückenschmerzen von größter Wichtigkeit.

Nicht zuletzt erheben die Medien gerne einen Absolutheitsanspruch auf ihre Meinung – und wenn der deutsche Staat jedes Jahr so einige Millionen für Rückenschmerzgeplagte ausgeben muss, die ohne Aussicht auf Besserung unter chronischen Schmerzen leiden, dann wird auch gerne mal kritisiert. Ziel der (mal offiziellen, mal anonymen) Ächtung sind oft Mediziner, die nur den Kopf schütteln können über das, was in den Medien passiert – denn in der Regel fehlen Vollständigkeit und fachliche Absicherung, die doch bitter nötig wären, um Rückenschmerzpatienten ein umfassendes Bild ihrer Schmerzen, der Ursachen und einer möglichen Therapie aufzuzeigen.

Klassische Heilmethoden, alternative Behandlungsformen, Rücken-OPs – Therapien gegen Rückenschmerzen gibt es so viele, wie in der Welt der Medien Meinungen vorherrschen. Dabei wird auch schnell mal die eine oder andere Variante verteufelt; oder, wenn es gerade ins Bild passt, regelrecht zu einem Hype stilisiert. Wie aber soll sich der Mediennutzer ein realistisches Bild machen, wenn er nur auf Schwarz und Weiß, nicht aber auf die vielen Grauabstufungen dazwischen stößt?

1.2.3 WO SIEHT SICH DIE *RÜCKENSCHMERZ-BIBEL*?

Die *Rückenschmerz-Bibel* soll einen Beitrag zur unabhängigen, objektiven und ganzheitlichen Betrachtung des Themas Rückenschmerzen liefern. In diesem Buch geht es darum, dem Patienten ein umfassendes Nachschlagewerk an die Hand zu geben – leicht verständlich, aber fachlich und fundiert. Und so muss auch dieses Buch abstrahieren und verallgemeinern – versucht aber immer wieder, auf den individuellen Fall eines jeden einzelnen Patienten hinzuweisen.

Mein Ziel ist, mit diesem Buch über den Tellerrand hinauszuschauen – und Sie als Leser dazu zu bringen, dasselbe zu tun. Denn Rücken- und Schmerzmedizin sind heute alles andere als schwarz-weiß: Ganzheitliche Therapieansätze verbinden althergebrachte Behandlungsmethoden mit modernen Verfahren.

Und dabei geht es nicht nur um den körperlichen Aspekt von Rückenschmerzen; auch psychische Faktoren werden mehr und mehr als mögliche Ursache und Folge von Rückenschmerzen akzeptiert. Es ist Zeit, dass das verkrustete Bild der Schulmedizin aufgebrochen wird und der Patient selbst beginnt, mitzudenken. Denn hier fängt die Vorbeugung und Behandlung von Rückenschmerzen an: im eigenen Kopf. Und das zu erreichen, ist vielleicht die wichtigste Absicht dieses Buchs.

Liebe Leserinnen und Leser, bilden Sie sich eine eigene, informierte Meinung.

Wer alles glaubt was er hört,
leidet an einer unheilbaren Krankheit.

1.3 TRENDS IM 21. JAHRHUNDERT – DIGITALISIERUNG UND GAMIFICATION – ZUR DIAGNOSTIK UND THERAPIE VON RÜCKENSCHMERZEN

„Mit der zunehmenden Digitalisierung eröffnen sich neue Wege in die Medizin – nicht nur für Patienten, sondern auch für Ärzte und Forscher. Mit Apps und frei zugänglichen Onlineangeboten können sich Patienten nicht nur informieren, sondern auch kleinere therapeutische Maßnahmen selbst durchführen."

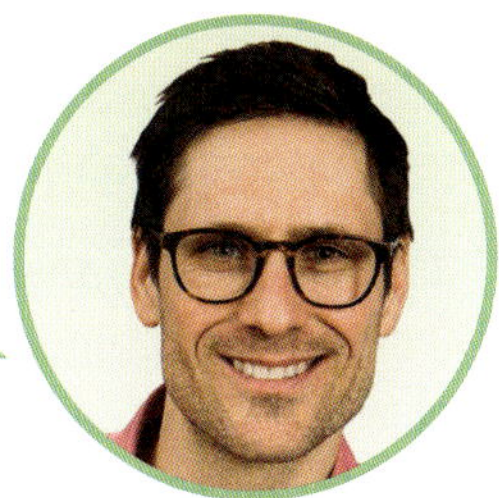

Digitalisierung hat viele Seiten: Während sie für die einen der heilige Gral des modernen Lebens ist, wird sie von anderen verteufelt – als Zeitfresser, Ursache für den Verlust der Kommunikation oder nicht zuletzt als Grund, warum heute schon Kinder durch zunehmenden Medienkonsum einen Rundrücken entwickeln (Handynacken und Verformung der Wirbelsäule).

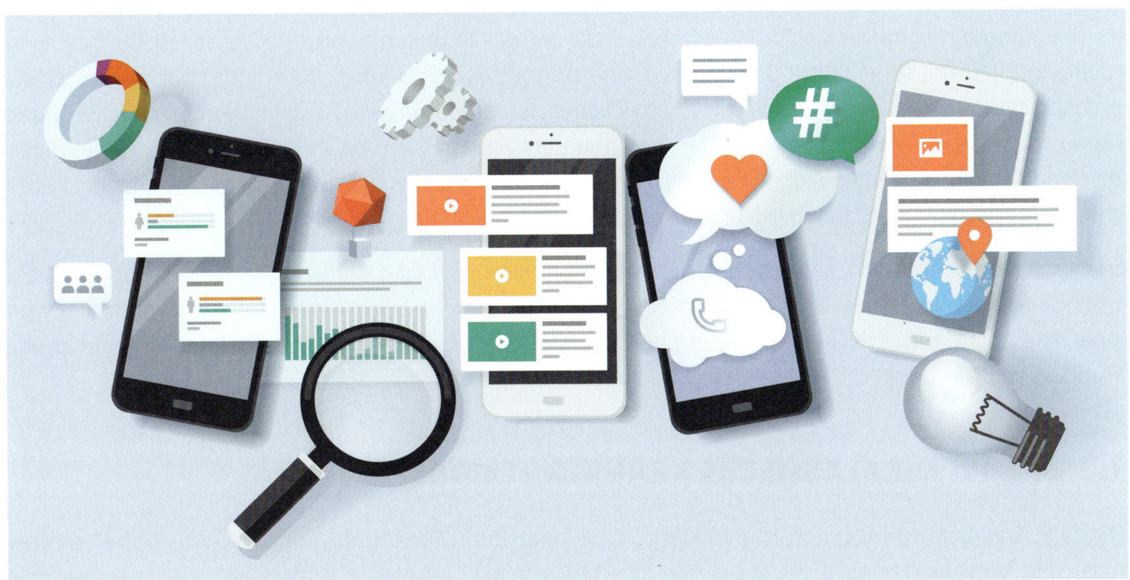

Unbestreitbar aber ist, dass die Digitalisierung einen nachhaltigen Einfluss auf unsere moderne Lebenswelt hat: Wir lernen neue Fremdsprachen, planen den Wocheneinkauf oder verwalten unsere Finanzen heute auf dem Smartphone. Apps sind die neuen Lehrbücher und Notizhefte. Was aber hat das Ganze mit dem Thema Rückenschmerzen zu tun?

1.3.1 DIE GESUNDHEITSROLLE DER DIGITALEN WELT

Dass Rückenschmerzen die Volkskrankheit Nummer eins sind, schreiben gedruckte und digitale Medien schon seit Jahren. Doch obwohl das Problem seit Jahrzehnten besteht und den deutschen Staat jedes Jahr Milliarden kostet, hat man bis ins 21. Jahrhundert keinen zuverlässigen Weg gefunden, die Kosten für das große Thema Rückenschmerzen merklich zu senken. Im Gegenteil: Immer mehr Menschen gehen wegen Rückenschmerzen zum Arzt oder lassen sich krankschreiben. Und behandelt werden sie nach wie vor in erster Linie konservativ, obwohl es zahlreiche ganzheitliche Ansätze gibt, Rückenschmerztherapien zu erweitern.

Tatsächlich bietet aber die digitalisierte Welt des 21. Jahrhunderts eine Vielzahl an Möglichkeiten, dem Thema Rückenschmerzen auch anders zu begegnen. Unter anderem haben Betroffene heute deutlich mehr Möglichkeiten als vor 10, 20 oder gar 30 Jahren, sich eine eigene, informierte Meinung zu bilden. Das Internet kennt Antworten auf nahezu jede medizinische Frage, allerdings immer auch unter der Gefahr, auf Falschinformationen hereinzufallen – eine Alternative zum Arztbesuch ist es daher nicht, aber ein wichtiges Tool auf dem Weg zum mündigen Patienten.

Informieren und den interessierten Patienten dazu anzuhalten, auch über den Tellerrand hinauszublicken, möchte auch dieses Buch. Deshalb unterstützt es auch den Schritt über das reine Lesen hinaus – in Form von QR-Codes finden Sie in vielen Kapiteln Links zu Videobeiträgen, die immer wieder aktualisiert werden.

Im Rahmen der Digitalisierung muss es aber nicht bei der Einholung von Informationen bleiben. Hier spielt vor allem die sogenannte *Gamification* eine zentrale Rolle: So wie schon Kinder über einen spielerischen Ansatz an wichtige Themen ihrer Entwicklung herangeführt werden, sollen auch Erwachsene mit Herausforderungen und Challenges daran herangeführt werden, sich mit ihrer Gesundheit auseinanderzusetzen. Vom Schrittzähler in der Smartwatch über den 1:1-Vergleich mit dem Trainingspartner bis hin zu geführten Trainings-Apps für spezielle Krankheiten.

So beispielsweise auch in der Schmerztherapie: Mit einem digitalen Selbstmanagement können Ärzte chronische Rückenschmerzpatienten in ihrer Therapie unterstützen. Wird der Patient nämlich z. B. von einer App an das tägliche Training erinnert und durch einzelne Übungen geführt, steigt die Therapietreue – und in der Folge sinkt die Anzahl der Krankheitstage.

1.3.2 IST DIE KLASSISCHE KRANKENGYMNASTIK TOT?

Digitale Angebote für Migräne, regelmäßige Bewegung und Meditation gibt es schon – aber können Apps und Videokanäle auch die klassische Krankengymnastik ersetzen? Anders als beispielsweise eine Meditations-App sollte eine App für Rückenschmerzen nicht ohne Rücksprache mit dem behandelnden

Arzt verwendet werden: Wurden aber wichtige Übungen und deren Ausführung bereits mit einem Physiotherapeuten besprochen und unter Aufsicht erlernt, kann eine App den Trainingserfolg steigern.

Die klassische Krankengymnastik kommt somit nicht mehr in regelmäßigen Intervallen zum Einsatz, hat aber dennoch eine Zukunft: als Anfang des Trainings nämlich. Und es muss nicht bei der Krankengymnastik bleiben – auch Apps für Yoga, Faszientraining oder gesunde Ernährung sind – quasi on Demand – immer in der Hosentasche mit dabei.

1.3.3 MIT APPS DIE RÜCKENSCHMERZEN IN DEN GRIFF BEKOMMEN

Früher waren Patienten – gleichgültig, ob bei akuten Schmerzen oder als chronischer Schmerzpatient – vollkommen von der Betreuung und Beratung des behandelnden Arztes abhängig. Heute aber hat der Markt sich verändert und tut es noch. Während Ärzte früher ein paar Sitzungen Krankengymnastik verschrieben und dann abwarteten, bis der Patient mit neuen Schmerzen wieder in die Praxis kam, um dann erneut einige Sitzungen Krankengymnastik zu verschreiben, helfen moderne Apps, die eigene Gesundheit in den Griff zu bekommen.

Denn heute weiß man, dass nicht kurzfristige Trainings- und Bewegungsintervalle, sondern ein auf Langfristigkeit ausgerichtetes Training der Schlüssel zum Erfolg (und der Gesundheit) sind. Um den Rücken dauerhaft schmerzfrei und gesund zu halten, müssen Patienten aus eigenem Antrieb kontinuierlich an ihrer Gesundheit arbeiten: Mobilisation, Bewegung und konkrete Rückenübungen sind daher das A und O, wenn man auf lange Sicht die Schmerzen in den Griff bekommen möchte.

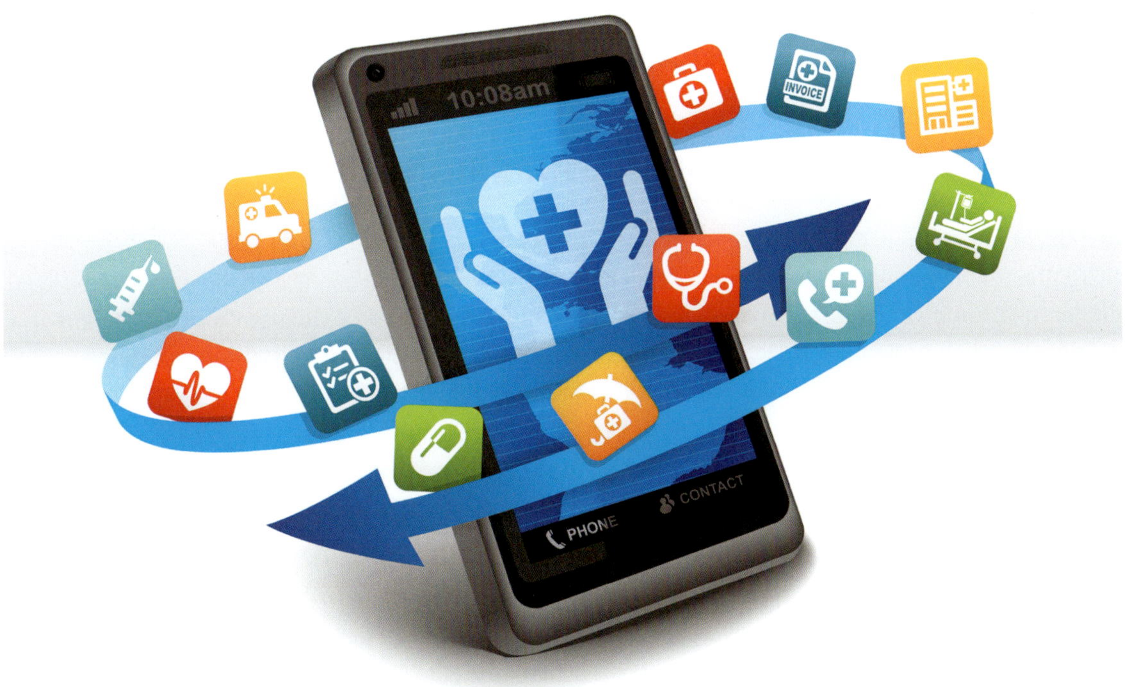

Dass das sehr gut funktioniert, beweisen schon die Basisfunktionen moderner Smartwatches: Schrittzähler, Herzfrequenzmesser und Kalorienverbrauch werden automatisch gemessen und fordern den Nutzer durch tägliche, wöchentliche oder monatliche Challenges dazu heraus, regelmäßig dieselbe Leistung zu erzielen. Das ist zwar kein Spiel im eigentlichen Sinne, reizt aber den menschlichen Hang, sich messen zu wollen – und wenn es nur mit sich selbst ist.

Denkbar ist das auch für die Rückengesundheit. Erste Apps, die das rückenfreundliche Training mit einem spielerischen Ansatz verknüpfen, gibt es schon. Zwar stehen Wirksamkeitsanalysen und die Überprüfung der Akzeptanz durch die Nutzer noch aus, doch ist aufgrund des hohen Stellenwerts von spielgesteuerten Apps davon auszugehen, das in diesem Bereich noch einige Entwicklungen zu erwarten sind.

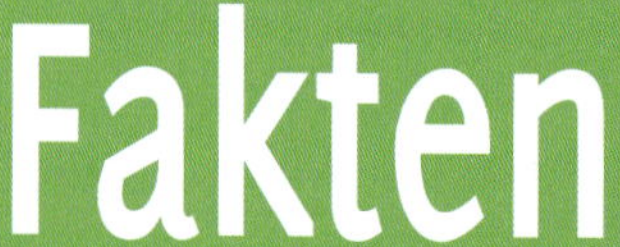

Apps für die Rückengesundheit können Ihr Training und Ihre Genesung unterstützen, allerdings nur, wenn Sie auch wissen, wie Sie die Übungen korrekt ausführen. Bevor Sie eine App ausprobieren, sollten Sie diese daher in jedem Fall mit Ihrem behandelnden Arzt oder einem Physiotherapeuten durchsprechen und sich ggfs. die Übungen erklären lassen.

Ich kann dir die Tür zeigen, aber durchgehen musst du alleine.

1.3.4 DIE CHANCEN DER DIGITALISIERUNG IN DER MEDIZIN

Aber nicht nur auf dem Gebiet der Apps stößt die Digitalisierung in die Medizin vor. Auch in der direkten Arzt-Patient-Kommunikation wird sie eine zunehmend große Rolle spielen. Die sogenannte *Telemedizin*, die beispielsweise Onlinesprechstunden, Telefonsprechstunden und Ferndiagnosen umfasst, gehört u. a. in den USA schon zum Alltag. Allerdings hat der technische Fortschritt es dort aus diversen Gründen etwas leichter als in Deutschland, wo etwa das komplexe Gesundheitssystem den Einstieg erschwert.

Auch sind die Patienten, vor allem die mit einer gesetzlichen Krankenversicherung, es nicht unbedingt gewohnt, direkt für eine ärztliche Leistung zu zahlen, denn mit großer Wahrscheinlichkeit übernehmen Krankenkassen digitale medizinische Leistungen erst einmal nicht.

Auch das ist in anderen Ländern anders und bildet in Deutschland eine nicht unerhebliche Hemmschwelle. Weitere Aspekte, die Ferndiagnosen per Videosprechstunde erschweren, sind Datenschutzbestimmungen und das sogenannte *Fernbehandlungsverbot*: War ein Patient noch nicht „Face to Face" bei einem Arzt in Behandlung, darf dieser ihn nicht per Ferndiagnostik behandeln.

Ärztliche Sprechstunde

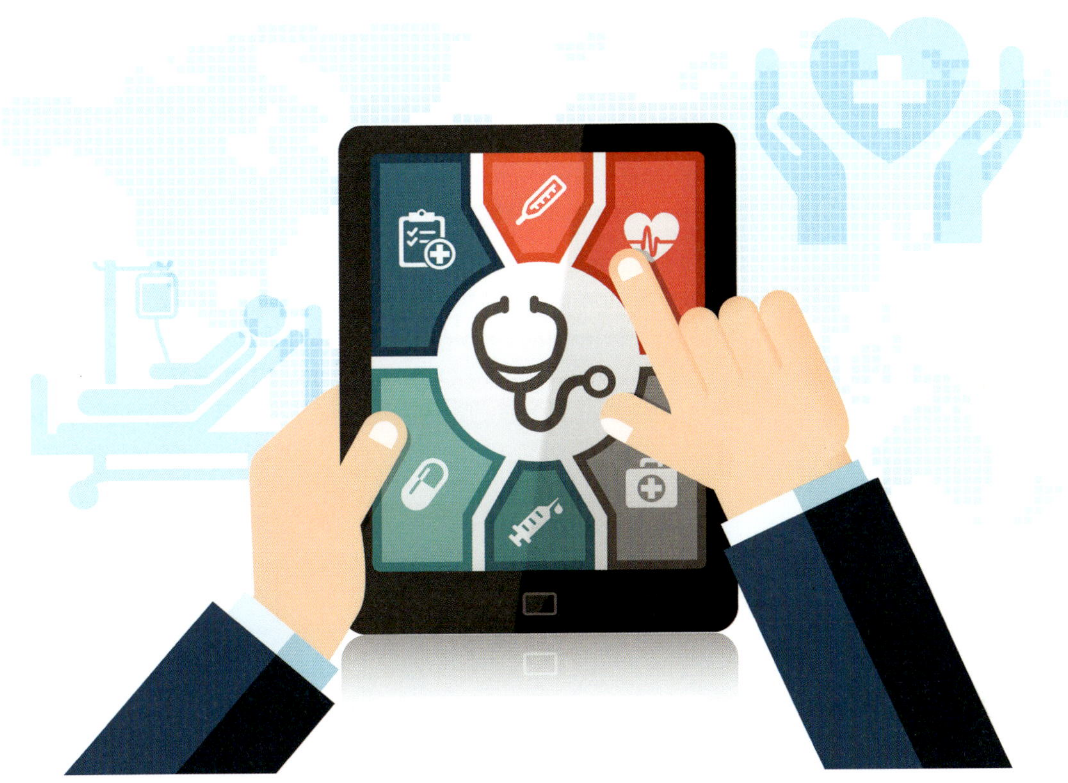

Trotzdem wird der Wandel in der Politik bereits spürbar, wo Pilotprojekte beispielsweise ländlichere Gegenden medizinisch-digital erschließen. Spezielle Apps und Fragebögen im Smartphone können es Schmerzpatienten ermöglichen, ein tägliches Schmerztagebuch oder akute Symptome direkt an den behandelnden Arzt zu übermitteln.

Gibt es keine Auffälligkeiten, können Routineuntersuchungen in größeren Intervallen durchgeführt werden – sowohl für Patienten als auch für Ärzte eine Zeit- und Kostenersparnis. Trotzdem können Werte täglich erfasst und überprüft werden – sofern die Patienten sie selbst täglich eingeben.

In anderen Fällen wird z. B. auf die digitale Zusammenarbeit von Ärzten gesetzt: Beispielsweise kann ein Allgemeinarzt ein Röntgenbild an einen Spezialisten übermitteln, um eine fundierte Meinung zu erhalten, um seinen Patienten dann weiterzubehandeln, ohne ihn an eine andere Klinik oder gar in eine andere Stadt schicken zu müssen.

1.3.5 SELBSTTHERAPIE – JA ODER NEIN?

Die eigene Gesundheit und Therapie selbst in die Hand nehmen – das klingt auf den ersten Blick reizvoll und zukunftsträchtig. Gerade beim Krankheitsbild der Rückenschmerzen kann das aber, wie bereits beschrieben, auch zu einer Gefahr werden: Weil jeder Patient und dementsprechend auch jeder Rückenschmerz höchst individuell ist, lauert hier die Gefahr, dass Übungen nicht von einem Fachmann überprüft werden können. Weil der Supervisor fehlt, stößt das ganze System hier dann auch an seine Grenzen. Schließlich können allgemeine Übungen nicht für jeden Patienten das Richtige sein – die Physiotherapie setzt nicht umsonst darauf, dass individuell auf die Beschwerden und den allgemeinen Gesundheits- und Fitnesszustand des Patienten Rücksicht genommen werden kann. Und auch der Patient weiß nie, ob er Übungen richtig ausführt und seinem Rücken wirklich etwas Gutes tut.

Trotzdem sind Digitalisierung und Gamification aus meiner Sicht die Zukunft: In einer sich ständig verändernden Welt, in der gedruckte Medien schon bei ihrer Veröffentlichung veraltet sind, braucht gerade die Medizin eine digitale Anwendbarkeit. Der mündige Patient von heute informiert sich sowieso schon selbst; kaum jemand geht noch zum Arzt, der nicht bereits eine grobe Meinung hat, was unter Umständen sein gesundheitliches Problem sein könnte, weil er sich im Netz schon informiert und seine Symptome gegoogelt hat.

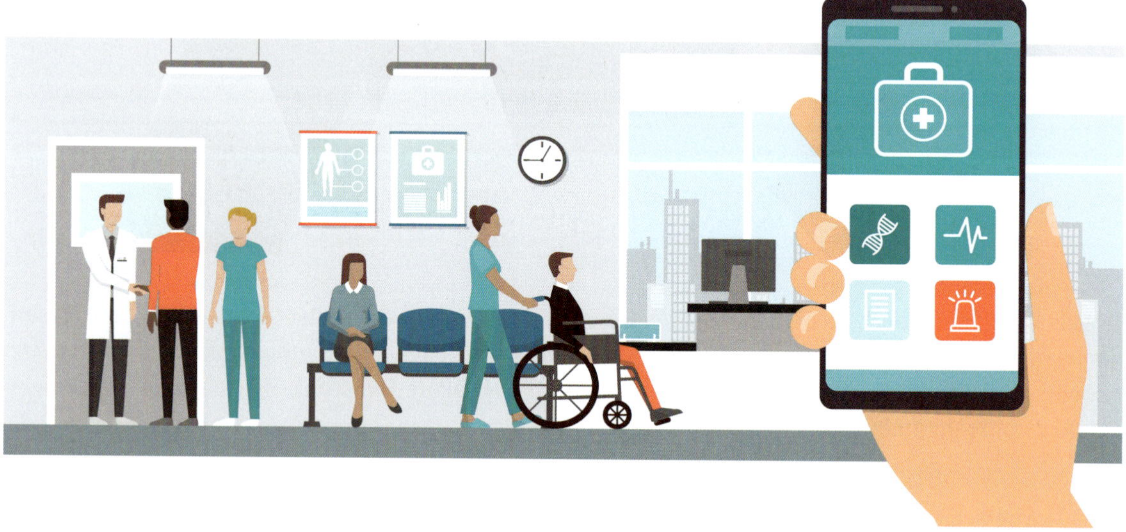

Trotz aller Gefahren und Grenzen leisten Digitalisierung und Gamification daher einen wichtigen Beitrag zur modernen Rücken- und Schmerztherapie. Apps, Videos und Informationsportale fördern die Eigeninitiative der Patienten. Außerdem erhöht eine solche Herangehensweise die Kooperation der Patienten (die *Patientencompliance*) und damit auch den Trainingserfolg: Durch den Aspekt der Gamification, also den spielerischen Ansatz, wird der Patient über seinen Spieltrieb ins Thema geholt und anhand von Challenges zum Dranbleiben bewegt.

Mit dem Anfang hast du schon fast die Hälfte geschafft.

1.3.6 CHECKLISTE: IHRE MÖGLICHKEITEN ZUR NUTZUNG DIGITALER ANGEBOTE

In der Masse der digitalen Angebote das eine zu finden, das genau richtig für die persönliche Situation ist, kann der Suche nach der Nadel im Heuhaufen gleichen. Im Appstore, auf YouTube® und in den einschlägigen Suchmaschinen lauern – leider – auch zahllose minderwertige und nicht von Ärzten oder Krankenkassen anerkannte Apps, Spiele und Informationen. Ich empfehle daher die Rücksprache mit Ihrem behandelnden Arzt, bevor Sie eine App nutzen, aus der nicht direkt hervorgeht, ob sie von Fachleuten entwickelt wurde.

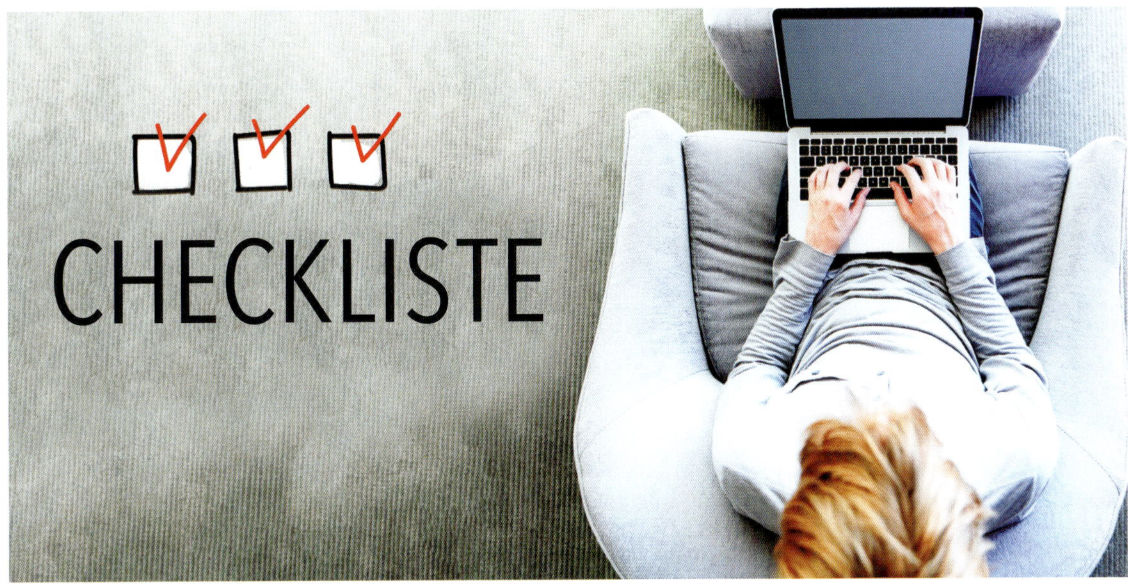

Um Ihre Rückengesundheit auch digital zu unterstützen, finden Sie im Internet oder im Appstore Ihres Smartphones oder Tablets zahlreiche Angebote, u. a.

- YouTube®-Kanäle für rückenfreundliches Ausdauer- oder Krafttraining,
- YouTube®-Kanäle für Rückenschule,
- YouTube®-Kanäle für Yoga und Pilates,
- YouTube®-Kanäle für Meditation und Entspannung,
- Apps für Schmerzmittel und Medikamente,
- Apps für spezifische Erkrankungen, z. B. Skoliose, chronische Rückenschmerzen,
- Apps für Meditation und Entspannung,
- Smartwatch-Apps mit Schrittzähler, Kalorienverbrauch und Herzfrequenzmesser,
- Smartwatch-Apps mit Trainingsüberwachung,
- Online-Heimtrainings-Coaches für Physiotherapie.

1.4 DIE SIEBEN SCHLIMMSTEN RÜCKENIRRTÜMER

„Manche Rückenirrtümer werden gezielt gestreut. Das Problem ist, dass dadurch Erwartungen und große Hoffnungen bei Betroffenen geschürt werden, die dann verständlicherweise nicht eingehalten werden können."

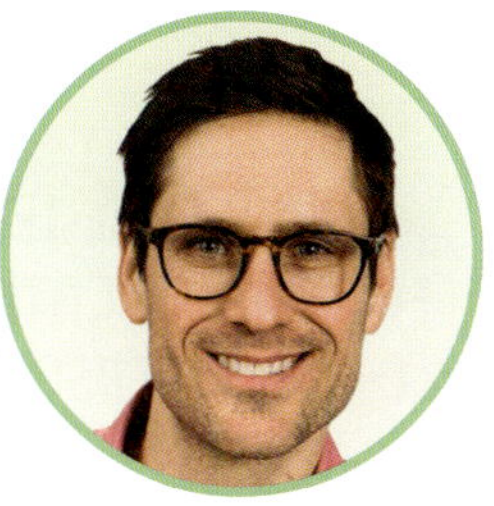

Meine Gespräche mit Patienten, aber auch einfach nur der Blick auf Google® oder YouTube® offenbaren Fatales: Es gibt Ansichten bzw. Mythen zum Thema Rückenschmerzen, die sich teilweise hartnäckig in den Köpfen von Betroffenen, aber auch von Therapeuten festgesetzt haben. Diese sogenannten *Rückenirrtümer* sind aber großenteils schlichtweg falsch. Schlimmer aber noch ist die Tatsache, dass dadurch bei Betroffenen Erwartungen und große Hoffnungen geschürt werden, die dann verständlicherweise nicht eingehalten werden können.

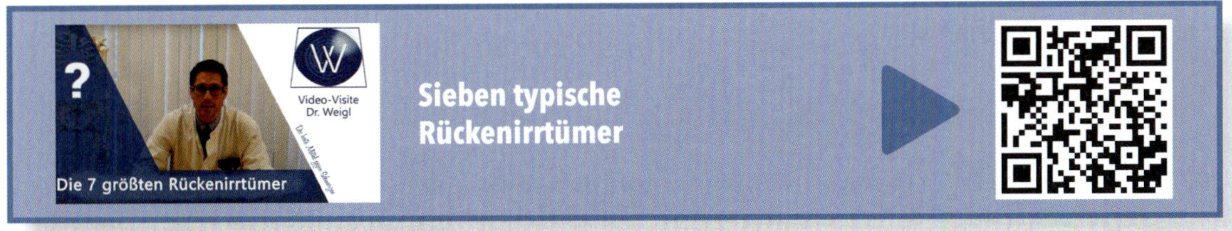

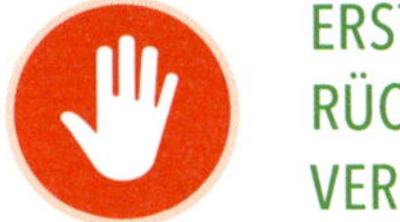

ERSTER IRRTUM: RÜCKENSCHMERZEN ENTSTEHEN AUFGRUND VERSCHLISSENER WIRBEL UND BANDSCHEIBEN

FALSCH: Die Mehrzahl der Rückenschmerzen, nämlich knapp 80 %, entsteht aufgrund sogenannter *unspezifischer Ursachen*. Diesen Ursachen sind keine eindeutigen anatomischen Korrelate zuzuordnen, sondern das Resultat vor allem funktioneller Störungen. Diese Rückenschmerzen verschwinden meist nach einigen Tagen, im Extremfall können sie bis zu 4-6 Wochen anhalten. Der Arzt spricht daher auch lieber von einer vorübergehenden Gesundheitsstörung als von einer Erkrankung. Nach derzeitiger Auffassung gibt es zwei wesentliche Ursachen für diese Rückenschmerzen:

1. Probleme mit den Bändern, Sehnen und Faszien im Bereich der Wirbelsäule und/oder in den umliegenden Strukturen.
2. Probleme mit der Rückenmuskulatur.

Zur Beseitigung dieser Probleme sollte man sich auf die muskuläre Stabilisierung und Dehnung (!) sowohl der Rückenmuskulatur als auch der Bauch-, Oberschenkel- und Gesäßmuskultur konzentrieren. Außerdem kann ein gezieltes Faszientraining sinnvoll sein.

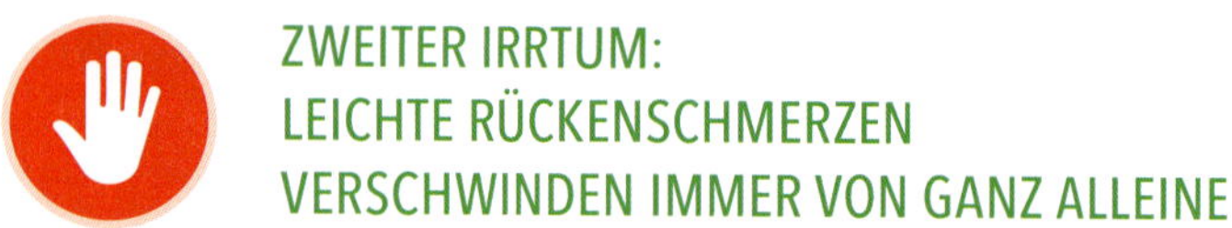

ZWEITER IRRTUM: LEICHTE RÜCKENSCHMERZEN VERSCHWINDEN IMMER VON GANZ ALLEINE

FALSCH: Natürlich ist es richtig, dass nicht jeder Rückenschmerz gleich durch einen Arzt behandelt werden muss. Man sollte ja auch nicht mit Kanonen auf Spatzen schießen. Aber von alleine verschwinden, also durch bloßes Nichtstun, werden die Rückenschmerzen meist auch nicht. Das Mindeste ist, sich zu bewegen und, wenn möglich, zu dehnen (siehe Irrtum 1) – auch bei sehr geringen Rückenschmerzen. Dadurch kann die Krankheitsdauer extrem verkürzt bzw. oft sogar beendet werden. Vor allem wird ein zunehmendes Wiederkehren der Schmerzen dadurch verhindert – Dehnen wirkt also auch prophylaktisch.

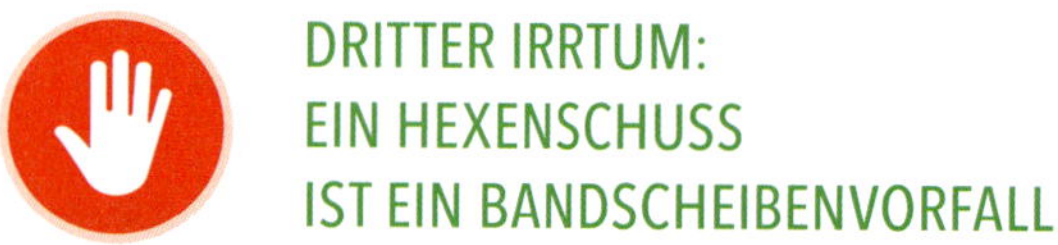

DRITTER IRRTUM: EIN HEXENSCHUSS IST EIN BANDSCHEIBENVORFALL

FALSCH: Hexenschuss und Bandscheibenvorfall sind zwei völlig unterschiedliche Krankheitsbilder – mit unterschiedlichen Ursachen, Symptomen und Therapien. Bei einem Hexenschuss kommt es zu einer totalen Verkrampfung der Rückenmuskulatur. Das berüchtigte Gefühl der *Sperre im Kreuz* tritt ein. Der betroffene Patient ist daher typischerweise nach vorne gebeugt und kann sich nicht bzw. kaum aufrichten. Ursachen für einen Hexenschuss gibt es mehrere – eine davon kann ein Bandscheibenvorfall sein, muss es aber nicht sein.

Bei einem Bandscheibenvorfall hingegen kommt es meist nicht zu einer solch starken Verkrampfung der Muskulatur, sondern zu plötzlichen, blitzartig einziehenden Schmerzen, die häufig auch in das linke oder rechte Bein reichen. Hexenschuss und Bandscheibenvorfall sind also zwei vollkommen verschiedene Krankheitsbilder.

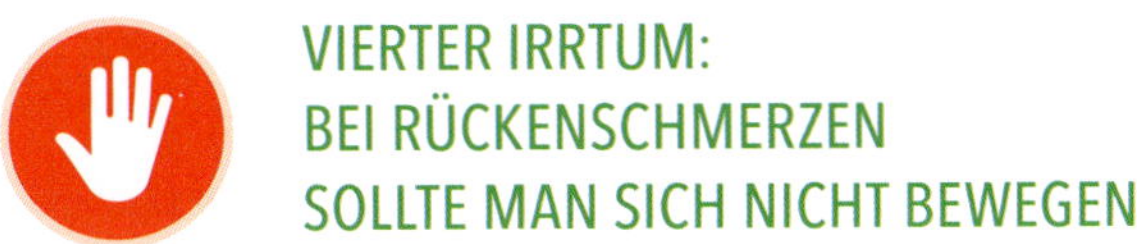

VIERTER IRRTUM: BEI RÜCKENSCHMERZEN SOLLTE MAN SICH NICHT BEWEGEN

FALSCH: Wenn überhaupt, ist Ruhe bei sehr starken, akuten Schmerzen für maximal einen Tag angezeigt. Gegebenenfalls kann der Patient auch eine Schonhaltung einnehmen, z. B. die sogenannte *Seitausbiegung* bei einem akuten Bandscheibenvorfall. Aber in der Regel sollte er seine Schmerzen auf keinen Fall durch Nichtstun bzw. Untätigkeit „bekämpfen". Denn das tut er dadurch nicht – ganz im Gegenteil.

Bewegung trotz der Beschwerden ist elementar für den Erfolg der Therapie. Die Schmerzen sollten dabei natürlich immer noch zu einem gewissen Grad tolerierbar sein. Man spricht in diesem Zusammenhang auch vom sogenannten *Wohlfühlschmerz*.

Nur wer sich verändert, bleibt sich treu.

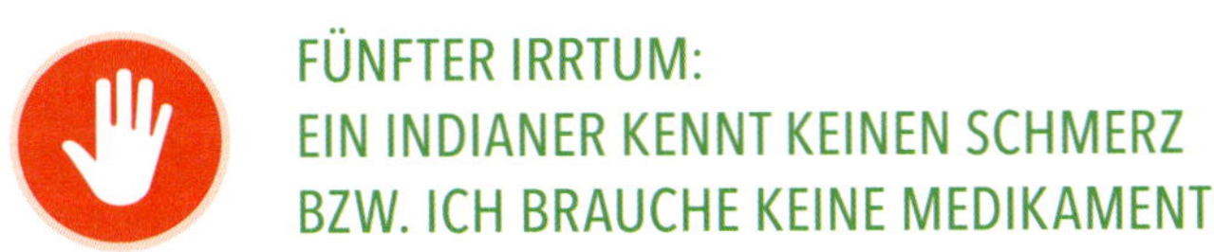

FÜNFTER IRRTUM: EIN INDIANER KENNT KEINEN SCHMERZ BZW. ICH BRAUCHE KEINE MEDIKAMENTE

FALSCH: Medikamente sind ein sehr wichtiger Baustein bei der Behandlung von Rückenschmerzen und somit wesentlicher Bestandteil einer ganzheitlichen Therapie: sowohl im akuten als auch im chronischen Stadium. Hat man starke, akute Schmerzen, so sollte man sogar eher eine etwas stärkere als schwächere Dosis nehmen, damit der Schmerz sich erst gar nicht festsetzen kann. Einer im schlimmsten Fall entstehenden Chronifizierung sollte von Beginn an entgegengewirkt werden.

Hingegen sollte man bei chronischen Rückenschmerzen versuchen, die Dosis der Medikamente schrittweise zu reduzieren bzw. die Dosis zumindest konstant zu halten. Aufgrund der regelmäßigen und häufigen Einnahme von Schmerzmedikamenten können sich jedoch gewisse Nebenwirkungen bemerkbar machen. Typischerweise sind dies die berüchtigten Magenprobleme bei nicht steroidalen Antirheumatika (kurz NSAR), wie z. B. Ibuprofen und/oder Diclofenac. Alternative Maßnahmen, wie z. B. Physiotherapie, physikalische Therapie und Elektrotherapie, können dabei unterstützen, den Medikamentenbedarf schrittweise zu reduzieren.

Ein vollständiger Verzicht auf Medikamente wird aber in den meisten Fällen keine Schmerzfreiheit ermöglichen.

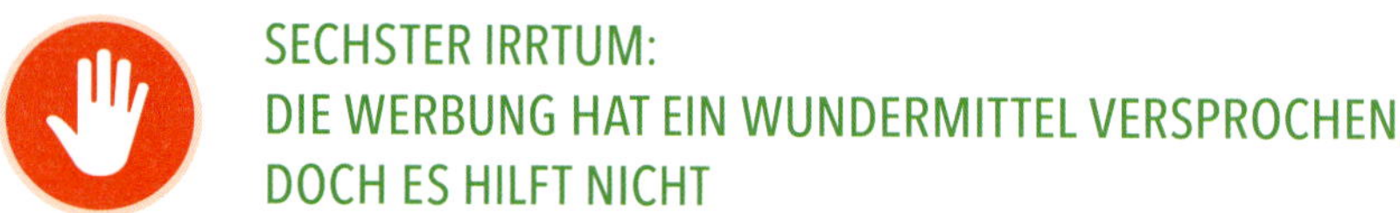

SECHSTER IRRTUM: DIE WERBUNG HAT EIN WUNDERMITTEL VERSPROCHEN, DOCH ES HILFT NICHT

FALSCH: Einer der größten Irrtümer überhaupt ist, dass es das EINE Wundermittel bzw. DIE Wunderwaffe gegen jegliche Arten von Rückenschmerzen gibt. Die Ursachen von Rückenschmerzen sind sehr vielfältig und so ist letztlich auch jede Therapie sehr individuell.

Grundsätzlich sollte die individuelle Therapie einen ganzheitlichen Ansatz verfolgen, d. h., die Therapie aus verschiedenen Blickwinkeln betrachten und nicht nur durch die Brille der Schulmedizin und von Medikamenten. Stattdessen ist die individuelle Therapie das Ergebnis aus einem Dreiklang zwischen den tatsächlichen Beschwerden des Patienten (schwache vs. starke Schmerzen), den Ursachen (Bandscheibenvorfall vs. Verspannungen vs. ISG-Blockade etc.) und der Dauer (akutes Stadium vs. chronisches Stadium).

Diese individuelle Therapie sollte der Patient gemeinsam mit seinem behandelnden Arzt festlegen und so letztlich gemeinsam ein Bündel an Maßnahmen vereinbaren. Auch hat eine Bertelsmann-Studie gezeigt, dass die *Patientencompliance* – also das Mitmachen des Patienten – entscheidend für den Therapieerfolg ist. Leider gilt auch beim Rückenschmerz: ohne Fleiß kein Preis.

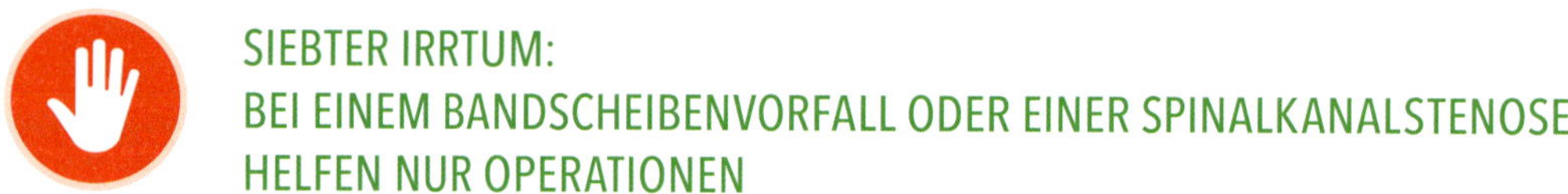

SIEBTER IRRTUM: BEI EINEM BANDSCHEIBENVORFALL ODER EINER SPINALKANALSTENOSE HELFEN NUR OPERATIONEN

FALSCH: Auch wenn Patienten dies oft sagen bzw. denken. Therapie der Wahl bei den meisten Patienten mit einem Bandscheibenvorfall oder einer Spinalkanalstenose ist nicht die Operation, sondern eine konservative Behandlung. Und in über 80 % der Fälle ist diese konservative Behandlung auch der Schlüssel zum Erfolg und die Rückenschmerzen verschwinden wieder bzw. lassen sich ausreichend und nachhaltig reduzieren. Erst wenn diese konservativen Maßnahmen (ein Bündel an Maßnahmen, siehe vorherige Punkte) nicht mehr ausreichen, sind im nächsten Schritt sogenannte *minimalinvasive Eingriffe* möglich.

Und erst danach folgen die klassischen Operationen, wie *Nukleotomie, Laminektomie* oder *Dekompression*. In diesem Zusammenhang sollte man dann auch anmerken, dass knapp 80-85 % der Rückenoperationen in Deutschland erfolgreich sind, d. h., dass der Patient danach schmerzfrei ist bzw. reduzierte Schmerzen hat.

Wichtig in diesem Zusammenhang: Besprechen Sie eine mögliche Operation immer genau mit Ihrem behandelnden Arzt, schöpfen Sie aber zuerst alle konservativen Maßnahmen aus. Holen Sie gegebenenfalls eine Zweitmeinung ein. Und auch wichtig: Nach einer Operation sollten Sie so früh wie möglich wieder mit konservativen Maßnahmen, wie z. B. Krankengymnastik, beginnen. Die durch die Operation geschädigte Rückenmuskulatur und das Gewebe im Rücken müssen wieder aufgebaut und stabilisiert werden. Genauso sollte dem Entstehen von Vernarbungen, die neue Rückenschmerzen auslösen können, frühzeitig entgegengewirkt werden.

1.5 TYPISCHE ALLTAGSAKTIVITÄTEN – WIE ENTSTEHEN RÜCKENSCHMERZEN IM ALLTAG … UND WIE HILFT DER ALLTAG GEGEN SCHMERZEN?

„Rückenschmerzen werden in den meisten Fällen nicht durch eine akute Erkrankung hervorgerufen, sondern entstehen im Alltag."

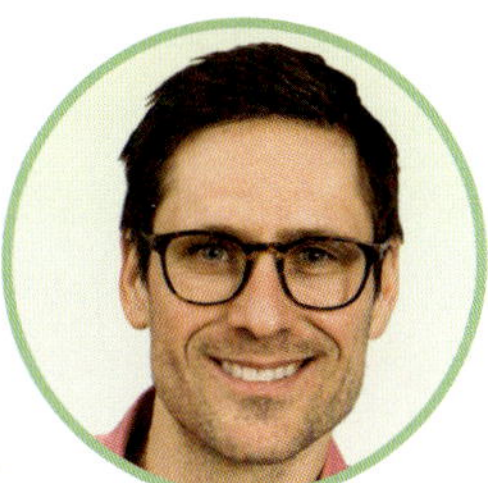

Wer dann und wann unter Rückenbeschwerden leidet oder sogar chronische Rückenschmerzen hat, kennt es: Eigentlich ist mit dem Rücken gerade alles in Ordnung, doch eine einzige falsche Bewegung reicht aus, um die nächsten Stunden oder gar mehrere Tage unter Schmerzen verbringen zu müssen. Denn, anders als typische Erkrankungen, wegen denen man ein paar Tage zu Hause bleibt, entstehen Rückenschmerzen nicht durch Viren oder andere Krankheitserreger. Rückenschmerzen entstehen dann, wenn im Bewegungsapparat etwas hakt, ein Nerv zu stark belastet wird oder wir uns schlichtweg falsch oder zu wenig bewegen.

Für viele sind Rückenschmerzen deshalb ein Leiden, das in alltäglichen Situationen auftaucht: Im Haushalt, im Büro oder bei handwerklichen Tätigkeiten können Rückenschmerzen auftreten. Entweder von jetzt auf gleich oder nach und nach stärker werdend.

- Welche Alltagsaktivitäten sollte man also möglichst vermeiden?
- Wie kann man sie dennoch durchführen, ohne Rückenschmerzen hervorzurufen?
- Und wie kann man Rückenschmerzen im Alltag vorbeugen?

1.5.1 SO ENTSTEHEN RÜCKENSCHMERZEN IM ALLTAG

Rund 80 % der Menschen in Deutschland leiden hin und wieder unter Rückenschmerzen. Je älter man wird, desto wahrscheinlicher ist es, dass sie zum Leben dazugehören. Trotzdem gibt es natürlich Maßnahmen und Aktivitäten, mit denen sich dem Schmerz vorbeugen lässt – vor allem Bewegung spielt dabei eine entscheidende Rolle: Sie hilft, die Häufigkeit des Auftretens und die Stärke der Schmerzen zu verringern.

Weil Rückenschmerzen in den meisten Fällen durch Verspannungen der Rückenmuskulatur, Fehlhaltungen oder Stress im Alltag entstehen, ist niemand davor gefeit, aufgrund von Alltagstätigkeiten ein Rückenleiden hervorzurufen. Vom Büroangestellten bis zum Möbelpacker achten die meisten Menschen während der Arbeit viel zu wenig auf ihren Rücken und erhalten dafür prompt die Quittung: Rückenschmerzen äußern sich mal schon im Moment der Belastung, mal erst, wenn man wieder zur Ruhe kommt. Hektik und Stress, einseitige oder falsche körperliche Belastung führen zu akuten Rückenschmerzen oder rufen einen chronischen Schmerz aktiv hervor.

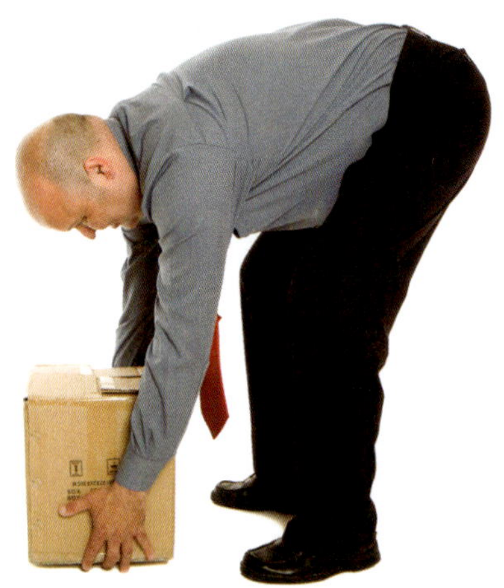

1. FALSCHES HEBEN

Heben und *Tragen* sind Tätigkeiten, die, wenn sie falsch oder rückenbelastend ausgeführt werden, zu akuten Rückenschmerzen führen oder chronische Schmerzen verschlimmern können. Belastet werden dabei vor allem die Muskelgruppen der Arme und des Rumpfs, doch auch der Druck auf Bandscheiben und Wirbelkörper ist nicht von der Hand zu weisen.

Aufgrund des aufrechten Aufbaus der Wirbelsäule ist der menschliche Körper nicht zum Heben und Tragen schwerer Gegenstände gemacht – bei gebeugtem Rücken kann es zu einer schädigenden Überlastung der Wirbelkörper und der Bandscheiben kommen.

Aber fast nie ist eine einzelne „gefährliche" Bewegung die Ursache für die Rückenschmerzen, sondern diese vermeintlich falsche Bewegung ist „nur" der letzte Tropfen, der das Fass zum Überlaufen bringt.

Jede Deiner Entscheidungen führt zu einem Endergebnis. (Ziglar)

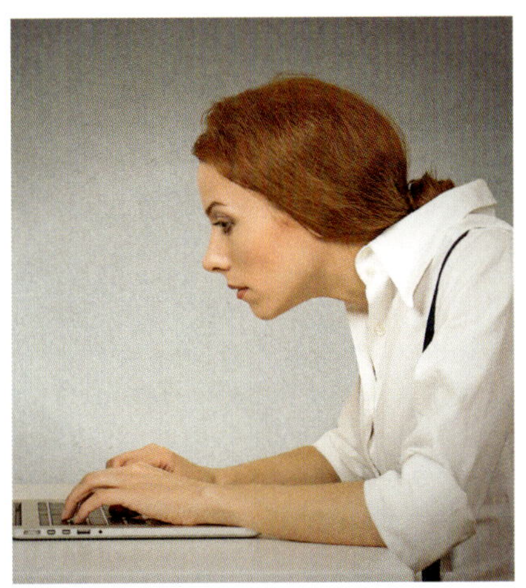

2. TÄTIGKEITEN IN RÜCKENBELASTENDER POSITION

Langes Sitzen vor dem Bildschirm, regelmäßige Tätigkeiten mit gebeugtem Rücken und Bewegungsmangel belasten die Wirbelsäule und müssen durch ausgleichende Aktivitäten aufgefangen werden, um Rückenschmerzen zu verhindern. Dabei kommt es aufgrund der langen Sitzpositionen sehr oft zu einer Verkürzung der Muskulatur, besonders der „vorderen" Muskulatur.

Ähnliche Auswirkungen hat das Heben schwerer Lasten (siehe Punkt 1) oder das stundenlange Spielen eines Musikinstruments in gebeugter Körperhaltung. Nicht direkt eine Tätigkeit, aber je weiter sie fortschreitet, umso rückenbelastender, ist bei Frauen zudem die Schwangerschaft.

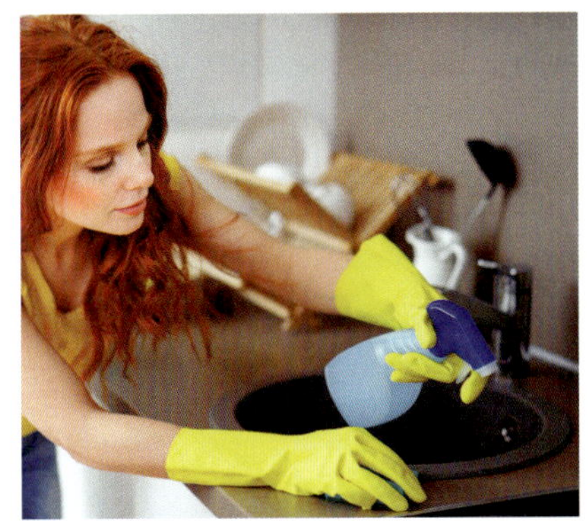

3. BELASTENDE HAUSHALTSTÄTIGKEITEN

Hausarbeit ist zwar mit Bewegung, aber auch mit Belastung verbunden. Vom Kochen übers Bügeln bis hin zum Wäschewaschen und Staubsaugen erfährt die Wirbelsäule eine hohe Belastung. Langes Stehen beim Kochen oder Bügeln findet oft mit einer falschen Rückenhaltung statt, wodurch die Muskulatur verkrampft und zu schmerzen beginnt. Und auch das ständige Heben und Tragen beim Waschen, Staubsaugen oder Putzen ist nicht besonders gesund für die Wirbelsäule und die Rückenmuskulatur und trägt zum Entstehen von Rückenbeschwerden bei.

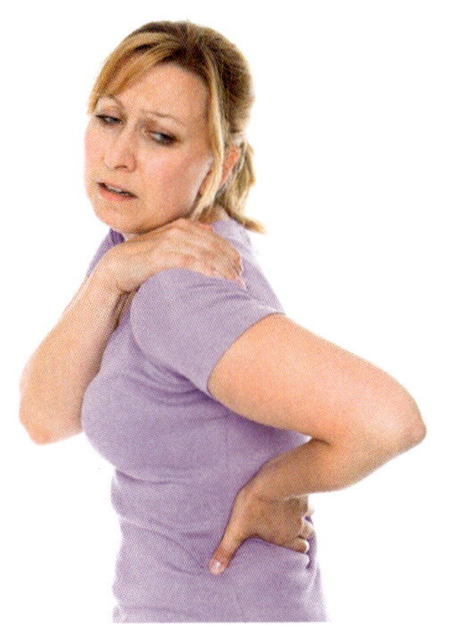

4. SCHONHALTUNG

Verletzungen oder vorausgegangene akute Rücken- oder Kniebeschwerden führen häufig dazu, dass die Betroffenen eine *Schonhaltung* einnehmen. Obwohl es auf den ersten Blick sinnvoll scheint, nach einer Bandscheiben-, Rücken- oder Beinverletzung auf Bewegung zu verzichten und den Rücken in eine Haltung zu verlagern, die den Schmerz lindert, kann die Schonhaltung weitreichende, negative Folgen haben. Weil diese Haltung nicht der natürlichen Körperhaltung entspricht und in der Regel zu einer einseitigen Belastung führt, werden manche Muskelgruppen zu sehr beansprucht, andere dagegen zu sehr entlastet. Die Folge ist ein Missverhältnis.

Reduzierte und vorsichtige Bewegung – ja,
Schonhaltung über drei Tage – nein.

5. GARTENARBEIT

Sträucher schneiden, Rasen mähen, Unkraut zupfen: Wer gerne im Garten arbeitet, weiß, wie schnell Schmerzen im Rücken entstehen. Grund dafür ist eine einseitige Tätigkeit, die häufig in gebückter Haltung ausgeführt wird. Ohne die richtigen Gartengeräte kann man im Garten oft nicht in aufrechter Haltung arbeiten, um den Rücken zu entlasten.

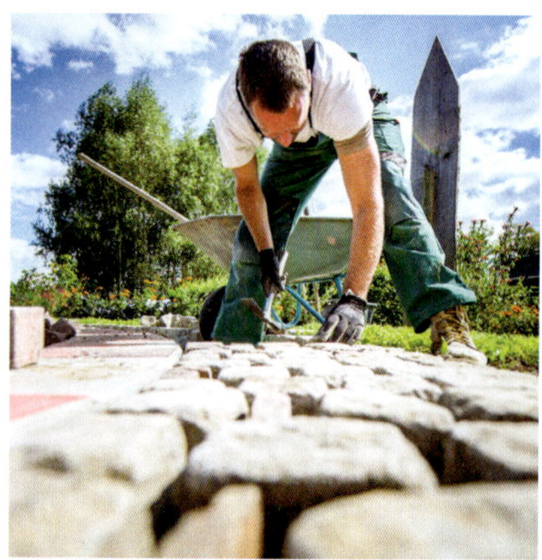

So, wie unser Verhalten im Alltag dazu beitragen kann, dass Rückenschmerzen entstehen, lässt sich der Alltag im Umkehrschluss auch so gestalten, dass Rückenbeschwerden verhindert oder zumindest gelindert werden können. Wer beim Wort „schonen" aber an Ruhe und Stillstand denkt, hat weit gefehlt – denn regelmäßige Bewegung trägt dazu bei, die Bandscheiben mit Nährstoffen zu versorgen und die Wirbelsäule flexibel, gesund und schmerzfrei zu halten. Indem wir darauf achten, dass wir uns regelmäßig bewegen und, wenn wir schwere oder belastende Tätigkeiten ausführen, auf unseren Rücken achtgeben, lassen sich Rückenschmerzen weitgehend vermeiden oder zumindest in ihrer Häufigkeit und Stärke vermindern.

1.5.2 MEINE FÜNF ALLTAGSTIPPS FÜR JEDEN UND ZU JEDER ZEIT

1. DAS AUTO STEHEN LASSEN UND ZU FUSS GEHEN

Eine der wichtigsten Ursachen für Rückenschmerzen ist Bewegungsmangel. In der heutigen Gesellschaft spielt Bewegung im Alltag – abseits von Sportverein und Fitnessstudio – nur noch eine untergeordnete Rolle: Wer nicht handwerklich tätig ist, verbringt den größten Teil des Tages im Sitzen. Wenn der Weg ins Büro im Auto zurückgelegt wird, der Arbeitstag am Schreibtisch stattfindet und am Nachmittag und Abend das Sofa der sportlichen Betätigung vorgezogen wird, ist es kein Wunder, dass Rücken und Schultern anfällig für Verspannungen und Schmerzen sind.

Der Knochen- und Muskelverbund des menschlichen Körpers heißt nicht ohne Grund *Bewegungsapparat*: Er ist für die Bewegung gemacht; Sitzen ist im genetischen Programm nicht vorgesehen. Und dabei ist es gar nicht schwer, Bewegung in den Alltag zu integrieren. Wer kann, lässt das Auto zwischendurch mal stehen und geht zu Fuß zur Arbeit. Alternativ lässt sich auch einige Blöcke vom Büro entfernt ein Parkplatz finden – der Rest des Weges wird zu Fuß zurückgelegt.

Wer diese Möglichkeit auf dem Weg zur oder von der Arbeit nicht hat, kann die Mittagspause für einen Spaziergang an der frischen Luft nutzen und die verspannten Muskeln lockern.

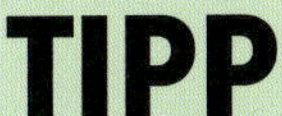

10-15 Minuten Spaziergang nach jedem Mittagessen.

2. IM BÜRO AKTIV SEIN

Nicht nur der Weg von zu Hause zur Arbeit und zurück lässt sich mit Bewegung verbinden. Auch im Büro oder am Arbeitsplatz gibt es zahlreiche Möglichkeiten, sich zwischendurch zu bewegen. Und das ist einfacher, als gedacht – man muss lediglich den Blick von den typischen Verhaltensweisen auf die Alternativen lenken: Treppe statt Aufzug, Mittagspause in der Stadt oder im Park statt in der Kantine, die Ausdrucke selbst aus dem Drucker auf dem Flur holen.

Wer am Schreibtisch sitzt, sollte hin und wieder aufstehen und regelmäßig die Sitzposition wechseln – vor allem der Schulter- und Nackenbereich ist anfällig für Verkrampfungen. Mit einfachen Übungen (z. B. die Schultern hochziehen und fallen lassen, Schulterrotation, die Arme nach oben strecken und mit den Händen in die Luft greifen) lässt sich die Muskulatur entspannen und der Fokus verlagern, um danach voller Energie weiterzuarbeiten.

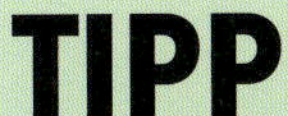

Nutzen Sie immer die Treppe anstelle des Aufzugs.

3. SANFTES TRAINING IN DEN ALLTAG INTEGRIEREN

Wer chronische Rückenschmerzen hat, sollte viele Sportarten und vor allem den Leistungssport in jeglicher Form meiden. Sportarten dagegen, die nur für eine geringe Belastung des Bewegungsapparats sorgen, sind in der Regel unproblematisch und können durchaus positive Auswirkungen haben: Durch sanftes Training lässt sich die Häufigkeit und Intensität von Rückenschmerzen in vielen Fällen senken. Sportarten, die auch für Rückenschmerzpatienten unproblematisch sind, sind u. a. Wandern, Walking, Tai-Chi, Schwimmen oder Fahrradfahren, aber auch saisonale Sportarten, wie Skiwandern oder Skilanglauf.

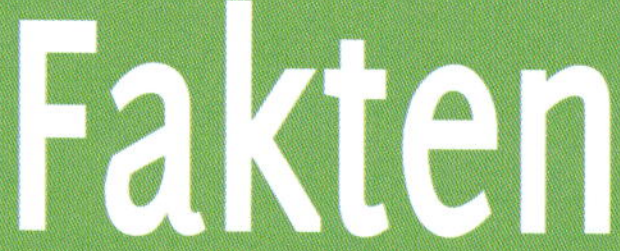

Smartwatches und Fitnesstracker am Handgelenk erinnern regelmäßig an Bewegung. Neben Trainingsintervallen und Aktivitätskalorien werten sie auch aus, wie oft Sie aufstehen und sich bewegen.

In der Praxis ist vielen Menschen die Theorie doch lieber als die Praxis. (Ferstl)

4. RICHTIGES HEBEN

Weil das Heben schwerer Gegenstände – vom Wocheneinkauf bis zur Umzugskiste – zum Alltag dazugehört, ist es wichtig, wenn gehoben werden muss, richtig zu heben. Ein stabiler Oberkörper und ein rückenfreundlicher Ablauf sind dabei besonders zu beachten. Richtiges Heben erfolgt in vier Schritten.

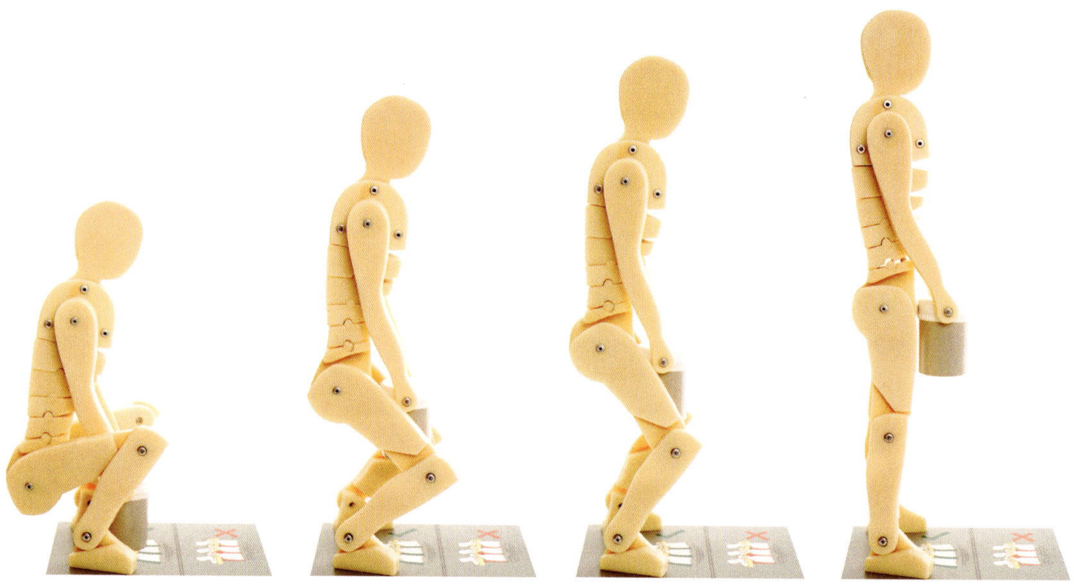

- **Schritt 1 – Vorbereitung:** Eine aufrechte Körperhaltung ist der beste Ausgangspunkt für das Heben schwerer Gegenstände. Für einen stabilen Oberkörper wird die Rumpfmuskulatur angespannt. Das entlastet die Wirbelsäule und sorgt für Stabilität. Wichtig: Niemals mit gebeugtem Rücken heben!
- **Schritt 2 – Anheben:** Auch beim Anheben bleibt der Rücken gerade. Man tritt so nah wie möglich heran und beugt die Knie, sodass das Heben aus den Beinen heraus erfolgt.
- **Schritt 3 – Tragen:** Beim Tragen ist es wichtig, die Last gleichmäßig zu verteilen. Eine Kiste, die auf einer Seite deutlich schwerer ist, als auf der anderen, ist ebenso rückenschädlich wie eine schwere Tasche auf einer Seite des Körpers. Besser: Die Kisten gleichmäßig beschweren und zwei leichtere Taschen statt einer schweren heben.
- **Schritt 4 – Abstellen:** Auch das Abstellen erfolgt aus den Beinen heraus. Man geht zuerst etwas in die Hocke und stellt dann – mit aufrechtem Rücken – die Last ab.

5. ANPASSUNG DES ARBEITSPLATZES UND DYNAMISCHES SITZEN

Mehrere Stunden am Stück zu sitzen, schadet dem Rücken, darüber ist die Medizin sich seit Langem einig. Wer aber in einem Büro arbeitet, kommt nicht umhin, rund 8-10 Stunden täglich am Schreibtisch zu verbringen.

Eine wichtige Voraussetzung, um den Rücken am Arbeitsplatz nicht unter Dauerbelastung zu stellen, ist eine individuelle Anpassung von Schreibtisch und Bürostuhl an den jeweiligen Menschen. Die Sitzhöhe sollte so eingestellt werden, dass Ober- und Unterschenkel einen rechten Winkel bilden, wenn der Fuß vollen Bodenkontakt hat. Im Idealfall ist auch der Schreibtisch höhenverstellbar. Die richtige Höhe ist dann gegeben, wenn die Ellbogen bei aufrechter Sitzhaltung auf der Tischplatte aufliegen. Auch der Computerbildschirm, die Tastatur und die Maus sollten ergonomisch angeordnet sein.

Um eine starre Haltung über Stunden zu vermeiden, sollte häufig die Sitzposition verändert werden. Man spricht von *dynamischem Sitzen*: Gewichtsverlagerung von links nach rechts und umgekehrt, weit nach vorne oder hinten rutschen und regelmäßig die Wirbelsäule bewegen, wirkt einer Überlastung der Muskulatur entgegen und sorgt für gut versorgte Bandscheiben.

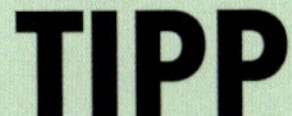

Wechseln Sie ganz gezielt in regelmäßigen Abständen Ihre Sitzposition.

1.6 CHECKLISTE – WANN MÜSSEN SIE SOFORT ZUM ARZT?

„In den meisten Fällen gehen Rückenbeschwerden nach einigen Tagen von selbst vorbei – doch nicht jeder Rückenschmerz ist harmlos. Das als Laie zu erkennen, ist die Krux!"

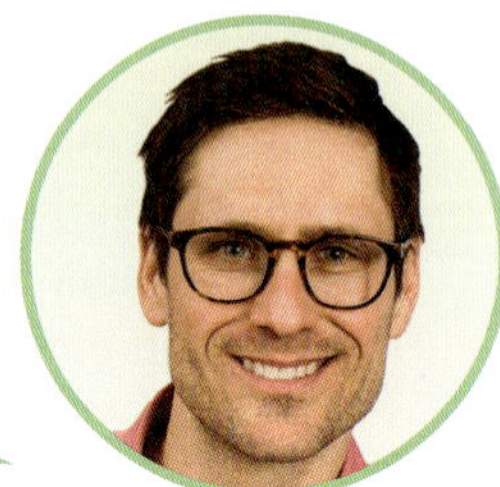

Viele Menschen schätzen Rückenschmerzen zunächst als harmlos ein und gehen nicht gleich bei den ersten Beschwerden zum Arzt. Und das zu Recht: Die meisten Rückenschmerzen sind tatsächlich ungefährlich und lediglich eine Folge von mangelnder Bewegung, einer ungesunden Haltung oder Verspannungen in der Rückenmuskulatur.

Symptome, die aus harmlosen Rückenschmerzen entstehen, gehen in der Regel nach einigen Stunden oder Tagen zurück – die Schmerzlinderung kann durch frei käufliche Schmerzmittel, Wärmezufuhr und eine Kombination aus Ruhe und Bewegung, z. B. leichte Spaziergänge, unterstützt werden.

Tritt allerdings keine Besserung ein, obwohl Schmerzmittel, Wärme und Massagen oder Einreibungen vorgenommen werden, sollte dringend ein Arzt aufgesucht werden. Als Faustregel gilt ein Zeitraum von 2-3 Tagen: Hat sich in dieser Zeit keine Besserung ergeben und sind unter Umständen noch weitere Beschwerden, wie Appetitlosigkeit oder Fieber, hinzugekommen, ist ein Arztbesuch unvermeidlich.

1.6.1 WANN ZUM ARZT BEI AKUTEN RÜCKENSCHMERZEN?

Akute Rückenschmerzen können den Alltag extrem einschränken. Trotzdem ist es **nicht bei jedem akuten Schmerzsymptom** notwendig, einen Arzt aufzusuchen. Verspannungen oder Verhärtungen der Rückenmuskulatur lösen beispielsweise starke Schmerzen aus, die jedoch mit einigen Maßnahmen zur Selbsthilfe vergleichsweise schnell wieder verschwinden. Bewegung, leichte Übungen zur Stärkung der Rückenmuskulatur und Massagen, die das verkrampfte Gewebe lockern, helfen dabei, den Rückenschmerz zu lindern.

Doch auch, wenn es sich vermutlich um harmlose Symptome handelt, sollte der Schmerz nicht ignoriert werden. Leichte Schmerzmittel sind erlaubt und sogar sinnvoll, damit der Rücken nicht in eine Schonhaltung übergeht und u. U. weitere, chronisch werdende Schmerzen auslöst. Trotzdem sollten die Rückenschmerzen genau beobachtet und im Zweifel ein Arzt aufgesucht werden. Ein Besuch zu viel, der einen ungefährlichen Rückenschmerz lindern kann, ist besser, als ein Besuch zu wenig, bei dem eine schwerwiegende Rückenerkrankung nicht entdeckt wird.

Ein Arztbesuch bei akuten Rückenschmerzen kann verschiedenen Zwecken dienlich sein. Handelt es sich tatsächlich nur um harmlose Beschwerden, verschreibt der Arzt ein schmerzlinderndes Medikament, Massagen oder Sitzungen beim Physiotherapeuten, um den Rücken wieder aktiv und gesund zu machen. Werden akute Rückenschmerzen gezielt und schnell behandelt, kann in vielen Fällen zudem eine Chronifizierung der Schmerzen verhindert werden. Basieren die Schmerzen aber auf einer schwerwiegenderen Erkrankung des Rückens, z. B. an den Wirbelkörpern, den Bandscheiben oder den Wirbelgelenken, kann nur ein Arzt die Symptome richtig deuten und eine entsprechende Behandlung einleiten.

1.6.2 SYMPTOME, DIE EINEN ARZTBESUCH ERFORDERN

Das Gefährliche an ernsthaften Rückenerkrankungen ist, dass ihre Symptome häufig zunächst denen einer harmlosen Rückenverspannung ähneln. Ohne einen Arztbesuch lassen sich diese also weder feststellen noch ausschließen. Daher ist es wichtig, den Verlauf von Rückenschmerzen, die über mehrere Tage anhalten, genau zu beobachten und rechtzeitig einen Arzt aufzusuchen.

FOLGENDE SYMPTOME ERFORDERN EINEN SCHNELLSTMÖGLICHEN ARZTBESUCH

- Über einen Zeitraum von mehr als 2-3 Tagen anhaltende Schmerzen;
- an Intensität zunehmende Schmerzen;
- schlechter Allgemeinzustand, u. U. in Kombination mit Fieber und/oder Gewichtsverlust;
- keine Besserung durch Ruhelage und/oder leichte Bewegung;
- keine Besserung durch Schmerzmittel, Wärmezufuhr oder Mobilisation durch Massagen;
- zusätzliche Symptome, wie Atemstörungen, eingeschränkte Blasen- und Darmfunktion;
- zusätzliche Symptome, wie Lähmungserscheinungen oder Taubheit im Unterleib oder in den Beinen bzw. Armen/Händen.

1.6.3 WANN ZUM ARZT BEI CHRONISCHEN RÜCKENSCHMERZEN?

Treten Rückenschmerzen nach einigen Wochen oder Monaten immer wieder auf, spricht man von *chronischen Schmerzen*. Auch diese können im Grunde harmlos sein und auf Verspannungen, Fehlhaltungen oder einen Bewegungsmangel zurückgehen. Trotzdem sollte auch bei chronischen Schmerzen ein Arzt aufgesucht werden, um eventuelle Rückenerkrankungen auszuschließen und abzuklären, dass es sich tatsächlich um ungefährliche Rückenbeschwerden handelt.

Schränken chronische Schmerzen den Alltag stark ein, weil sie z. B. schubweise auftreten, kann der Arzt Ratschläge zur Linderung der Schmerzen geben oder den Patienten an einen Facharzt oder beispielsweise einen Physiotherapeuten überweisen, der gemeinsam mit dem Patienten an der Stärkung der Wirbelsäule und der Rückenmuskulatur arbeitet.

1.7 WER MACHT WAS BEI RÜCKENSCHMERZEN?

„Vielen Patienten ist nicht klar, welchen Arzt sie bei Rückenschmerzen aufsuchen sollten. Nicht immer ist ein Spezialist notwendig – verschiedene Ärzte und Therapeuten haben jedoch auch unterschiedliche Schwerpunkte."

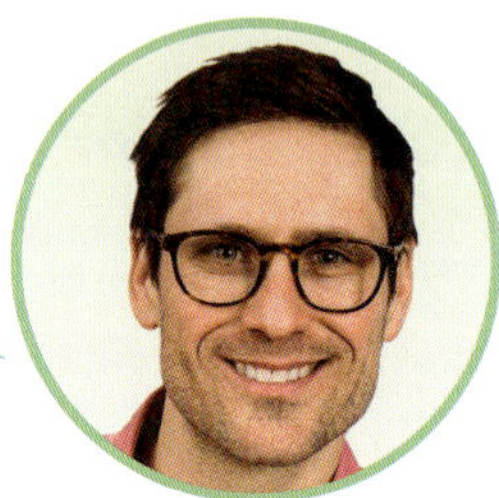

Weil Rückenschmerzen einerseits rund 69 % aller Deutschen betreffen, andererseits aber sehr verschiedene Symptome und Ursachen haben können, ist nicht immer direkt erkennbar, wer bei akuten bzw. chronischen Rückenschmerzen der richtige Ansprechpartner ist. Weil sie den Grad der Schmerzen und deren Ursache in der Regel nicht einschätzen können, wissen viele von Rückenschmerzen Betroffene nicht, ob es notwendig ist, zu einem Spezialisten zu gehen. Patienten sollten daher zunächst ihren Hausarzt aufsuchen, der sie dann an den entsprechenden Spezialisten überweisen kann.

1.7.1 WAS MACHT DER ARZT?

Schritt 1: Der erste Diagnoseschritt ist ein **Arzt-Patienten-Gespräch**, das sogenannte *Anamnesegespräch*: Der Arzt stellt Fragen nach der Art des Schmerzes, der Häufigkeit des Schmerzes, wann der Schmerz zum ersten Mal aufgetreten ist. Auch Fragen zur Beweglichkeit und Gehfähigkeit tragen zur Anamnese, in der sich der Arzt ein Bild vom Gesundheitszustand seines Patienten macht, bei. Um zu diesem Zeitpunkt bereits eine Verdachtsdiagnose herleiten zu können, fragt der Arzt folgende Punkte ab:

- Eigenanamnese,
- Fremdanamnese,
- Familienanamnese (Gibt es eine familiäre Vorbelastung?),
- Medikamentenanamnese (Welche Medikamente werden gegen die Schmerzen und darüber hinaus eingenommen?).

Der alte Arzt spricht lateinisch, der junge Arzt spricht englisch, der gute Arzt spricht die Sprache seiner Patienten.

Schritt 2: Danach folgt eine **körperliche Untersuchung**: Sie ist auch im 21. Jahrhundert immer noch das A und O des Diagnoseverfahrens. Um Diagnosefehler zu vermeiden, sollte der Patient dabei bis auf die Unterwäsche entkleidet sein. Untersucht wird typischerweise die äußere Erscheinung des Rückens (*Inspektion*); außerdem werden Funktionstests der Wirbelsäule und der Reflexe durchgeführt.

Schritt 3: Erst danach erfolgt eine **Bildgebung**, zunächst häufig mit einem Röntgenbild (siehe ausführlich Kap. 2.10). Auf dem Röntgenbild erkennt man die Statik der Wirbelsäule, die sich aus den knöchernen Wirbelkörpern aufbaut. In der konventionellen Röntgenbildgebung können gegebenenfalls Deformitäten und segmentale Instabilitäten nachweisbar sein. Zur Beurteilung der Bandscheiben, des Rückenmarks und der Nerven sollte anschließend ein MRT durchgeführt werden.

Schritt 4: Labor und Blutwerte: Das Blut verrät vieles darüber, wie gesund ein Mensch ist, wie gut die Organe funktionieren und ob das Risiko für eine Krankheit besteht. Nicht zuletzt geben die Blutwerte darüber Auskunft, wie gut eine Behandlung anschlägt. Bezogen auf Rückenbeschwerden, können Blutwerte Hinweise liefern, ob eine rheumatische Erkrankung (siehe z. B. Kap. 2.23) oder vielleicht sogar ein bösartiger Tumor hinter den Rückenbeschwerden stecken könnte.

WICHTIGE LABORPARAMETER, DIE BEI RÜCKENBESCHWERDEN ANALYSIERT WERDEN, SIND

- BSG (= Blutkörperchensenkungsgeschwindigkeit) zur Messung einer akuten Entzündung im Körper;
- CRP (= C-reaktives Protein) zur Messung einer akuten Entzündung im Körper;
- Rheumafaktoren zur Bestimmung z. B. einer rheumatoiden Arthritis;
- HLA-B 27 zur Bestimmung z. B. eines Morbus Bechterew;
- Mineralien wie Kalzium und Phosphor zur Bestimmung einer möglichen Knochenstoffwechselerkrankung.

Zum Arzt gehen sollten Sie bei:

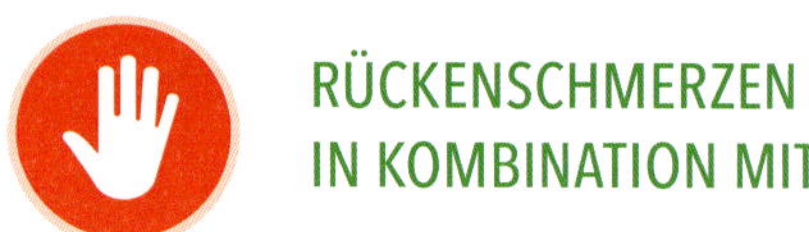

- Atemschwierigkeiten,
- Taubheitsgefühlen in Armen und Beinen,
- Lähmungserscheinungen,
- in Arme und Beine ausstrahlenden Schmerzen,
- einem schlechten Allgemeinzustand, Fieber, Gewichtsverlust,
- Verletzungen im Rückenbereich,
- kürzlich zurückliegenden Unfällen,
- Inkontinenz,
- Kortisoneinnahme über einen längeren Zeitraum.

1.7.2 DIE ERSTE ANLAUFSTELLE: IHR HAUSARZT

Geht den Rückenschmerzen ein Unfall voraus, sollte statt einem Hausarzt unter Umständen sogar ein Krankenhaus aufgesucht werden, um schwere Verletzungen, z. B. des Rückenmarks, auszuschließen.

Weil insbesondere die Diagnose unspezifischer Rückenschmerzen nicht unbedingt leicht ist, kann ein **Hausarzt** zunächst eine Reihe von Untersuchungen durchführen, um sich der Ursache zu nähern. Je nach Ursache kann der Allgemeinarzt selbst die Therapie in die Hand nehmen. In anderen Fällen überweist er den Patienten an einen entsprechenden Facharzt. Selbst wenn er die Ursache der Rückenschmerzen nicht mit Sicherheit diagnostizieren kann, kann er bei der Wahl des richtigen Ansprechpartners beratend zur Seite stehen.

1.7.3 FACHÄRZTE FÜR RÜCKENSCHMERZEN: DER ORTHOPÄDE, RHEUMATOLOGE, NEUROLOGE, NEUROCHIRURG

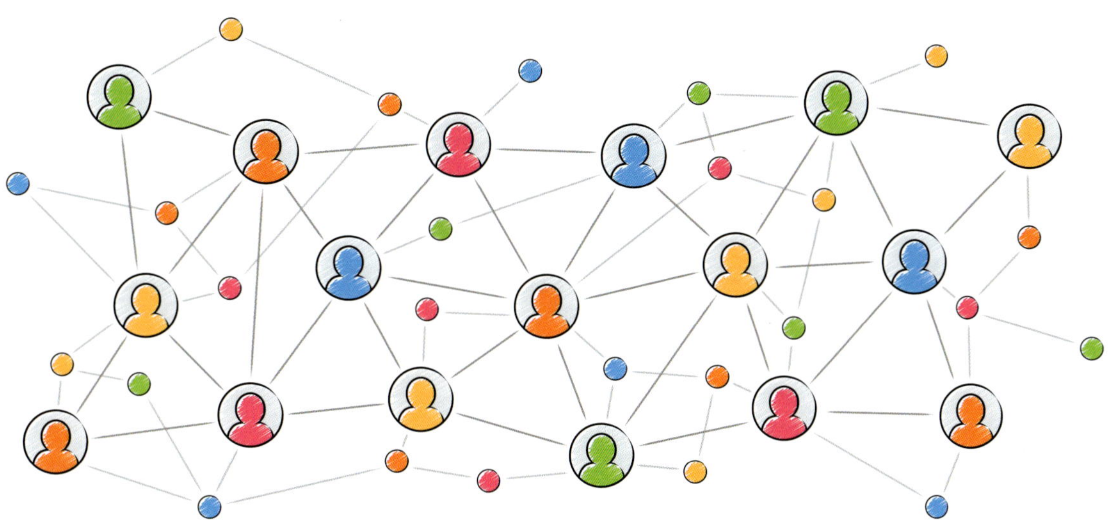

Spezialisten für Rückenschmerzen gibt es viele. Hat der Hausarzt schon eine Vermutung bezüglich der Ursache, kann diese aber nicht abschließend diagnostizieren, überweist er den Patienten in der Regel an den zuständigen Facharzt. Je nachdem, welche Ursache er für realistisch hält, kann das ein Orthopäde, ein Rheumatologe, ein Neurologe oder ein Neurochirurg sein.

Vermutet er die Ursache der Rückenschmerzen im Bewegungsapparat, ist ein **Orthopäde** der richtige Ansprechpartner. Sein Spezialgebiet ist die Behandlung von Schmerzen, die von den Knochen und Muskeln ausgehen. Kommen die Rückenschmerzen also z. B. von einer Fehlhaltung der Wirbelsäule bzw. der Hüfte oder von unterschiedlich langen Beinen, kann ein Orthopäde die auslösende Ursache feststellen und entsprechend behandeln.

Rückenschmerzen können aber auch durch Entzündungen im Rücken entstehen. Autoimmunerkrankungen, wie beispielsweise Rheuma, rufen kleinere bis größere Entzündungen hervor, die sich vor allem nach längeren Ruhezeiten, also beispielsweise am Morgen, äußern. Für die Behandlung solcher entzündlicher Rückenschmerzen sollte ein **Rheumatologe** aufgesucht werden.

Eine weitere Ursache für Rückenschmerzen können Nervenschädigungen oder andere Beeinträchtigungen des Nervensystems sein. Häufig deuten die Symptome nicht direkt auf eine Nervenschädigung, z. B. im Bereich des Rückenmarks, hin. Typisch für neurologisch bedingte Rückenschmerzen ist allerdings ein anhaltender, brennender Schmerz oder ein stechender Schmerz, der plötzlich auftritt. Der richtige Ansprechpartner in diesem Fall ist ein **Neurologe**, der die entsprechenden Untersuchungen einleiten kann.

Ein **Neurochirurg** schließlich kommt dann zum Einsatz, wenn ein minimalinvasiver oder „klassisch" operativer Eingriff an der Wirbelsäule vorgenommen werden muss, beispielsweise nach einem Bandscheibenvorfall oder im Fall von Wirbelkanalengen oder Tumoren. Seine Disziplin setzt sich inhaltlich aus Teilen der „klassischen" Chirurgie und aus Teilen der Neurologie zusammen.

Weil das Rückenmark das empfindliche zentrale Nervensystem (ZNS) enthält, werden Rückenoperationen nicht von klassischen Chirurgen, sondern von Neurochirurgen durchgeführt. Überschneidungen gibt es zudem mit dem Orthopäden, welcher ebenfalls Operationen an der Wirbelsäule durchführt. So werden beispielsweise Versteifungen häufiger von Orthopäden durchgeführt. Der Neurochirurg hingegen operiert dann, wenn Rückenmark und Nerven unmittelbar betroffen sind.

1.7.4 DEN RÜCKEN MOBILISIEREN: DER PHYSIOTHERAPEUT, OSTEOPATH, CHIROPRAKTIKER

Um Rückenschmerzen dauerhaft zu bekämpfen, reicht die Einnahme von Schmerzmitteln oft nicht aus. Beschwerden, die durch Fehlhaltungen der Wirbelsäule, Muskelverspannungen oder eine schwache Rückenmuskulatur ausgelöst werden, können durch regelmäßige Mobilisation und Training der Rückenmuskulatur langfristig deutlich verbessert werden. Physiotherapeuten, Osteopathen und Chiropraktiker ergänzen die Therapieformen der klassischen Medizin um alternative Heil- und Vorsorgemethoden. Alle drei Behandlungsmethoden fallen in den Bereich der **manuellen Therapie** (siehe Kap. 3.9).

Ein **Physiotherapeut** hilft Menschen mit Rückenschmerzen dabei, wieder ein aktives Körpergefühl zu erlangen. Starke Rückenschmerzen führen dazu, dass der Rücken oftmals unbewusst eine Schonhaltung einnimmt, um den Schmerz aufzufangen. Diese aber kann zu weiteren, neue Schmerzen verursachenden Fehlhaltungen der Wirbelsäule führen.

Die Arbeit des **Physiotherapeuten** beschränkt sich dabei keineswegs auf den Rücken: Um das körperliche Gleichgewicht wiederherzustellen, werden auch Arme und Beine in den Heilungsprozess integriert. Passive Mobilisation, die vom Therapeuten durchgeführt wird, und aktive Bewegungen, die der Patient auf Anweisung durchzuführen lernt, sollen den Körper wieder zu einem aktiven Gleichgewicht bringen. Die Therapiemaßnahmen dienen dabei einerseits der Rehabilitation nach einer Erkrankung, andererseits der Prävention und tragen zur Steigerung des körperlich-seelischen Wohlbefindens bei.

Die **Osteopathie** befasst sich mit dem Bewegungsapparat, wobei der Patient als Gesamtheit betrachtet wird. Sie versteht den Bewegungsapparat als aktiv und passiv zugleich; der Körper ist sowohl aktiv als auch passiv ständig in Bewegung – eine osteopathische Behandlung soll dabei helfen, Störungen im Bewegungsapparat oder im Gewebe durch die Aktivierung der körpereigenen Heilungskräfte zu behandeln.

Ein **Osteopath** behandelt den Rücken mit den Händen und arbeitet mit gezielten Druck-, Verschiebe- und Zugtechniken. Bei Rückenschmerzen werden bei der Behandlung das Skelett, die Muskeln, die inneren Organe sowie das gesamte Gewebe samt Faszien mit einbezogen, sodass der Bewegungsapparat wieder in Gang gebracht und mobilisiert werden kann.

Rücken- und Nackenschmerzen sind oftmals nicht lokal begrenzt und können auch in andere Körperteile ausstrahlen, z. B. in die Arme und Beine oder in den Kopf. Ein Heilverfahren, das Rückenschmerzen sogar als Auslöser für Beschwerden in anderen Teilen des Körpers begreift, ist die **Chiropraktik**. Ein **Chiropraktiker** lockert verhärtete Muskeln und sorgt dafür, dass verklemmte oder eingeschränkte Gelenke schnell wieder frei beweglich werden. Die Arbeit eines Chiropraktikers zeichnet sich durch schnelle, energetische Bewegungen aus, die die betroffenen Muskeln oder Gelenke aber kaum bewegen. Ergänzt werden die manuellen Handgriffe durch Massagen, Dehnungen oder krankengymnastische Übungen.

1.7.5 DEN RÜCKEN GANZHEITLICH BEHANDELN: DER ERNÄHRUNGSBERATER, FITNESSTRAINER, HEILPRAKTIKER, ENTSPANNUNGSCOACH

Im Verständnis eines ganzheitlichen Behandlungskonzepts müssen Rückenschmerzen aber nicht zwingend von einer körperlichen Ursache herrühren. Weil der Körper hier als komplexes System begriffen wird, in dem sowohl körperliche als auch seelische Funktionen zusammenspielen, sollten diese Bereiche bei der Diagnose und Behandlung von Rückenschmerzen gleichermaßen einbezogen werden.

Eine erfolgreiche Schmerztherapie kann deshalb nur dann erfolgen, wenn beide Seiten berücksichtigt werden. Weil in der Schulmedizin aber selbst bei chronischen Rückenschmerzen selten der **„ganze Mensch"** im Fokus der Behandlung steht, kommen in der ganzheitlichen Schmerztherapie weitere Heilverfahren und Therapeuten zum Einsatz.

So haben beispielsweise die Ernährung und Rückenschmerzen auf den ersten Blick nichts miteinander zu tun. Auf den zweiten Blick aber zeigt sich, dass eine ungesunde Ernährung nicht nur für Fettablagerungen sorgt, sondern auch die Knochen, die Muskeln und das Gewebe angreifen kann – alles Bestandteile des menschlichen Körpers, auf die eine gesunde Wirbelsäule angewiesen ist. Bei chronischen Rückenschmerzen kann deshalb ein **Ernährungsberater** eine wichtige Rolle spielen. Eine Umstellung der Ernährung auf eine ausgewogene Kost, die reich an Kalzium und Vitaminen ist, hilft dabei, das Körpergewicht zu normalisieren und die Gesundheit des Bewegungsapparats zu verbessern.

Auch psychische Konflikte können Rückenschmerzen auslösen oder begünstigen. Beschwerden psychischer Natur, die nicht verarbeitet werden, können sich im Rücken manifestieren – die Betroffenen gehen, bildlich gesprochen, gebeugt unter der Last ihrer seelischen Qual. Diese wiederum äußert sich in einer äußerlich sichtbaren, gebeugten Haltung, die zu einer dauerhaften Fehlhaltung der Wirbelsäule und damit zu Rückenschmerzen führen kann. Um (insbesondere chronische) Rückenschmerzen nicht nur kurzfristig zu lindern, sondern langfristig zu heilen, kann deshalb auch ein **Entspannungscoach** oder ein **Psychotherapeut** in die Behandlung mit einbezogen werden.

Auf lange Sicht spielt die Prävention eine zentrale Rolle in der Behandlung von Rückenschmerzen – sowohl aus Sicht der Betroffenen als auch des Staats als Kostenträger. Im Anschluss an die Linderung akuter Schmerzen durch klassische Behandlungsverfahren, wie etwa eine medikamentöse oder physikalische Therapie, steht deshalb der Aufbau der Rückenmuskulatur und der allgemeinen körperlichen Fitness im Mittelpunkt. **Fitnesstrainer** und **Gymnastiktrainer** sind demzufolge wichtige Komponenten einer ganzheitlichen Rückenschmerztherapie. Alternativ können die Betroffenen auch selbst an ihrer Fitness arbeiten und beispielsweise regelmäßig ein Fitnessstudio aufsuchen.

Viele Menschen wenden sich neben der Schulmedizin immer mehr den alternativen Heilverfahren zu. **Alternativmediziner** und **Heilpraktiker** erfahren deshalb auch bei Rückenschmerzen einen großen Zulauf.

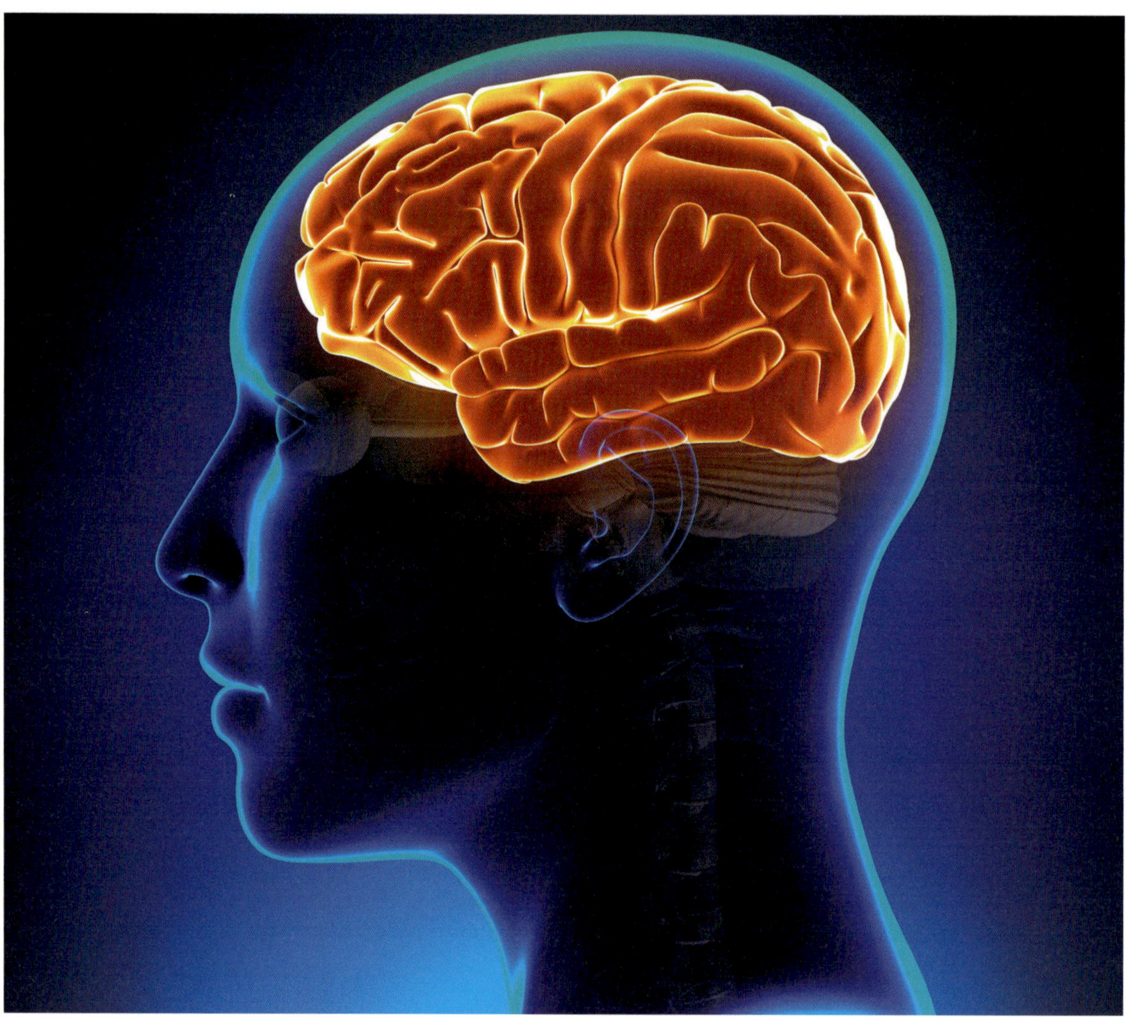

1.8 DIE KINDHEIT ALS QUELLE EINES GESUNDEN RÜCKENS?

„Gerade in der Kindheit können die Grundlagen für einen gesunden und gestärkten Rücken gelegt werden. Und bedenken Sie: Vorgelebte Aktivität wird von Kindern nachgemacht! Aber Inaktivität auch!"

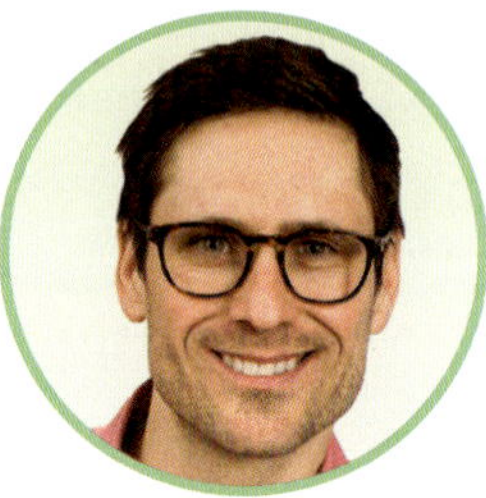

Rückenprobleme treten bei immer jüngeren Menschen auf. Ursachen sind fehlende Bewegung im Alltag, zu langes Sitzen oder auch zu große oder zu kleine Schuhe. Die Folgen sind oft Haltungsschäden. Bereits 2004 hatte jedes zweite Grundschulkind Haltungsprobleme. Mit den richtigen Übungen und rückengerechtem Verhalten können ab dem Säuglingsalter langfristige Veränderungen des Rückens vermieden werden.

TIPP Achten Sie vor allem bei Ihren Kindern zwischen dem siebten und 17. Lebensjahr auf mögliche Fehlstellungen und beginnende Rückenprobleme.

„Das ist eine schöne Blume!", staunt Luisa, während sie das gemalte Bild ihres Freundes Ben betrachtet. Zusammen sitzen sie an einem niedrigen Tisch über die Zeichnung gebeugt. Es ist sonnig draußen, doch die Kinder der Kindertagesstätte sitzen in Gruppen verteilt im Raum an den Tischen und basteln. Nur zwei sitzen auf dem Boden. Eine Stunde später rufen die Erzieher zum gemeinsamen Singen zusammen. Die Gitarre wird ausgepackt und in einem Stuhlkreis werden einige Lieder gesungen. Am späten Nachmittag wird Luisa von ihrer Mutter Mareike abgeholt. Mit Blick in das bereits schwindende Sonnenlicht erkundigt sich Mareike, ob Luisa schön draußen gespielt hätte. Abgelenkt sieht die Kleine vom Tablet ihrer Mutter hoch: „Nein, wir waren drinnen." Besorgt betrachtet Mareike den runden Rücken ihrer Tochter. Ob das so gut ist?

1.8.1 DER AUFBAU DES RÜCKENS UND DESSEN ENTWICKLUNG

Schon und gerade in der Kindheit können wichtige Grundlagen für einen gesunden und gestärkten Rücken gelegt werden. Andererseits können Punkte wie fehlende Bewegung, aber auch falsch sitzende Schuhe, Gründe für eine fehlerhafte Körperhaltung sein. Bevor es jedoch darum geht, soll zunächst geklärt werden, wie der Rücken aufgebaut ist und wie er sich im Kindesalter verändert.

Das Besondere an der Wirbelsäule von Kindern ist vor allem, dass sie – wie alle Knochen in dieser Zeit – **viel weicher** ist als die von Erwachsenen. Das bedeutet, dass sie noch formbar ist. Andererseits hat dies auch zur Folge, dass Haltungsschäden, wie beispielsweise ein Rundrücken, eine langfristige Folge darstellen.

Positiv ist, dass Kinder sich **automatisch rückengerecht** verhalten und eine natürliche, gesunde Haltung haben. Grund hierfür ist der höher liegende Körperschwerpunkt. Dadurch fällt es Kindern leichter, eine **gerade Körperhaltung** einzunehmen.

1.8.2 HÜRDEN EINER GESUNDEN RÜCKENENTWICKLUNG

Mehrere Faktoren führen dazu, dass Patienten mit Rückenbeschwerden immer jünger werden. Mittlerweile haben rund **60 %** aller Schulkinder **Haltungsschäden**. Dasselbe trifft auf 15 % der Kindergartenkinder zu. Rund ein Drittel aller Kinder klagt bereits über Rückenschmerzen. Doch was sind die Gründe für diese Entwicklung?

1.8.2.1 FEHLENDE BEWEGUNG

Eigentlich verhalten Kinder sich automatisch rückengerecht und haben einen natürlichen **Bewegungsdrang**. Mit Eintritt in das Kindergartenalter wird dieser Drang jedoch eingeschränkt. So verlagern sich einstmals nah am Boden gelegene Tätigkeiten oder Aktivitäten an Tische. Einen zunehmend größeren Teil des Tages sitzen Kinder auf Stühlen. Beispielsweise werden Tagesabläufe oder aber auch Gesangsstunden im Stuhlkreis sitzend besprochen und durchgeführt.

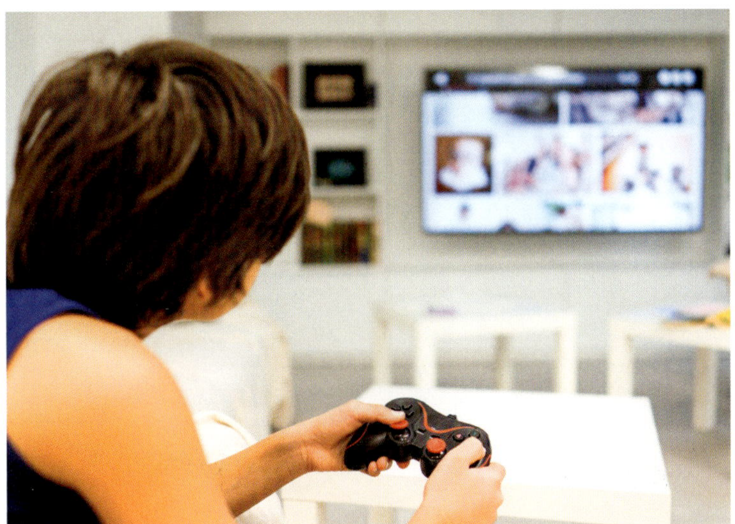

In der weiteren Bildungslaufbahn wird der Bewegung immer weniger Raum gelassen. Durch ein in vielen Bundesländern verkürztes Abitur und damit längere Schultage verbringen Kinder und Jugendliche die meiste Zeit des Tages sitzend am Tisch. Zusätzlich bietet sich im Anschluss an einen langen Schultag kaum noch die Möglichkeit eines **sportlichen Ausgleichs**. Insgesamt bewegen sich deutsche Schulkinder mittlerweile nur noch etwa eine Stunde am Tag. Davon entfallen nur **circa 15-30 Minuten** auf sportliche Aktivitäten. Die mangelnde Bewegung wirkt sich allerdings nicht nur auf den Rücken und das gesamte Skelett aus, sondern verhindert auch die normale Entwicklung sensorischer Fähigkeiten.

Ein weiteres Problem stellt die zunehmende Technisierung dar, die das Spielverhalten von Kindern heute radikal beeinflusst. Anstatt draußen mit Hula-Hoop-Reifen oder einem Fußball zu spielen, sind Kinder vermehrt mit Tablets und Computern beschäftigt.

Fehlende Bewegung kann allerdings bereits Kinder im Säuglingsalter betreffen. Im ersten Lebensjahr bewegen sich Kinder sehr viel. Dies dient der Entwicklung sowohl von Muskelpartien als auch der **Koordinationsfähigkeit** und der **Körperwahrnehmung**. Durch einschränkende Maßnahmen, wie Sitzschalen oder Babywippen, wird der Bewegungsdrang von Kleinkindern jedoch eingeschränkt und behindert. Auch Laufhilfen verhindern eine natürliche Entwicklung, denn in diesen entwickeln Kinder einen Rundrücken. Eine natürliche, gerade Haltung der Wirbelsäule wird somit unterbunden.

1.8.2.2 FALSCHES SCHUHWERK

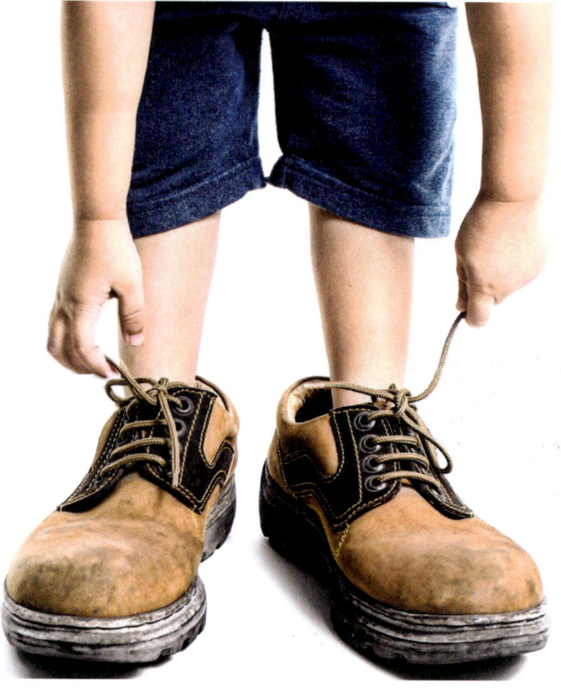

Neben fehlender Bewegung kann auch falsches Schuhwerk vom Säuglingsalter an zu **Haltungsschäden** führen. Rund die Hälfte aller Kinder trägt Schuhe, die entweder zu groß oder zu klein sind. Dies hängt vor allem mit zwei Missverständnissen vonseiten der Eltern zusammen. Zum einen können Kinder bis zum Alter von etwa sechs Jahren nicht selbst einschätzen, ob ein Schuh ihnen passt. Zum anderen ist die unter Eltern beliebte **Daumenprobe** fehlerhaft.

Eltern prüfen mit dem Daumen, ob der Schuh des Kindes passt oder nicht. Dazu drücken sie auf die Fußspitze: Stoßen sie auf die Zehen und ist kaum Abstand zum vorderen Schuhende, passt der Schuh. In der Praxis ist es oft jedoch so, dass Kinder bei Druck automatisch die Zehen einziehen, sodass der Schuh vermeintlich nicht zu passen scheint. Auch dadurch kommt es zu Fehlkäufen.

Passende Schuhe sind die Grundlage für einen **gut funktionierenden Bewegungsapparat**. Daneben können falsche Schuhe aber auch zu Verformungen des Fußes führen. In jungen Jahren sind auch die Bänder und Muskeln, ähnlich den Knochen, noch leichter verformbar.

Was in der Kindheit zerstört wurde,
kann im Leben niemals korrigiert werden –
man kann sich höchstens damit arrangieren. (Reus)

1.8.3 RÜCKENKRANKHEITEN IN DER KINDHEIT

Wie bereits einleitend bemerkt, klagt rund **ein Drittel** aller Kinder über Rückenbeschwerden. Die Ursachen dafür sind vielfältig, doch mit welchen Krankheitsbildern kann man es zu tun haben?

TYPISCHE RÜCKENERKRANKUNGEN IM KINDESALTER

Skoliose: Die Bezeichnung ***Skoliose*** kommt aus dem Griechischen und bedeutet Krümmung (von griech. „skolios" = krumm). Die seitliche Krümmung der Wirbelsäule wird zumeist begleitet von einer Verformung (Deformierung) sowie einer Verdrehung der Wirbelkörper, die sich auf den gesamten Aufbau des Rückenskeletts auswirken kann. Zunächst fällt die Krümmung nicht auf, führt allerdings zu degenerativen Veränderungen der Wirbelsäule im späteren Alter.

Morbus Scheuermann: Wachstumsbedingte Krümmung (*Kyphose*) der Wirbelsäule. Bei Nichtbehandlung kann es im Erwachsenenalter zu einer Bandscheibendegeneration kommen.

Wirbelgleiten: Durch einen Spalt im Wirbelloch (*Foramen vertebrale*) gleitet der Wirbelkörper (*Corpus vertebrae*) nach vorne oder hinten. Ursachen können neben genetischen Dispositionen auch belastende Sportarten wie Kunstturnen sein.

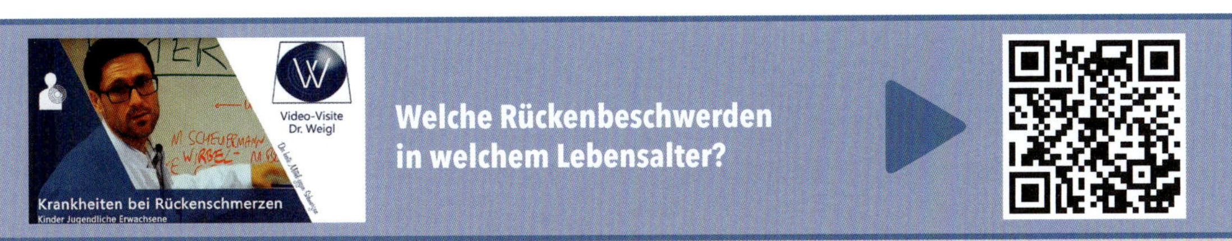

1.8.4 DEN KINDERRÜCKEN STÄRKEN

Wie kann gewährleistet werden, dass Kinder rückengerecht aufwachsen und keine Haltungsschäden davontragen, die spätere Rückenbeschwerden begünstigen?

Die wohl beste Grundlage für einen gesunden Rücken ist es, Kindern viel **Bewegung** zu ermöglichen. Sie selbst können Ihre Kinder mithilfe von Spielzeugen dazu animieren, sich aktiv zu bewegen. Solche Hilfsmittel können der Fußball oder das Federballspiel sein, Pedalos oder Hula-Hoop-Reifen.

Im Zusammenhang mit der „sitzenden Gesellschaft" ist die **Vorbildfunktion von Eltern** nicht zu unterschätzen. Seien auch Sie im Alltag aktiv, bewegen Sie sich viel. Nehmen Sie doch mal das Fahrrad anstelle des Autos zum Bäcker. Vorgelebte **Aktivität** wird von Kindern nachgemacht! Und Inaktivität eben auch!

Daneben gibt es eine Fülle von **Übungen**, die Kinder beispielsweise auch als Entspannung und Abwechslung zu sitzenden Tätigkeiten, beispielsweise in der Schule, vollführen können. Solche Übungen können aber bereits im Kindergartenalter als tägliche Routine angewandt werden. Neben dem **Muskeltraining** sind auch **Wahrnehmungs- und Konzentrationsspiele** wichtig. Ein Beispiel: Das Kind steht auf einem Bein, die Arme werden gleichzeitig über dem Kopf gehalten. Ziel ist es, so lange wie möglich das Gleichgewicht zu halten.

„Luisa, fang den Ball!" Wie geheißen, springt das Mädchen in die Luft und fängt den kleinen Ball, den ihre Mutter Mareike ihr zuwirft. Nach einem langen Gespräch mit den Erziehern und einer befreundeten Physiotherapeutin hat Mareike sich dazu entschlossen, ihre Tochter zu mehr Bewegung im Alltag zu motivieren. Der Rundrücken, den sie zu entwickeln beginnt, will die Mutter mit ausreichend Toben und Spielen abwenden.

1.9 SELBSTTEST: WIE FIT IST IHR RÜCKEN?

Um die Wahrscheinlichkeit, an Rückenschmerzen zu erkranken, einzuschätzen, soll der folgende Test helfen. Bei bereits bestehenden Rückenproblemen kann er als Wegweiser für einige mögliche Ursachen dienen.

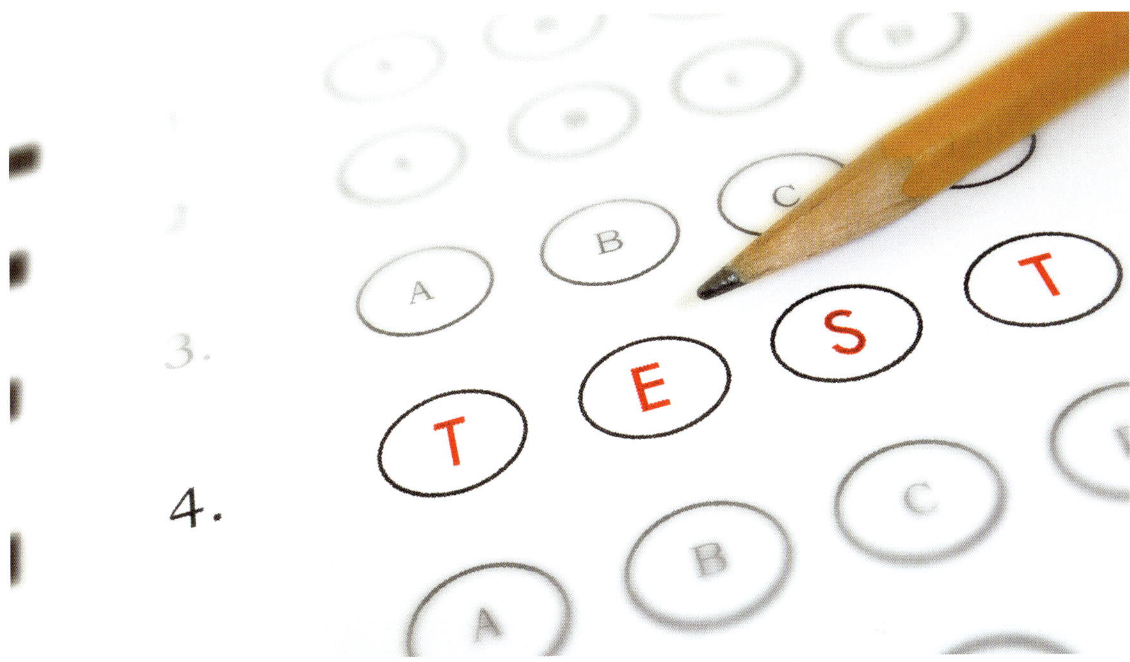

Wie auch andere Organe unseres Körpers reagiert der Rücken auf biochemische Stoffe, die in Stresssituationen ausgeschüttet werden –, der Rücken ist anfällig für Stress und es kann dadurch zu Rückenschmerzen kommen, zum Beispiel durch eine reaktive Anspannung der Muskulatur, was wiederum eine Verspannung auslöst.

Ein Mangel an Bewegung oder eine zu große Belastung (z. B. zu schweres oder falsches Tragen) kann negative Auswirkungen auf den Rücken haben. Bandscheiben und Gelenke können durch ein zu hohes Körpergewicht überbeansprucht werden und durch Verschleißerscheinungen zu Rückenproblemen führen. Auch das Geschlecht sowie eine familiäre Belastung durch bestimmte Erkrankungen begünstigt das Auftreten.

Im Folgenden werden die genannten Aspekte aufgegriffen und Sie gelangen durch die Beantwortung einiger Fragen zu einer ersten Einschätzung für Ihr eigenes Risiko für Rückenprobleme und für einige mögliche Ursachen.

Fragen	Punkte	
	Ja	Nein
1. Stress Leiden Sie aktuell unter Stress?	**Je** 1 Punkt Beruflich Privat	0
Neigen Sie in stressigen Situationen dazu, Ihre eigenen Bedürfnisse (Hunger, Durst, Pausen) hintanzustellen?	2 Punkte	0
Suchen Sie die Schuld für gescheiterte Pläne am ehesten bei sich selbst?	1 Punkt	0
Planen Sie Ihnen zugeteilte Aufgaben vorher oder legen Sie einfach los?	1 Punkt	0
2. Bewegung Treiben Sie mehr als 2 x pro Woche Sport?	0	Gar nicht 3 Punkte Einmal 2 Punkte
Üben Sie meist sitzende Tätigkeiten aus?	**Je** 2 Punkte beruflich privat	0
Sind Sie in Ihrer Freizeit aktiv?	0	3 Punkte
3. Körpergewicht Sind Sie übergewichtig? *Zur Orientierung kann hier der Body-Mass-Index (= BMI) bestimmt werden: BMI = Körpergewicht (kg) / Größe² (m)*	BMI 26-29 – **1** Punkt BMI >30 – **2** Punkte BMI > 39 – **3** Punkte	0 (BMI < 26)
4. Geschlecht Weiblich bis 50 Jahre Weiblich über 50 Jahre	1 2	0 0
Männlich bis 50 Jahre Männlich über 50 Jahre	2 3	0 0
5. Familiäre Belastung Kommen bei Eltern, Großeltern oder Geschwistern vermehrt Probleme an Rücken, Knochen oder Gelenken vor?	**Je** 1 Punkt Arthrose Bandscheibenvorfälle Rheuma	0
ERGEBNIS	... von 25 Punkten	

AUSWERTUNG:

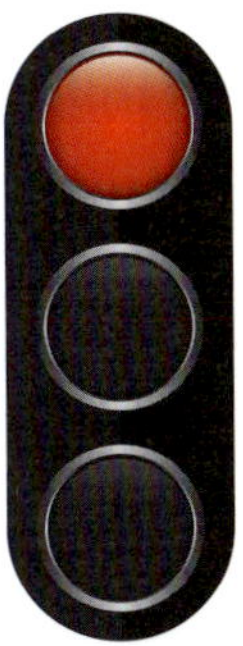

Ab 20 Punkten: Hohes Risiko – Sie sollten (falls nicht bereits geschehen) dringend einen Arzt aufsuchen. Gehen Sie im Zweifel zu Ihrem Hausarzt, der Sie dann bei Bedarf an einen entsprechenden Spezialisten überweisen kann. Ihr Rücken wird übermäßig belastet und ein gezieltes Training ist für Ihre langfristige Gesundheit essenziell.

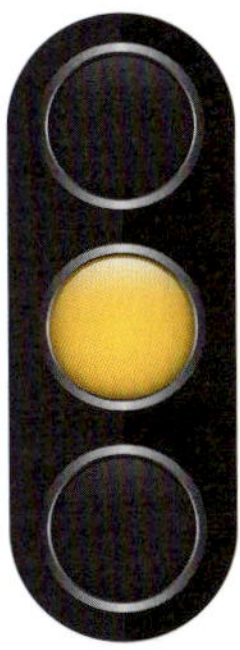

5-19 Punkte: Mittleres Risiko – fangen Sie zeitnah an, Sport zu treiben. Bringen Sie zum Beispiel kleine Übungen in Ihren Alltag ein.

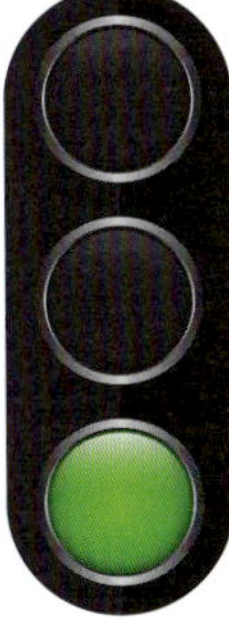

Bis 4 Punkte: Geringes Risiko – Ihr Rücken ist in einer guten Verfassung. Wenn alles so bleibt, ist Ihr Risiko für Rückenprobleme momentan eher gering.
(**Achtung:** Das kann sich jederzeit ändern!)

1.10 20 GOLDENE REGELN FÜR EINEN GESUNDEN RÜCKEN

Ein sehr gutes Buch zum Thema Rückenschmerzen ist von Prof. Grönemeyer: „Mein großes Rückenbuch". Dort finden sich „Die goldenen Regeln für den Rücken", welche ich eine hervorragende Komposition finde. Diese habe ich im Folgenden ergänzt und erweitert, manche Regel auch ausgetauscht. Hier meine „20 goldene Regeln für einen gesunden Rücken":

GOLDENE REGEL 1: AKTIV DURCHS LEBEN

Die wichtigste Säule für einen gesunden Rücken ist ein aktiver Lebensstil. Übertreiben Sie nicht, aber achten Sie darauf, immer in Bewegung zu sein.

GOLDENE REGEL 2: SUCHEN SIE SICH IHREN SPORT

Wer Freude an Bewegung hat, macht sie gerne. Deswegen: Suchen Sie sich eine Sportart, die Ihnen Spaß bereitet. Wer sich zudem gemeinsam mit anderen bewegt, kann sich noch besser motivieren.

GOLDENE REGEL 3: BALANCE HALTEN

Das mentale Gleichgewicht ist für den Rücken genauso entscheidend wie viel Bewegung. Sie sind ein Workaholic, ständig im Stress und entsprechend verspannt? Suchen Sie sich einen Ausgleich und schaffen Sie sich Ruheoasen. Frühstücken Sie beispielsweise morgens in Ruhe und nehmen Sie sich auch bewusst die Zeit dafür.

GOLDENE REGEL 4: SICH NICHT STRESSEN LASSEN!

Stress auf der Arbeit, Geldsorgen im Hinterkopf, Probleme zu Hause? *Disstress*, also Stress, der von Dauer ist, führt zu Muskelverspannungen. Und das kann sich auf den gesamten Bewegungsapparat auswirken. Also: Stress reduzieren!

GOLDENE REGEL 5: GESUNDE ERNÄHRUNG

Ja zu Ananas oder Mango, auch mal nein zu Backwaren und Fleisch! Die Ernährung spielt auch für einen gesunden Rücken eine zentrale Rolle. Um eine Übersäuerung der Muskeln (*Azidose*) zu vermeiden, ist die Reduktion von Lebensmitteln wie rotem Fleisch, Backwaren, Limonaden oder Alkohol sinnvoll. Früchte wie Mangos oder eine Ananas sind dagegen Stimmungsaufheller; Zitronensäure (klingt paradox, aber stimmt) wirkt einer Übersäuerung entgegen.

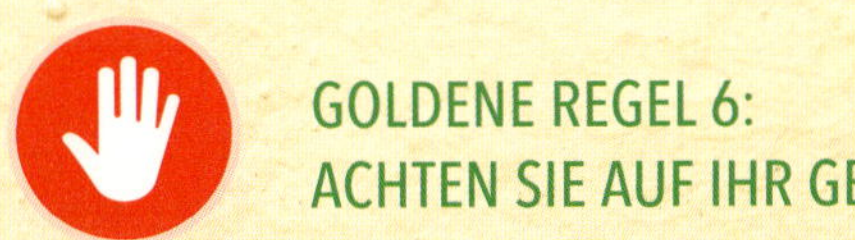

GOLDENE REGEL 6: ACHTEN SIE AUF IHR GEWICHT

Mit Ernährung und Bewegung geht das Gewicht einher. Menschen, die übergewichtig sind, müssen ein größeres Körpergewicht mit sich tragen. Dies führt zu einer vermehrten Belastung des Rückens. Neben Sport bietet auch die Ernährung mehrere Wege, um Gewicht zu verlieren und so den Rücken zu entlasten, z. B. asiatische Makrobiotik oder Low Carb.

GOLDENE REGEL 7: GÖNNEN SIE SICH RUHE UND ENTSPANNUNG

Im stressigen Alltag sollten Sie und Ihr Rücken immer wieder entspannen können. Neben ausgedehnter Bewegungsmeditation durch Yoga, Qigong oder Tai-Chi können schon kleinere Übungen zwischenzeitlich hilfreich und entspannend sein. Legen Sie sich beispielsweise auf den Rücken und legen Sie eine Knierolle unter die Beine. Wickeln Sie sich dazu noch warm in eine Decke. Sie werden schnell merken, wie Sie runterkommen.

GOLDENE REGEL 8: DYNAMISCHES STEHEN

Eine gerade Körperhaltung ist wichtig. Stocksteifes Stehen fördert allerdings eher Rückenschmerzen, als dass es sie vermeidet. Bewegen Sie sich, beispielsweise in Wartesituationen, indem Sie das Gewicht von einem Fuß auf den anderen verlagern oder ein paar Schritte gehen.

GOLDENE REGEL 9: DYNAMISCHES SITZEN

Obwohl wir in einer Gesellschaft leben, in der das Sitzen dominiert, ist vielen nicht klar, wie sie möglichst rückenschonend sitzen können. Hier greift das Konzept des dynamischen Sitzens. Verharren Sie nicht über längere Zeiträume statisch und gekrümmt, sondern versuchen Sie, Abwechslung reinzubringen: Lehnen Sie sich mal zurück, verlagern Sie das Gewicht, lösen Sie sich von der Lehne oder rücken Sie den gesamten Stuhl nach vorne.

GOLDENE REGEL 10: RICHTIGES HEBEN

Rückenschonend zu leben, bedeutet nicht, auf das Heben und Tragen von Lasten zu verzichten! Der Clou ist, dies möglichst schonend zu tun. Nutzen Sie dafür Ihre Rumpf- und Beinmuskulatur. Beugen Sie die Knie, bevor Sie die Last aufheben.

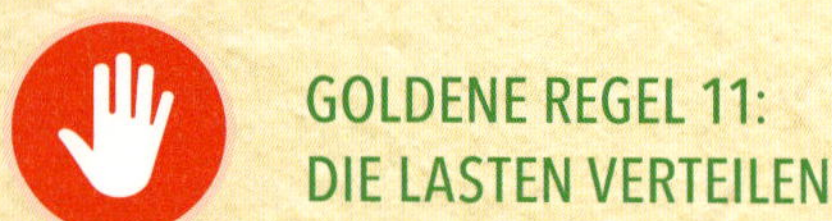

GOLDENE REGEL 11: DIE LASTEN VERTEILEN

Neben der richtigen Hebetechnik sollten Sie sich auch vergegenwärtigen, wie Sie beispielsweise Einkäufe ins Haus oder in die Wohnung tragen. Am besten nehmen Sie zwei Tüten, jeweils auf eine Seite eine. Einseitiges Tragen dagegen beansprucht eine Seite extrem, zudem wird die Wirbelsäule zur Seite gebogen.

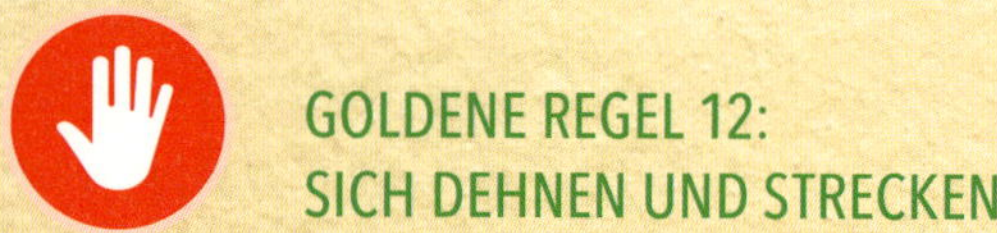

GOLDENE REGEL 12: SICH DEHNEN UND STRECKEN

Gewöhnen Sie sich an, Ihre Muskeln – besonders im Rücken – morgens zu dehnen. Räkeln und strecken Sie sich und atmen Sie dabei bewusst!

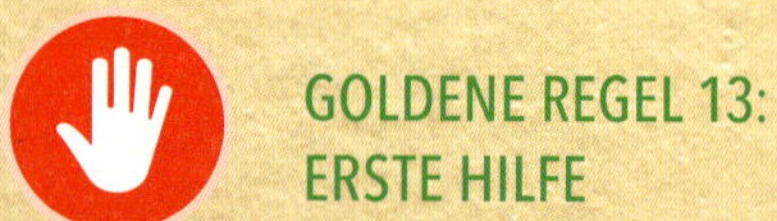

GOLDENE REGEL 13: ERSTE HILFE

Rückenschmerzen sind nicht immer ein Grund, sofort zum Arzt zu gehen. Oftmals ist die Ursache unspezifisch, die Quelle der Beschwerden also nicht erkennbar. Bei Beschwerden ist es in jedem Fall wichtig, keine Bettruhe einzuhalten. Bewegen Sie sich, soweit es die Schmerzen erlauben (die Grenze ist der *Wohlfühlschmerz*). Erste Therapiemöglichkeiten sind Wärme- oder Kältebehandlungen. Legen Sie eine Eispackung auf die schmerzende Stelle bei akuten Schmerzen. Alternativ können Sie Wärmpflaster, -wickel und -pflaster verwenden, wenn Sie chronische Rückenschmerzen haben.

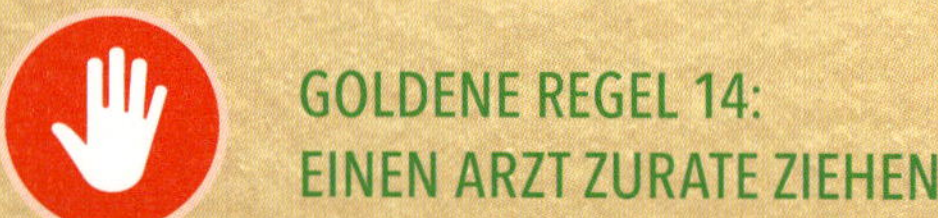

GOLDENE REGEL 14: EINEN ARZT ZURATE ZIEHEN

Scheuen Sie sich nicht davor, bei länger anhaltenden Beschwerden einen Arzt Ihres Vertrauens aufzusuchen. Dieser kann Ihnen unmittelbar Medikamente und therapeutische Maßnahmen verschreiben oder Sie an einen Fachmann verweisen.

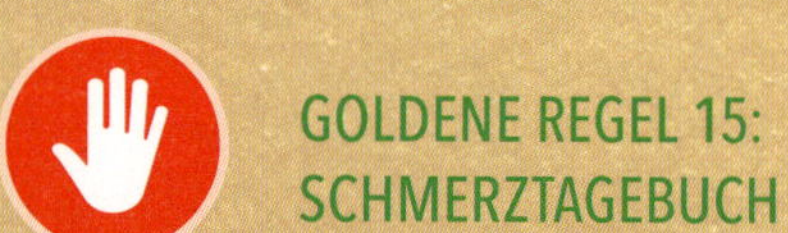

GOLDENE REGEL 15: SCHMERZTAGEBUCH

Um im Patientengespräch beim Arzt (*Anamnese*) möglichst detailliert antworten zu können, ist es hilfreich, ein Schmerztagebuch zu führen.

- Wann hat der Schmerz angefangen?
- Wie regelmäßig haben Sie Beschwerden?
- Wie stark ist der Schmerz?

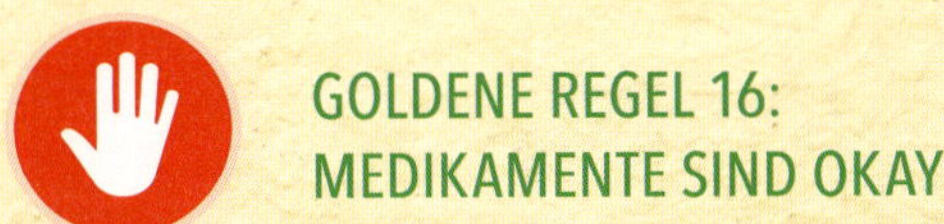

GOLDENE REGEL 16: MEDIKAMENTE SIND OKAY

Medikamente und Schmerzmittel sind bei akuten Schmerzen keine Dauerlösung, aber punktuell können sie helfen. Sie können im Zusammenhang mit konservativen Therapiemethoden unterstützend wirken. Lassen Sie sich in der Apotheke und von Ihrem Arzt des Vertrauens beraten.

GOLDENE REGEL 17: NACH EINER OPERATION ETWAS FÜR DEN RÜCKEN TUN

Je nach Ursache der Beschwerden kann eine Operation notwendig sein. Nutzen Sie danach weitere konservative Therapiemöglichkeiten, wie Krankengymnastik, Rückenschule oder Physiotherapie!

GOLDENE REGEL 18: NUR GEDULD

Um mittels konservativer Therapiemaßnahmen eine dauerhafte und nachhaltige Schmerzlinderung zu erfahren, sind Disziplin und Zeit notwendig. Sie werden nicht sofort Besserungen erleben. Seien Sie geduldig, es handelt sich um einen Prozess. Die meisten Patienten erreichen keine bzw. kaum eine Symptomverbesserung, nicht, weil die Therapiemaßnahmen schlecht sind, sondern aufgrund mangelnder Eigendisziplin, Konsequenz und Zeit.

GOLDENE REGEL 19: ACHTEN SIE AUF SICH

Der Arzt wird es schon richten? Nicht zwingend! Lassen Sie sich nicht dazu verleiten, die Verantwortung für Ihren Rücken und Ihre Gesundheit auf Ärzte abzuwälzen. Sie haben es in der Hand.

GOLDENE REGEL 20: BLEIBEN SIE AM BALL

Sich um sich zu kümmern, ist die eine Sache. Dies auch langfristig zu tun, die andere. Bleiben Sie bei der Stange! Sie werden merken: Der Rücken wird es Ihnen danken.

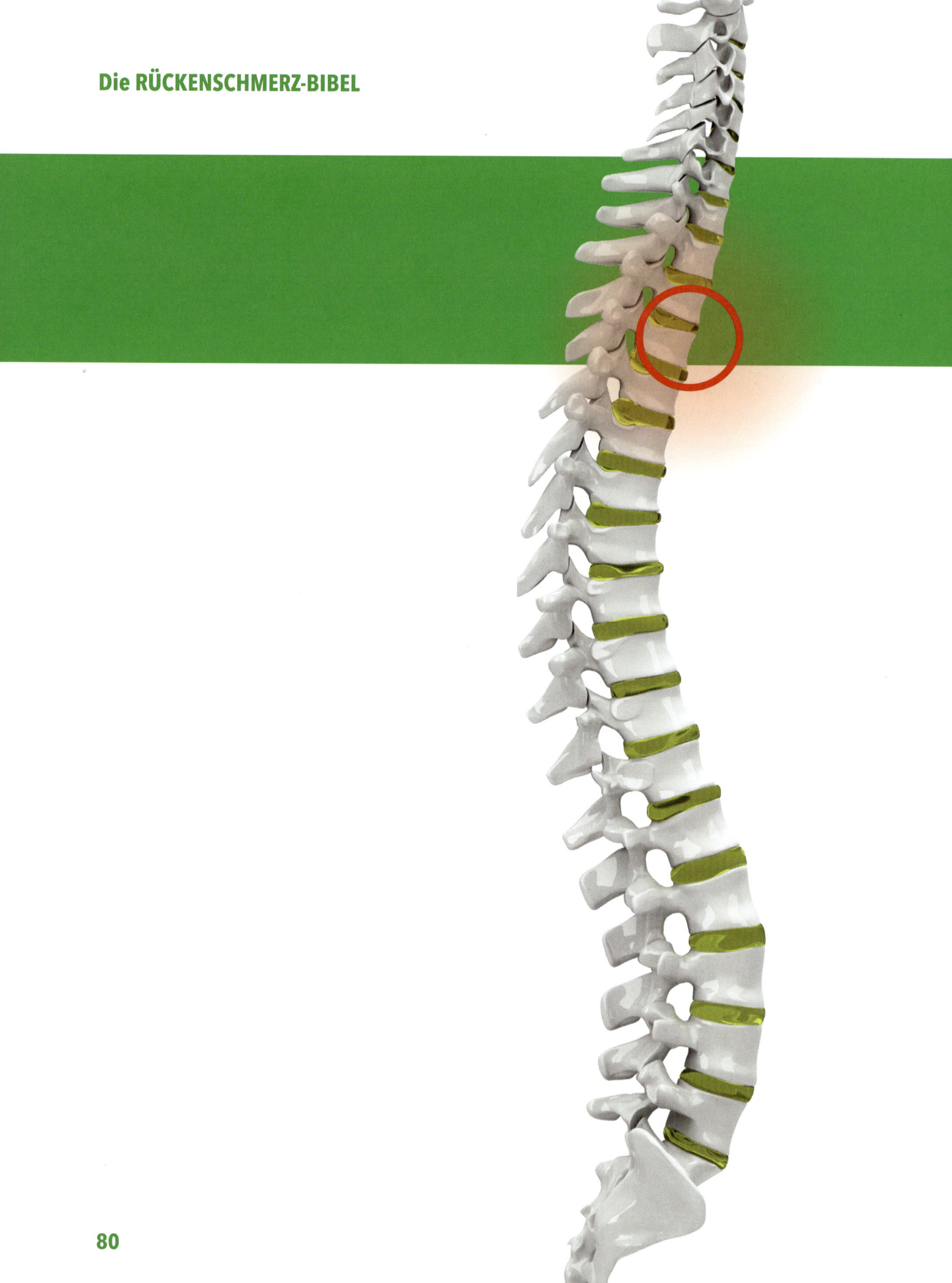

KAPITEL 2

RÜCKENERKRANKUNGEN: SO INDIVIDUELL WIE DER MENSCH

GRUNDLAGEN | SYMPTOME | DIAGNOSE

2.1 ANATOMIE DER WIRBELSÄULE

> ***„Jede kleine, noch so alltägliche Bewegung, die der menschliche Körper durchführt, findet ihren Ursprung in der Anatomie der Wirbelsäule."***

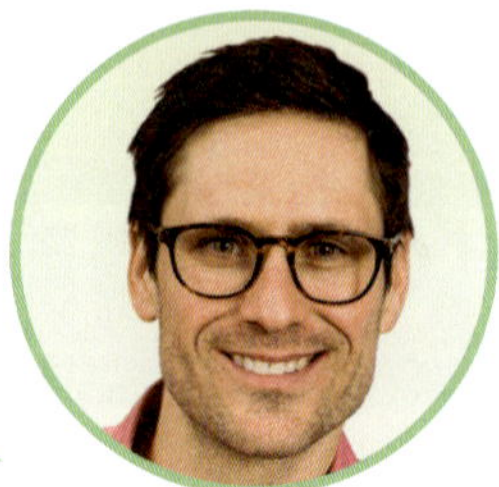

Die Wirbelsäule, lateinisch *Columna vertebralis*, bildet die Körpermitte und damit den zentralen Abschnitt des menschlichen Skeletts. Sie ist allen Wirbeltieren gemeinsam und besitzt tragende Eigenschaften: Sie ist dafür verantwortlich, dass wir aufrecht stehen, gehen und uns bewegen können, verbindet unsere vier Gliedmaßen miteinander und formt einen knöchernen Schutz für das lebenswichtige Rückenmark, welches im sogenannten *Wirbelkanal* verläuft.

AUFGABEN DER WIRBELSÄULE

- Mobilität,
- Stabilität und
- Schutz.

Obwohl die Wirbelsäule den zentralen Skelettabschnitt aller Wirbeltiere bildet, hat sie sich im Laufe der Evolution unterschiedlich weiterentwickelt. Beim Menschen besteht sie aus 24 einzelnen Wirbeln, die über 23 bewegliche Bandscheiben miteinander verbunden sind. Diese Gliederung in stabile (Wirbelkörper) und halbelastische (Bandscheiben) Elemente ermöglicht es, dass die Wirbelsäule den menschlichen Rücken zugleich stützen kann und mobil hält.

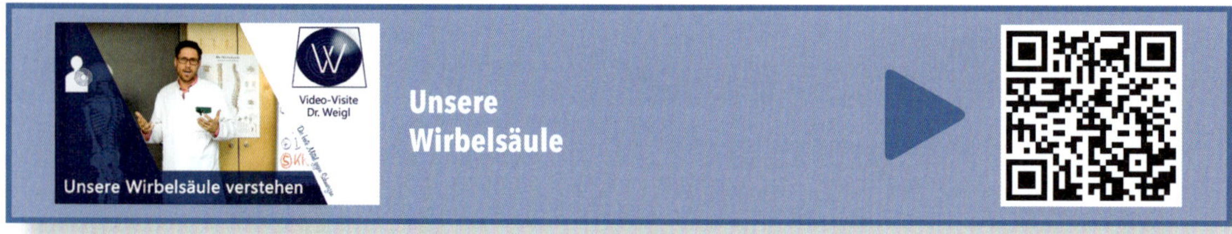

Bedenkt man, dass die gesamte Last des menschlichen Körpers, seines Gewichts und seiner Mobilität von der Wirbelsäule getragen wird, ist es nicht verwunderlich, dass sie Schaden erleiden kann, wenn wir nicht ordnungsgemäß mit ihr umgehen. Insbesondere aufgrund des heute normal gewordenen Bewegungsmangels sind Fehlhaltungen und in der Folge Rückenbeschwerden keine Seltenheit mehr und gelten nicht umsonst als Volkskrankheit, vor der niemand gefeit ist.

Rückenschmerzen sind aber nicht gleich Rückenschmerzen. Sie können viele verschiedene Ursachen und Ausprägungsformen haben. So sind beispielsweise Wachstumsstörungen u. a. für Fehlbildungen oder Skoliosen verantwortlich. Durch Entzündungen, Degenerationen und Tumore kann es zur Funktionsstörung oder Destruktion der Wirbelsäule kommen. Um die Entstehung von Erkrankungen der Wirbelsäule verstehen zu können, lohnt es sich, zunächst einen Blick auf den anatomischen Aufbau dieser 24 Wirbel zu werfen, die einen so wichtigen Bestandteil unseres Körpers bilden.

2.1.1 DIE ABSCHNITTE DER WIRBELSÄULE

Die Wirbelsäule teilt sich in fünf Abschnitte auf, die jeweils durch eine Übergangsregion miteinander verbunden sind. Von oben nach unten gesehen, sind dies die **Halswirbelsäule**, die **Brustwirbelsäule**, die **Lendenwirbelsäule** sowie **Kreuzbein** und **Steißbein**. Die fünf Abschnitte haben, unserem aufrechten Gang entsprechend, vier spezifische Krümmungen, um so die Fortbewegung sowie das Abfedern von Belastungen zu ermöglichen.

1. Halswirbelsäule (HWS) – Zervikallordose,
2. Brustwirbelsäule (BWS) – Thorakalkyphose,
3. Lendenwirbelsäule (LWS) – Lumballordose,
4. Sakralwirbelsäule (Os sacrum) – Sakralkyphose sowie
5. Steißbein (Os coccygis).

HWS, BWS und LWS werden auch als *präsakrale Wirbelsäule* bezeichnet. Im Alltag bedeutsam sind vor allem die Übergangsregionen zwischen den einzelnen Abschnitten der Wirbelsäule, da diese prädestiniert für Wirbelsäulenerkrankungen sind (z. B. für einen Bandscheibenvorfall). Sie sind besonders anfällig für Fehlstellungen und Erkrankungen der Wirbelsäule, weil sich z. B. Formvarianten der Wirbel als sogenannte *Übergangswirbel* bilden. Sie können von der typischen Form der Wirbel abweichen oder miteinander verwachsen sein.

Besonders häufig ist dies am Übergang von der Lendenwirbelsäule zum Kreuzbein (Os sacrum) der Fall.

Die Wirbelsäule

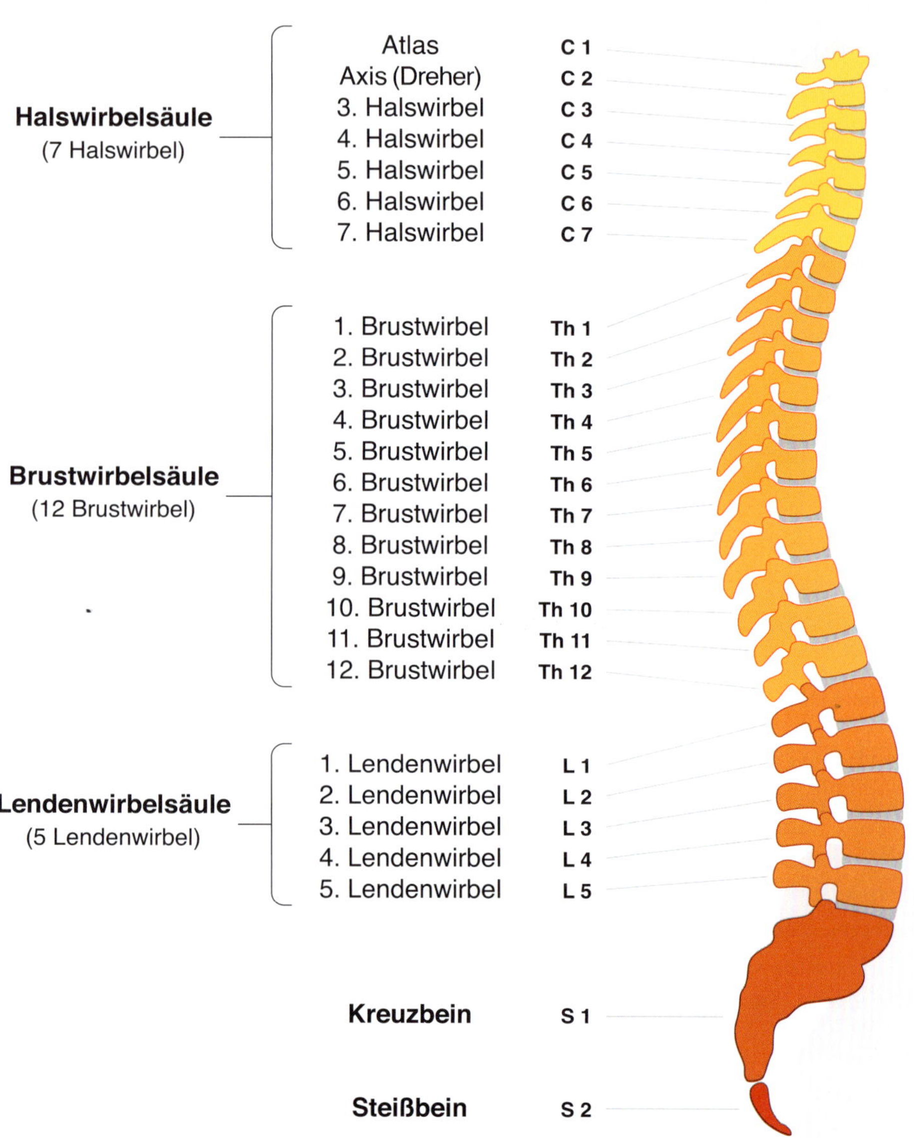

Fakten

Aufrichtung der Wirbelsäule nach der Geburt: Die charakteristischen Krümmungen der erwachsenen Wirbelsäule sind bei Neugeborenen nur teilweise vorhanden. Die Krümmungen entwickeln sich erst im Laufe der ersten Monate und Jahre. Zunächst entsteht unter Mitwirkung der kräftiger werdenden Nackenmuskulatur die Halslordose zur Balance des Kopfs. Erst danach entwickelt sich mit dem Erlernen des Sitzens, Stehens und Gehens die Lendenlordose. Mit dem Erreichen der Pubertät ist die Lendenlordose vollständig ausgeprägt.

Kreuzbein und Steißbein schließen sich an die Wirbelsäule an. Deren Wirbelkörper sind miteinander verwachsen und somit unbeweglich (Sonderformen sind die *Lumbalisation* und *Sakralisation*); sie zählen nicht zu den insgesamt 24 einzeln liegenden Wirbeln der darüber liegenden Wirbelsäulenabschnitte.

SO VERTEILEN SICH UNSERE 24 WIRBEL

- Halswirbelsäule/zervikale Wirbel: sieben Halswirbel (C 1-C 7),
- Brustwirbelsäule/thorakale Wirbel: 12 Brustwirbel (Th 1-Th 12),
- Lendenwirbelsäule/lumbale Wirbel: fünf Lendenwirbel (L 1-L 5).

Eigentlich bestehen auch Kreuzbein und Steißbein aus einzelnen Wirbeln (Kreuzbein 5, Steißbein 3-5). Zählt man diese beiden Abschnitte mit hinzu, besteht die Wirbelsäule in ihrer Gesamtheit aus rund 34 Wirbeln.

Von vorne oder hinten gesehen, sitzen die Wirbel der Wirbelsäule gerade aufeinander, sofern keine Fehlstellung vorliegt. Von der Seite betrachtet, ergibt die Wirbelsäule aber keineswegs eine gerade Linie: Sie ist vielmehr doppelt gekrümmt und bildet eine Art doppeltes S.

Während die Halswirbelsäule nach vorn gekrümmt ist *(Lordose)*, beugt sich die Brustwirbelsäule nach hinten *(Kyphose)*, die Lendenwirbelsäule aber wieder nach vorn *(Lordose)*. Diese besondere Form hat den Zweck, dass Erschütterungen beim Gehen, Laufen oder Rennen besser verteilt werden können und das Gehirn vor starken Erschütterungen geschützt wird.

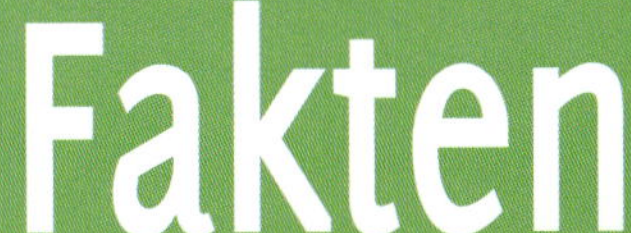

Der Aufbau der Wirbelsäule wird nicht nur in Fachbüchern, sondern zunehmend einfach und für jeden nachvollziehbar mittels Apps und YouTube®-Videos erklärt.

2.1.2 DAS BEWEGUNGSSEGMENT

Wenn der Arzt, z. B. ein Orthopäde, von einem *Bewegungssegment* spricht, meint er damit die gelenkige und muskuläre Verbindung zweier benachbarter Wirbel.

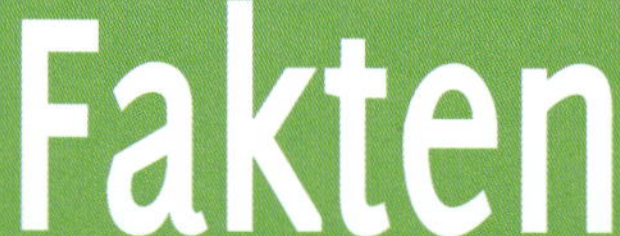

EIN BEWEGUNGSSEGMENT BESTEHT AUS

Wirbel + Bandscheibe + paarige Wirbelbogengelenke + Bänder + Muskeln

Außerdem werden klinisch noch die jeweiligen Nerven, Gefäße und der Inhalt des Rückenmarkkanals auf der Ebene hinzugezählt.

Die insgesamt 25 Bewegungssegmente bilden eine Einheit. Störungen in einem bestimmten Bereich wirken sich auf die gesamte Wirbelsäule aus.

Für die Stabilisierung der Bewegungssegmente und somit der Wirbelsäule insgesamt sind Muskeln, Bänder und Gelenke zuständig.

2.2 WIRBELKÖRPER UND BANDSCHEIBEN – BEWEGUNGSSEGMENT – TEIL 1

2.2.1 WIRBELKÖRPER UND BANDSCHEIBEN

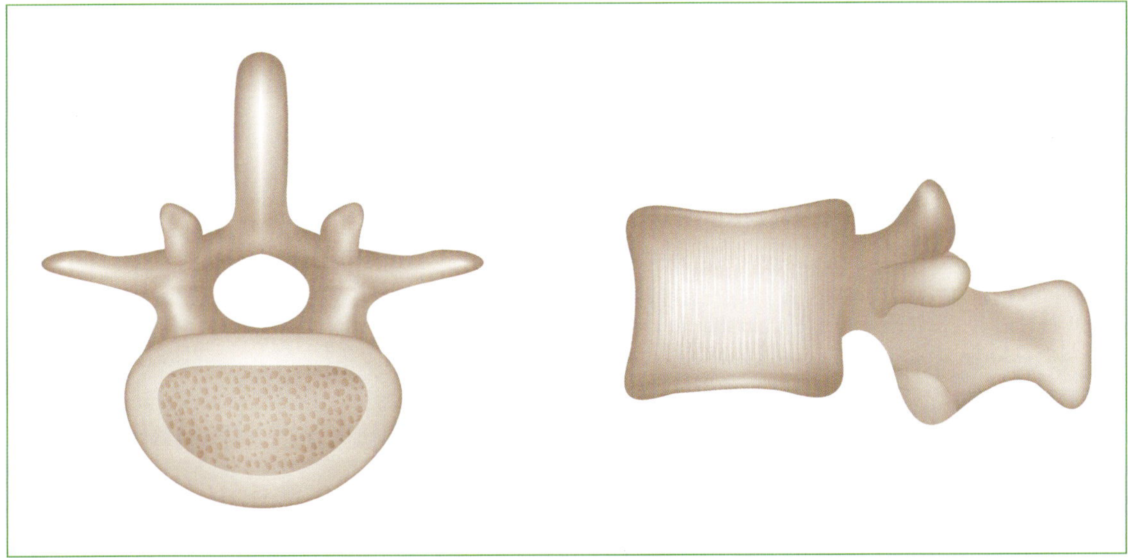

Alle Wirbel, mit Ausnahme des ersten (*Atlas*) und zweiten Halswirbels (*Axis*), folgen einem einheitlichen Grundbauplan und setzen sich aus den folgenden Bestandteilen zusammen:

1. einem Wirbelkörper (*Corpus vertebrae*),
2. einem Wirbelbogen (*Arcus vertebrae*),
3. einem Dornfortsatz (*Processus spinosus*),
4. zwei Querfortsätzen (*Processi transversi* bzw. *costales* bei den Lendenwirbeln) sowie vier Gelenkfortsätzen (*Processi articulares*). Diese Gelenkfortsätze dienen Muskeln und Bändern als Ansatz. Im Bereich der Brustwirbelkörper bilden sie die Rippen-Wirbel-Gelenke.

Jeder der 24 Wirbel der Wirbelsäule ist ein einzelner Knochen, der sich aus dem eigentlichen Wirbelkörper und einem sich daran anschließenden Wirbelbogen zusammensetzt. Von oben betrachtet, führt auf jeder Seite ein Querfortsatz über den sogenannten *Wirbelbogen* zum Dornfortsatz, der nach hinten ausgerichtet ist. Diese Fortsätze bilden mit dem Wirbelkörper eine Art Dreieck, in dessen Mitte der Wirbelkanal verläuft. Der Wirbelkanal (Spinalkanal) bildet einen geschützten Raum für das Rückenmark und die Cauda equina, die sogenannten *Spinalnervenwurzeln* am Ende des Rückenmarks.

Obwohl sich Hals-, Brust- und Lendenwirbel in ihrer äußeren Form voneinander unterscheiden, ist bei ihnen dieser grundsätzliche Aufbau gleich. Die oben liegenden Halswirbel (kraniale Wirbel) sind eher klein und zart ausgebildet. Nach unten (kaudale Wirbel) werden die Wirbel größer und stabiler, um den Rücken besser stützen zu können.

Um den einzelnen Wirbeln Mobilität und Beweglichkeit zu ermöglichen, sind diese über die sogenannten *Bandscheiben* miteinander verbunden. Eine Bandscheibe besteht aus einer Art Knorpel, ist halbelastisch und teilt sich in den innen liegenden, weichen Gallertkern und einen äußeren, unempfindlicheren Faserring auf. Die Bandscheiben sind an der Ober- und Unterseite sowie am Rand jeweils fest mit den Wirbelkörpern verwachsen. Weil sie in sich aber beweglich sind, verbinden sie die Wirbel flexibel miteinander. Dabei sind die Bandscheiben deutlich schmaler als die Wirbelkörper selbst und machen insgesamt nur etwa 25 % der gesamten Länge der Wirbelsäule aus.

Die Kombination aus Wirbelkörpern und Bandscheiben wird als *ventraler Pfeiler* der Wirbelsäule bezeichnet, während man jeweils zwei Wirbelkörper, die durch eine Bandscheibe und verschiedene Bänder verbunden sind, ein *Bewegungssegment* nennt. Die beweglichsten Abschnitte der Wirbelsäule sind der Halswirbelbereich und der Lendenwirbelbereich, während der Brustwirbelbereich verhältnismäßig starr ist.

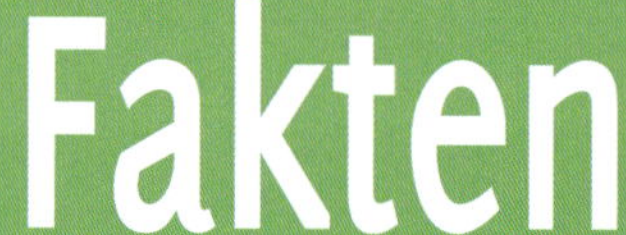

Die Bandscheiben machen ca. 25 % der Länge der gesamten Wirbelsäule aus. Über den Tag verlieren diese an Flüssigkeit und werden schmaler, sodass wir im Laufe des Tages 1-2 cm an Höhe verlieren. Durch Rückverlagerung der Flüssigkeit in der Nacht „füllen" sich die Bandscheiben entsprechend wieder auf.

Die Bandscheiben sind der Grund, warum die Wirbelsäule der starken Belastung, der sie tagtäglich ausgesetzt ist, standhalten kann. Sämtliche Bewegungen, Erschütterungen und Stöße werden abgefedert, weil die Bandscheiben eine Art Kissen zwischen den festen Wirbeln bilden. Der äußere Faserring aus Knorpel schützt dabei den innen liegenden Gallertkern, der ein hohes Wasserbindungsvermögen besitzt und die gesamte Bandscheibe durch den Druck des Wassers unter Spannung hält.

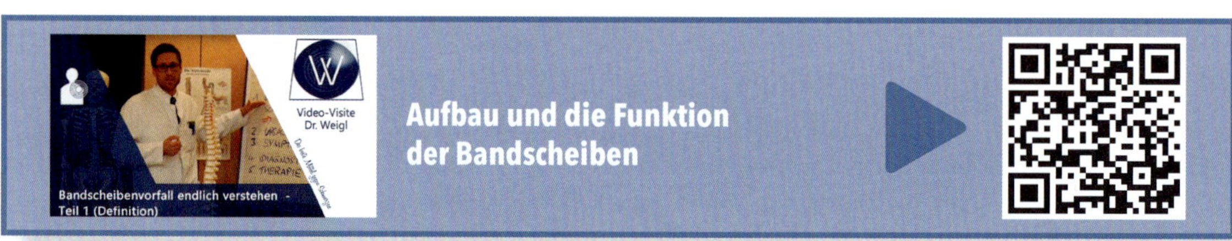

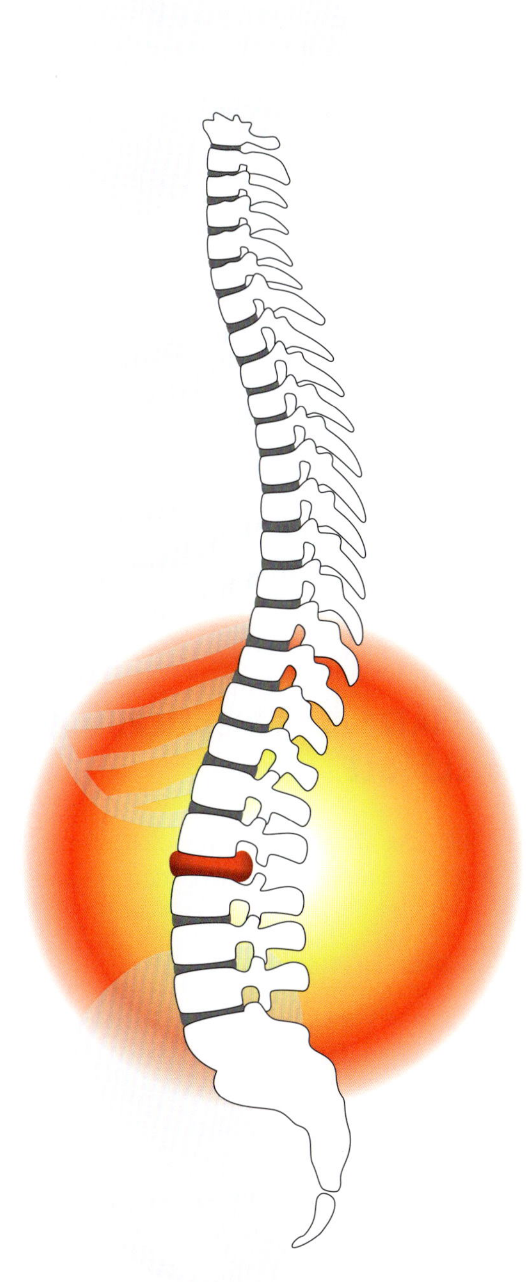

AUFGRUND DIESES AUFBAUS ERFÜLLT DIE BANDSCHEIBE ZWEI WICHTIGE FUNKTIONEN

- **Dämpfung von Stößen und Verteilung des Drucks:** Jede Bewegung, z. B. Laufen oder Rennen, sorgt dafür, dass die Wirbelsäule beansprucht wird. Durch die Schwerkraft in Verbindung mit der Bewegung werden die Wirbel auseinandergezogen oder zusammengepresst. Die mit den Wirbelkörpern verwachsene Bandscheibe hält die Wirbel einerseits zusammen, andererseits vermag sie, den Druck auszugleichen, indem sie sich nach außen ausdehnt, wenn die Wirbel zusammengepresst werden. Der hohe Druck im Inneren der Bandscheibe soll verhindern, dass die Wirbel aufeinanderreiben. Weil die Fasern der Bandscheibe aber nur eine geringe Dehnbarkeit besitzen, ist dieser Effekt begrenzt.
- **Begrenzung des Bewegungsumfangs:** Auch Bewegungen, die nicht vertikal verlaufen, sondern vor/zurück oder seitlich, müssen von der Wirbelsäule ermöglicht und kompensiert werden. Die fest mit den Wirbeln verwachsene Bandscheibe sorgt dafür, dass die Beweglichkeit in diese Richtungen begrenzt bleibt, ermöglicht aber gleichzeitig die nötige Mobilität. Der Gallertkern der Bandscheibe wird auf die Gegenseite verlagert und hält die Wirbelsäule flexibel. Die Beweglichkeit ist aber nicht nur bei seitlichen Bewegungen limitiert, sondern auch in der Rotation, also der Drehung der Wirbelsäule. Die Fixierung der Bandscheiben verhindert, dass sich die Wirbel gegeneinander verschieben und ein sogenanntes *Wirbelgleiten* entsteht.

2.2.2 DIE DORNFORTSÄTZE ALS ORIENTIERUNGSHILFEN AN DER WIRBELSÄULE

Die Dornfortsätze der Wirbelsäule (die *Processi spinosi*) wölben die Haut teils stärker, teils schwächer hervor und dienen bei der körperlichen Untersuchung durch den behandelnden Arzt bzw. Therapeuten als wichtige Orientierungshilfe.

Sie sind mit wenigen Ausnahmen leicht zu ertasten:

- Dornfortsatz des siebten Halswirbels am Übergang zur Brustwirbelsäule. Er ragt meist am stärksten hervor, sodass der siebte Halswirbel aufgrund dieses Dornfortsatzes die Bezeichnung *Vertebra prominens* erhalten hat;
- Dornfortsatz des dritten Brustwirbels auf der Verbindungslinie zwischen den beiden Schulterblättern (*Spinae scapulae*);
- Dornfortsatz des siebten Brustwirbels auf Höhe der beiden unteren Schulterblattwinkel (*Anguli inferiores scapulae*);
- Dornfortsatz des 12. Brustwirbels etwas unterhalb des Ansatzes der letzen Rippe;
- Dornfortsatz des vierten Lendenwirbels auf einer Verbindungslinie zwischen den höchsten Punkten der beiden Darmbeinkämme bzw. Beckenkämme (*Christae iliacae*).

Da die Dornfortsätze im Bereich der Brustwirbelsäule verhältnismäßig lang und stark nach unten (kaudal) abgeknickt sind, sind die Brustwirbel in besonderer Art und Weise miteinander verzahnt. Sie sind wie Dachziegel ineinandergelagert.

2.2.3 DIE VERBINDUNG DER WIRBELSÄULE ZUR MUSKULATUR

Nicht nur die Wirbelsäule muss einer großen Belastung standhalten: Auch die Muskulatur des Rumpfs kommt bei jeder Bewegung zum Einsatz und ist deshalb besonders im menschlichen Körper ausgeprägt. Sie ist in verschiedene Bereiche gegliedert und bedient Hals und Schultern, die gesamte Länge des Rückens, die Brust, den Bauch und die Flanken sowie den unteren Rücken und den Übergang zum Becken. An der Wirbelsäule setzt die Rückenmuskulatur an den Dornfortsätzen, den Querfortsätzen und den Wirbelbögen der Wirbel an und verzweigt sich sowohl nach oben und unten als auch zu den Seiten und hin zur Bauchmuskulatur.

2.2.4 DIE WIRBELSÄULE UND DAS ZENTRALE NERVENSYSTEM

Mit dem Wirbelkanal, der sich zwischen den Wirbelkörpern und deren Wirbelfortsätzen befindet, bildet die Wirbelsäule einen wichtigen Kanal für das zentrale Nervensystem (ZNS). Hier verläuft das empfindliche Rückenmark. In diesem befinden sich die Nervenfasern des ZNS und die Zellkörper anderer wichtiger Nervenzellen.

Zwischen dem Schädel und dem ersten Halswirbel tritt an der Rückseite des Skeletts die erste Nervenwurzel (C 1) aus. Die Nervenwurzeln des Rückenmarks werden entsprechend ihres Austrittsortes benannt und folgen dabei demselben Prinzip.

ABSCHNITTE DER WIRBELSÄULE BZW. DES RÜCKENMARKS

- Zervikalmark: Segmente C 1-C 8,
- Thorakalmark: Segmente Th 1-Th 12,
- Lumbalmark: Segmente L 1-L 5,
- Sakralmark: Segmente S 1-S 5.

Die einzelnen Nervenfasern verlaufen, umhüllt von der Rückenmarkschicht, entlang der Wirbelsäule und werden durch den knöchernen Wirbelkanal vor Beschädigungen geschützt. Bei einem Erwachsenen endet das Rückenmark in der Höhe des ersten oder zweiten Lendenwirbels. Darunter treten aber weiterhin Nervenwurzeln aus und verlaufen innerhalb des Wirbelkanals. Diese Nerven bezeichnet man als *Cauda equina* (wörtlich: *Pferdeschweif*).

Rückenerkrankungen im Bereich des Rückenmarks oder des ZNS werden beispielsweise durch Tumore, Entzündungen oder degenerative Prozesse ausgelöst.

HÄUFIGE PATIENTENFRAGEN

Frage 1: ***Warum ist die Wirbelsäule so empfindlich?***

Dr. Weigl: Die Wirbelsäule ist tagtäglich größten Belastungen ausgesetzt. Sie hält die Extremitäten zusammen und muss die stoßhafte Bewegung beim Gehen abfedern, die sich beim Joggen oder Rennen noch verstärkt. Falsche Bewegungen, eine Schonhaltung oder rückenschädliche Sportarten können die Wirbelsäule sozusagen überfordern und dafür sorgen, dass sie geschädigt wird.

Frage 2: ***Müssen Krankheiten an der Wirbelsäule operiert werden?***

Dr. Weigl: Nein, nicht unbedingt. Tatsächlich sind die meisten Rückenschmerzen mit Medikamenten, regelmäßiger Bewegung und physiotherapeutischer Betreuung in den Griff zu bekommen. Bei den meisten Erkrankungen wird zunächst eine Kombination verschiedener Therapien eingesetzt. Nur, wenn das alles nichts hilft, muss über eine Operation gesprochen werden.

Frage 3: ***Wodurch entstehen Rückenschmerzen?***

Dr. Weigl: Mindestens 70 % der deutschen Bevölkerung leidet einmal oder mehrmals im Jahr an Rückenschmerzen. Sie entstehen durch belastende Tätigkeiten, wie langes Sitzen, diverse Sportarten sowie durch zu wenig Sport und Bewegung. Weil die Rückenmuskulatur geschwächt wird, kann sie die Wirbelsäule nicht mehr ausreichend stützen, wodurch es zu Verletzungen oder Schmerzen kommen kann.

2.3 RÜCKENMUSKELN, BÄNDER UND FASZIEN – BEWEGUNGSSEGMENT – TEIL 2

2.3.1 MUSKELN ALS TEIL DES RÜCKENS

Die Rückenmuskulatur lässt sich unterteilen in die kurze Nackenmuskulatur und in die eigentlichen Rückenmuskeln. Dabei gibt es die **tiefen** und die **oberflächlichen** Rückenmuskeln.

Entscheidend für die Gesundheit des Rückens ist das Zusammenspiel von Rücken- und Bauchmuskeln. Bei unzureichender Nutzung und ohne Training kommt es langfristig zu einer Verkümmerung dieser Muskelgruppen. Dadurch bedingt, kommt es zur Fehlhaltung und Überlastung von Wirbelgelenken und Bandscheiben und somit zu Rückenschmerzen.

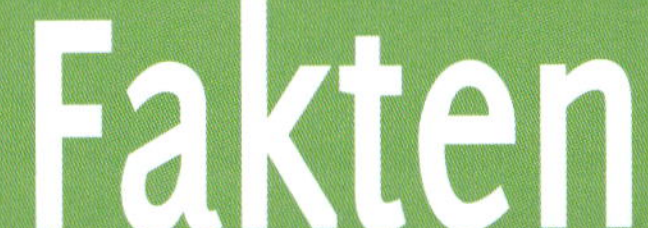

Die Rückenmuskeln bewirken gemeinsam mit den Bändern die Verspannung und somit die Stabilisierung der Wirbel.

2.3.2 BÄNDER ALS TEIL DES RÜCKENS

Die Bänder dienen, wie oben erwähnt, der Stabilisierung der Bewegungssegmente. Sie sind zwischen zwei benachbarten Wirbeln oder über längere Abschnitte, also über mehrere Wirbel hinweg, aufgespannt.

Für das einfachere Verständnis kann man grob zwei Gruppen von Bändern unterscheiden. Die Bänder, die zwischen den Wirbelkörpern über die gesamte Wirbelsäule hinweg verlaufen: das **vordere Längsband** und das **hintere Längsband**. Zur anderen Gruppe zählen u. a. die **Ligamenta flava**. Das sind Bänder, welche die Wirbelbögen jeweils zweier benachbarter Wirbel miteinander verbinden.

Vorderes Längsband: Verlauf von der Schädelbasis bis zum Kreuzbein an der Vorderseite der Wirbelkörper. Es ist locker mit den Bandscheiben verbunden.

Hinteres Längsband: Verlauf an der Rückseite der Wirbelkörper im Rückenmarkkanal bis zum Os sacrum. Es liegt an der vorderen Wand des Rückenmarkkanals. Das hintere Längsband ist fest mit den Bandscheiben verwachsen und dient der Verstärkung des Faserrings. An den Seiten der Bandscheiben fehlt diese Verstärkung, sodass diese Stellen anfälliger sind für einen seitlichen Bandscheibenvorfall.

Ligamenta flava: Zwischen den einzelnen Wirbelbögen zweier benachbarter Wirbel aufgespannt. Es bildet die hintere Wand des Rückenmarkkanals.

Die Bänder insgesamt fördern mit ihrer Stützfunktion die aufrechte Haltung der Wirbelsäule. Sie stehen bei aufrechter Körperhaltung unter Spannung und wirken so stabilisierend und verhindern ein Abknicken nach vorne und zu den Seiten.

2.3.3 FASZIEN ALS TEIL DES RÜCKENS

Faszien sind bindegewebige Strukturen, die im gesamten Körper vorkommen. Schätzungsweise machen die Faszien rund 20 kg unseres Körpergewichts aus und umspannen Sehnen, Organe und Muskeln. Jeder einzelne Muskel und die Muskelgruppen sind von einer Hülle aus Bindegewebe umgeben. Ihrem Vorkommen entsprechend gibt es die **Einzelfaszie**, die **Gruppenfaszie** und die **Körperfaszie**. Sie dienen insbesondere als Verschiebeschicht der Muskeln gegen die angrenzenden Körperstrukturen.

Neuere Forschungsergebnisse legen nahe, dass die Faszien als eine Art Netzwerk zu verstehen sind, welches unseren Körper durchzieht und über seine gesamte Fläche miteinander in Verbindung steht.

AUFGABEN DER FASZIEN

1. Unterstützen bei der Aufrichtung und dem aufrechten Gang.
2. Halten die Organe in Form.
3. Übertragen mechanische Zugkräfte.
4. Koordination und Bewegungswahrnehmung (z. B. wenn ich meinen Arm bewege, wie viel Platz habe ich noch).
5. Körperspannung.

Gleichzeitig bestimmen sie auch die Spannung im Körper und wirken wie ein Stoßdämpfer. Daher finden sie in der Sportmedizin bei federnden Bewegungen, wie laufen, springen und werfen, besondere Beachtung. Kängurus und Gazellen verdanken ihre enorme Sprungkraft den Faszien.

Fakten

Das *Faszientraining* greift genau diesen Punkt auf. Durch Umbauprozesse im Bindegewebe der Faszien soll es zu Verklebungen und Versteifungen kommen, sodass die Verschiebbarkeit eingeschränkt wird. In der Folge entstehen u. a. Rückenschmerzen. Um die Verklebungen und Verletzungen zu beheben, wird ein gezieltes Training der Faszien zweimal pro Woche empfohlen. Dieses Training setzt sich zusammen aus Sprüngen, Dehnungen und Übungen mit einer Faszienrolle.

Eine der größten Faszien unseres Körpers bildet die sogenannte *Fascia thoracolumbalis*, die große Rückenfaszie, welche die Schultern mit dem Becken verbindet. Es wird diskutiert, dass krankhafte Umbauprozesse dieser Faszie ein wichtiger Grund für unspezifische Rückenschmerzen sein könnten.

In der Faszienforschung gilt Bewegung als ein wichtiger Faktor, um faszienbedingte Rückenschmerzen zu verhindern bzw. diese zu behandeln. Bürojobs mit eingefallener Körperhaltung und mangelnde Bewegung führen zu besagten Umbauprozessen und somit zu Verklebungen der Faszien. Durch regelmäßigen Sport und Dehnung der Muskeln und somit der Faszien soll dem entgegengewirkt werden können. Auch stressbedingt ausgeschüttete biochemische Stoffe des Körpers sollen einen zusätzlichen negativen Einfluss auf die Faszienstruktur haben.

Fakten

Eine aktuelle Forschungsmeinung besagt, dass die Faszien in ihrem Netz verantwortlich für die Stabilisierung der Wirbelsäule sind, indem sie diese aufspannen und somit aufrecht halten.

2.4 WAS SIND AKUTE VERSUS CHRONISCHE SCHMERZEN?

„Schmerz ist für viele Menschen ein alltägliches Phänomen. Es gilt jedoch zu unterscheiden zwischen Schmerz als Symptom (z. B. einer Verletzung) und Schmerz als eigenständigem Krankheitsbild (chronische Schmerzen)."

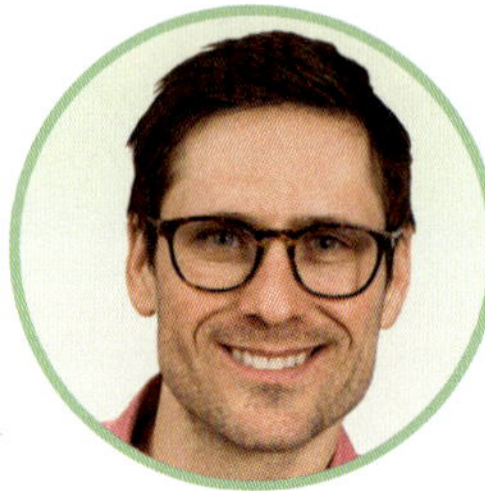

Das Phänomen **Schmerz** kennt viele Erscheinungsformen: Manchmal kommt er sehr plötzlich, manchmal nistet er sich für längere Zeit im Körper ein. Manchmal rettet er sogar Leben. Dass der Körper in der Lage ist, Schmerz zu empfinden, ist für den Menschen lebensnotwendig und lebensrettend – wenn wir Schmerzen verspüren, suchen wir einen Arzt auf. Der kann dann die entsprechenden Behandlungsmaßnahmen ergreifen, um den Auslöser des Schmerzes auszuschalten.

2.4.1 WAS IST SCHMERZ UND WIE ENTSTEHT ER?

Die Natur hat in der Evolution des Menschen vorgesehen, dass er Schmerz empfinden kann. Die meisten Erkrankungen und Verletzungen gehen mit einem schmerzhaften Gefühl einher, das dem zentralen Nervensystem (ZNS) und damit dem Gehirn mitteilt, dass etwas nicht stimmt bzw. dass eine (negative) Veränderung stattgefunden hat. Das Knorpelgewebe und das Gehirn selbst können keine Schmerzen empfinden bzw. direkt verursachen.

Dass das Schmerzempfinden Leben retten kann, zeigen die wenigen, weltweit dokumentierten Fälle von Menschen ohne angeborenes Schmerzempfinden: Rund 30 Fälle sind bisher bekannt. Davon Betroffene leiden extrem darunter, da das fehlende Schmerzempfinden häufig zu schweren Verletzungen führt und sogar tödliche Folgen haben kann. Es ist also gut, dass wir Menschen Schmerzen empfinden können.

Fakten

Die *kongenitale Analgesie* ist eine angeborene Erkrankung des Rückenmarks, bei der die Weiterleitung des Schmerzempfindens an das Gehirn defekt ist. Die Betroffenen spüren keine Schmerzen, wodurch es bereits im Säuglingsalter zu zahlreichen Verletzungen kommt. Aufgrund der fehlenden Schutz- bzw. Warnfunktion geht die Erkrankung meistens mit einer deutlich verkürzten Lebenserwartung einher.

Das Schmerzempfinden gelangt über im Rückenmark verlaufende Fasern des ZNS ins Gehirn: Rezeptoren des peripheren Nervensystems (Nervenfasern, die außerhalb des Gehirns und Rückenmarks liegen) lösen die Sinnesempfindung „Schmerz" an der betreffenden Stelle aus und leiten die Information über das Rückenmark an das Gehirn weiter. Die Nervenenden können auf verschiedene Reize reagieren, wie etwa thermische (Hitze, Kälte), mechanische (Druck, Vibration, Verletzung) oder chemische Reize (Entzündung, Säure, Gift).

Über schnelle (A-Delta-Fasern) und langsame (C-Fasern) Nervenfasern wird die Information inklusive der ungefähren Angabe des Schmerzortes weitergeleitet. Die markhaltigen A-Delta-Fasern reagieren vor allem auf plötzlichen, stechenden Schmerz (den *ersten Schmerz*), die marklosen C-Fasern sind dagegen eher für die Weiterleitung eines dumpfen Schmerzes (des *zweiten Schmerzes*) zuständig.

Fakten

Schmerz-Apps und digitale Schmerztagebücher helfen dabei, den eigenen Schmerz täglich einschätzen zu lernen und zu dokumentieren – für die Schmerztherapie eine wichtige Form der Dokumentation.

2.4.2 AKUTER SCHMERZ VS. CHRONISCHER SCHMERZ

Schmerz ist aber nicht gleich Schmerz: Es ist aus medizinischer und therapeutischer Sicht notwendig, zwischen **akutem** und **chronischem** Schmerz zu differenzieren. Nicht nur, aber gerade auch beim Rückenschmerz.

Entscheidend für die Einteilung in **akut** und **chronisch** sind

- Zeitdauer (bestehender Schmerz über drei Monate ist ein Kriterium für chronischen Schmerz),
- Art der Symptome,
- pathophysiologische Mechanismen,
- die jeweilige Therapie.

Gegenüberstellung		
	Akute Schmerzen	Chronische Schmerzen
1.	< 12 Wochen	> 12 Wochen
2.	Ursache vorhanden	Unabhängig von der Ursache
3.	Warnfunktion	Eigenständige Erkrankung
4.	Stärke korreliert mit dem Grad der Schädigung	Unabhängig von der Ursache
5.	Verschwinden	Bleiben
6.	Kein Schmerzgedächtnis	Schmerzgedächtnis

Akute Schmerzen zeichnen sich dadurch aus, dass sie plötzlich auftreten, häufig einen stechenden Charakter haben und in der Regel auf einen direkten Auslöser zurückzuführen sind. Akute Schmerzen haben eine Warnfunktion.

Chronische Schmerzen dagegen sind eine andere Form von Schmerzen, die ohne noxischen Reiz auftreten. Chronische Schmerzen sind losgelöst von einer Ursache und haben keine (sinnvolle) Funktion.

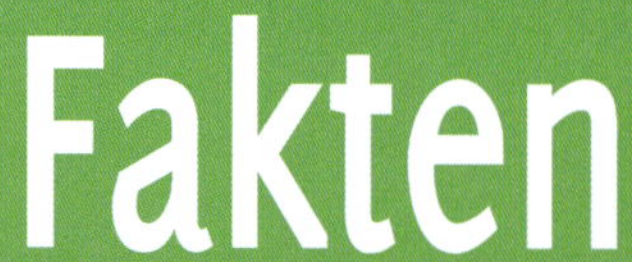

Die Weltschmerzorganisation definiert Schmerz als „ein unangenehmes Sinnes- und Gefühlserlebnis, das mit aktueller oder potenzieller Gewebeschädigung verknüpft ist oder mit Begriffen einer solchen Schädigung beschrieben wird".

Das Phänomen **Schmerz** wird als *noxisch* (d. h. *potenziell gewebeschädigend*) verstanden, wenn es die Merkmale eines noxischen Reizes widerspiegelt. Ein bekanntes Beispiel ist das Fassen auf eine heiße Herdplatte: Die Nervenzellen in der Hautoberfläche reagieren sofort auf den (in diesen Fall thermischen) Reiz und senden die Information an das Gehirn, damit als Folgereaktion das Gehirn das Wegziehen der Hand initiieren kann, um so schwerere Verletzungen zu verhindern. Akute Schmerzen können also als Warnhinweis für eine direkte Schmerz- oder Verletzungssituation begriffen werden, deren Intensität mit dem Grad der Verletzung zunimmt (International Association for the Study of Pain, 2018).

FAKTENCHECK

- 12-15 Millionen Deutsche leiden unter chronischen Schmerzen.
- Sieben Millionen Deutsche haben tägliche Schmerzen.
- Drei Millionen Deutsche leiden aufgrund der Schmerzen unter (starken) psychischen Belastungen.
- 2,3 Millionen Deutsche sind aufgrund ihrer chronischen Schmerzen erwerbsunfähig.
- 2-3.000 Deutsche bringen sich jährlich aufgrund ihrer chronischen Schmerzen um.

In Deutschland leiden rund 12-15 Millionen Menschen an chronischen Schmerzen. Damit liegt Deutschland im europäischen Vergleich im oberen Drittel (Untersuchung der EU-Kommission; Deutsche Angestellten-Krankenkasse, 2018). Knapp sieben Millionen Deutsche haben tägliche Schmerzen, d. h. also 52 Wochen im Jahr bzw. 365 Tage im Jahr. Noch dramatischer ist die Situation für die ca. drei Millionen chronische Schmerzpatienten. Diese Menschen haben solch starke chronische Schmerzen, dass diese mit psychischen Belastungen einhergehen.

Laut Studien von Krankenkassen und Bundesregierung aus den Jahren 2014-2016 gibt es ca. 2,2 Millionen Deutsche, die aufgrund ihrer chronischen Schmerzen nicht arbeiten können.

Krankheiten der Seele können den Tod nach sich ziehen und das kann Selbstmord werden. (Lichtenberg)

Ca. 2,2 Millionen sind also wegen chronischer Schmerzen erwerbsunfähig. Mit 69 % sind Rückenschmerzen die Hauptursache. Weiterhin treten chronische Schmerzen in den Gelenken (57 %), im Kopf (49 %) sowie im Nacken (46 %) auf, wobei sich die Symptome häufig vermischen und in Kombination auftreten. Anders als akute Schmerzen treten chronische Schmerzen nicht als Symptom einer direkt erkennbaren Ursache auf. In diesem Zusammenhang können chronische Schmerzen auch nicht mehr als positive Erscheinung gewertet werden – sie sind nicht Warnhinweis, sondern eine eigenständige Erkrankung, deren Auslöser häufig auch nach langen Untersuchungen und Behandlungsversuchen nicht aufzufinden sind.

Die Schmerzen können konstant vorhanden sein (z. B. Krebsschmerzen) oder aber phasenweise stärker oder schwächer ausfallen. Wahrscheinlich geht einem chronischen Schmerz immer ein akuter voraus: Je länger ein akuter Schmerz andauert, desto größer ist auch die Wahrscheinlichkeit, dass sich daraus ein chronischer Schmerz bzw. ein Schmerzgedächtnis entwickelt.

2.4.3 CHRONISCHE SCHMERZEN: DAS BIOPSYCHOSOZIALE MODELL

Die Ursachen, die sich hinter einer chronischen Schmerzerkrankung verbergen können, sind nur selten direkt erkennbar. Es ist häufig eine Kombination verschiedener Auslöser, so, wie chronische Schmerzen oftmals auch mehrere Körperstellen zugleich betreffen, etwa den Rücken und den Nacken.

Diese Ursachen müssen zudem nicht nur körperlicher Natur sein, sondern können auch psychologisch und/oder sozial begründet sein:

1. Ein großer Anteil chronischer Erkrankungen ist mit Schmerzen für die Betroffenen verbunden, z. B. bei Arthrose, Rückenschmerzen, Tumorerkrankungen/Krebs, Wundschmerz oder Diabetes.
2. Schmerz kann selbst zu einer Erkrankung werden, auch wenn eine körperliche (somatische) Ursache nicht oder nicht mehr vorhanden ist – er hat damit seine biologisch sinnvolle Warnfunktion verloren. Es entsteht ein krankhaftes Schmerzempfinden, welches auch als *Schmerzgedächtnis* bezeichnet wird.

Chronischer Schmerz wird daher heute als eigenständige Krankheit betrachtet. Er unterscheidet sich grundlegend vom akuten Schmerz, indem er komplex ist, zeitlich nicht begrenzt auftritt und oft keinen identifizierbaren Auslöser oder biologischen Sinn hat.

Chronischer Schmerz kann sich verselbstständigen und beeinträchtigt dann massiv die Lebensqualität des Patienten. Chronische Schmerzen, wie z. B. chronische Rückenschmerzen oder Arthrose, neigen im Laufe der Zeit dazu, sich zu verschlechtern und sind meist mit Schmerzmitteln allein nicht zu behandeln. Sie bedürfen stattdessen interdisziplinärer, ganzheitlicher Therapieansätze, die den verschiedenen Dimensionen ihrer Entstehung gerecht werden.

Unter diesen Entstehungsursachen versteht man

1. **biologische Faktoren**, z. B. eine genetisch bedingte, erhöhte Erregungsbereitschaft des Nervensystems,
2. **psychologische Faktoren**, z. B. Konflikte und Probleme, sowie
3. **soziale Faktoren**, z. B. Stress.

Sie bilden ein multifaktorielles, komplexes Entstehungsprinzip, das als *biopsychosozial* bezeichnet wird und eine wichtige Rolle bei der Ursachenforschung der Krankheitsgenese spielt. Krankheit und Gesundheit sind in diesem Verständnis keine Zustände, sondern greifen in einem dynamischen System eng ineinander und folgen drei wesentlichen Grundsätzen.

MEINE DREI WESENTLICHEN GRUNDSÄTZE

1. Jeder Schmerz ist echt. Jeder Mensch reagiert anders auf Schmerzen und sollte daher in seinem Schmerzempfinden ernst genommen werden.
2. Schmerz ist die Krankheit der Fleißigen.
3. Eine falsche Bewegung ist so wenig schuld, wie der letzte Tropfen, der das Fass zum Überlaufen bringt.

Auch bei chronischen Rückenschmerzen geht man von einer biopsychosozialen Krankheitsgenese aus, die aus der gegenseitigen Beeinflussung und Verstärkung der jeweiligen Faktoren entsteht. Die genetische Anlage unterscheidet sich von Mensch zu Mensch und sorgt dafür, dass einige Menschen stärker auf bestimmte Reize reagieren als andere. Auch das soziale und emotionale Umfeld und die aktuellen Lebensbedingungen, Lernerfahrungen sowie belastende Lebensereignisse können die Ausbildung und Rezeption von Schmerz beeinflussen.

Entsteht aus deren Zusammenspiel eine Überlastung, kommt es zu körperlichen Symptomen, wie Muskelverspannungen, die wiederum im Empfinden von z. B. Rückenschmerzen resultieren. Über derartige biopsychosoziale Faktoren hinaus können immunologische, allergische oder entzündliche Prozesse durch körperliche Belastung und psychosozialen Stress beeinflusst werden.

Ein wichtiger Faktor bei der Entstehung von Schmerzen ist **Stress**: Sowohl bei physischer als auch bei psychischer Belastung schüttet der Körper Stresshormone aus. Zunächst ist das eine unspezifische Reaktion auf die Belastung des physiologischen Gleichgewichts unseres Körpers. Diese Reize, die sich in ihrer Art und Stärke deutlich voneinander unterscheiden können, bezeichnet man als *Stressoren* – jeder Mensch empfindet und bewertet diese Reize unterschiedlich und reagiert dementsprechend auf sie. Der kanadische Mediziner Hans Selye (1907-1982) beschreibt drei Reaktionsstadien, die durch starke Stressreize im menschlichen Körper hervorgerufen werden, jedoch nicht zwangsläufig komplett durchlaufen werden müssen (Seyle, 1950).

REAKTIONSSTADIEN NACH HANS SELYE

1. **Alarmphase** – auf neu eintretende Stressoren reagiert der Mensch mit erhöhter Herzfrequenz, Anstieg des Blutdrucks, Anspannung und verstärkter Durchblutung der Muskulatur sowie mit einer verstärkten Freisetzung sogenannter *Katecholamine* (Adrenalin, Noradrenalin).
2. **Widerstandsphase** – der Körper ist den stressauslösenden Faktoren bereits länger ausgesetzt und reagiert mit erhöhter Freisetzung diverser Hormone (vor allem Kortisol aus der Nebennierenrinde). In dieser Phase kann es auch zu einer Reduktion der Sexualfunktion und zu Störungen im Menstruationszyklus der Frau kommen.
3. **Erschöpfungsphase** – die Reserven des Körpers sind aufgebraucht. Es kommt zu körperlichen Beeinträchtigungen mit Dekompensationserscheinungen, z. B. Wachstumsstörungen. Psychosomatische Krankheiten, wie Magengeschwüre und Rückenschmerzen, können die Folge sein.

Wird dem Körper durch psychosozialen Druck, z. B. am Arbeitsplatz, die vollständige Erholung und Entspannung verwehrt, kann er den Stresszyklus nicht abschließen. Er wird künstlich in der Widerstandsphase und damit in ständiger Bereitschaft gehalten. Je länger diese Phase anhält, desto mehr gewöhnt sich der Körper an das Leben mit der chronischen Belastung.

Auch in Phasen, in denen gar keine akute Belastung vorhanden ist, findet der Körper nicht in einen heilsamen Ruhezustand zurück: Erhöhter Blutdruck und Muskelverspannungen sind medizinische Anzeichen einer mangelnden Fähigkeit zur Selbstregulation. Für die Gesundheit ist das allerdings mehr als gefährlich, denn durch die anhaltende Belastung kann es im Stadium der Erschöpfung zu schwerwiegenden Organerkrankungen kommen, gegen die der Körper dann keine Abwehrkräfte mehr mobilisieren kann.

Auch unsere Stress-Autobahn braucht eine Geschwindigkeitsbegrenzung. (Glaßl)

2.4.4 CHRONISCHE SCHMERZEN IM SCHMERZVERARBEITENDEN SYSTEM

Um besser zu verstehen, warum chronische Schmerzen ein eigenständiges Krankheitsbild darstellen, lohnt sich ein Blick auf das schmerzverarbeitende System, auch *nozizeptives System* (von lateinisch nocere = schädigen) genannt. Ein gesunder Körper, der nicht von chronischen Schmerzen betroffen ist, ist von einem dichten Netzwerk feiner Nervenfasern durchzogen, die das periphere Nervensystem (außerhalb von Gehirn und Rückenmark liegende Nervenfasern) mit dem ZNS verbinden. Über dieses werden Nervenreize weitergeleitet bzw. vom Gehirn empfangen.

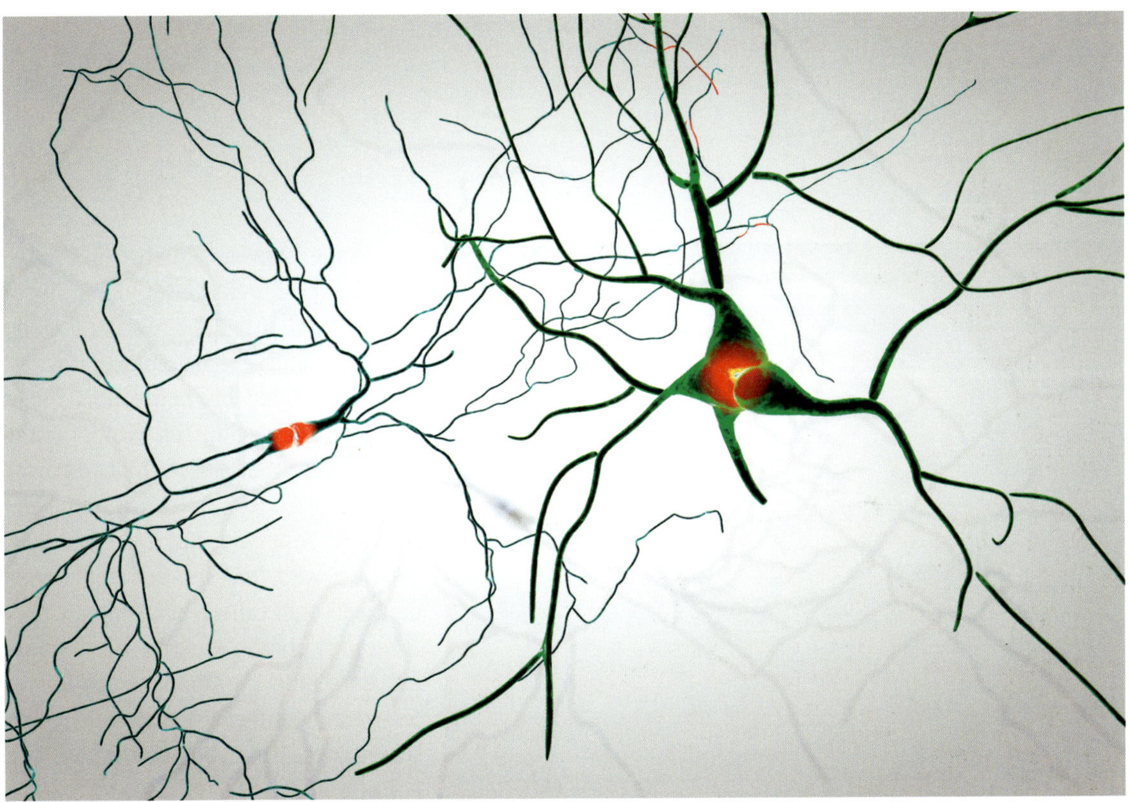

Kommt es allerdings zu einer Chronifizierung der Schmerzen, verändert sich das schmerzverarbeitende System. Bei über einen längeren Zeitraum auftretenden, sich wiederholenden, akuten Schmerzreizen kommt es zu plastischen und funktionellen Veränderungen, sodass beispielsweise dauerhaft Schmerzreize an das ZNS gesendet werden. Hält dieser Zustand an, entsteht im Körper das sogenannte *Schmerzgedächtnis*.

2.5 SCHMERZVERARBEITUNG IM GEHIRN

„Unsere Schmerzverarbeitung, -wahrnehmung und -empfindungen im Gehirn sind extrem komplexe Prozesse, die bis heute nur ansatzweise entschlüsselt sind."

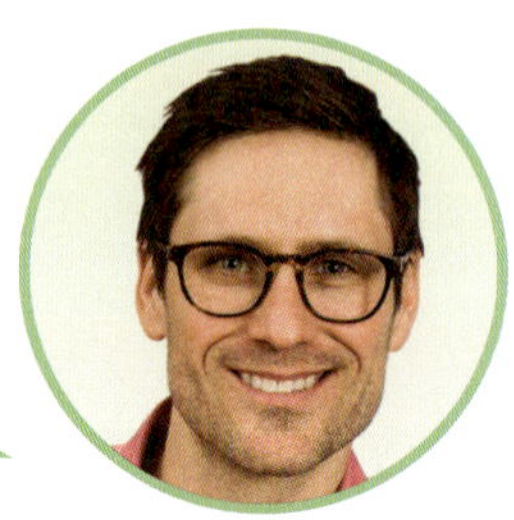

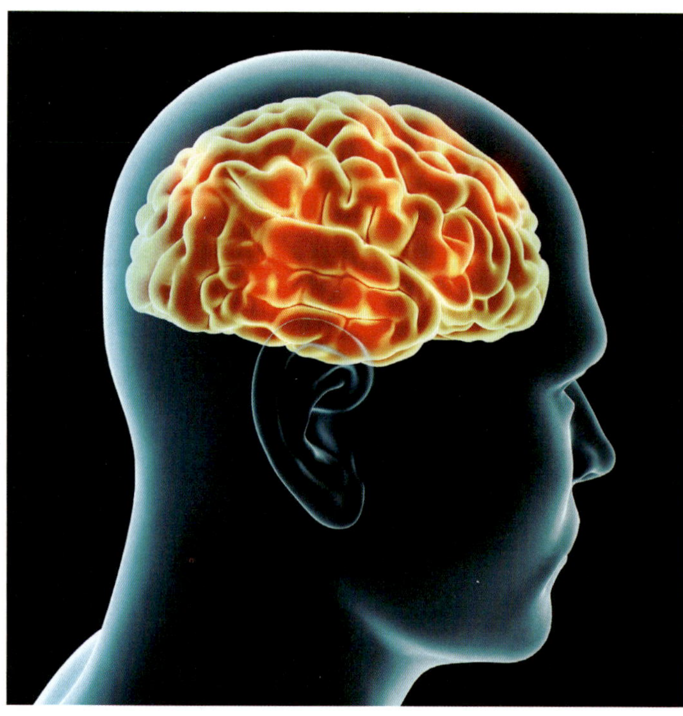

Die Frage, wie das menschliche Gehirn Schmerz verarbeitet, kann nicht so leicht beantwortet werden. Denn dahinter stecken komplexe Prozesse, die zum Teil bis heute noch nicht vollständig entschlüsselt worden sind. Schuld daran ist das Gehirn, das uns immer noch viele Rätsel aufgibt. Um zu verstehen, wie der Schmerz zum Schmerz wird, müssen wir uns jedoch dennoch dem Gehirn zuwenden. Davor allerdings sollten wir uns erst einmal mit der Frage auseinandersetzen, was *Schmerz* eigentlich ist und welche verschiedenen Arten von Schmerz es überhaupt gibt.

2.5.1 WIE GELANGEN SCHMERZEN INS GEHIRN?

Die Frage ist natürlich nicht ganz richtig formuliert, da es nicht Schmerzen sind, die ins Gehirn gelangen, sondern bestimmte Reizimpulse, die schließlich zu der Bewertung und Bewusstwerdung von Schmerz führen. Diese Reizimpulse werden ausgelöst, wenn die Toleranzgrenze des Körpers zum Beispiel durch Druck oder eine thermische Reizung des Gewebes überschritten wird.

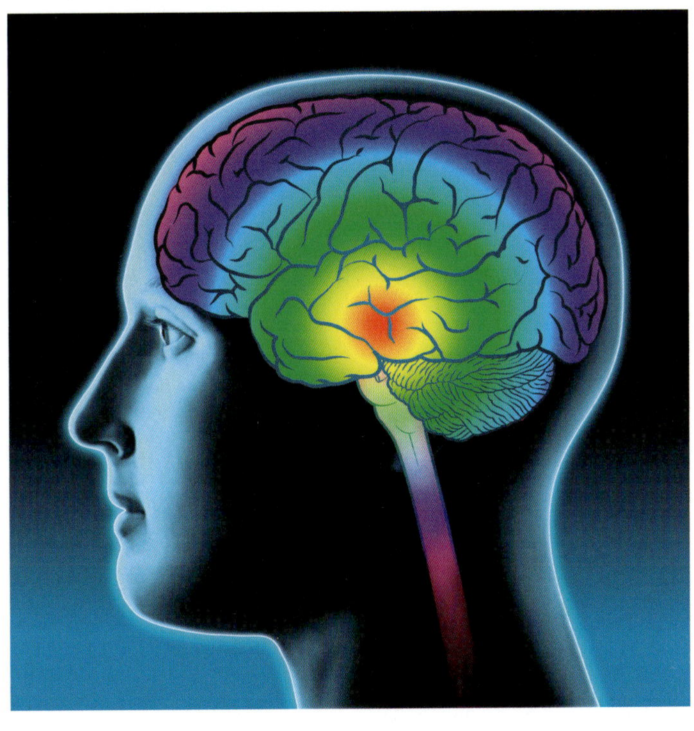

Ist dies der Fall, nehmen sogenannte *Nozizeptoren* den Reiz auf. Nozizeptoren sind spezielle Sinneszellen, die im gesamten Gewebe verteilt sind und den aufgenommenen Impuls in eine elektrische Nachricht umwandeln. Da diese über Nervenfasern mit dem Rückenmark verbunden sind, leiten sie die Information in Form von elektrischen Impulsen an das Rückenmark, in dem alle Nervenfasern des Körpers zusammenlaufen, weiter. Die elektrischen Impulse treten dann über den hinteren Teil des Rückenmarks ein. Dieser wird auch *Hinterhorn* genannt.

Dort eingetroffen, werden sie das erste Mal verarbeitet und es kommt infolgedessen zu einer ersten Reaktion, und zwar zu einem reflexartigen Zurückziehen der betroffenen Körperstelle vom Auslöser. Das bedeutet, dass das Rückenmark Befehle entsenden kann und den Menschen zu einer Reflexbewegung veranlasst. Das Interessante daran ist, dass dieser Reflex ohne die Beteiligung des Gehirns erfolgt und stattfindet, bevor der Schmerz als solcher überhaupt wahrgenommen wird.

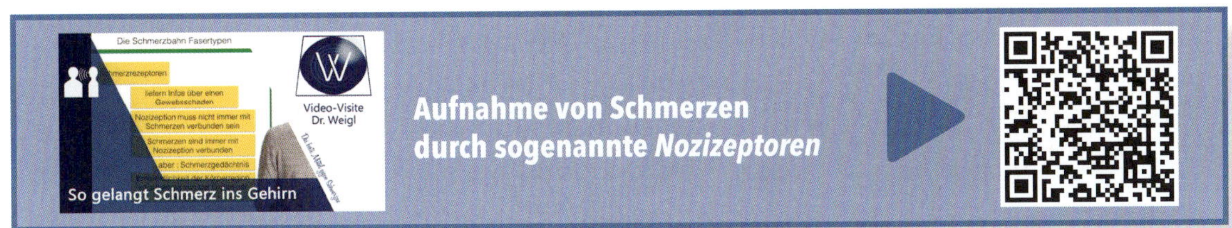

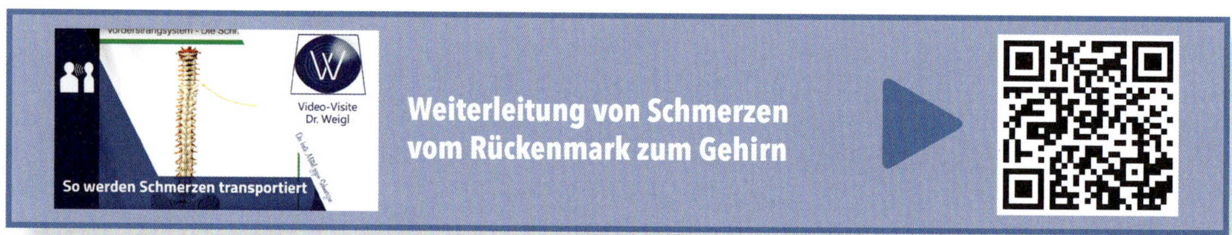

Vom Rückenmark aus werden die elektrischen Impulse zum Gehirn weitergeleitet. Entscheidend dabei ist, dass es kein definiertes Schmerzzentrum gibt, sondern an der Verarbeitung von Schmerz verschiedene Bereiche des Gehirns beteiligt sind – ein sogenanntes *Schmerzorchester*.

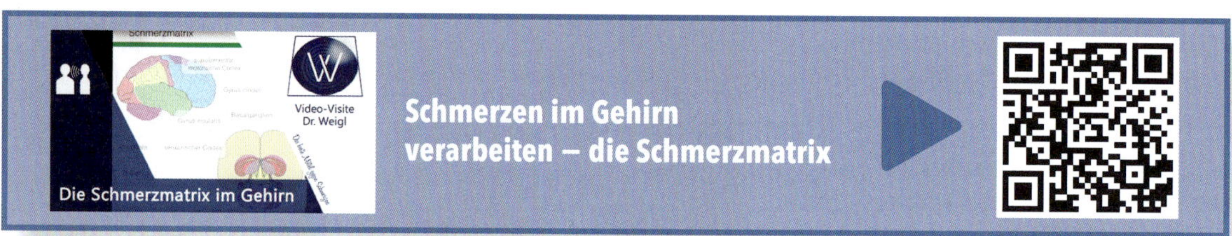

2.5.1.1 FORMATIO RETICULARIS

Bei der **Formatio reticularis** handelt es sich um locker verteilte Gruppen von Nervenzellen mit zahlreichen Faserbündeln, die ein Nervengeflecht bilden, das im gesamten Hirnstamm zu finden und mit dem Rückenmark sowie mit dem Thalamus verbunden ist. In ihr befinden sich u. a. Atemzentrum und das Kreislaufzentrum. Außerdem steuert die Formatio reticularis Wach- sowie Schlafzustände und das Bewusstsein beziehungsweise die Konzentration und Achtsamkeit. Treten leichte Schmerzen auf, kann durch die Formatio reticularis die Konzentration erhöht werden. Bei sehr starken Schmerzen hingegen kann Bewusstlosigkeit die Folge sein.

2.5.1.2 THALAMUS

Wie bereits erwähnt, ist die Formatio reticularis mit dem **Thalamus** verbunden. Er ist ein Teil des Zwischenhirns und hat eine sehr wichtige Funktion inne. Er leitet Impulse und Informationen an das Großhirn weiter. Zunächst aber werden die bei ihm eintreffenden Impulse verarbeitet. Dies gilt auch für Schmerzsignale. Dabei entscheidet der Thalamus darüber, welche Informationen wichtig sind und leitet diese dann an die entsprechenden Stellen im Großhirn weiter.

Diese Entscheidungen trifft er jedoch nicht ganz allein. Sogenannte *unspezifische Thalamuskerne* helfen ihm dabei. Sie beziehen Informationen aus anderen Hirnbereichen und beeinflussen oder unterstützen den Thalamus bei seiner Entscheidungsfindung.

2.5.1.3 GROSSHIRNRINDE

Der Thalamus leitet die Informationen an das Großhirn weiter. Teil des Großhirns ist die **Großhirnrinde**. Sie bildet die äußere Nervenzellenschicht des Gehirns und besteht aus mehreren sogenannten *Lappen*, denen unterschiedliche Funktionen zugerordnet werden.

Zuständig für die Verarbeitung von Signalen aus den Bereichen Geruch, Gehör und Sprache ist der **Temporallappen**. Der **Parietallappen** ist für die Signale des Tastsinns und Geschmacks verantwortlich. Der **Okzipitallappen** wird beim Sehen sowie bei Denkvorgängen angesprochen und der **Frontallappen** ist bei Bewegungen gefragt.

Darüber hinaus soll es noch zwei weitere Lappen geben, und zwar den **Insellappen** und den **limbischen Lappen**. Der **Insellappen** kommt ins Spiel, wenn es um die Verarbeitung von chemischen Reizen geht, die zum Beispiel durch Geruch und Geschmack erzeugt werden. Außerdem wird er beim Gleichgewichtssinn aktiv. Der **limbische Lappen** hingegen ist wichtig für die Entstehung von Emotionen. Auch steuert er die Ausschüttung von Endorphinen, die eine schmerzlindernde Wirkung haben.

Schon diese kurze und recht oberflächliche Betrachtung verdeutlicht, dass der Großhirnrinde zahlreiche Funktionen und Aufgaben zukommen. Neben der Verarbeitung von Sinnesreizen zu Eindrücken und Wahrnehmungen speichert die Großhirnrinde auch Informationen und spielt eine entscheidende Rolle beim Denken und der Entstehung von Gefühlen.

Auch gehen einige Forscher und Wissenschaftler davon aus, dass im Okzipitallappen das Bewusstsein beheimatet ist. Jedoch handelt es sich dabei um eine Theorie der Hirnforschung, die bisher nicht bewiesen worden ist. Im Hinblick auf die Vielschichtigkeit und Bedeutung der Großhirnrinde verwundert es jedoch nicht, dass in diesem Teil des Gehirns Schmerzinformationen bewertet, lokalisiert und bewusst gemacht werden.

2.5.1.4 HYPOTHALAMUS UND HYPOPHYSE

Der **Hypothalamus** ist ein Teil des Zwischenhirns und sitzt im Bereich der Sehnervenkreuzung. Die **Hypophyse** hängt quasi an der Unterseite des Gehirns auf Höhe der Nasenwurzel und ist mit dem Hypothalamus verbunden. Beide spielen bei der Produktion, Regulation und Verteilung von Hormonen eine entscheidende Rolle.

So auch bei der Freisetzung von Endorphinen. Diese werden produziert, wenn die Schmerzen besonders groß sind. Ihre Aufgabe ist es dann, die Schmerzempfindung zu minimieren. Dazu setzen sie sich an bestimmten Rezeptoren der Nervenzellen im Rückenmark sowie Gehirn fest und verhindern so, dass Schmerzsignale weitergeleitet werden. Endorphine sind somit ein wesentlicher Bestandteil des absteigenden, schmerzhemmenden Systems.

2.5.1.5 LIMBISCHES SYSTEM

Auch das **limbische System** ist an der Verarbeitung von Schmerzen im Gehirn beteiligt. Zum einen soll es im Hinblick auf die intellektuellen Leistungen von Bedeutung sein und zum anderen bei der Entstehung von Emotionen eine wichtige Rolle spielen. Deshalb gehen Wissenschaftler davon aus, dass die im Gehirn eingehenden Schmerzsignale vom limbischen System mit Emotionen belegt werden. In diesem Sinne soll die Bewertung des Schmerzes als negativ oder unangenehm das Ergebnis der Signalverarbeitung im limbischen System sein.

2.5.2 DER UMGEKEHRTE WEG: VOM GEHIRN IN DIE PERIPHERIE

Nachdem das Schmerzsignal im Gehirn angekommen ist und dort bewusst gemacht, bewertet, lokalisiert und mit Emotionen belegt worden ist, ist die Arbeit des Gehirns im Hinblick auf die Schmerzverarbeitung jedoch noch nicht abgeschlossen. Das Gehirn kann noch mehr, und zwar Hemmungsmechanismen aktivieren, die wie ein körpereigener Schutzmechanismus Schmerzen abwehren.

Beispiele für die Schmerzregulation des Körpers sind die Neurotransmitter **Noradrenalin** und **Serotonin**. Bei diesen handelt es sich um Botenstoffe, die die Übertragung von Schmerzsignalen hemmen können. Sie entstehen im Zentralnervensystem. Mit ihrer Hilfe kann das Gehirn unter bestimmten Umständen beeinflussen, wie viele Schmerzsignale vom Hinterhorn des Rückenmarks zu ihm durchdringen. Dafür greifen die Neurotransmitter direkt in die Übertragung des Schmerzsignals von den peripheren Nerven zum Rückenmark ein.

2.6 SELBSTTEST: WELCHER SCHMERZTYP BIN ICH?

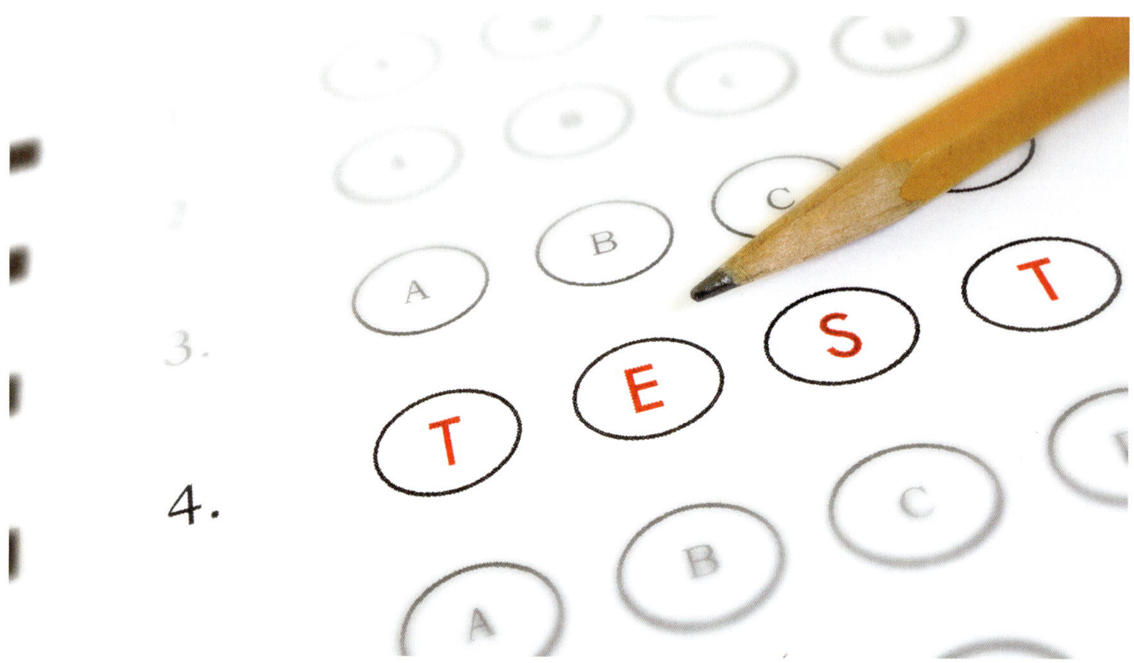

Jeder von uns ist ein anderer Schmerztyp. Im folgenden Test habe ich drei verschiedene Schmerztypen festgelegt und Sie können testen, zu welchem Sie gehören.

Fragen	Punkte	
	Ja	Nein
Sind Sie durch Ihre Schmerzen schnell eingeschränkt und haben Schwierigkeiten, den Alltag zu meistern?	1	0
Machen Sie sich große Sorgen um Ihre Zukunft und verlässt Sie Ihr Mut? Haben Sie Schwierigkeiten, das Leben zu genießen?	1	0
Neigen Sie dazu, Ihre Schmerzen zu verheimlichen und sich privat und beruflich zurückzuziehen? Fällt es Ihnen schwer, Ihr Umfeld um Hilfe zu bitten?	1	0
Fällt es Ihnen schwer, zu handeln und mit Ihrem Arzt oder Physiotherapeuten über die Probleme zu sprechen?	1	0
Suchen Sie beim ersten Anzeichen von Schmerzen den Arzt auf, da es Ihnen schwerfällt, die Schmerzen auszuhalten und auf von alleine eintretende Besserung zu warten?	1	0
Ergebnis		

AUSWERTUNG

Typ 1: 0-1 Punkte: Schmerzbewältiger
Positive Nachrichten. Sie schätzen Ihre Schmerzen als weniger intensiv und für Sie beeinträchtigend ein. Schmerztypen dieser Art lassen sich vom Schmerz nicht beherrschen, sondern versuchen, mit dem Schmerz aktiv umzugehen. Schmerzbewältiger, wie Sie es sind, leiden in der akuten Phase weniger und sind auf lange Sicht gesünder und glücklicher.

Typ 2: 2-3 Punkte: Bedenkenträger
Sie gehören zwar grundsätzlich zu den Menschen, die im Alltag positiv denken. In Situationen, in denen Sie Schmerzen haben, sind Sie jedoch zumeist verunsichert.

Tipp: Versuchen Sie, in Zukunft auch hier optimistisch zu sein. Nicht jeder Schmerz bringt gleich eine ernsthafte und langwierige Erkrankung mit sich. Gehen Sie das Problem aktiv an und ziehen Sie auch einen Arzt zurate. So können Sie den Schmerz überwinden.

Typ 3: 4-5 Punkte Schmerzvermeider
Ihre Schmerzen machen Ihnen Angst und quälen Sie stärker als andere Menschen.

Tipp: Lernen Sie, mit den Schmerzen umzugehen und werden Sie aktiv. Ein moderner, ganzheitlicher und multimodaler Ansatz kann Ihnen dabei helfen, in Ihrem Alltag besser mit den Schmerzen zurechtzukommen. Suchen Sie am besten einen Schmerztherapeuten auf. Anderenfalls besteht die Gefahr, dass die Schmerzen chronifizieren.

2.7 DAS SCHMERZGEDÄCHTNIS

„Bei chronischen Schmerzen, wie z. B. chronischen Rückenschmerzen, kann sich ein Schmerzgedächtnis entwickeln: Obwohl rein körperlich keine Ursache (mehr) vorhanden ist, verspüren die Betroffenen Schmerzen."

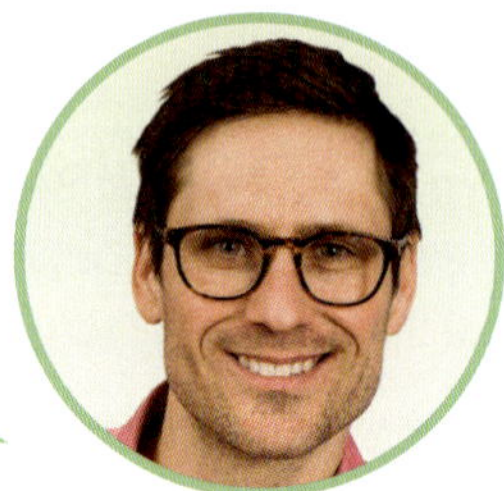

2.7.1 WAS IST DAS SCHMERZGEDÄCHTNIS?

Starke und länger andauernde Schmerzreize bewirken, dass die weiterleitenden Nervenzellen von Rückenmark und Gehirn sensibler für nachfolgende Schmerzreize werden können. Daraus folgt, dass selbst leichte Reize, wie eine oberflächliche Berührung, mäßige Hitze oder Druck, plötzlich als Schmerz empfunden werden. Das schmerzverarbeitende System kann so sensibel werden, dass sich eine über das Rückenmark vermittelte Schmerzüberempfindlichkeit, eine sogenannte *Hyperalgesie*, entwickelt.

Es kommt sogar vor, dass diese sensibilisierten Nervenzellen auch dann Schmerzsignale vom Rückenmark ans Gehirn senden, wenn aus den entfernter gelegenen Teilen des Körpers keine Schmerzsignale mehr im Rückenmark eintreffen. Der Sensibilisierungsprozess findet also nicht nur in den fortleitenden Nervenzellen der Gewebe (z. B. Haut, Bänder, Muskeln) statt, sondern vor allem im Rückenmark und Gehirn.

Diese Lernvorgänge, die vor allem im Rückenmark zu einer Verfestigung der gesteigerten Schmerzsensibilisierung führen, werden als *Schmerzgedächtnis* bezeichnet. Dieses wird sozusagen von akuten Reizen in die Nervenzellen eingeprägt und bleibt auch dann bestehen, wenn die eigentliche Schmerzursache bereits beseitigt ist.

Die Erforschung und Behandlung der neurobiologischen Mechanismen, die zu chronischen Schmerzen führen, ist anatomisch und physiologisch nicht mit denen des akuten Schmerzes vergleichbar. Für die Betroffenen ist diese Entwicklung eines Schmerzgedächtnisses in der Regel ein *Worst-Case-Szenario*, bei dem auch nach dem Abklingen eines akuten Schmerzreizes Schmerzen, bzw. deren Anschein, zurückbleiben.

SCHMERZEN SIND SUBJEKTIV!

Menschen erleben ihre jeweiligen Schmerzen. Konfrontiert mit objektiv immer gleichen Schmerzreizen, haben die Aussagen der Probanden und Messungen verschiedener Experimente bestätigt, dass Schmerz und seine Intensität unterschiedlich wahrgenommen wird.

Die Gründe dafür sind verschieden. Genetische Faktoren, die die Produktion von körpereigenen Schmerzhemmern, aber auch die Verarbeitung des Schmerzes im Gehirn beeinflussen, sollen bei der Wahrnehmung von Schmerz ausschlaggebend sein. Darüber hinaus sollen aber auch psychologische Faktoren, wie zum Beispiel unterschiedliche Schmerzerfahrungen und die aktuelle Stimmungslage, eine Rolle spielen.

Auch Emotionen, die bekanntlich äußerst subjektiv sind, beeinflussen das Schmerzempfinden. Auch interessant zu wissen ist, dass an der Verarbeitung von Schmerz, der die Folge einer sozialen Verletzung, wie Liebeskummer oder Zurückweisung, ist, dieselben Strukturen im Gehirn beteiligt sein sollen.

2.7.2 SIEBEN FRAGEN UND ANTWORTEN ZUM SCHMERZGEDÄCHTNIS

Vielen Patienten, die regelmäßig unter Rückenschmerzen leiden, ist der Begriff des **Schmerzgedächtnisses** nicht bekannt oder zumindest nicht ganz klar, was sich dahinter verbirgt. Die folgenden sieben Fragen zum Schmerzgedächtnis und zu dauerhaften Rückenschmerzen werden mir oft gestellt bzw. werden oft gegoogelt.

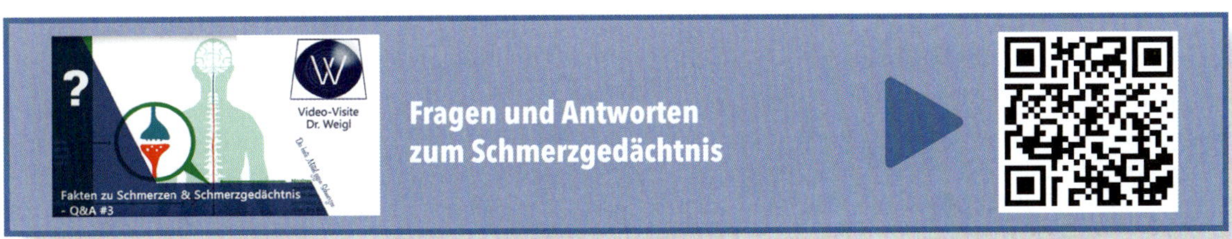

Frage 1: Was versteht man unter dem Begriff *Schmerzgedächtnis*?

Dr. Weigl: Dass ein Schmerzgedächtnis entsteht, hängt eng mit der sogenannten *Chronifizierung der Rückenschmerzen* zusammen. Obwohl die Ursache, die den Schmerz ursprünglich ausgelöst hat, erkannt und dann behandelt wurde und schließlich abgeklungen ist, empfinden die Betroffenen weiterhin Schmerz. Das wiederum hängt mit den Nervenzellen zusammen, die immer noch Signale an das Gehirn senden, dass ein Schmerzzustand vorliegt.

Diese Nervenzellen erfahren durch den chronischen Schmerz eine Veränderung: Es findet eine Art Umbzw. Neuprogrammierung statt, wodurch die Nervenzellen (*Neuronen*) oder ganze Hirnareale in ihrer Struktur verändert werden – dies geschieht sowohl auf Rückenmarkebene als auch im Gehirn.

Eine besondere Rolle spielen dabei die sogenannten *WDR-Neurone* (WDR = wide dynamic range). Diese nehmen auf unseren Körper einwirkende Reize, wie z. B. Temperatur, Druck oder auch Schmerzen, auf und leiten entsprechende Signale an das Gehirn weiter.

Nervenzellen verselbstständigen sich bei der Entstehung eines Schmerzgedächtnisses und senden oder verstärken diese Signale, sodass die Patienten Schmerzen spüren, ohne dass dafür eine körperlich erklärbare Ursache vorliegen muss.

Dieser Prozess ist nicht neu, sondern ein typischer „Lernprozess". Nervenzellen bzw. deren Strukturen verstärken und verknüpfen sich untereinander besser, je öfter sie beansprucht werden. Der Fachbegriff für diese neuronalen Veränderungsprozesse aufgrund des alltäglichen Lernens ist die sogenannte *Langzeitpotenzierung*. Leider gibt es dies auch bei Schmerzen. Ein permanenter Schmerzreiz führt dazu, dass unser Körper „lernt", also die Zellen umprogrammiert werden. Schmerzen werden anschließend schneller und öfter wahrgenommen, selbst wenn die Ursache gleich bleibt oder sich gar zurückbildet.

Frage 2: Was bedeutet *synaptische Plastizität*?

Dr. Weigl: 1906 führte der italienische Psychiater Ernesto Lugaro den Begriff der *Plastizität* in die Neurowissenschaften ein. Demnach sind neuronale Netzwerke keine starren Schaltkreise, sondern werden durch bestehende, neue und fehlende Reize permanent verändert und den individuellen Gegebenheiten angepasst. Die menschlichen Neuronen besitzen die Fähigkeit der neuronalen Plastizität, also zur Veränderung eines Verbunds von Neuronen.

Eine elementare Voraussetzung und erklärender Wirkmechanismus für diese neuronale Plastizität ist die sogenannte *synaptische Plastizität*. Sie beschreibt Anpassungs- und Veränderungsprozesse auf der Ebene der Synapsen. Die *synaptische Plastizität* bewirkt Veränderungen in der Effizienz der Reizübertragung an Synapsen, findet in allen Strukturen des menschlichen Körpers statt und beeinflusst somit die Entstehung, Modifikation und Rückbildung größerer neuronaler Netzwerke.

Frage 3: Was bedeuten die Begriffe *Langzeitpotenzierung* und *Langzeitdepression* im Zusammenhang mit der Entstehung chronischer Schmerzen?

Dr. Weigl: Die körpereigenen neuronalen und synaptischen Strukturen zur Schmerzverarbeitung und -wahrnehmung unterliegen permanenten Anpassungs- und Veränderungsprozessen. Diese Prozesse bestimmen die individuelle Schmerzsignatur und werden durch die synaptische Plastizität mit den Phänomenen der **Langzeitpotenzierung** (LTP) und der **Langzeitdepression** (LTD) beeinflusst. LTP und LTD beeinflussen folglich die Entstehung und Wahrnehmung von Schmerzen.

LTP ist charakterisiert durch eine Ausweitung und Verstärkung von synaptischen Prozessen – LTD hingegen durch die Rückbildung und Inaktivierung zellulärer Mechanismen. Synaptische Plastizität besteht somit in beide Richtungen. Ferner unterliegen LTP und LTD ähnlichen zellulären Mechanismen und beteiligten Strukturen. LTP und LTD bewirken Veränderungen der an den zur Signalübertragung beteiligten Zellen.

Für Rückenschmerzpatienten bedeutet dies: Immer wiederkehrende Schmerzreize bewirken ein LTP und damit häufigere und stärkere Schmerzen. LTD hingegen kann zu einer Schmerzreduktion führen.

Frage 4: Gibt es das Schmerzgedächtnis nur bei Rückenschmerzen?

Dr. Weigl: Nein. Chronische Schmerzen, und damit auch ein Schmerzgedächtnis, können in sämtlichen Körperteilen entstehen. Häufig beginnt der Schmerz an einer bestimmten Stelle, z. B. im Rücken, und entwickelt sich mit der Zeit zu einem am ganzen Körper fühlbaren Dauerschmerz. Ausgehend vom ursächlichen Körperteil, entstehen also Folgeschmerzen. Der Schmerz breitet sich außerdem oft auf andere Körperteile aus. Die Begründung hierfür ist das sogenannte *Schmerzgedächtnis* – unser Körper reagiert insgesamt schneller und eher auf Schmerzreize. Somit auch auf solche, auf die er früher vielleicht nicht reagiert hat. Der Patient denkt dann zum Beispiel: „Oh, jetzt habe ich auch noch andere kaputte Gelenke", aber das muss gar nicht der Fall sein.

Vor allem bei Rückenschmerzen nehmen viele Patienten automatisch eine Schonhaltung ein und versuchen, sich so wenig wie möglich zu bewegen. Das ist aber weit weniger gut, als man denken würde: Die Schonhaltung verursacht durch eine Fehlbelastung neue Schmerzen in anderen Körperteilen, welche sich ebenfalls zu chronischen Schmerzen entwickeln können. Wie schon im Rücken kann der Schmerz zu einer Umprogrammierung der Nervenzellen führen und der Kreislauf beginnt von vorne. Für den Mediziner wird es so schwierig, die ursprüngliche Ursache der Schmerzen zu identifizieren.

Im Prinzip ist es sehr wahrscheinlich, dass sämtliche Patienten mit chronischen Rückenschmerzen auch ein Schmerzgedächtnis entwickeln. Wir sprechen erst von chronischen Schmerzen, wenn der Schmerz schon über einen Zeitraum von mindestens drei Monaten aufgetreten ist. In dieser Zeit und natürlich auch darüber hinaus hat der Körper Zeit, sich sozusagen an den Schmerz zu gewöhnen.

Frage 5: Wie können sich Betroffene vom Dauerschmerz ablenken und welche Rolle spielen Entspannungsverfahren im Zusammenhang mit dem Schmerzgedächtnis?

Dr. Weigl: Der richtige Umgang mit den eigenen Schmerzen ist ein wesentlicher Baustein bei der Schmerztherapie. Haben die Betroffenen erkannt, in welchen Situationen sie sich gut fühlen und in welchen nicht, sind sie – zumindest theoretisch – in der Lage, bewusst nach Situationen zu suchen oder diese herbeizuführen, in denen sie sich wohlfühlen und der Schmerz eine untergeordnete Rolle einnimmt.

Die Ablenkung ist im Grunde ein simpler psychologischer Trick: Wenn der Rückenschmerz auftritt, sollte man sich nicht zurückziehen oder Verabredungen absagen, sondern gerade etwas tun, das einem Freude bereitet. Eine Verabredung im Café, ein gemütlicher Abend auf dem Sofa mit dem Partner, mit Freunden oder der Familie zu kochen – was immer einem guttut, kann als Ablenkung dienen. Im Zuge eines positiven Erlebnisses rückt der Schmerz dann in den Hintergrund und wird für den Zeitraum weniger relevant. Langfristig ist es dann ein wichtiges Ziel, den Zustand des Wohlfühlens auch auf andere, alltägliche Situationen auszudehnen.

Zu erkennen, welche Situation einen Schmerz auslöst oder verstärkt, bedarf eines sehr bewussten Umgangs mit der persönlichen Situation. Hat sich erst einmal ein Schmerzgedächtnis entwickelt, nimmt der Schmerz eine zentrale Rolle im Leben der Betroffenen ein und beeinflusst jeden Tag, jede Handlung und letztlich jede Bewegung. Das kann zu einem Kreislauf führen, aus dem auszubrechen einen bewussten Prozess erfordert.

Das Problem dieses Schmerzkreislaufs ist, dass regelmäßig auftretende bzw. lange anhaltende Schmerzen zu einer schrittweisen Einschränkung des Lebensumfelds führen. Anfangs nimmt die körperliche Leistungsfähigkeit ab; die Betroffenen verzichten auf Sport und Bewegung und richten ihr Leben nur noch nach der Angst vor dem Schmerz aus. Nicht selten resultiert das im Verzicht auf soziale Interaktion und Kontakte, da der anhaltende Schmerz eine Veränderung des Denkens und Verhaltens zur Folge hat.

Wenn man aber weiß, dass der Schmerz womöglich auf das Schmerzgedächtnis zurückgeführt werden kann, gibt es Wege, aus diesem Kreislauf auszubrechen und dafür zu sorgen, dass der Schmerz nicht mehr den Alltag beherrscht. Schmerzverstärkende Situationen lassen sich z. B. dadurch erkennen, dass die Patienten ein **Schmerztagebuch** führen. Darin halten sie alle Situationen fest, in denen sie den Schmerz verstärkt spüren.

Ebenso wichtig ist es, auch solche Situationen aufzuschreiben, in denen der Schmerz weniger stark oder kaum zu spüren ist. Auf diese Weise können Strukturen erkannt werden und die Patienten sind in der Lage, verstärkende Situationen zu meiden, wohltuende Situationen dagegen in ihren Alltag zu integrieren.

Da Schmerz den Körper dazu anregt, sich zu verkrampfen, liegt die Anwendung von Entspannungstechniken nahe. Wenn man unter Rückenschmerzen leidet, fällt es schwer, eine entspannte Haltung einzunehmen –, stattdessen werden die Muskeln im Rückenbereich angespannt, um dem Schmerz entgegenzuwirken. Auf diese Weise werden zusätzliche, im Zweifel schmerzhafte Verspannungen und Verkrampfungen herbeigeführt.

Entspannungstechniken sind insofern hilfreich, als dass sie dem Patienten dabei helfen können, solche Verkrampfungen zu lösen. Dazu gehören u. a. Yoga, Qigong, Biofeedback, Genusstraining und die Musiktherapie.

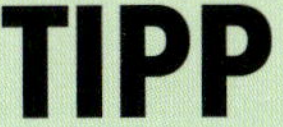

In diesem Zusammenhang sollte sich der Patient kontinuierlich und immer wieder zwei Fragen stellen: „Wofür ist dieser Schmerz gut?" und: „Wie soll ich mit ihm umgehen?" Klassische Entspannungstechniken, wie Meditation und progressive Muskelrelaxation, werden heute durch ein breites Angebot weiterer Techniken ergänzt.

Frage 6: Wie sollte man ein Schmerzgedächtnis behandeln?

Dr. Weigl: Für mich ist der beste und zielführendste Weg, um ein Schmerzgedächtnis zu behandeln, ganz klar eine ganzheitliche Therapie. **Ganzheitlich** bedeutet in diesem Zusammenhang, dass nicht nur die körperlichen Ursachen und Symptome, sondern auch die psychischen Auswirkungen des Schmerzes mit einbezogen werden. Da das Schmerzgedächtnis Auswirkungen auf den gesamten Körper hat, ist eine Kombination verschiedener Behandlungsmethoden sinnvoll. Neben Medikamenten, die vor allem der Schmerzlinderung dienen, können physikalische und alternative Behandlungsmethoden einen wichtigen Beitrag zur Verminderung des Schmerzgedächtnisses leisten.

Es ist z. B. wichtig, dass die Patienten in Bewegung kommen. Ein Spaziergang, Krankengymnastik und leichte Rückenübungen können, je nachdem, wie weit fortgeschritten die Erkrankung ist, schon eine Herausforderung sein. Deshalb ist es sinnvoll, mit kleinen Übungseinheiten zu beginnen und diese von Woche zu Woche zu steigern.

Dehnung und Aufbau der Rückenmuskulatur spielt dabei eine wichtige Rolle. Ergänzend können Massagen, Akupunktur und Wärme- oder Kältebehandlungen die Therapie positiv beeinflussen, um das Schmerzgedächtnis nach und nach abzubauen. Ein neues Verfahren, das gezielt das Schmerzgedächtnis beeinflusst und die Umprogrammierung wieder zurückbildet, ist die sogenannte *Small Fiber Matrix Stimulation®*.

Frage 7: Welche Rolle spielen Schmerzmittel bei der Behandlung eines Schmerzgedächtnisses?

Dr. Weigl: Grundsätzlich ist Schmerz auch ohne die Verordnung von Medikamenten beizukommen. Moderne, ganzheitliche Behandlungsansätze machen das möglich. Trotzdem lässt sich nur in wenigen Fällen wirklich auf eine medikamentöse Behandlung verzichten. Auf einer Schmerzskala von 1 bis 10 liegt das Schmerzempfinden der meisten Schmerzpatienten im oberen Bereich, häufig bei einer 8, 9 oder sogar 10.

Weil eine zielführende Therapie in diesen Fällen kaum möglich ist, werden Medikamente zur Schmerzlinderung eingesetzt, bevor die eigentliche Schmerztherapie beginnt. Die Medikamente dienen dann immer als Brücke, um den schlimmen Schmerzzustand auszuhalten und andere Verfahren der Schmerzlinderung einzuleiten. Ziel dabei ist zunächst, die Schmerzen so weit zu reduzieren, dass die Medikamentendosis reduziert werden kann – oder sie auf einem konstanten Niveau zu halten. Erst wenn die Schmerzen durch die Einnahme von Schmerzmitteln auf ein erträgliches Maß reduziert sind, ist es wirklich sinnvoll, mit der eigentlichen Therapie zu beginnen.

2.8 UNSPEZIFISCHE RÜCKENSCHMERZEN – MUSKELN, FASZIEN UND SEHNEN

„Unspezifische Rückenschmerzen treten mit Abstand am häufigsten auf und sind eher eine Gesundheitsstörung als ein Krankheitsbild."

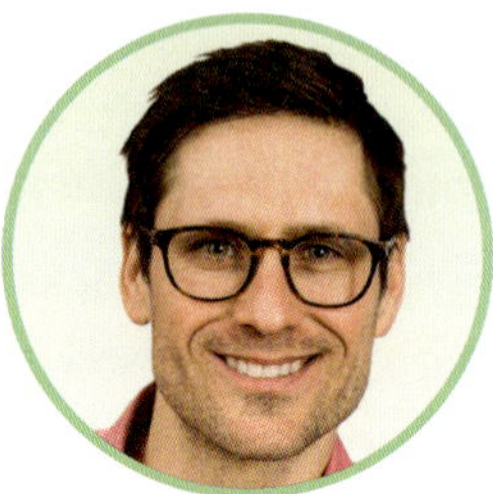

Die Ursache vieler Rückenbeschwerden wird auch durch erfahrene Ärzte oft nicht oder erst nach langen Untersuchungen erkannt. Man spricht von **unspezifischen Rückenschmerzen**, wenn sich keine begründete Diagnose stellen lässt, der Auslöser nicht mechanisch ist oder sich der Schmerz nicht genau lokalisieren lässt.

Fakten

Statistiken zeigen auf, dass durchschnittlich 5-6 Ärzte und 2-3 Jahre „vergehen", bis die Diagnose *chronische Schmerzen* gestellt wird.

Rund 80 % aller Rückenschmerzen werden als unspezifische Rückenschmerzen diagnostiziert. Ca. 10 % der unspezifischen Rückenschmerzen werden chronisch. D. h. im Umkehrschluss, dass 90 % der unspezifischen Rückenschmerzen innerhalb einiger Tage, spätestens nach 6-12 Wochen, wieder verschwinden.

2.8.1 WAS IST DAS BESONDERE AN UNSPEZIFISCHEN RÜCKENSCHMERZEN?

Rückenschmerzen treten in verschiedenen Formen auf. Sie haben aber nicht nur verschiedene Ursachen, sondern auch unterschiedliche Auswirkungen auf den Körper. Unspezifische Rückenschmerzen stechen z. B. dadurch hervor, dass der Patient häufig gar nicht genau sagen kann, zu welchem Zeitpunkt die Schmerzen erstmalig entstanden sind.

Sie sind, z. B. nach einem langen Arbeitstag, einfach da und können auch nicht ganz exakt lokalisiert werden. Damit bilden sie das genaue Gegenteil zu den spezifischen Rückenschmerzen, die meist sehr plötzlich an einer klar definierbaren Stelle auftreten und in der Regel auch einen nachvollziehbaren Auslöser haben.

Dass unspezifische Rückenschmerzen nicht auf einen konkreten Auslöser zurückzuführen sind, lässt sich damit begründen, dass diese Form von Rückenbeschwerden häufig auf Verspannungen, Reizungen oder Verhärtungen der Rückenmuskulatur bzw. der Sehnen und Bänder zurückgeht. Dabei handelt es sich wiederum um eine funktionelle Störung des Bewegungsapparats, die beispielsweise auf regelmäßigem, langen Sitzen oder auf einer falschen Körperhaltung beruht.

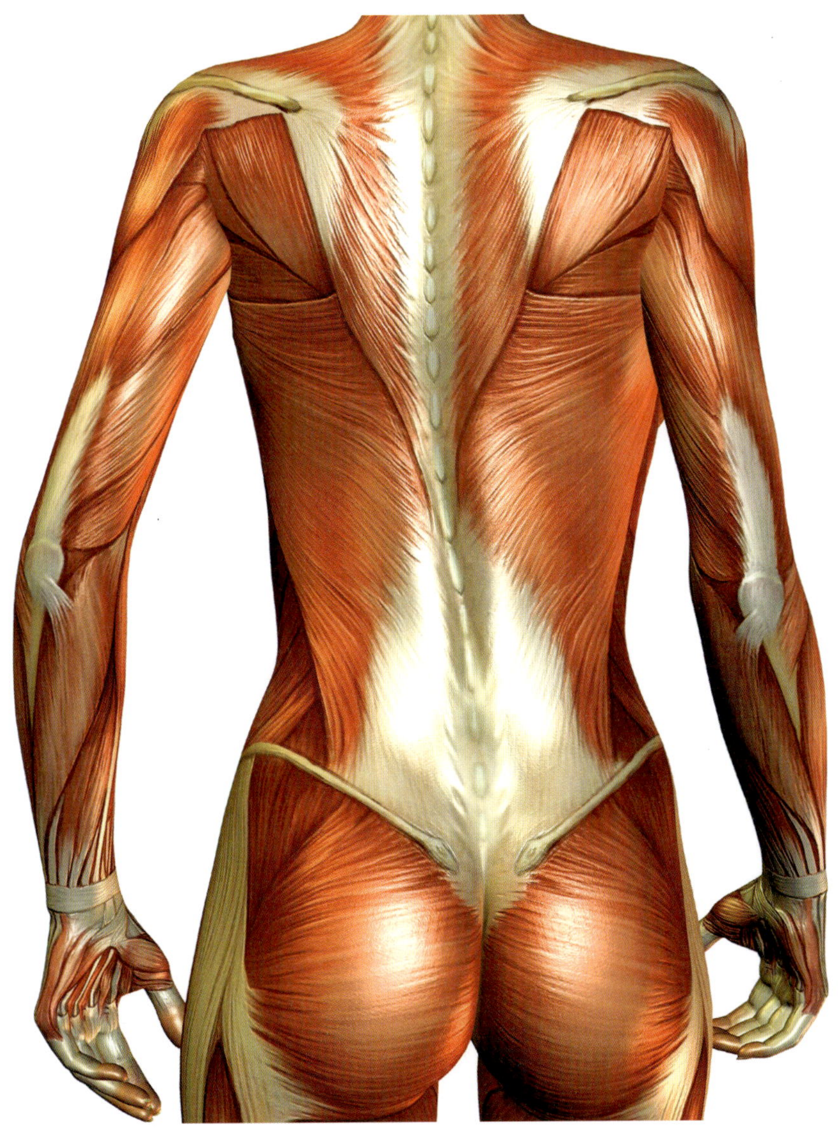

ES GIBT SOMIT ZWEI HAUPTURSACHEN FÜR UNSPEZIFISCHE RÜCKENSCHMERZEN

1. Probleme mit der Rückenmuskulatur (weil diese unterentwickelt, verspannt o. Ä. ist);
2. Probleme mit den Bändern, Faszien und Sehnen im Bereich der Wirbelsäule und/oder in den umliegenden Strukturen.

Dementsprechend handelt es sich bei Rückenschmerzen zum Glück auch selten um ernsthafte Erkrankungen. Der Arzt spricht in diesem Zusammenhang oft von einer Gesundheitsstörung: Die Ursache ist in den meisten Fällen (ca. 80-90 %) in funktionellen Beeinträchtigungen des Bewegungsapparats zu finden.

2.8.2 WARUM LEIDEN SO VIELE PATIENTEN AN UNSPEZIFISCHEN RÜCKENSCHMERZEN?

Der Rücken ist ein wichtiger Dreh- und Angelpunkt für die Beweglichkeit unseres Körpers. Er ist ständig in Bewegung, kann sich drehen, beugen und strecken und hält ganz nebenbei auch noch unsere Extremitäten zusammen. Unser Rücken bzw. unsere Wirbelsäule ist also das entscheidende Verbindungsstück von Armen, Beinen und Kopf. Eine Besonderheit, die das alles erst ermöglicht, ist die Form der Wirbelsäule: Sie hat eine doppelte Krümmung, quasi wie ein doppeltes „S". Dies ermöglicht dem Menschen den aufrechten Gang, ist aber zum anderen auch ein wesentlicher Grund für Verletzungs- und Überlastungsanfälligkeit (vor allem der Muskeln, Bänder und Sehnen). Damit ist sie prädestiniert für die sogenannten *unspezifischen* Rückenschmerzen.

Wird der Rücken krank, tritt das Krankheitsbild in der Regel schleichend auf. Schon Kinder und Jugendliche leiden unter nicht genau lokalisierbaren Rückenschmerzen, in der Altersgruppe zwischen 30 und 50 Jahren treten unspezifische Rückenschmerzen am häufigsten auf. Der Grund dafür liegt u. a. darin, dass wir unserem Rücken entweder zu viel oder zu wenig zumuten: Wer im Beruf jeden Tag viele Stunden sitzt, vergisst, seinen Rücken ausreichend zu mobilisieren.

Aber auch, wer täglich intensive körperliche Arbeiten verrichtet, leidet oft unter unspezifischen Rückenschmerzen. Büroangestellte und Handwerker zählen somit zur größten Gruppe unter den Menschen mit unspezifischen Rückenschmerzen.

Unspezifische Rückenschmerzen entstehen innerhalb des komplexen Systems aus Rückenmuskulatur, Bändern, Sehnen und Gelenken. Wenn Muskeln unter- oder überfordert sind, verhärten und verkürzen sie sich und sorgen im Großbereich des Rückens für Schmerzen (s. o.).

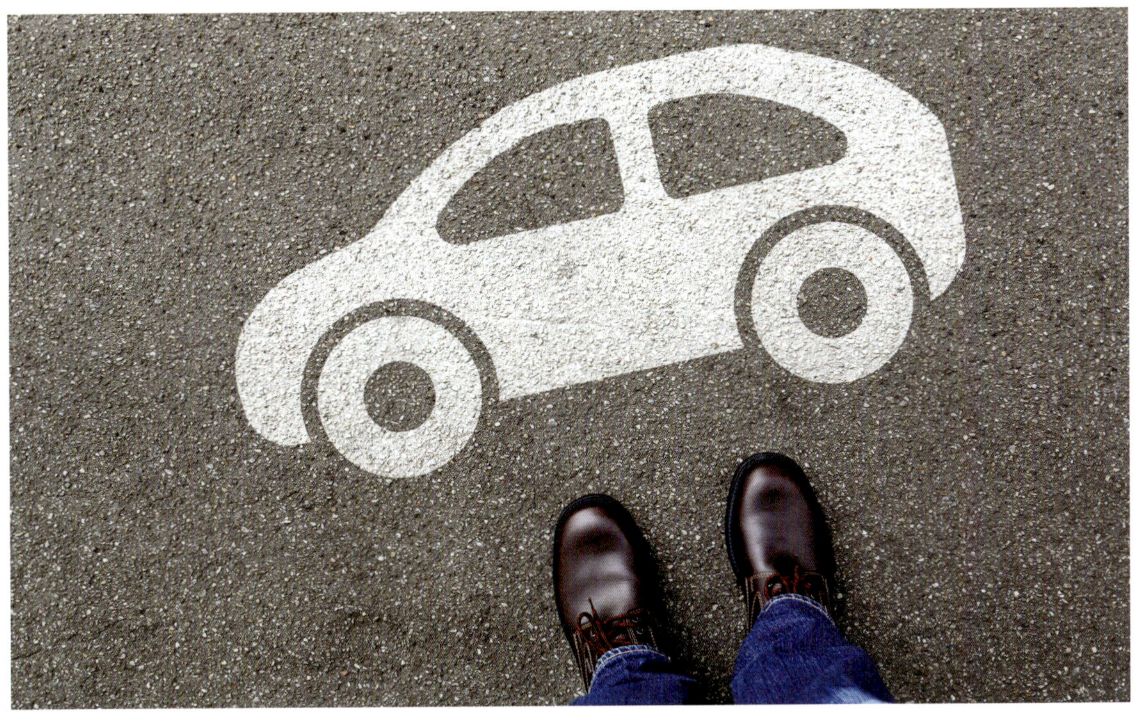

Vielen Menschen ist allerdings nicht oder kaum bewusst, wie eng die körperliche Gesundheit und insbesondere funktionelle Störungen mit ihrem persönlichen Lebensstil verknüpft sind: Fehlhaltungen der Wirbelsäule, Bewegungsmangel durch langes Sitzen in der Schule, am Arbeitsplatz und zu Hause, aber auch psychischer Stress in der Familie oder im Berufsleben führen zu genau den funktionellen Störungen in Muskeln, Gelenken und Bändern, die sich dann in Form von unspezifischen Rückenschmerzen manifestieren.

Wem das nicht bewusst ist, der trifft in der Regel auch keine präventiven Maßnahmen, sondern sucht erst dann, wenn die Schmerzen akut werden, einen Arzt auf.

Fakten

In den letzten Jahren hat sich das Ersterkrankungsalter für unspezifische Rückenschmerzen immer weiter „nach vorne" geschoben. Mittlerweile gibt es zunehmend auch 20-30-jährige Patienten mit chronischen unspezifischen Rückenschmerzen.

2.8.3 WANN WERDEN UNSPEZIFISCHE RÜCKENSCHMERZEN CHRONISCH?

Weil ihnen in vielen Fällen kein nachvollziehbarer Auslöser zugeordnet werden kann, besteht bei unspezifischen Rückenschmerzen die Gefahr, dass sie falsch oder gar nicht behandelt werden.

Einer Studie des Instituts für Sozialmedizin in Lübeck (Brink-Schwänzl, 2011) aus dem Jahr 2004 zufolge sind unspezifische Rückenschmerzen zunächst eine zwar unangenehme, aber im Grunde harmlose Befindlichkeitsstörung. Sie werden allerdings von vielen Patienten als behandlungswürdige Krankheit empfunden. Nicht zuletzt aus diesem Grund sind Rückenschmerzen ein sehr häufiger Grund für Krankschreibungen und Fehltage.

Treten unspezifische Rückenschmerzen wiederholt auf, ist es wichtig, den Rücken zu mobilisieren, um eine Chronifizierung der Schmerzen zu vermeiden. Eine medikamentöse Therapie hilft im Grunde nicht dabei, die Ursache der Rückenschmerzen zu bekämpfen, sie kann aber den schlimmsten Schmerz lindern bzw. einen möglichen Teufelskreis durchbrechen. Auch sind Medikamente wichtig, um eine Chronifizierung, d. h. das sogenannte *Einbrennen* des Schmerzes, erst gar nicht zuzulassen.

Die Unendlichkeit und das Ewige ist das einzige Gewisse. (Kierkegaard)

Patienten mit unspezifischen Rückenschmerzen sollten ihren Rücken z. B. durch regelmäßige Bewegung und sanften Sport sowie Massagen oder Physiotherapie wieder mobilisieren, damit die Rückenbeschwerden nicht chronisch werden.

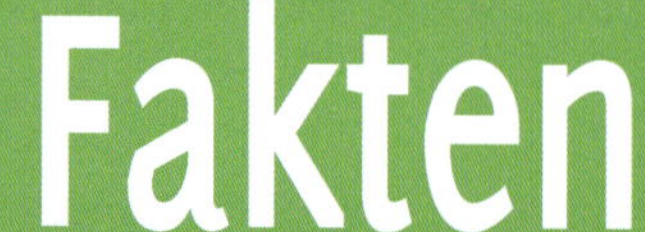

Die Gefahr einer Chronifizierung der Schmerzen ist bei rund jedem Fünften gegeben.

Um die Gefahr einer Chronifizierung zu umgehen, sollte nur kurzzeitig eine Schonung erfolgen, der Rücken also schnellstmöglich wieder normal bewegt werden. Ein falsches Schonverhalten sowie psychische Probleme können die Rückenschmerzen verstärken und im schlimmsten Fall zu einer chronischen Schmerzerkrankung führen.

2.8.4 KANN MAN UNSPEZIFISCHEN RÜCKENSCHMERZEN VORBEUGEN?

Die Prävention spielt heute in vielen Bereichen der Medizin eine maßgebliche Rolle. Nicht nur das Gesundheitssystem profitiert von finanziellen Ersparnissen durch weniger Arztbesuche. Auch die Lebensqualität vieler Patienten lässt sich durch präventive Therapiemaßnahmen erheblich verbessern. Insbesondere bei unspezifischen, d. h. funktionellen Rückenschmerzen, kann vorbeugendes Verhalten eine deutliche Verbesserung bewirken: Regelmäßige Bewegung (auch am Arbeitsplatz), Sport und Massagen sowie Physiotherapie tragen dazu bei, den Rücken zu mobilisieren und die Muskulatur zu stärken. Sie sorgen auch dafür, dass Verspannungen und Verhärtungen nicht bzw. seltener auftreten.

Der Unterschied zwischen dem Unmöglichen und dem Möglichen liegt in der Entschlossenheit deiner Entscheidungen.

HÄUFIGE PATIENTENFRAGEN

Frage 1: ***Sind Rückenschmerzen immer Folgen zerschlissener Bandscheiben?***

Dr. Weigl: Der Glaube hält sich hartnäckig, doch 80 % aller Rückenschmerzen haben keine spezifischen Ursachen, wie zum Beispiel eine Erkrankung. Grund für die Beschwerden ist häufig eine Verspannung von Muskeln, Sehnen und Bändern.

Frage 2: ***Reicht es, wenn ich bei leichten Rückenschmerzen abwarte, bis sie verschwinden?***

Dr. Weigl: Rückenschmerzen erfordern nicht sofort den Arztbesuch. Allerdings können Sie sich nicht darauf verlassen, dass die Beschwerden nach einigen Tagen von selbst verschwinden. Wichtig ist, dass Sie sich keine Bettruhe verordnen und auf keinen Fall Bewegung vermeiden. Mobilisation und Dehnen der Muskulatur sind Maßnahmen, die Sie selbst ergreifen können, um eine Chronifizierung der Schmerzen zu vermeiden!

Frage 3: ***In meinem Fitnessstudio wird nun auch Faszientraining mit einer Faszienrolle angeboten. Ist das die Lösung für meine Rückenschmerzen?***

Dr. Weigl: Das Faszientraining liegt absolut im Trend und ist ein sinnvoller Baustein bei der Therapie von Rückenschmerzen. Aber auch Faszientraining ist kein Wundermittel und führt, wie viele andere Maßnahmen, für sich alleine oftmals nicht zu den gewünschten Ergebnissen. Faszientraining sollte bei unspezifischen Rückenschmerzen aber Teil einer Therapie sein.

2.9 SPEZIFISCHE RÜCKENSCHMERZEN

„Spezifische Rückenschmerzen machen mit unter 10 % nur einen Bruchteil der Rückenschmerzen aus."

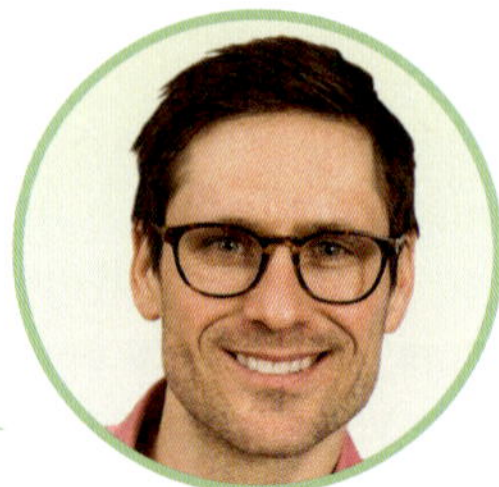

Lediglich 4-7 % der Rückenschmerzen gehen auf einen Bandscheibenvorfall, Wirbelgleiten oder andere Erkrankungen des Skeletts zurück. Diese Ursachen sind spezifisch und anatomisch nachvollziehbar. Daher spricht man in diesem Fall von *spezifischen* Rückenschmerzen.

Um zu verstehen, wie Rückenschmerzen entstehen, gilt es, zwischen den sogenannten *spezifischen* und den *unspezifischen* Rückenschmerzen (siehe Kap. 2.8) zu unterscheiden.

2.9.1 WAS VERSTEHT MAN UNTER SPEZIFISCHEN RÜCKENSCHMERZEN?

Wir sprechen dann von einem **spezifischen** Schmerz, wenn die Befunde, die während der Diagnose des behandelnden Arztes erstellt werden, auf eine strukturell erkennbare Ursache zurückgeführt werden können. Auch die Intensität des Schmerzes spielt bei der Diagnose eine wichtige Rolle.

Treten im Rücken starke Schmerzen auf, hat der Arzt im Anschluss an eine körperliche Untersuchung z. B. die Möglichkeit einer Röntgenaufnahme, eines CTs oder eines MRTs, um die knöcherne Struktur des Rückens, in erster Linie also die Rückenwirbel, auf Schädigungen zu überprüfen. Zeigt das Röntgenbild beispielsweise eine Beschädigung der Bandscheibe, ist der Fall schnell klar – der Bandscheibenvorfall kann aufgrund bildgebender Verfahren diagnostiziert und die entsprechende Behandlung eingeleitet werden.

In der Regel sind Erkrankungen, die mit dem Rückenmark oder den aus dem Mark austretenden Nervenwurzeln verbunden sind, für den Eintritt spezifischer Rückenschmerzen verantwortlich. Sie sind ein Grund dafür, dass der Schmerz spezifisch lokalisiert werden kann, denn er tritt innerhalb des Versorgungsgebiets der Nerven auf. Zudem treten spezifische Rückenschmerzen in den meisten Fällen akut auf, d. h. plötzlich und über einen kurzen Zeitraum. Wird eine spezifische Ursache erkannt, verschwindet der Schmerz in der Regel im Zuge der Behandlung.

2.9.2 WIE WERDEN SPEZIFISCHE RÜCKENSCHMERZEN DIAGNOSTIZIERT?

Im Rahmen der Diagnostik von Rückenschmerzen geht es in erster Linie darum, schwerwiegende Erkrankungen, die langwierige Folgen nach sich ziehen können, auszuschließen. Um einzelne Ursachen als Auslöser des Schmerzes auszuschließen, steht in der Regel ein ausführliches diagnostisches Gespräch (die *Anamnese*) sowie eine körperliche Untersuchung am Beginn der ärztlichen Betreuung.

Ergeben sich in diesem Rahmen mögliche spezifische Ursachen, die wie in unserem Beispiel auf einen Bandscheibenvorfall hinweisen, kommen in einem zweiten Schritt bildgebende Verfahren, wie Röntgenaufnahmen, CT (Computertomografie) oder MRT (Magnetresonanztomografie), zum Einsatz, um den ersten Verdacht zu bestätigen oder zu widerlegen.

Vorrangiges Ziel des Arztes beim Erstbefund „Schmerzen im Rücken" ist es, zwei Dinge auszuschließen bzw. herauszufinden:

1. mögliche Risikofaktoren für eine Chronifizierung der Rückenschmerzen, sogenannte *Yellow Flags*;
2. Warnhinweise auf eine spezifische Ursache der Rückenschmerzen, sogenannte *Red Flags*.

Yellow Flags **Risikofaktoren für eine Chronifizierung der Schmerzen**	**Red Flags** **Warnsignale für spezifische Ursachen**
Psychische Risikofaktoren ▪ Angst ▪ Depressivität ▪ Disstress (negativer Stress) ▪ Hoffnungslosigkeit ▪ Angst-Vermeidungs-Verhalten/Schonhaltung **Berufliche Risikofaktoren** ▪ Körperliche Schwerarbeit ▪ Monotone Körperhaltung ▪ Vibrationsexposition ▪ Geringe berufliche Qualifikation ▪ Berufliche Unzufriedenheit ▪ Verlust des Arbeitsplatzes ▪ Chronischer Arbeitskonflikt (Mobbing) **Iatrogene Risikofaktoren** ▪ Mangelhafte Respektierung der multikausalen Genese ▪ Überbewertung somatischer/radiologischer Befunde bei nicht spezifischen Schmerzen ▪ Förderung passiver Therapiekonzepte ▪ Übertriebener Einsatz diagnostischer Maßnahmen	▪ Alter nicht zwischen 20-55 Jahren ▪ Physisches Trauma/Fraktur ▪ Strukturelle Deformationen ▪ Konstanter, progressiver und bewegungsunabhängiger Schmerz ▪ Schlechter Allgemeinzustand ▪ Fieber ▪ Brustschmerzen ▪ Tumorerkrankungen ▪ Einnahme von Kortikosteroiden oder Immunsuppressiva ▪ Unbeabsichtigter Gewichtsverlust ▪ Drogenmissbrauch ▪ Neurologische Ausfälle ▪ Hinweis auf entzündlich-rheumatische Erkrankungen

Um eine verlässliche Diagnose abgeben zu können, muss der behandelnde Arzt im Diagnosegespräch abklären, ob die Rückenschmerzen in Kombination mit einer der folgenden Erkrankungserscheinungen auftreten:

- Fieber, Gewichtsverlust, Abgeschlagenheit,
- Lähmungserscheinungen in den Beinen,
- Störung der Harnblasen- oder Darmfunktion sowie
- Taubheit im Gesäß.

Je nachdem, welche Kombination im Zusammenhang oder auch welche Vorerkrankung (z. B. bekanntes Tumorleiden, Osteoporose, HIV-Infektion) mit den Rückenschmerzen vorliegt, verstärkt sich der Verdacht auf eine spezifische, im Zweifel schwerwiegende Erkrankung, die weitere Untersuchungen erfordert. Auch die regelmäßige Einnahme von Kortison, eine deutliche Zunahme von Schmerzen über einen definierten Zeitraum oder das Auftreten von Schmerz nach starker körperlicher Belastung sind jeweils Indikatoren für verschiedene Arten des Rückenschmerzes. Sie sollten im Diagnosegespräch zur Sprache gebracht werden.

Wer nach seinen Wurzeln sucht, muss graben, nicht klettern. (Schumacher)

2.10 DIE BILDGEBUNG – RÖNTGEN, MRT, CT UND MYELOGRAFIE BEI RÜCKENSCHMERZEN

„Kann von außen nicht beurteilt werden, was der Grund für Rückenschmerzen ist, greifen Ärzte im nächsten Schritt der Untersuchung zu bildgebenden Methoden: Röntgen, MRT, CT und Myelografie stehen zur Auswahl. Welches Verfahren letztendlich zur Diagnostik eingesetzt wird, hängt davon ab, was abgebildet werden soll."

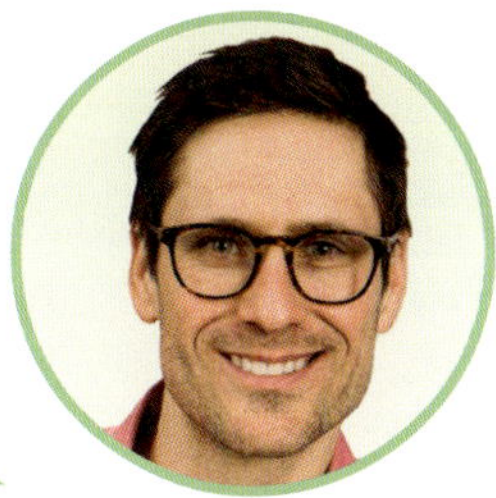

2.10.1 RÖNTGEN

Eine **Röntgenuntersuchung** basiert auf energiereicher Strahlung. Die elektromagnetischen Wellen, die dabei eingesetzt werden, sind so energiereich, dass sie Elektronen aus einem Atom schleudern können. Daher nennt man die beim Röntgen genutzte Strahlung auch *ionisierende Strahlung*.

Erzeugt wird die ionisierende Strahlung durch Elektroden, die aus Metall bestehen. Durch Heizspannungen werden die Elektronen der einen Elektrode, der sogenannten *Kathode*, aus dem Metall herausgelöst und wandern zur zweiten Elektrode, der sogenannten *Anode*. Treffen die durch die vorliegende hohe Spannung beschleunigten Elektronen auf die zweite Elektrode, so werden sie abgebremst. Die freigesetzte Energie ist die Strahlung, die die Grundlage für die Röntgenmessung darstellt.

Das Röntgen dient in erster Linie der Beurteilung von knöchernen Strukturen. Weichteile, Nerven und Rückenmark können nicht im Röntgenverfahren dargestellt werden.

Die Röntgenstrahlung kann unterschiedlich stark sein. Man unterscheidet zwischen **weicher** und **harter** Röntgenstrahlung, wobei die **erstere** energieärmer ist. Dadurch durchdringt insgesamt weniger Strahlung das Gewebe, welches einen Großteil absorbiert. Absorbierte Strahlung kann kein Bild erzeugen! **Weiche** Strahlen sind allerdings effektiv genug, um Knochenstrukturen zu durchdringen. Dadurch sind sie für Knochenaufnahmen besonders geeignet. Harte Strahlungen hingegen eignen sich besonders für Strukturen, die verschiedene Elemente umfassen (man spricht auch von *heterogener Strahlung*) mit unterschiedlichen Dichten, wie z. B. die Lunge. Dies liegt daran, dass harte Strahlen energiereicher sind.

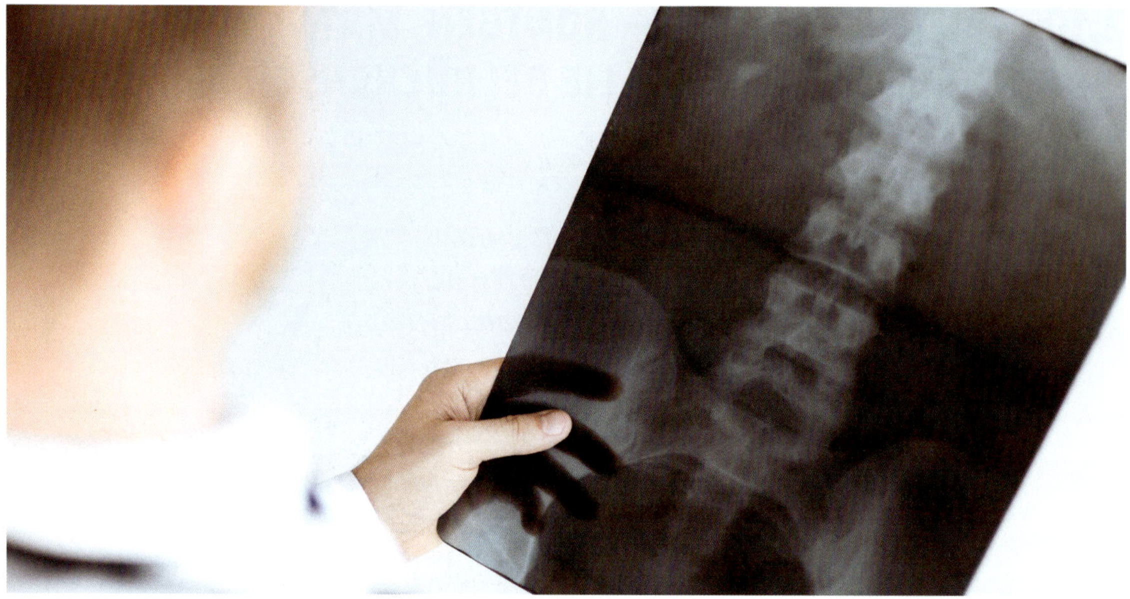

In diesem Zusammenhang sollte man jedoch nicht dem Irrtum erliegen, weiche Strahlung bedeute gleichzeitig weniger Schäden. Durch die erhöhte Absorption wird Energie freigegeben, die wiederum Sauerstoffradikale freisetzt. Dabei handelt es sich um gespaltene Sauerstoffatome, welche besonders reaktiv sind. Das bedeutet, dass sie sehr reaktionsfreudig sind und chemische Prozesse in Gang setzen können. Die Strahlenbelastung ist hier also höher als bei harter Strahlung.

Im Ergebnis werden durch die Bestrahlung der entsprechenden Körperregion mit weicher Strahlung knöcherne Strukturen, wie beispielsweise die Wirbelkörper, sichtbar. Allerdings sind die Aufnahmen nicht besonders gut kontrastiert. Hinzu kommt, dass Weichgewebe, wie die Bandscheiben, überhaupt nicht sichtbar sind. Dementsprechend ist Röntgen vor allem dann sinnvoll, wenn die Vermutung im Raum steht, dass die Schmerzen Folgen z. B. einer Skoliose oder eines Knochenbruchs sind.

Da Röntgenstrahlungen durch die Freisetzung von Sauerstoffradikalen potenziell gesundheitsschädigend sind, sollten Kinder und Schwangere solch einer Untersuchung nicht unterzogen werden. Ausnahmen sind in Fällen möglich, in denen der Erkenntnisgewinn die potenziellen Gesundheitsrisiken überwiegt.

GUT ZU WISSEN!

Bereits 1895 entdeckte der Physiker Wilhelm Conrad Röntgen die unsichtbaren Strahlen. Dies geschah eher zufällig, als er mit dünnen Gasen experimentierte. Die von ihm entdeckte Strahlung nannte er zunächst **X-Strahlen**. Für seine Entdeckung erhielt er als erster Physiker 1901 den Nobelpreis.

2.10.2 MRT

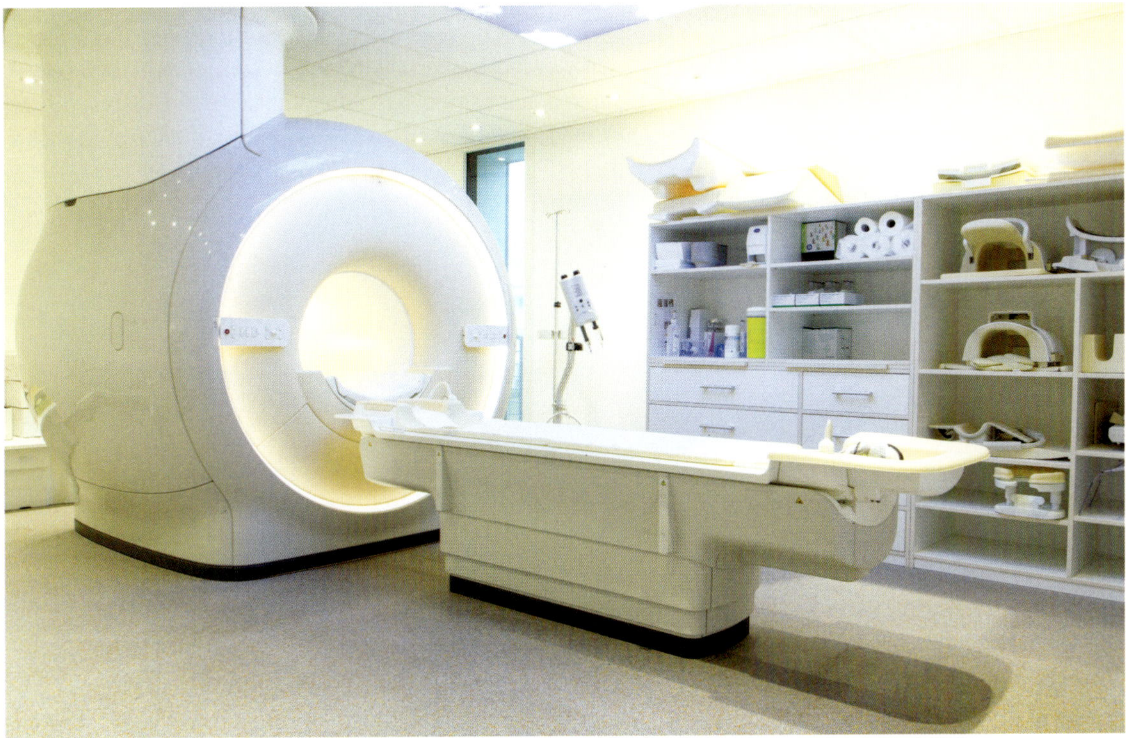

Anders als Röntgen basiert das **MRT** (die *Magnetresonanztomografie* oder auch *Kernspintomografie* genannt) nicht auf ionisierender Strahlung, sondern auf der Erzeugung eines Magnetfeldes. Dabei werden die Bewegungen der positiv geladenen Kernteilchen (*Protonen*) von Wasserstoffatomen ausgenutzt. Je nach Anordnung und Verteilung dieser Protonen können unterschiedliche Aussagen zu den erkennbaren Gewebestrukturen getroffen werden.

Bandscheiben beispielsweise sind gut erkennbar. Vorteile dieser Methode sind vor allem die fehlende Strahlenbelastung und die Erfassung von weichen Geweben, wie Bandscheiben, Knorpel oder Muskeln. Darüber hinaus können aber auch Veränderungen im Knochengewebe erfasst werden.

Protonenbewegungen werden durch das Magnetfeld gemessen. Wasserstoffprotonen drehen sich um die eigene Achse. Diese Bewegung wird *Kernspin* genannt – daher der Begriff *Kernspintomografie*. Entscheidend für die eigentliche Erfassung ist der Neigungswinkel dieser Wasserstoffspindel. Wenn der Patient in einer MRT-Röhre liegt und in ein starkes Magnetfeld versetzt wird, werden die Wasserstoffprotonen von ihrer ursprünglichen Position weggezogen. Sobald das Magnetfeld ausgeschaltet wird, fallen sie in einer für jedes Gewebe spezifischen Geschwindigkeit in die Ausgangsposition zurück.

Dabei entstehen unterschiedlich starke elektrische Signale. Diese sind es, die in unterschiedlichen Helligkeiten aufgezeichnet werden. Abhängig von der Konzentration dieses elektrischen Impulses und des Neigungswinkels der Protononenkreisel können Rückschlüsse auf den Zustand des Gewebes gezogen werden.

Die von einem Computer erfassten Informationen werden grafisch dargestellt. Da ein MRT detaillierte Bilder liefern kann, ist es bislang die präziseste Untersuchungsmethode. Allerdings sind die Kosten, die bei einer MRT-Untersuchung entstehen, deutlich höher als beim Röntgen. Außerdem ist es sehr zeitaufwendig. Da eine MRT-Untersuchung aber ohne gesundheitsgefährdende Strahlen arbeitet, ist diese Methode auch für Kinder und Schwangere geeignet.

2.10.3 CT

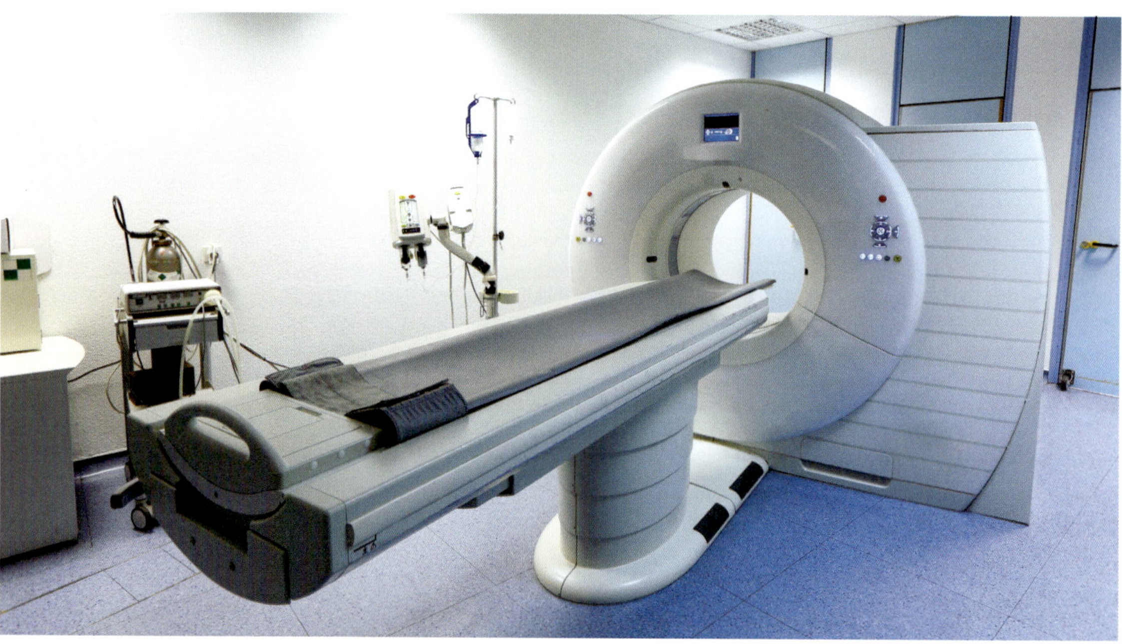

Die **Computertomografie** (CT) ist eine weitere, spezielle Form der Röntgenuntersuchung. Anders als bei dieser ist das Ziel, Schnittbilder zu erstellen. Der untersuchte Körper wird mithilfe der Strahlung in verschiedene „Scheiben" geteilt und schnittweise erfasst, wobei die Unterteilungen nur wenige Millimeter dick sind. Ein Computer wertet die erhaltenen Daten aus und erstellt ein genaues, dreidimensionales Bild des Körpers.

Dieses Verfahren wird auch als **Einzelschnitttechnik** bezeichnet. Für die Aufnahme der verschiedenen Bilder wird eine rotierende Röntgenröhre verwendet. Durch diese Rotation werden die abzubildenden Körperregionen aus verschiedenen Richtungen und in verschiedenen Ebenen geröntgt. Die so entstehenden zweidimensionalen Bilder werden anschließend von einem Computer übereinandergelegt und das dreidimensionale Bild wird errechnet.

Als Alternative zum MRT wird die CT im Zusammenhang mit Knochendarstellungen verwendet. Da das Verfahren zudem sehr schnell durchführbar ist, wird es vor allem im Zusammenhang mit Notfalluntersuchungen verwendet.

2.10.4 MYELOGRAFIE

Die **Myelografie** ist eine spezielle Form des Röntgens. Bevor der Patient der ionisierenden Strahlung ausgesetzt wird, injiziert der behandelnde Arzt ein Kontrastmittel im Bereich der Wirbelsäule, genauer gesagt, in den Rückenmarkkanal. Dies ist die eigentliche Myelografie.

In der anschließenden Untersuchung kann der behandelnde Arzt durch die Verteilung des Kontrastmittels der Frage nach Raumforderungen nachgehen. Besonders geeignet dafür sind Kontrastmittel mit einer Jodverbindung.

Die Myelografie wird heutzutage allerdings nur noch selten durchgeführt – MRT und CT haben diese Form der Untersuchung weitestgehend abgelöst. Bei speziellen Fragestellungen im Bereich der Neurochirurgie und bei einer nicht möglichen Durchführung von CT oder MRT hat die Myelografie weiterhin ihre Indikation.

VERGLEICH DER VERSCHIEDENEN VERFAHREN

Methode	Vorteil	Nachteil	Geeignet für?
Röntgen	▪ Kostengünstig ▪ Darstellung knöcherner Strukturen	▪ Strahlung ▪ Kein Gewebe	▪ Skoliose, Wirbelgleiten, Wirbelbruch ▪ Degenerative Knochenveränderungen
CT	▪ Präzises Bild ▪ Schnelles Verfahren	▪ Strahlung	▪ Bandscheibenvorfall
Myelografie	▪ Präzises Bild	▪ Strahlung	▪ Spinalkanal
MRT	▪ Keine Strahlung ▪ Präzises Bild	▪ Nicht kostengünstig	▪ Bandscheibenvorfall, Rückenmarkkompression, Spinalkanalstenose

2.11 DIE HÄUFIGSTEN DIAGNOSEN BEI RÜCKENSCHMERZEN

Rückenschmerzen haben vielfältige Ursachen – sowohl unspezifische als auch spezifische. Auf den folgenden Seiten beschreibe ich ausführlich die häufigsten Ursachen von Rückenschmerzen – so, dass Sie sich eine eigene, informierte Meinung darüber bilden können. Dabei werden, sofern möglich, immer sieben Kategorien je Krankheitsbild beschrieben:

1. Definition: Was ist…?
2. Vorkommen: Wer ist gefährdet?
3. Ursachen: Warum bekomme ich…?
4. Symptome: Woran erkenne ich…?
5. Diagnostik: Was tut der Arzt bei…?
6. Therapie und was kann ich tun?
7. Prävention und Prognose

Zusätzlich sollen an relevanten Stellen Erste-Hilfe-Maßnahmen für Sie zu Hause genannt und Hinweise gegeben werden, wann Sie dringend einen Arzt aufsuchen sollten.

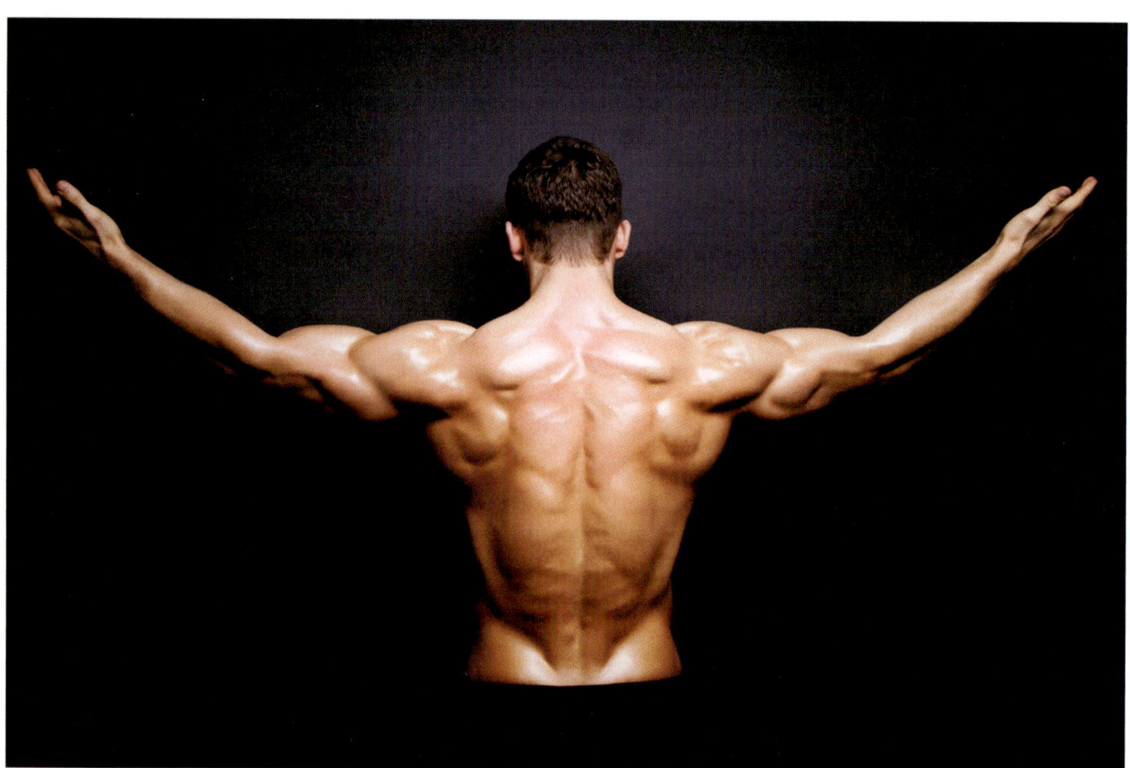

2.12 SCHMERZHAFTE TRIGGERPUNKTE – DER VERHÄRTETE KNUBBEL

„Triggerpunkte sind mehr als verhärtete Muskeln – sie sind Muskelgedächtniszonen."

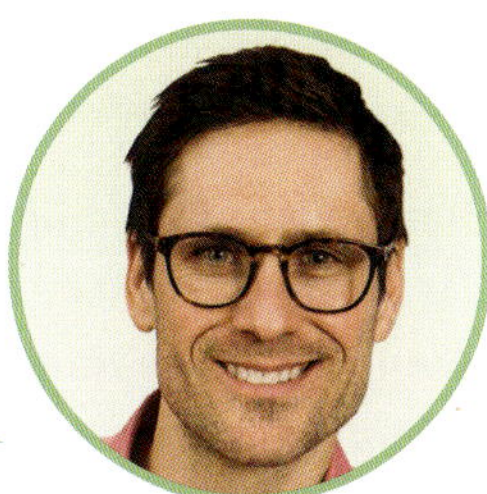

Als **Triggerpunkte** werden verspannte und somit verhärtete Knotenpunkte in den Muskelsträngen bezeichnet. Sie lösen oft woanders im Körper strahlende Schmerzen aus. Daher leitet sich die englische Bezeichnung ab (to trigger = auslösen). Es kann lange dauern, bis die Ursachen für Rückenschmerzen in Triggerpunkten gefunden werden. Sind Triggerpunkte jedoch erkannt worden, kann die Triggerpunkttherapie diese muskulären Probleme gut eindämmen und bekämpfen.

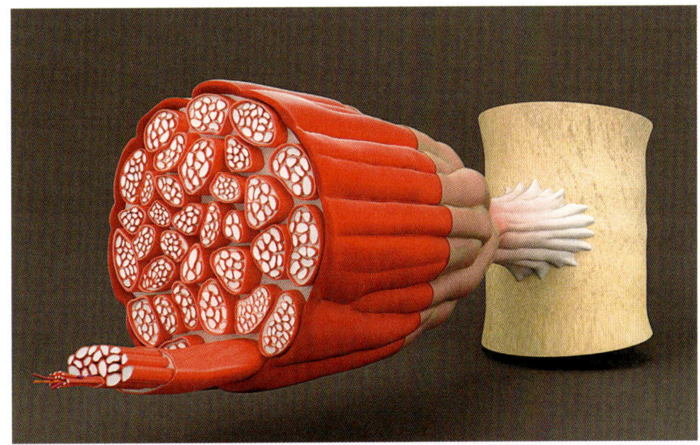

Seit Wochen geht das bereits so: Eila spürt diesen Schmerz im Rücken die ganze Zeit. Ob sie sitzt, aufsteht, liegt, sich hinlegt. Wie ein Messer, das sich immer wieder in die gleiche Stelle bohrt. Ihr Hausarzt ist ratlos, was es damit auf sich haben könnte. Vielleicht etwas Muskuläres. Eine befreundete Physiotherapeutin, die momentan eine Weiterbildung im Zusammenhang mit einer Triggerpunkttherapie macht, gibt ihr den Tipp, es mal bei ihrem Ausbilder zu versuchen. Vielleicht könnte das der Grund für ihre dauerhaften Schmerzen sein!

2.12.1 DEFINITION: WAS SIND TRIGGERPUNKTE?

Der Begriff **Triggerpunkt** leitet sich aus dem Englischen ab: **to trigger** bedeutet **auslösen**. Triggerpunkte lösen **Schmerzen** aus, in unserem Beispiel Rückenschmerzen. Im Prinzip handelt es sich um Knoten in den Muskeln (*myofaszialer Triggerpunkt*), sogenannte *Kontraktionspunkte*. Sie befinden sich am motorischen

Endpunkt, wo Bewegungssignale weitergegeben werden. Sehr häufig entwickeln sich die sogenannten *Triggerpunktschmerzen* erst nach Jahren dauerhafter Anspannungen und Verspannungen. Daher auch der Begriff **Muskelgedächtniszonen**.

Durch ständige **Anspannung** (*Kontraktur*) des betreffenden Muskels wird eine durchgängige **Durchblutung** des Muskelstrangs mit Blut verhindert. Die in den Muskelfasern befindlichen Eiweißmoleküle stecken in einem Schwebezustand fest.

Durch die Verhinderung der Durchblutung sammeln sich an diesen Stellen **Stoffwechselnebenprodukte**. Der Stoffwechsel selbst wird unterbrochen, sodass es an Sauerstoff und Nährstoffen fehlt. Wird dies nicht erkannt, kann es zu einer Chronifizierung des Problems kommen. Da durch die dauerhafte Anspannung die Muskelstränge auf die Nervenbündel drücken können, kann es in der Folge zu **neuronalen Störungen**, wie Taubheitsgefühl oder Überempfindlichkeit, kommen.

In der Medizin wird zwischen verschiedenen Triggerpunkten unterschieden. **Satellitentriggerpunkte** sind Punkte, die von einem **Primärtriggerpunkt** an anderen Stellen im Muskel gestreut werden. Die Wahrscheinlichkeit, dass sich Satellitentriggerpunkte in einem Muskel entwickeln, ist höher, wenn sich dieser in der Übertragungszone des Triggerpunkts befindet.

Des Weiteren existiert ein Unterschied zwischen **latenten** und **aktiven** Triggerpunkten. **Aktive** sorgen für spontane Beschwerden, unabhängig davon, ob Sie sich im Ruhezustand befinden oder sich bewegen. **Latente** Triggerpunkte führen zunächst zu keinen Schmerzen und sind vergleichbar mit schlafenden Vulkanen. Sie können durch Belastungen zu aktiven Schmerzauslösern werden.

2.12.2 VORKOMMEN: WER IST GEFÄHRDET?

Jeder von uns kann grundsätzlich von Triggerpunkten betroffen sein, unabhängig von Alter, Geschlecht und sozialem Hintergrund. Dennoch ist nachgewiesen, dass Menschen, die aufgrund der Arbeit häufiger sitzen, als körperlich arbeiten, eher zu aktiven Triggerpunkten neigen.

Insgesamt 75 % aller muskulär bedingten Rückenschmerzen können auf Triggerpunkte zurückgeführt werden. Sie sind aber nicht lebensgefährlich. Viel eher schränken sie den Alltag – je nach Schweregrad – extrem ein. All diese Patienten würden von einer Triggerpunkttherapie höchstwahrscheinlich profitieren.

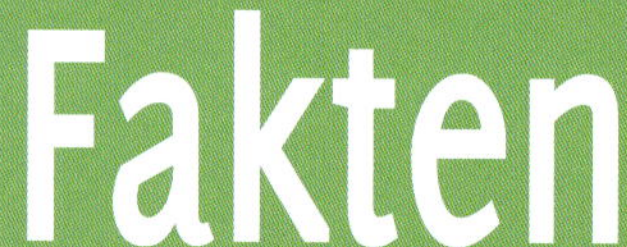

Beide Geschlechter sind betroffen. Besonders Menschen zwischen dem 30. und dem 50. Lebensjahr.

2.12.3 URSACHEN: WARUM BEKOMME ICH SCHMERZHAFTE TRIGGERPUNKTE?

In vielen Fällen hat sich ein Triggerpunkt über Jahre angebahnt. Gründe für die permanente Anspannung des Muskels können **zu wenig Bewegung**, eine **Verletzung** beim Sport und auch **mentaler Stress** sein. Auslösende Situation eines Triggerpunkts sind eine dauerhafte **Fehlbelastung**, eine **einseitige Belastung** oder auch **externe Einflüsse**. Gerade wenn es sich über Jahre aufstaut, reichen oftmals „kleine", an sich harmlose Trigger aus, um Beschwerden zu verursachen. Selbst Zug- oder Kaltluft kann zu einer dauerhaften Anspannung der Muskeln und folglich zu einem Triggerpunkt führen.

Sitzen Sie beispielsweise täglich auf der Arbeit sehr lange in einer bestimmten Position, werden einige Muskelgruppen besonders intensiv beansprucht, sie sind also dauerhaft angespannt. Solch eine Anspannung kann zur Entstehung von Triggerpunkten führen.

2.12.4 SYMPTOME: WORAN ERKENNE ICH, DASS ICH TRIGGERPUNKTSCHMERZEN HABE?

Der Schmerz ist oft **dumpf** und entsteht, wenn der Rücken fehl- oder überbelastet wird. Bei Nichtbehandlung der Beschwerden kann dieser sich chronifizieren und **dauerhaft** eintreten. Die Identifizierung der Schmerzursache ist nicht einfach, da durch Triggerpunkte der Schmerz oft in ganz andere **Körperregionen strahlt**. Ein Beispiel: Die Ursache von Kopfschmerzen kann ein Triggerpunkt sein, welcher in den Schultermuskeln sitzt.

Drückt man auf die Stelle, wo der Triggerpunkt sich befindet, schmerzt sie. Fühlen kann man die verspannte Stelle nicht, sie ist aber ein **Knötchen** in der Muskelfaser. Neben den Schmerzen sind weitere Beschwerden, wie eingeschränkte **Gelenkbeweglichkeit** oder **Steifheit**, möglich.

UNSPEZIFISCHE SYMPTOME FÜR SOGENANNTE *TRIGGERPUNKTE* BZW. TRIGGERPUNKTSCHMERZEN

- Schmerzen, die vage und blitzartig bis langfristig sein können;
- Begleitbeschwerden, wie Steifheit;
- eingeschränkte Gelenkbeweglichkeit;
- Taubheitsgefühl, Brennen, Kribbeln;
- Schwellungen;
- Koordinationsstörungen;
- allgemeine Schwäche;
- Schlafstörungen.

2.12.5 DIAGNOSTIK: WAS TUT DER ARZT?

Wie bei jedem Arztbesuch erfolgt als Erstes die **Anamnese**, also die Befragung des Patienten nach seinem Befinden. Zentral ist die Ermittlung der Beschwerden sowie möglicher Ursachen.

Die Schwierigkeit in der Identifikation von Triggerpunkten liegt darin, dass Triggerpunkte in andere Körperregionen strahlen. Dies hat zur Folge, dass oftmals fälschlicherweise im Beschwerdebereich behandelt wird, was die Ursache – den woanders lokalisierten Triggerpunkt – nicht beseitigt.

Mittlerweile gibt es allerdings Karten, die die typischen Stelle von Triggerpunkten und die **Ausstrahlungsregionen** darstellen, sind typische Ausstrahlungsmuster bekannt. Triggerpunkte, die für Rückenschmerzen im mittleren und unteren Bereich verantwortlich sind, liegen oftmals im **Gesäß** sowie im **Bauch- und Lendenbereich**. Mit diesem Wissen im Hinterkopf kann der behandelnde Arzt durch eine spezielle **Drucktechnik** mögliche Triggerpunkte identifizieren: Mit der Fingerkuppe drücken Sie in die entsprechende Körperregion (*Palpation*). Zusammen mit **sanften, wellenartigen Bewegungen** werden die darunter liegenden Muskeln mit Druck abgetastet.

Auf Röntgenbildern sind weiche Strukturen, wie Muskeln oder Bänder, nicht erkennbar, weswegen auch Triggerpunkte über dieses bildgebende Verfahren nicht zu diagnostizieren sind. Da Triggerpunkte allerdings elektronische Signale, die einem Rauschen ähneln, senden, können sie über EMG (*Elekromyografie*) dargestellt werden.

2.12.6 THERAPIE UND WAS KANN ICH TUN?

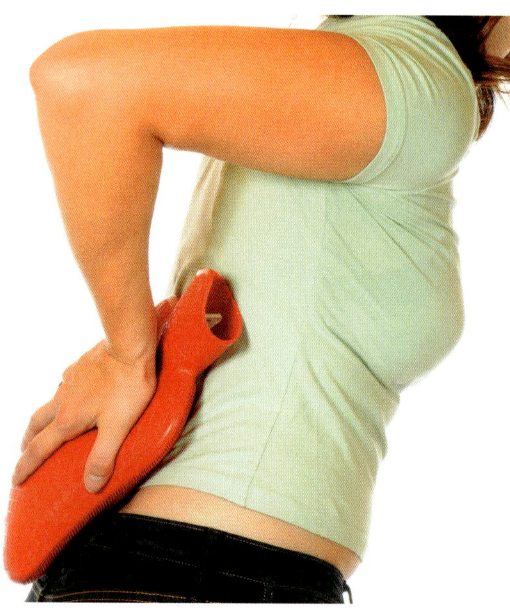

Wurde die Schmerzursache, der Triggerpunkt, gefunden, kann relativ schnell die Verspannung gelöst werden. Menschen mit chronischen Schmerzen sind nach spätestens sechs Wochen beschwerdefrei.

Erste Hilfe kann ein Kühlspray versprechen. Dies wird dort aufgetragen, wo sich der verhärtete Muskel befindet. Die Kälte führt zu einer Inaktivierung des aktiven Triggerpunkts. Somit verschwinden die Beschwerden.

Auch eine Behandlung im Sinne einer Wärmetherapie kann zum Lösen der Schmerzen helfen, da Wärme die Durchblutung anregt – genau diese ist im Zuge der Muskelverhärtung nur eingeschränkt vorhanden. Bewährte Hausmittel sind eine halb gefüllte Wärmflasche, Kirschkernsäckchen und warme Wickel.

Um einen Triggerpunkt und somit die Verspannung dauerhaft zu lösen, muss zunächst eine **funktionierende Durchblutung** wiederhergestellt werden. Die **Triggerpunktmassage** (*ischämische Kompression*) ist die dafür am besten geeignete Methode, allerdings weder für Patient noch Arzt oder Therapeuten angenehm.

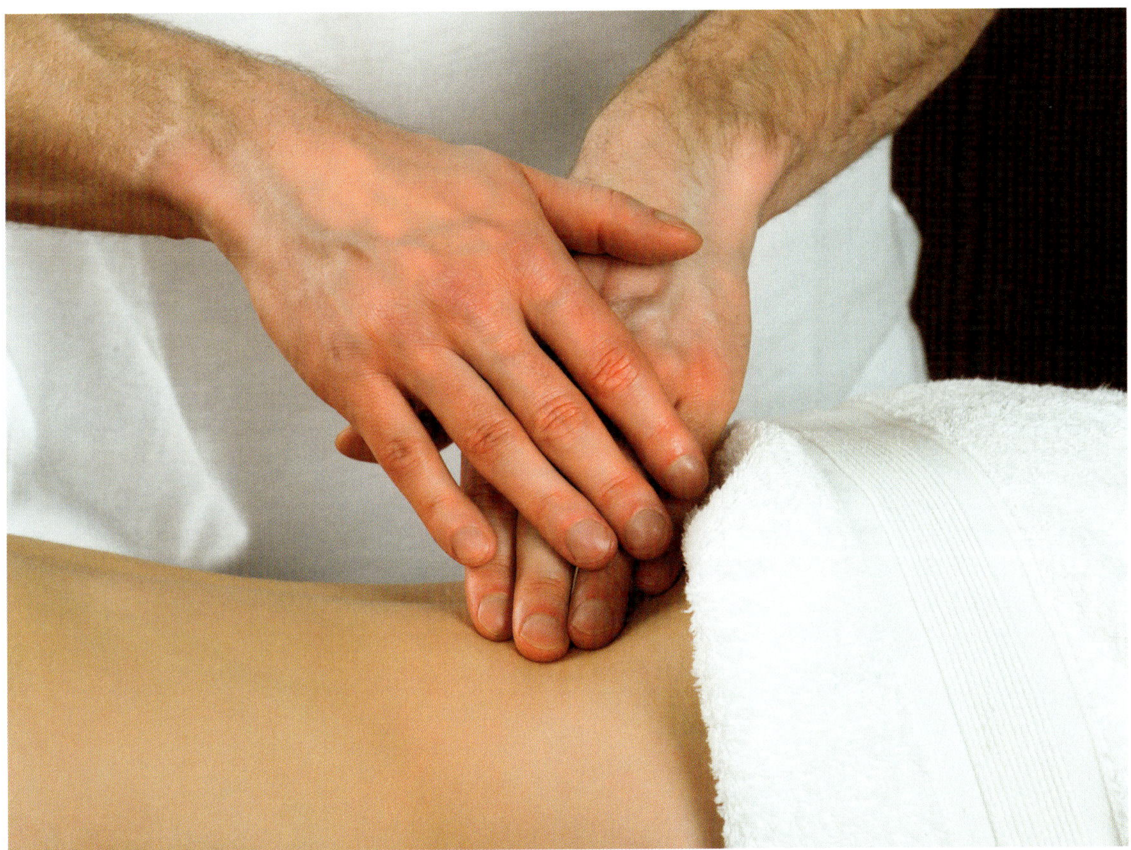

Wie bei der Identifikation des Triggerpunkts muss der Behandelnde mit **viel Druck** in die schmerzende Stelle drücken. Dies ist mit einem **erheblichen Kraftaufwand** verbunden. Dieser Druck ist für Patienten **schmerzhaft** und unangenehm.

Diese Massageform hilft auf drei Ebenen. Erstens wird die dauerhafte Anspannung des betroffenen Muskels gelöst. Zweitens wird die eingeschränkte Durchblutung angeregt und drittens werden die Muskeln im Triggerpunkt gestreckt.

Neben der unmittelbaren Beseitigung des Triggerpunkts ist es ebenfalls nötig, die eigentlichen Ursachen für den Muskelknoten zu identifizieren und prophylaktisch daran zu arbeiten, eine normale Muskelfunktion zu ermöglichen.

Dies kann vor allem im Falle von Problemen im unteren Rücken hilfreich sein. Der **Huantiao-Punkt** liegt zwischen dem oberen Ende des Oberschenkelmuskels und der Pofalte an der tiefsten Stelle des Pomuskels. Diese Stelle bearbeiten Sie 2-3 Minuten mit Ihrer Faust, indem Sie mit dem knöchernen Ende des Zeigefingers sachte Klopfbewegungen machen.

Es ist nicht wichtig, wie groß der erste Schritt ist, sondern in welche Richtung er geht.

2.12.7 PRÄVENTION UND PROGNOSE

Grundsätzlich ist es immer hilfreich, wenn die Muskeln im Bauch- und Rumpfbereich gestärkt sind. Wieder ist eine gesunde, körperliche **Fitness** das A und O!

Um eine **Über- oder Fehlbelastung** zu vermeiden, umgehen Sie dauerhaft einseitige Bewegungen. Sitzen Sie viel am Arbeitsplatz? Sitzen Sie dynamisch: Variieren Sie Ihre Sitzposition oder stehen Sie auch mal auf und gehen einige Schritte.

„Autsch!", zischt Eila, nachdem die Physiotherapeutin in die schmerzende Stelle oberhalb ihres Gesäßes gedrückt hat. Einen Moment später staunt sie: Der Schmerz ist fort! Die Physiotherapeutin ist nicht überrascht: „Da habe ich wohl Ihren Triggerpunkt auf Anhieb getroffen!"

HÄUFIGE PATIENTENFRAGEN

Frage 1: *Können solche schmerzhaften Triggerpunkte ausschließlich in Muskeln auftreten?*

Dr. Weigl: Triggerpunkte können nicht nur in den Muskeln auftreten, sondern auch in den Bändern (*fasziale Triggerpunkte*), in der Haut (*kutane Triggerpunkte*), in den Bändern (*ligamentäre Triggerpunkte*) und in der Knochenhaut (*periostale Triggerpunkte*). Eine Ansammlung von mehreren Triggerpunkten wird **Myogelose** genannt.

Frage 2: *Was ist der sogenannte Weinzhong-Punkt? Dieser soll ja ein ganz besonderer Triggerpunkt sein, richtig?*

Dr. Weigl: Der **Weinzhong-Punkt** ist nicht nur für Erkrankungen im unteren Rücken relevant, sondern auch im Zusammenhang mit den Beckenorganen, Menstruationsbeschwerden oder Neurodermitis. Der Weinzhong-Punkt liegt in den Kniekehlen, genau in der Mitte. Massieren Sie diesen Punkt sanft 1-2 Minuten in kleinen, kreisenden Bewegungen. Nach dieser Einheit üben Sie für weitere 2-3 Minuten durchgehend Druck auf den Weinzhong-Punkt aus: Wenn Sie einatmen, drücken Sie darauf, wenn Sie ausatmen, nehmen Sie Druck heraus.

Frage 3: *Kann es sein, dass die Schmerzen blitzartig, plötzlich auftreten?*

Dr. Weigl: Ja, das ist sehr typisch. Sehr oft entwickeln sich die Triggerpunktschmerzen über Jahre bis Jahrzehnte mit wachsenden Verspannungen, vor allem in der Tiefenmuskulatur und im dort befindlichen Bindegewebe. Bemerkbar werden diese dann plötzlich, die Schmerzen kommen dann für den Betroffenen wie aus heiterem Himmel.

2.13 ARTHROSE DER WIRBELSÄULE – DER ABGEFAHRENE REIFEN

„Die Arthrose ist die häufigste Gelenkerkrankung erwachsener Menschen. Früher dachte man, dass ‚nur' Verschleiß und Fehlbelastungen eine Rolle spielt. Heute weiß man, dass die Ursachen viel mannigfaltiger sind und Genetik sowie Stoffwechsel- und Hormonstörungen auch einen wesentlichen Einfluss haben."

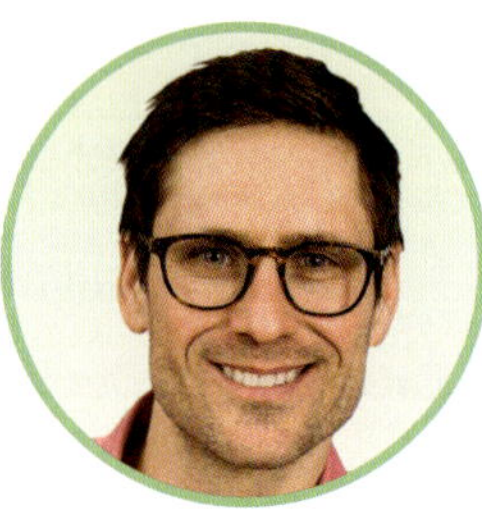

Am häufigsten betroffen von Arthrose sind der Daumen, das Knie, die Hüfte und die Wirbelsäule. Die Arthrose der Wirbelsäule gehört zu den häufigsten Arthrosen und ist eine degenerative, nicht entzündliche Erkrankung. Vor allem im Bereich der Hals- und Lendenwirbelsäule entstehen dabei Beschwerden. Als Ursachen gelten der altersbedingte Knorpelverschleiß und die Fehlbelastung der Gelenke.

„Ich habe Rücken!" – Ja, dieser viel zitierte Horst-Schlämmer-Satz kommt immer dann zum Einsatz, wenn eine ältere Person samt Rückenleiden imitiert wird. Peter hat damals auch noch gelacht und sich gesagt, dass dieser stereotypische Satz niemals über seine Lippen kommen würde. Doch seit er diese Schmerzen im Kreuz hat, erklärt er seine Schonhaltung scherzhaft auf eben diese Weise. Besonders nach dem Aufstehen, wenn der Rücken nach längerer Ruhephase wieder voll beansprucht wird, verstärkt sich der Schmerz.

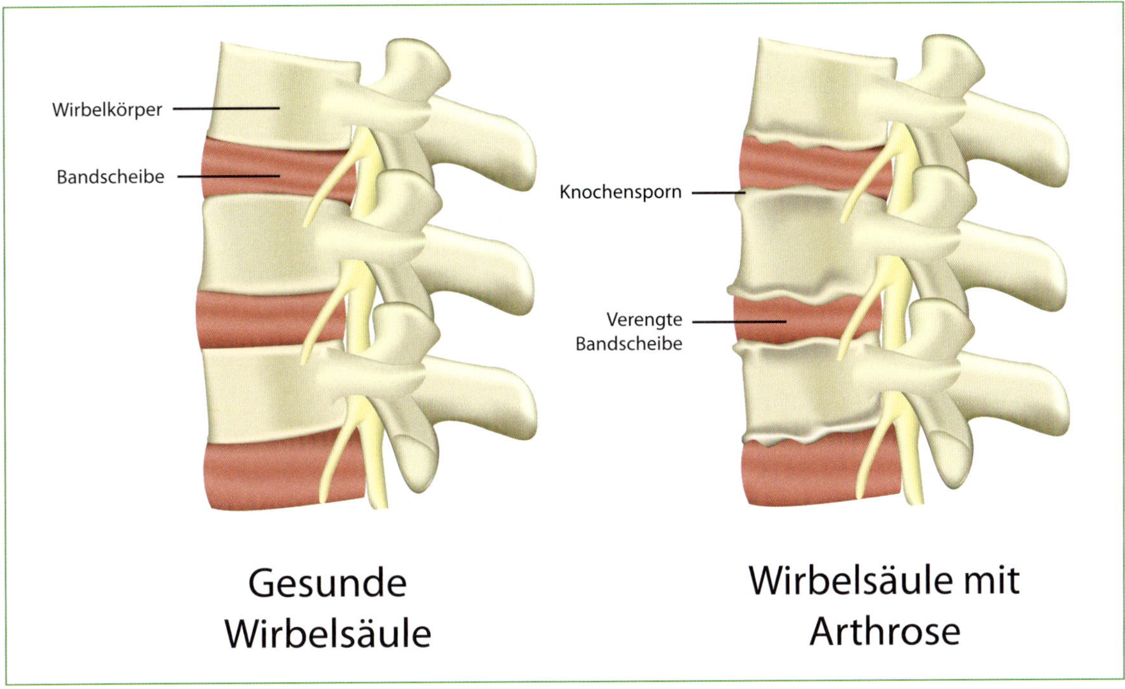

2.13.1 DEFINITION: WAS IST EINE ARTHROSE DER WIRBELSÄULE?

Der Fachbegriff für die **Arthrose der Wirbelsäule** lautet **Spondylosis deformans**. Dieser Begriff ist ein Sammelbegriff für degenerative Veränderungen an der Wirbelsäule. Der Begriff wird in der Literatur uneinheitlich verwendet, bedeutet aber letztlich immer eine degenerative Veränderung von Teilen der Wirbelsäule.

Typischerweise beginnen die degenerativen Veränderungen der Wirbelsäule am Anfang mit einer sogenannten *Spondylarthrose*. Die Spondylarthrose ist eine Arthrose der kleinen Wirbelsäulengelenke (auch oft *Facettengelenke* genannt). Hat man eine symptomatische Spondylarthrose, d. h., leidet man unter Schmerzen und weiteren Beschwerden, so spricht man auch vom sogenannten *Facettensyndrom*.

Die Wirbelgelenkarthrose ist eine degenerative, also durch Verschleiß bedingte Erkrankung. Sie beschreibt die Zerstörung der kleinen Wirbelgelenke durch Aufeinanderreiben infolge eines Knorpelabbaus. Dies verursacht Schmerzen und schränkt die Bewegungsfreiheit ein. Die Wirbelgelenkarthrose ist nur eine von mehreren degenerativen Wirbelsäulenprozessen.

DIE FOLGENDEN DREI ERKRANKUNGEN GEHEN HÄUFIG MIT EINER ARTHROSE EINHER

1. **Chondrose:** Typisches Symptom ist der Verlust von Flüssigkeit in den Bandscheiben. Dadurch kommt es zu einer Höhenabnahme zwischen den Wirbelkörpern. Die Bandscheiben sind nicht durchblutet, sondern werden durch Diffusion mit Nährstoffen versorgt. Durch den Flüssigkeitsverlust kommt es zu einer Unterversorgung mit Nährstoffen und zu einer Abnahme der Elastizität. Es entstehen Risse und Lücken. Im Fachjargon spricht man dann von einer *Chondrose intervertebralis*.

2. **Osteochondrose:** Durch den Verschleiß der Bandscheiben wird die Belastung auf die Wirbelkörper größer. Die Wirbelkörper bilden einen sogenannten *Kalksaum*. Darunter versteht man eine sogenannte *Sklerose* unterhalb der Knorpelfläche. Eine Osteochondrose beruht auf degenerativen Veränderungen der Bandscheiben und der Wirbel. Bei dieser Erkrankung ist die Umwandlung von Knorpel zu Knochen, was eigentlich Bestandteil eines normalen Wachstumsprozesses ist, gestört.

3. **Spondylose:** Um die reduzierte Stabilität zu kompensieren, bilden sich knöcherne Ausziehungen bzw. Anbauten. Der Knochen bzw. der Wirbelkörper verändert also seine Form. Diese sogenannten *Spondylophyten* können zwei Wirbelkörper überbrücken und es kommt zu Bewegungseinschränkungen bis zur Versteifung der Wirbelsäule. Man spricht dann auch von einer *Spondylosis deformans*.

2.13.2 VORKOMMEN: WER IST GEFÄHRDET?

Eine Arthrose der Wirbelsäule kann jeden von uns betreffen. Von der Wirbelgelenkarthrose sind Frauen häufiger betroffen als Männer. Das Risiko einer Erkrankung steigt wie bei jeder Arthrose mit zunehmendem Alter. Ab 60 Jahren sind bei beinahe jedem Patienten im Bereich der unteren Wirbelsäule, also der Lendenwirbelsäule (LWS), arthrotische Prozesse zu beobachten. In 40 % der Fälle von über 40-Jährigen werden Rückenschmerzen durch eine Arthrose in diesem Bereich verursacht. Bei unter 40-Jährigen sind es dagegen nur 15 %.

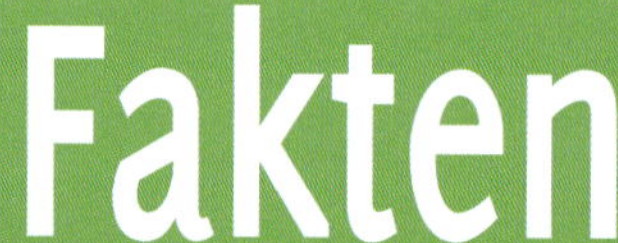

Mehr als 90 % der über 60-Jährigen hat eine sogenannte *Spondylarthrose*. Jedoch bekommt nur weniger als ein Viertel der Betroffenen auch Symptome bzw. Probleme. Die Mehrheit hat also eine Arthrose der Wirbelsäule, aber keine Beschwerden.

2.13.3 URSACHEN: WARUM BEKOMME ICH ARTHROSE DER WIRBELSÄULE?

Die Ursachen sind vielfältig und verschieden. Während in der Vergangenheit zumeist mechanische Be- und Überlastung als Ursache genannt wurde, zeigen neuere Studien (siehe Nature, Anhang), dass sowohl die Genetik als auch das Vorhandensein bestimmter Hormone (vor allem aus dem Fettgewebe) negativen Einfluss auf die Knorpelzellen nimmt.

Allgemein lassen sich die folgenden Risikofaktoren nennen:

1. familiäre Veranlagung,
2. Übergewicht und Stoffwechselstörungen,
3. Hormondysbalancen bzw. -ungleichgewichte,
4. konstante mechanische Überlastung (durch Leistungssport wie Fußball),
5. Entwicklungsstörungen (z. B. eine Hüftdysplasie),
6. Fehlwachstum nach Knochenbrüchen,
7. vorangegangene Beschädigung.

2.13.4 SYMPTOME: WORAN ERKENNE ICH, DASS ICH EINE ARTHROSE DER WIRBELSÄULE HABE?

Die Folgen einer Wirbelgelenkarthrose können schmerzhafte Verspannungen im Rücken sein. Typische Anzeichen sind eine zunehmende Unbeweglichkeit und Steifheit im Rücken.

Um die Symptome richtig zuordnen zu können, ist es wichtig, zu wissen, welcher Bereich der Wirbelsäule betroffen ist:

Halswirbelsäule: Zu Nacken- und Schulterschmerzen kann es kommen, wenn die Halswirbelsäule betroffen ist. Häufig sind diese Schmerzen einseitig. Sie können in den Oberarm und in den Hinterkopf ausstrahlen. Hinzu kommt eine für diesen Bereich typische Einschränkung der Beweglichkeit des Kopfs. Gegebenenfalls kann auch ein Schwindelgefühl oder Ohrensausen eintreten.

Brustwirbelsäule: Eine Arthrose an den Wirbelgelenken im Bereich der Brustwirbelsäule äußert sich in Form von Schmerzen im Rücken und im hinteren Brustkorb. Diese Schmerzen können atemabhängig entstehen und bis in den vorderen Brustbereich ausstrahlen. Der an den Wirbelkörpern anliegende vegetative Grenzstrang, ein Teil des Nervensystems, kann irritiert werden und Übelkeit, Mattheit sowie Kaltschweißigkeit verursachen.

Lendenwirbelsäule: Ist die Lendenwirbelsäule, also der untere Bereich der Wirbelsäule, betroffen, so kommt es vor allem zu Kreuzschmerzen, die sich ein- oder beidseitig bemerkbar machen können. Häufig treten diese Schmerzen im Zuge der ersten Bewegung als Anlaufschmerz nach einer längeren Ruhepause oder im Anschluss an Belastung auf. Diese Schmerzen können bis ins Gesäß und in die Ober- und Unterschenkel ausstrahlen.

TYPISCHE KENNZEICHEN FÜR EINE WIRBELSÄULENARTHROSE SIND

- Schmerzhafte Verspannungen im Rücken,
- zunehmende Unbeweglichkeit, Steifheit,
- einseitige Nacken- oder Schulterschmerzen, Rückenschmerzen, Kreuzschmerzen,
- Ausstrahlen der Schmerzen in Extremitäten und Organe.

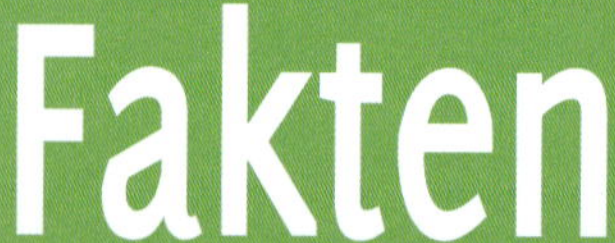

Mit einem Schmerztagebuch kann ein Arzt schnelle Rückschlüsse ziehen, wann und wie stark die Schmerzen in den Gelenken auftreten. Neben allgemeinen Schmerztagebüchern sind auch spezielle Arthrosetagebücher per App verfügbar.

2.13.5 DIAGNOSTIK: WAS TUT DER ARZT?

Die Diagnose der Wirbelgelenkarthrose erfolgt über eine Kombination aus Anamnese, klinischer Untersuchung und bildgebenden Verfahren. Auch eine Laboruntersuchung kann vorgenommen werden.

Im **Anamnesegespräch** zwischen Arzt und Patient werden die Krankengeschichte erfasst und aktuelle Symptome erfragt. Außerdem informiert sich der Arzt über bestehende Vorerkrankungen, Fälle von Arthrose in der Familie, den Beruf des Patienten sowie Medikamente, die dieser regelmäßig einnimmt. Im Zusammenhang mit der Wirbelgelenkarthrose wird der Arzt auch nach Taubheitsgefühl oder Kraftverlust fragen.

Die **klinische Untersuchung** dient der Aufnahme allgemeiner Daten, wie Alter, Größe und Gewicht. Dann wird der Patient abgetastet und aufgefordert, bestimmte Bewegungen zu vollführen, sodass der Arzt sich ein Bild von einer etwaigen Fehlbelastung machen kann. Außerdem wird der Arzt einzelne Bewegungen selbst überprüfen. Die genaue Verortung des von der Arthrose betroffenen Wirbelgelenks ist Ziel der Untersuchung.

Ein **Röntgenbild** liefert die wichtigsten Hinweise in Bezug auf arthrotische Veränderungen. Ein abgenutzter Knorpel lässt sich am besten durch einen verschmälerten Gelenkspalt zwischen den Wirbelgelenken erkennen. Aber anhand eines Röntgenbildes kann der Arzt auch Unregelmäßigkeiten an Gelenkflächen und knöcherne Deformierungen oder Anbauten (*Osteophyten*) erkennen. Vor allem im Lendenwirbelsäulenbereich können zudem Verschiebungen der Wirbelkörper sichtbar werden.

Die **Computertomografie** kann ein noch klareres Bild des Wirbelgelenkzustands liefern und die Diagnose absichern. Eine **Magnetresonanztomografie** ermöglicht zudem eine Übersicht der kompletten Lendenwirbelsäule, sodass auch alle Bandscheibenzwischenräume dargestellt werden. Bei diesen beiden Methoden werden auch Zysten, die sich an den Gelenken bilden können, erkennbar.

Eine **Laboruntersuchung**, bei der z. B. Blut oder Gelenkflüssigkeit untersucht wird, dient vor allem dem Ausschluss anderer möglicher Erkrankungen.

2.13.6 THERAPIE UND WAS KANN ICH TUN?

Für die Wirbelgelenkarthrose gilt, dass sie, wie die Arthrose im Allgemeinen, nicht ganzheitlich heilbar ist. Vielmehr soll die Behandlung dabei helfen, das alltägliche Leben schmerzfrei zu gestalten. Zunächst sollte also eine sogenannte *konservative Therapie* als Behandlungsmöglichkeit in Erwägung gezogen werden, bei der auch **Medikamente** zum Einsatz kommen können. Eine **operative Therapie** sollte erst dann in Betracht gezogen werden, wenn die Kombination aus konservativer und medikamentöser Therapie nicht zum gewünschten Ergebnis führt.

Im Rahmen einer **konservativen Therapie** der Wirbelgelenkarthrose werden vor allem physiotherapeutische Maßnahmen Anwendung finden. Diese dienen dazu, den Patienten zu mobilisieren sowie seine Muskulatur zu kräftigen und zu dehnen. Eine Anpassung der Lebensumstände, beispielsweise die Reduktion von Übergewicht oder die Umstellung der Ernährung, kann zur Besserung beitragen. Zur Schmerzlinderung kann ebenfalls eine physikalische Therapie durchgeführt werden, etwa in Form von Elektrotherapie oder therapeutischen Bädern (*Balneotherapie*).

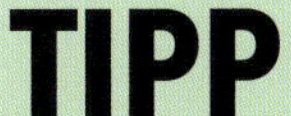

WAS KANN ICH TUN?

- Gezielte und bewusste Ernährung: Vollwertige Ernährung mit reichlich Antioxidantien, wie Vitamin C und E, sowie hochwertigen Ölen, wie Fisch-, Walnuss- oder Avocadoöl.
- Bewegung, Kräftigung und Dehnung der Muskulatur.

Medikamente können bei der Therapie unterstützend eingesetzt werden. Zu den üblichen Präparaten gehören entzündungshemmende und schmerzlindernde Medikamente, wie Ibuprofen oder Diclofenac. Alternativ kann der Arzt in Erwägung ziehen, Betäubungsmittel direkt in das Gelenk zu geben – dieser Vorgang wird *Infiltration* genannt.

Ist die Arthrose weiter fortgeschritten, können auch größere **operative Eingriffe** unternommen werden. Dazu gehört z. B. die versteifende Operation der Wirbelsäule, die einer Instabilität entgegenwirken soll. Dabei werden einzelne Bewegungssegmente über Implantate, etwa Schrauben-Stab-Systeme, miteinander verbunden.

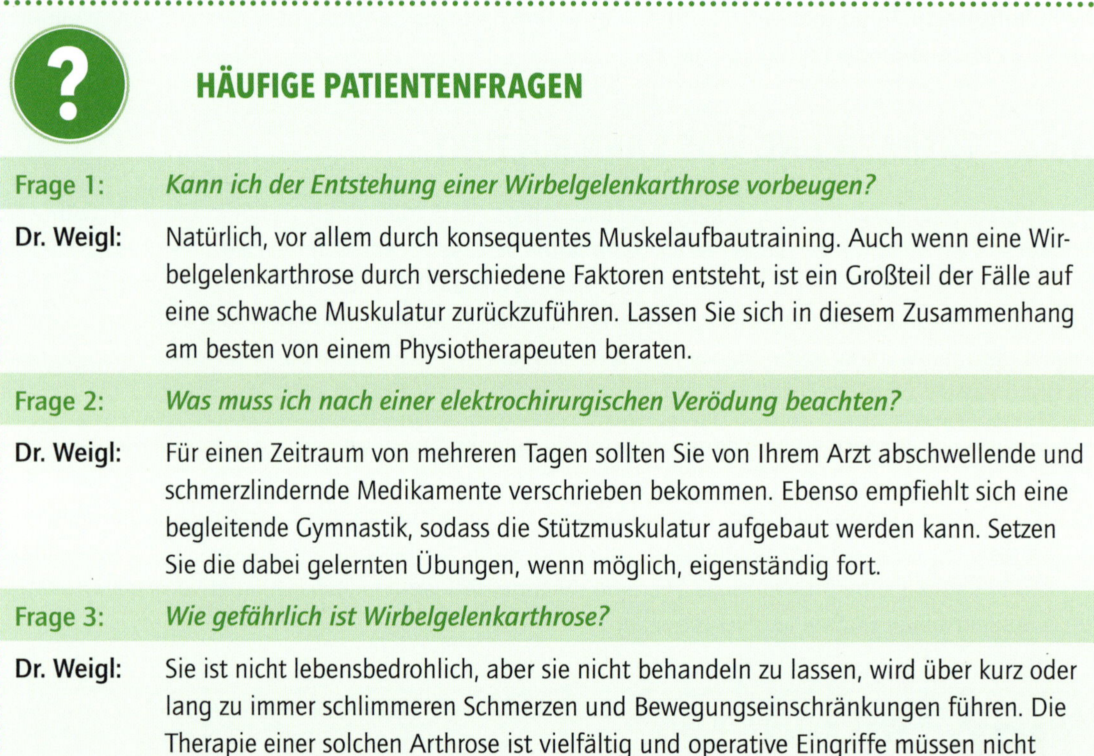

HÄUFIGE PATIENTENFRAGEN

Frage 1:	*Kann ich der Entstehung einer Wirbelgelenkarthrose vorbeugen?*
Dr. Weigl:	Natürlich, vor allem durch konsequentes Muskelaufbautraining. Auch wenn eine Wirbelgelenkarthrose durch verschiedene Faktoren entsteht, ist ein Großteil der Fälle auf eine schwache Muskulatur zurückzuführen. Lassen Sie sich in diesem Zusammenhang am besten von einem Physiotherapeuten beraten.
Frage 2:	*Was muss ich nach einer elektrochirurgischen Verödung beachten?*
Dr. Weigl:	Für einen Zeitraum von mehreren Tagen sollten Sie von Ihrem Arzt abschwellende und schmerzlindernde Medikamente verschrieben bekommen. Ebenso empfiehlt sich eine begleitende Gymnastik, sodass die Stützmuskulatur aufgebaut werden kann. Setzen Sie die dabei gelernten Übungen, wenn möglich, eigenständig fort.
Frage 3:	*Wie gefährlich ist Wirbelgelenkarthrose?*
Dr. Weigl:	Sie ist nicht lebensbedrohlich, aber sie nicht behandeln zu lassen, wird über kurz oder lang zu immer schlimmeren Schmerzen und Bewegungseinschränkungen führen. Die Therapie einer solchen Arthrose ist vielfältig und operative Eingriffe müssen nicht immer erfolgen.

Peter hat jetzt nicht mehr Rücken. Zwar wurde eine fortgeschrittene Spondylarthrose diagnostiziert, aber die Medikamente und die Physiotherapie schlagen an. Sein Arzt hat bereits angedeutet, dass aufgrund der möglichen Nebenwirkung auf den Magen Medikamente keine Dauerlösung sind. Aber Peter würde dann auch, ohne zu zögern, diese von seinem Arzt erwähnte Verödung in Betracht ziehen. Hauptsache, er ist schon wieder schmerzfrei, und langsam gewöhnt er sich wieder dran.

Der Mensch hat drei Wege, um zu lernen:
Durch Nachdenken – das ist der edelste,
durch Nachahmen – das ist der leichteste,
durch Erfahrungen – das ist der schmerzlichste. (Laotse)

2.14 BANDSCHEIBENVORFALL – DER UNSCHULDIGE ÜBELTÄTER

„Der Bandscheibenvorfall ist das ‚berühmteste' Rückenleiden, aber zumeist völlig zu unrecht verdächtigt."

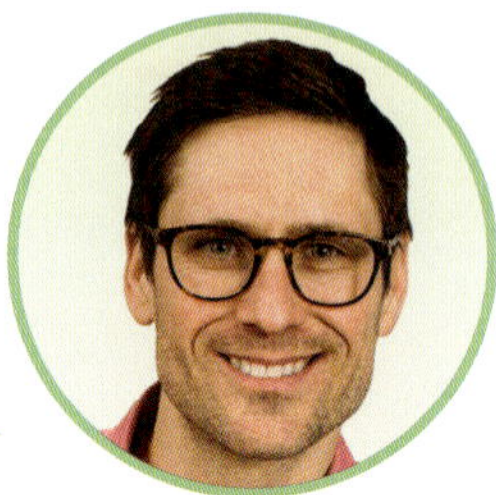

„Papa, hast du etwa Rücken!?" Eigentlich möchte Martin seiner Tochter Laura beim Umzug in die erste eigene Wohnung helfen. Als der Familienvater jedoch gerade die schwere Bücherkiste in den Kleintransporter stellen will, passiert es: Ein jäher, scharfer Schmerz schießt ihm in den Rücken. Mit schmerzverzerrtem Gesicht lässt er die Kiste fallen. Das ist schon das dritte Mal in vier Wochen, dass sein unterer Rücken schmerzt. Tochter und Medizinstudentin Laura vermutet: „Hast du vielleicht einen Bandscheibenvorfall?"

2.14.1 DEFINITION: WAS IST EIN BANDSCHEIBENVORFALL?

Als **Bandscheibenvorfall** – auch **Diskushernie** oder **Bandscheibenprolaps** (= Prolaps) genannt – bezeichnet man im Allgemeinen den Austritt von Bandscheibenmaterial *(Nucleus pulposus)* aus dem degenerativ vorgeschädigten Faserring *(Anulus fibrosus)* in den Spinalkanal.

NEUN DINGE, DIE GESAGT WERDEN MÜSSEN

1. DIE BANDSCHEIBEN SIND FAST IMMER UNSCHULDIG.

2. DIE BANDSCHEIBEN SIND KEINE FLACHEN, UNEBENEN SCHEIBEN.

3. BANDSCHEIBEN RUTSCHEN NIRGENDSWO HERAUS.

4. BANDSCHEIBEN KÖNNEN SICH REGENERIEREN – WENN AUCH LANGSAM.

5. BANDSCHEIBEN SIND KEINE SENSIBLEN GEBILDE – GANZ IM GEGENTEIL!

6. „AUSGEFRANSTE", RISSIGE BANDSCHEIBEN AB DEM 30.-35. LEBENSJAHR SIND NORMAL – LASSEN SIE SICH NICHT VON DER BILDGEBUNG KRANK MACHEN.

7. BANDSCHEIBEN MÜSSEN GUT „GEQUETSCHT" WERDEN, DAMIT DIESE GUT MIT NÄHRSTOFFEN VERSORGT WERDEN.

8. DER MÖGLICHE SCHMERZ KOMMT NICHT VON DEN BANDSCHEIBEN (DIESE SIND NICHT SEHR UMFANGREICH MIT NERVEN VERSORGT), SONDERN DURCH DIE BETROFFENEN MUSKELN, BÄNDER ETC.

9. SCHMERZEN ENTSTEHEN VORWIEGEND NICHT AUFGRUND DER VORWÖLBUNG UND DES DRUCKS AUF DIE NERVEN, SONDERN DURCH DIE KÖRPEREIGENE ENTZÜNDUNGS- UND IMMUNREAKTION.

BANDSCHEIBENVORFALL IST NICHT GLEICH BANDSCHEIBENVORFALL!

Bei einem Bandscheibenvorfall muss zwischen verschiedenen Typen unterschieden werden. Wie so oft ist auch Bandscheibenvorfall nicht gleich Bandscheibenvorfall. Zum einen unterscheidet man die sogenannte ***Höhe*** eines Bandscheibenvorfalls, d. h., ob es sich um einen **lumbalen** oder **zervikalen** (seltener auch **thorakalen**) Bandscheibenvorfall handelt. Bandscheibenvorfälle im Bereich der Lendenwirbelsäule (LWS) treten wesentlich häufiger auf als Bandscheibenvorfälle im Bereich der Halswirbelsäule (HWS) oder Brustwirbelsäule (BWS). Zum anderen unterscheidet man auch das **Ausmaß** des Bandscheibenvorfalls. Diese klassische Einteilung unterscheidet zwischen einer **Protrusion**, einem **Prolaps** und einem **Sequester**.

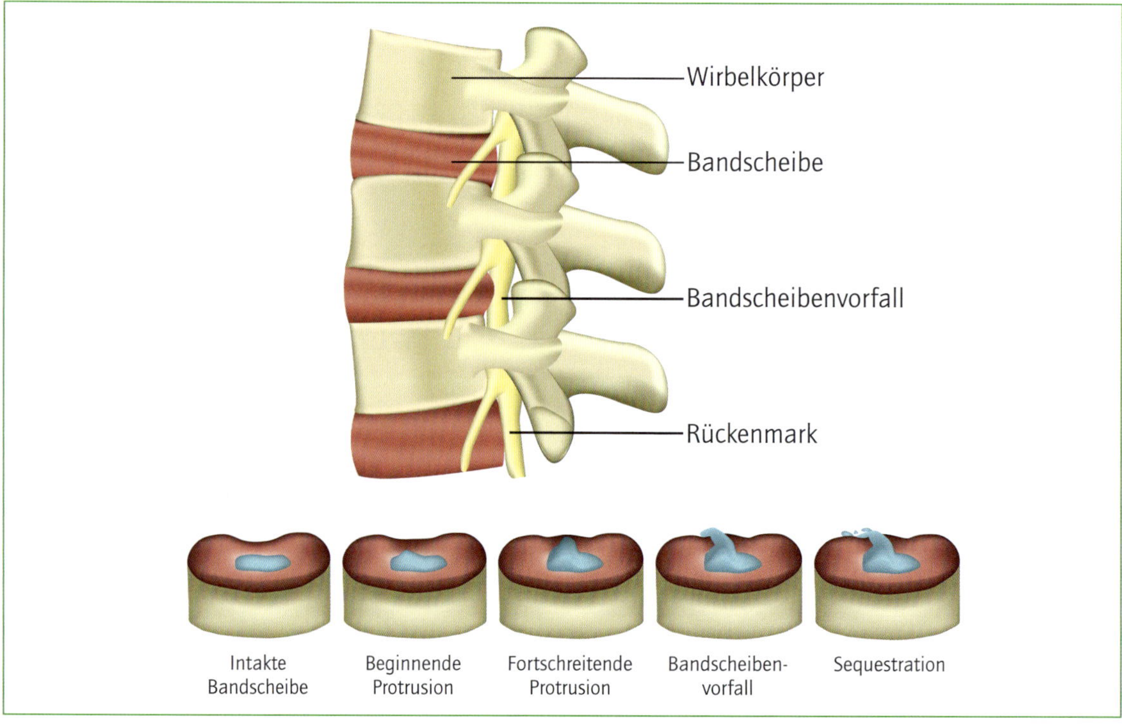

- **Bandscheibenprotrusion** (= Protrusion): Bandscheibenvorwölbung innerhalb des Faserrings, vor allem gegen das hintere Längsband. Ca. 55 % der arbeitenden Bevölkerung hat eine Bandscheibenprotrusion, jedoch ohne dass Schmerzen oder andere Probleme auftreten. Die Protrusion ist die erste Stufe der Bandscheibenerkrankung.
- **Bandscheibenprolaps** (= Prolaps): Bandscheibenvorfall mit Perforation des *Anulus fibrosus* (Faserring). Der Prolaps ist eine fortgeschrittene Stufe gegenüber der Protrusion.

- **Bandscheibenvorfall mit freiem Sequester:** Perforation des Anulus fibrosus und des Längsbands; der Sequester hat keinen Kontakt mehr zur ursprünglichen Bandscheibe. Der verlorene Kontakt ist der wesentliche Unterschied zwischen Sequester und Prolaps.

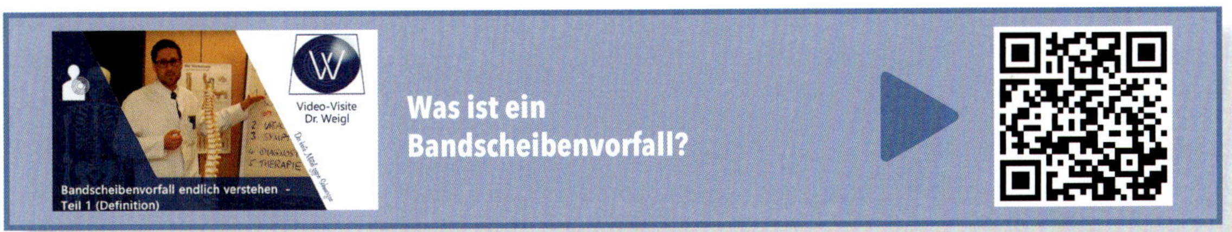

2.14.2 VORKOMMEN: WER IST GEFÄHRDET?

Der Bandscheibenvorfall ist im Vergleich zu anderen spezifischen Erkrankungen ein häufiges Krankheitsbild. Die lumbale Bandscheibenoperation ist die am häufigsten durchgeführte Wirbelsäulenoperation. Jedoch wird oftmals zu schnell und zu früh die Bandscheibe als der Übeltäter benannt und auch operiert. Vielleicht stecken da auch wirtschaftliche Interessen hinter? Von den etwa 60 % der Bevölkerung, die mindestens einmal im Jahr Rückenschmerzen hat, ist nur bei knapp 5 % der Männer und 3,5 % der Frauen tatsächlich der Bandscheibenvorfall die Ursache für die Rückenschmerzen.

- Jeder zweite Erwachsene hat eine Bandscheibenprotrusion (Vorwölbung).
- Knapp 30 % der arbeitenden Bevölkerung hat einen asymptomatischen Bandscheibenvorfall.
- 5 % der Männer und 3,5 % der Frauen haben Rückenschmerzen aufgrund eines Bandscheibenvorfalls.
- 180.000 Deutsche haben pro Jahr einen akuten Bandscheibenvorfall.
- Die lumbale Bandscheibenoperation ist die am häufigsten durchgeführte Wirbelsäulenoperation.
- 70.000-80.000 Bandscheibenoperationen werden pro Jahr in Deutschland durchgeführt.
- Am häufigsten entstehen Vorfälle auf der Höhe L 4/L 5 und L 5/S 1.

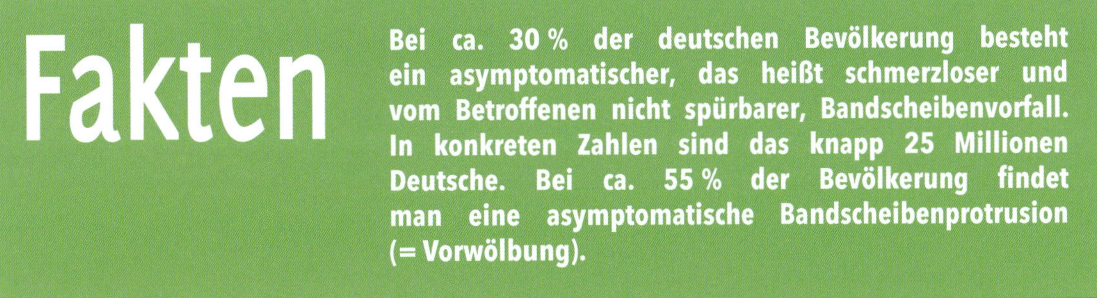

Fakten

Bei ca. 30 % der deutschen Bevölkerung besteht ein asymptomatischer, das heißt schmerzloser und vom Betroffenen nicht spürbarer, Bandscheibenvorfall. In konkreten Zahlen sind das knapp 25 Millionen Deutsche. Bei ca. 55 % der Bevölkerung findet man eine asymptomatische Bandscheibenprotrusion (= Vorwölbung).

2.14.3 URSACHEN: WARUM BEKOMME ICH EINEN BANDSCHEIBENVORFALL?

Ursachen können eine plötzliche Verletzung oder degenerative Veränderungen sein, wobei die Art der Beschwerden von der Stelle des Bandscheibenvorfalls abhängt. Die aus dem Faserring austretende Masse kann auf die Nerven im Rückenmarkbereich drücken und so zu Rückenschmerzen und anderen Symptomen, wie Lähmungen, Taubheitsgefühlen oder Funktionsstörungen von Organen, führen.

Kommt es zu einer Schwächung oder zu einer Rissbildung des äußeren Faserrings *(Anulus fibrosus)* aufgrund von Fehl- oder Überbelastung der Wirbelsäule, so tritt der gallertartige innere Kern *(Nucleus pulposus)* aus der Bandscheibe aus und verursacht so den Bandscheibenvorfall.

ZUSAMMENFASSUNG DER HÄUFIGSTEN URSACHEN

1. Alterung der Bandscheibe (Degeneration) (der häufigste Grund, Beginn ab dem 45. Lebensjahr);
2. genetische Prädisposition;
3. Übergewicht;
4. Berufliche/sportliche (Fehl-)Belastung.

Typisch sind zwei Fälle:

Fall 1 ist der Bauarbeiter, der täglich schwere Lasten trägt und diese falsch (an-)hebt und falsch „schleppt".

Fall 2 ist der Büroangestellte, der täglich mit nach vorne gebeugtem Oberkörper mehrere Stunden vor dem Laptop sitzt. Die Rückenmuskulatur entwickelt sich zurück und die vordere Körpermuskulatur (z. B. Bauchmuskulatur, vordere Oberschenkelmuskulatur) verkürzt sich.

5. Schwangerschaft;
6. Unfälle.

2.14.4 SYMPTOME: WORAN ERKENNE ICH, DASS ICH EINEN BANDSCHEIBENVORFALL HABE?

Lauras Annahme aus dem Beispiel zu Beginn dieses Kapitels ist gar nicht so verkehrt. Stechender Schmerz im Rückenbereich bei einer körperlich anstrengenden Tätigkeit – wie es Beispielpatient Martin passiert – kann ein Merkmal eines Bandscheibenvorfalls sein.

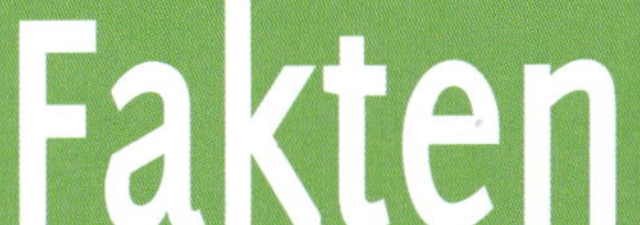

Ganz typisch ist: Die Größe eines Bandscheibenvorfalls und die daraus resultierenden Rückenschmerzen korrelieren häufig nicht miteinander.

Typisch für einen Bandscheibenvorfall sind akut auftretende, plötzliche, blitzartige Rückenschmerzen, oftmals verbunden mit Ausstrahlungen in das linke oder rechte Bein (häufig bis zur Kniekehle, der Wade oder gar bis zum Fuß). Einen weiteren Hinweis auf einen Bandscheibenvorfall gibt der sogenannte *Nervendehnungsschmerz*. Für die Diagnose beugt der Arzt langsam das gestreckte Bein (in Rückenlage; *Lasègue-Test*).

Auch Kribbeln und Missempfindungen im Bein, die oftmals bis zum Fuß reichen, weisen auf einen Bandscheibenvorfall hin. Bei Lähmungserscheinungen sollte man von einem Notfall ausgehen und sollte sofort einen Arzt (Notfallambulanz) aufsuchen. Hier besteht eine erhöhte Gefahr, dass der Nerv, auf den das ausgetretene Bandscheibenmaterial drückt, irreversibel geschädigt werden könnte.

SYMPTOME EINER PROTRUSION

Auch eine Bandscheibenvorwölbung kann die gleichen Beschwerden hervorrufen wie ein Bandscheibenvorfall (= Prolaps). Es kann zu einer Schmerzausstrahlung ins Bein kommen, die keinem speziellen Nerv zugeordnet werden kann (*pseudoradikuläre Symptomatik*, die im Gegensatz zum Bandscheibenvorfall steht). In vielen Fällen stellt eine degenerative Veränderung der Lendenwirbelsäule die Hauptursache dar.

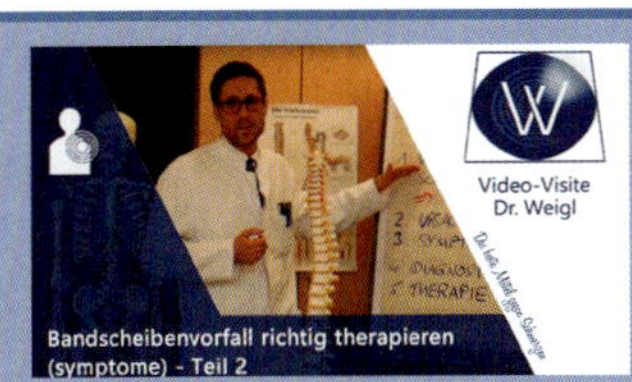

Symptome eines BSV

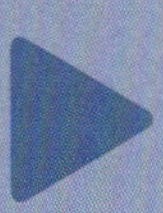

TYPISCHE KENNZEICHEN FÜR EINEN BANDSCHEIBENVORFALL

- Plötzliche, blitzartige Schmerzen in Rücken und Bein mit unterschiedlicher Intensität und Verlauf.
- Beim akuten Ereignis zeigt der Patient häufig eine Fehlhaltung, das heißt, eine reaktive Schonhaltung, mit Seitausbiegung der Wirbelsäule.
- Vegetative Beschwerden.
- Mitunter werden zunächst nur inkomplette Symptome, wie Schmerzen im Bereich des Außenknöchels, der Kniekehle oder des Ellbogens, bei fehlendem Rückenschmerz angegeben.
- Sensibilitätsausfälle bzw. Empfindungsstörungen; Kribbeln (in den Armen bei zervikalen Bandscheibenvorfällen und in den Beinen bei lumbalen Bandscheibenvorfällen).
- Ausfall der Motorik, d. h. Bewegungsausfälle (akuter Notfall).
- Blasen- und Mastdarmstörungen (akuter Notfall).

SOFORT ZUM ARZT

Bei den Kennzeichen „Ausfall der Motorik“ sowie „Blasen- und Mastdarmstörungen“ muss in jedem Fall dringend ein Arzt aufgesucht werden. Häufig besteht dann eine dringende OP-Indikation. In diesen Fällen drückt der ausgetretene Bandscheibenvorfall sehr stark auf den betroffenen Nerv bzw. die betroffenen Nerven.

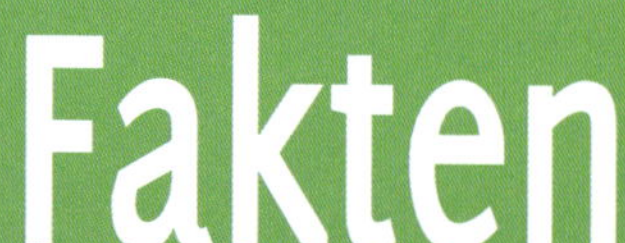

PLÖTZLICH SCHMERZFREI

Plötzliche Schmerzfreiheit bei bestehendem Bandscheibenvorfall muss kein Grund zur Freude sein. Die Schmerzfreiheit kann auf ein Absterben der Nervenwurzeln hinweisen. Sind Sie sich unsicher, dann sollten Sie sofort zum Arzt.

2.14.5 DIAGNOSTIK: WAS TUT DER ARZT?

Der Nachweis eines Bandscheibenvorfalls bedarf verschiedener körperlicher und apparativer Untersuchungen. Obwohl zahlreiche diagnostische Möglichkeiten zum Nachweis eines Bandscheibenvorfalls existieren, stellt die klinische Untersuchung des Patienten auch heute noch die primäre und wertvollste Untersuchungsform dar. Ganz wichtig: Zur Diagnosesicherung sowie Festlegung des weiteren Behandlungsprozesses ist neben der körperlichen immer auch eine bildgebende Untersuchung notwendig.

KÖRPERLICHE UNTERSUCHUNG

Die körperliche/neurologische Untersuchung beinhaltet die Überprüfung der Reflexe, der Beweglichkeit sowie der Empfindung/Sensibilität. Aus diesen Erkenntnissen können Rückschlüsse auf Lage und Schweregrad sowie Nervenbeteiligung gezogen werden. Daneben spielt gelegentlich auch die Messung der Nervenleitgeschwindigkeit eine Rolle. Hierdurch kann der Schweregrad des Bandscheibenvorfalls besser eingeschätzt und die komprimierte Nervenwurzel genau diagnostiziert werden.

DER KLASSIKER BEIM ORTHOPÄDEN: LASÈGUE-TEST

Es gibt mehrere Möglichkeiten der körperlichen Untersuchung. Durch Bewegungstests werden die Nerven in der Wirbelsäule gereizt. Beim **Lasègue-Test** liegen Sie auf dem Rücken und heben ein gestrecktes Bein an. Schnell ins Bein schießende Schmerzen bei einem Beugungswinkel der Hüfte zwischen 40° und 60° zeigen: Die Nerven in der Wirbelsäule werden gereizt. Tritt der Schmerz allerdings nur in der Lendenwirbelsäule und im Oberschenkel auf, ohne in das Bein zu strahlen, spricht der Mediziner vom **Pseudo-Lasègue-Zeichen**. Gründe für die Schmerzen können dann degenerative Wirbelsäulenveränderungen wie Arthrose sein.

GUT ZU WISSEN!

Im Rahmen des Druckausgleichs kommt es in der Bandscheibe zu einem Wasserverlust. Dies ist normal und der Grund, wieso der Mensch im Laufe des Tages um 1-2 cm schrumpft. Während der nächtlichen Ruhephase verlagert sich die Flüssigkeit wieder in die Bandscheiben, sodass der Größenunterschied ausgeglichen wird.

BILDGEBUNG

Mittels einer **Röntgenaufnahme**, die mindestens in zwei Ebenen (von vorne und von der Seite) durchgeführt wird, lässt sich die knöcherne Struktur der Wirbelsäule beurteilen. Da die Bandscheibe im Röntgenbild aber nicht dargestellt wird, kann alleine dadurch die Diagnose eines Bandscheibenvorfalls nicht gestellt werden. Das Röntgenbild liefert aber wertvolle Informationen über den Zustand der Wirbelkörper (zum Beispiel bei Osteoporose) und gibt dadurch mögliche Hinweise auf Differenzialdiagnosen. Das Röntgenbild dient somit vor allem zum Ausschluss anderer Erkrankungen oder Verletzungen an der Wirbelsäule.

Die **Magnetresonanztomografie** (MRT) stellt die Bandscheibe, das Rückenmark und die Nervenwurzeln dar und ist damit das wertvollste Untersuchungsverfahren in der Diagnostik eines Bandscheibenvorfalls. Beim MRT gibt es zudem keine Strahlenbelastung.

Die **Computertomografie** (CT) hat ihre Stärke in der knöchernen Darstellung der Wirbelsäule und ist heutzutage weitestgehend durch die MRT-Untersuchung verdrängt worden. CT-Untersuchungen im Rahmen eines Bandscheibenvorfalls kommen nur noch bei Spezialfragestellungen zum Einsatz. Im Gegensatz zum MRT haben CT-Untersuchungen eine hohe Strahlenbelastung.

Im Rahmen einer **Myelografie** wird ein Röntgenkontrastmittel in den Duralsack injiziert. Durch das Kontrastmittel wird das Rückenmark inklusive der Nervenwurzel indirekt in Form von Kontrastmittelaussparungen sichtbar. Da mittlerweile vorwiegend das MRT zum Einsatz kommt und dieses auch in diesem Bereich aussagekräftigere Aussagen machen kann, setzt man die Myelografie heutzutage nur noch selten ein.

AKTUELLE FORSCHUNG

Ungefähr die Hälfte der Patienten mit chronischen Rückenschmerzen nach einem Bandscheibenvorfall weist bei Untersuchungen im MRT Flüssigkeitsansammlungen im Knochenmark, sogenannte *Modic Changes*, auf. Es wurde in ersten Studien festgestellt, dass bei mehr als 50 % der Patienten Bakterien nachzuweisen waren, die normalerweise dort nichts verloren haben. Über neu gebildete Kapillaren an dem ausgetretenen Gewebe der Bandscheibe gelangen die Bakterien *(P. acnes)* ins Innere der Bandscheibe und verbleiben dort auch nach einer Ausheilung des Bandscheibenvorfalls und verursachen Entzündungen, Knochenödeme und Schmerzen.

Eine Therapie mit Antibiotika hat in ersten Studien (Albert, 2013) sehr gute Ergebnisse erzielt und könnte ein grundlegend neuer Baustein bei der Therapie chronischer Rückenschmerzen darstellen. Es sei aber auch an die Risiken und Nebenwirkungen von Antibiotika und an den sorgsamen Umgang mit diesen Medikamenten erinnert. Mehr Forschung ist hierzu notwendig.

Studie:
Storheim et al. (2071). *Antibiotic treatment in patients with chronic low back pain and Modic changes.*

2.14.6 THERAPIE UND WAS KANN ICH TUN?

Da das Ausmaß eines Bandscheibenvorfalls und die daraus resultierenden Rückenschmerzen sehr oft nicht in Korrelation zueinander stehen, muss jede Therapie individuell abgewogen werden. Der Umfang der Therapie, das heißt, die Entscheidung, ob konservativ oder operativ behandelt werden muss, richtet sich daher nicht nach dem Befund der apparativen Untersuchungen (MRT), sondern nach den Symptomen des Patienten. Schließlich ist die Behandlung eines Patienten das Ergebnis aus

1. klinischen Beschwerden (schwache vs. starke Schmerzen) und
2. akuten Schmerzen vs. chronische Rückenschmerzen aufgrund eines Bandscheibenvorfalls.

80-90 % der lumbalen Bandscheibenvorfälle sprechen gut auf eine konservative Therapie an. Bei fehlender OP-Indikation (keine motorischen Ausfälle, keine Blasen-Mastdarm-Störungen) sollte daher zunächst immer ein konservativer Therapieversuch unternommen werden, da Operationen auch Risiken und Gefahren mit sich bringen. In der Schmerztherapie ist man sich heutzutage darüber einig, dass bei länger anhaltenden bzw. ständigen Rückenschmerzen, aufgrund eines Bandscheibenvorfalls, dieser ganzheitlich mit konservativen Maßnahmen behandelt werden sollte.

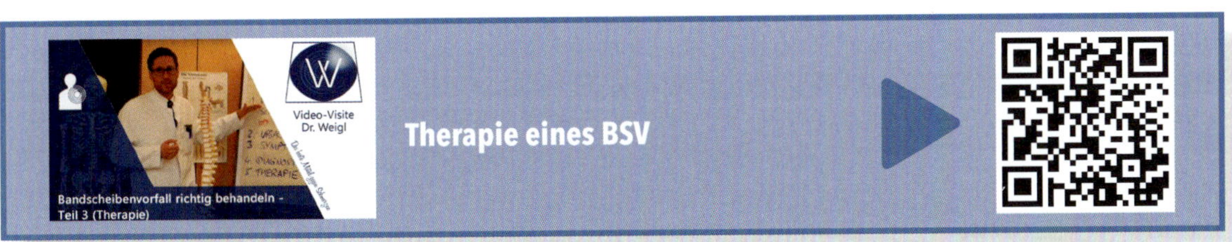

Auf diesem Gebiet hat sich in den letzten Jahren sehr viel getan, sodass die althergebrachte Methode der „Schmerzspritze" nicht immer die erste Wahl sein sollte.

Medikamentöse Behandlung: Besonders die Gruppe der nicht steroidalen Antiphlogistika (NSAR), wie Ibuprofen oder Diclofenac, nimmt durch ihre abschwellende Wirkung Druck vom Nerv. Eine stärkere, entzündungshemmende Wirkung haben Kortisonpräparate. Sie kommen dann zum Einsatz, wenn bereits neurologische Ausfallerscheinungen bestehen bzw. drohen. Zusätzlich können sogenannte *Muskelrelaxantien* verwendet werden. Diese bewirken ein Auflösen von Muskelverspannungen und können so auch einen Teil der Beschwerden lindern.

Physiotherapie/Krankengymnastik: Durch die Kräftigung der Rückenmuskulatur im Rahmen von physiotherapeutischen Maßnahmen wird eine verbesserte muskuläre Stabilisation und Führung der Wirbelsäule erzielt, die letztlich auch eine geringere Belastung der Bandscheibe bewirkt. Physiotherapie im Rahmen der konservativen Behandlung eines Bandscheibenvorfalls gehört zu den wichtigsten Therapieformen.

Peridurale Infiltration (PDI) und **periradikuläre Therapie (PRT)**, die sogenannte *Schmerzspritze*. Hierbei werden unter computertomografischer bzw. radiologischer Kontrolle schmerzstillende und entzündungshemmende Medikamente millimetergenau am Ort des Bandscheibenvorfalls injiziert. Diese Spritzen bewirken eine Eindämmung der Entzündung und nachwirkend eine Abschwellung des zuvor belasteten Nervs sowie eine Besserung des Bandscheibenvorfalls.

Operation: Bei der operativen Therapie unterscheidet man verschiedene Verfahren. Eins davon ist die **Spondylodese**, welche vor allem bei älteren Patienten bzw. Patienten mit Verschleißerscheinungen durchgeführt wird. Dabei wird die betroffene Bandscheibe inklusive der Facettengelenke herausgenommen und durch einen Titankorb (*Cage*) ersetzt. Es folgt eine Stabilisierung/Versteifung der betroffenen Wirbelkörper durch einen sogenannten *Fixateur interne* (spezielle Schrauben, Platten und Stäbe aus Edelstahl oder Titan). Bevor Sie sich operieren lassen, sollten Sie sich aber immer eingehend beraten lassen und gegebenenfalls auch eine Zweitmeinung einholen. Eine Zweitmeinung ist vor Operationen nicht unüblich und wird teilweise auch von den Krankenkassen unterstützt oder vollständig übernommen.

Eine weitere operative Methode ist das Einsetzen einer **Bandscheibenprothese**, die vorzugsweise bei jungen Patienten ohne Degeneration der Facettengelenke angewendet wird. Nach einer OP kann es zum sogenannten *Postdiskotomiesyndrom* kommen, bei dem postoperative Schmerzen als Operationsfolge auftreten.

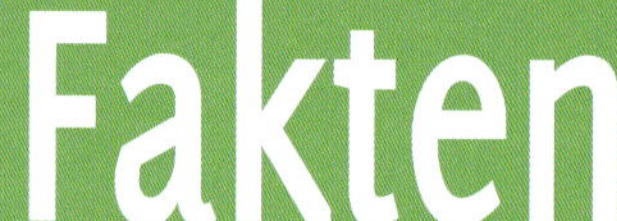

Ca. 80-85 % der Bandscheibenoperationen verlaufen positiv und führen zu einer signifikanten Schmerzlinderung. Nur in den wenigsten Fällen sind Patienten anschließend nicht zufrieden. Bandscheibenoperationen unterliegen bei folgenden Faktoren einem (leicht) erhöhten Risiko: Voroperationen (je öfter voroperiert wurde, desto höher ist das Risiko von Vernarbungen), Raucher, Übergewicht. Auch profitieren im direkten Vergleich Männer häufiger von einer Bandscheibenoperation als Frauen.

Die folgende Übersicht gibt Ihnen Anhaltspunkte und allgemeine Hinweise zur Therapie von akuten versus chronische Schmerzen aufgrund eines Bandscheibenvorfalls.

THERAPIE IM AKUTSTADIUM

- Schonhaltung, aber nicht länger als 1-3 Tage. Absolute Ruhe sollte vermieden werden.
- Kälte: Die Kältetherapie senkt die Entzündung und hat einen schmerzlindernden Effekt.
- Elektrotherapie: Die gezielte Stimulation von Schmerzfasern zur „Überlagerung" des akuten Schmerzes.
- Medikamente: Damit sich der Schmerz nicht „einfrisst".
- Gegebenenfalls Spritzen und Injektionen: Bei starken, akuten Schmerzen.
- OP: Im Notfall und bei extrem starken, akuten Schmerzen.

THERAPIE IM CHRONISCHEN STADIUM

- Bewegung und „rückenfreundlicher" Sport.
- Gezielte Rückenschule und Physiotherapie.
- Wärme: Fördert die Durchblutung und löst muskuläre Verspannungen.
- Elektrotherapie: Gezielte Reduktion von Schmerzen und Schmerzgedächtnis.
- Medikamente, wobei gelten sollte: Nur so viel wie nötig und so wenig wie möglich.
- OP: Wenn dauerhaft durch konservative Maßnahmen keine Besserung erreicht wird und der Leidensdruck zu groß ist.

2.14.7 PRÄVENTION UND PROGNOSE

Die Degeneration der Bandscheiben im Zuge des Alterns ist ein natürlicher Prozess. Dennoch kann durch entsprechende Maßnahmen einem Bandscheibenvorfall entgegengewirkt werden. Neben einer entsprechenden Aufklärung können Sie selbst durch die Korrektur der eigenen Bewegungsabläufe eine frühzeitige Deformation umgehen. Schon kleine Veränderungen, wie rückengerechtes Tragen und Heben von Lasten und ergonomisches Sitzen im Alltag und Beruf, sind schon hilfreich – die Bandscheiben werden es Ihnen danken.

Darüber hinaus wirkt sich ein grundsätzlich gesunder Lebensstil positiv auf die Rückengesundheit aus. Es empfiehlt sich, jede sich bietende Bewegungschance im Alltag zu nutzen, beispielsweise, indem Sie anstelle des Aufzugs die Treppe nehmen.

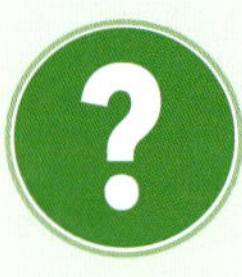

HÄUFIGE PATIENTENFRAGEN

Frage 1: *Was ist eine Bandscheibe?*

Dr. Weigl: Eine Bandscheibe ist ein Segment zwischen zwei Wirbeln der Wirbelsäule. Sie dient als Puffer bei Bewegungen, ähnlich den Stoßdämpfern eines Autos. Bandscheiben bestehen aus einem Gallertkern, welcher von einem flexiblen Faserring umschlossen wird. Sie federn Erschütterungen ab, bei der Deformation verlieren sie jedoch Flüssigkeit. Diese wird über Nacht wieder dort angesammelt – ähnlich einem Schwamm.

Frage 2: *Ich habe Schmerzen im Rücken – Sofortdiagnose Diskusprolaps?*

Dr. Weigl: Nur 15 % aller Rückenschmerzen kann auf eine Verschiebung des Bandscheibenkerns (= Prolaps) zurückgeführt werden. Wenn Sie einen plötzlich auftretenden, stechenden Schmerz spüren, liegt der Verdacht allerdings nahe.

Frage 3: *Sollte ich mich bei Rückenschmerzen schonen?*

Dr. Weigl: Natürlich sollten Sie den Rücken nicht – wie in unserem Beispiel bei einem Umzug – übermäßig belasten. Leichte bis mittlere Belastungen dagegen werden unbedingt empfohlen. Auf keinen Fall sollten Sie Ihren Rücken ruhig stellen, gleichgültig, ob er gerade schmerzt oder nicht.

Zwei Wochen später besucht Martin seine Tochter Laura in der neuen Wohnung. „Und, Papa, wie war es bei der Physio?", fragt sie und grinst. „Gut! Die Übungen, die ich dort lerne, mache ich auch fleißig auf der Arbeit", versichert Martin seiner Tochter. Gut, dass er auf sie gehört hat und nach dem Bücherfiasko seinen Hausarzt aufgesucht hat! Mit der Physiotherapie und den Schmerzmitteln wird Martin seinen Diskusprolaps schnell in den Griff bekommen. Das Tragen von Bücherkisten wird er in Zukunft aber getrost anderen überlassen!

2.15 SPINALKANALSTENOSE – DER VERENGTE KANAL

„Eine typische degenerative Wirbelsäulenerkrankung des höheren Alters ist die Spinalkanalstenose."

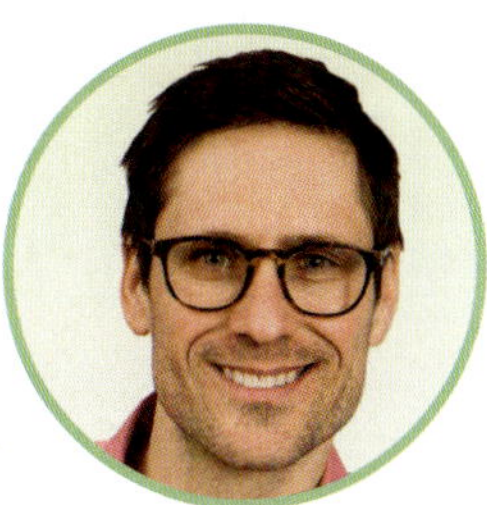

Zusammen mit der Arthrose und dem Bandscheibenvorfall gehört die **Spinalkanalstenose** zu den häufigsten spezifischen Ursachen von Rückenschmerzen. Typische Folgen der Erkrankung sind Schmerzen im unteren Rücken und ein zeitweises Hinken mit zunehmender Verminderung der Gehstrecke und schmerzbedingtem Stehenbleiben (*Claudicatio intermittens spinalis*). Die Spinalkanalstenose wird auch als **Wirbelkanalstenose** oder **Spinalstenose** bezeichnet und ist eine typische Erkrankung des höheren Alters (typischerweise ab 65+).

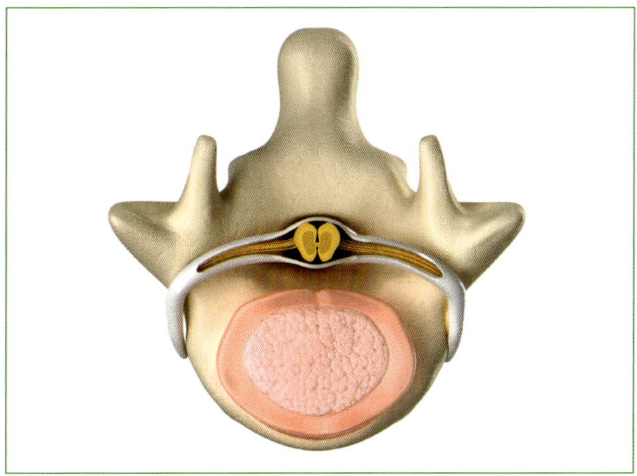

*Die Sonne leuchtet zwischen den Blättern des blühenden Lindenbaums hindurch.
Es ist sonnig und die Eheleute Meiers nutzen das außergewöhnlich gute Wetter
für einen Spaziergang durch den nahe gelegenen Wald.
Als Günther gerade mit einem größeren Schritt über einen Stein hinwegtritt, passiert es:
ein Kreuzschmerz, irgendwo in der Lendenregion. Leidvoll verzieht er sein Gesicht.
Und nicht nur dort! Es fühlt sich an, als ob der Schmerz bis in sein linkes Bein strahlt.
Günther bleibt stehen. „Günther! Was ist denn?", fragt seine Frau Marie sorgenvoll.
„Ist etwas mit deinem Rücken?" „Ja", ächzt der Angesprochene,
während er, sich mit einer Hand am Stamm einer Linde abstützend,
seinen Oberkörper krümmt. Sofort fühlt er sich besser. Was ist das nur?*

2.15.1 DEFINITION: WAS IST EINE SPINALKANALSTENOSE?

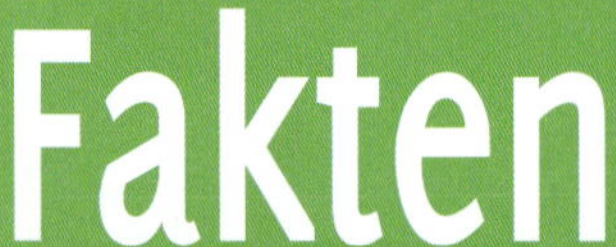

Von der Spinalkanalstenose abzugrenzen ist die sehr viel seltenere Wurzelkanalstenose. Diese wird durch eine einseitig betonte Höhenminderung der Bandscheibe oder durch das sogenannte *Wirbelgleiten* (medizinischer Fachbegriff: Spondylolisthesis) verursacht.

Unter einer **Spinalkanalstenose** bzw. **Spinalstenose** versteht man eine Verengung des Wirbelkörperkanals – die Röhre im Bereich des Rückens, die das zentrale Nervensystem schützt, verengt sich.

2.15.2 VORKOMMEN: WER IST GEFÄHRDET?

Die Spinalkanalstenose zählt zu den degenerativen Erkrankungen des Rückens. Die Patienten sind meist mindestens 65 Jahre alt. Ab dem 80. Lebensjahr hat fast jeder dritte Deutsche eine Spinalkanalstenose – diese muss aber nicht immer schmerzhaft bzw. symptomatisch sein.

Medizinisch werden sie zusammenfassend als **(lumbale) Spinalkanalstenose** bezeichnet. Die Folge einer Spinalkanalstenose sind oft chronische Rückenschmerzen, die nur schwer in den Griff zu bekommen sind.

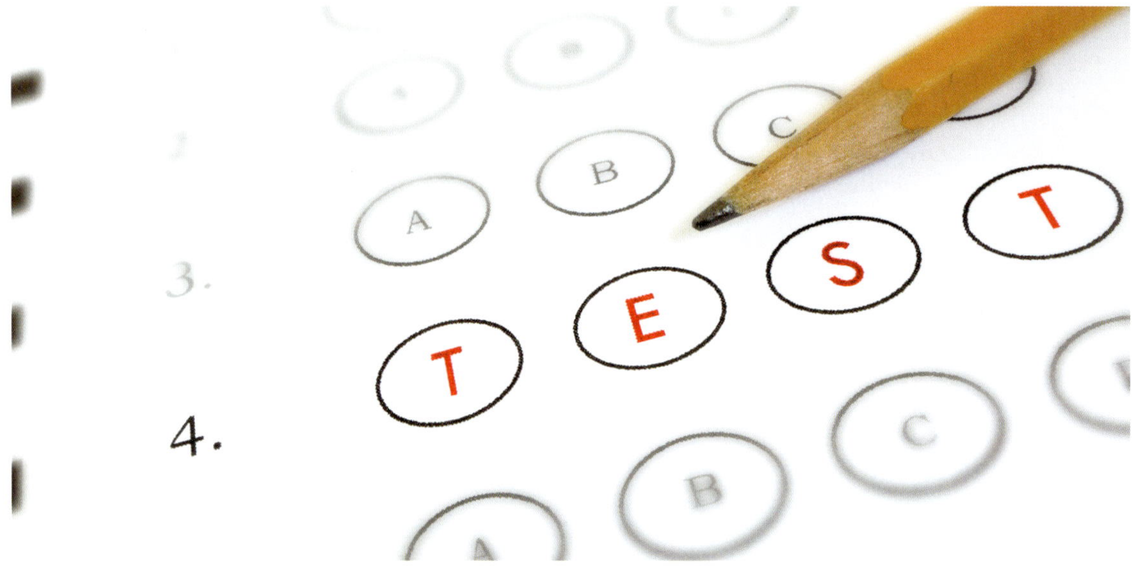

2.15.3 SELBSTTEST: HABE ICH EINE SPINALKANALSTENOSE?

Haben Sie eine Spinalkanalstenose? Mit diesem einfachen Selbsttest finden Sie heraus, ob Sie betroffen oder gefährdet sind. Beantworten Sie dafür die folgenden Fragen und zählen Sie Ihre Punkte zusammen.

Frage 1: Wie lange haben Sie bereits diese Schmerzen?

a) Gar nicht oder erst einige Tage. (0)
b) Etwas mehr als ein halbes Jahr. (1)
c) Viele Jahre lang. (3)

Frage 2: Ziehen die Schmerzen in ein oder sogar in beide Beine?

a) In kein Bein. (0)
b) In ein Bein. (1)
c) In beide Beine. (3)

Frage 3: Leiden Sie unter Missempfindungen, Kribbeln oder anderen Sensibilitätsstörungen im Bereich der schmerzenden Stellen?

a) Nein. (0)
b) Ja, aber selten. (1)
c) Ja, sehr oft. (3)

Frage 4: Fällt es Ihnen schwer, mehr als 200 m am Stück zu gehen?

a) Nein (0)
b) Ja, die Schmerzen nehmen stark zu. (3)
c) Ja, meine Beine werden taub und schwach. (3)
d) Ja, sowohl Antwort b) als auch c) trifft zu. (6)

Frage 5: Verbessern sich Ihre Schmerzen, wenn Sie sich nach vorne beugen oder z. B. Fahrradfahren?

a) Ja. (3)
b) Nein. (0)

AUSWERTUNG

Bis ein Punkt: Sie haben keine Spinalkanalstenose, sollten allerdings bei anhaltenden Beschwerden von mehr als 10 Tagen einen Arzt aufsuchen.

2-8 Punkte: Ihre Beschwerden deuten auf eine Spinalkanalstenose hin. Sie sollten neben Ihrem Hausarzt auch einen Facharzt zurate ziehen.

Mehr als neun Punkte: Sie leiden an einer Spinalkanalstenose! Suchen Sie umgehend Ihren Hausarzt und einen Rückenspezialisten auf.

2.15.4 URSACHEN: WARUM BEKOMME ICH EINE SPINALKANALSTENOSE?

Analog zu den Gelenken in Armen und Beinen können sich die Wirbelgelenke arthrotisch verändern (*Spondylarthrose*, ähnlich zur *Gonarthrose* im Kniegelenk und *Coxarthrose* im Hüftgelenk). Mittlerweile konnte übereinstimmend bestätigt werden, dass es mit zunehmendem Lebensalter zu degenerativen knöchernen Anbauten an die Wirbelsäule kommt (siehe Krankheitsbild Arthrose der Wirbelsäule, Kap. 2.13).

Das können Knochenanbauten (*Spondylophyten* oder *Synovialzysten*) sein, die häufig in Kombination mit einer Arthrose der sogenannten *Facettengelenke* und einer Degeneration der Zwischenwirbelscheiben auftreten. Diese Veränderungen an der Wirbelsäule sorgen dafür, dass es zu einer Einengung des Spinalkanals und der Zwischenwirbellöcher (der *Foramina intervertebralia*) kommt. Auch knöcherne Anbauten der Wirbelkörper und Verdickungen der Bänder können dazu beitragen.

Eine weitere Ursache für eine Stenose kann eine Rückenoperation sein. Beispielsweise entstehen nach einer Bandscheibenoperation Vernarbungen im Gewebe und führen eine Stenose im Wirbelkörperkanal herbei. Diese Ursache ist aber eher selten.

HÄUFIGER ENTSTEHUNGSPROZESS DER SPINALSTENOSE IN VIER SCHRITTEN

1. Altersbedingte Dehydration des Gallertkerns in der Bandscheibe,
2. Arthrose der Wirbelgelenke,
3. Veränderung des Spinalkanals,
4. Verkleinerung des Zwischenwirbelfachs.

Ebenfalls sehr selten kann die Spinalkanalstenose als Folge von anderen, seltenen Erkrankungen entstehen. Diese sind oft genetisch bedingt und treten in Kombination mit weiteren Problemen der Wirbelsäule und der Gelenke auf.

DIE HÄUFIGSTEN URSACHEN DER SPINALKANALSTENOSE

- Facettenhypertrophie,
- Spondylophyten,
- Verdickung bzw. Verkalkung des Ligamentum flavum,
- Einengung des Spinalkanals sowie
- Bandscheibenvorfall.

Zum einen kann sich durch die Veränderungen an Bandscheibe und Wirbelgelenken das sogenannte *Ligamentum flavum* (Band zwischen den Wirbelbögen zweier benachbarter Wirbel) zusammenziehen und/oder sich durch eine Fehlbelastung vergrößern, was wiederum zu einer Verlegung des Spinalkanals führen kann. Zum anderen können die Facettengelenke mit der Ausbildung von Gelenkanbauten reagieren, welche ebenfalls in den Spinalkanal bzw. auf die Nervenwurzeln drücken.

2.15.5 SYMPTOME: WORAN ERKENNE ICH, DASS ICH EINE SPINALKANALSTENOSE HABE?

Typisches Anzeichen für die Spinalkanalstenose sind belastungsabhängige Kreuzschmerzen im unteren Rückenbereich, die sich schleichend entwickeln. Sie treten meistens kombiniert mit Ausstrahlungen in beide Beine sowie einem zeitweisen Hinken auf.

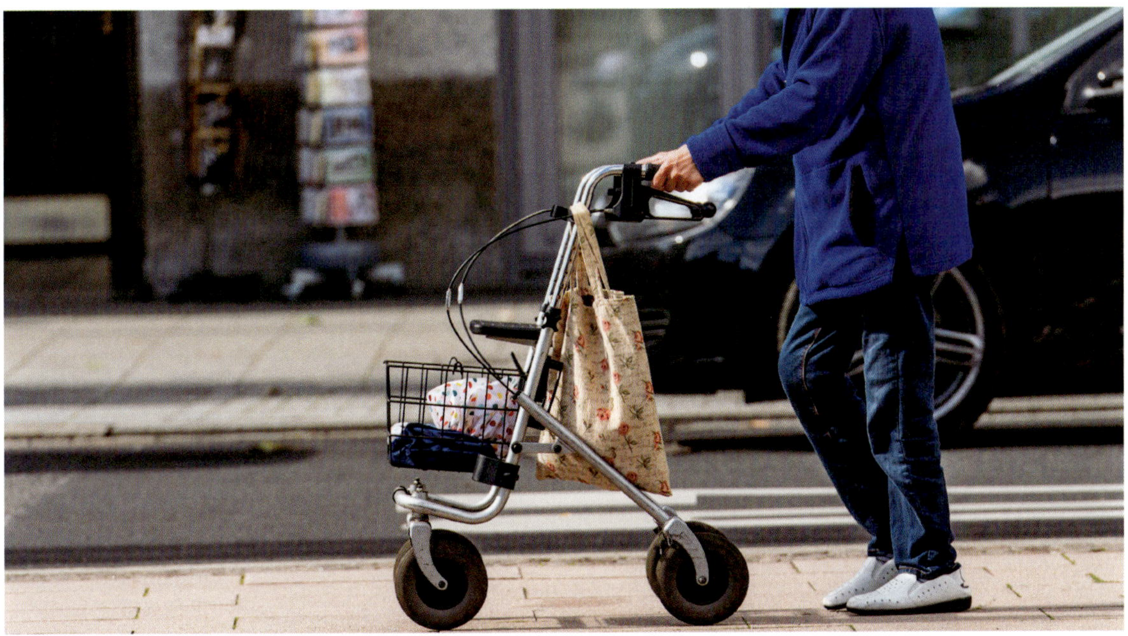

Der Schmerz wird insbesondere durch längeres Gehen ausgelöst oder nimmt bei Belastung zu, sodass der Patient stehen bleiben muss; der Fachbegriff hierfür lautet *Claudicatio intermittens spinalis*. Da das Nach-vorne-Beugen den Schmerz verringert, sind Belastungen bei gebeugtem Rücken (z. B. Radfahren) dagegen ohne Probleme möglich. Der Wirbelkörperkanal fächert durch die Beugung sozusagen auf und der Spinalkanal wird erweitert. Aus diesem Grund bewirkt Radfahren und Bergaufgehen bei den Patienten meist eine Verbesserung der Schmerzen. Weil sie sich in dieser Haltung schmerzfrei bewegen können, nehmen viele Patienten in der Folge oft eine gebeugte (Grund-)Haltung ein, die jedoch sekundäre Spätfolgen in anderen Wirbelsäulenabschnitten bzw. Gelenken entstehen lässt.

Bei der Spinalkanalstenose kommt es also zu einer Verschlechterung der Schmerzen beim Nach-hinten-Beugen und zu einer Verbesserung der Schmerzsymptomatik beim Nach-vorne-Beugen. Ferner ist die *Claudicatio intermittens spinalis* spezifisch für die Spinalkanalstenose (eine wichtige Erkenntnis für die Differenzialdiagnostik). Gelegentlich kommen auch neurologische Ausfälle hinzu: Kribbeln, Taubheitsgefühle oder gar Lähmungserscheinungen in den Beinen sind ein dringender Indikator für einen Arztbesuch.

SYMPTOME DER SPINALKANALSTENOSE

- Lokalisation: Lendenwirbelsäule;
- belastungsabhängige Kreuzschmerzen, Ausstrahlung in die Beine, Taubheitsgefühl;
- *Claudicatio intermittens spinalis:* Entlastung durch Stehenbleiben;
- Besserung bei gebeugter Haltung (Sitzen, Radfahren, Bergaufgehen);
- Verschlechterung bei Beugung nach hinten (*Reklination*; Bergabgehen);
- selten sind neurologische Ausfälle durch Druck auf Nervenstränge (vor allem bei zervikaler oder thorakaler Spinalstenose).

2.15.6 DIAGNOSTIK: WAS TUT DER ARZT?

Mit Rückenschmerzen suchen die meisten Patienten zuerst den Hausarzt auf. Kann dieser keine spezifische Ursache finden oder die Symptome nicht verbessern, überweist er den Betroffenen in der Regel an einen Orthopäden. Dort leidet rund jeder zweite Patient im Wartezimmer unter Rückenschmerzen, jeder dritte über 65-Jährige hat eine Spinalkanalstenose.

Die Spinalkanalstenose ist eine Diagnose, die sich aus der **Anamnese** ableitet. Aufgrund der Belastungsabhängigkeit der Beschwerden ist die neurologische Untersuchung erst im fortgeschrittenen Stadium der Erkrankung als manifeste Wurzelkompression auffällig. Dementsprechend gibt auch die elektrophysiologische Diagnostik keine charakteristischen Hinweise. Bestehen stärkste oder therapieresistente Schmerzen oder eine radikuläre Ausfallsymptomatik, ist eine bildgebende Abklärung indiziert.

Verfahren der Wahl ist die **Kernspintomografie**. Allerdings korreliert die Ausprägung des radiologischen Befundes nicht mit der Intensität der klinischen Symptomatik. Auf den MRT-Bildern kann das Ausmaß der Einengung und auch die Anzahl der betroffenen Segmente genau beurteilt werden. Weitere, heutzutage aber nur noch selten durchgeführte Maßnahmen sind: Myelografie, CT und Post-Myelo-CT. Die Funktionsmyelografie zeigt die Enge des Spinalkanals in Abhängigkeit von der Position der Wirbelsäule.

Der Rost macht erst die Münze wert. (Goethe)

2.15.7 THERAPIE UND WAS KANN ICH TUN?

In den vergangenen Jahren kam es in der Frage nach der „richtigen Therapie" im Falle einer Spinalkanalstenose zu einem Paradigmenwechsel. Heutzutage gilt: Zuerst sollte immer eine konservative Therapie durchgeführt werden.

ÜBERBLICK ÜBER DIE MÖGLICHEN THERAPIEFORMEN

- Konservative Therapie:
  - Physiotherapie und Krankengymnastik;
  - schmerzlindernde Medikamente nach WHO-Stufenschema;
  - Applikation von Lokalanästhetika epidural oder CT-gesteuert an die verbreiterten Zwischenwirbelgelenke (Facetteninfiltration).
- Operativ: Zahlreiche Verfahren zur Dekompression der nervalen Strukturen (bspw. Abtragung von knöchernen Anbauten (z. B. Spondylophyten) und Entfernung eines Teils des Wirbelbogens).

Bei einer Therapieresistenz haben sich die operativen Ansätze als vorteilhaft und bei richtiger Diagnosestellung der **konservativen Therapie** gegenüber als überlegen erwiesen. Jedoch sollten zuerst die konservativen Maßnahmen ausgeschöpft werden, da sich auf diese Weise viele Operationen und die damit verbundenen Risiken (z. B. Nervenverletzungen, Blutungen, Vernarbungen) verhindern lassen. Insbesondere das Risiko einer Vernarbung kann einige Wochen nach der Operation erneut zu Schmerzen führen.

Anstelle der Stenose ist es nun die Narbe, die auf einen Nerv drückt oder selbst wiederum eine Spinalkanalstenose verursachen könnte. Statistiken zufolge verlaufen aber ca. 80-85 % der Spinalkanalstenoseoperationen für den Patienten erfolgreich, d. h. mit einer signifikanten Schmerzbesserung.

Die konservative Therapie ist dagegen die erste und wichtigste Behandlungsoption innerhalb der ersten 12 Wochen, in denen die Symptome auftreten. Auch für die Patienten ist die konservative Therapie in der Regel die erste Wahl, da eine Operation aufgrund des schlechten Gesundheitszustandes ein größeres operatives bzw. anästhesiologisches Risiko mit sich bringt. Erste Maßnahmen der konservativen Therapie sind daher Physiotherapie und Krankengymnastik, eine kyphosierende Lagerung, also die sogenannte *Stufenlagerung*, die Einnahme schmerzlindernder Medikamente (Antiphlogistika, sogenannte *NSAR* = nicht steroidale Antirheumatika, wie z. B. die Wirkstoffe Ibuprofen, Diclofenac etc.), eine physikalische Therapie wie die Small Fiber Matrix Stimulation® sowie Bewegungs- und Verhaltenstraining.

Als weitere Eskalationsstufe kann zusätzlich eine Infiltration mit Kortison und Analgetikum in den Wirbelkörperkanal (*Epiduralraum*) erwogen werden. Zeigen diese Maßnahmen keine Wirkung und nimmt der Schmerz weiterhin zu oder kommt es begleitend zu neurologischen Ausfällen, muss dem komprimierten Rückenmark bzw. Spinalnerv durch eine Operation (bspw. Entfernung eines Teils des Wirbelbogens oder Abtragung der knöchernen Anbauten) Platz geschaffen werden.

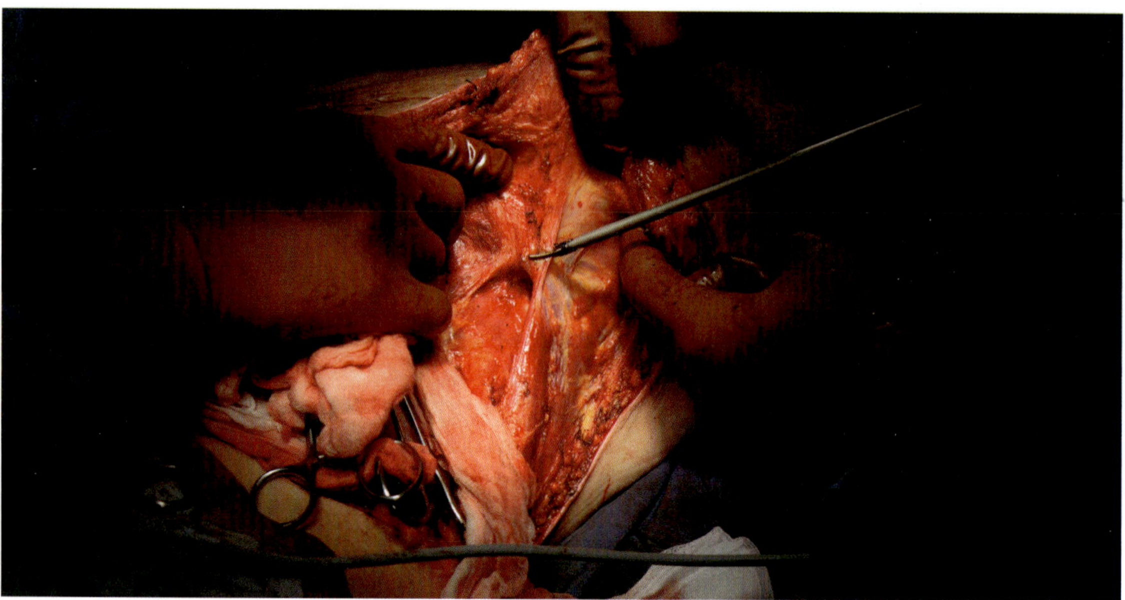

Wie viele andere Rückenerkrankungen sollte auch die Spinalkanalstenose ganzheitlich behandelt werden. Dies bedeutet, dass, neben Medikamenten und Physiotherapie/Krankengymnastik, auch die physikalische Therapie ein wichtiger Baustein ist. Erst im Falle einer Therapieresistenz sollte eine operative Entlastung bzw. Dekompression durchgeführt werden. Bei der **operativen Therapie** stehen im Wesentlichen folgende Verfahren zur Auswahl, welche auch kombiniert werden können:

1. **Laminektomie:** Die traditionelle Standardoperation bei einer Spinalkanalstenose ist die Laminektomie. Es findet sozusagen eine Entdachung des Spinalkanals statt, wodurch Platz geschaffen wird.

2. **Fensterung:** Als Alternative zur Laminektomie etablierten sich in erster Linie die sogenannten *interlaminären Fensterungstechniken*, bei denen der Eingriff schonender als bei der Laminektomie verläuft.

3. **Stabilisierung/Fusion:** Unter der Annahme, dass die Entwicklung einer Spinalkanalstenose Ausdruck einer segmentalen Instabilität ist, wird oft zusätzlich zur Dekompression eine Stabilisierung bzw. Fusion durchgeführt. Insbesondere, da die Dekompression die Stabilität der Wirbelsäule extrem gefährden kann. In den USA wird bereits jede zweite Dekompression mit einer Fusionsoperation kombiniert. Um die negativen Folgen einer Segmentversteifung zu reduzieren, werden sogenannte *dynamische Stabilisierungssysteme* eingesetzt.

4. **Interspinöse Spacer:** In den letzten Jahren werden in der Behandlung der Spinalkanalstenose zunehmend interspinöse Implantate verwendet. Diese Methode ist noch relativ jung und es gibt neben Befürwortern auch zahlreiche Kritiker.

Die postoperative Nachbehandlung besteht, bis eine gute Alltagstauglichkeit wiederhergestellt ist, aus Krankengymnastik und Schmerztherapie (medikamentös und nicht medikamentös). Ein Korsett muss nicht getragen werden.

Fakten

Obwohl die Spinalkanalstenose schon seit Jahrzehnten operiert wird, gibt es immer noch nur wenige evidenzbasierte Erkenntnisse zu den Behandlungsoptionen. Bei Betrachtung der gesamten Studienlage erscheint die operative Therapie bei relevanter und therapieresistenter Symptomatik sinnvoll und indiziert. Die gerade in den letzten Jahren extrem verbesserten und mittlerweile differenzierten chirurgischen Techniken erlauben es heutzutage, auf die individuelle Situation des einzelnen Patienten einzugehen. Dennoch muss man wissen, dass Langzeitergebnisse gerade zu den neueren Verfahren oft noch fehlen.

AKTUELLE FORSCHUNG

Aktuelle Studien, wie Försth et al. und Ghogawala et al. (beide 2016), können keinen großen Vorteil für die Fusion bzw. Stabilisierung bei einer Spinalkanalstenose erkennen – hingegen haben sich Kosten und Dauer der Operation entsprechend deutlich verlängert. Die Fusionsoperation verlängerte die Dauer des Krankenhausaufenthalts von durchschnittlich 4,1 auf 7,4 Tage. Die Operationszeiten waren länger, der Blutverlust größer und die Kosten der Operation höher.

Die Beweislage für den klinischen Nutzen einer Fusionsoperation scheint nach aktueller Datenlage begrenzt. Dennoch wird bei fast jeder zweiten Operation am Spinalkanal neben einer Dekompression auch parallel eine Fusion durchgeführt. Die Zukunft wird zeigen, ob hier ein Wandel stattfinden wird.

Studie:
Försth et al. (2016). *A randomized, controlled trial of fusion surgery for lumbar spinal stenosis* (s. Anhang).

Ghogawala et al. (2016). *Laminectomy plus fusion versus laminectomy alone for lumbar spondylolisthesis* (s. Anhang)..

TIPP

WAS KANN ICH TUN?

- Stabilisation der Muskulatur durch gezieltes Training,
- Entspannungsverfahren,
- aktives Achten auf eine gesunde Haltung.

2.15.8 PRÄVENTION UND PROGNOSE

Die Prognose für den Krankheitsverlauf hängt neben der operativen Expertise auch stark von den Vorerkrankungen des betroffenen Patienten ab. Hier spielen insbesondere Übergewicht (Adipositas), aber auch rheumatologische Erkrankungen und das Alter eine entscheidende Rolle. Insgesamt sind die Erfolgsaussichten für eine Reduzierung der Rückenschmerzen und eine Verlängerung der präoperativen Gehstrecke recht gut und werden in der Literatur mit bis zu 90 % im ersten Jahr angegeben.

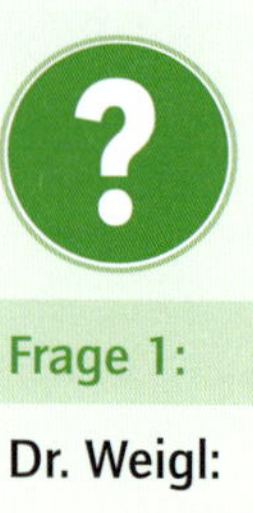

HÄUFIGE PATIENTENFRAGEN

Frage 1: *Ist eine Spinalkanalstenose gefährlich?*

Dr. Weigl: Je länger das Rückenmark oder einzelne Nerven dem Druck, der durch die Verengung des Spinalkanals entsteht, ausgesetzt sind, desto höher ist die Wahrscheinlichkeit neurologischer Folgen. Im Ernstfall kann dies sogar zu Lähmungen führen. Bei Beschwerden ist ein frühstmöglicher Gang zum Arzt deswegen essenziell.

Frage 2: *Ist eine Spinalkanalstenose dasselbe wie ein Bandscheibenvorfall?*

Dr. Weigl: Nein, auch wenn die Symptome sich ähneln. Auch bei einem Bandscheibenvorfall (*Diskusprolaps*) klagen Patienten über Kreuzschmerzen, die zum Teil bis in die Beine strahlen und auch vegetative Folgen haben können, wie Taubheitsgefühl in den Extremitäten.

Frage 3: *Ich spüre eine Besserung beim Radfahren. Ist es dann immer eine Spinalkanalstenose?*

Dr. Weigl: Nein, für eine Spinalkanalstenose ist eine Besserung beim Nach-vorne-Beugen zwar typisch. Es könnte aber z. B. auch ein Wirbelgleiten sein (siehe Krankheitsbild Wirbelgleiten, Kap. 2.19). Der Arzt erkennt den Unterschied in der Bildgebung. Vereinfacht gesagt: Je jünger der Patient ist, desto wahrscheinlicher ist die Ursache ein Wirbelgleiten, je älter man ist, desto wahrscheinlicher ist eine Spinalkanalstenose.

Spinalkanalstenose! Nach dem ersten Schock der Diagnose hat sich bei Günther Meiers allerdings schnell herausgestellt, dass seine Beschwerden gut auf konventionellem Wege behandelt werden können. Leider muss er fürs Erste auf seine geliebten, langen Spaziergänge durch Wald und Wiesen verzichten. Doch er ist motiviert, im kommenden Frühjahr wieder Strecken, die länger als 200 m sind, ohne Schmerzen zu bewältigen!

2.16 DER GROSSE VERGLEICH: BANDSCHEIBENVORFALL VS. SPINALKANALSTENOSE

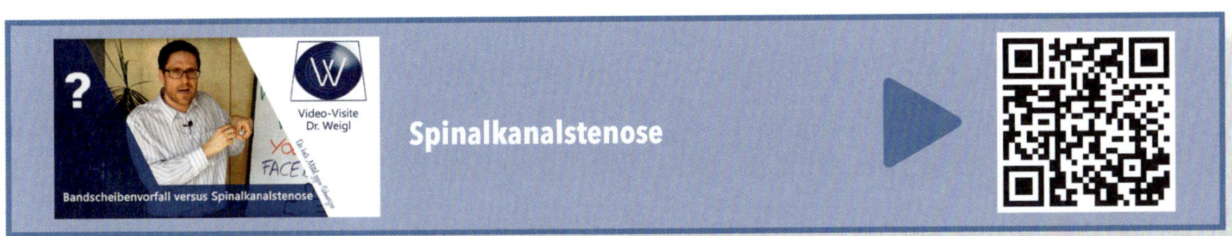

Zwei der häufigsten Erkrankungen, die typische Ursachen für Rückenschmerzen sind, sind der **Bandscheibenvorfall** und die **Spinalkanalstenose**. Beide haben ähnliche Symptome, sodass ein Laie die beiden Erkrankungen zunächst kaum voneinander unterscheiden kann. Dennoch gibt es aber wichtige Unterschiede, die auch die Risikogruppen und Therapieverfahren voneinander abgrenzen.

BANDSCHEIBENVORFALL

Medizinisch betrachtet, entsteht ein Bandscheibenvorfall dann, wenn der gallertartige Kern aus dem elastischen Faserring, den die Bandscheiben zwischen den Wirbeln bilden, hervor- oder heraustritt.

SPINALKANALSTENOSE

Bei der Spinalkanalstenose dagegen ist der Kanal, der durch die Rückenwirbel verläuft, von der Erkrankung betroffen; es handelt sich dabei um eine Verengung des Rückenmarkkanals. Die Verengung selbst verursacht in der Regel noch keine Schmerzen, doch je weiter diese fortschreitet, desto mehr Druck wird von außen auf Blutgefäße, Nervenstränge und das Rückenmark ausgeübt.

2.16.1 VORKOMMEN: WER IST GEFÄHRDET?

BANDSCHEIBENVORFALL

Dass sich die Struktur der Bandscheibe verändert, ist keine Seltenheit. Rund 24 Millionen Menschen sind allein in Deutschland von Veränderungen der Bandscheiben betroffen. Probleme im Sinne von Rückenbeschwerden, ausgelöst durch einen Bandscheibenvorfall, haben ca. 180.000 Menschen (1 % der Betroffenen), wovon etwa die Hälfte eine Bandscheibenoperation benötigt. Da es sich um eine degenerative Ursache handelt, sind in erster Linie Menschen ab einem Alter von 45 Jahren von symptomatischen Problemen der Bandscheiben betroffen. Immer häufiger jedoch tritt ein Bandscheibenvorfall auch bei jüngeren Patienten auf.

SPINALKANALSTENOSE

Die Spinalkanalstenose dagegen kommt deutlich seltener vor als ein Bandscheibenvorfall: Im direkten Vergleich sind nur etwa 550.000 Deutsche davon betroffen, allerdings kommt es bei rund 90 % der Betroffenen, d. h. bei ca. 480.000 Menschen, zu schmerzhaften Beschwerden. Anders als Erkrankungen der Bandscheibe ist die Spinalkanalstenose eine typische Krankheit des höheren Alters und tritt zumeist ab 65 Jahren auf. Rund jeder Dritte über 75 entwickelt, Statistiken zufolge, eine Spinalkanalstenose.

2.16.2 WELCHER TEIL DER WIRBELSÄULE WIRD GESCHÄDIGT?

Beide Erkrankungen führen zu Rückenschmerzen, die vor allem im unteren Rücken zu beobachten sind. Trotzdem kann sowohl der Bandscheibenvorfall als auch die Spinalkanalstenose grundsätzlich in jedem Abschnitt der Wirbelsäule auftreten, typisch sind aber ganz bestimmte Bereiche:

BANDSCHEIBENVORFALL

Der Bandscheibenvorfall tritt vor allem im unteren Lendenwirbelbereich auf, am häufigsten zwischen L 4 und L 5 oder zwischen L 5 und S 1, weil hier aufgrund der Krümmung der Wirbelsäule ein höherer Druck auf die Bandscheiben ausgeübt wird als in anderen Abschnitten.

SPINALKANALSTENOSE

Die Spinalkanalstenose liegt meist etwas höher und tritt gehäuft zwischen den Lendenwirbeln L 3 und L 4 bzw. zwischen L 4 und L 5 auf.

2.16.3 AUSLÖSER UND SYMPTOME VON BANDSCHEIBENVORFALL UND SPINALKANALSTENOSE

Rückenschmerzen im unteren Rückenbereich können bereits auf einen drohenden Bandscheibenvorfall oder eine Spinalkanalstenose hindeuten, werden aber häufig nicht erkannt oder als harmlose Rückenbeschwerden abgetan. Beide Erkrankungen entstehen in einem schleichenden Prozess und bleiben deshalb häufig über einen längeren Zeitraum unerkannt.

BANDSCHEIBENVORFALL

Ein Bandscheibenvorfall äußert sich schließlich typischerweise darin, dass er plötzlich auftritt und durch ein akutes Ereignis ausgelöst wird – nachdem der elastische Faserring über Monate oder sogar Jahre immer brüchiger geworden ist, kommt es plötzlich zu einem Riss, in dessen Folge der gallertartige Kern aus dem Ring austritt. Einfach gesagt: Wir können die Bandscheibe mit einem Fass voller Wasser vergleichen, und der Bandscheibenvorfall ist der Tropfen, der es zum Überlaufen bringt.

Bei ausstrahlenden Schmerzen bei einem Bandscheibenvorfall ist in der Regel nur eine Extremität, also z. B. das rechte oder das linke Bein, betroffen.

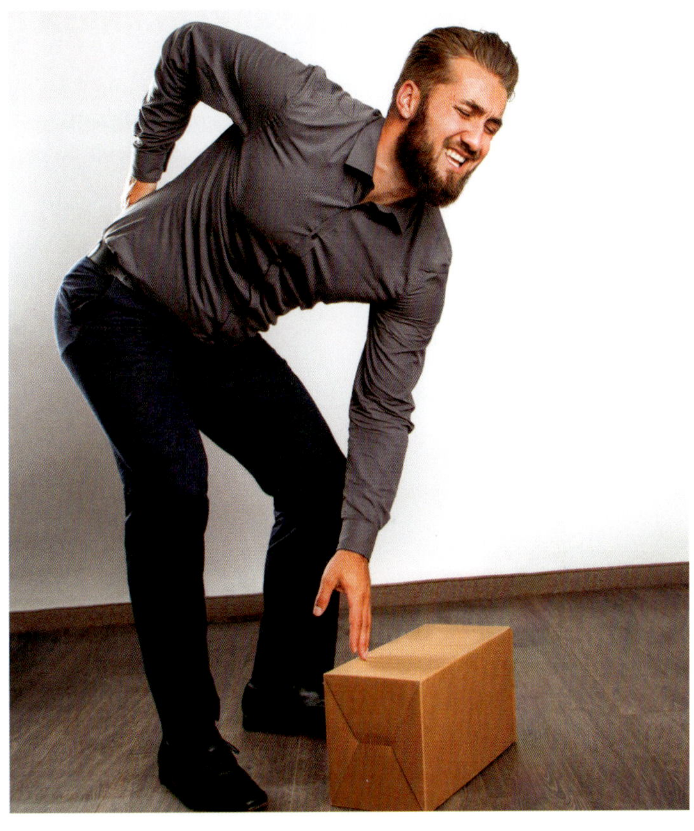

SPINALKANALSTENOSE

Die Spinalkanalstenose folgt einem langsamen, schleichenden Prozess: Der Kanal, der zwischen dem Wirbelkörper und den Wirbelfortsätzen liegt, wird, ebenfalls oft über Monate oder Jahre, immer enger. Parallel dazu entwickeln sich auch die Rückenbeschwerden nach einem sich sukzessive verstärkenden Prinzip.

Häufig chronifizieren die Schmerzen, schon bevor die Erkrankung selbst erkannt wird, wobei der Körper ein Schmerzgedächtnis entwickelt und sozusagen das Schmerzempfinden nach und nach der Stärke der Rückenschmerzen anpasst.

Bei einer Spinalkanalstenose strahlen die Schmerzen in beide Extremitäten, d. h. in beide Beine, aus. Liegt die Stenose in einem höheren Abschnitt der Wirbelsäule vor, kann der Schmerz auch in die Arme ausstrahlen.

Ein weiteres Merkmal, an dem sich die Spinalkanalstenose von einem Bandscheibenvorfall unterscheiden lässt, ist die sogenannte *Claudicatio intermittens spinalis*: Die Schmerzen bessern sich im Stehen oder beim Vorbeugen, da sich der Kanal zwischen den Wirbeln bei der Beugung nach vorne weitet.

Fakten

Typisch für die Spinalkanalstenose ist die sogenannte *Caudicatio intermittens spinalis*.

2.16.4 WIE KÖNNEN DIE ERKRANKUNGEN THERAPIERT WERDEN?

In der Auswahl der Therapiemöglichkeiten, die einem Arzt bei einem Bandscheibenvorfall oder einer Spinalkanalstenose zur Verfügung stehen, unterscheiden sich die beiden Rückenerkrankungen nur wenig voneinander. Zunächst wird in der Regel immer eine konservative Therapie eingesetzt; führt diese nicht zur gewünschten Verbesserung, erfolgt eine Operation.

Die zentralen Bestandteile der Behandlung sind, sowohl bei einem Bandscheibenvorfall als auch bei einer Spinalkanalstenose, eine Art multimodaler Bausatz, der aus vielen verschiedenen Komponenten besteht:

1. medikamentöse Therapie,
2. physikalische Therapie, z. B. Thermotherapie, Elektrotherapie,
3. Physiotherapie und Krankengymnastik,
4. alternativmedizinische Verfahren, z. B. Akupunktur,
5. Bewegung und Sport,
6. eventuell Ernährungsumstellung und
7. eventuell Gewichtsreduktion.

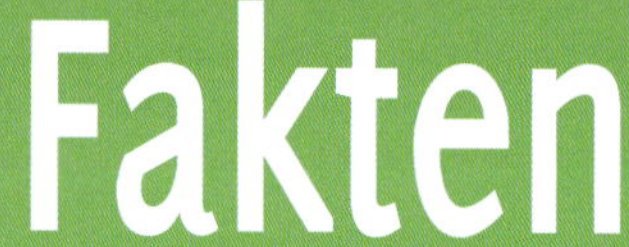

Wichtig ist die Unterscheidung zwischen einer symptomatischen Therapie bei akuten Schmerzen und einer kombinierten symptomatischen und ursächlichen Therapie bei chronischen Schmerzen.

Greifen all diese Ansätze der konservativen Therapie nicht, bildet ein operativer Eingriff eine Alternative: Bei einem Bandscheibenvorfall wird eine sogenannte *Nukleotomie*, ein minimalinvasiver Eingriff, vorgenommen, bei einer Spinalkanalstenose kommt eine sogenannte *Dekompression* zum Einsatz, die den Kanal wieder weiten soll (ebenfalls minimalinvasiv).

Wir werden älter, unsere Übel werden jünger.

2.17 HEXENSCHUSS – DIE SPERRE IM KREUZ

„Der Rücken sendet oft mit dem Hexenschuss ein Warnsignal – um den Betroffenen zu vermitteln, hier stimmt etwas nicht."

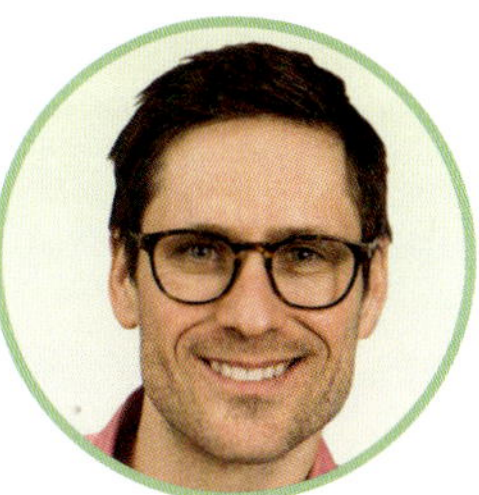

Es ist ein schöner Sommertag, als Claus mit seiner achtjährigen Nichte Sonja auf der Wiese im Garten Federball spielt. Einen Tag mit ihrem Onkel zu verbringen, hatte die Kleine sich schon seit Langem gewünscht. „Komm, den kriegst du noch", ruft sie, als sie einen Ball verschlägt. Gerne tut Claus ihr den Gefallen – und muss sich schnell zur Seite beugen, um mit dem Schläger noch den Ball zu erwischen. Mitten in der Bewegung schießt ihm ein stechender Schmerz in den unteren Rücken; vor Schreck und Schmerz lässt er den Schläger fallen. „Was ist das denn?", fragt er sich, während er kurz das Gefühl hat, dass ihm schwarz vor Augen wird. Und aufrichten kann er sich auch nicht mehr! Hat er sich gerade den Rücken gebrochen? Dabei ist er doch erst 31! Als sie sieht, dass ihr Onkel gebückt stehen bleibt, kommt Sonja verstört zu ihm gelaufen: „Onkel Claus, ist dein Rücken kaputtgegangen?"

Die meisten Erwachsenen haben schon einmal in ihrem Leben einen Hexenschuss erlebt. Unachtsame Bewegungen und falsches Heben schwerer Gegenstände lösen den Schmerz im Rücken aus und bringen den ganzen Körper aus dem Gleichgewicht. Im Gegensatz zu klassischen Kreuzschmerzen, die z. B. aus einer schlechten Haltung heraus entstehen und mit der Zeit stärker werden, handelt es sich beim Lumbago bzw. Hexenschuss um einen spontan auftretenden Schmerz.

In den meisten Fällen wird dieser durch eine unbewusste Bewegung oder beim Heben eines schweren Gegenstands in einer ungewöhnlichen Oberkörperhaltung ausgelöst. Wie lange die Bewegungseinschränkung, die durch den Hexenschuss entsteht, anhält, ist von Patient zu Patient unterschiedlich.

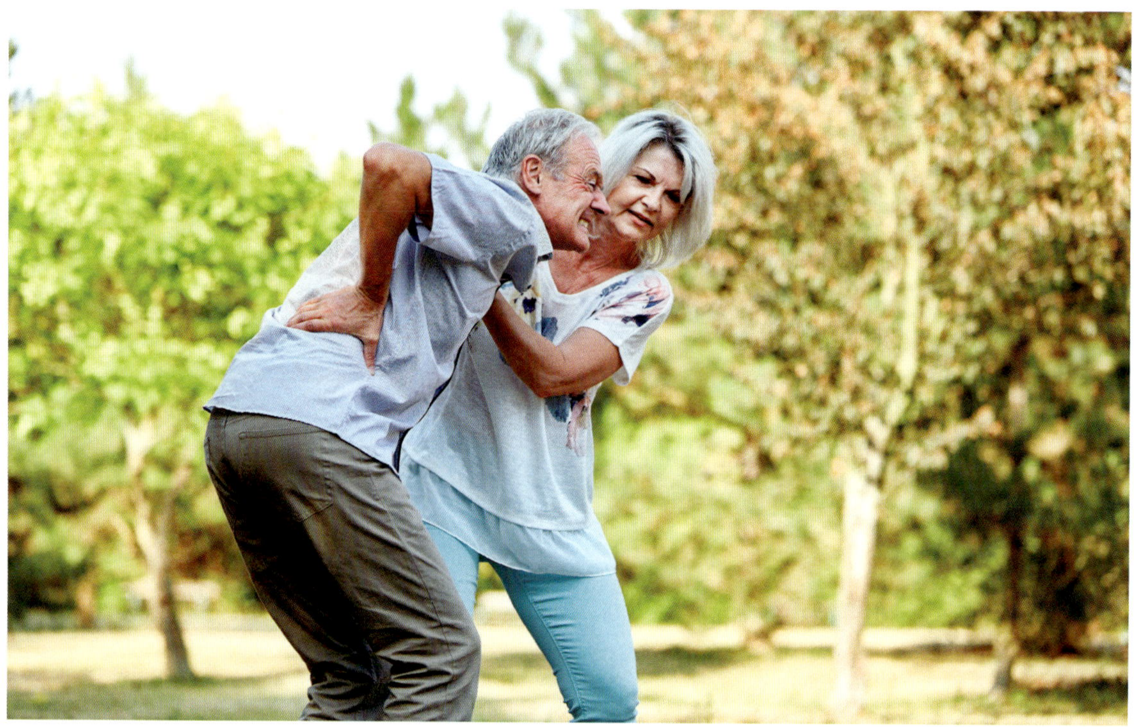

2.17.1 DEFINITION: WAS IST EIN HEXENSCHUSS?

Den **Hexenschuss**, den man vor allem unter seinem volkstümlichen Namen kennt, wird in der Medizin als **Lumbago** oder **lokales Lumbalsyndrom** bezeichnet. Er tritt in der Regel im Lendenwirbelbereich, also im unteren Rücken, auf. Dabei handelt es sich um einen plötzlich eintretenden, stechenden Schmerz, der lange anhalten kann und starke Bewegungseinschränkungen mit sich bringt. Es tritt eine totale Verkrampfung der Rückenmuskulatur ein. Der Patient kann sich meist nicht mehr aufrichten, sondern läuft stark nach vorne gekrümmt: die sogenannte *Sperre* im Kreuz.

Es gehört zu den charakteristischen Eigenschaften des Lumbagos, dass er nicht nur plötzlich auftritt, sondern der Schmerz auch ebenso plötzlich wieder verschwinden kann.

2.17.2 VORKOMMEN: WER IST GEFÄHRDET?

Fast jeder hatte schon einen Hexenschuss und fast jeden kann es betreffen. Ein Lumbago tritt unabhängig von Alter und Vorerkrankungen ein.

AKTUELLE FORSCHUNG

Eine Studie aus dem Jahr 2015 hat ergeben, dass die Bewegungsabläufe, die zu einem Hexenschuss führen, in einer Vielzahl der Fälle am Vormittag auftreten. Rund 40 % der Lumbagoereignisse, die im Rahmen der Studie in Sydney untersucht wurden, traten in den Vormittagsstunden auf – über die Ursachen kann bislang nur spekuliert werden, allerdings vermutet man, dass müdigkeitsbedingte Unkonzentriertheit zu einem Hexenschuss beiträgt.

Studie: Steffens et al. (2015). *What triggers an episode of acute low back pain? A case-crossover study* (s. Anhang).

2.17.3 URSACHEN: WARUM BEKOMME ICH EINEN HEXENSCHUSS?

Weil die Lendenwirbelsäule bzw. Lumbalregion durch ihre Lage im unteren Rücken und die hohe Belastung sehr empfindlich ist, erleben die meisten Menschen früher oder später einen Hexenschuss. Schon kleine Fehlhaltungen des Rückens, mangelnde Bewegung und eine ungesunde Lebensweise können die Gefahr, einen Hexenschuss zu erleiden, noch verstärken.

Abhängig davon, wie der Kreuzschmerz entsteht, gilt es jedoch, zwischen einem **allgemeinen lokalen Lumbalsyndrom** und einem **echten Hexenschuss** zu unterscheiden. Während Rückenschmerzen häufig zunächst schleichend beginnen und dann chronisch wiederkehren, ist der Hexenschuss durch sein plötzliches Auftreten und Verschwinden (wenige Tage später) gekennzeichnet.

Als medizinische Ursache eines Lumbagos, also eines Hexenschusses, nennt die Medizin eine ruckartige Verspannung der Muskeln, die im Zusammenhang mit ungeschickten Bewegungen sowie nach falscher bzw. zu hoher Belastung eintritt. Wer häufig krumm steht, viele Stunden am Tag sitzt oder bei ungesunder Rückenhaltung regelmäßig schwer hebt oder trägt, erhöht das Risiko eines Hexenschusses. Ist die Rückenmuskulatur unterentwickelt, kann sie der Bewegung, die den Hexenschuss auslöst, keine Muskelkraft entgegensetzen.

Disziplin ist deine eigene Vorgabe an dein Leben. Je besser du damit umgehen kannst, desto weniger haben andere Menschen Macht über dich.

Es gibt zudem anatomische Risikofaktoren, also Dinge, die die Entstehung eines Hexenschusses begünstigen können. Dazu zählen:

1. die Blockade eines Wirbelkörpers,
2. der Verschleiß von Wirbelgelenken,
3. Bandscheibenveränderungen oder gar ein Bandscheibenvorfall im LWS-Bereich sowie
4. ausgeprägte Muskelverspannungen.

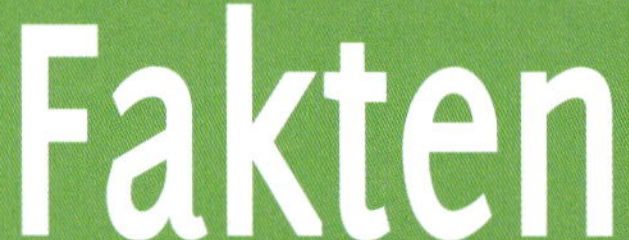

In Verbindung mit der Muskelverspannung wird in Einzelfällen auch der aus dem Rückenmark kommende Ischiasnerv eingequetscht – dann spricht man nicht mehr von einem Hexenschuss, sondern vom sogenannten *Ischiassyndrom*.

2.17.4 SYMPTOME: WORAN ERKENNE ICH, DASS ICH EINEN HEXENSCHUSS HABE?

Üblicherweise tritt ein Hexenschuss ein, wenn man sich aus einer gebückten Haltung aufrichtet. Schon eine unachtsame oder unkonzentrierte Bewegung allein kann den Lumbago auslösen, verstärkt wird das Risiko, wenn zusätzlich ein schwerer Gegenstand gehoben wird oder andere Personen oder ein Haustier an der Bewegung beteiligt ist. In der Folge ist sowohl die aufrechte Haltung als auch Bewegung schmerzhaft.

Seltener ereignet sich eine hexenschussähnliche Verspannung im Brustwirbelbereich. In diesem Fall kann nicht nur die Bewegungsfähigkeit, sondern auch die Atmung eingeschränkt sein.

TYPISCHE KENNZEICHEN FÜR EINEN HEXENSCHUSS

- Einschränkung der aufrechten Haltung; der Patient kann sich nur gebeugt halten;
- Bewegungseinschränkung durch „Sperre" im Rücken;
- schmerzhafte Bewegung;
- Einschränkung der Atmung (bei Lumbago im Bereich BWS);
- gegebenenfalls Taubheitsgefühle, Lähmungserscheinungen;
- gegebenenfalls Beeinträchtigungen beim Wasserlassen oder Stuhlgang sowie
- gegebenenfalls Ausstrahlen der Schmerzen auf andere Körperbereiche.

WANN SOLLTE MAN ZUM ARZT GEHEN?

Obwohl die ruckartige Beeinträchtigung der Wirbelsäule schmerzhaft ist, ist ein Hexenschuss in aller Regel harmlos und verschwindet häufig schon nach wenigen Tagen von selbst wieder. Einige Symptome jedoch weisen auf eine unter Umständen schwerwiegendere bzw. langfristig gefährliche Ursache hin. Dazu zählen Taubheitsgefühle im Rücken, Lähmungserscheinungen, Beeinträchtigungen beim Wasserlassen oder beim Stuhlgang sowie das Ausstrahlen der Schmerzen in andere Körperbereiche, z. B. wenn der Ischiasnerv eingeengt ist. Man spricht hier vom Auftreten sogenannter *neurologischer Ausfälle*.

Abhängig davon, wie lange die Symptome eines Hexenschusses anhalten und ob weitere Symptome, wie die zuvor genannten, mit dem Rückenschmerz einhergehen, wird empfohlen, zeitnah Ihren Haus- oder Allgemeinarzt aufzusuchen. Dieser kann schwerwiegende Ursachen ausschließen oder zielgerichtet behandeln. Bei neurologischen Ausfällen (z. B. Lähmungserscheinungen, Blasen-, Mastdarmstörungen oder Ähnlichem) sollten Sie umgehend Ihren Arzt aufsuchen, etwa auch eine Notfallambulanz. Dies kann ein dringender Notfall sein.

2.17.5 THERAPIE UND WAS KANN ICH TUN?

Weil der Hexenschuss in den meisten Fällen so schnell wieder abklingen kann, wie er aufgetreten ist, wird eine medizinische Therapie in einer Vielzahl der Fälle nicht als notwendig erachtet. Die kurzzeitige Verspannung der Rückenmuskulatur geht nämlich mit der natürlichen Entspannung der Muskeln häufig wieder zurück, bevor überhaupt ein Arzt konsultiert werden kann. Halten die Schmerzen im Lendenwirbelbereich aber über mehrere Tage oder gar Wochen an, sollte in jedem Fall ein Mediziner aufgesucht werden, auch wenn die Schmerzen bis zum Arztbesuch tatsächlich abgeklungen sind.

Um die Schmerzen erträglich zu machen und eine übermäßige Schonhaltung zu vermeiden, können Schmerzmittel wie Paracetamol oder nicht steroidale Antirheumatika (NSAR bzw. NSAID) eingenommen werden. Die zusätzliche Einnahme von Diclofenac, einem Wirkstoff, der Schmerzen und Entzündungen hemmt, sowie eine manuelle Therapie bzw. Physiotherapie gehören ebenfalls zu den üblichen Therapiemethoden. Insbesondere die Durchführung von 2-3 einfachen Übungen zur Dehnung (!) der verkrampften Muskulatur sind sehr effektive und sofort durchführbare Maßnahmen.

TIPP

DAS 1 X 1 BEIM AKUTEN HEXENSCHUSS

- Der Betroffene sollte aufgrund der Schmerzen nicht in eine Schonhaltung verfallen, sondern sich weiterhin aktiv bewegen.
- Machen Sie 1-2 gezielte Übungen, um die „Sperre im Kreuz" zu lösen: sanfte Übungen zur Dehnung der verkrampften Rückenmuskulatur.

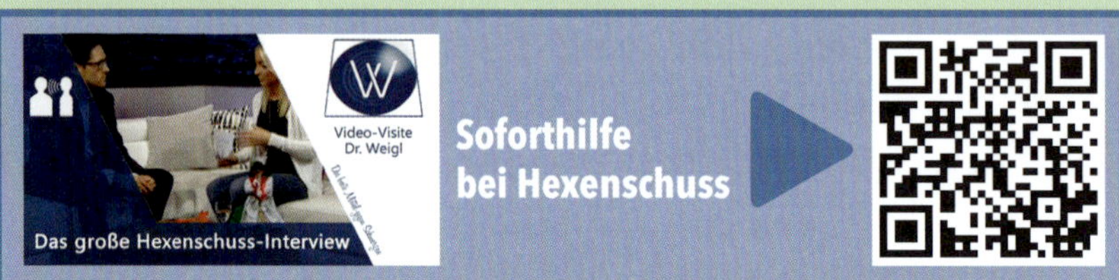

- So schnell wie möglich zu den normalen Bewegungen des Alltags zurückkehren.
- Die Einnahme eines rezeptfreien Schmerzmittels, maximal 2-3 Tage.
- Wärmeanwendungen, zum Beispiel ein heißes Bad oder Rotlichtanwendungen.
- Halten die Schmerzen länger als drei Tage an, sollten Sie einen Arzt aufsuchen. Gehen die Rückenschmerzen mit Lähmungserscheinungen, Kribbeln oder Empfindungsstörungen an den Beinen einher, handelt es sich um eine ernste Ursache und Sie sollten umgehend einen Arzt aufsuchen.

Weniger die Gabe von Schmerzmitteln oder manuelle Therapie als vielmehr die Rückkehr zu den normalen Bewegungen des Alltags scheint der Schlüssel zum Erfolg nach einem akuten Hexenschuss zu sein: Die Verspannung der Rückenmuskulatur sorgt dafür, dass Hexenschusspatienten in den Stunden oder Tagen nach dem Ereignis Bewegung, vor allem des betroffenen Lendenwirbelbereichs, oftmals gänzlich vermeiden. Dadurch aber ziehen sie die schmerzhaften Symptome unwissend in die Länge.

Die Vermeidung der Bewegung erscheint zwar aus Patientensicht zur Vermeidung weiterer Kreuzschmerzen folgerichtig, trägt aber anstelle einer Verbesserung eher dazu bei, dass die Schmerzen chronische Formen annehmen können. Daher wird es zur Vermeidung einer Chronifizierung sowie von Folgeschäden als wichtig erachtet, dass die Patienten möglichst schnell wieder zu ihrem üblichen Tagesablauf übergehen und ihre ganz normalen Bewegungen ausführen.

Schmerzmittel wie Paracetamol oder Diclofenac können ebenso wie eine manuelle Therapie die Heilung fördern und begünstigen. Darüber hinaus werden häufig auch nicht steroidale Antirheumatika (NSAR bzw. NSAID) verschrieben, um den Hexenschuss zu behandeln.

AKTUELLE FORSCHUNG

Eine frühe Physiotherapie mit Wirbelsäulenmanipulation bei einem akuten Hexenschuss zeigt in aktuellen Studien nur wenig Wirksamkeit. Frühere Studien hatten eine Wirksamkeit nahegelegt. Ob eine aktive Wirbelsäulenmanipulation somit in Zukunft weiterhin in der Akuttherapie eines Hexenschusses eingesetzt wird, bleibt abzuwarten. Aufgrund der guten und hohen Spontanbesserung nach einem Hexenschuss erscheint die Wirbelsäulenmanipulation als Therapieoption fraglich.

Studie: Fritz et al. (2015). *Early physical therapy vs usual care in patients with recent-onset low back pain* (s. Anhang).

2.17.6 PRÄVENTION UND PROGNOSE

Da der Lumbago in aller Regel plötzlich auftritt und durch kleinste Fehlhaltungen begünstigt werden kann, lässt er sich nicht zu 100 % vermeiden. Allerdings kann man einem Hexenschuss durchaus vorbeugen. Regelmäßige Bewegung durch sanften Sport, die Unterbrechung längerer Phasen, in denen man sitzt, sowie die Vermeidung von Fehlhaltungen der Wirbelsäule sind ein wichtiger Indikator für einen gesunden Rücken.

Häufig unterschätzt, aber essenziell wichtig, ist die Dehnung der Rumpfmuskulatur sowie der Bauch-, Oberschenkel- und Gesäßmuskulatur. Grundsätzlich ist es empfehlenswert, Bewegungen des Rückens mit Bedacht auszuführen und vor allem beim Heben schwerer Gegenstände oder dem Stützen anderer Personen auf eine gesunde Haltung zu achten. Schnelles Aufstehen und abrupte Bewegungen dagegen sollten vermieden werden, denn diese können ebenfalls zu einem Blockieren der Wirbel im unteren Rücken oder zu einer Muskelverkrampfung führen.

Einen positiven Einfluss auf die Wirbelsäule und auf die Vermeidung eines Hexenschusses kann zudem ein gesunder Lebensstil haben: Übergewicht, fehlende körperliche Bewegung, Rauchen und langes Sitzen sind ungesund für den Rücken und können ein lokales Lumbalsyndrom begünstigen. Darüber hinaus gelten auch Stress sowie Müdigkeit und Abgespanntheit zu den Risikofaktoren für einen Hexenschuss.

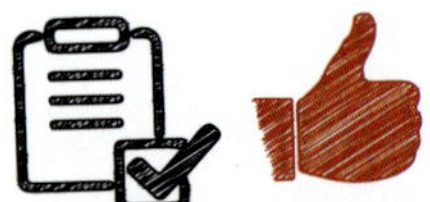

Erste Hilfe

AKUTER HEXENSCHUSS – ERSTE HILFE FÜR ZU HAUSE

In den meisten Fällen tritt ein Hexenschuss genau dann auf, wenn man ihn am wenigsten gebrauchen kann. In der Regel ist auch kein Mediziner in der Nähe. Beim akuten Auftreten eines Hexenschusses können Sie den schlimmsten Schmerz jedoch mit einigen gezielten Methoden bekämpfen, bevor Sie einen Arzt aufsuchen. Dazu zählen, neben den bereits erwähnten Schmerzmitteln:

- **Stufenlagerung:** Wenn der Kreuzschmerz beim Eintreten des Hexenschusses so stark ist, dass Bewegung nicht mehr möglich erscheint, lässt sich eine Schmerzlinderung bis zum Einsetzen der Schmerzmittelwirkung durch die sogenannte *Stufenlagerung* erzielen. Dafür legen Sie sich mit dem Rücken auf den Boden (idealerweise auf eine Decke, Matte oder einen Teppich) und lagern die Füße auf einem Stuhl hoch. Ein zusammengerolltes Handtuch oder ein Kissen im Nacken verstärkt den entspannenden Effekt auf den Rücken.
- **Wärme:** Wärme in Form eines Kirschkernkissens, einer Wärmflasche oder eines Wärmepflasters hilft der Rückenmuskulatur, sich zu entspannen. Verkrampfte Muskeln werden durch die Wärmezufuhr gelockert – auf diese Weise kann auch ohne Schmerzmittel eine Besserung des Hexenschusses erfolgen.
- **Bewegung und Dehnung:** Solange die Schmerzen, die mit einem akuten Hexenschuss einhergehen, nicht überhandnehmen und Bewegung nicht unmöglich machen, können Sie mit sanften Bewegungen und Dehnungen die Muskulatur lockern und den Genesungsprozess beschleunigen. Dazu gehören Spaziergänge, langsames Joggen sowie Dehnübungen für den Rücken, die die Muskeln lockern und die Durchblutung anregen.
- **Elektrostimulation:** Eine gezielte Stimulation der Schmerzfasern kann den akuten Schmerz sozusagen „überlagern" und dadurch lindern. Dabei ist es jedoch wichtig, dass die Schmerzfasern, die aufgrund der totalen Verkrampfung der Rückenmuskulatur „gereizt" sind, gezielt stimuliert werden.

Einen Arztbesuch bei anhaltenden Schmerzen ersetzen diese Maßnahmen selbstverständlich nicht, doch sie können für eine erste Schmerzlinderung sorgen.

Ein paar Stunden später geht es Claus schon etwas besser. Er hatte seine Nichte Sonja gebeten, ihm im Wohnzimmer einen Stuhl bereitzustellen und hatte, mit dem Rücken auf dem Teppich liegend, die Füße hochgelegt. Nachdem Sonja ihm noch ein Kissen unter den Nacken gelegt hatte, wurde das schmerzhafte Gefühl im Rücken schon etwas besser. Jetzt liegt er auf dem Sofa, hat ein warmes Kirschkernkissen auf die schmerzende Stelle gelegt und schaut mit Sonja und deren Mutter Nicole einen Animationsfilm. Obwohl die Schmerzen langsam abklingen, wird er am Montag noch einmal seinen Hausarzt aufsuchen. Sicher ist sicher.

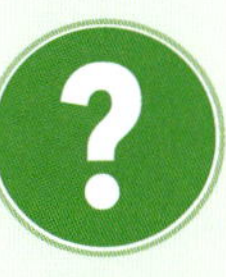

HÄUFIGE PATIENTENFRAGEN

Frage 1:	*Was habe ich falsch gemacht, dass ich einen Hexenschuss bekommen habe?*
Dr. Weigl:	Im Grunde gar nichts, denn ein Hexenschuss kann jeden treffen. Es sind oftmals kleine, unbedachte Bewegungen, die aus einer Unaufmerksamkeit heraus entstehen, z. B. beim Aufstehen.
Frage 2:	*Kann ich einen Hexenschuss verhindern?*
Dr. Weigl:	Nein, denn wirklich gefeit dagegen ist niemand. Sie können aber mit einer gesunden Lebensführung das Risiko verringern, indem Sie sich gesund ernähren, auf Ihr Gewicht achten und sich regelmäßig bewegen.
Frage 3:	*Ist ein Hexenschuss gefährlich?*
Dr. Weigl:	Nein, an sich nicht. In den meisten Fällen vergeht der Schmerz so plötzlich, wie er gekommen ist. Das liegt daran, dass sich die Muskeln beim Eintreten eines Lumbagos ruckartig verkrampfen. Kommt es zur Entspannung, lockert sich auch der Muskel wieder. Um eine eventuelle Chronifizierung der Schmerzen zu verhindern, sollten Sie aber dennoch einen Arzt aufsuchen.

2.18 ISG-BLOCKADE – EINE EINFACHE LÖSUNG?

„60-80 % der Bevölkerung leidet einmal im Leben an einer ISG-Blockierung – nicht immer, aber sehr oft kommt es dann zu Schmerzen, die sich zumeist nach 2-3 Tagen wieder lösen."

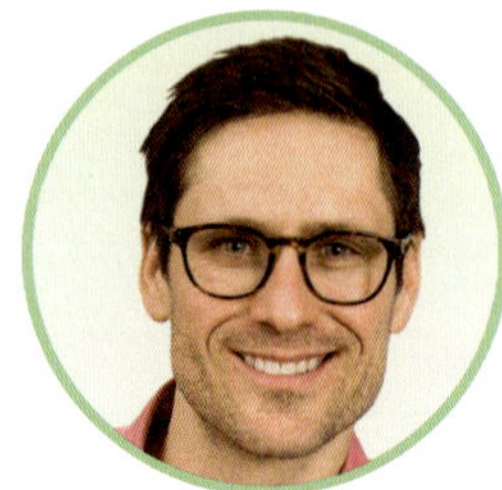

Bei einer **Blockade des Iliosakralgelenks** (*ISG-Blockade*) entstehen durch Verspannungen in den dazugehörenden Muskeln zwischen Rücken und Hüfte Rückenschmerzen: Die Gelenkflächen werden aneinandergeschoben, wodurch erst der physische Schmerz entsteht. Dieser kann mit entsprechender Physiotherapie und Schmerzmedikamenten behandelt werden. Ursache einer Blockade des Iliosakralgelenks können Unfälle oder Fehlbelastungen sein. Vor allem Schwangere haben aber ein erhöhtes Risiko einer ISG-Blockade.

„Martin?" Stille. Anscheinend ist Martin schon weg. Lisa hat ihren Ehemann Martin darum gebeten, Eis samt Gurken zu kaufen. Sie musste selbst lachen, als sie ihrem Mann erzählt hat, dass sie Lust auf das Schwangerenklischee schlechthin hatte. Was sollte sie in der Zeit machen? Mit einem Seufzen entscheidet sich Lisa, den Fernseher einzuschalten. Dafür muss sie nur die Fernbedienung vom Couchtisch holen. Gerade als sie sich erhebt, schießt ein Schmerz in ihren unteren Rücken und mit einem Keuchen sinkt sie zurück auf das Sofa. Es fühlt sich an, als zöge der Schmerz in ihr rechtes Bein.

2.18.1 DEFINITION: WAS IST EINE ISG-BLOCKADE?

Das sogenannte *Iliosakralgelenk* (das *ISG*), was in unserem Beispiel Quelle der Schmerzen sein kann, ist ein straffes Gelenk, zwischen dem Darmbein (*Os ilium*) und dem Kreuzbein (*Os sacrum*), unterhalb des fünften Lendenwirbels liegend. Auf jeder Beckenseite befindet sich ein ISG.

Das ISG verbindet somit die Wirbelsäule, deren Basis das *Os sacrum* ist, und die Hüfte und dient der Kraftweitergabe von der Hüfte zu den Beinen.

Ein straffes Gelenk (die *Amphiarthrose*) zeichnet sich dadurch aus, dass es relativ unbeweglich ist. Dies hängt mit der straffen Gelenkkapsel und den straffen Bändern zusammen.

Eine Blockade wird ausgelöst durch verspannte Muskeln, die mit dem betreffenden Gelenk verbunden sind. Dadurch verschieben sich die einzelnen Gelenkflächen und es kommt zu der schmerzenden Blockade.

2.18.2 VORKOMMEN: WER IST GEFÄHRDET?

Grundsätzlich kann jeder eine ISG-Blockade erleiden.

Besonders betroffen sind allerdings schwangere Frauen: Die Weitung des Beckens hat auch die Weitung des ISG zur Folge. Durch eine zufällige Bewegung kann es auch hier zu einer Blockade des Gelenks kommen. Aufgrund der Komplikationen einer Schwangerschaft können Beschwerden, die auf eine ISG-Blockade zurückzuführen sind, nicht behandelt werden. Die Schmerzlinderung ist das Ziel während dieser Zeit.

2.18.3 URSACHEN: WARUM BEKOMMT MAN EINE ISG-BLOCKADE?

Viele Ursachen kommen infrage, wenn das Iliosakralgelenk blockiert ist. Zunächst können Stürze und Stöße für Schmerzen im Kreuz sorgen. Stauchungen im Kreuz- und Steißbein können Folgen für die Muskulatur und Knochen haben, die sich zum Teil gegeneinanderschieben. Auch auf diese Weise können die Schmerzen im Kreuz entstehen.

Eine weitere Ursache der ISG-Blockade ist Überbeweglichkeit: Ist die Lendenwirbelsäule überbeweglich, gleicht der menschliche Körper diese an anderer Stelle durch eine Versteifung aus, meist das ISG. Gründe für diese Überbeweglichkeit können in zu lockeren Bändern und in Muskelschwäche liegen. Diese wiederum sind Folge einer Überbelastung im Sport.

Auch ein zu straffer Zug von Organen kann Blockaden auslösen. Das ISG auf der rechten Seite ist über einen Punkt mit dem Dünndarm verbunden. In einigen Fällen kann eine ISG-Blockade eine Folge eines Triggerpunkts in den Adduktoren sein.

Neben den bereits vorgestellten Ursachen können auch Fehlbelastungen im Alltag zu einer ISG-Blockade führen. Dazu zählen unter anderem eine fehlerhafte Haltung im Sitzen, eine Fußfehlstellung oder undynamische Körperpositionen im Sitzen und Stehen.

Je nach Intensität der Schmerzen sollte umgehend ein Arzt konsultiert werden, da sonst Folgeerkrankungen aufgrund einer Schonhaltung den körperlichen Zustand verschlimmern könnten.

2.18.4 SYMPTOME: WORAN ERKENNE ICH, DASS ICH EINE ISG-BLOCKADE HABE?

SYMPTOME

- Kreuzschmerzen,
- ausstrahlender Schmerz, beispielsweise, vom Gesäß ausgehend, in die Beine,
- Schonhaltung, die eine Fehl- oder Überbelastung zur Folge hat,
- Morgensteifigkeit,
- ziehender Schmerz in der Leiste,
- unterschiedliche Beinlängen.

2.18.5 DIAGNOSTIK: WAS TUT DER ARZT?

Um eine ISG-Blockade erkennen zu können, gibt es mehrere Abtast- und Abklopfvarianten. Der **ISG-Test nach Derbolowski** ist solch eine Methode. Hinter diesem Begriff verbergen sich zwei Tests.

Im ersten Test sitzen Sie als Patient auf der Behandlungsbank, die Füße berühren den Boden, die Hände sind hinter dem Nacken verschränkt. Der Arzt oder Therapeut sitzt hinter dem Patienten und legt seine Hände auf die Beckenkämme, sodass die Daumen auf der SIPS (*Spina iliaca posterior superior*), einem Knochenvorsprung am Darmbein (*Os ilium*) im Beckenknochen, liegen. Der entspannte Oberkörper soll nach vorne geneigt werden. Ertastet der Mediziner während des Vorgangs eine Mitbewegung des SIPS, könnte das ISG blockiert sein.

Im zweiten Test, dem **Stehtest**, sitzt der Arzt oder auch Therapeut ebenfalls hinter Ihnen, dem stehenden Patienten. Der Arzt legt seine flachen Hände auf die Beckenkämme. Dadurch liegen die Daumen auf der SIPS. Nun müssen Sie sich als Patient vorbeugen: Dieser Bewegungsvorgang wird vom Mediziner beobachtet. Dadurch offenbart sich, ob sich das ISG gleichmäßig mitbewegt. Bewegt es sich auf einer Seite mehr mit als auf der anderen, ist das ISG blockiert (*Vorlaufphänomen*).

Erst wenn der Sitz- und Stehtest positiv ausfällt, liegt wahrscheinlich eine Blockade des Iliosakralgelenks vor. Bildgebende Methoden, wie Röntgen oder ein CT, sind an dieser Stelle keine Hilfe.

3.18.6 THERAPIE UND WAS KANN ICH TUN?

Ist erkannt, dass für die Schmerzen eine ISG-Blockade verantwortlich ist, kann diese effektiv behandelt werden. Neben einer medikamentösen Behandlung mit dem Schwerpunkt der Schmerzlinderung eignet sich eine **manuelle Therapie** beim Physiotherapeuten. Übergeordnetes Ziel ist, neben der Schmerzlinderung, das Gelenk wieder in die richtige Position zu bringen.

Eine manuelle Therapie basiert auf Handgriff- und Mobilisationstechniken, die bei der Behandlung von Gelenken nützlich sind. Ziel ist es, Schmerzen und Beschwerden zu lindern und die Bewegungsmöglichkeiten wiederherzustellen.

Schmerzstillende Mittel sollten nicht länger als drei Tage eingenommen werden. Eine Operation ist in jedem Fall aber keine Option!

HÄUFIGE PATIENTENFRAGEN

Frage 1: ***Ist eine ISG-Blockade dasselbe wie ein Bandscheibenvorfall?***

Dr. Weigl: Nein! Ein Bandscheibenvorfall (*Diskusprolaps*) entsteht dadurch, dass der gallertartige Kern einer Bandscheibe (*Nucleus pulposus*) aus der Fasermembran (*Anulus fibrosus*) rutscht und so auf die Nerven, die das Rückenmark bilden, drückt. Dadurch entstehen die Schmerzen im unteren Rückenbereich. Die Symptome eines Diskusprolaps ähneln einer ISG-Blockade: Schmerzen im lumbalen Bereich, die Beschwerden strahlen in die Extremitäten aus.

Frage 2: ***Sollte ich mich schonen?***

Dr. Weigl: Wie bei allen Beschwerden im lumbalen Rücken ist es wichtig, Bettruhe zu vermeiden. Viel besser ist es in allen Fällen, so weit es geht, die Mobilität im Alltag beizubehalten. Andernfalls kann es im Falle einer ISG-Blockade zu Folgeerkrankungen aufgrund der Schonhaltung kommen.

Frage 3: ***Ist die Wahrscheinlichkeit hoch, dass die Blockade zurückkommt?***

Dr. Weigl: Ja, prinzipiell ist es häufig, dass eine ISG-Blockade wiederkehrt, gerade dann, wenn man seinen Lebensalltag seit der letzten Blockade nicht angepasst hat. Eine ISG-Blockade ist wie ein Hexenschuss ein Warnsignal und zeigt an, dass der Betroffene handeln muss. Kein Handeln bedeutet, dass die nächste ISG-Blockade bestimmt wieder kommen wird.

Eine Woche später: Lisa ist bei ihrem Physiotherapeuten, den sie bereits in der Vergangenheit wegen Knieproblemen besucht hat. „Wir haben es mit einer ISG-Blockade zu tun." Lisa seufzt. Natürlich. „Und was können wir dagegen tun?" Nun ist es an ihrem Therapeuten, zu seufzen: „Da Sie gegenwärtig schwanger sind, können wir nicht die übliche manuelle Therapie durchführen. Ziel ist es erst einmal, dass Sie keine Schmerzen spüren."

2.19 WIRBELGLEITEN – DER GLEITENDE WIRBEL

„Kinder sollten bis zum Abschluss der Pubertät bzw. der Wachstumsphase nicht häufiger als 3-5 Stunden am Tag Sport machen."

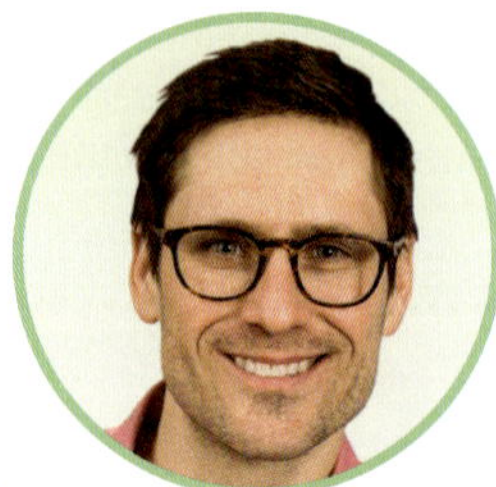

Das **Wirbelgleiten** ist eine erworbene Erkrankung, bei der durch einen Spalt in den Wirbelbögen (*Spondylolyse*) der Wirbelkörper mitsamt der Wirbelsäule nach vorne oder selten auch nach hinten gleitet. Ursächlich ist, neben genetischen Faktoren, eine chronische Belastung junger Menschen im Hohlkreuz, wie beispielsweise Delfinschwimmen.

Nach dem Schwimmtraining hat Julika sich umgezogen und föhnt noch schnell ihre langen Haare, bevor sie sich auf den Heimweg macht. Die 18-Jährige ist schon seit ein paar Jahren festes Mitglied der Schwimmstaffel ihrer Schule und trainiert mehrmals in der Woche. Vor allem Kraulen und Delfinschwimmen machen ihr besonders viel Spaß, und sie ist gut darin. Seit einigen Monaten aber hat sie immer wieder Rückenschmerzen. Vor dem Training waren sie weg, aber wie so oft sind sie jetzt wieder da. Wo der Schmerz sitzt, kann sie nicht so genau bestimmen, aber er wird stärker. Außerdem hat sie oft Muskelkater im hinteren Oberschenkel. Kann der vom Schwimmen kommen? Vielleicht sollte sie doch einmal auf den Rat ihres Schwimmtrainers hören und einen Termin bei ihrem Hausarzt vereinbaren.

2.19.1 DEFINITION: WAS IST WIRBELGLEITEN?

In der Medizin wird **Wirbelgleiten** mit dem Fachbegriff *Spondylolisthesis* beschrieben. Der Ausdruck leitet sich vom griechischen **spondylos** = **Wirbel** und **olisthesis** = **Gleiten** ab. Um zu verstehen, wie es dazu kommt, muss zwischen verschiedenen Unterarten bzw. Klassifikationen der Erkrankung unterschieden werden.

Spondylolyse: Unterbrechung zwischen dem oberen und unteren *Processus articularis* (Gelenkfortsatz mit Knorpelüberzug) des Wirbelbogens.

Spondylolisthesis: Der Wirbelkörper gleitet durch Spondylolyse oder als Folge degenerativer Veränderungen ohne Spondylolyse nach vorne.

Spondyloptose: Komplikation der Spondylolisthesis mit vollständigem Abkippen eines Wirbelkörpers.

Pseudospondylolisthesis: Verschiebung der Wirbelkörper nach vorne, jedoch ohne Spaltbildungen in den Knochenabschnitten zwischen den Gelenkfortsätzen (Interartikularportionen) (= ohne Spondylolyse).

Wird ein Wirbelgleiten erkannt, sind in der Regel physiotherapeutische Behandlungen und Verlaufskontrollen ausreichend. Bei Kindern mit höhergradiger Spondylolisthese (meist haben diese dann eine *Kuppelform* des Steißbeins) wird eine Reposition mit gleichzeitiger Stabilisierung angestrebt. Bei Erwachsenen ist die schmerzhafte Instabilität sowie das Auftreten von neurologischen Ausfallerscheinungen jedoch maßgebend für eine Operation.

2.19.2 VORKOMMEN: WER IST GEFÄHRDET?

Wirbelgleiten zählt zu den Erkrankungen des Rückens, die in der westlichen Welt häufig vorkommen. Rund 6 % der Bevölkerung entwickelt im Laufe ihres Lebens ein Wirbelgleiten, jedoch bleibt ein Großteil davon über einen langen Zeitraum schmerzfrei, sodass die Erkrankung häufig nicht oder erst sehr spät erkannt wird.

Besonders junge Menschen sind betroffen: Wirbelgleiten tritt gehäuft bei Kindern und Jugendlichen im Alter von 12-17 Jahren auf, in einem Zeitraum also, in dem sie sich noch im Wachstum befinden. Mädchen und Frauen sind häufiger von der degenerativen Erkrankung betroffen als Jungen und Männer.

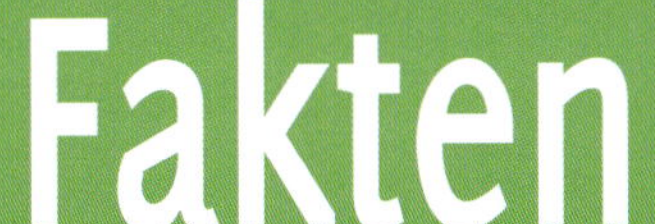

Neben der degenerativen, erworbenen Form des Wirbelgleitens gibt es auch angeborenes Wirbelgleiten. Hier sind Jungen zwei- bis dreimal häufiger als Mädchen betroffen.

2.19.3 URSACHEN: WARUM BEKOMME ICH EIN WIRBELGLEITEN?

Die Ursache für Wirbelgleiten bzw. das Auftreten eines Gleitwirbels ist meist eine Kombination aus genetischen und mechanischen Faktoren. Eine chronische Überbelastung aufgrund eines Hohlkreuzes ist typischerweise ursächlich für das Auftreten der Erkrankung. Daher sind besonders häufig Kinder im Wachstumsalter betroffen. Aber auch (Leistungs-)Sportler in den Sportarten Turnen, Ringen, Ballett, Delfinschwimmen, Speerwurf gehören der Risikogruppe an. Patienten, die ursprünglich einen sogenannten *Morbus Scheuermann* haben, können ebenfalls ein erhöhtes Risiko für das Entwickeln eines Gleitwirbels haben, da sie aufgrund des Morbus Scheuermann ein verstärktes Hohlkreuz bilden.

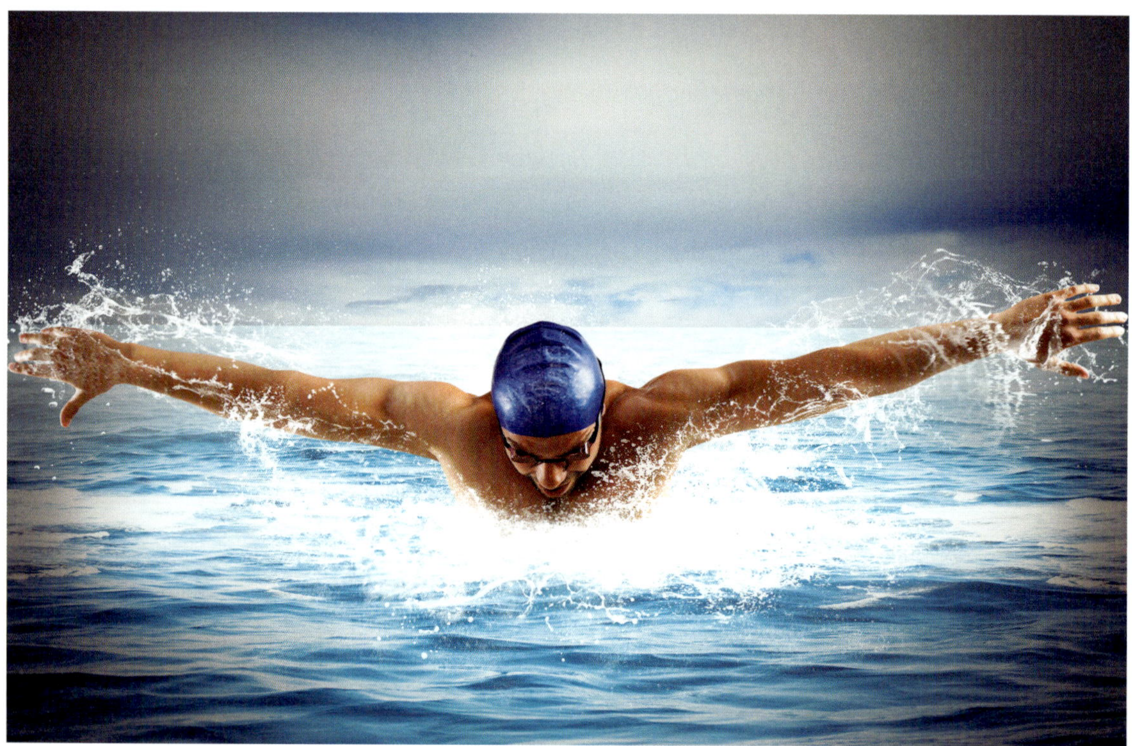

ZUSAMMENFASSUNG DER HÄUFIGSTEN URSACHEN FÜR WIRBELGLEITEN

- Genetische Disposition (angeborenes Wirbelgleiten);
- starke körperliche Beanspruchung in Hyperlordose (im Hohlkreuz) in der Kindheit oder im Erwachsenenalter (Leistungssportler):
  - Gerätturnen,
  - Delfinschwimmen,
  - Speerwerfen,
  - Gewichtheben,
  - Ballett.
- Traumatisch, z. B. durch einen Unfall (sehr selten).

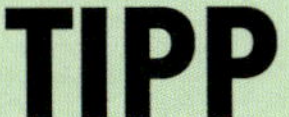

Natürlich ist Sport im Kindesalter für eine gesunde Entwicklung unverzichtbar. Gleichzeitig warnen aber auch Kinderchirurgen vor Erkrankungen der Wirbelsäule, insbesondere dem Auftreten von Wirbelgleiten, aufgrund von zu intensiven Sportbelastungen vor Ende der Pubertät. Folgende Orientierung wird gegeben: mindestens zwei Ruhetage pro Woche und höchstens 3-4 Stunden Training pro Tag.

2.19.4 SYMPTOME: WORAN ERKENNE ICH, DASS ICH EIN WIRBELGLEITEN HABE?

Glücklicherweise entwickeln die meisten Patienten mit einem Wirbelgleiten keine Symptome, d. h. keine Schmerzen oder andere Probleme. Nur ein geringer Teil entwickelt Beschwerden, die meist im unteren Rücken auftreten und gegebenenfalls auch Probleme mit der Gesäß- und Oberschenkelmuskulatur nach sich ziehen. Grund dafür ist, dass sich der Körperschwerpunkt beim Wirbelgleiten oft nach vorne verschiebt – um das zu kompensieren, schiebt der Patient häufig sein Becken nach hinten. Dadurch kann es zu einer Überbelastung der Gesäßmuskulatur und der rückseitigen Oberschenkelmuskulatur kommen.

Hinweis für ein Wirbelgleiten gibt meist ein tief sitzender Rückenschmerz (*tieflumbale Rückenschmerzen*), der bei einem Nach-hinten-Beugen (*Reklination*) zunimmt und beim Nach-vorne-Beugen abnimmt. Die Verbesserung beim Nach-vorne-Beugen (*Inklination*) ist dadurch zu erklären, dass durch die Vorbeugung der Rückenmarkkanal erweitert wird und dadurch auch häufig die Schmerzausstrahlung im Bein nachlässt.

Ein symptomatisches Wirbelgleiten manifestiert sich durch Rückenschmerzen in der Lendenwirbelsäule mit Ausstrahlung in Gesäß und Oberschenkel. Bei Belastung des unteren Rückens nehmen die Beschwerden üblicherweise zu. Aufgrund der veränderten Biomechanik (die Wirbelkörper liegen nicht übereinander, sondern versetzt), erfolgt ein asymmetrisches Wachstum der Wirbelkörper (vor allem der Grund- und Deckplatten). Je jünger ein Kind beim Eintreten der Spondylolyse ist, desto größer ist die Wahrscheinlichkeit, dass sich ein hochgradiges Wirbelgleiten entwickelt.

TYPISCHE KENNZEICHEN FÜR WIRBELGLEITEN

- Asymptomatisches Auftreten, d. h. ohne Beschwerden (ca. 90 %).
- Unspezifische Kreuzschmerzen bei Belastung:
  - mit pseudoradikulärer (neurologischer) Ausstrahlung in die Gesäß- und vor allem in die Oberschenkelmuskulatur.
- Schmerzen bei Reklination, d. h. beim „Zurückbeugen" des Rückens.
- Radikuläre Schmerzen, die von der Nervenwurzel ausgehen, sind eher selten.
- Bei ausgeprägtem Befund lässt sich eine deutliche Hohlkreuzbildung erkennen und eine Stufe im Bereich der Lendenwirbelsäule ist beim aufrecht stehenden Patienten tastbar (*Sprungschanzenphänomen*).

2.19.5 DIAGNOSTIK: WAS TUT DER ARZT?

Die Diagnose eines Wirbelgleitens gelingt durch radiologische **Bildgebung**, wobei die Spondylolyse am besten im 45°-Schrägbild dargestellt werden kann. Das Ausmaß der Wirbelkörperverschiebung wird in vier Stufen nach Meyerding klassifiziert. Wenn der Wirbelkörper bei Fortschreiten des Krankheitsverlaufs nach vorne abkippt (*Spondyloptose*), lässt sich im **Röntgenbild** der sogenannte *umgekehrte Napoleonshut* erkennen.

Die folgenden Phänomene und Verfahren helfen dem behandelnden Arzt dabei, ein Wirbelgleiten verlässlich zu diagnostizieren:

1. **Hauptlokalisation:**
   - Lendenwirbelsäule: In > 90 % der Fälle sind LW 5 oder LW 4 betroffen.
2. **Klinische Anzeichen eines Wirbelgleitens:**
   - Sprungschanzenphänomen.
   - Hüftlendenstrecksteife, durch eine Verkrampfung der ischiokruralen Muskulatur bei Irritation von L 5.
   - Der Arzt kann das sogenannte *Lasègue-Zeichen* durchführen, in diesem Fall bleiben Rumpf und Hüfte reflektorisch gestreckt.
   - Schiebegang: Der Patient schiebt das gesamte Bein nach vorne, da die Beugung in der Schwungphase nicht möglich ist.

RADIOLOGISCHE BEURTEILUNG DES WIRBELGLEITENS NACH MEYERDING

Grad	Befund
Meyerding I + II	Stabiles Gleiten
Meyerding III	Schnell zunehmendes Abgleiten, instabil
Meyerding IV	Komplettes Abgleiten nach vorne (*Spondyloptose*)

3. **Konventionelles Röntgen:**
   - Meist Zufallsbefund.
   - Spondylolyse: 45° Schrägaufnahme mit sogenannter *Hündchenfigur*. Dabei sieht man die Bruchlinie des Wirbelbogens als Halsband der Hündchenfigur.
   - Spondylolisthesis: Seitliche Aufnahme mit Einteilung des ventral (d. h. in Bauchrichtung) gleitenden Wirbels gegenüber dem kaudalen Wirbel in vier Schweregrade (nach Meyerding).
   - Spondyloptose: Aufnahme der Vorder- und Rückseite mit Bild des umgekehrten Napoleonhuts.

2.19.6 THERAPIE UND WAS KANN ICH TUN?

Die meisten Patienten mit einem Wirbelgleiten, vor allem im Stadium **Meyerding I und II**, müssen nicht behandelt werden. Falls doch, dann kommen insbesondere konservative Methoden im Rahmen einer ganzheitlichen Therapie zum Einsatz. Prinzipiell orientiert sich die Therapieentscheidung an der klinischen Symptomatik, d. h. an den Beschwerden des Patienten und nicht an Röntgenbildern oder Ähnlichem.

Sind allerdings konservativ nicht zu beherrschende Beschwerden mit sogenannten *neurologischen Ausfallerscheinungen* (typischerweise Lähmungserscheinungen in den Beinen) zu beobachten, so besteht ein Grund zur operativen Versorgung des Patienten. In einer OP wird dann typischerweise eine sogenannte *Spondylodese* mit Reposition („Zurückschieben") des Gleitwirbels durchgeführt.

ÜBERBLICK ÜBER DIE THERAPIEMETHODEN BEI WIRBELGLEITEN

- Konservative, ganzheitliche Therapie:
  - Rückenschule und Physiotherapie mit Stärkung der Rückenmuskulatur.
  - Sportarten, die Wirbelgleiten begünstigen, meiden (Gerätturnen, Delfinschwimmen, Speerwerfen etc.).
  - Schmerzmedikamente.
  - Physikalische Therapie, z. B. Elektrotherapie.
  - Indikation: **Meyerding I und II.**
- Gelegentlich kann auch eine orthopädietechnische Versorgung notwendig sein.
- Operativ:
  - Spondylodese = Versteifung.
  - Indikation:
  - neurologische Ausfallerscheinungen,
  - **Meyerding III und IV.**

2.19.7 PRÄVENTION UND PROGNOSE

Die Prognose ist abhängig vom vorliegenden Meyerding-Stadium der Erkrankung, also dem Grad der Abkippung, sowie von der klinischen Symptomatik. Allgemein gilt, dass ab Meyerding-Grad 3 und höher eine schlechtere Prognose zu erwarten ist.

Zur Prävention sollte das Risiko mittels kontrollierter körperlicher Aktivität bei Jugendlichen minimiert werden. Das bedeutet mindestens zwei Ruhetage pro Woche und höchstens 3-4 Stunden Training pro Tag bei den genannten Sportarten. Ebenso sollte bei degenerativen Veränderungen der Wirbelsäule regelmäßig Sport zur Stärkung der Rückenmuskulatur betrieben werden.

HÄUFIGE PATIENTENFRAGEN

Frage 1:	*Was ist Wirbelgleiten?*
Dr. Weigl:	Wir sprechen von einem Wirbelgleiten, wenn ein Wirbelkörper aus seiner eigentlichen Position rutscht. Der Fachbegriff dafür ist **Spondylolisthesis**. Die Verschiebung des Wirbels kann nach vorn (ventral) oder nach hinten (dorsal) auftreten.
Frage 2:	*Kann Wirbelgleiten gefährlich sein, wenn ich keine Beschwerden habe?*
Dr. Weigl:	Sogar die meisten Patienten, die ein Wirbelgleiten haben, haben keinerlei Beschwerden und wissen gar nichts von ihrer Erkrankung. Oft ist es nur ein Zufallsbefund, wenn bei unspezifischen Rückenschmerzen ein Röntgenbild gemacht wird. Gefährlich im eigentlichen Sinne ist Wirbelgleiten aber nicht –, wenn akute Schmerzen auftreten, sollten Sie aber auf jeden Fall einen Arzt aufsuchen.
Frage 3:	*Ich mache Leistungssport oder habe früher Leistungssport gemacht. Sollte ich mich auf Wirbelgleiten untersuchen lassen?*
Dr. Weigl:	Bei bestimmten Sportarten, wie Delfinschwimmen oder Ballett, besteht zwar ein höheres Erkrankungsrisiko, aber wenn Sie keine Schmerzen haben, besteht im Grunde auch keine Notwendigkeit, zum Arzt zu gehen. Leiden Sie dagegen häufig unter Schmerzen im unteren Rücken, vor allem nach Belastung durch den Sport, sollten Sie eine Untersuchung in Erwägung ziehen.

Ein paar Wochen später nimmt Julika endlich wieder am Schwimmtraining teil. Der Besuch bei ihrem Hausarzt hat ergeben, dass sie einen Gleitwirbel hat – bei Menschen in ihrem Alter gar nicht so unüblich. Obwohl sie direkt befürchtet hat, dass sie ihr Hobby aufgeben muss, hat sie gemeinsam mit ihrem Arzt eine Lösung gefunden: Sie bekommt nun regelmäßig physiotherapeutische Anwendungen und stärkt ihre Rückenmuskulatur mit täglichen Übungen. Das Schwimmen kann sie beibehalten – aufs Delfinschwimmen allerdings wird sie ab jetzt verzichten, um den verschobenen Wirbel nicht weiter zu schädigen.

2.20 SPONDYLODISZITIS – DIE ENTZÜNDETE BANDSCHEIBE

„Die Spondylodiszitis zeichnet sich durch eine ausgesprochene Heterogenität aus, was die Bedeutung einer akuraten Diagnostik erhöht und die Empfehlung einer Therapie erschwert – von Diagnosestellung bis zur Therapieeinleitung kann es bis zu 12 Wochen dauern."

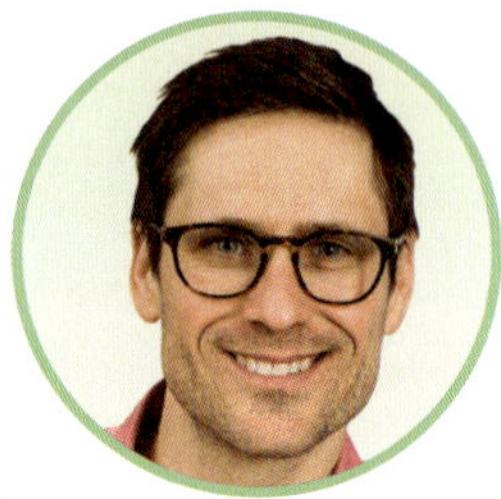

Während z. B. der klassische Bandscheibenvorfall zu den bekannteren Erkrankungen des Rückens gehört, ist die **Spondylodiszitis** weit weniger bekannt, aber keineswegs ungefährlicher für die Gesundheit des Rückens. Als **Spondylodiszitis** bezeichnet man eine Entzündung der Bandscheibe, die sekundär auf die beiden angrenzenden Wirbelkörper übergehen kann. Sie kann in vielen Fällen nur mithilfe von Antibiotika oder einer Operation behandelt werden. Im Gegensatz dazu bezeichnet die **Spondylitis** eine Entzündung primär des Wirbelkörpers, die infektiös oder durch eine andere Grunderkrankung bedingt sein kann.

Rainer, 57 Jahre alt, sitzt mit seiner Frau Anne im Café. Während sie keinen Gedanken daran verschwenden muss, ob sie den Kuchen mit oder ohne Sahne bestellt, achtet Rainer peinlich genau darauf, wie viel Zucker und Kohlenhydrate er zu sich nimmt. Endlich hat er nicht nur sein Übergewicht reduziert, sondern auch seine Zuckerkrankheit in den Griff bekommen. Trotzdem fühlt er sich nicht zu 100 % wohl, und das merkt auch Anne: „Hast du wieder Rückenschmerzen?", fragt sie besorgt. „Ja", sagt Rainer, „wieder ungefähr an derselben Stelle." Anne fährt mit dem Daumen an seiner Wirbelsäule entlang und sieht, wie er leidvoll das Gesicht verzieht, als sie eine der knöchernen Erhebungen berührt. Dann hält sie ihm das Handy hin: „Du rufst jetzt sofort beim Arzt an und machst einen Termin."

2.20.1 DEFINITION: WAS IST EINE SPONDYLODISZITIS?

Die **Spondylodiszitis** gehört zu den Wirbelsäulenentzündungen. Ist allein der Wirbelknochen von der Entzündung betroffen, spricht man in der Fachsprache von einer **Spondylitis**, bei einer **Spondylodiszitis** handelt es sich um eine primäre Infektion der Bandscheibe, die im Verlauf auf den Wirbelkörper übertritt und ebenfalls eine Entzündung auslöst; der Begriff leitet sich u. a. vom lateinischen Wort für **Bandscheibe**, *discus*, ab. Verursacht wird eine Entzündung im Rücken in der Regel durch Bakterien, nur selten sind Viren oder Pilze dafür verantwortlich.

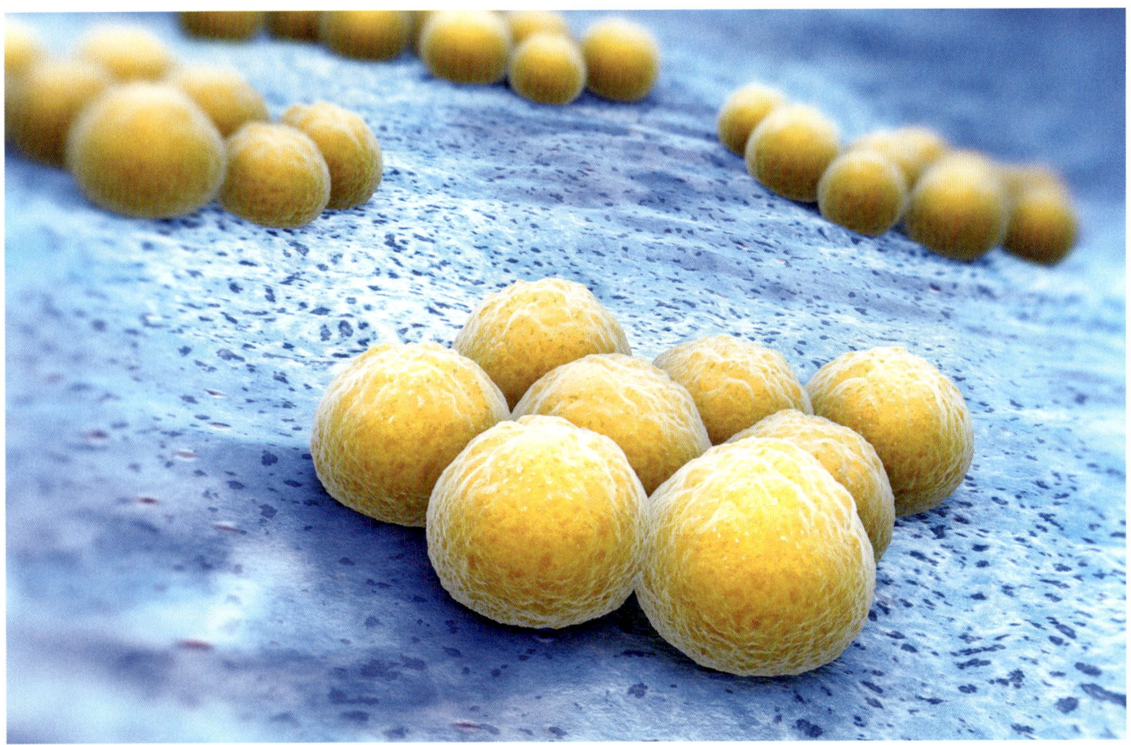

Fakten

Der häufigste Erreger allgemeiner Wirbelentzündungen sowie auch der Spondylodiszitis ist das Bakterium *Staphylococcus aureus*.

2.20.2 VORKOMMEN: WER IST GEFÄHRDET?

Die Wahrscheinlichkeit, an Spondylodiszitis zu erkranken, liegt bei 1:250.000. Es handelt sich um eine der selteneren Rückenerkrankungen; in West- und Nordeuropa treten pro Jahr nicht mehr als 5-22 Fälle auf. Es handelt sich um eine Erkrankung des mittleren bis höheren Alters: Ihren Höhepunkt haben Wirbelsäulenentzündungen bei Patienten im Alter zwischen 50 und 80 Jahren. Männer sind dabei bis zu dreimal häufiger betroffen als Frauen.

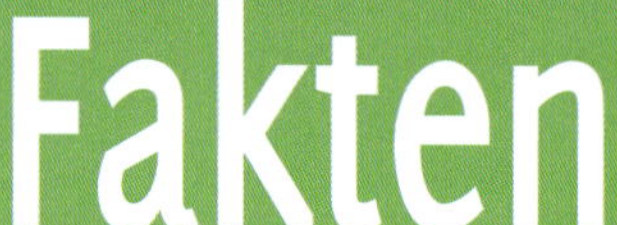

Auch innerhalb der Entzündungen des Knochenmarks (*Osteomyelitis*) ist die Spondylodiszitis mit einem Anteil von 3-5 % eher selten.

2.20.3 URSACHEN: WARUM BEKOMME ICH EINE ENTZÜNDUNG DER BANDSCHEIBE?

Bakterien können auf unterschiedlichen Wegen Infektionen im menschlichen Organismus hervorrufen. Lösen Bakterien, die auf einem anderen Weg in den Organismus gelangt sind, schließlich eine Entzündung zum Beispiel im Bereich der Wirbelsäule aus, spricht man von einer **endogenen** Infektion, also einer Infektion von innen heraus. Gelangt der Erreger hingegen direkt von außen an den späteren Entzündungsort, beispielsweise im Rahmen einer offenen Fraktur, einer Verletzung der Weichteile oder nach Operationen in dem betroffenen Gebiet, wird dies als **exogene** Infektion bezeichnet.

ES GIBT DREI INFEKTIONSWEGE

1. Endogen,
2. exogen und
3. per continuitatem.

Wie ein bakterieller Erreger ins Innere des Knochens gelangt, kann ebenfalls verschiedene Ursachen haben: Knochenbrüche mit einer offenen Wunde sind eine Möglichkeit, über die Bakterien in den Knochen gelangen, aber auch ein Entzündungsherd an einer anderen Stelle des Körpers kann verursachen, dass Bakterien in die Blutbahn und von dort aus in den Knochen wandern, wobei sowohl Arterien als auch Venen als potenzielle Wege für die Erreger infrage kommen.

Eine Spondylodiszitis beruht in der Regel auf einer dieser Entzündungsursachen – nur in seltenen Fällen passiert es, dass bakterielle Erreger durch einen operativen Eingriff an der Wirbelsäule in den Blutkreislauf bzw. in den Knochen gelangen.

Nicht immer ist ersichtlich, ob zuerst die Bandscheibe oder der Wirbelknochen von der Entzündung betroffen war. Wenn die Schmerzen stark genug werden, sodass die Patienten einen Arzt aufsuchen, hat die Entzündung in den meisten Fällen bereits sowohl Knochen als auch Bandscheibe betroffen. Es wird mehrheitlich davon ausgegangen, dass eine Spondylodiszitis von der Bandscheibe ausgeht und von dort aus auf den Knochen, also den Wirbelkörper, übergreift. Je weiter die Entzündung unbehandelt fortschreitet, desto größer wird auch die Gefahr, dass die Erreger über die Blutbahnen auf andere Organe oder das Rückenmark bzw. die Rückenmuskulatur übergreifen – ein Zustand, der lebensbedrohliche Auswirkungen haben kann.

TYPISCHE RISIKOFAKTOREN:

- Diabetes mellitus,
- Immunsuppression, z. B. aufgrund einer Krebstherapie,
- akute Infektionen,
- Drogenabhängigkeit sowie
- HIV-Erkrankungen.

SO ENTSTEHT EINE BANDSCHEIBENENTZÜNDUNG

- Bakterien gelangen über offene Wunden oder Entzündungsherde an anderen Stellen im Körper in die Blutbahn und von dort aus in den Knochen.
- Vermutlich entzündet sich zunächst die Bandscheibe; von dort greift die Entzündung auf den Wirbelkörper über.

Andere Rückenerkrankungen, die ähnliche Symptome haben, aber eine andere Form der Therapie erfordern, müssen bei der Diagnose ausgeschlossen werden:

- Arthrose der Wirbelsäule,
- durch Krebsleiden hervorgerufene Schädigung der Wirbelsäule,
- Morbus Scheuermann,
- Morbus Bechterew und
- Frakturen und Osteoporose.

2.20.4 SYMPTOME: WORAN ERKENNE ICH, DASS ICH EINE SPONDYLODISZITIS HABE?

Eine Entzündung ist, sofern sie endogen, also innen liegend ist, in der Regel nicht von außen erkennbar, sorgt aber für zum Teil sehr starke Schmerzen. Abhängig davon, wo die Entzündung sitzt und wie weit sie fortgeschritten ist, kann der Schmerz sehr konkret an der betroffenen Stelle der Wirbelsäule auftreten und wird somit als spezifischer Schmerz klassifiziert. D. h., er ist durch klassische Diagnoseverfahren auf eine Ursache bzw. einen Auslöser zurückführbar.

Der Schmerz im von der Entzündung betroffenen Abschnitt der Wirbelsäule äußert sich durch Druck- oder Klopfschmerzen, häufig entsteht zudem ein Belastungsschmerz, der bei zunehmender Bewegung oder Belastung stärker wird. Über die Rückenschmerzen hinaus leiden viele Patienten an allgemeinen Symptomen einer Entzündung, die u. a. in Form von Fieber, Schüttelfrost, Gewichtsabnahme oder einer Rötung und Überwärmung der betroffenen Stelle auftreten.

Nicht immer allerdings treten die Rückenschmerzen so gezielt auf, dass der behandelnde Arzt die Symptomatik eindeutig auf ein bestimmtes Wirbelsegment eingrenzen kann. Befindet sich die Entzündung beispielsweise noch in einem frühen Stadium oder sind mehrere Wirbelknochen betroffen, kann der Schmerz an unterschiedlichen Stellen auftreten und eher eine unspezifische, d. h., eine schwerer zu diagnostizierende Form annehmen. Sind die Beschwerden unspezifisch, kommt es in vielen Fällen zu einer verzögerten Diagnose. Eine frühzeitige Diagnose allerdings kann den Verlauf der Entzündung und die entsprechenden Therapiemaßnahmen begünstigen.

TYPISCHE KENNZEICHEN FÜR EINE SPONDYLODISZITIS

- Entzündungssymptome: Fieber, Nachtschweiß, Gewichtsreduktion;
- akuter, spezifischer Schmerz auf Höhe der betroffenen Wirbelkörper und Bandscheiben;
- seltener: unspezifischer Schmerz auf verschiedenen Höhen der Wirbelsäule (z. B. wenn mehrere Wirbelkörper betroffen sind).

2.20.5 DIAGNOSTIK: WAS TUT DER ARZT?

Die Diagnose einer Spondylodiszitis beruht in der Regel auf einer Kombination klinischer Untersuchungen, laborchemischer und mikrobiologischer Untersuchungen sowie auf einem oder mehreren bildgebenden Verfahren. Eine ausführliche **körperliche Untersuchung** der Wirbelsäule lässt Druckschmerz, Klopfschmerz und eine Schonhaltung des Patienten erkennen; eine Belastung der Wirbelsäule wird in den meisten Fällen vermieden, um den Schmerz nicht weiter zu verstärken.

Bleibt die Ursache der Rückenschmerzen dennoch unklar und zeigt beispielsweise das **Blutbild** Hinweise auf eine Entzündung, wird in der Regel zunächst eine konventionelle **Röntgenaufnahme** zurate gezogen, die aber in der Frühphase einer Spondylodiszitis noch nicht besonders aussagekräftig ist, weil zumeist keine degenerativen Veränderungen der Wirbelsäulenknochen mit der Erkrankung einhergehen.

Am deutlichsten zeigt sich eine Spondylodiszitis im **MRT**, da mit diesem Verfahren Infektionen abgebildet werden können. Die MRT ist der Goldstandard zum bildgebenden Nachweis einer Spondylodiszitis.

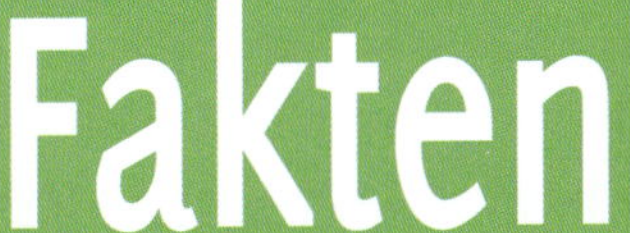

Da in den meisten Fällen im ersten Moment nicht von einer Spondylodiszitis ausgegangen wird und die anschließende mehrstufige Diagnostik nacheinander erfolgt, kommt es nicht selten von Diagnosestellung bis zur Therapieeinleitung zu einer Verzögerung von 2-12 Wochen.

2.20.6 THERAPIE UND WAS KANN ICH TUN?

Die Spondylodiszitis ist in ihrer Ausprägung jedoch sehr heterogen und selbstverständlich abhängig von der Patientenkonstitution und dem Erregerspektrum. Die Formulierung eines einheitlichen Therapievorgehens ist aus diesen Gründen erschwert.

Weil eine Wirbel- bzw. Bandscheibenentzündung starke Schmerzen verursachen kann, sollte der Fokus der Therapie zunächst darauf liegen, den Schmerz zu lindern und dann erst die Ursachen der Spondylodiszitis zu bekämpfen. Dieser zweite Therapieschritt aber ist enorm wichtig: Entzündungsherde im Körper bergen, sofern sie nicht auskuriert werden, eine grundsätzliche Gefahr für weitere Erkrankungen und Entzündungen, die, wenn sie auf die Muskulatur und schließlich das Nervensystem übergreifen, erhebliche Auswirkungen auf die Gesundheit haben und bisweilen sogar lebensbedrohliche Formen annehmen können.

Aus diesem Grund kommt, neben der Gabe von Schmerzmitteln, insbesondere der Ausheilung der Entzündung selbst eine zentrale Bedeutung zu. Um diese zu erreichen, wird in der Regel eine Ruhigstellung des betroffenen Wirbelsäulenabschnitts in Kombination mit einer antibiotischen Therapie verordnet. Die Einnahme entzündungshemmender Antibiotika kann dabei einen Zeitraum von sechs Wochen bis zu drei Monaten umfassen, abhängig von der Größe des Entzündungsherds und dem Verlauf der Rückenschmerzen.

Fakten

In den aktuellen Leitlinien wird eine sechswöchige Therapie für die meisten Patienten mit *nicht spezifischer* Spondylodiszitis als ausreichend angesehen.

Als Alternative zur medikamentösen Therapie kommt in besonders schweren oder risikobehafteten Fällen auch ein operativer Eingriff infrage, etwa wenn die antibiotische Therapie nicht anschlägt, drohende oder bestehende Deformitäten der Wirbelsäule erkennbar sind oder die Entzündung auch den Spinalkanal, durch den das zentrale Nervensystem verläuft, anzugreifen droht. Auch bei gebildeten Abszessen (Eiteransammlungen), Fisteln oder infiziertem Fremdmaterial als Ursache ist eine operative Sanierung angebracht.

2.20.7 PRÄVENTION UND PROGNOSE

Ist die Entzündung dank antibiotischer oder operativer Therapie abgeklungen bzw. ausgeheilt, können dennoch Restbeschwerden zurückbleiben. Ein chronischer, unspezifischer Rückenschmerz ist z. B. dann die Folge einer Spondylodiszitis, wenn die Entzündung zu spät erkannt wurde und bereits den Wirbelknochen und/oder die Bandscheibe dauerhaft in Mitleidenschaft gezogen hat.

Bei ca. 2-7 % der Fälle kommt es innerhalb der nächsten fünf Jahren zu einer erneuten Entzündung.

TIPP

Um langfristige Schäden zu vermeiden, sollten Rückenschmerzpatienten mit lang anhaltenden Schmerzen in einem bestimmten Segment der Wirbelsäule und zusätzlichen Symptomen einer Entzündung ihren behandelnden Arzt aktiv auf die Möglichkeit bzw. Vermutung einer Spondylodiszitis ansprechen. So können die entsprechenden Diagnose- und Therapieverfahren zur Anwendung kommen.

HÄUFIGE PATIENTENFRAGEN

Frage 1: *Ist eine Spondylodiszitis gefährlich?*

Dr. Weigl: Wenn sie früh genug erkannt wird, ist sie nicht gefährlicher als andere Entzündungen. Problematisch kann es dann werden, wenn die Entzündung zu spät erkannt oder nicht behandelt wird. Greifen die bakteriellen Erreger nämlich von der Wirbelsäule auf das zentrale Nervensystem oder andere Organe über, kann das lebensgefährliche Folgen haben!

Frage 2: *Kann eine Spondylodiszitis vollständig geheilt werden?*

Dr. Weigl: Je früher die Bandscheibenentzündung erkannt wird, desto besser sind die Chancen auf eine vollständige Heilung. Wichtig dabei ist, nicht nur den Schmerz zu lindern, sondern auch die Entzündungssymptome und -ursachen zu bekämpfen. Die Abheilung der Entzündung ist eine Grundvoraussetzung für das Auskurieren der Spondylodiszitis.

Frage 3: *Muss ich bei einer Spondylodiszitis operiert werden?*

Dr. Weigl: In der Regel müssen Sie nicht operiert werden. Mit Antibiotika und Ruhe lässt sich die Entzündung in den meisten Fällen in den Griff bekommen, allerdings kann der Heilungsprozess mehrere Wochen bis Monate in Anspruch nehmen. Eine OP wird nur dann notwendig, wenn die Entzündung beispielsweise das Rückenmark anzugreifen droht – sie soll dann eine weitere Ausbreitung der Entzündung verhindern.

Am Nachmittag nach dem Arzttermin ist Rainer beunruhigt. Eine Entzündung im Rücken, das hat ihm gerade noch gefehlt. Seine Frau Anne beruhigt ihn – sie ordnet an, dass er sich nicht mehr vom Sofa wegbewegt und seinen Rücken so wenig wie möglich belasten soll. Mit dem Antibiotikum, das der Arzt verschrieben hat, werden sie die Bandscheibenentzündung schon auskurieren können. Zur Arbeit oder ins Café darf Rainer aber für die nächsten Wochen erst mal nicht.

2.21 SKOLIOSE – DIE SEITLICHE SCHIEFLAGE

„Die Skoliose ist die am längsten bekannte Erkrankung des Rückens und entsteht häufig bereits im Kindes- und Jugendalter."

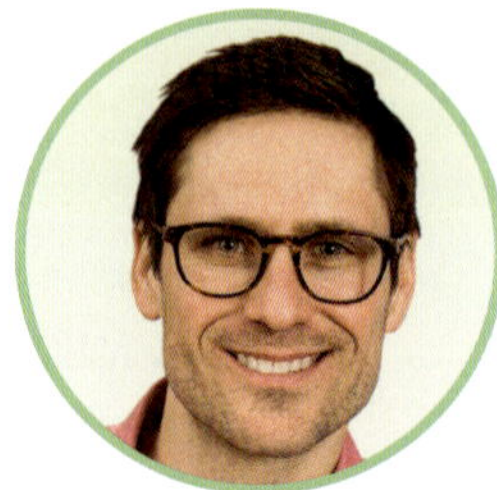

Anders als viele andere Erkrankungen des Rückens ist die **Skoliose** in vielen Fällen schon in einem frühen Stadium sichtbar, die damit verbundenen Rückenschmerzen aber beginnen erst deutlich später. Im Übergang vom Kindesalter zur Pubertät tritt bei vielen Jugendlichen eine seitliche Verkrümmung der Wirbelsäule auf, wobei die Wirbelsäule häufig nicht nur verschoben, sondern auch in sich selbst verdreht ist.

Anita wirft einen besorgten Blick auf den Rücken ihrer 11-jährigen Tochter Ella, als diese sich weit nach vorne über den Tisch beugt, um ein Puzzlestück an der richtigen Stelle zu platzieren. Liegt es an ihrem seitlichen Blickwinkel oder hat die Kleine einen Buckel auf einer Seite der Wirbelsäule? Nachdenklich fährt sie mit der Hand über die einseitige Wölbung auf dem Rücken ihrer Tochter und beschließt, dass es an der Zeit ist, endlich die verpasste Vorsorgeuntersuchung beim Kinderarzt nachzuholen.

2.21.1 DEFINITION: WAS IST EINE SKOLIOSE?

Die **Skoliose** ist eine Wachstumsdeformität der Wirbelsäule, die für eine seitliche Verschiebung und Rotation der Wirbelkörper sorgt. Eine Skoliose entsteht in den meisten Fällen in der Wachstumsphase und wird als seitliche Ausbiegung der Wirbelsäule definiert. Wenn ein Mensch gerade steht, lässt sich eine Skoliose, von hinten gesehen, sehr gut erkennen.

Während eine gesunde Wirbelsäule eine gerade Linie vom Nacken bis zum Gesäß zeigt, ist bei einer Skoliose eine Verschiebung zur Seite erkennbar, die mehr oder weniger deutlich ausfallen kann, abhängig vom Krankheitsstadium. Selbst wenn man versucht, sich gerade aufzurichten, lässt sich diese Seitausbiegung nicht verkennen – die Wirbelsäule ist nicht in der Lage, sich aktiv gerade auszurichten.

Die Bezeichnung **Skoliose** kommt aus dem Griechischen und bedeutet **Krümmung** (von griech. **skolios, krumm**). Die seitliche Krümmung der Wirbelsäule wird zumeist von einer Verformung (Deformierung) sowie einer Verdrehung der Wirbelkörper begleitet, die sich auf den gesamten Aufbau des Rückenskeletts auswirken kann. Indem sich die Wirbelsäule verdreht, verschieben sich die Rippen, die links und rechts aus den Brustwirbeln austreten.

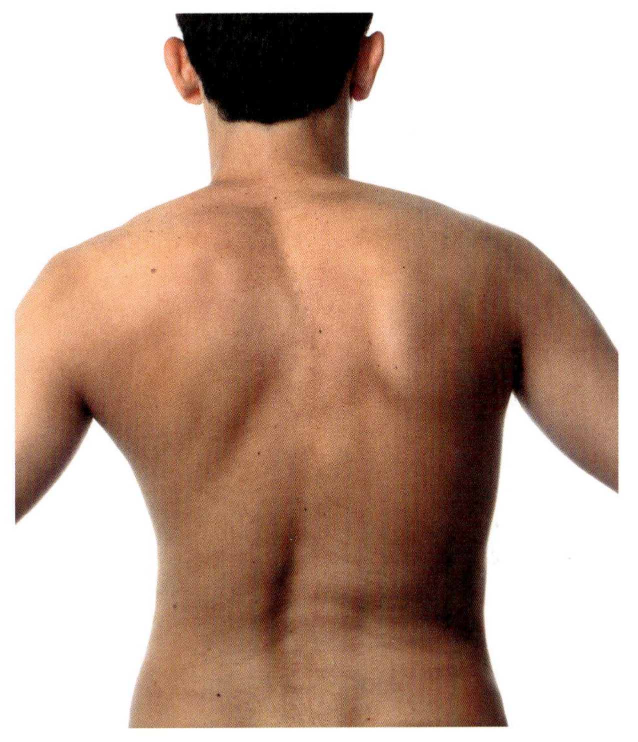

Auf der Außenseite der Seitausbiegung kann ein sogenannter *Rippenbuckel* entstehen, der mit bloßem Auge leicht erkennbar ist. Die innen liegende Gegenseite bezeichnet man als *Rippental*. Über diese Verschiebung hinaus kann sich auch der Stand von Schultern und Becken verändern. Außerdem wird die Rückenmuskulatur im Lendenwirbelbereich verschoben und die Beweglichkeit der Wirbelsäule eingeschränkt.

Fakten

Von der echten Skoliose unterschieden werden muss die sogenannte *skoliotische Fehlhaltung*: Hierbei handelt es sich um einen Kompensationsmechanismus, den der menschliche Körper anwendet, wenn beispielsweise die Beine nicht gleich lang sind. Um das verkürzte Bein auszugleichen, verschiebt sich das Becken in einen Schiefstand, der sich wiederum auf die Krümmung der Wirbelsäule auswirkt. In der Abgrenzung zur Skoliose gelingt es den Betroffenen in der Regel, die Wirbelsäule aktiv wieder aufzurichten und der Fehlhaltung z. B. mit Schuheinlagen langfristig entgegenzuwirken.

Um die Skoliose besser beschreiben und die geeigneten Therapiemaßnahmen entwickeln zu können, teilt man die Skoliose nach unterschiedlichen Kriterien ein. Dabei unterscheidet man die Höhe der Verkrümmung und teilt die Skoliose in drei Abschnitte auf: die **thorakale Skoliose**, die im Bereich der Brustwirbelsäule auftritt, die **thorakolumbale Skoliose**, die im mittleren Bereich des Rückens liegt, und die **lumbale Skoliose**, die den unteren Teil der Wirbelsäule betrifft. In den meisten Fällen zeigt die Wirbelsäule in ihrer Seitausbiegung nach rechts; in der Fachsprache wird diese als **rechts-konvexe Skoliose** bezeichnet. In extremen Fällen der Skoliose kann die Krümmung des Rückens zudem an mehreren Stellen eintreten, sodass die Wirbelsäule eine doppelte S-Krümmung annimmt. Diese Form bezeichnet man als **thorakale** und **lumbale Skoliose**.

Ein weiteres Kriterium zur Einteilung der Skoliose ist das Alter, in dem sie auftritt. Obwohl sie vor allem im Kindesalter zwischen 10 und 12 Jahren diagnostiziert wird, können auch schon bei jüngeren Kindern Deformierungen der Wirbelsäule mit einer seitlichen Ausbiegung beobachtet werden, die unter dem Begriff **idiopathische Skoliose** zusammengefasst werden. Je nach Alter zum Zeitpunkt der Diagnose unterscheidet man deshalb zwischen einer **Säuglingsskoliose** (bis erstes Lebensjahr), einer **infantilen Skoliose** (bis vier Jahre), einer **juvenilen Skoliose** (bis 10 Jahre) und einer **adoleszenten Skoliose** (ab 11 Jahre).

2.21.2 VORKOMMEN: WER IST GEFÄHRDET?

Typisch für die Skoliose ist ihre frühe Entstehung. Im Gegensatz zu anderen Erkrankungen der Wirbelsäule tritt sie nicht erst in höherem Lebensalter oder aufgrund einer zu hohen Belastung des Rückens auf, sondern während des Wachstums. Vor allem Kinder und Jugendliche zwischen 10 und 12 Jahren sind von der Verformung betroffen, die im Übergang zur Pubertät, wenn sich der Körper merklich verändert und Wachstumsschübe eintreten, gehäuft auftritt.

- Etwa 1-2 % der Deutschen sind von einer Skoliose betroffen, womit diese Erkrankung deutlich seltener auftritt als beispielsweise Bandscheibenvorfälle oder Wirbelgleiten.
- 90 % der Fälle werden im Alter von 10-12 Jahren diagnostiziert.
- Mädchen sind 3-5-mal häufiger betroffen als Jungen.

Weil der Körper und insbesondere der Rücken von Kindern aber noch nicht so starken Belastungen ausgesetzt ist wie der eines Erwachsenen, leiden die wenigsten Kinder körperlich unter einer Skoliose. Viel schlimmer wird häufig die von außen sichtbare Deformierung bewertet, die psychische Leiden, z. B. durch Mobbing aufgrund der äußerlichen Andersartigkeit, hervorrufen kann.

2.21.3 URSACHEN: WARUM BEKOMME ICH EINE SKOLIOSE?

Die Skoliose ist eine Erkrankung, die eng mit der Wachstumsphase von Kindern und Jugendlichen zusammenhängt. Die eigentlichen Ursachen sind nicht vollständig erforscht, die Medizin vermutet allerdings, dass hier mehrere Faktoren zusammenkommen. Man spricht auch von einer multifaktoriellen Ursache. Als auslösende Faktoren werden u. a. Wachstumsphase, hormonelle Veränderungen und genetische Faktoren vermutet. In rund 80 % der Fälle aber ist die Ursache nicht bekannt.

In seltenen Fällen (rund 10 % der Betroffenen) beruht die Skoliose nicht auf dem Wachstum, sondern auf genetischer Veranlagung. Eine solche angeborene Skoliose kann aufgrund von falsch angelegten Wirbeln entstehen **(kongenitale Skoliose)**, aber auch durch Nerven- oder Muskelstörungen **(neuromuskuläre Skoliose)**. Ausgeschlossen werden müssen bei der Diagnose der Skoliose daher Krankheiten wie Morbus Scheuermann, Muskelschwund oder tumor- bzw. entzündungsbedingte Formen der Skoliose.

ZUSAMMENFASSUNG DER HÄUFIGSTEN URSACHEN EINER SKOLIOSE

- Wachstumsphase,
- hormonelle Veränderungen sowie
- genetische Veranlagung (angeborene Skoliose)

Andere Rückenerkrankungen, die ähnliche Symptome haben, aber eine andere Form der Therapie erfordern, müssen bei der Diagnose ausgeschlossen werden:

- Morbus Scheuermann,
- Muskelschwund,
- tumorbedingte Skoliose und
- entzündungsbedingte Skoliose.

AKTUELLE FORSCHUNG

Der Ausfall eines Gens auf dem Chromosom 16 kann zu einer angeborenen Skoliose führen. Dabei handelt es sich laut einer aktuellen Studie wahrscheinlich um das Gen TBX6. Manche Betroffene haben dieses Gen erst gar nicht, bei anderen ist es mutiert. In Zukunft kann diese Erkenntnis neue Therapiemöglichkeiten für Betroffene mit einer angeborenen Skoliose bedeuten.

Studie: Wu et al. (2015). *TBX6 null variants and a common hypomorphic allele in congenital scoliosis.*

2.21.4 SYMPTOME: WORAN ERKENNE ICH, DASS ICH EINE SKOLIOSE HABE?

Die Skoliose äußert sich in den meisten Fällen zunächst durch die anatomische Veränderung des Rückens. Rückenbeschwerden oder schmerzhafte Symptome entstehen häufig erst in späteren Stadien der Wirbelsäulenverkrümmung, und zwar deutlich nach der sichtbaren Verschiebung. Wenn Kinder beispielsweise eine dauerhafte Fehlhaltung mit einer zur Seite verschobenen Wirbelsäule zeigen, ist eine Form der Skoliose mit hoher Wahrscheinlichkeit der Auslöser.

TYPISCHE KENNZEICHEN FÜR EINE SKOLIOSE, WESHALB SIE VERGLEICHSWEISE LEICHT ZU ERKENNEN IST:

- Seitausbiegung nach rechts oder nach links,
- eingeschränkte Beweglichkeit,
- verminderte Leistungsfähigkeit,
- asymmetrische Taillendreiecke (der Raum zwischen der Taille und den gerade nach unten hängenden Armen),
- Rippenbuckel mit Lendenwulst (die eingeengte Lendenmuskulatur wölbt sich vor),
- verschobener Schulterstand (die Schultern sind nicht auf einer Höhe),
- verringerte Länge des Rumpfs,
- beeinträchtigte Atmung,
- Rückenschmerzen sowie
- Belastung anderer Gelenke.

Abhängig davon, in welchem Bereich der Wirbelsäule die Deformierung bzw. Krümmung auftritt, kann die Beweglichkeit und somit auch die Leistungsfähigkeit eingeschränkt sein. Darüber hinaus kann die Atmung betroffen sein: Weil sich die Rippen verschieben, erhält der Brustkorb eine neue, deformierte Form, die die Herz- und Lungentätigkeit beeinträchtigen kann. Handelt es sich nicht um eine thorakale, sondern um eine lumbale Skoliose, können zudem Organe in der Bauchhöhle zusammengedrückt werden und in ihrer Funktionsfähigkeit eingeschränkt sein.

2.21.5 DIAGNOSTIK: WAS TUT DER ARZT?

Weil die Skoliose in vielen Fällen schon von außen mit bloßem Auge erkennbar ist, ist auch die Diagnose der Wachstumserkrankung relativ einfach. Je weiter die Deformation fortgeschritten ist, desto besser ist die Seitausbiegung sichtbar und lässt kaum andere Vermutungen zu als eine Skoliose. Einen wichtigen Part der Diagnose stellt das **Anamnesegespräch** dar, der Arzt muss erfahren, wie alt der Betroffene ist und in welchem Stadium der Pubertät er sich befindet.

Für Diagnose und Therapie handelt es sich dabei um eine richtungsweisende Information, denn solange die Wachstumsphase nicht abgeschlossen ist, unterliegt die Wirbelsäule möglicherweise weiteren, wachstumsbedingten Veränderungen und Verschiebungen. Auf das Arztgespräch folgt in der Regel eine **körperliche Untersuchung** des Rückens. Für die Diagnose einer Skoliose sind die Form des Rückens, der Beckenstand und die Höhe der Schultern ausschlaggebend.

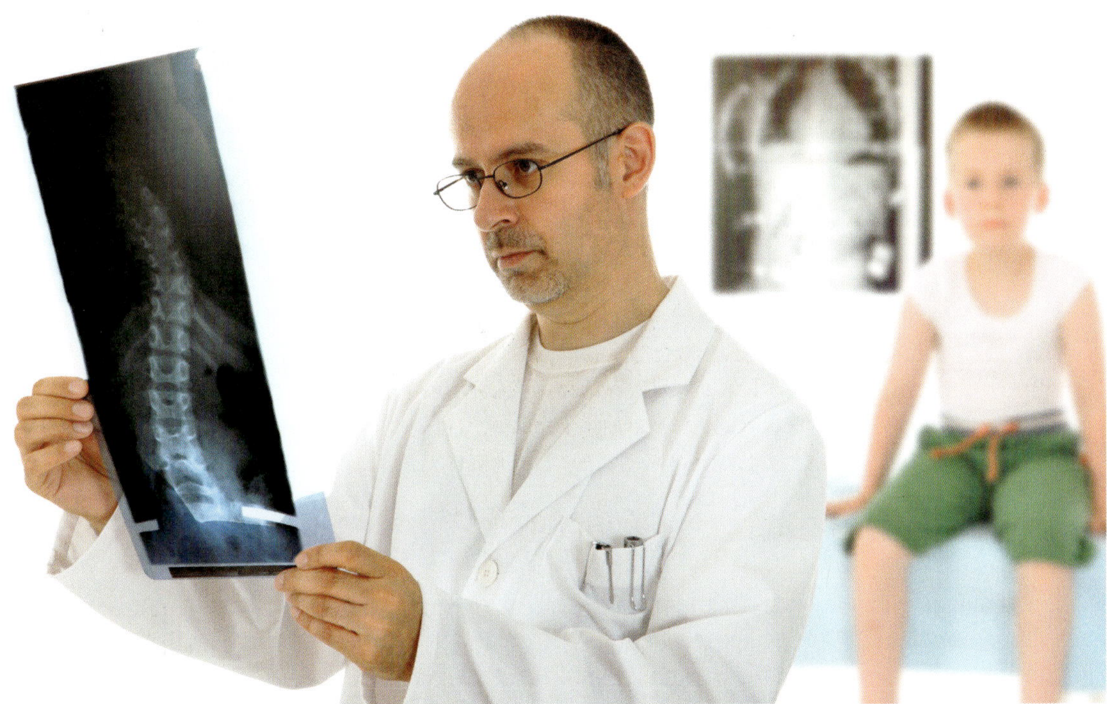

Abschließend dient eine **Röntgenaufnahme** dazu, die erste Diagnose zu bestätigen. Mit der sogenannten *Messmethode nach Cobb* kann der behandelnde Arzt den Grad der Krümmung auf dem Röntgenbild beurteilen und aufgrund des Befunds die entsprechenden Therapiemaßnahmen einleiten. Liegt der Cobb-Wert bei mehr als 10-15°, handelt es sich aus medizinischer Sicht um eine Skoliose.

2.21.6 THERAPIE UND WAS KANN ICH TUN?

Weil die Skoliose, wenn sie nicht oder nur kurzzeitig behandelt wird, sich zu einer chronischen Erkrankung mit chronischem Schmerzmuster ausweiten kann, besteht die Behandlung im Sinne einer multimodalen Therapie aus mehreren Bausteinen, die einzeln oder in Kombination angewendet werden können. Dem behandelnden Arzt fällt dabei die Aufgabe zu, den Patienten so anzuleiten, dass er im Anschluss an beispielsweise eine Physiotherapie selbst an seiner Haltung arbeiten kann und auch langfristig keine Schmerzen oder körperliche Beeinträchtigungen auftreten.

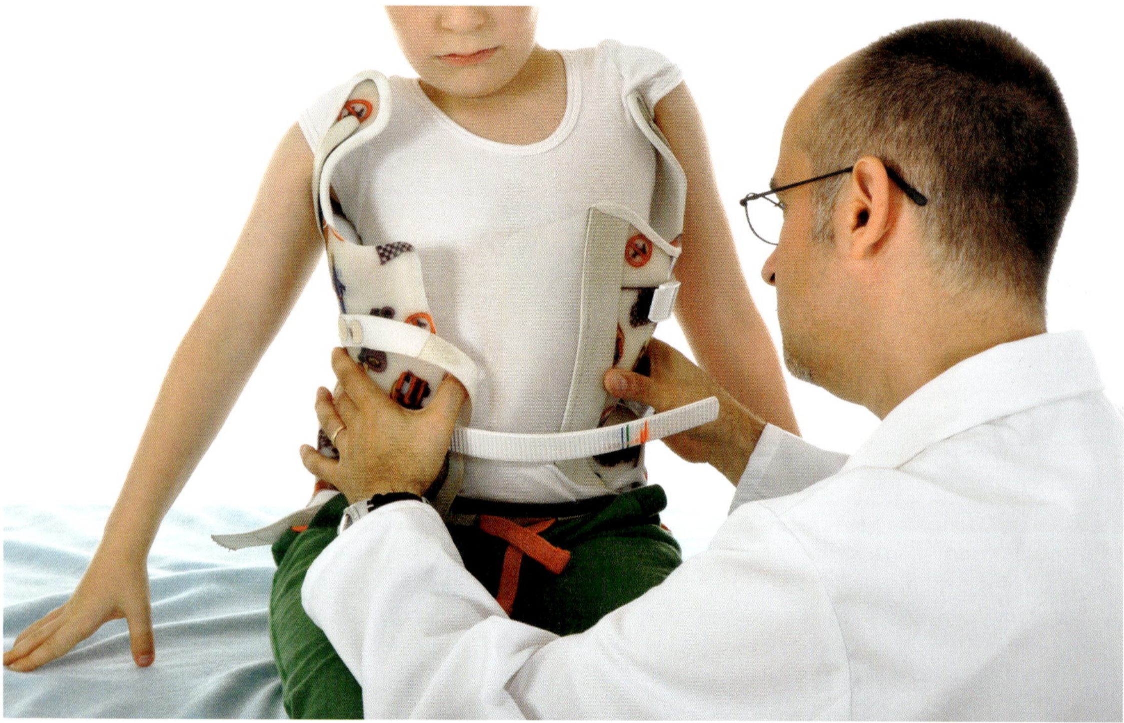

Die Behandlungsform, die nach der Diagnose einer Skoliose ergriffen wird, richtet sich in vielen Fällen nach dem Ausmaß der Wirbelsäulenkrümmung. Viele Patienten müssen als therapeutische Maßnahme ein Korsett tragen, das der Verkrümmung und Verdrehung der Wirbelsäule mechanisch entgegenwirken soll. Die Heilungschancen sind gut – allerdings nur, wenn die Patienten ein Korsett während der Wachstumsphase täglich bis zu 23 Stunden lang tragen. Unklar ist jedoch, welche Korsettform am effektivsten ist und welche Tragedauer zu empfehlen ist, da keine Vergleichsdaten zwischen den verschiedenen Orthesen bestehen.

FOLGENDE MASSNAHMEN KÖNNEN VERSCHRIEBEN WERDEN

- Bis 20° Krümmung: Physiotherapie, Krankengymnastik;
- 20-40° Krümmung: Physiotherapie in Kombination mit einem Korsett (solange sich der Patient noch im Wachstum befindet);
- mehr als 40-45° Krümmung: Operation zur Aufrichtung und Stabilisierung der Wirbelsäule (bei gleichzeitiger Bewegungsminderung).

TIPP

WAS KANN ICH TUN?

- Regelmäßige, aktive Aufrichtung der Wirbelsäule;
- Unterbrechung längerer sitzender oder stehender Phasen durch Herumgehen und Mobilisation der Wirbelsäule;
- spezielle Übungen, die auf die Reduktion der Skoliose ausgerichtet sind;
- Trainieren von Körpergefühl und Bewegungsempfinden.

Über die therapeutischen Maßnahmen hinaus müssen Kinder und Jugendliche, die von einer Skoliose betroffen sind, lernen, wie sie richtig mit ihrem Rücken umgehen. Eine Schulung und Korrektur der Haltung sowie das Trainieren von Körpergefühl und Bewegungsempfinden kann Kindern mit einer Skoliose helfen, auch nach der Physiotherapie oder dem Ablegen eines Korsetts eigenständig an einem gesunden Rücken zu arbeiten.

DIGITALE MEDIZIN

Die größte Herausforderung bei der Skoliosetherapie ist das dauerhafte Tragen eines Korsetts – eine Einschränkung oftmals mitten in der Pubertät, die von Kindern und Jugendlichen nicht gut angenommen wird.

Um das Tragen eines Skoliosekorsetts zu überwachen und den Behandlungserfolg für Kinder und Jugendliche transparenter zu machen, wurden bereits erste Apps entwickelt, die speziell auf die Behandlung einer Skoliose zugeschnitten sind. Diese digitalen Coaches sollen einerseits das Trageverhalten der Patienten aufnehmen und zum anderen die Betroffenen motivieren sowie Anregungen und Hilfestellung geben.

Für den digitalen Coach werden in die Korsetts verschiedene Sensoren, die therapierelevante Aktivitätsdaten, wie Bewegung, Körperhaltung, Atmung und Druckverhältnisse, erfassen, integriert. Per Funktechnik werden die Daten kabelfrei an eine App auf das Smartphone der Patienten übermittelt.

2.21.7 PRÄVENTION UND PROGNOSE

Weil es keine Präventivmaßnahmen gibt, die eine Skoliose verhindern oder verzögern können, sollten Eltern darauf achten, ob ihre Kinder über Rücken- oder Gelenkschmerzen klagen, und bei einem Besuch beim Kinderarzt oder Orthopäden die Haltung des Rückens überprüfen lassen. Je früher eine Skoliose erkannt wird, desto besser lässt sie sich therapieren, ohne dass es zu einer deutlich sichtbaren Seitausbiegung kommt. Aus diesem Grund sind auch die allgemeinen Vorsorgeuntersuchungen beim Kinderarzt als wichtige Termine zu betrachten.

Wird eine Skoliose erst spät oder gar nicht erkannt und dementsprechend auch nicht oder zu spät behandelt, kann die Verkrümmung der Wirbelsäule Langzeitfolgen in Form von chronischen, nicht therapierbaren Schmerzen haben, denn je länger die seitliche Verschiebung und die Verdrehung der Wirbel anhält, desto stärker wird die Beweglichkeit der Wirbelsäule eingeschränkt, bis es zu einer Versteifung kommt.

HÄUFIGE PATIENTENFRAGEN

Frage 1:	*Ist Skoliose erblich?*
Dr. Weigl:	Ja, die Medizin kennt Fälle, in denen Skoliose aufgrund einer genetischen Vorbelastung in angeborener Form auftritt. Sie sollten also, falls bei Ihnen selbst eine Skoliose diagnostiziert wurde, Ihren Kinderarzt in jedem Fall auf die erblichen Faktoren hinweisen, wenn Sie mit Ihrem Kind zu einer Vorsorgeuntersuchung gehen.
Frage 2:	*Lässt sich eine Operation vermeiden, auch wenn die Skoliose schon weit fortgeschritten ist?*
Dr. Weigl:	Operationen bei einer Skoliose verlaufen zu etwa 50 % erfolgreich, wobei der Erfolg vom Alter des Patienten und dem Ausmaß der Verkrümmung abhängt. Es ist also verständlich, wenn Sie eine Operation vermeiden möchten. Eine mögliche Therapieform, die als Teil einer ganzheitlichen Behandlung eingesetzt werden kann, ist die Laufbandtherapie: Eine spezielle Haltevorrichtung sorgt dafür, dass beim Gehen bestimmte Muskelgruppen angesprochen werden.
Frage 3:	*Warum muss mein Kind bei einer Skoliose ein Korsett tragen?*
Dr. Weigl:	Das Korsett ist ein wichtiger Bestandteil der Skoliosebehandlung: Weil Kinder und Jugendliche sich noch im Wachstum befinden, unterliegt die Wirbelsäule möglicherweise noch weiteren Veränderungen. Mit einem Korsett kann das weitere Fortschreiten der Skoliose eingedämmt und die Verkrümmung bis zu einem gewissen Grad korrigiert werden.

Anita ist froh, dass sie mit Ella beim Kinderarzt gewesen ist. Zwar ist die Diagnose „Skoliose" niederschmetternd, doch es ist glücklicherweise noch nicht zu spät für eine erfolgreiche Behandlung ohne Operation. Dass sie jetzt nachts ein Korsett tragen muss, gefällt Ella zwar gar nicht – aber Anita ist sich sicher, dass ihre Tochter es ihr eines Tages danken wird.

2.22 MORBUS SCHEUERMANN – DER JUNGE BUCKEL

„Der Morbus Scheuermann ist eine deformierende Rückenerkrankung, die im Jugendalter entsteht. Sie verursacht eine Verkrümmung der Wirbelsäule, die zu einem Buckel sowie Bewegungseinschränkungen führen kann."

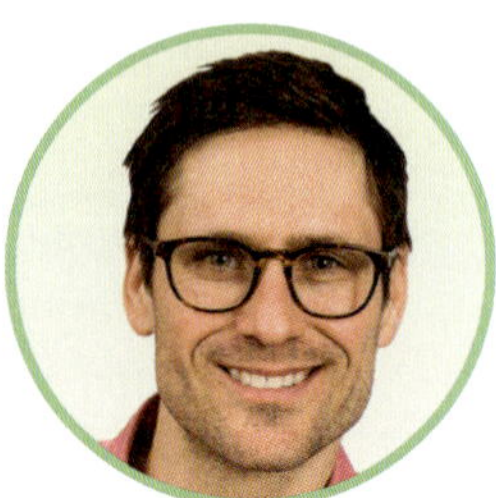

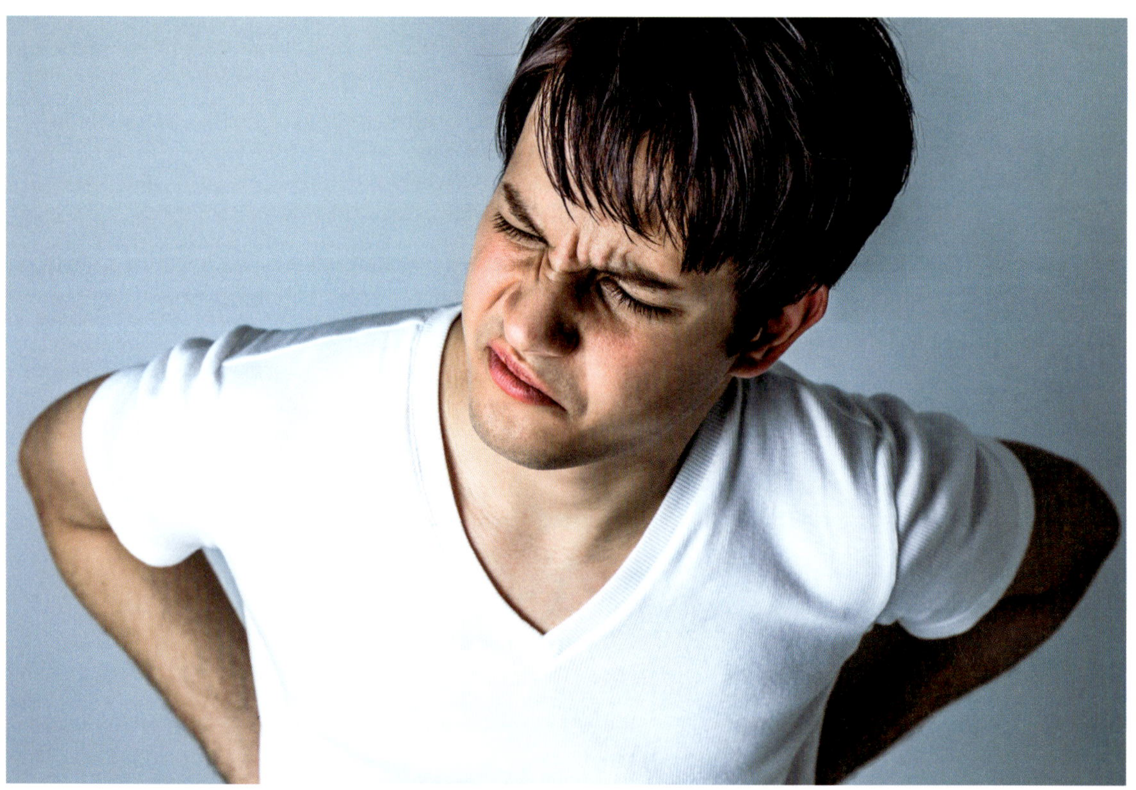

Während der Wachstumsphase passiert es besonders häufig, dass die Wirbelsäule sich nicht, wie vorgesehen, entwickelt. Im Alter von 11-17 Jahren kommt es sowohl bei Jungen als auch bei Mädchen zu Wachstumsschüben, die die Wirbelsäule deutlich verändern und für Fehlhaltungen sorgen können. Werden diese nicht oder falsch behandelt, können sie zu einer langfristigen Erkrankung werden.

In der Medizin bezeichnet man eine solche Fehlentwicklung, die sich in Form eines Buckels äußert, als **Morbus Scheuermann** oder **Adoleszentenkyphose**. Eine frühe Erkennung der Erkrankung und die Einleitung der entsprechenden Therapiemaßnahmen kann jedoch helfen, die Wirbelsäule wieder in ihre normale Form zu bringen.

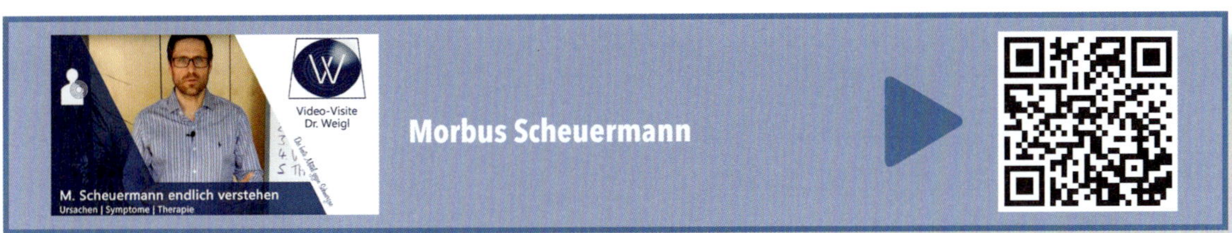

Der 17-jährige Philipp berichtet über zunehmende Rückenschmerzen. Auch ermahnt seine Mutter ihn ständig, auf seine Haltung zu achten: „Philipp, du stehst schon wieder so krumm da." Philipp ist von den Ermahnungen seiner Mutter genervt und genießt daher die Zeit in seinem Betrieb, wo er eine Handwerkerausbildung begonnen hat. Seit knapp einem Jahr arbeitet er als Azubi und hat in dieser Zeit auch leicht zugenommen.

2.22.1 DEFINITION: WAS IST MORBUS SCHEUERMANN?

Die **Scheuermann-Krankheit** (medizinisches Synonym: **Osteochondrosis deformans juvenili dorsi, Adoleszentenkyphose** oder **juvenile Kyphose** (von griech. **kýphos = Buckel**)) wird im umgangssprachlichen Sprachgebrauch auch als *Lehrlingsrücken* oder *Schneiderbuckel* bezeichnet. Sie ist eine Rückenerkrankung, die während der Pubertät bzw. in der Wachstumsphase auftritt.

Benannt ist sie nach ihrem Entdecker, dem dänischen Radiologen und Orthopäden Holger Werfel Scheuermann (1877-1960), der im 19. Jahrhundert erstmals das Krankheitsbild der Scheuermann-Krankheit beschrieb. Es handelt sich dabei um eine Verknöcherungsstörung, die zu einer nach hinten ausgebildeten, konvexen Krümmung des Rückens führt.

In der Regel tritt die Scheuermann-Deformation auf Höhe der Brustwirbel auf, d. h. im thorakalen Bereich. Im Lendenbereich, der oftmals ebenfalls von Rückenerkrankungen betroffen ist, kommt sie seltener vor. Sie kann ab einem Alter von acht Jahren auftreten, abhängig davon, in welchem Wachstumsstadium sich die Wirbelsäule befindet.

2.22.2 VORKOMMEN: WER IST GEFÄHRDET?

Jungen sind bis zu zweimal häufiger von einer Morbus-Scheuermann-Erkrankung betroffen als Mädchen. Ihre größte Häufigkeit hat die Krankheit im Alter zwischen 11 und 13 Jahren, wo sie sowohl bei Jungen als auch bei Mädchen zum ersten Mal auftreten kann. Wie stark die Verknöcherungsstörung und dementsprechend auch die Ausbildung eines Buckels ausfällt, unterscheidet sich von Einzelfall zu Einzelfall.

- Erstes Auftreten in den meisten Fällen im Alter zwischen dem 11. und 13. Lebensjahr.
- Sie kann zwischen dem achten und 14., aber auch bis zum 17. Lebensjahr auftreten.
- Sowohl Mädchen als auch Jungen sind betroffen, Jungen mit einem Verhältnis von ca. 2:1 jedoch häufiger.

2.22.3 URSACHEN: WARUM BEKOMME ICH EINEN MORBUS SCHEUERMANN?

Die Entstehung der Scheuermann-Krankheit hängt eng mit dem Aufbau der Wirbelsäule zusammen, der in gesundem Zustand eine doppelte Krümmung in Form eines S aufweist. Die Flexibilität, die durch das Zusammenspiel von Wirbeln und Bandscheiben zustande kommt, entsteht im Jugendalter: Während der Wachstumsphase muss die Wirbelsäule also mitwachsen. Im Fall von Morbus Scheuermann geschieht dies jedoch nicht gleichmäßig – die Wirbelkörper nehmen eine Form an, die nicht der natürlichen Form der Wirbelsäule entspricht.

Die noch nicht fertig ausgebildete Wirbelsäule des juvenilen (d. h. jugendlichen) Lebensabschnitts ist aufgrund der natürlicherweise entstehenden Veränderungen besonders anfällig für eine Fehlentwicklung. Häufig entsteht die Scheuermann-Krankheit durch eine verstärkte Biegebelastung, die u. a. durch langes Sitzen in gebeugter Haltung hervorgerufen wird. Kommt dann noch eine Schwächung der Rückenmuskulatur hinzu, werden die Wirbelkörper, insbesondere am unteren Ende der Brustwirbelsäule, an der Vorderseite stärker belastet als üblich.

Die Folge sind Schäden an den Verbindungen von Knochen und Knorpel der Boden- und Deckplatte eines Wirbels – diese wiederum schädigen die Wachstumszone der Wirbelkörperkanten und verlangsamen das Wachstum der Wirbelkörper. Es kann sogar Gewebe aus der Bandscheibe in den Wirbelkörper eindringen, dies wird in der Diagnostik als *Schmorl-Knötchen* bezeichnet.

Auf der Vorderseite wachsen die Wirbelkörper folglich langsamer und bilden eine Keilform aus. Ist nicht nur ein Wirbelkörper von dieser Deformierung betroffen (man bezeichnet die veränderten Wirbel auch als *Keilwirbel*), sondern gleich mehrere (in der Regel mindestens drei benachbarte), entsteht eine sogenannte *Kyphosierung* der Wirbelsäule – der Rücken nimmt eine runde Form an und bildet im schlechtesten

Verlaufsfall der Erkrankung einen deutlich hervortretenden Buckel auf der Höhe der durch die Deformation betroffenen Wirbelkörper aus. Diese Ausbiegung nach hinten geht weit über eine leichte, nach hinten gerichtete Auswölbung des oberen, gesunden Rückens hinaus.

Eine seltene Variante der Scheuermann-Krankheit kann im Lendenwirbelbereich auftreten. In diesem, natürlicherweise leicht nach vorne gekrümmten Bereich der Wirbelsäule kann Morbus Scheuermann für eine Abschwächung der Krümmung sorgen, wodurch ein Flachrücken entsteht; in Einzelfällen kommt es auch zu einer seitlichen Ausbiegung der Wirbelsäule, die man dann als **Skoliose** (siehe Kap. 2.21) bezeichnet.

Wodurch der Morbus Scheuermann letztlich ausgelöst wird, ist bisher nicht erforscht. Als wahrscheinliche Ursache (bzw. ein Teil mehrerer, zusammenspielender Ursachen) gilt die genetische Veranlagung, da die Erkrankung häufig bei Menschen auftritt, die bereits mehrere Fälle von Morbus Scheuermann in ihrer Familie verzeichnen. Zu den genetisch bedingten Ursachen gehören beispielsweise eine geringere Belastbarkeit der Wirbelkörper sowie angeborene Anomalitäten an deren Rändern.

ZUSAMMENFASSUNG DER HÄUFIGSTEN URSACHEN FÜR MORBUS SCHEUERMANN

- Genetische Veranlagung:
  - geringe Belastbarkeit der Wirbelkörper,
  - angeborene Anomalien an den Rändern der Wirbelkörper.
- Risikofaktoren, u. a.:
  - Vitaminmangel,
  - Stoffwechselstörungen,
  - langes, gebeugtes Sitzen,
  - schwache Rückenmuskulatur sowie
  - Sportarten, die die Wirbelsäule belasten.

2.22.4 SYMPTOME: WORAN ERKENNE ICH, DASS ICH MORBUS SCHEUERMANN HABE?

Obwohl die für Morbus Scheuermann typische Ausbildung eines Rundrückens bzw. Buckels vermuten lässt, dass die Erkrankung leicht zu erkennen ist, wird sie in vielen Fällen nur durch Zufall diagnostiziert. Der Grund dafür ist die sehr unterschiedliche Ausprägung, die die Erkrankung annehmen kann.

Handelt es sich z. B. nur um eine leichte Form der Adoleszentenkyphose, haben die Betroffenen oft weder einen ausgeprägt runden Rücken noch Beschwerden in Form von Rückenschmerzen. Schwere Fälle der Scheuermann-Krankheit lassen sich dagegen recht eindeutig diagnostizieren.

TYPISCHE KENNZEICHEN FÜR MORBUS SCHEUERMANN

- Ausgeprägter Rundrücken bzw. Buckel,
- nach vorn fallende Schultern,
- Einschränkung des Bewegungsumfangs (insbesondere Rotation des Oberkörpers),
- nur ca. 20 % der Erkrankten haben Rückenschmerzen – diese entwickeln sich oft erst im weiteren Verlauf der Erkrankung,
- psychische Belastung durch den unästhetischen Anblick von Rundrücken bzw. Buckel.

Wird der Morbus Scheuermann nicht früh genug erkannt oder zu spät bzw. falsch behandelt, kann die Krankheit auch zu Spätfolgen führen, die unter dem Begriff **Post-Scheuermann-Syndrom** zusammengefasst werden.

SYMPTOME DES POST-SCHEUERMANN-SYNDROMS

- Chronische Rückenschmerzen,
- Haltungsschäden,
- Atemprobleme aufgrund der gekrümmten Körperhaltung,
- neurologisch bedingte Missempfindungen durch Druck der Wirbelkörper auf Nervenbahnen,
- erhöhtes Risiko eines Bandscheibenvorfalls.

Die Erkrankung verläuft schubweise. Zunächst kommt es zu einer Fehlhaltung mit dem typischen Rundrücken (*Kyphose*). In diesem Anfangsstadium bleibt die Beweglichkeit noch erhalten – dies ist auch der Zeitraum, in dem eine erfolgreiche Therapie möglich ist. Danach fixiert sich die Fehlhaltung so weit, dass eine Achsenkorrektur unmöglich wird.

Es kommt mit der Zeit zu einer sekundären Lendenhyperlordose (also einem starken unteren Hohlkreuz), die auch zu Beschwerden im unteren Rücken führen kann (*Lumbalgie*). Bei Befall der Lendenwirbelsäule entsteht ein sogenannter *Flachrücken*. Die Veränderungen führen zu einer verminderten Belastbarkeit der Wirbelsäule und entsprechend sehr oft zu belastungsabhängigen Schmerzen im unteren Rücken, typischerweise nach langem Stehen.

2.22.5 DIAGNOSTIK: WAS TUT DER ARZT?

Abhängig davon, wie weit die Scheuermann-Erkrankung bereits fortgeschritten ist, muss die Diagnose sorgfältig und fundiert erfolgen. Es gibt andere Rückenerkrankungen, die verschiedenen Stadien von Morbus Scheuermann ähneln und aufgrund ihres vergleichbaren Erscheinungsbildes ausgeschlossen werden müssen, bevor der behandelnde Haus- oder Kinderarzt die Diagnose Morbus Scheuermann stellen kann.

Um sich dem Krankheitsbild zu nähern, sollte der Arzt zunächst die jüngere und länger zurückliegende Krankheitsgeschichte überprüfen. Ergänzende Fragen zu ähnlichen Symptomen oder Erkrankungen früherer Generationen können die frühe Erkennung von Morbus Scheuermann unterstützen. Im Rahmen eines ausführlichen **Patientengesprächs** (Anamnese) versucht der Arzt zunächst, die Lage der Schmerzen zu lokalisieren, deren Charakter zu beschreiben und die Symptome einzugrenzen.

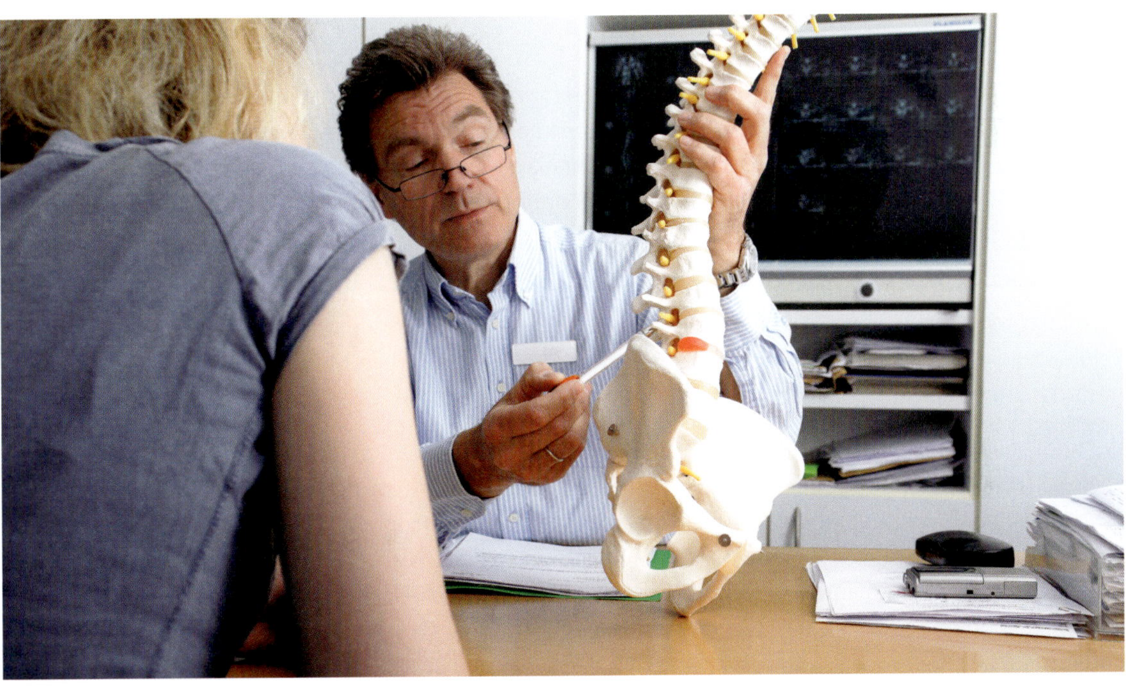

Weitere Gegenstände des ersten Gesprächs zwischen Arzt und Patient sollten eventuelle Funktionseinschränkungen oder neurologische Beeinträchtigungen sein. Außerdem sollten Risikofaktoren bzw. Aspekte, die die Krankheit begünstigen können, in Betracht gezogen werden – diese können bspw. beruflicher oder sportlicher Natur sein.

Im Anschluss an das Patientengespräch findet in der Regel eine **körperliche Untersuchung** statt, durch die sich die Form der Wirbelsäule, Bewegungseinschränkungen und Schmerzen überprüfen lassen. Je weiter fortgeschritten die Erkrankung bereits ist, desto auffälliger ist die Verformung der Wirbelsäule und somit auch mit bloßem Auge zu erkennen.

Den Abschluss der Diagnostik bildet üblicherweise das **Röntgenbild**, das die Verformung deutlich erkennbar zeigt. Bei einem Morbus Scheuermann zeigen sich im Röntgenbild sogenannte *keilförmige Wirbelkörper, Schmorl-Knötchen* sowie eine *Randkantenablösung*. Mithilfe des sogenannten *Cobb-Werts* lässt sich die Intensität der Krümmung bewerten.

2.22.6 THERAPIE UND WAS KANN ICH TUN?

Sobald Morbus Scheuermann diagnostiziert wurde, geht es darum, eine weitere Verformung der Wirbelsäule aufzuhalten bzw. zu verhindern, dass die Krankheit sich verschlimmert. Im Hinblick auf die Behandlungsmöglichkeiten und Erfolgsaussichten ist eine Früherkennung der Erkrankung von besonderer Wichtigkeit. In der Regel wird Morbus Scheuermann mit konservativen Therapieansätzen behandelt, zu denen u. a. Medikamente, physikalische Therapie und eine Korsetttherapie zählen. Ein operativer Eingriff wird nur in seltenen Fällen durchgeführt.

Medikamente können im Fall einer Scheuermann-Erkrankung nur zur Schmerzlinderung verschrieben werden. Gegen die Ursache der Krankheit haben Medikamente dagegen keine Wirkung. Wenn es durch die Fehlhaltung zu Muskelverspannungen kommt, können zudem muskelentspannende Medikamente verschrieben werden. Typische Medikamente sind sogenannte *NSAR* (nicht steroidale Antirheumatika), wie Ibuprofen und Diclofenac.

Für die Wiederaufrichtung der Wirbelsäule wird in der Regel **Krankengymnastik**, die sogenannte *Scheuermann-Gymnastik*, eingesetzt. Diese wirkt durch speziell auf die Verkrümmung abgestimmte Übungen der Fehlhaltung entgegen. Zudem werden durch regelmäßiges Training die Muskelgruppen des Oberkörpers gestärkt, um eine aufrechte Haltung aus eigener Kraft vorzubereiten und die Wirbelsäule zu mobilisieren.

Wenn die Fehlhaltung aktiv nicht mehr korrigiert werden kann, erhalten die Patienten zur Korrektur eine Orthese (Korsett). Ein stützendes **Korsett** kann die Wiederaufrichtung der Wirbelsäule unterstützen. Ab einem bestimmten Krümmungsgrad, der durch den Cobb-Wert bestimmt wird, kann der Arzt ein Stützkorsett verschreiben, um eine weitergehende Verkrümmung der Wirbelsäule aufzuhalten. Obwohl diese Therapieform bei konsequenter Anwendung (zu Beginn rund um die Uhr, später nur noch nachts) zu nachweisbaren Erfolgen führen kann, lehnen viele Jugendliche die Korsetttherapie ab, da sie Angst haben, gehänselt zu werden.

Wird ein Morbus Scheuermann während des Wachstumsstadiums erkannt, können gezielte Therapieansätze die Wiederaufrichtung der Wirbelsäule unterstützen, sodass eine ganzheitliche Therapie mit konservativen Maßnahmen ausreichend ist, um die Erkrankung langfristig in den Griff zu bekommen. Wird mit der konservativen Behandlung keine Heilung erzielt, bleibt die Möglichkeit eines operativen Eingriffs – allerdings erst dann, wenn das Wachstum der Wirbelsäule sicher abgeschlossen ist.

Wird dagegen zu früh operiert, kann die Wirbelsäule bei weiterem Wachstum erneut Schaden nehmen. In der Regel wird eine Operation jedoch nur dann in Betracht gezogen, wenn ein bestimmter Krümmungsgrad überschritten wird. Dieser Krümmungsgrad (Cobb-Winkel) sollte > 80° sein.

HÄUFIGE PATIENTENFRAGEN

Frage 1: ***Wann kann ich bei entsprechender Therapie bereits Verbesserungen sehen?***

Dr. Weigl: Jegliche Betätigung im Rücken ist gut gegen die Fehlhaltung. Der Betroffene wird gedehnt, gelockert und baut gezielt Muskeln auf. Normalerweise kann man schon nach ein paar Wochen und Monaten sehen, dass es besser geworden ist. Natürlich ist dies aber abhängig

a) vom Ausmaß und

b) vor allem von der Mitarbeit des Betroffenen.

2-3-mal zur Krankengymnastik zu gehen, ist nicht ausreichend – auf die Regelmäßigkeit kommt es an.

Frage 2: ***Muss ich das Korsett auch in der Schule tragen?***

Dr. Weigl: Die Verschreibung eines Korsetts hat den Zweck, die Wirbelsäule bei einer aufrechten Haltung zu unterstützen. Vor allem, wenn der Rücken nicht mehr in der Lage ist, sich aktiv selbst gerade auszurichten, kommen Sie um ein Korsett eigentlich nicht herum – es übernimmt die Aufgabe, den Rücken gerade zu halten. Am Anfang sollte es deshalb rund um die Uhr, d. h. auch in der Schule, getragen werden, später nur noch nachts. Erzeugt das Tragen des Korsetts aber psychische Probleme, weil es bspw. zu Hänseleien kommt, sollten Sie noch einmal Rücksprache mit dem behandelnden Arzt halten.

Frage 3: ***Muss ich für den Rest meines Lebens mit einem Buckel herumlaufen?***

Dr. Weigl: Nein. Auch wenn Morbus Scheuermann spät erkannt wird und sich die Wirbelsäule deshalb mit Krankengymnastik und Korsetttherapie nicht mehr vollständig in die richtige Haltung bringen lässt, gibt es Behandlungsmaßnahmen. Eine davon ist ein operativer Eingriff, bei dem die Haltung künstlich begradigt wird – diese Operation kann aber erst durchgeführt werden, wenn das Wachstum komplett abgeschlossen ist.

Einige Wochen später trifft Philipp am Morgen vor der Arbeit in der Küche auf seine Mutter. Sie wirft einen kritischen Blick auf seinen Rücken. „Danke, dass du doch zum Arzt gegangen bist", sagt sie. „Seit du nachts das Korsett trägst, sieht deine Haltung schon viel besser aus." Das findet auch Philipp. Das Korsett und die Krankengymnastik, die sein Kinderarzt ihm verschrieben hat, helfen tatsächlich gegen die Rückenschmerzen. Nur im Betrieb darauf zu achten, dass er seinen Rücken bei der Arbeit gerade hält, fällt ihm noch schwer – aber dort das Korsett zu tragen, kommt für ihn nicht infrage, das muss er allein schaffen.

2.23 MORBUS BECHTEREW – DER KNÖCHERNE BAMBUSSTAB

„Der Morbus Bechterew ist eine chronisch verlaufende, entzündliche Rückenerkrankung. Die Entzündungen führen zu einer Verknöcherung der Gelenkumgebung, die für eine starke Einschränkung der Beweglichkeit sorgt – eine sogenannte Bambuswirbelsäule entsteht."

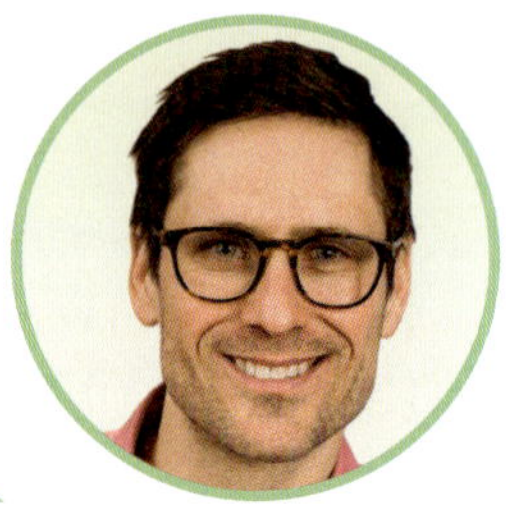

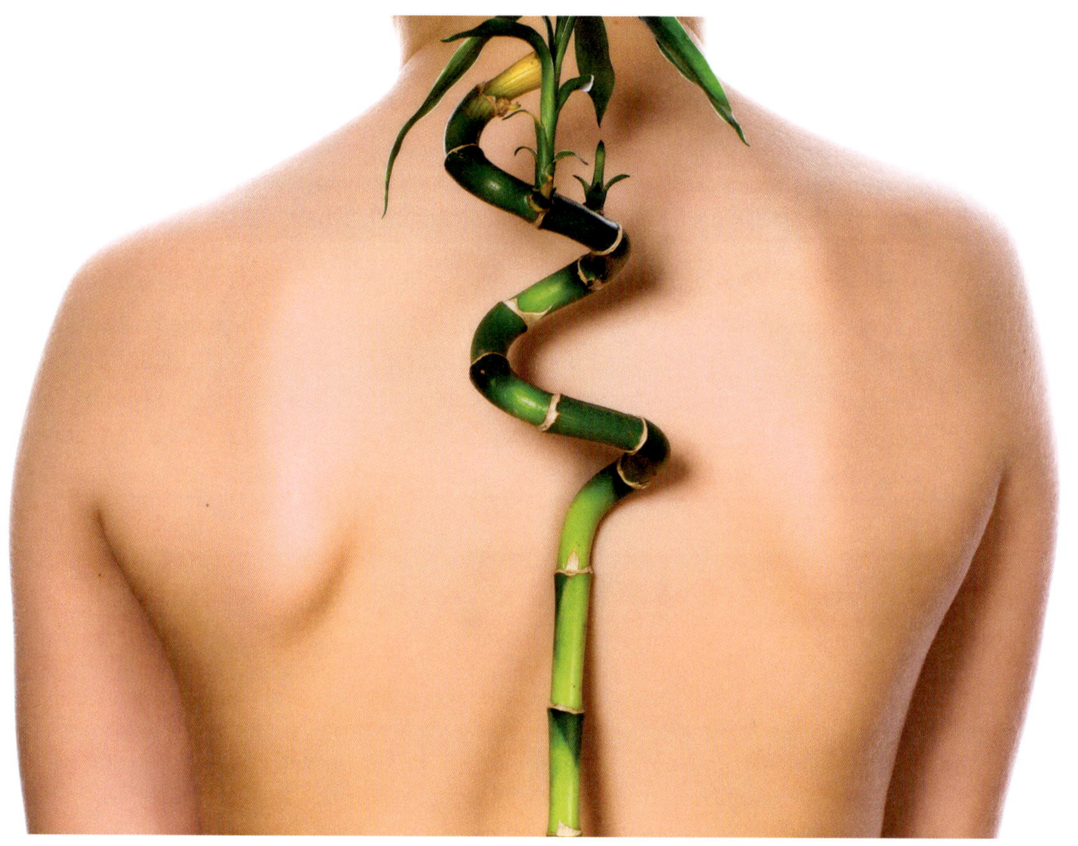

Eine Rückenerkrankung, die, wenn sie nicht erkannt und behandelt wird, einen schwerwiegenden Verlauf nehmen kann, ist **Morbus Bechterew**. Es handelt sich um eine entzündliche, rheumatische Erkrankung, die eine schmerzhafte Versteifung der Gelenke zur Folge hat. Morbus Bechterew verläuft in der Regel chronisch: Die Erkrankung tritt nicht vorübergehend auf, sondern sorgt auf Dauer für Schmerzen und starke Einschränkungen der Beweglichkeit. Obwohl sie bis heute als unheilbar gilt, kann ihr Verlauf durch eine frühzeitige Diagnose und die entsprechenden Behandlungsmethoden entscheidend beeinflusst werden.

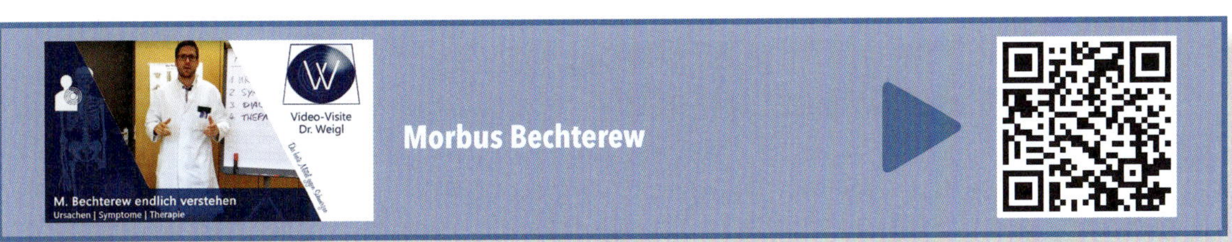

Als der Wecker klingelt, schiebt Justus seine Beine über die Bettkante und erhebt sich mühsam. Mit langsamen Schritten schlurft der 42-Jährige ins Badezimmer. Schon seit Monaten fühlt er sich morgens nach dem Aufstehen steif und unbeweglich. Wird er etwa alt? Auch wenn er abends lange auf dem Sofa gelegen hat, kommt er kaum hoch. Weil sich die Beschwerden aber bessern, wenn er erst mal in Bewegung kommt, hat er dem bislang keine größere Bedeutung beigemessen. Seit ein paar Tagen aber schmerzt jetzt auch sein Rücken, und er erinnert sich, dass auch sein Onkel früher regelmäßig über ähnliche Beschwerden geklagt hat. Ob er doch mal seinem Hausarzt einen kurzen Besuch abstatten soll? Nur zum Check, dass alles in Ordnung ist.

2.23.1 DEFINITION: WAS IST MORBUS BECHTEREW?

Morbus Bechterew ist eine Erkrankung, die viele Namen kennt. Die Bezeichnung Morbus Bechterew geht zurück auf das lateinische Wort für **Krankheit**, **Morbus**, und den russischen Neurologen **Wladimir Bechterew**, der zwar nicht der Entdecker der Erkrankung gewesen ist, aber in den 1890er-Jahren eine Beschreibung der Krankheit veröffentlichte, die besondere Bekanntheit erlangte.

Als Teil der **Spondylarthropathien** (Erkrankungen der Wirbelsäulengelenke) trägt die Krankheit die medizinische Bezeichnung *Spondylitis ankylosans* oder auch *ankylosierende Spondylitis*. **Ankylosans** bedeutet **versteifend**. Morbus Bechterew ist also eine Erkrankung der Wirbelsäulengelenke, die zur Versteifung führt. Begleitet wird sie durch rheumatische Entzündungsschübe, die starke Schmerzen verursachen.

2.23.2 VORKOMMEN: WER IST GEFÄHRDET?

Epidemiologisch betrachtet, tritt die Erkrankung bei rund 0,5 % der Bevölkerung auf, ist also vergleichsweise selten. Männer sind 10-fach häufiger betroffen als Frauen. Meistens beginnt Morbus Bechterew im Alter zwischen dem 15. und 30.-35. Lebensjahr. Da die Krankheit einen chronischen Verlauf nimmt, ist es wichtig, eventuelle Symptome frühzeitig zu erkennen und einen Arzt überprüfen zu lassen, ob es sich um eine Bechterew-Erkrankung handelt.

2.23.3 URSACHEN: WARUM BEKOMME ICH EINEN MORBUS BECHTEREW?

Die Ursachen, auf denen eine Morbus-Bechterew-Erkrankung basiert, sind trotz langjähriger Forschungen weitgehend unbekannt. Aufgrund neuerer Forschungsergebnisse vermutet man eine Infektion, die im Falle einer erblichen Veranlagung eine Fehlsteuerung des Immunsystems auslöst.

Die Abwehrmechanismen, die in einem gesunden Körper die Aufgabe besitzen, Erreger und andere Fremdstoffe, die in den Körper eindringen, zu neutralisieren oder aus dem Organismus zu drängen, richten ihre Abwehrkräfte im Fall von Morbus Bechterew offenbar gegen den eigenen Körper. Statt dass die Entzündungen in den Wirbelgelenken neutralisiert werden, greifen sie das eigene Körpergewebe an, allerdings in der Regel nur in Kombination mit einer Prädisposition (d. h. einer erblichen Anfälligkeit) für die Bechterew-Krankheit.

Die entzündlichen Vorgänge im Bereich der Wirbelgelenke werden von einem Verkalkungsprozess der Bänder und Übergänge zwischen den Gelenken begleitet. Je weiter diese Verkalkung voranschreitet, desto steifer wird die Wirbelsäule, wobei sie sich in einer mehr oder weniger ausgeprägten Kyphose, also einer nach hinten konvexen Krümmung des Rückens, äußert. Je stärker die Ausprägung der Erkrankung ist, desto weiter fällt der Oberkörper nach vorn; es kann ein kompletter Rundrücken entstehen.

Als Letztes wird in der Regel die Halswirbelsäule von der Versteifung betroffen – im Extremfall kann das für die erkrankte Person bedeuten, nicht mehr geradeaus schauen zu können.

ZUSAMMENFASSUNG DER HÄUFIGSTEN URSACHEN FÜR MORBUS BECHTEREW

- Fehlsteuerung des Immunsystems aufgrund erblicher Veranlagung;
- Übergreifen von Entzündungen der Wirbelgelenke auf das umliegende Gewebe (bei erblicher Disposition).

2.23.4 SYMPTOME: WORAN ERKENNE ICH, DASS ICH MORBUS BECHTEREW HABE?

Zu Beginn der Erkrankung verläuft Morbus Bechterew in der Regel schleichend. Die Symptome sind in den meisten Fällen unspezifisch und können zu diesem Zeitpunkt noch auf viele verschiedene Rückenerkrankungen hindeuten, sodass zunächst häufig keine gesicherte Diagnose möglich ist. Im Gegensatz zu anderen Erkrankungen der Wirbelsäule treten einige der Symptome vor allem im Ruhezustand auf. So verschlimmern sich z. B. Rückenschmerzen, die zu den klassischen Symptomen der Morbus-Bechterew-Krankheit gehören, nicht bei Belastung, sondern vor allem während einer Ruhephase oder im Anschluss daran.

In erster Linie sind von der Erkrankung die Gelenke der Wirbelsäule betroffen. In den Wirbelgelenken zwischen den Wirbeln und den Rippen sowie zwischen dem Kreuz- und Darmbein entstehen Entzündungen, die zu einer Versteifung und Verknöcherung führen können. Dabei kann die Verknöcherung sowohl die Gelenkumgebung als auch die Übergänge zwischen den Gelenken umfassen.

Weil die Gelenke aufgrund dieser Versteifung nicht mehr so beweglich sind wie in einem gesunden Rücken, fällt der Oberkörper in eine mehr oder weniger – je nach Ausprägung und Stadium der Krankheit – gebeugte Haltung, die als **Kyphose** bezeichnet wird. Auch der Brustkorb kann in seiner Beweglichkeit eingeschränkt sein, wodurch Atemprobleme entstehen können.

TYPISCHE KENNZEICHEN FÜR DEN MORBUS BECHTEREW

- Gesäßschmerzen, die zwischen beiden Seiten wechseln. Sie können in die Oberschenkel ausstrahlen und in Kombination mit einer Bewegungseinschränkung der Lendenwirbelsäule auftreten.
- Schmerzen im Rücken und im Gesäß, vor allem in Ruhephasen. Bei Bewegung bessern sich die Schmerzen.
- Steifigkeit des Rückens und Schmerzen vor allem am Morgen (*Morgensteifigkeit*, die länger als 30 Minuten anhalten kann).
- Andauern der Beschwerden über mehr als 12 Wochen.
- Auftreten der ersten Symptome vor dem 40. Lebensjahr.

Nicht zwingend müssen alle Symptome in gleicher Stärke oder zum gleichen Zeitpunkt auftreten. Gerade zu Beginn der Erkrankung können auch nur einzelne Symptome vorkommen, die aufgrund ihrer nicht spezifischen Form zu Fehleinschätzungen führen können. Über den Rücken- und Gesäßschmerz hinaus kann Morbus Bechterew auch weitere Symptome verursachen, die außerhalb der Wirbelsäule liegen.

WEITERE SYMPTOME, DIE ÜBER RÜCKENBESCHWERDEN HINAUSGEHEN

- Schmerzen über dem Brustbein, verbunden mit einer Bewegungseinschränkung und/oder Atembeschwerden;
- Entzündungen einzelner Gelenke (oft nicht symmetrisch, nur eine Seite);
- Fersenschmerz;
- Regenbogenhautentzündung im Auge.

Obwohl es sich um eine chronische Erkrankung handelt, verläuft diese nicht konstant, sondern in der Regel in Schüben, wobei sich Phasen mit starken Schmerzen und Abgeschlagenheit oder Fieber mit ruhigeren Phasen abwechseln, in denen das Wohlbefinden überwiegt.

2.23.5 DIAGNOSE: WAS TUT DER ARZT?

Aufgrund der zunächst unspezifisch erscheinenden Symptome werden die ersten Anzeichen von Morbus Bechterew häufig falsch interpretiert und fehlgedeutet. Im Frühstadium kann bereits ein leichter Kreuzschmerz ein Indikator für eine beginnende Bechterew-Erkrankung sein und sollte, vor allem bei Männern, auf eine mögliche Bechterew-Diagnose überprüft werden.

Ist die Krankheit jedoch schon weiter fortgeschritten, lassen sich die Symptome in der Regel klar von anderen Rückenerkrankungen abgrenzen. Um eine Diagnose stellen zu können, stehen einem Arzt, neben der Überprüfung eventueller erblicher Vorbelastungen und einer körperlichen Untersuchung, bildgebende Verfahren wie Röntgen und MRT (Magnetresonanztomografie) sowie eine Blutuntersuchung zur Verfügung.

Um die Symptome nach und nach auf das Krankheitsbild der **ankylosierenden Spondylitis** einschränken zu können und andere Erkrankungen auszuschließen, beginnt der Arzt die Diagnose in der Regel mit einem **Patientengespräch** und einer körperlichen Untersuchung. Teil der Anamnese sind Fragen nach den akuten Symptomen sowie nach der familiären Vorgeschichte – gab es in der Familie bereits Fälle von Morbus Bechterew, steigt die Wahrscheinlichkeit, dass auch der betroffene Patient eine Prädisposition für die Erkrankung hat, was jedoch nicht heißen muss, dass sie auch eintritt.

Ergeben sich aus der **körperlichen Untersuchung** Einschränkungen der Wirbelsäulenbeweglichkeit im Allgemeinen und der Brustwirbelsäule im Besonderen, liegt die Vermutung einer Bechterew-Erkrankung nahe.

Weitere Hinweise kann die **Blutuntersuchung** liefern: Zwar sind die meisten Befunde in der Regel unauffällig, da die Krankheit nicht die üblichen Symptome einer rheumatischen Erkrankung mit sich bringt, jedoch zeigt sich im Blut von Morbus-Bechterew-Patienten zu 95 % ein erhöhter Wert des Eiweißes HLA-B 27. Sobald sich der Verdacht auf Morbus Bechterew erhärtet, zieht der behandelnde Hausarzt in der Regel einen **Rheumatologen** hinzu, der die endgültige Diagnose aufgrund der einzelnen Befunde stellt.

Ein vergleichsweise eindeutiges Verfahren zur Bestimmung einer Bechterew-Erkrankung ist die **MRT**: Schon frühe Anzeichen für die Krankheit können aus den Bildern abgelesen werden, denn Entzündungen im Frühstadium lassen sich beispielsweise am Kreuzbein-Darmbein-Gelenk (Iliosakralgelenk) ablesen. Ist die Erkrankung bereits weiter fortgeschritten, lassen sich eindeutige Hinweise auch einem **Röntgenbild** entnehmen. Dort ist z. B. eine über das normale Maß hinausgehende Verknöcherung der Wirbelsäule erkennbar.

In Extremfällen erinnert der Aufbau der Wirbelsäule sogar an einen Bambusstab. Das Ausmaß der Morbus-Bechterew-Erkrankung kann anhand der Krümmung der Wirbelsäule gemessen werden.

2.23.6 THERAPIE UND WAS KANN ICH TUN?

Die Ursachen der Morbus-Bechterew-Erkrankung gelten bislang als unheilbar. Bei der Behandlung der Wirbelsäulenerkrankung geht es deshalb in erster Linie darum, dem weiteren Verlauf der Krankheit entgegenzuwirken bzw. diesen zu verlangsamen. Folglich setzt sich die Therapie aus verschiedenen Bausteinen zusammen, die, abhängig vom Verlauf und der Ausprägung der Erkrankung, verordnet werden können.

Werden die Therapiemaßnahmen gezielt eingesetzt, können sie den Krankheitsverlauf positiv beeinflussen – die Absicht und das Ziel liegt dabei darin, die Wirbelsäule in ihrer Beweglichkeit zu unterstützen und die Krümmung des Rückens in Form eines Buckels zu vermindern. In Kombination mit Krankengymnastik und Physiotherapie werden jedoch auch Medikamente eingesetzt. Vor allem nicht steroidale (d. h. kortisonfreie), entzündungshemmende Antirheumatika können helfen, die Schmerzen zu lindern und die Entzündung in den Gelenken zu bessern.

Langfristig sind die Betroffenen in der Pflicht, regelmäßig an der Beweglichkeit ihrer Wirbelsäule zu arbeiten: Physiotherapie und Krankengymnastik dienen der Erhaltung der Wirbelsäulenbeweglichkeit und können so die Leistungsfähigkeit über viele Jahre lang erhalten. Die zunehmende Versteifung der Wirbelsäule kann bei konsequenter Bewegung und Rückenschule deutlich verringert werden.

In seltenen Fällen entscheiden sich die behandelnden Ärzte für eine Operation, um die Aufrichtung der Wirbelsäule zu erreichen. Ein operativer Eingriff kommt jedoch nur in sehr komplexen Fällen der Krankheit zum Einsatz, wenn beispielsweise ein Wirbelbruch oder eine Lähmung vorliegt.

Doch auch eine sehr starke Krümmung der Wirbelsäule kann die Lebensqualität deutlich negativ beeinflussen – kann ein Morbus-Bechterew-Patient nicht mehr aufrecht gehen oder gar nach vorne schauen, kann ebenfalls eine Operation in Betracht gezogen werden, um die Wirbelsäule wieder aufzurichten. Um dieses Ziel zu erreichen, kommen verschiedene Operationsmethoden infrage; es können sowohl einzelne Wirbelkörper als auch mehrere Wirbel operiert werden – dazu werden entweder Knochenstücke entnommen oder ein Schrauben-Stab-System eingesetzt.

TIPP

WAS KANN ICH TUN?

- Selbstständige Arbeit an der Rückenbeweglichkeit (über verschriebene Krankengymnastik hinausgehend):
  - Physiotherapie,
  - Rückenschule,
  - regelmäßige Bewegung und Mobilisation der Wirbelsäule.
- Vermeiden von zu langen Ruhephasen.

Einem Kranken kann es nicht helfen, wenn er in einem goldenen Bett liegt.

HÄUFIGE PATIENTENFRAGEN

Frage 1: ***Ist Morbus Bechterew gefährlich?***

Dr. Weigl: Nein, gefährlich im Sinne von lebensbedrohlich ist Morbus Bechterew nicht. Allerdings kann die Erkrankung, wenn sie nicht behandelt wird, die Lebensqualität deutlich mindern. Schreitet sie unerkannt voran, kommt es nicht nur zu schubweisen Entzündungsschmerzen, sondern auch zu einer sich verstärkenden Ausbildung eines Buckels. Im schlimmsten Fall können Sie eines Tages nicht mehr geradeaus schauen, weil die Nackenwirbelsäule verknöchert.

Frage 2: ***Bekommt jeder in der Familie Morbus Bechterew?***

Dr. Weigl: Nein. Nur weil die erbliche Vorbelastung gegeben ist, muss das nicht heißen, dass jedes Familienmitglied erkrankt. So sind z. B. Männer häufiger als Frauen betroffen, und es muss neben der Prädisposition auch zu einer Entzündung der Wirbelgelenke kommen.

Frage 3: ***Wie lange dauert es, bis die Therapie anschlägt und ich Verbesserungen sehen kann?***

Dr. Weigl: Je früher die Erkrankung erkannt wird, desto schneller greift in der Regel auch die Therapie. Akute Schmerzen im Rücken sollten sich schon nach einigen Tagen bessern, wenn die entsprechenden Medikamente eingenommen werden. Was die Rückbildung der Auswölbung des Rückens angeht, so hängt der Therapieerfolg aber stark von Stadium und Ausmaß der Erkrankung ab, und auch die Mitarbeit der Betroffenen spielt eine wichtige Rolle.

Der Besuch beim Arzt hat Justus keineswegs beruhigt. Die Diagnose lautet Morbus Bechterew – ein unheilbare Rückenerkrankung, die erblich ist. Der nachfolgende Anruf bei seinem Onkel, der inzwischen über 80 ist, bestätigt, dass die Erkrankung in der Familie liegt. Sofort vereinbart Justus Termine für die Physiotherapie und meldet sich für einen Rückenschulkurs an, denn so gebeugt wie Onkel Karl möchte er später nicht durch die Welt gehen müssen. „Noch können wir etwas machen", hatte der Arzt nach der Diagnose gesagt, „aber es ist wichtig, dass Sie mitarbeiten." Und genau das hat Justus jetzt auch vor – also Schluss mit den faulen Abenden auf dem Sofa, stattdessen wird er jetzt regelmäßig seinen Rücken trainieren.

2.24 WIRBELSÄULENFRAKTUR UND OSTEOPOROSE – DER SCHMERZHAFTE BRUCH

„Die häufigste Ursache für eine Wirbelsäulenfraktur ist ein Unfall – etwa 3 % aller Sport- und Verkehrsunfälle haben eine Wirbelsäulenverletzung zur Folge."

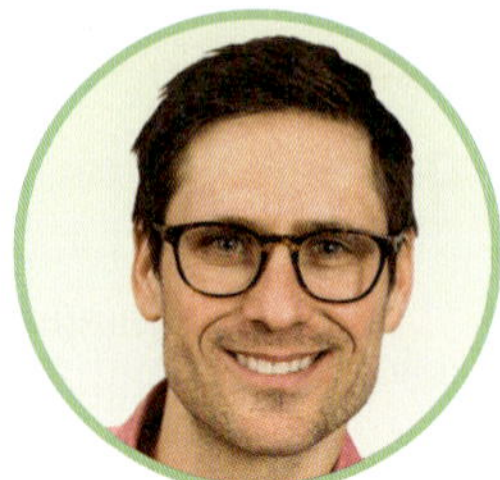

Frau Meyer, 70 Jahre alt, erfreut sich eigentlich bester Gesundheit. Sie nimmt keine Medikamente ein und ist für ihr Alter noch sehr fit. Sie nimmt täglich ein Vitamin-D-Präparat ein, weil der Hausarzt es so empfohlen hat. Seit ca. zwei Wochen leidet sie unter Rückenschmerzen, die bei längerem Gehen, Stehen oder Sitzen zunehmen. An ein Trauma kann sie sich nicht erinnern. „Das ist bestimmt nur eine Verspannung", sagt Frau Meyer zu ihrem Sohn. Der Sohn überredet die Mutter, jedoch lieber einmal den Hausarzt aufzusuchen, da die Beschwerden doch schon länger andauern und keine Besserung eintritt.

2.24.1 DEFINITION: WAS IST EINE WIRBELSÄULENFRAKTUR?

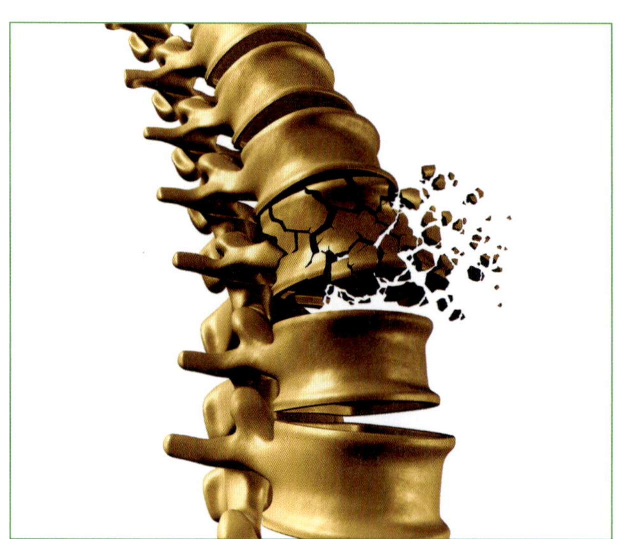

Unter einer **Wirbelsäulenfraktur** versteht man einen Bruch im Bereich der Wirbelsäule. Dieser Bruch kann an verschiedenen Stellen des Wirbels und in unterschiedlichen Bereichen der Wirbelsäule auftreten. Im klinischen Alltag ist die sogenannte *Einteilung nach Denis* gebräuchlich. Dabei wird zwischen Frakturen der vorderen Wirbelsäule, also des Wirbelkörpers selbst, der mittleren Wirbelsäule, also beispielsweise im Bereich der Wirbelkörperhinterkante und der hinteren Wirbelsäule, also beispielsweise der Wirbelgelenke, unterschieden.

Vordere Wirbelsäulenfrakturen gelten als **stabil**, mittlere und hintere als **instabil**. Die Unterscheidung zwischen **stabil** und **instabil** hat Auswirkungen auf die Therapie. Je nach Lokalisation der Fraktur kann es zu neurologischen Ausfällen kommen.

Mit rund 45 % ist der Übergang von der Brust- zur Lendenwirbelsäule am häufigsten betroffen, gefolgt von der Brustwirbelsäule (35 %), der Halswirbelsäule (20 %) und dem Kreuzbein (1 %).

2.24.2 VORKOMMEN: WER IST GEFÄHRDET?

Grundsätzlich kann eine Wirbelsäulenfraktur jeden treffen. Statistisch gesehen, sind Männer etwa doppelt so häufig betroffen wie Frauen. In Industrieländern wird die Häufigkeit insgesamt mit 60 pro 100.000 Einwohner angegeben, somit also ein eher seltenes Krankheitsbild. Etwa 25-40 % dieser Frakturen gehen mit neurologischen Störungen einher.

2.24.3 URSACHEN: WARUM BEKOMME ICH EINEN WIRBELSÄULENBRUCH?

Es kommt zu Frakturen der Wirbelsäule durch **indirekte** und **direkte Traumata**. Ein **direktes** Trauma kann beispielsweise bei einem Autounfall auftreten. Von einem **indirekten** Trauma spricht man bei einer Überdehnung der Wirbelsäule bei einem Sturz. Außerdem können Stauchungsbrüche (*Kompressionsfrakturen*) ebenfalls bei Autounfällen auftreten.

Die Frakturen werden durch eine verminderte Knochenmasse bei Knochenmetastasen im Rahmen einer Krebserkrankung oder durch Osteoporose begünstigt. Kommt es im Rahmen einer Osteoporose zu einer Fraktur durch ein Bagatelltrauma oder sogar ohne erkennbare Ursache, spricht man von den sogenannten *pathologischen Frakturen*.

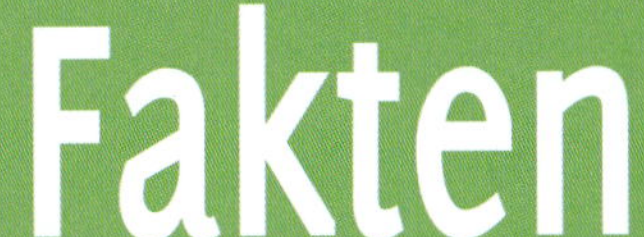

Als wichtige Ursachen gelten: Verkehrsunfälle (50 %), Stürze aus großer Höhe oder Sprünge in zu flaches Wasser (20-35 %) sowie Sportunfälle und andere Gewalteinwirkungen (15-30 %).

OSTEOPOROSE

Unter **Osteoporose** versteht man einen Mangel an Knochenmasse, der mit einer ungenügenden Festigkeit der Knochen einhergeht. Dadurch kann es zu sogenannten *pathologischen Frakturen* kommen, also Knochenbrüche ohne eine erkennbare Ursache bzw. ohne vorangegangenes Trauma. Die Vorstufe der Osteoporose ist die **Osteopenie**. Hier liegt bereits ein erkennbarer Rückgang der Knochenmasse vor.

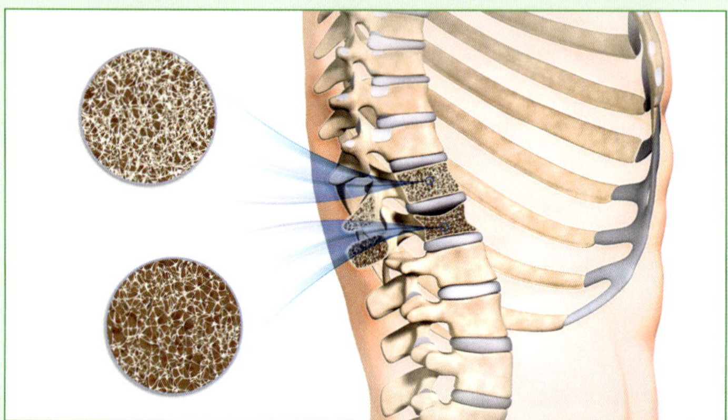

Es gibt zum einen die sogenannte *primäre Osteoporose*, welche 90 % der Erkrankungen ausmacht. Sie lässt sich nochmals unterteilen in Typ 1 (= *postmenopausale Osteoporose* bei Frauen aufgrund der hormonellen Umstellung nach der Menopause) und Typ 2 (= *senile Osteoporose*). Typ 1 beschreibt somit die Erkrankung der Frauen, Typ 2 den durch den unzureichenden Knochenaufbau im Alter bedingten Typ.

Die Osteoporose ist eine Volkskrankheit (zwischen 4 und 8 % der deutschen Gesamtbevölkerung) und ist eine Erkrankung des Alters. In der Regel sind Frauen ab dem 45. und Männer ab dem 55. Lebensjahr betroffen. Grundsätzlich gilt, dass Frauen viermal häufiger betroffen sind als Männer. Statistisch gesehen, leidet jede dritte Frau nach der Menopause an Osteoporose. Über 50 % der Erkrankten erleidet im Verlauf mindestens einen Knochenbruch. Besonders gefährdet sind Wirbelkörper, Oberschenkelhals und Unterarm.

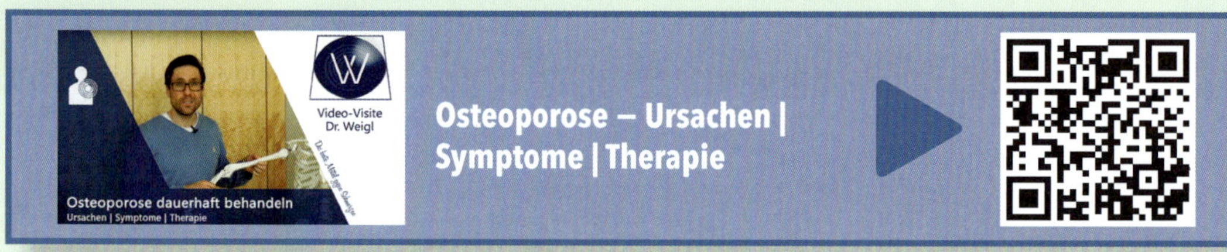

Zusätzlich gibt es noch verschiedenen Formen einer **idiopathischen Osteoporose** bei jugendlichen oder jungen Erwachsenen, die ohne eine erkennbare Ursache auftreten.

Bei der deutlich selteneren **sekundären Osteoporose** (ca. 10 %) ist nicht das Alter entscheidend, sondern verschiedene äußere Einflussfaktoren wirken begünstigend. Dazu gehören bestimmte Medikamente, mangelnde Bewegung und Stoffwechselstörungen.

Der Rückgang der Knochenmasse ist ein normaler Vorgang im Alterungsprozess des Menschen. Von der Kindheit bis zu einem Alter von ca. 30 Jahren nimmt die Knochenmasse stetig zu. Hier wird ein Maximum erreicht, die sogenannte *Peak Bone Mass*. Bei Frauen und Männern kommt es im weiteren Verlauf zu einem physiologischen Rückgang der Knochenmasse. Es entsteht eine Osteopenie und schließlich die Osteoporose.

Die Osteoporose verläuft lange **symptomlos**. Erst weit fortgeschritten äußert sich die Erkrankung durch Beschwerden in Form von Rückenschmerzen, einem zunehmenden Rundrücken (= *Gibbus*), Größenverlust und Frakturen u. a. im Bereich von Oberschenkelhals, Handgelenk und **Wirbelkörpern**. Diffuse Rückenschmerzen können hier das einzige Symptom sein und treten besonders im Rahmen der postmenopausalen Osteoporose bei Frauen auf.

Neben Anamnese und körperlicher Untersuchung ist für die **Diagnostik** die sogenannte *Osteodensitometrie* ausschlaggebend. Hierbei wird mittels Röntgenstrahlung die Knochendichte in g/cm² gemessen an Oberschenkel, Oberschenkelhals und Lendenwirbelsäule. Dabei wird der **T-Score** bestimmt. Der **T-Score** beschreibt die Standardabweichung vom Mittelwert der maximalen Knochendichte eines gesunden 30-jährigen Menschen. Von einer Osteoporose spricht man bei einem Wert von ≤ −2,5 Standardabweichungen.

Die **Therapie** der Osteoporose gliedert sich in Allgemeinmaßnahmen, wie körperliche Aktivität, Anpassung der Ernährung mit ausreichender Zufuhr von Kalzium (z. B. Milch, Käse und Quark) und Vitamin D sowie einer Anpassung des Umfeldes im Sinne einer Verringerung der Sturzgefahr. Indikationen für eine zusätzliche medikamentöse Therapie sind u. a. Frakturen bei einem T-Score ≤ −2, eine niedrige Knochendichte im hohen Lebensalter und weitere Risikofaktoren, wie beispielsweise eine Langzeittherapie mit Glukokortikoiden. Zu den verwendeten Medikamenten zählen unter anderem Bisphosphonate.

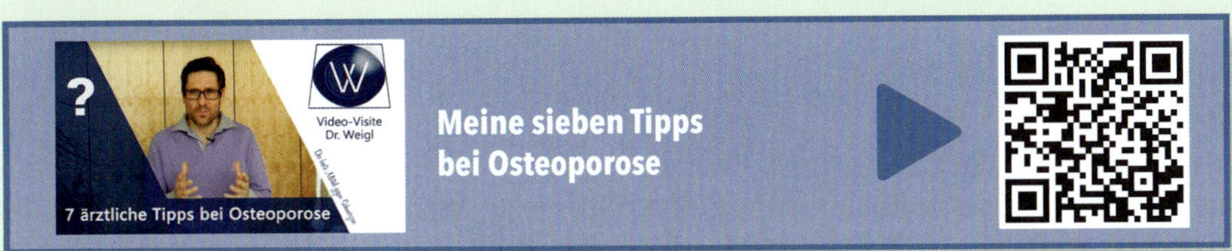

2.24.4 SYMPTOME: WORAN ERKENNE ICH, DASS ICH AN EINEM WIRBELSÄULENBRUCH LEIDE?

Als Symptome können **Druck-, Stauchungs-** und **Klopfschmerzen** über dem betroffenen Bereich auftreten. Auch ein plötzlich einsetzender, diffuser Rückenschmerz ist nach pathologischen Frakturen als einziges Symptom möglich. Es kann eine **tastbare Stufe** oder eine Unterbrechung im Bereich der Dornfortsätze auffallen.

Manche Patienten haben ein Hämatom um die Wirbelsäule herum. Sind Nerven oder Rückenmark durch die Fraktur geschädigt, kann es zu neurologischen Symptomen bis hin zu einem kompletten Querschnittssyndrom kommen (neurologische Ausfälle sind abhängig von der Höhe der Läsion; betroffen ist der Bereich unterhalb der Fraktur).

2.24.5 DIAGNOSTIK: WAS TUT DER ARZT?

Entscheidend ist bei der Diagnostik schon das **richtige Verhalten am Unfallort**. Bei allen Patienten mit Verdacht auf eine Wirbelsäulenfraktur gilt dieser Verdacht so lange als gesichert, bis durch radiologische Bildgebung eine Fraktur ausgeschlossen ist.

Dementsprechend ist bereits hier der korrekte Transport ausschlaggebend, um beispielsweise bei instabilen Frakturen eine Verschlimmerung im Sinne einer Verletzung des Rückenmarks zu verhindern. Der Transport sollte in stabiler Lagerung mit starrer Halskrause und in der Regel in einer Vakuummatratze ablaufen unter Sicherung der Vitalparameter.

Bei einem Arzt angekommen, erfolgt dann die Untersuchung. Diese beinhaltet, wenn der Zustand des Patienten es zulässt, auch eine Anamnese und die körperliche Untersuchung. Dabei kann, je nach Frakturtyp, auch nur ein dezenter Klopf- oder Stauchungsschmerz auffallen.

Eine sichere Diagnose kann nur über die **radiologische Bildgebung** erfolgen. Zu Beginn wird eine konventionelle Röntgenaufnahme der Wirbelsäule in zwei Ebenen angefertigt (eine frontale und eine seitliche Aufnahme). Dabei ist auf Unterbrechungen der Knochenhaut, auf Knochenfragmente und auf eine eventuelle Höhenminderung der Wirbelkörper zu achten. Bei Unklarheiten kann zur genaueren knöchernen Beurteilung eine CT-Untersuchung und zur Beurteilung von Nerven und Rückenmark eine MRT-Untersuchung angeschlossen werden.

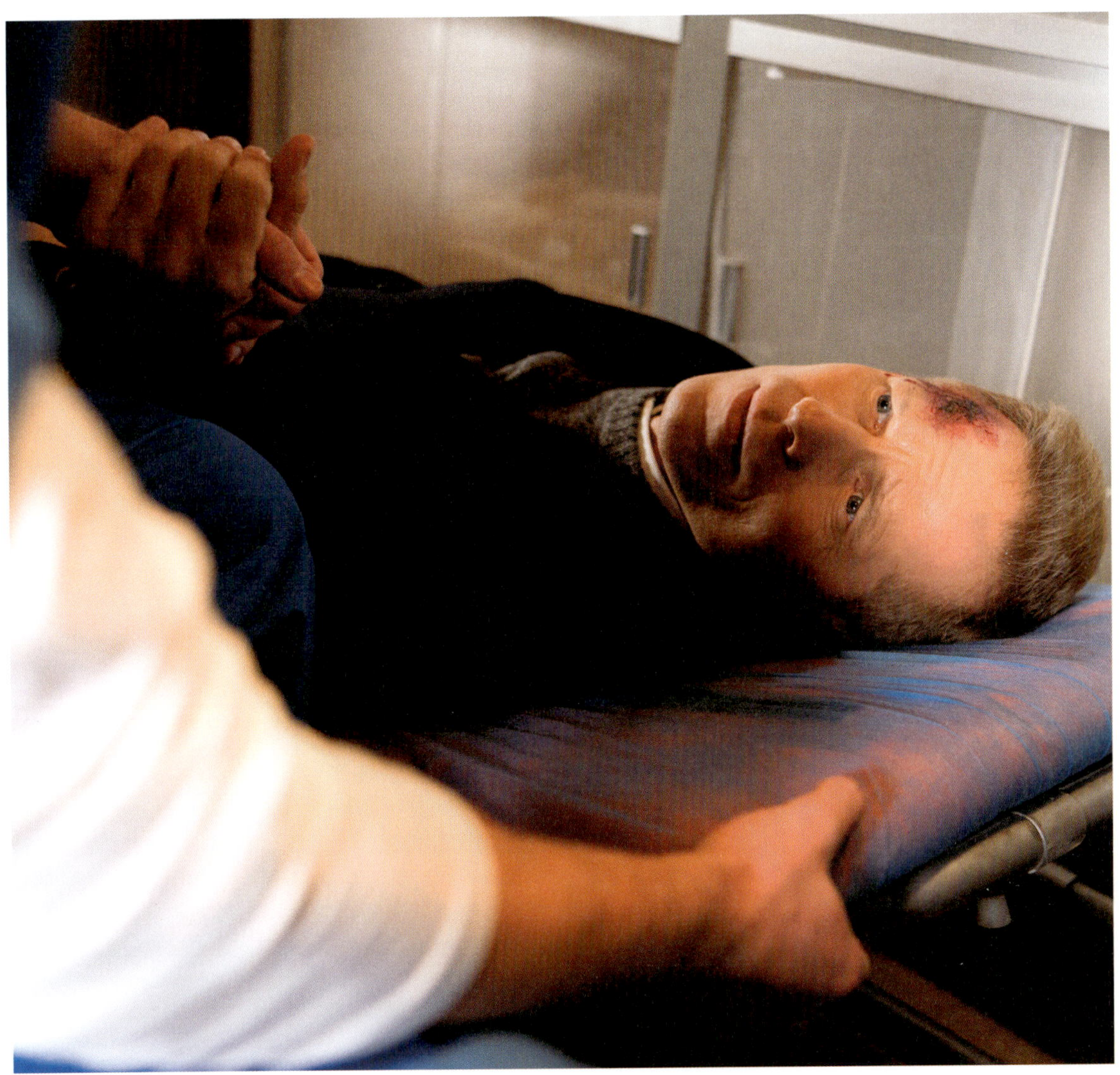

2.24.6 THERAPIE UND WAS KANN ICH TUN?

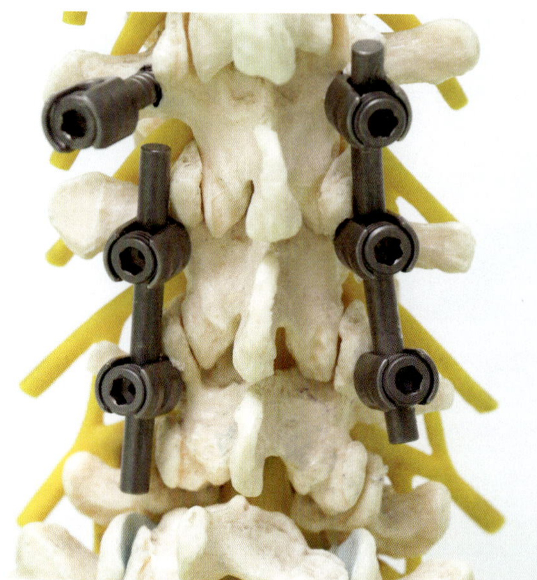

Die Therapie richtet sich danach, ob eine stabile oder eine instabile Fraktur vorliegt. **Stabile Frakturen** im Bereich der vorderen Wirbelsäule werden in der Regel **konservativ** behandelt mit Schmerztherapie und Ruhigstellung mittels sogenannter *Orthesen*. Eine Heilung dauert 10-12 Wochen.

Als Indikation für eine **Operation** gelten **instabile Frakturen** im Bereich von hinterer und mittlerer Wirbelsäule. Als Therapieziele gelten hier eine Entlastung des Spinalkanals, Wiederherstellung von Stellung und Stabilität der Wirbelsäule und ein Schutz vor im Verlauf auftretenden neurologischen Ausfallerscheinungen.

Fakten

An der Halswirbelsäule erfolgt die Ruhigstellung bei konservativer Therapie beispielsweise mittels einer Haloweste. Diese ist ein Gestell, bestehend aus einem Metallring und einem Gestell, das auf den Schultern getragen wird. Der Metallring wird mit vier Schrauben im Schädel befestigt und sitzt dem Schultergestell auf, sodass die Halswirbelsäule nicht bewegt werden kann.

WIRBELKÖRPERVERBLOCKUNG = SPONDYLODESE

Bei neurologischen Symptomen und einer Beteiligung der Hinterkante des Wirbelkörpers erfolgt die Versteifung von zwei oder mehr Wirbelkörpern. Sie werden verschraubt, mit Platten aneinanderfixiert (= Plattenosteosynthese) oder mit einem *Fixateur interne* (von hinten werden die Wirbelkörper über Schrauben und ein Gestell miteinander verbunden) versorgt. Meist erfolgt eine Ausräumung des Wirbelzwischenraums. Dieser wird dann durch Spanverblockung mit Knochenspänen aus dem Beckenkamm oder mit einem Titankäfig *(= Cage)* wieder aufgefüllt.

Die klassische Spondylodeseoperation bei Frakturen ist in Deutschland eher rückläufig und wird vorwiegend bei stark instabilen Wirbelsäulenfrakturen angewendet.

KYPHOPLASTIE

Die **Kyphoplastie** zählt zu den sogenannten *minimalinvasiven Techniken*. Dabei wird der Wirbelkörper wieder aufgerichtet, indem ein aufblasbarer Ballon über den Rücken durch eine Führungshülse eingeführt wird. Nach Aufblasen und somit Aufrichten der Fraktur erfolgt ein Auffüllen mit Knochenzement. Indikation sind stabile Frakturen bei erfolgloser medikamentöser Schmerztherapie. Die Schmerzen sollen minimiert oder sogar ausgeschaltet werden und eine zügige Wiederaufnahme der Bewegung erreicht werden. Ein Korsett oder Ähnliches ist nicht nötig.

VERTEBROPLASTIE

Die **Vertebroplastie** beschreibt das alleinige Auffüllen mit Zement ohne eine vorherige Aufrichtung des Wirbels.

2.24.7 PRÄVENTION UND PROGNOSE

Die Wirbelsäulenfraktur führt zu einer dauerhaften Veränderung der knöchernen Struktur. Langfristige Prognosen lassen sich kaum abgeben. Durch eine Veränderung der Struktur kann es einer Fehlbelastung und somit auf Dauer zu Rückenschmerzen kommen. Bei Nervenverletzungen oder Verletzungen im Bereich des Rückenmarks ist das Ausmaß der Schädigung und die Dauer bis zur Beseitigung des Schadens ausschlaggebend.

Zur Prävention kann das Tragen von entsprechender Schutzkleidung bei einigen Sportarten dienen sowie eine adäquate Osteoporosetherapie.

Der Hausarzt untersucht Frau Meyer gründlich und stellt einen Klopfschmerz im Bereich der Lendenwirbelsäule fest. Mit dem Verdacht auf eine pathologische Fraktur im Rahmen einer bekannten Osteopenie (= Vorstufe der Osteoporose) überweist er Frau Meyer an einen radiologischen Kollegen. Das Röntgenbild zeigt eine Kompressionsfraktur der Lendenwirbelsäule, die gleichzeitig durchgeführte Knochendichtemessung bestätigt die Diagnose einer manifesten Osteoporose.
Der Hausarzt bespricht mit Frau Meyer den Befund und erklärt, dass die Schmerzen nach 4-12 Wochen wieder verschwunden sein sollten.
Frau Meyer soll sich bei erträglichen Schmerzen möglichst normal im Alltag bewegen, Schmerzmedikamente einnehmen und zur Physiotherapie gehen.
Außerdem wird eine medikamentöse Therapie der Osteoporose besprochen.

AKTUELLE FORSCHUNG

Eine Studie über die Frage nach einer möglichen positiven Auswirkung einer gezielten Physiotherapie bei Osteoporose konnte erste positive Ergebnisse vorbringen. Die Knochendichte nahm messbar zu, Schmerzen wurden geringer und die körperliche Funktionstüchtigkeit nahm merklich zu. Diese 2016 von einer Abteilung der Kerckhoff-Klinik in Bad Nauheim veröffentlichte Studie weist einen neuen Weg zur Verminderung der Krankheitslast bei Osteoporose.

Studie:

Dischereit, G. et al. (2016). *Effects of osteoporosis specific standardized physical therapy on functional capacity, bone mineral density and bone metabolism – a 2-year prospective and randomized study.*

HÄUFIGE PATIENTENFRAGEN

Frage 1: *Was genau ist der T-Score? Was sagt mir der Wert?*

Dr. Weigl: Bei der Ermittlung des sogenannten *T-Scores* geht es um die Messung der Knochendichte. Genauer gesagt, beschreibt der T-Score eine Standardabweichung vom Mittelwert der maximalen Knochendichte eines gesunden 30-jährigen Menschen. Von einer Vorstufe der Osteoporose, der sogenannten *Osteopenie*, spricht man bei einem Wert zwischen -1 bis > -2,5. Osteoporose ist definiert ab einem T-Score ≤ -2,5. Zur Ermittlung der Knochendichte wird die **Osteodensitometrie** durchgeführt mittels Röntgen- oder CT-Untersuchung.

Frage 2: *Wie bemerke ich eine Wirbelkörperfraktur?*

Dr. Weigl: Nach einem Trauma ist bei neu auftretenden Schmerzen oder bei einem Hämatom im Bereich der Wirbelsäule der Verdacht einer Wirbelkörperfraktur nahe liegend. Bei pathologischen Frakturen im Rahmen einer Osteoporose kann ein plötzlicher, neu auftretender Schmerz, auch ohne erinnerbares Trauma, der einzige Hinweis sein. Ein Kompressionsbruch kann auch komplett symptomlos verlaufen. Die Diagnose kann letztendlich nur durch eine Bildgebung erfolgen.

Frage 3: *Tritt bei einer Fraktur im Bereich der Wirbelsäule automatisch eine (Querschnitts-) Lähmung auf?*

Dr. Weigl: Nein. Hier ist entscheidend, welcher Bereich der Wirbelsäule frakturiert. Wir erinnern uns an das zu Beginn dieses Kapitels beschriebene **Säulenmodell nach Denis**. Frakturen der vorderen Säule gelten als stabil, können somit konservativ behandelt werden und tragen ein, wenn überhaupt, nur sehr geringes Risiko für Schäden im Bereich von Nerven und Rückenmark. Erst bei den instabilen Frakturen besteht die Gefahr der Abkippung von Frakturteilen und somit der Kompression oder Beschädigung von Nerven und Rückenmark.

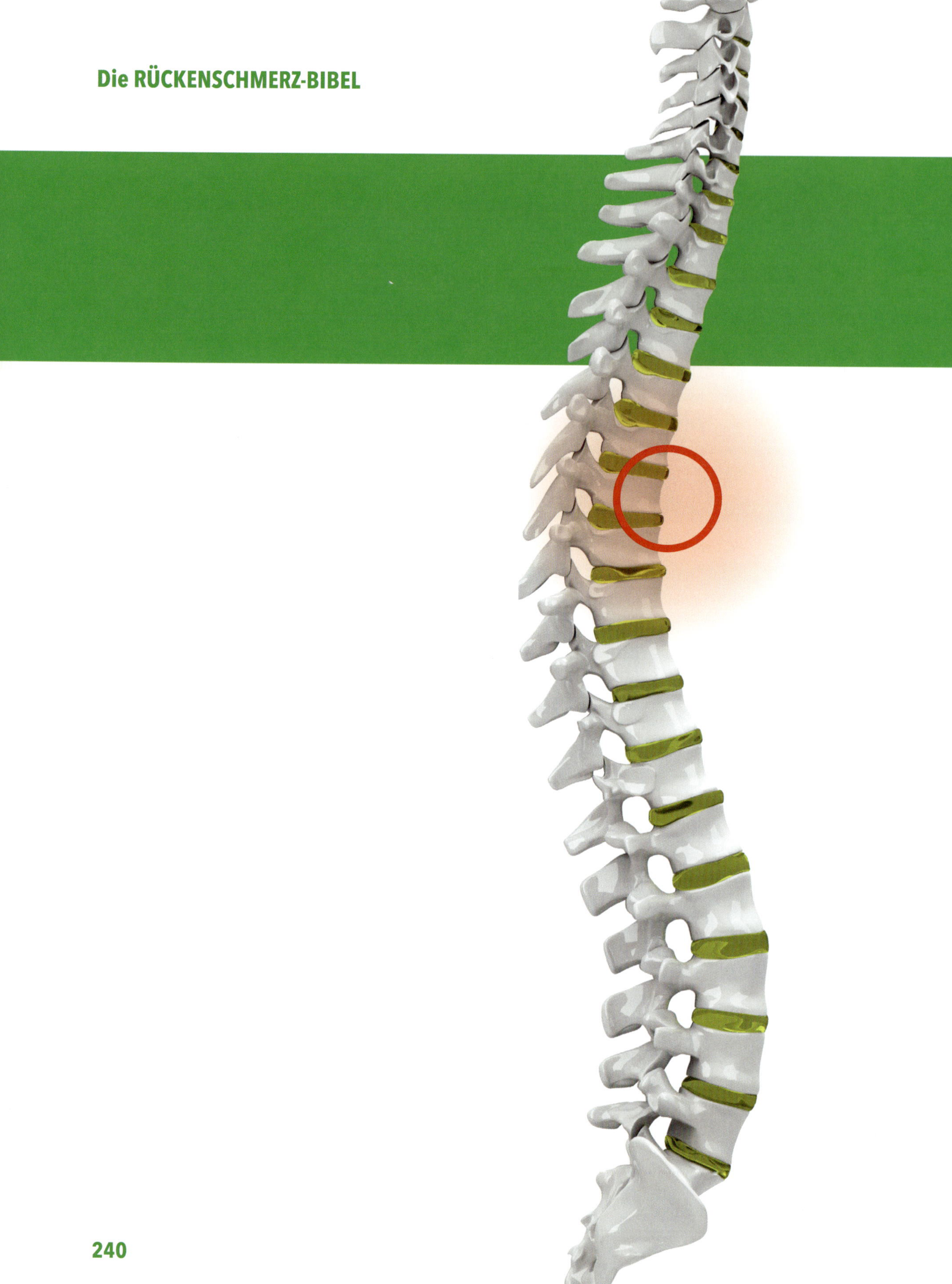

KAPITEL 3

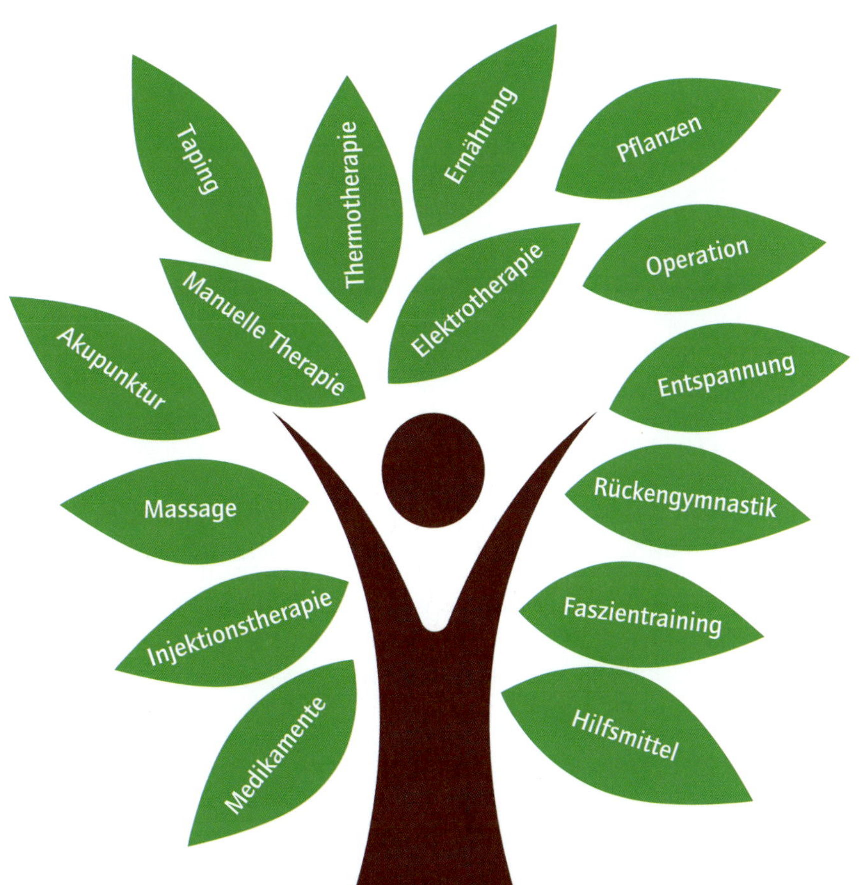
Taping
Thermotherapie
Ernährung
Pflanzen
Manuelle Therapie
Elektrotherapie
Operation
Akupunktur
Entspannung
Massage
Rückengymnastik
Injektionstherapie
Faszientraining
Medikamente
Hilfsmittel

Das Thema Rückenschmerzen ist seit Jahrzehnten in Arztpraxen und in den Medien präsent. Therapieformen und Therapieansätze gibt es wie Sand am Meer. Großenteils beruhen sie auf unterschiedlichen Betrachtungsweisen und einem teilweise konträren Verständnis des Menschen und seiner Funktionsweise. Jedoch haben alle das gleiche Ziel: Sie sollen den Rückenschmerz reduzieren, die Mobilität wieder erhöhen und dem Betroffenen damit letztlich (verlorene) Lebensqualität zurückgeben.

Fakten

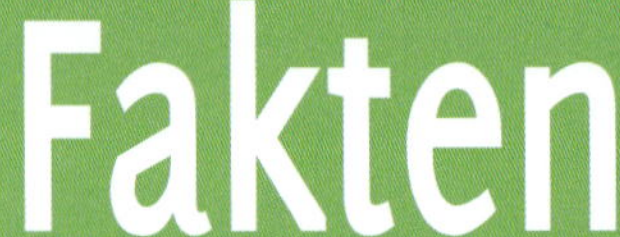

Vielen Patienten ist nicht bewusst, dass sie ein Recht auf eine umfassende Schmerztherapie haben. Obwohl die moderne Medizin den Ärzten umfangreiche Möglichkeiten bietet, Schmerzen im Allgemeinen und insbesondere Rückenschmerzen zu behandeln, erhalten viele Patienten nur auf Nachfrage die Therapie, die ihren Schmerz schnell und dauerhaft lindert. Erst mit dem Wissen um die entsprechenden Therapiemöglichkeiten können diese Patienten ihr Recht geltend machen – im Zweifel lohnt es sich sogar, den Arzt zu wechseln oder auf einer Überweisung zu einem Schmerztherapeuten zu bestehen.

Video-Visite
Dr. Weigl
Traurige Fakten zur Schmerztherapie in Deutschland

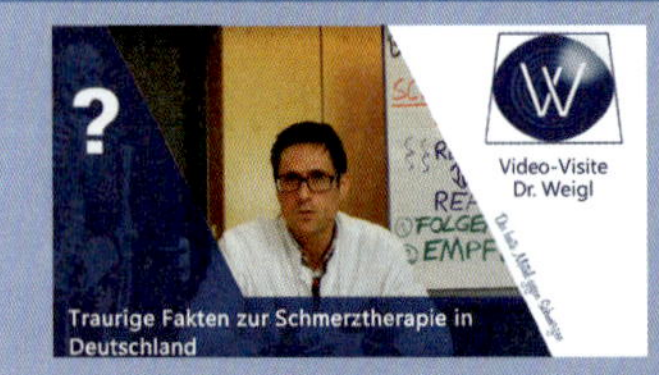

Recht auf Schmerztherapie in Deutschland

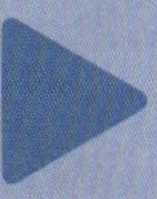

Es ist grundlegend wichtig, zu verstehen, dass es **nicht** die „beste" oder „einzig wahre" Therapie gibt. Dies zu verdeutlichen, ist eines der wesentlichen Ziele dieses Buchs und auch der Grund für die Fülle an Informationen und den Buchumfang. Die Medizin im Allgemeinen, und gerade die Behandlung von Rückenschmerzen im Speziellen, war und ist eine Erfahrungswissenschaft.

Was bei dem einen Patienten hilft, kann, aber muss nicht auch bei dem nächsten Patienten helfen. Zwar bedient sich die Medizin der Naturwissenschaften und gerade die Schulmedizin ist heutzutage geprägt von evidenzbasierter Medizin, aber es gibt auch nicht naturwissenschaftlich erfassbare und erklärbare Phänomene – auch bzw. gerade bei der Behandlung chronischer Rückenschmerzpatienten.

Die Tatsache, dass verschiedene alternative diagnostische und therapeutische Verfahren die immer strenger werdenden wissenschaftlichen Kriterien (Stichwort „randomisierte, doppelt-blinde Studien") nicht erfüllen, bedeutet nicht im Umkehrschluss, dass es sich um wirkungslose Scharlatanerie handeln muss.

Alternative Therapiemethoden können je nach dem individuellen (Rücken-)Problem und je nach der Situation eine gute Ergänzung zu den „klassischen" Maßnahmen sein und die Gesamttherapie im Sinne des Patienten damit erfolgreich erweitern.

Dieses Buch umfasst daher sowohl Therapieansätze der „klassischen" Schulmedizin als auch der Alternativmedizin und kombiniert diese beiden Ansätze zu einem ganzheitlichen und multimodalen Therapieansatz – wobei der individuelle Rücken und die individuelle Persönlichkeit eines jeden einzelnen Betroffenen im Mittelpunkt steht.

Der Blickwinkel auf die Behandlung von Rückenschmerzen sollte somit multimodal sein. Die Therapie entsprechend für jeden einzelnen Betroffenen ganzheitlich, individuell und sowohl altbewährte als auch state-of-the-art Medizin berücksichtigen. Bildlich veranschauliche ich diesen Ansatz Patienten oft mit dem Verweis auf einen Blumenstrauß. **Wie ein Blumenstrauß aus verschiedenen Blumen besteht, so sollte auch die eigene Therapie aus verschiedenen Maßnahmen bestehen.** Welche Maßnahmen das sind, kann ein Arzt/Therapeut empfehlen und mit Ihnen besprechen aber letztlich sollten Sie selber entscheiden, welche Blumen (= Therapiemaßnahmen) Sie wählen, um einen dauerhaft gesunden Rücken zu haben. Manchmal gilt da auch Trial & Error. Aus diesem Grund verwende ich auch in diesem Buch den Begriff *Blumenstraußtherapie*. Er soll Ihnen verbildlichen, dass Sie Ihre eigenen Maßnahmen finden und festlegen müssen.

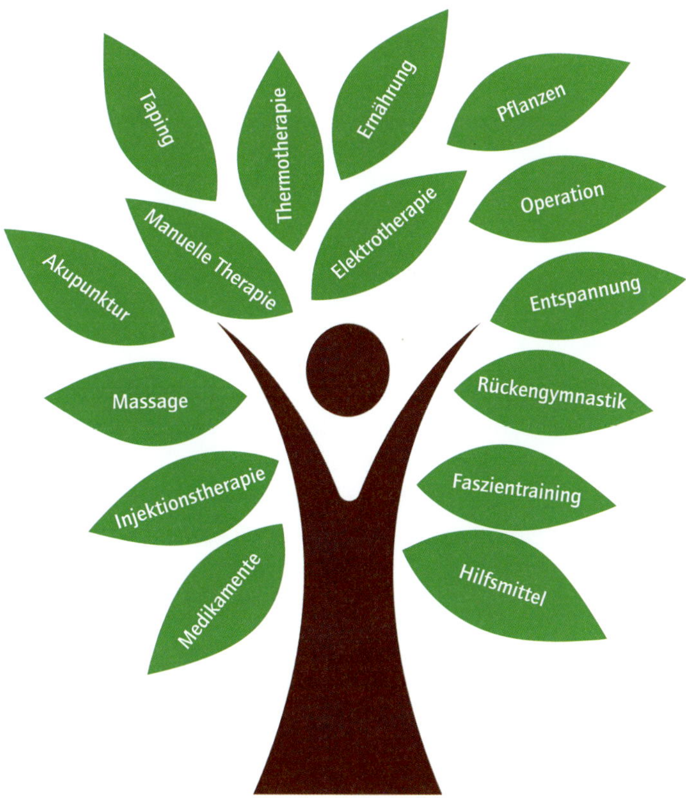

3.1 VERKNÜPFUNG VON SYMPTOMATISCHER UND URSÄCHLICHER THERAPIE

„Chronische Schmerzen haben einen spürbaren Einfluss auf unsere Psyche. Es ist eine Binsenweisheit, dass lang bestehender Schmerz ‚Nerven kostet'."

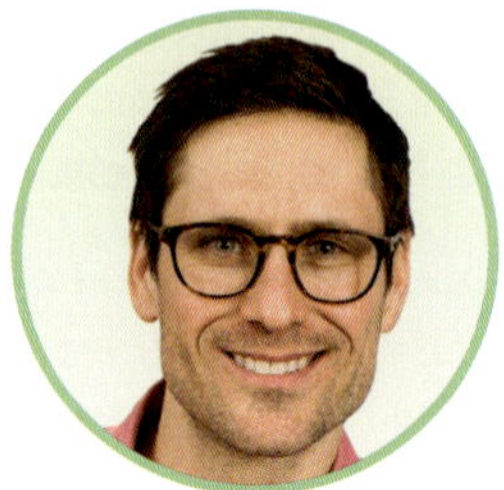

Wie begegnet man Schmerzen, die sich scheinbar nicht heilen lassen? Um sie aus einem weiter gefassten Blickwinkel zu therapieren, verfolgt die moderne Medizin einen ganzheitlichen Therapieansatz. Entscheidend dabei ist natürlich, dass der Behandelnde, sei es der Arzt, Physiotherapeut oder ein anderer Therapeut, den Rückenschmerz nicht als ein mechanisches Problem zwischen zwei, drei oder vier Wirbeln betrachtet, sondern das Organ Wirbelsäule als bedeutenden und integrativen Teil des gesamten Menschen wahrnimmt.

Sinnbildlich für die ganzheitliche Betrachtungsweise des Rückenschmerzes können wir vom Erkennen der einzelnen Mosaiksteine sprechen, die zusammengefügt die oftmals „sterile" Diagnose Rückenschmerz ergeben.

Seit Jahrzehnten wird der ganzheitliche Ansatz, der auf alle diese Mosaiksteine eingeht, gepredigt und mittlerweile auch an deutschen Universitäten gelehrt. Jeder frisch gebackene Arzt hat im Studium zumindest einmal von Bedeutung und Wichtigkeit dieses Ansatzes gehört.

Doch wieso gelingt es uns so selten, Patienten von einem ganzheitlichen Ansatz zu überzeugen? Wieso gelingt es den Therapeuten, trotz zahlreicher moderner Medien, wie Apps, Schrittzähler etc., nicht, Rückenschmerzgeplagte zu mehr Eigeninitiative zu bewegen und von einem ganzheitlichen Verständnis der eigenen Erkrankung zu überzeugen? Stattdessen findet man zunehmend ein „Schwarz-weiß"-Denken: „Medikamente sind Mist", „Der Orthopäde will nur operieren", „Warum soll ich zum Psychologen, ich habe doch keinen an der Birne?", „Der Fitnessguru will nur seine Produkte verkaufen" etc.

Der rote Faden der Genesung ist der Geduldsfaden. (Uhlenbruck)

Fakten

Ungefähr 85 % der durch Rückenschmerzen verursachten Kosten sind indirekter Art und werden vor allem durch Produktivitätsausfälle aufgrund von Arbeits- und Erwerbsunfähigkeit verursacht. Entsprechend entfallen nur rund 15 % der Kosten auf die medizinische Behandlung.

3.1.1 DIE GANZHEITLICHE BETRACHTUNG VON SCHMERZ

Bedenkt man, dass der Mensch als Ganzes Schmerz empfindet, liegt die Vermutung nahe, dass durch den Schmerz, und insbesondere den chronischen, immer wieder unerwartet auftretenden Schmerz, nicht nur der Rücken selbst, sondern auch die Psyche in Mitleidenschaft gezogen wird. Neben der körperlichen Seite erlebt auch die menschliche Psyche das Auftreten und Abklingen des Schmerzes – aber wie sehr beeinflussen eigentlich seelische Faktoren die Chronifizierung von Rückenschmerzen, und was bedeutet diese Erkenntnis für die Therapie?

Eine in diesem Zusammenhang interessante Erkenntnis ist die, dass im menschlichen Gehirn die Bereiche für die Wahrnehmung und Verarbeitung körperlicher, also physischer Schmerzen in direkter Nachbarschaft zu den Arealen für geistigen, also psychischen Schmerz liegen. Diese Nachbarschaft kann als eine weitere Ursache für die mit der Zeit entstehende und zunehmende Wechselwirkung zwischen psychischen und physischen Schmerzen betrachtet werden.

Ein häufiges mediales Keyword ist **Stress**. Schon seit Jahren wird Stress als einer von vielen möglichen Faktoren betrachtet, die die Chronifizierung von Schmerzen bedingen. Doch wieso gelingt es uns nicht, den Betroffenen zu „entstressen" und die Rückenschmerzen damit ganz einfach zu lindern? Dass Körper und Seele in Bezug auf Schmerz in einer engen Verbindung stehen, ist also keine ganz neue Erkenntnis für die Medizin. Trotzdem versucht man in den meisten Fällen, mit klassischen Therapieansätzen auch dem chronischen Rückenschmerz Herr zu werden – mit mäßigem bis fehlendem Erfolg.

Nimmt man an, dass der körperliche und der seelische (psychische) Teil des Menschen auf engste Weise miteinander verbunden ist, sollten diese beiden Bereiche auch in der Therapie miteinander verknüpft werden –, eine solche multimodale bzw. ursächliche Therapie wird allerdings selten eingesetzt, da die moderne Medizin in der Regel allein die Krankheit, nicht aber deren Verbindung zur Psyche, in den Fokus ihrer Diagnose und Therapie stellt.

Auf langfristige Sicht ist eine multimodale Therapie auch nur dann sinnvoll, wenn der Patient im Anschluss an die Behandlung mit eigenen Maßnahmen selbstständig weiter an seiner Rückengesundheit arbeitet. Und genau daran scheitert das Modell sehr oft.

3.1.2 WELCHE THERAPIE ZU WELCHEM ZEITPUNKT?

Dass Schmerzen behandelt werden müssen, steht außer Frage. Welche Therapieform aber gewählt wird, hängt in großem Maße vom aktuellen Stadium des Schmerzes ab. Ist der Schmerz akut, d. h., tritt er plötzlich und in einer hohen Intensität auf, wird er als **Symptom** betrachtet: Er ist die äußere Erscheinungsform einer Verletzung, einer Überbeanspruchung oder einer anderen, in der Regel identifizierbaren Ursache. In diesem Fall versucht man, dem Schmerz zunächst mit einer symptomatischen Therapie entgegenzuwirken – Ziel dieser Behandlung ist die schnelle und wirksame Beseitigung des Symptoms Schmerz.

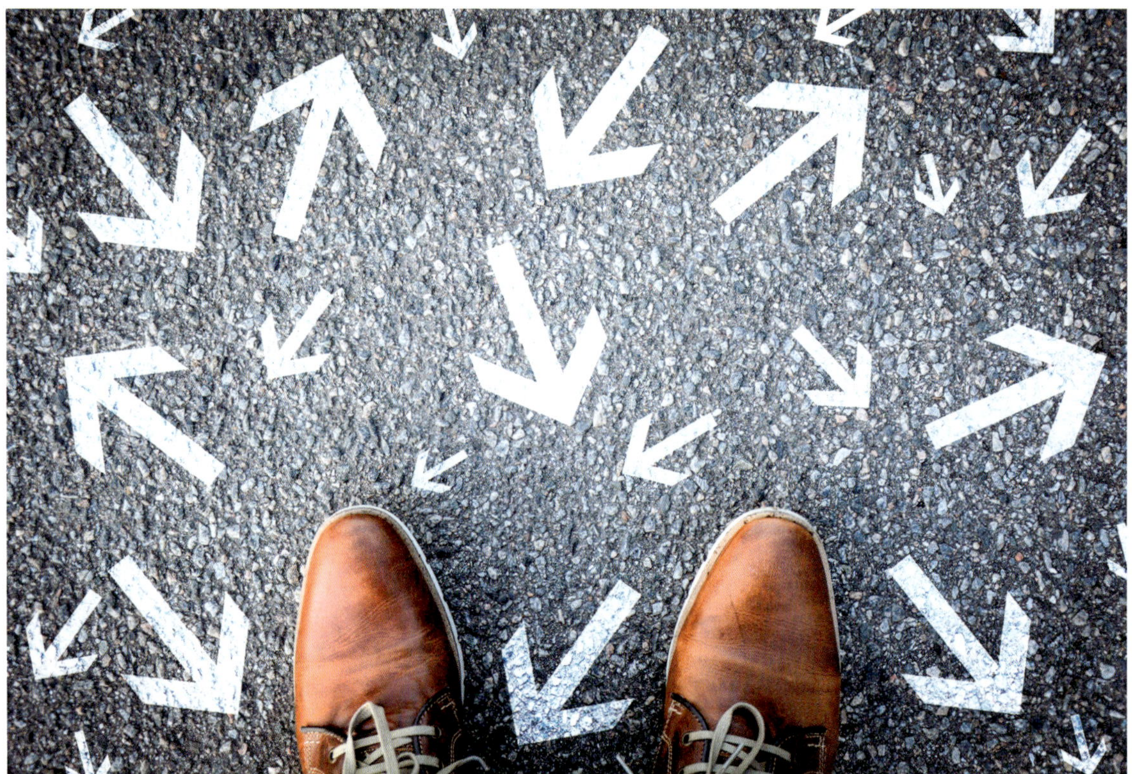

Ist der Schmerz jedoch kein reines Symptom mehr, sondern wird selbst zur Erkrankung, spricht man von einem **chronischen Stadium**. Eine symptomatische Therapie kann in diesem Fall nicht mehr viel ausrichten, denn der Schmerz tritt phasenweise auf, ist dabei mal stärker und mal schwächer, und besitzt in den meisten Fällen keine identifizierbare Ursache. Um dem Auslöser der Schmerzen bzw. der Ursache, die die Chronifizierung des Schmerzes bedingt hat, auf die Spur zu kommen, wenden Mediziner eine ursächliche bzw. multimodale Therapie an, mit deren Hilfe sie sowohl die Ursachen als auch die Folgen der Erkrankung diagnostizieren und behandeln wollen.

Abhängig davon, welches Stadium zum Zeitpunkt der Behandlung vorliegt, wird die Form der Behandlung gewählt. Der akute Schmerz lässt sich beispielsweise gut mit einer klassischen, medikamentösen Therapie lindern, z. B. mit Schmerzmitteln. Ist der Auslöser des Schmerzes beseitigt oder geheilt, klingen die Schmerzen in aller Regel von selbst wieder ab und die pharmakologischen Mittel, die zum Einsatz gekommen sind, können wieder abgesetzt werden.

Anders verhält es sich jedoch bei Schmerzen im chronischen Stadium. Sowohl pharmakologische Handlungsmethoden, wie Medikamente oder Spritzen, als auch Massagen, Physiotherapien oder Ultraschallbehandlungen, die mit der klassischen Therapie kombiniert werden, schlagen in diesem Stadium häufig nicht mehr an. Der Patient erhält den Eindruck, dass sein Rückenschmerz unheilbar sei, und beginnt, sich mit einem Leben unter Schmerzen abzufinden.

Ganzheitliche Behandlungsmethoden, häufig auch als **multimodale Therapie** bezeichnet, die sich neben der Beseitigung des Schmerzes auch die Erforschung der Ursachen im körperlichen UND psychischen Bereich zur Aufgabe machen, versuchen dagegen, den größeren Zusammenhang zu sehen.

3.1.3 METHODEN DER SYMPTOMATISCHEN THERAPIE

Die **symptomatische Therapie** grenzt sich dadurch von anderen Therapieformen ab, dass sie allein die Beseitigung der Symptome in den Fokus der Behandlung setzt, nicht aber die Krankheitsursachen. Für welche Therapie Sie sich auch immer gemeinsam mit Ihrem behandelnden Arzt entscheiden, es geht bei der symptomatischen Therapie allein um eine zügige Linderung Ihrer Beschwerden.

Als **Symptome** bezeichnet man die nach außen auftretende Erscheinungsform einer Krankheit, im Bereich des Rückens etwa den plötzlich auftretenden Schmerz eines Bandscheibenvorfalls oder eines Hexenschusses. Mit konservativen Behandlungsmethoden ist die symptomatische Therapie darauf ausgerichtet, diesen akuten Schmerz, der ja auch als Warnhinweis des Körpers aufgefasst werden kann, zu lindern und in der Konsequenz zu beseitigen. Die Suche nach der Ursache der Erkrankung bzw. des Schmerzes und in der Folge auch deren Behandlung bleibt dabei allerdings häufig außen vor.

TYPISCHE BEHANDLUNGSMETHODEN DER SYMPTOMATISCHEN THERAPIE

- Aufeinander aufbauende Eskalationsstufen: von konservativen Schmerzmitteln bis zur Operation;
- Schmerzmittel nach dem WHO-Stufenschema (leicht, mittelschwer, schwer);
- Thermotherapie: Kälte bei akuten Schmerzen und Entzündungen, Wärme hingegen bei chronischen Schmerzen und Verspannungen;
- Elektrotherapie zur Überlagerung des akuten Schmerzes bzw. zur Schmerzreduktion bei chronischen Schmerzen.

3.1.4 METHODEN DER URSÄCHLICHEN THERAPIE

Ein zentrales Kernthema der **ursächlichen Therapie** ist die Kombination von Entspannung, Entlastung und Bewegung. Während früher bei einer Muskelverspannung oder einem Bandscheibenvorfall in erster Linie Ruhe verordnet wurde, hat die Medizin inzwischen erkannt, dass das Gegenteil förderlich für die Gesundheit des Rückens ist: Zwar steht am Beginn der Behandlung in den meisten Fällen eine Phase der Entlastung, die jedoch innerhalb weniger Tage mit Bewegung und Mobilisation kombiniert wird.

Weil es auf den Rückenschmerz selbst in der Regel keinen bzw. nur geringen Einfluss hat, ob der Körper in eine Schonhaltung versetzt wird oder nicht (der Schmerz ist auf jeden Fall für eine Weile vorhanden), erscheint es sinnvoll, so schnell wie möglich wieder mit einer Mobilisation des Rückens zu beginnen – natürlich nur, so weit das Schmerzlevel es erlaubt. Ruhe und Schonhaltung sollten dementsprechend maximal 2-3 Tage angewendet werden.

Wie in vielen Bereichen der modernen Medizin kann eine pharmakologische Behandlung in Kombination mit der Bewegung und Entlastung sowie weiteren Therapieaspekten angewendet werden. Die Palette reicht von reinen Schmerzmitteln (*Analgetika*) über schmerz- und entzündungshemmende Mittel bis zu den ganz schweren Geschützen, den sogenannten *Opioiden* bzw. *Opiaten*, die abhängig davon eingesetzt werden, ob der Schmerz gering oder stark ist, und ob er gerade akut auftritt. In einigen Fällen kann, basierend auf der Ursache für die Schmerzen, auch eine Operation den ausschlaggebenden Therapieerfolg bringen.

In Ergänzung zu klassischen, pharmakologischen und operativen Therapieformen kennt die ursächliche Therapie auch den Umgang mit alternativen Heilmethoden und der Naturheilkunde. Ob diese als Ergänzung sinnvoll sind oder nicht, hängt wiederum von der Stärke und Qualität des Schmerzes sowie von seiner Ursache ab: Pflanzliche Medikamente (*Phytotherapeutika*) können eine hochpotente Wirkung entfalten, die medizinisch nachgewiesen ist. Bleibt die erhoffte Wirkung aus, bieten pflanzliche Mittel den Vorteil, dass sie im Gegensatz zu beispielsweise Antibiotika keine Nebenwirkungen aufweisen, die den Körper an anderer Stelle belasten.

3.1.5 VON SYMPTOMATISCH UND URSÄCHLICH ZU EINER GANZHEITLICHEN DAUERTHERAPIE

Welche Therapieform in jedem individuellen Fall die Richtige ist, sollte immer gemeinsam mit dem behandelnden Arzt entschieden werden. Wichtig dabei ist, zu wissen, dass ein akuter Schmerz in der Regel zunächst eine symptomatische Therapie erforderlich macht, um den Schmerz zielgerichtet und schnell zu lindern. Gleichzeitig sollten aber bereits ergänzende, alternative Behandlungsmöglichkeiten in Betracht gezogen werden, die eine Heilung vorantreiben und eine Chronifizierung verhindern, den chronischen Schmerz mindern oder die Chronifizierung im schlechtesten Fall vielleicht nicht verhindern, aber immerhin aufschieben können.

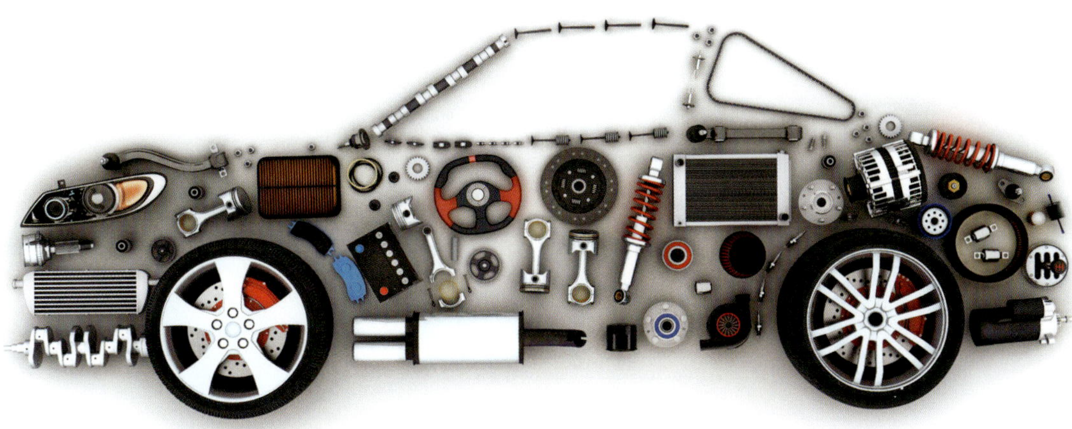

Die multimodale Therapie zeichnet sich dadurch aus, dass sie, neben den körperlichen Aspekten auch die persönliche, familiäre und berufliche Umwelt des Patienten berücksichtigt und, aufbauend auf der **Gesamtdisposition** des Patienten, ein Therapiemodell entwickelt, das individuell auf ihn zugeschnitten ist. In der Regel leiden Patienten, die eine multimodale Therapie erhalten, bereits unter chronischen Schmerzen, jedoch kann das multimodale Modell auch vorbeugend eingesetzt werden. Die Therapie kann ambulant, stationär oder teilstationär erfolgen – ein stationärer Aufenthalt über 2-3 Wochen ist in vielen Fällen ein wichtiger Schritt für die Betroffenen, da die Therapie sowohl an körperlichen als auch an psychischen Aspekten der Erkrankung ansetzt und die Patienten aus ihrem gewohnten Lebensumfeld herausreißt.

Vor allem im **psychosozialen** Bereich können so in relativ kurzer Zeit erstaunliche Ergebnisse erzielt werden. Diese sind jedoch nur der Beginn einer ganzheitlichen Lebensumgestaltung, die einer weiteren oder erneuten Chronifizierung entgegenwirkt.

Wie aber kommt der Patient von der multimodalen, durch Mediziner angeleiteten Therapie zu einem ganzheitlichen Lebensentwurf, in dem er selbst an der Gesundheit seines Rückens weiterarbeitet? Die meisten Patienten nehmen das multimodale Therapiemodell dankbar in Anspruch, fühlen sich aber nach den 2-3 Wochen, in denen sie sich intensiv mit der Heilung ihrer chronischen Schmerzen auseinandergesetzt haben, geheilt.

Weil aber **Körper und Psyche** eng miteinander verknüpft sind, ist die Annahme, dass eine mehrwöchige „Kur" ausreiche, um dem Schmerz dauerhaft Herr zu werden, leider irrig. Wer also aus der medizinisch begleiteten Therapie nach Hause geht und in sein gewohntes Umfeld zurückkehrt, hat noch eine ganze Menge Arbeit vor sich: Die Umstellung der Ernährung, das Befolgen von Verhaltensregeln oder die Neugestaltung des Arbeitsplatzes, begleitet durch regelmäßige Physiotherapie und Bewegung, hat einen nachhaltigen Einfluss auf die Gesundheit des Körpers und insbesondere des Rückens.

Dass eine solche Umstellung nicht über Nacht erfolgt, wissen auch die Mediziner und bieten ihren Patienten in vielerlei Hinsicht Unterstützung bei der persönlichen Weiterführung einer ganzheitlichen Therapie – im besten Fall kann dies verhindern, dass der Patient erneut in den Kreislauf der wiederkehrenden, chronischen Schmerzen gerät.

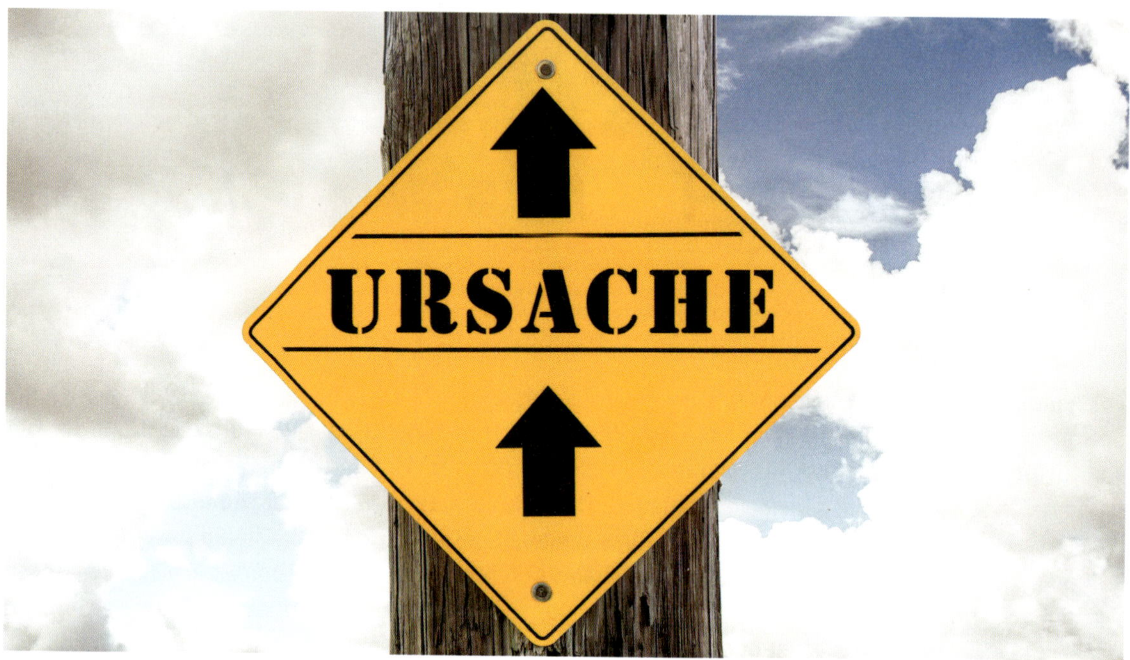

Indem die **ganzheitliche Therapie** die **ursächliche** mit der **symptomatischen Therapie** verknüpft, werden parallel und ineinandergreifend Ursachen und Folgen der Rückenprobleme bzw. Rückenschmerzen behandelt. Denn wer z. B. eine Entzündung mit Medikamenten vertreibt, der hat die Ursachen des Problems, z. B. eine fehlentwickelte Rückenmuskulatur, noch nicht behoben. So will die ganzheitliche Therapie zwar auch die akuten Symptome lindern bzw. heilen, sucht aber in ihrem Ansatz nach der eigentlichen Ursache, die dem Schmerz zugrunde liegt. Diese Ursache kann sowohl körperlich als auch psychisch, umweltbedingt oder anderweitig begründet sein.

Wichtig dabei ist, zu verstehen, dass die ursächliche Therapie großenteils ein Produkt der **Ursachenforschung** ist, so z. B. im Rahmen eines Anamnesegesprächs, einer Bewegungsanalyse oder von Muskelfunktionstests. Die Methoden der ganzheitlichen Therapie umfassen zudem Verfahren der Schulmedizin mit verschiedenen Eskalations- bzw. Steigerungsstufen: Medikamente, Spritzen, Operationen als auch darüber hinausgehende, alternative Behandlungsverfahren. Diese einzelnen Therapiebausteine werden in den folgenden Kapiteln nochmals einzeln und detailliert beleuchtet.

BAUSTEINE DER GANZHEITLICHEN THERAPIE

1. **Entlastung:** Die Therapie akuter Schmerzen beginnt in der Regel immer mit einer Entlastung. Während man pausiert bzw. die schmerzende Stelle entlastet, z. B. durch eine Seitausbiegung bzw. eine sogenannte *Schonhaltung*, wird die Problemstelle nicht immer wieder aufs Neue gereizt. Jedoch sollte so eine Schonhaltung nur in akuten Phasen und so kurz wie möglich eingenommen werden. Bei Rückenschmerzen (z. B. aufgrund eines akuten Bandscheibenvorfalls oder eines Hexenschusses) gilt: maximal 2-3 Tage Ruhe – denn mit Rumsitzen wird es nicht besser.
2. **Pharmakologische Therapie:** Zur Behandlung von Rückenschmerzen steht eine breite Palette an Arzneimitteln zur Verfügung, angefangen von reinen Schmerzmitteln (Analgetika) wie Paracetamol oder Novalgin® über NSAR (schmerz- und entzündungshemmende Mittel) bis zu Opioiden und Opiaten. Darüber hinaus werden auch Antidepressiva und Antikonvulsiva zur Behandlung von Rückenschmerzen eingesetzt. Intraartikuläre Substanzen, wie Spritzen bzw. Injektionen, können sehr wirksam bei akuten Rückenschmerzen sein. Zumeist wird ein Gemisch aus Kortison und Anästhetikum gespritzt. Dadurch schwillt der angeschwollene Nerv ab und das Anästhetikum bewirkt eine Schmerzreduktion.
3. **Operation:** Je nach Ursache gibt es verschiedene Operationsverfahren.
4. **Alternative Medizin/Naturheilkunde:** Eine zuweilen sinnvolle Ergänzung oder Alternative zu den klassischen Medikamenten stellen die pflanzlichen Medikamente dar, die sogenannten *Phytotherapeutika*. Nicht alle Phytotherapeutika haben zwangsläufig etwas mit Homöopathie und gänzlich alternativen Heilmethoden zu tun. Manche pflanzliche Stoffe bieten hochpotente Wirkmechanismen, die weitestgehend bekannt und nachgewiesen sind.
5. **Verhaltensmaßregeln** (z. B. Gewichtskontrolle, Schuhwerk).
6. **Arbeitsplatzgestaltung** (z. B. Stehtisch, Abstand Computer-Benutzer).
7. Umstellung der **Ernährung** (Fokus auf eine fleisch- und wurstarme Ernährung, basische Ernährung sowohl gegen lokale als auch systemische Entzündungen).
8. **Physiotherapie und Krankengymnastik:** Bewegung sollte trotz Beschwerden durchgeführt werden. Man sollte dabei allerdings nur so weit gehen, dass ein sogenannter *Wohlfühlschmerz* nicht überschritten wird. Die Durchführung physiotherapeutischer Übungen ist elementar für den Erfolg einer Therapie bei (chronischen) Rückenschmerzen.
9. **Physikalische Therapie, z. B. Massage, Thermotherapie oder Elektrotherapie.** Die physikalische Therapie ist ein weites Feld, die in Ihrem Körper den Heilungsprozess anregen soll. Kältebehandlungen sind sinnvoll bei akuten, entzündungsbegleitenden Situationen. Wärmebehandlungen dagegen kurbeln die Durchblutung und Stoffwechselaktivität im betroffenen Areal an. Im Bereich der Elektrotherapie unterscheidet man zwischen TENS (transkutane elektrische Nervenstimulation) zur Stimulation der Muskulatur und der Small Fiber Matrix Stimulation® (SFMS) zur gezielten Stimulation von Nervenfasern und zur Reduktion eines krankhaft veränderten Schmerzempfindens, dem sogenannten *Schmerzgedächtnis*. Ebenso unterstützend auf den Heilungsprozess wirken spezielle Massagetechniken zum Lockern verspannter Muskelgruppen oder reizende Friktionsmassagen.

Die einzelnen Bestandteile der ganzheitlichen Therapie bezeichne ich gerne als *Blumen*, die gemeinsam einen bunten, individuell angepassten Strauß ergeben. In den folgenden Kapiteln sollen nun einzelne Blumen vorgestellt werden. Manche sind bekannt und „Dauerbrenner" bei der Therapie von Rückenschmerzen, manche andere sind gerade im Trend und wiederum andere erscheinen sinnvoll, können in ihrer Wirkung aber nicht immer durch objektive Studien bestätigt werden.

Fakten

NICHT JEDE THERAPIE IST ERFOLGREICH

Man muss wissen und akzeptieren, dass nicht jede Therapiemaßnahme erfolgreich ist. Manche Maßnahmen können nur vorübergehend zu einer Besserung führen, manche dauerhaft.

TIPP

HÄUFIGER EINFACH MAL AUSPROBIEREN

Die folgende Auflistung hat keinen Anspruch auf Vollständigkeit und soll Ihnen als Betroffener, Angehöriger und Therapeut einen Eindruck und ein Grundlagenverständnis über die Maßnahmen der **Blumenstraußtherapie** geben. Dieses Grundlagenverständnis ist essenziell für eine dauerhafte und überzeugte Therapie. Die Maßnahmen werden in alphabetischer Reihenfolge vorgestellt und unterliegen keiner Priorisierung.

Kümmere Dich um Deinen Körper.
Er ist der einzige Ort, den Du zum Leben hast. (Rohn)

3.2 SIEBEN PRÄVENTIONSTIPPS BEI DEN ERSTEN AKUTEN WARNZEICHEN

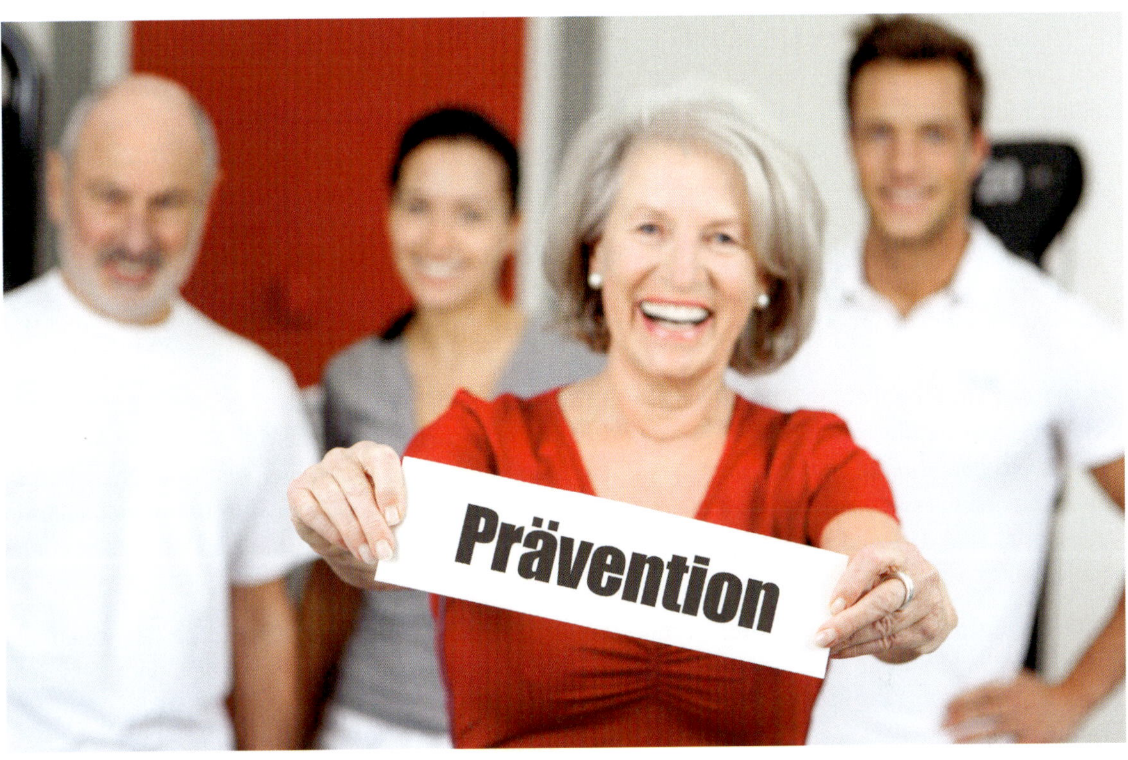

Sind die Schmerzen nicht mehr akut, treten aber in unregelmäßigen Intervallen immer wieder auf, gilt es, zu vermeiden, dass der Rückenschmerz chronisch wird. Präventive Maßnahmen helfen dabei, einer chronischen Rückenerkrankung zielgerichtet vorzubeugen – und sie lassen sich ohne großen Aufwand in Ihren Alltag einbinden.

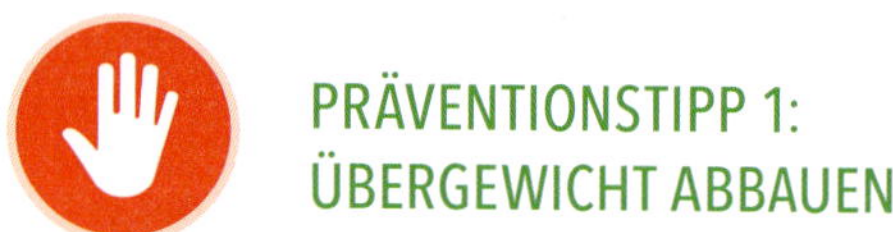

PRÄVENTIONSTIPP 1: ÜBERGEWICHT ABBAUEN

Die Wirbelsäule ist im wahrsten Sinne des Wortes unser Rückgrat: Sie trägt unser Gewicht und sorgt dafür, dass wir aufrecht stehen, gehen und sitzen können. Je höher das Körpergewicht ist, desto höher ist auch die Belastung, die die Wirbelsäule tagtäglich erfährt. Indem Sie Übergewicht abbauen, entlasten Sie den Rücken und die Knie, die ebenfalls unter der Last eines zu hohen Gewichts leiden – und weil ein Teil des Abnehmens in der Regel durch Bewegung erfolgt, werden gleichzeitig direkt Muskeln und Bandscheiben gestärkt.

PRÄVENTIONSTIPP 2: GESUNDES AUFSTEHEN, HINSETZEN, HINLEGEN

Die Art, wie Sie aufstehen, sich hinsetzen oder sich hinlegen, hat einen nicht zu unterschätzenden Einfluss auf die Gesundheit des Rückens. Aus der Rückenlage sollte beispielsweise die Kraft zum Aufsetzen niemals aus dem Rücken, sondern immer aus dem Bauch kommen. Achten Sie beim Aufstehen, Setzen oder Hinlegen darauf, dass das Becken aufgerichtet ist, also Beckenbodenmuskeln und Bauchmuskeln angespannt sind. Um den Rücken aktiv zu entlasten, können Hände und Arme zum Abstützen eingesetzt werden.

Wenn Sie aus der Rückenlage aufstehen möchten, entlasten Sie die Wirbelsäule am besten, indem Sie über die Seitlage auf die Knie gelangen oder sich über die Seite drehen, um vom Bett oder dem Sofa aufzustehen.

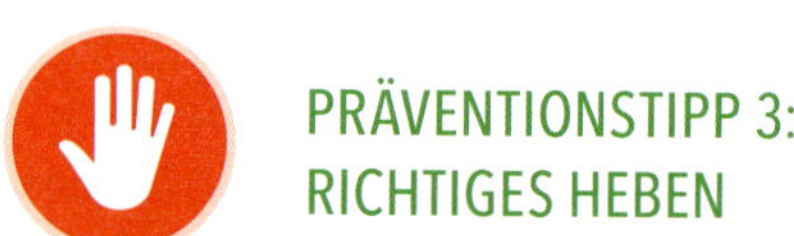

PRÄVENTIONSTIPP 3: RICHTIGES HEBEN

Vor allem beim Heben schwerer Gegenstände können Rückenschmerzen auftreten, bspw. durch einen eingeklemmten Nerv oder den klassischen Hexenschuss.

Das Risiko lässt sich jedoch mindern, indem Sie die Kraft beim Heben nicht aus dem Rücken holen, sondern aus den Beinen: Heben Sie den Gegenstand aus der Hocke an, spannen Sie Becken und Bauch an und halten Sie den Rücken gerade. Indem Sie den Gegenstand möglichst nah am Körper und mittig heben, stützen Sie den Rücken verlässlich ab; einseitige Belastungen sollten grundsätzlich vermieden werden.

PRÄVENTIONSTIPP 4: ERNÄHRUNG FÜR EINEN STARKEN RÜCKEN

Ein gesunder Rücken basiert nicht nur auf Bewegung und einer bewussten Haltung der Wirbelsäule. Unabhängig davon, ob Übergewicht abgebaut werden muss oder ein normales Körpergewicht vorliegt, hat auch die Ernährung einen enormen Einfluss auf die Rückengesundheit.

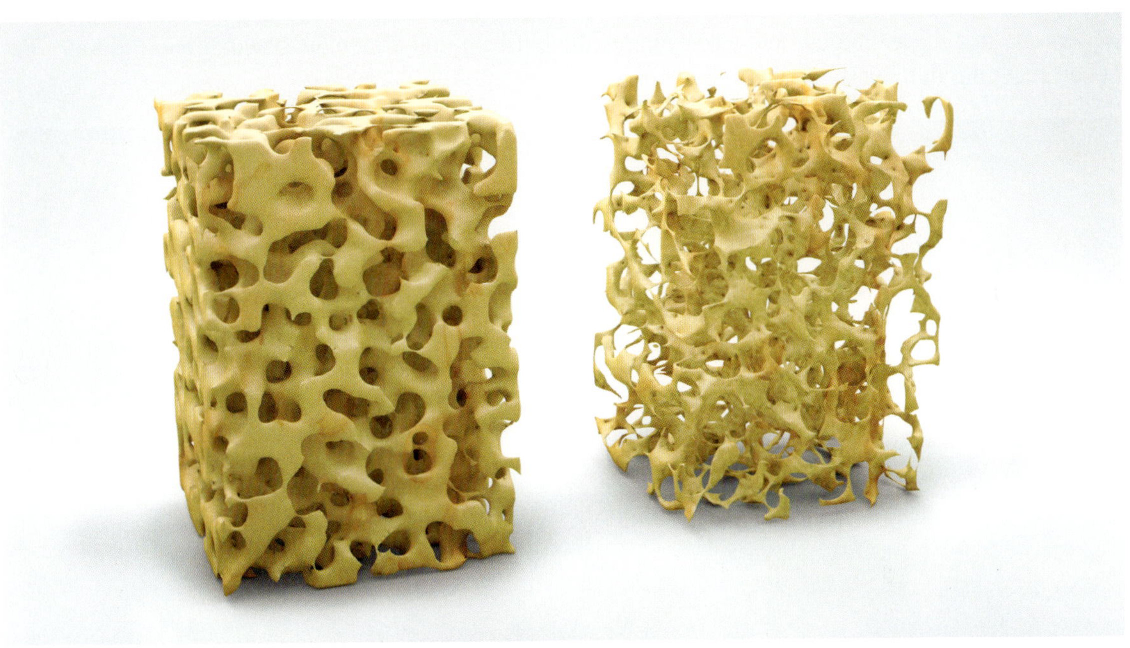

Insbesondere kalzium- und vitaminreiche Nahrungsmittel stärken die Beschaffenheit des Skeletts und bringen das Körpergewicht auf ein gesundes Level, denn auch ein zu geringes Gewicht kann Rückenschmerzen infolge von z. B. Osteoporose, einer Krankheit, bei der die Knochendichte nach und nach abgebaut wird, auslösen.

Zu einer gesunden Ernährung, von der auch der Rücken profitiert, gehören deshalb Kalzium und die Vitamine A, C, D, E und K, die sich u. a. in Obst, grünem Gemüse, Fisch und fettarmen Käse- und Milchprodukten befinden. Knochenschädigende Nahrungsmittel, wie Fett oder Alkohol, sollten dagegen weitgehend gemieden werden, da sie direkt oder indirekt den Knochenaufbau behindern können.

PRÄVENTIONSTIPP 5: REGELMÄSSIGE MOBILISATION UND GEZIELTES TRAINING

Wer sich zu lange in derselben Position aufhält, sorgt für verspannte Muskeln und in der Folge für (meist unspezifische) Rückenschmerzen. Vor allem, wenn Sie viel sitzen, also beispielsweise am Schreibtisch arbeiten, gerät der Rücken schnell in eine ungesunde Haltung, die über einen langen Zeitraum beibehalten wird. Um Rücken- und Nackenschmerzen zu vermeiden, sollten Sie sich mindestens alle 30 Minuten bewegen und den Rücken mobilisieren. Lockern Sie die Muskeln und atmen Sie bewusst ein und aus – das befreit nicht nur den Rücken, sondern auch den Kopf.

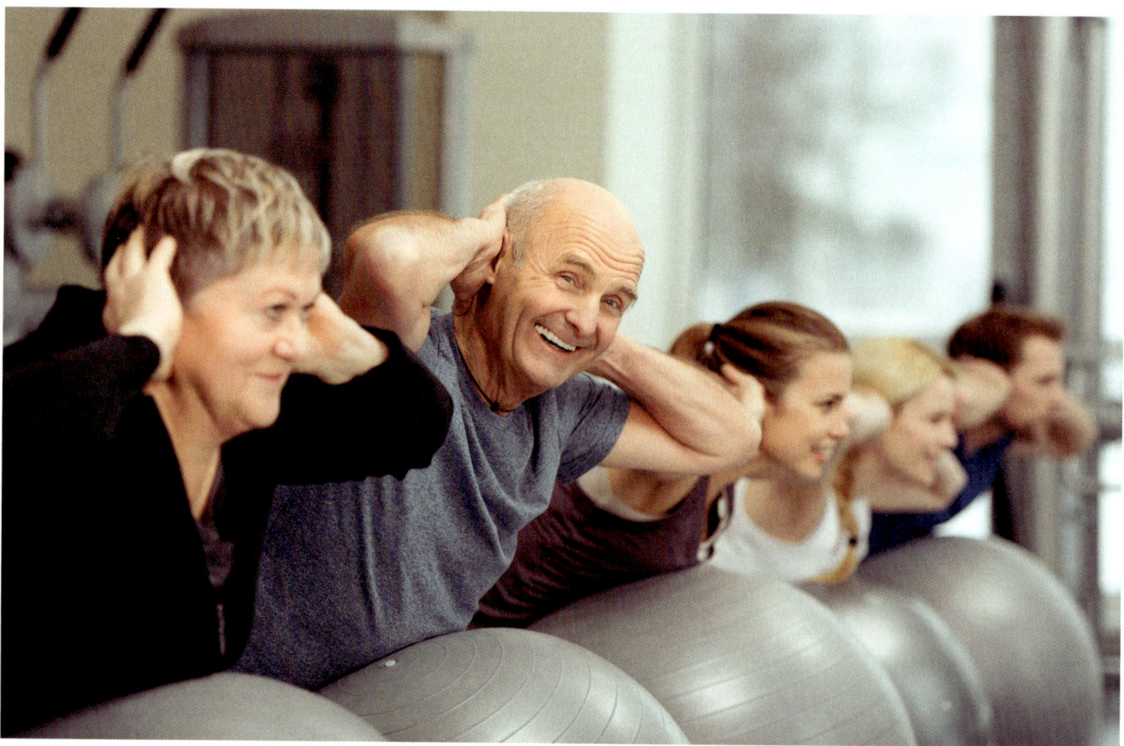

Darüber hinaus können Sie mit gezielten Übungen die Rückenmuskulatur dauerhaft stärken. Damit bringen Sie den Rücken nicht nur in Bewegung, sondern können auch einer Dysbalance zwischen verkürzten und überdehnten Muskeln entgegenwirken und Verspannungen vermeiden. Von Rückengymnastik über leichtes Hanteltraining bis hin zu Übungen mit elastischen Latexbändern und Expandern gibt es viele Möglichkeiten, die Rückenmuskulatur gezielt aufzubauen und zu stärken – Anfänger sollten diese Übungen allerdings nur unter fachlicher Anleitung durchführen.

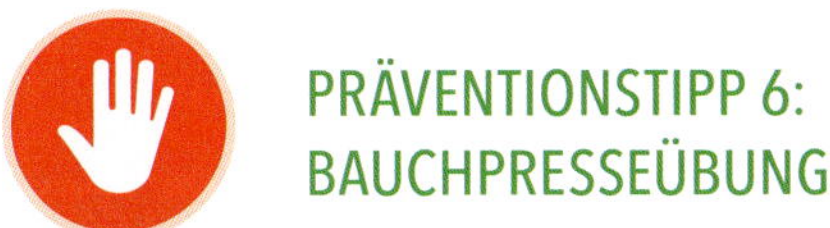

PRÄVENTIONSTIPP 6: BAUCHPRESSEÜBUNG

Regelmäßige Mobilisation muss gar nichts mit Sport oder Bewegung zu tun haben. Eine Übung, die den Rücken ganz nebenbei stärkt, ist die sogenannte Bauchpresse: Spannen Sie den Bauch an und ziehen Sie den Bauchnabel bewusst in Richtung Wirbelsäule – so stärken Sie den Transversusmuskel, der die Lendenwirbelsäule hält. Atmen Sie dabei ganz normal weiter.

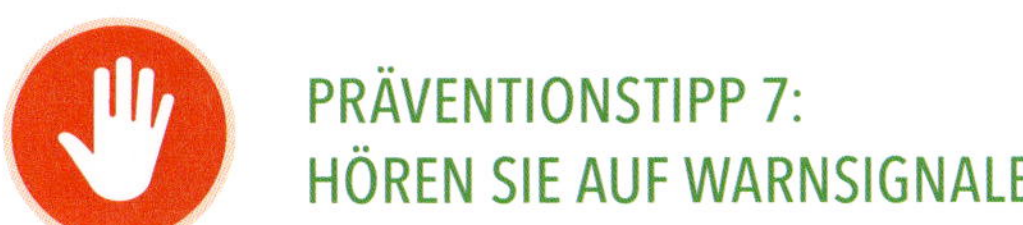

PRÄVENTIONSTIPP 7: HÖREN SIE AUF WARNSIGNALE

- Leichtes Ziehen und Pieksen im Rücken?
- Vielleicht mal leichte Verspannungen?

Nehmen Sie sehr früh diese ersten Warnzeichen ernst. Sowohl unspezifische als auch spezifische Rückenschmerzen sind meist das Ergebnis eines jahrelangen (Fehl-)Prozesses.

Je früher Sie aktiv etwas dagegen tun, desto geringer ist die Wahrscheinlichkeit, dass sich ein chronischer Rückenschmerz entwickelt. Viele der in diesem Buch genannten Maßnahmen aus der **Blumenstraußtherapie** helfen auch bei ersten Anzeichen und zur dauerhaften Vermeidung wiederkehrender Rückenschmerzen.

Alle wollen alt werden, aber keiner will es sein. (Knuth)

3.3 SOS – SELBSTHILFE BEI AKUTEN SCHMERZEN

Grundsätzlich gilt: Gerade im Zusammenhang mit akuten Rückenbeschwerden können auch Sie selbst aktiv eine Rolle bei der Schmerzlinderung spielen. Bedenken Sie aber, dass Sie einen Arzt aufsuchen sollten, sollten die Schmerzen nicht besser werden oder weitere Symptome auftauchen. In diesem Zusammenhang ist die Unterscheidung von **chronischen** und **akuten Schmerzen** wichtig. Schmerzen werden als **chronisch** bezeichnet, wenn sie mindestens drei Monate lang immer wiederkehren. Die hier vorgeschlagenen Behandlungsweisen sind für akute Schmerzen ausgelegt!

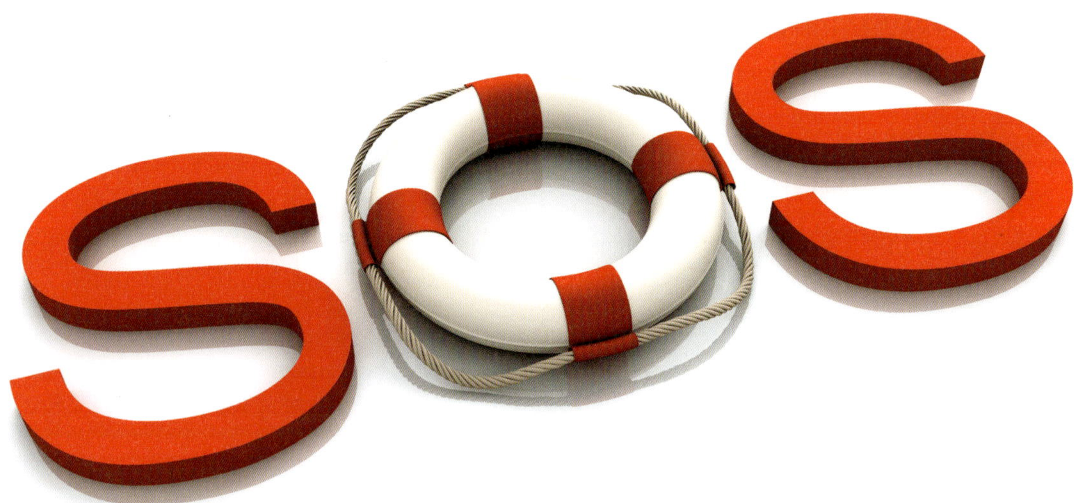

Ziel aller Maßnahmen ist, dass Sie Ihre Beweglichkeit behalten. Es ist deswegen wichtig, dass Sie sich selbst maximal einen Tag Bettruhe verordnen, und dann die gewohnten Tätigkeiten und Bewegungen beibehalten – natürlich maßvoll.

3.3.1 TIPPS ZUR SELBSTHILFE BEI AKUTEN SCHMERZEN

Wenn der Rücken akut schmerzt, gilt es zunächst, den Schmerz zu lindern. In der Regel vergeht der Schmerz nach einigen Tagen. Um die Genesung zu fördern, sollten Sie sich Ruhe gönnen – vor allem, wenn Sie sich in den ersten Stunden vor Schmerzen kaum rühren können, kann das sehr guttun. Allerdings sollten Sie vermeiden, zu lange zu ruhen: Begibt sich der Körper in eine Schonhaltung, kann sich der Schmerz sogar verstärken. Mit Medikamenten können Sie den schlimmsten Schmerz in der Regel schnell in den Griff bekommen und sollten versuchen, sich danach wieder möglichst normal zu bewegen.

Alternativ oder in Ergänzung zu rezeptfreien Schmerzmitteln eignet sich Wärme, um den Schmerz zu lindern. Ein Vollbad, eine Wärmflasche oder ein Wärmepflaster entspannen die Rückenmuskulatur, während Ihnen Medikamente helfen, sich wieder aktiv und weitgehend schmerzfrei zu bewegen. Länger als 2-3 Tage sollten Schmerzmittel allerdings nicht eingenommen werden – sind die Schmerzen bis dahin nicht abgeklungen, sollten Sie einen Arzt aufsuchen, um schwerwiegende Erkrankungen auszuschließen und die richtige Therapie anzustoßen.

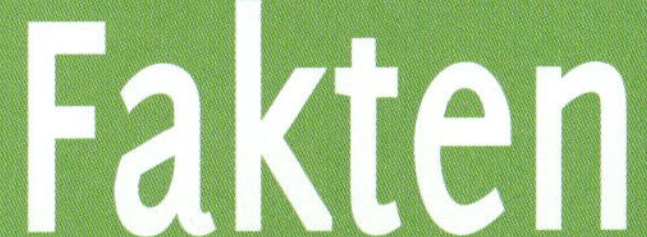

Um den Rücken im akuten Schmerzzustand zusätzlich zu entspannen, können Sie eine Stufenlagerung anwenden: Legen Sie in Rückenlage die Unterschenkel und Füße im rechten Winkel zu den Oberschenkeln auf einem niedrigen Stuhl oder einem Hocker ab. Ist die erste Schmerzwelle abgeklungen, können Sie Ihren Rücken mit leichten Bewegungen wieder mobilisieren. Ein Spaziergang eignet sich, um den Rücken und die Wirbelgelenke zu bewegen und die Muskulatur zu lockern.

3.3.2 SOS-ÜBUNGEN FÜR JEDERMANN

Grundsätzlich gilt: Gerade im Zusammenhang mit akuten Rückenbeschwerden können Sie selbst aktiv eine Rolle bei der Schmerzlinderung spielen. Bedenken Sie aber, dass Sie einen Arzt aufsuchen sollten, falls die Schmerzen nicht besser werden oder weitere Symptome auftauchen. In diesem Zusammenhang ist die Unterscheidung von **chronischen** und **akuten Schmerzen** wichtig. Die hier vorgeschlagenen Übungen sind für **akute Schmerzen** ausgelegt, nicht aber für solche, die in unterschiedlicher Stärke seit mehreren Monaten immer wiederkehren!

Das oberste Ziel aller Maßnahmen ist, dass Sie Ihre Beweglichkeit behalten. Es ist deswegen wichtig, dass Sie sich selbst maximal einen Tag Bettruhe verordnen, und Ihre gewohnten Tätigkeiten und Bewegungen beibehalten – natürlich in Maßen.

Durch bestimmte Übungen, die auch in der Physiotherapie Anwendung finden und die ich Ihnen nachfolgend vorstelle, können akute Schmerzen im Rücken gelindert werden. Alternativ oder ergänzend können zudem **Atemtechniken** eingesetzt werden, um die verkrampfte Muskulatur im Rücken zu lösen, so bspw. die Bauchatmung, bei der sich die Bauchdecke beim Ein- und Ausatmen hebt und senkt, während der Brustkorb ruhig bleibt.

ÜBUNG 1:
Stufenlagerung

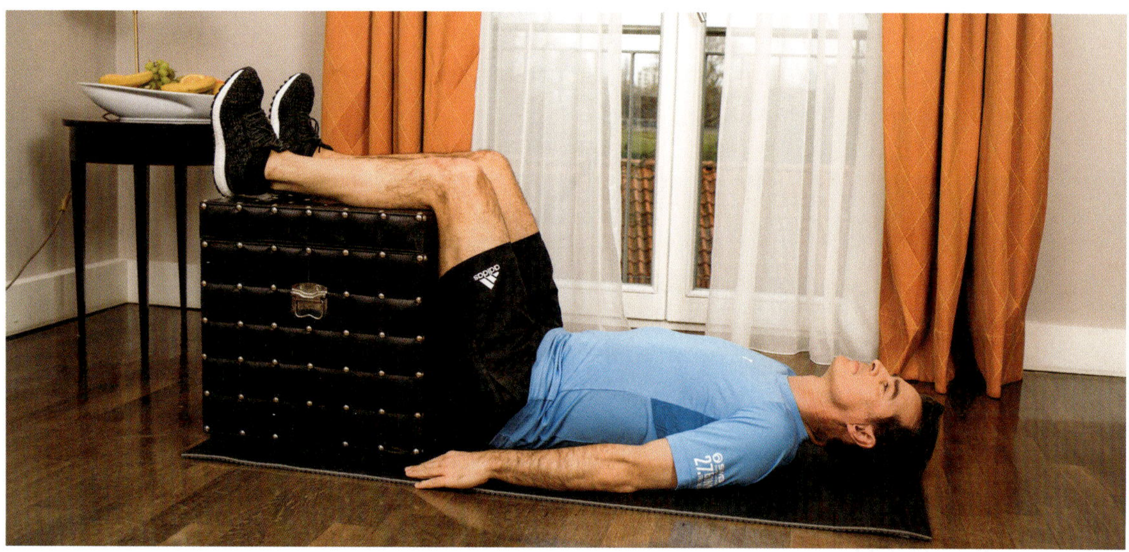

Fußballweltmeister Thomas Berthold: Legen Sie sich mit dem Rücken auf eine feste Unterlage, z. B. einen Teppich oder eine Decke, auf den Boden. Ihre Füße und Unterschenkel legen Sie nun auf einem Stuhl, einer Wasserkiste oder dem Sofa ab. Achten Sie darauf, dass Hüft- und Kniegelenke jeweils einen Winkel von 90° bilden. Und nun ganz wichtig: Entspannen Sie dabei und atmen Sie 4-6-mal ruhig und tief ein und aus. Dabei versuche ich ganz bewusst, das Heben und Senken meines Brustkorbs wahrzunehmen. Habe ich akute Rückenschmerzen, dann ist diese Übung für mich immer der „Retter in größter Not".

Dr. Tobias Weigl: Sinn und Zweck der Stufenlagerung ist, den Rücken in eine möglichst ruhige und entspannende Position zu bringen. Indem Sie die Beine rechtwinklig angewinkelt hochlagern, wird der gesamte Rücken flach auf den Boden gedrückt; die Muskulatur kann sich entspannen. Gleichzeitig wird der Druck auf die Bandscheiben verringert und gleichmäßig verteilt. Durch den 90°-Winkel auch in der Hüfte wird zusätzlich der Wirbelkörperkanal leicht erweitert. Atmen Sie bei der Übung immer ganz ruhig weiter – so weit wie möglich aufgrund der womöglich starken, akuten Schmerzen.

ÜBUNG 2:
Rückenlage

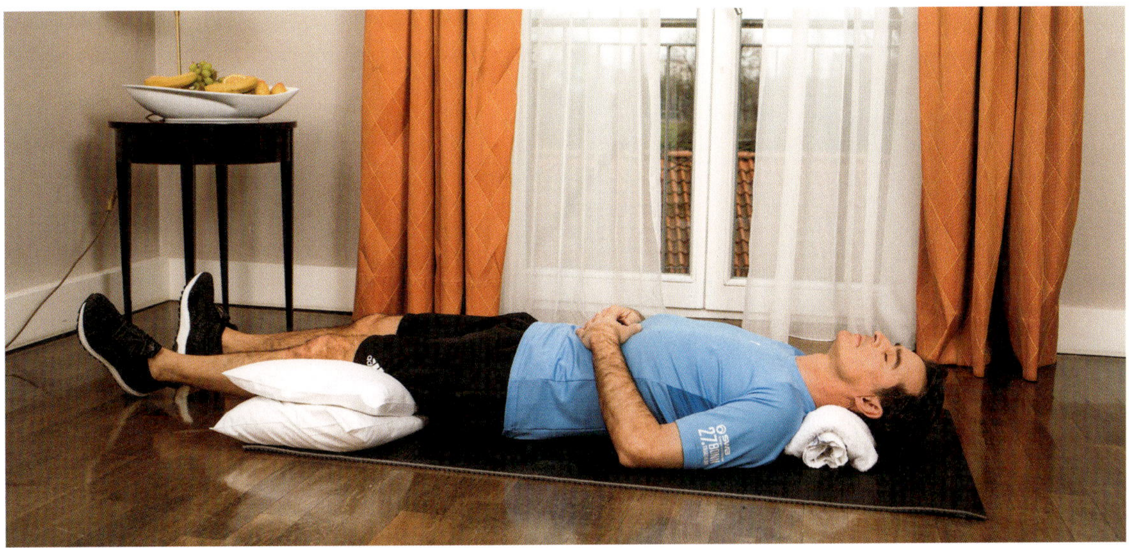

Fußballweltmeister Thomas Berthold: Legen Sie sich auf einem festen Untergrund auf den Rücken und strecken Sie die Beine aus. Um die Nackenmuskulatur zu entspannen, stützen Sie Kopf und Nacken mit einem zusammengerollten Handtuch oder einer Nackenrolle. Legen Sie nun ein dickes Kissen oder eine Knierolle unter die Kniegelenke, um den Rücken vollständig zu entlasten. Und auch jetzt wieder wichtig: Atmen Sie bei der Übung ganz ruhig weiter. Ich versuche, mir manchmal dabei vorzustellen, wie ich die Verspannungen und Rückenschmerzen ganz einfach wegatme.

Dr. Tobias Weigl: Anders als bei der Stufenlagerung bleiben die Beine bei dieser Übung ausgestreckt auf dem Boden. Damit sich kein Hohlkreuz bildet, müssen die Knie unterfüttert werden – so wird der Druck von Rückenmuskulatur, Lendenwirbeln und Bandscheiben genommen und ein Entspannungszustand eingeleitet. Zusätzlich zur Druckreduktion kommt es bereits durch diese einfache Position zu Erweiterungen im Wirbelkörperkanal, wodurch die Nerven wieder mehr Freiraum erhalten. Der Einsatz eines Nackenkissens fördert die Entspannung des oberen Wirbelsäulenabschnitts.

ÜBUNG 3:
Seitenlage

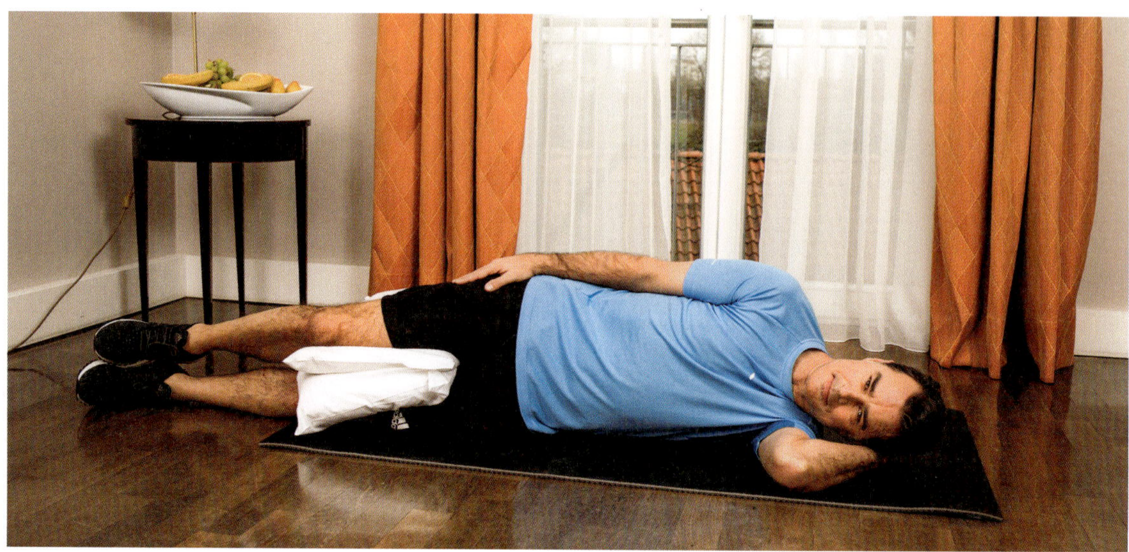

Fußballweltmeister Thomas Berthold: Legen Sie sich seitlich auf einen Teppich, das Sofa oder das Bett. Sind die Schmerzen auf einer Seite des Rückens stärker als auf der anderen, sollte die schmerzende Seite oben liegen. Knie und Hüfte winkeln Sie leicht an, um eine stabile Lage zu erreichen, in der sich die Muskulatur entspannen kann. Für eine verbesserte Stabilität können Sie ergänzend ein Kissen zwischen den Knien platzieren. Legen Sie den Kopf auf Ihrem angewinkelten Unterarm oder einem flachen Kissen ab, damit die Wirbelsäule auch im oberen Bereich gerade bleibt.

Dr. Tobias Weigl: Diese Übung ist besonders geeignet, wenn Sie akute Rückenschmerzen haben, die nur eine Seite des Rückens betreffen. Wirken kann sie aber nur, wenn Sie sich mithilfe der Hüft- und Kniebeugung sowie Kissen in eine stabile Position bringen – nun kann die Wirbelsäule in ihre natürliche Form zurückfinden und Muskeln können sich entspannen, da auf der schmerzenden Seite des Rückens keinerlei Druck mehr lastet.

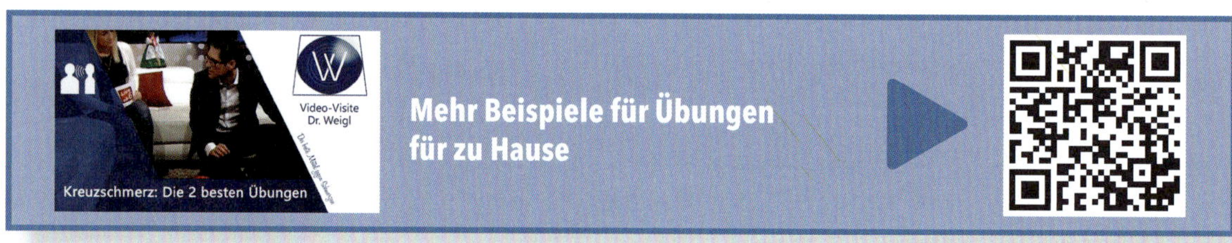

3.3.3 KÄLTETHERAPIE

Eine **Kältetherapie** (*Kryotherapie*) eignet sich, anders als eine Wärmetherapie, vor allem für akute und nicht für chronische Schmerzen. Große Kälteeinwirkung sorgt dafür, dass die Stoffwechselaktivität verringert wird. Dies hat zur Folge, dass ab Temperaturen von minus 20° C auch die Schmerzweitergabe unterbrochen wird.

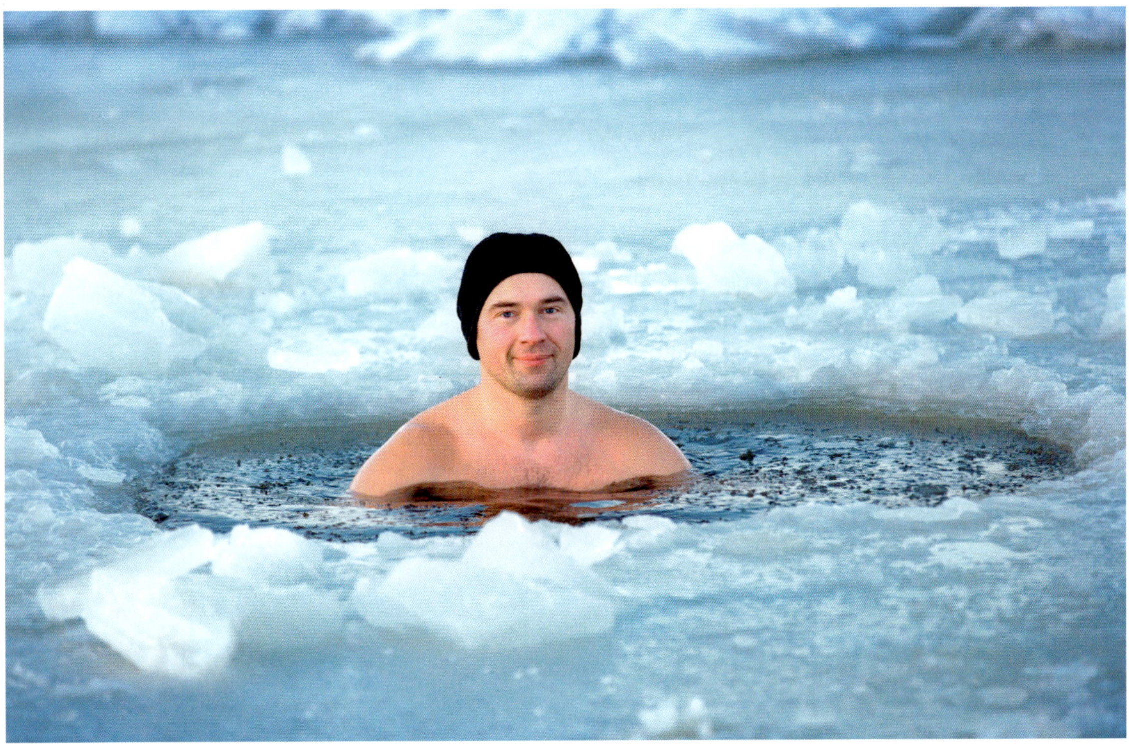

Praktisch kann diese Wirkung gut mit Eispackungen erzielt werden: Zerstoßen Sie dafür Eiswürfel und befüllen Sie einen Gefrierbeutel damit. Wickeln Sie nun den Beutel in ein Tuch. Warten Sie nun einen Moment, bis sich die Eispackung in der Raumtemperatur aufgewärmt hat. Erst danach gehört die Eispackung dann auf den betroffenen Rückenabschnitt. Klingt der Schmerz ab, kann die Behandlung durchaus 20-30 Minuten dauern. Ist eine Schmerzlinderung Ihr Ziel, reicht es, wenn die Eispackung 1-3 Minuten auf der Stelle liegt.

Auch ein Handtuch kann hilfreich sein. Legen Sie eins für eine gewisse Zeit ins Gefrierfach Ihres Kühlschranks. Anschließend wickeln Sie die schmerzende Körperpartie ein. Der Vorteil hierbei ist, dass sich das Tuch der Körperform anpasst.

Eine Wärmetherapie ist nur bei chronischen Schmerzen sinnvoll. Eine erhöhte Wärmzufuhr kann Entzündungsherde, die für die Beschwerden verantwortlich sein können, verschlimmern.

3.3.4 SCHMERZMITTEL

Grundsätzlich ist das Ziel einer jeden Rückenbehandlung, ganzheitlich zu denken. Dies bedeutet, den Schmerz aus verschiedenen Winkeln zu lindern, also mit sich ergänzenden Methoden zu arbeiten, aber auch, wenn möglich, Ursachen des Schmerzes zu identifizieren.

Medikamentöse Behandlungen von Schmerzen sind auch im Falle von Rückenbeschwerden durchaus legitim. Achten Sie jedoch darauf, zunächst auf leichte **Schmerzmittel** zurückzugreifen. Geeignete Mittel sind hierbei Medikamente, wie Paracetamol oder Ibuprofen, die unter anderem schmerzlindernd und entzündungshemmend wirken.

3.3.5 MASSAGEN UND BÄDER

Eine Entspannung der Muskulatur kann durch entsprechende Beruhigungs- und Entspannungsbäder erzielt werden. **Warme Bäder** dienen der Muskelentspannung. Ihre Wirkung wird durch zusätzliche Extrakte in Badezusätzen, wie zum Beispiel Rosmarin, gesteigert.

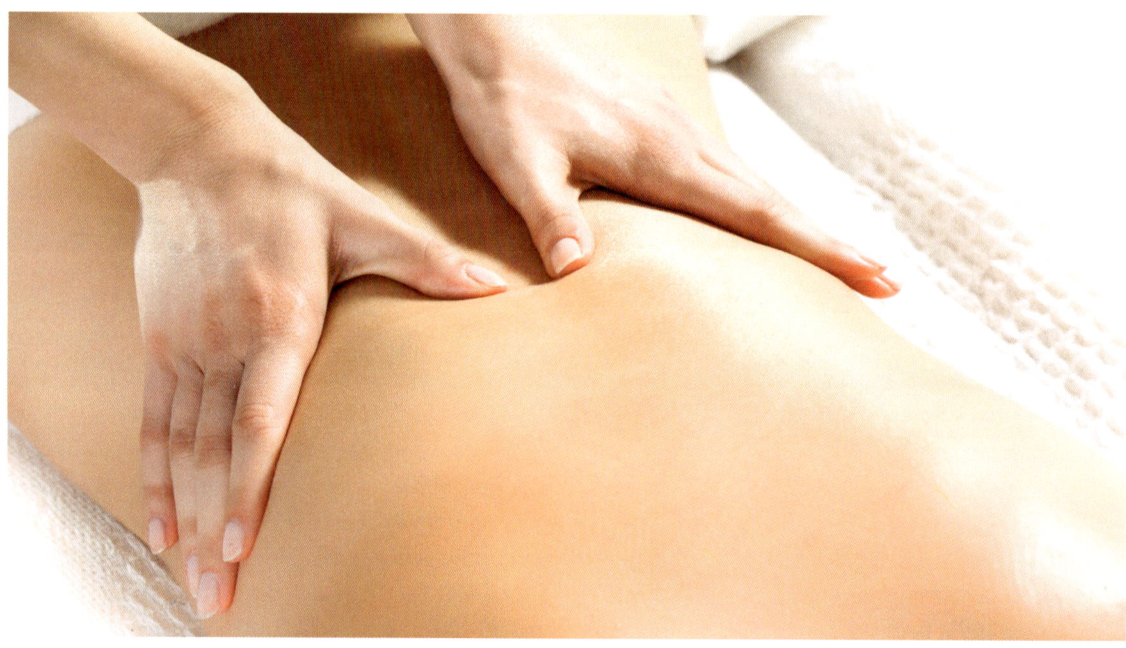

Ebenfalls hilfreich ist eine **Massage**. Nutzen Sie zur Massage die Daumenkuppen und die Handballen, da beides krampflösend wirkt. Massagen können durch den gezielten Druck die Durchblutung fördern und eine beruhigende Wirkung nach sich ziehen. Die Massagebewegung sollte kreisend oder sanft knetend sein. Bitten Sie dafür einen Partner, dies zu übernehmen. Wichtig ist, die massierte Stelle nach der Behandlung warm zu halten. Dies geht besonders gut mit Körperölen und Salben. Diese verstärken die Wirkung.

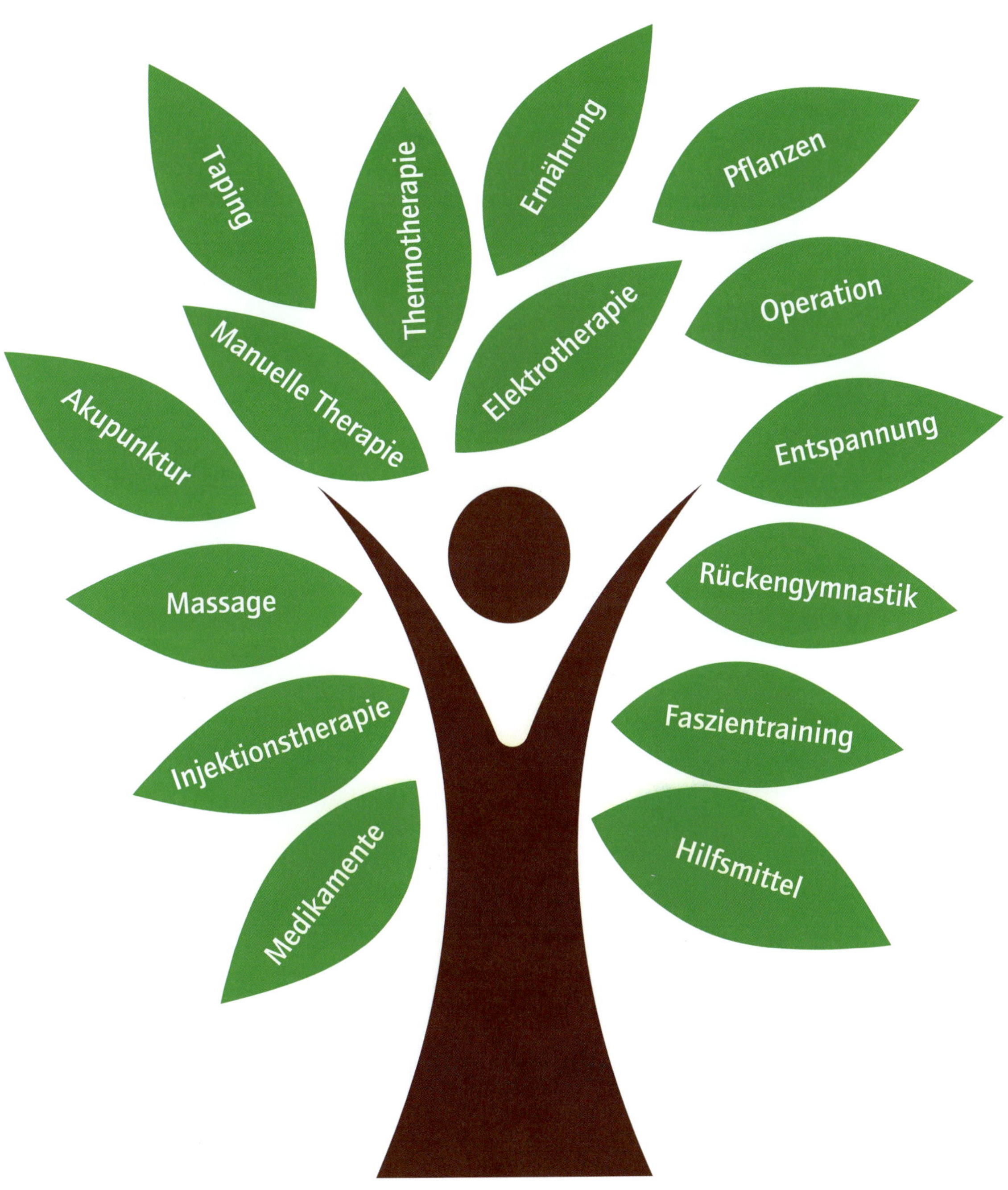
Taping
Thermotherapie
Ernährung
Pflanzen
Operation
Elektrotherapie
Manuelle Therapie
Akupunktur
Entspannung
Massage
Rückengymnastik
Injektionstherapie
Faszientraining
Medikamente
Hilfsmittel

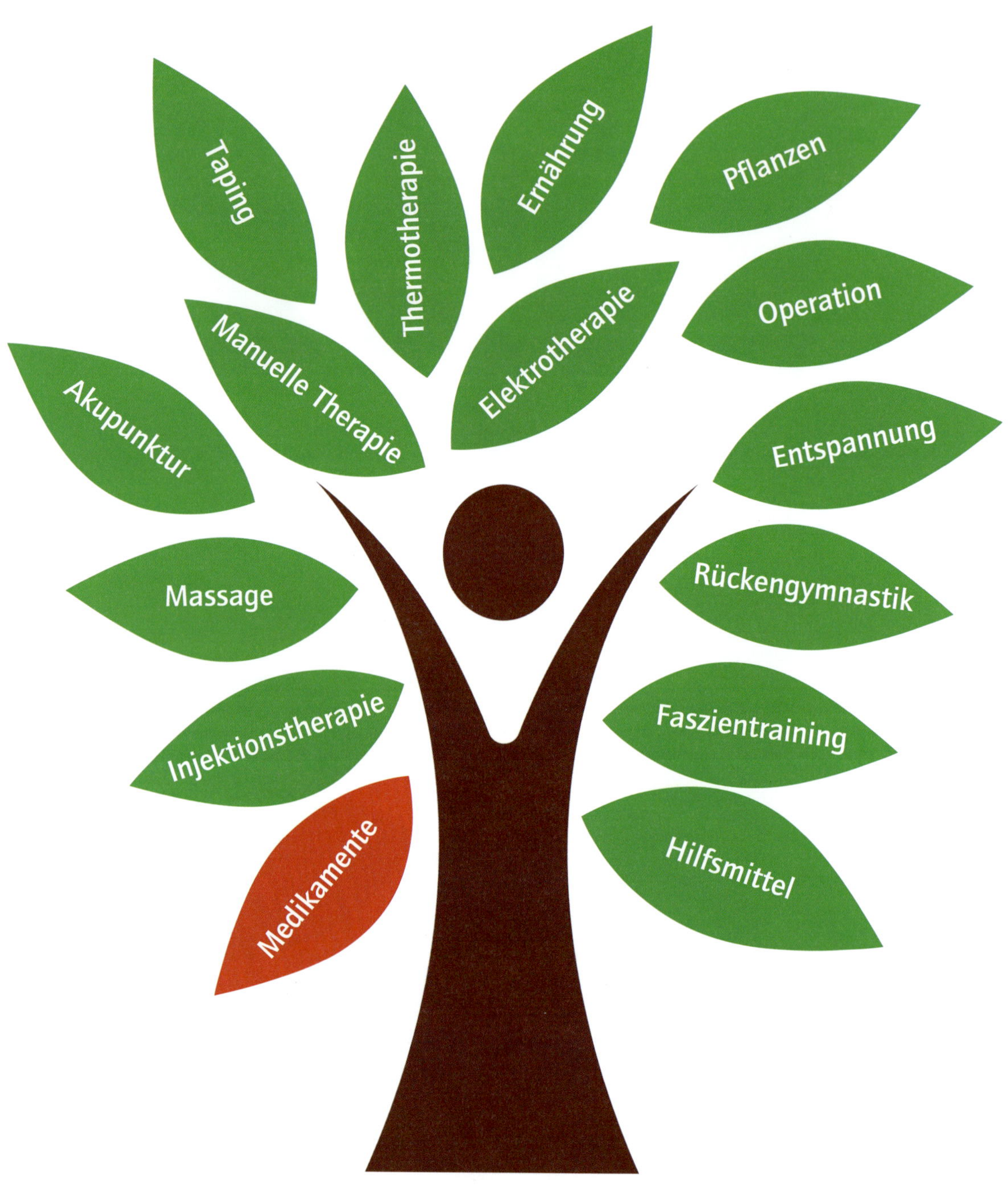
Taping
Thermotherapie
Ernährung
Pflanzen
Manuelle Therapie
Elektrotherapie
Operation
Akupunktur
Entspannung
Massage
Rückengymnastik
Injektionstherapie
Faszientraining
Medikamente
Hilfsmittel

3.4 MEDIKAMENTE – HILFREICH, ABER KEIN ALLHEILMITTEL

„Medikamente sind ein wichtiger Baustein einer Schmerztherapie, aber diese sind kein Allheilmittel und verhindern nicht ein Wiederkehren der Probleme. Die Medikamente können helfen, eine ‚Brücke zu schlagen'."

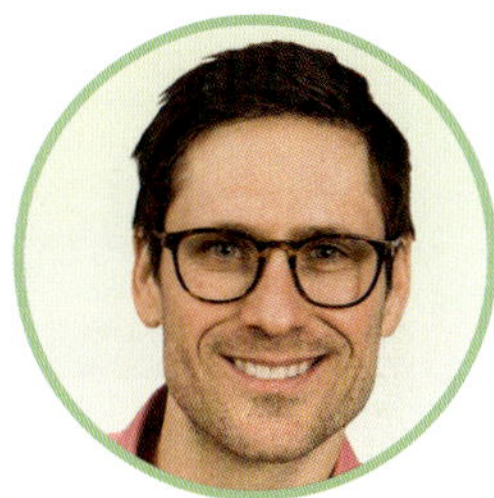

In der Schmerztherapie hat sich die Unterscheidung der Therapie von **akuten** und von **chronischen Schmerzen** bewährt. Bei **chronischen Schmerzen** orientieren sich die Ärzte für gewöhnlich am sogenannten *WHO-Stufenschema* (WHO = World Health Organization). Darin wird die Therapie in drei Stufen unterteilt. Die Stufen beinhalten jeweils unterschiedliche Kategorien von Schmerzmitteln, die einzeln oder kombiniert zum gewünschten Therapieziel, nämlich der Schmerzfreiheit des Patienten, führen sollen.

Die hier kombinierten Medikamententypen sind: **nicht-opioid-Analgetika, niedrig- und hochpotente Opioide** sowie sogenannte *Koanalgetika* und *Adjuvantien*.

Für eine effiziente Schmerztherapie ist nicht nur der gezielte Einsatz und die gezielte Kombination der Medikamente wichtig, sondern spielen insgesamt drei Einnahmeprinzipien eine Rolle. Gemeint sind hier

1. eine regelmäßige und uhrzeitorientierte Einnahme,
2. wenn möglich, eine orale Einnahme lang wirksamer Medikamente und
3. eine Dosierung anhand des WHO-Stufenschemas.

WHO-Stufenschema		
Stufe 1	Nicht-opioid-Analgetika	+/− Koanalgetika und/oder Adjuvantien
Stufe 2	Niedrigpotente Opioide	
Stufe 3	Hochpotente Opioide	

Einem Arzt, der nichts verschreibt, zürnen die Kranken. Sie glauben, sie seien von ihm aufgegeben. (Epiktet)

3.4.1 NSAR

Die **NSAR** finden neben der Schmerztherapie auch Anwendung in der Rheumatherapie, zur Fiebersenkung und im Falle von ASS in der Hemmung der Thrombozytenverklebung zum Beispiel bei kardialen Erkrankungen. Sie wirken durch die Hemmung von Reaktionswegen der Zellen, beispielsweise hemmen sie die an der Entstehung von Entzündungsreaktionen beteiligten Enzyme.

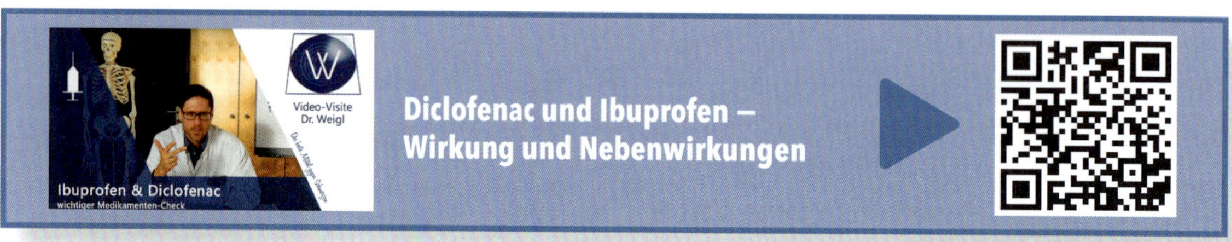

Fakten

Die NSAR wirken also *schmerzlindernd, entzündungshemmend, fiebersenkend und blutverdünnend* (die blutverdünnende Wirkung ist bei allen NSAR gering vorhanden, bei ASS aber besonders ausgeprägt, sodass dieses zur gezielten therapeutischen Blutverdünnung angewandt wird).

Wichtige Nebenwirkungen der NSAR sind das Verursachen von Magengeschwüren oder von Magenblutungen. Außerdem kann durch die Einnahme eine bestehende Reizung oder Entzündung der Magenschleimhaut verschlimmert werden. Es kann in einigen Fällen zu einem akuten Nierenversagen kommen. Außer bei ASS, was ja gezielt in der Therapie kardiovaskulärer Erkrankungen zur Blutverdünnung eingesetzt wird, wird den NSAR eine Erhöhung des kardiovaskulären Risikos zugesprochen, sodass beispielsweise von Diclofenac seit 2013 bei kardiovaskulären Erkrankungen (zum Beispiel KHK) abgeraten wird.

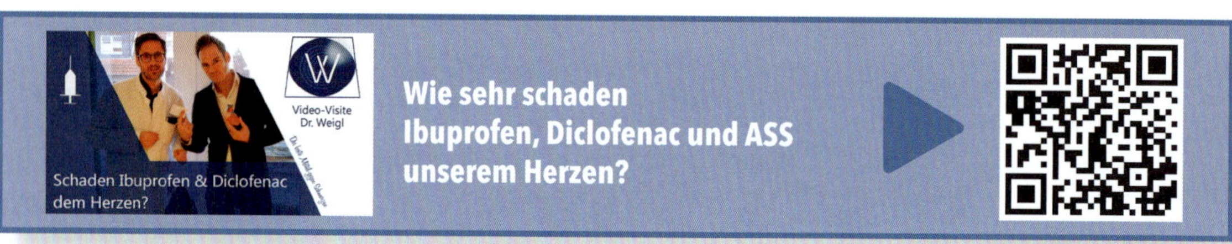

COXIBE

Die **Coxibe**, wie **Celecoxib** oder **Etoricoxib**, zählen ebenfalls zu den NSAR, unterscheiden sich von den oben genannten leicht im Wirkmechanismus. Sie wirken eingeschränkter und haben lediglich eine schmerzlindernde und eine entzündungshemmende Wirkung. Die Nebenwirkungen sind denen der NSAR ähnlich, wobei die Coxibe eher geringeren negativen Einfluss auf den Magen-Darm-Trakt haben und keine blutverdünnende Wirkung besitzen. Ein erhöhtes Risiko für das Auftreten von Herz-Kreislauf-Ereignissen wurde in der Langzeittherapie mit Coxiben festgestellt, sodass die meisten wieder vom Markt genommen wurden.

ANDERE, NICHT-OPIOID-ANALGETIKA

Der genaue Wirkungsmechanismus von **Paracetamol** ist bis heute nicht bekannt. Neben einer Ähnlichkeit zu den NSAR wird hier noch eine zentrale Wirkung im Gehirn nachgesagt. Es wirkt schmerzlindernd und fiebersenkend, jedoch NICHT entzündungshemmend. Paracetamol wird gerne bei Kindern eingesetzt und ist Mittel der Wahl in Schwangerschaft und Stillzeit.

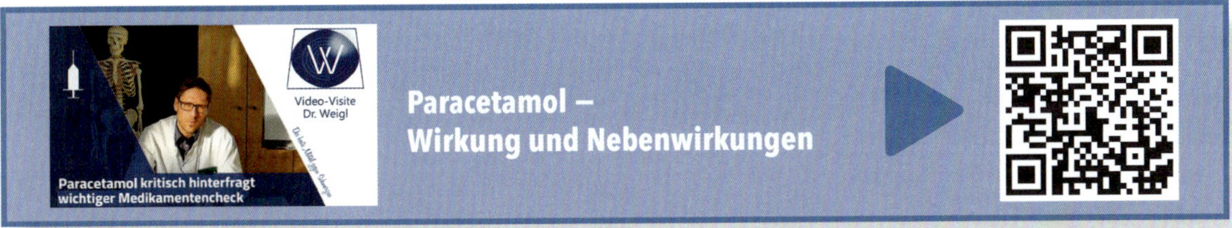

Metamizol wirkt wie die NSAR und zusätzlich direkt im Gehirn. Es hat die stärkste schmerzlindernde und fiebersenkende Wirkung der Nicht-opioid-Analgetika, jedoch auch kaum entzündungshemmende Komponenten. Außerdem wirkt es zusätzlich krampflösend.

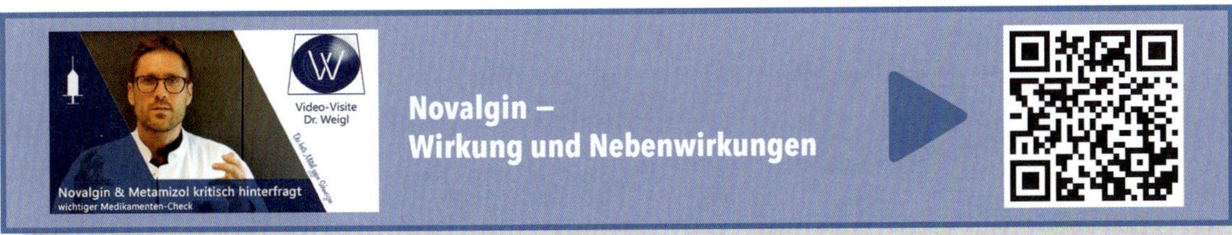

3.4.2 OPIOIDE

Die **Opioide** werden hauptsächlich anhand ihrer schmerzstillenden Wirkung unterteilt. Die Unterteilung erfolgt dabei in die **niedrigpotenten Opioide** und in die **hochpotenten Opioide**. Neben dem Einsatz in der Schmerztherapie existieren wenige andere Indikationen, wie zum Beispiel als Hustenstiller unter anderem in Form des Dihydrocodeins.

Prominente Nebenwirkungen sind zum einen die von den Patienten oft beklagte Verstopfung und das Abhängigkeitspotenzial. Eine der wohl gefürchtetsten Komplikationen ist in dem Zusammenhang eine Überdosierung und somit die sogenannte *Opioidintoxikation* mit Aussetzen der Atmung, Engstellung der Pupillen und Koma.

Opioide entfalten ihre Wirkung durch direktes Binden an Nervenendigungen des zentralen Nervensystems. Hier entfalten sie sowohl die schon genannten Nebenwirkungen als auch eine für die Abhängigkeit mit verantwortliche, euphorisierende Wirkung.

Zu den **niedrigpotenten Opioiden** zählen **Tramadol**, **Tilidin** und **Dihydrocodein**. Bei unzureichender, schmerzstillender Wirkung der Nicht-opioid-Analgetika sollte nach Stufe 2 des WHO-Schmerzschemas zusätzlich ein niedrigpotentes Opioid gegeben werden. Das kann als Bedarfsmedikation sein oder anhand eines festen Schemas zum Beispiel in Form eines Retardpräparats (es entfaltet also seine Wirkung über den Tag verteilt und nicht nur in der akuten Situation). Die Einnahme kann in Form von Tabletten oder bei Tramadol intravenös erfolgen. Nebenwirkungen siehe unter „hochpotente Opioide".

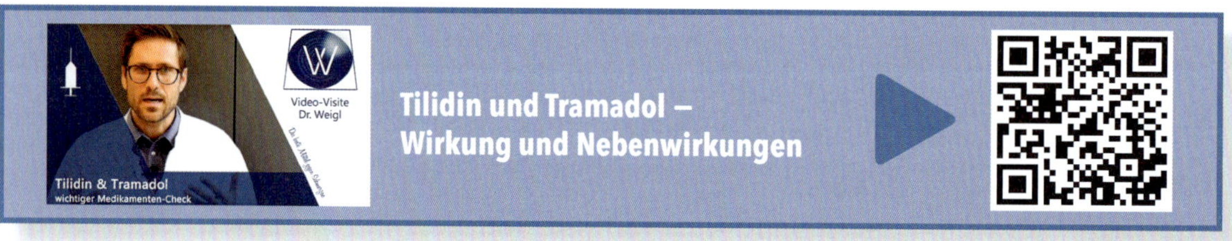

Der wohl bekannteste Vertreter der **hochpotenten Opioide** ist das **Morphin**. Auch zu nennen wären hier das **Oxycodon** und das **Fentanyl**. Hochpotente Opioide kommen zum Einsatz, wenn auch durch Stufe 2 des WHO-Stufenschemas keine ausreichende Schmerzlinderung mehr erreichbar ist. Die Einnahme erfolgt beim Morphin als Tablette, intravenös oder als Spritzen unter die Haut. Beim Fentanyl gibt es die Möglichkeit, ein Pflaster zu kleben, sodass der Wirkstoff kontinuierlich über die Haut aufgenommen werden kann. Das Pflaster wird alle paar Tage gewechselt.

Nebenwirkungen: Die Opioide haben eine sedierende Wirkung, machen also müde und schläfrig. Außerdem kann es zu einem Blutdruckabfall kommen. Oft klagen die Patienten über Übelkeit und Erbrechen, sowie Verstopfung, da durch die Einnahme die Darmtätigkeit gehemmt wird. Ein weiterer Nachteil ist die Toleranzentwicklung und die Gefahr der Opioidabhängigkeit (s. u.). Um über lange Zeit eine ausreichende Schmerzstillung zu gewährleisten, muss die Dosierung regelmäßig angepasst werden.

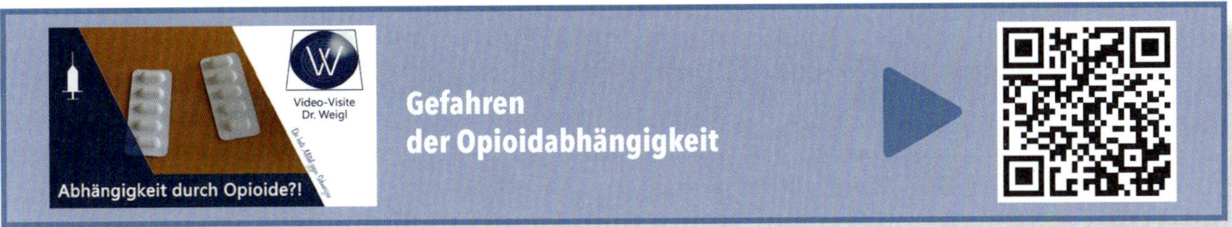

3.4.3 KOANALGETIKA

Je nach Ursache der Schmerzen können in allen Stufen des WHO-Schemas unterstützend die **Koanalgetika** gegeben werden. Dazu zählen unter anderem die trizyklischen Antidepressiva, Muskelrelaxantien oder Glukokortikoide.

3.4.3.1 ANTIDEPRESSIVA

Chronische Rückenschmerzen werden oft von einer Depression bzw. depressiven Symptomen begleitet. Der Einsatz von **Antidepressiva** als koanalgetische Medikation kann hier helfen, den Teufelskreis zu durchbrechen: Rückenschmerzen führen zu Depressionen, diese wiederum zu vermindertem Antrieb und wenig Bewegung, was wiederum die Rückenschmerzen verstärken kann (oder andersherum).

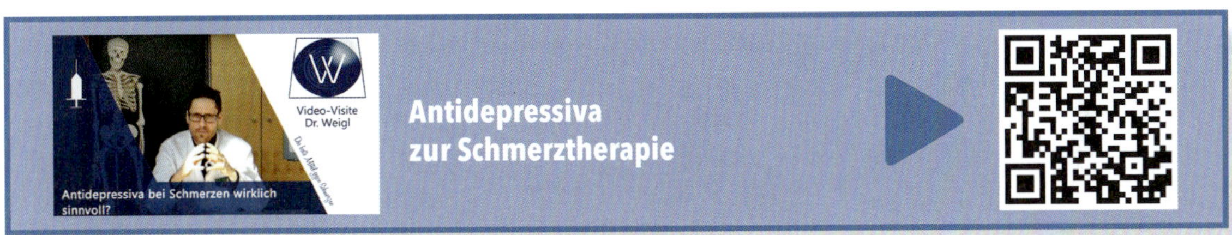

3.4.3.2 MUSKELRELAXANTIEN

Rückenschmerzen hängen häufig mit einer, manchmal auch nur reflektorischen, Verspannung der Muskulatur zusammen. Durch die Einnahme von **Muskelrelaxantien** kommt es zu einer vorübergehenden Entspannung und die Schmerzen werden zusätzlich gemindert. Bei gleichzeitiger Einnahme von Nicht-opioid-Analgetika und Muskelrelaxantien in Stufe 1 können sich die Effekte verstärken und schnell zu einer Besserung führen.

Bleibt eine Besserung auch nach mehreren Wochen aus, ist mit einem Gewöhnungseffekt zu rechnen. D. h., die bisherige Dosis des Muskelrelaxans ist nicht mehr ausreichend. Der Arzt entscheidet hier über eine mögliche Anpassung der Dosierung oder einen Wechsel der Therapie.

3.4.3.3 GLUKOKORTIKOIDE

Glukokortikoide gehören den Steroidhormonen, wichtigster Vertreter ist das **Kortisol**. Sie haben eine entzündungshemmende und schmerzlindernde Wirkung. Werden sie in Tablettenform oder intravenös eingenommen, besitzen die Glukokortikoide zahlreiche gefürchtete Nebenwirkungen (Bluthochdruck, Osteoporose, Gewichtszunahme etc.). Hier werden sie allerdings mittels gezielter Injektionstherapie in Kombination mit einem lokalen Betäubungsmittel (siehe entsprechendes Kapitel) verabreicht, sodass das Risiko dieser Nebenwirkungen eher gering ist.

3.4.3.4 ADJUVANTIEN

Die **Adjuvantien** wirken den Nebenwirkungen der Schmerzmittel entgegen. Die Einnahme kann prophylaktisch oder bei bereits aufgetretenen Nebenwirkungen erfolgen. Dazu gehören beispielsweise Protonenpumpenhemmer bei längerer Einnahme von NSAR, um einem Magengeschwür oder einer Magenblutung entgegenzuwirken oder Laxantien bei Einnahme von Opioiden, um einer Verstopfung vorzubeugen.

GEFAHREN DER MEDIKAMENTENABHÄNGIGKEIT

1. Toleranz (Gewöhnung)

Nach der längerfristigen Einnahme von Opioiden, wie Oxycodon®, kann es zu einer Toleranzentwicklung kommen. Dies hat zur Folge, dass nach einiger Zeit mehr Wirkstoff eingenommen werden muss, um denselben Effekt zu erzielen. Aus diesem Grund können ohne Dosiserhöhung nach einiger Zeit die Wirkungen, wie Schmerzlinderung, Euphorie oder Beruhigung, nachlassen. Um dieselbe Wirkung dann erzielen zu können, gerät man schnell in die Versuchung, sich immer mehr zu verabreichen und somit die Dosis zu erhöhen. Das wiederum bringt die Gefahr mit sich, das Medikament zu missbrauchen. Keine Toleranz entwickelt sich jedoch gegen Verstopfung (*Obstipation*) und gegen die sogenannte Pupillenverengung (*Miosis*), die auch nach längerer Opioideinnahme gleichermaßen auftreten.

2. Physische Abhängigkeit

Die physische Abhängigkeit ist gleichzusetzen mit einer körperlichen Abhängigkeit. Es kann wie beim Entzug von „gewöhnlichen" Drogen zu Entzugserscheinungen kommen, wenn Opioide längerfristig eingenommen worden sind. Beispiele für Entzugserscheinungen sind Zittern, Herzrasen, Erbrechen, Durchfall oder schlechte Stimmung.

3. Psychische Abhängigkeit

Die psychische Abhängigkeit ist meist die hartnäckigste Abhängigkeit nach einer längerfristigen Opioideinnahme. Sie besteht außerdem meist länger als die physische Abhängigkeit. Die psychische Abhängigkeit ist meist verursacht durch verschiedene Wirkungen des Oxycodons®, welche dem Süchtigen ein gutes Gefühl geben und ihn dazu veranlassen, das Medikament zu missbrauchen. Diese Gefühle können Beruhigung, Wohlbefinden oder die eintretende Euphorie sein.

Es kann zu einem sogenannten *Craving* kommen, dem unwiderstehlichen Verlangen nach dem Medikament. Dieses Gefühl ist für viele Süchtige schwer auszuhalten, wodurch viele den Entzug nicht durchziehen und rückfällig werden.

3.5 DIE WICHTIGSTEN REZEPTFREIEN SCHMERZMITTEL – UND DIE RICHTIGE EINNAHME

„Die meisten Deutschen greifen bei Schmerzen zunächst zur Hausapotheke, bevor sie einen Arzt aufsuchen. Zu den wichtigsten Medikamenten, die es ohne Rezept gibt, gehören u. a. Ibuprofen und Paracetamol."

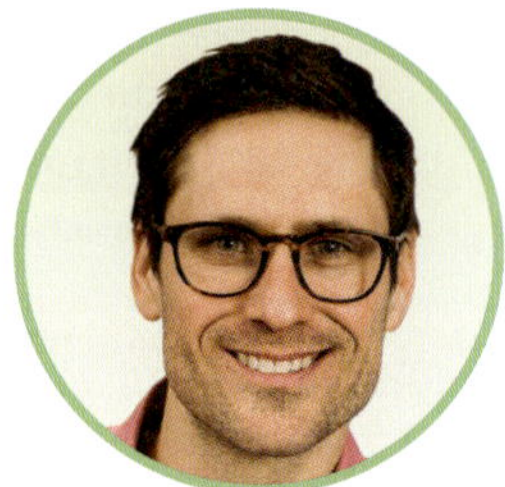

Fast jeder hat im Alltag mal Kopfschmerzen, Bauchweh oder Rückenprobleme. In der Regel verschwinden die Symptome nach einigen Tagen von selbst wieder. Schmerztabletten erscheinen den meisten Betroffenen deshalb als zuverlässige und simple Lösung – ein Besuch beim Hausarzt wird aufgeschoben und erst dann in Betracht gezogen, wenn die Schmerzen nach einigen Tagen nicht abklingen. Insgesamt geben die Deutschen im Jahr rund 1,2 Milliarden Euro für rezeptfreie Schmerzmittel aus.

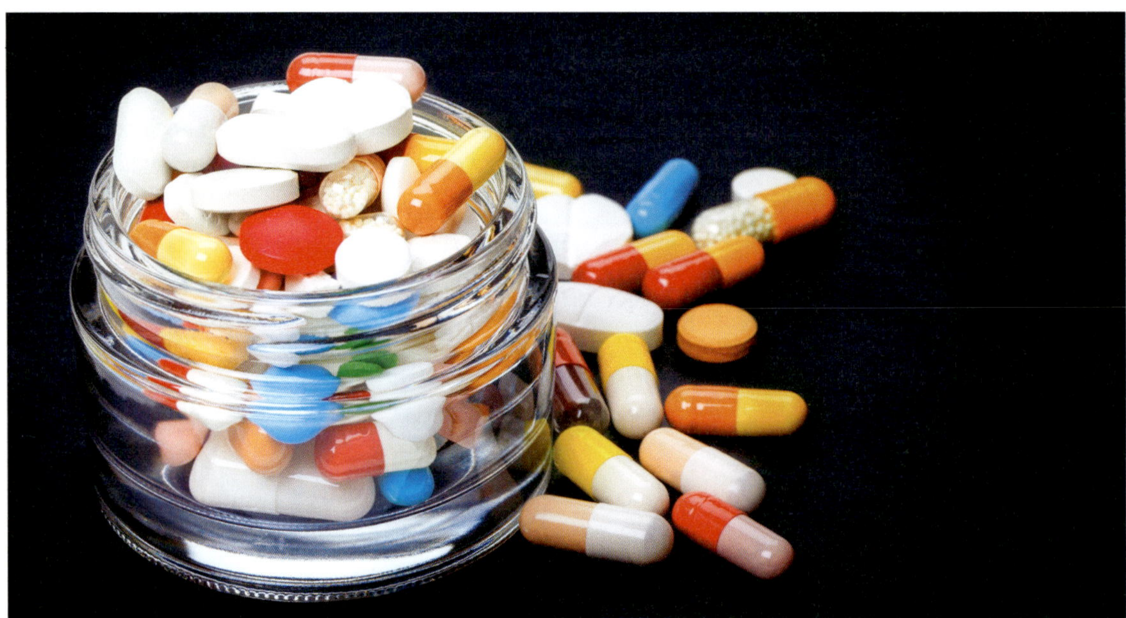

Was den meisten aber nicht bewusst ist, sind die Nebenwirkungen von rezeptfreien Schmerzmitteln, die ohne Einnahmeverordnung in der Apotheke gekauft werden können.

Zwar geben Apotheker in der Regel eine Empfehlung bzw. weisen darauf hin, wie das jeweilige Mittel eingenommen werden soll, eine Garantie, dass das Schmerzmittel entsprechend eingesetzt wird, gibt es jedoch nicht. Um die zum Teil drastischen Nebenwirkungen, die sogar Folgeerkrankungen nach sich ziehen können, zu vermeiden, sollten die Hinweise zur Einnahme rezeptfreier Schmerzmittel jedoch unbedingt beachtet werden.

3.5.1 WELCHE GEFAHREN BERGEN REZEPTFREIE SCHMERZMITTEL?

Werden Schmerzmittel entsprechend ihrer empfohlenen Dosis und nur für einen kurzen Zeitraum eingenommen, ist die Gefahr von Beschwerden vergleichsweise gering. Eine regelmäßige Einnahme über einen längeren Zeitraum hinweg kann jedoch zu schweren Erkrankungen führen, die dafür sorgen, dass jedes Jahr mehrere tausend Menschen ins Krankenhaus eingeliefert werden.

Erkrankungen, die aus der Einnahme von Schmerzmitteln resultieren, entstehen dann, wenn z. B. bestimmte Botenstoffe im Körper gehemmt werden. Weil diese Stoffe nicht ausschließlich für die Weiterleitung von Schmerzreaktionen zuständig sind, sondern auch noch andere Aufgaben im Körper übernehmen, überträgt sich diese Hemmung auf andere Organe. Herz-Kreislauf-Erkrankungen zählen daher zu den häufigsten Folgeerkrankungen, die z. B. durch einen einfachen Rückenschmerz in Verbindung mit der falschen Einnahme von Schmerzmitteln entstehen.

Die Nebenwirkungen, die ein Schmerzmittel verursachen kann, sind detailliert im Beipackzettel aufgelistet. Viele Patienten machen sich aber gar nicht mehr die Mühe, dieses wichtige Dokument aufmerksam zu lesen, dabei weist gerade der Beipackzettel auch auf sogenannte *Kontraindikatoren* hin, die eine Einnahme des Mittels verbieten – so sind viele rezeptfreie Schmerzmittel beispielsweise weder für Kinder noch für Schwangere geeignet und können zu schweren Schädigungen führen.

3.5.2 DIE FÜNF WICHTIGSTEN REZEPTFREIEN SCHMERZMITTEL UND IHRE RICHTIGE EINNAHME

Rezeptfreie Schmerzmittel gibt es viele, ein Großteil davon ist nur den wenigsten bekannt. Einige Schmerzmittel dagegen erfreuen sich großer Beliebtheit und werden regelmäßig gekauft, z. B.

1. Paracetamol,
2. Ibuprofen,
3. Acetylsalicylsäure (ASS),
4. Diclofenac sowie
5. Naproxen.

Fakten

Grundsätzlich sollte kein Schmerzmittel länger als ein paar Tage am Stück eingenommen werden. Ein guter Richtwert sind drei Tage. Sind die Schmerzen dann immer noch nicht abgeklungen, sollte ein Arzt aufgesucht werden, um die Ursache für die Schmerzen zu ermitteln und schwerere Erkrankungen auszuschließen.

	Rezeptfreie Schmerzmittel				
Wirkstoff	ASS	Ibuprofen	Diclofenac	Naproxen	Paracetamol
Beispiele	Aspirin®	Aktren®	Voltaren®	Apranax®	Ben-u-ron®
Indikation	Blut-verdünnung, Fieber, Schmerzen, Entzündungen	Schmerzen, Entzündungen, Fieber, Rheuma	Schmerzen, Entzündungen, Rheuma, Gicht	Schmerzen, Menstruations-beschwerden, Rheuma	Schmerzen, Fieber
Typische Neben-wirkungen	Magen-Darm-Beschwerden, Asthma, Nierenschäden, Blutungen, Verzögerung der Wehen und erhöhter Blutverlust	Magen-Darm-Beschwerden, Asthma, Nierenschäden	Magen-Darm-Beschwerden, Asthma, Nierenschäden	Magen-Darm-Beschwerden, Asthma, Leber- und Nieren-störungen, Übelkeit, Erbrechen, Durchfall	Nierenschäden, Leberschäden, Allergien, Veränderungen des Blutbildes
Dosierung Erwachsene (max. mg/24 h)	Blutverdünnung (50-100) Fieber (bis 2.000) Schmerz (bis 2.000) Entzündungen (bis 7.000)	Fieber (bis 1.200) Schmerz (bis 1.200) Rheuma (bis 2.400)	Schmerz (bis 150) Rheuma (bis 150) Gicht (bis 150)	500 bis 1.200, Einzeldosis maximal 1.000	Fieber (bis 4.000) Schmerz (bis 4.000)

3.5.2.1 PARACETAMOL

Paracetamol ist ein Schmerzmittel gegen leichte bis mittlere Schmerzen und kann bei verschiedenen Beschwerden eingenommen werden. Kopfschmerzen, Gliederschmerzen und Zahnschmerzen gehören zu den gängigsten Schmerzarten, bei denen Paracetamol verwendet wird, außerdem hat das Mittel eine fieberstillende Wirkung.

NEBENWIRKUNGEN

Obwohl Paracetamol im Grunde gut verträglich ist und in klein dosierter Menge auch von Kindern oder Schwangeren eingenommen werden kann, ist eine längerfristige Einnahme des Schmerzmittels mit negativen Auswirkungen verbunden. Wird überdosiert oder das Medikament langfristig regelmäßig eingenommen, trägt die Leber Schädigungen davon; im schlimmsten Fall kann es zu Leberversagen kommen. Vor allem Patienten mit einer Lebervorbelastung oder einer Alkoholkrankheit sollten Paracetamol deshalb nicht einnehmen.

DIE RICHTIGE EINNAHME

Bei leichten bis mittleren Schmerzen kann Paracetamol mehrfach am Tag eingenommen werden. Das Mittel ist gut verträglich und wirkt auch bei grippalen Infekten schmerzlindernd und fiebersenkend. Für Erwachsene beträgt die Höchstdosis pro Tag 4.000 Milligramm; zwischen der Einnahme sollten mindestens sechs Stunden liegen.

3.5.2.2 IBUPROFEN

Ähnlich wie Paracetamol ist auch **Ibuprofen** für leichte bis mittlere Schmerzen geeignet. Das Schmerzmittel kann bei Kopf-, Rücken- oder Regelschmerzen eingesetzt werden und hat außerdem eine fiebersenkende und entzündungshemmende Wirkung. Aufgrund dieser Eigenschaften kommt es insbesondere für Muskel- und Gelenkschmerzen infrage.

NEBENWIRKUNGEN

In geringer Dosierung können auch Kinder und Schwangere Ibuprofen einnehmen, allerdings ist hier Vorsicht geboten. Im letzten Schwangerschaftsdrittel sollte das Medikament nicht mehr eingesetzt werden. Forscher vermuten, dass das Mittel bei langfristiger Einnahme oder regelmäßiger Überdosierung zu Herz-Kreislauf-Erkrankungen führen kann, außerdem können – insbesondere bei älteren Menschen – Schädigungen im Verdauungstrakt entstehen. Chronische Darmerkrankungen, wie Morbus Crohn und Colitis ulcerosa, können durch die Einnahme von Ibuprofen verstärkt werden.

DIE RICHTIGE EINNAHME

Die Tageshöchstdosis für Erwachsene liegt bei 1.200 Milligramm bei rezeptfreier Einnahme. Reicht diese Dosis nicht aus, sollte auf jeden Fall ein Arzt konsultiert werden, um festzustellen, ob Ibuprofen für die jeweiligen Symptome überhaupt das richtige Schmerzmittel ist. Dieser kann dann entsprechend höhere Dosen verschreiben.

3.5.2.3 ACETYLSALICYLSÄURE (ASS)

Auch **Acetylsalicylsäure**, kurz ASS, wird bei leichten bis mittleren Schmerzen eingesetzt. Zu den zusätzlichen Wirkungen des Schmerzmittels gehört, dass es das Blut verdünnt. Vor allem bei Fieber oder Kopfschmerzen kann ASS problemlos eingenommen werden; aufgrund seiner blutverdünnenden Eigenschaften sollte es jedoch nicht vor oder nach Operationen oder bei Zahnproblemen zum Einsatz kommen. Offene Wunden schließen sich nach der Einnahme von ASS nur schlecht.

NEBENWIRKUNGEN

Abgesehen von der blutverdünnenden Wirkung gehört ASS zu den Schmerzmitteln, die nicht von Kindern unter 12 Jahren sowie von Schwangeren eingenommen werden sollten, insbesondere nicht im letzten Schwangerschaftsdrittel. Wird das Mittel überdosiert, kann die Einnahme zu gefährlichen Magenschmerzen, Magengeschwüren und Magenblutungen führen.

DIE RICHTIGE EINNAHME

ASS-Tabletten sollten höchstens alle vier Stunden eingenommen werden. Die Tageshöchstdosis liegt bei 2.000 Milligramm für Erwachsene.

3.5.2.4 DICLOFENAC

Das Anwendungsgebiet des Schmerzmittels **Diclofenac** umfasst Sportverletzungen, Rückenschmerzen und Gelenkerkrankungen, wie Arthrose und Arthritis. Weil das Mittel entzündungsfördernde Enzyme hemmt, hilft es auch gegen rheumatische Schmerzen, wird aber vor allem bei leichten bis mäßigen Schmerzen eingesetzt.

NEBENWIRKUNGEN

Gefährliche Nebenwirkungen können bei der Einnahme von Diclofenac im Zusammenhang mit Herz-Kreislauf-Erkrankungen auftreten. Deshalb sollten Patienten mit einer Vorbelastung die Einnahme unter allen Umständen mit ihrem Arzt absprechen und auch die Dosierung nicht eigenmächtig erhöhen. Aufgrund der Risiken sollte Diclofenac weder im letzten Schwangerschaftsdrittel noch bei Kindern unter 14 Jahren eingesetzt werden.

DIE RICHTIGE EINNAHME

Diclofenac sollte aufgrund seiner Wirksamkeit nur in kleinen Dosen eingenommen werden. Die Tagesdosis sollte 150 Milligramm nicht überschreiten; frühestens nach vier Stunden sollte die nächste Dosis eingenommen werden.

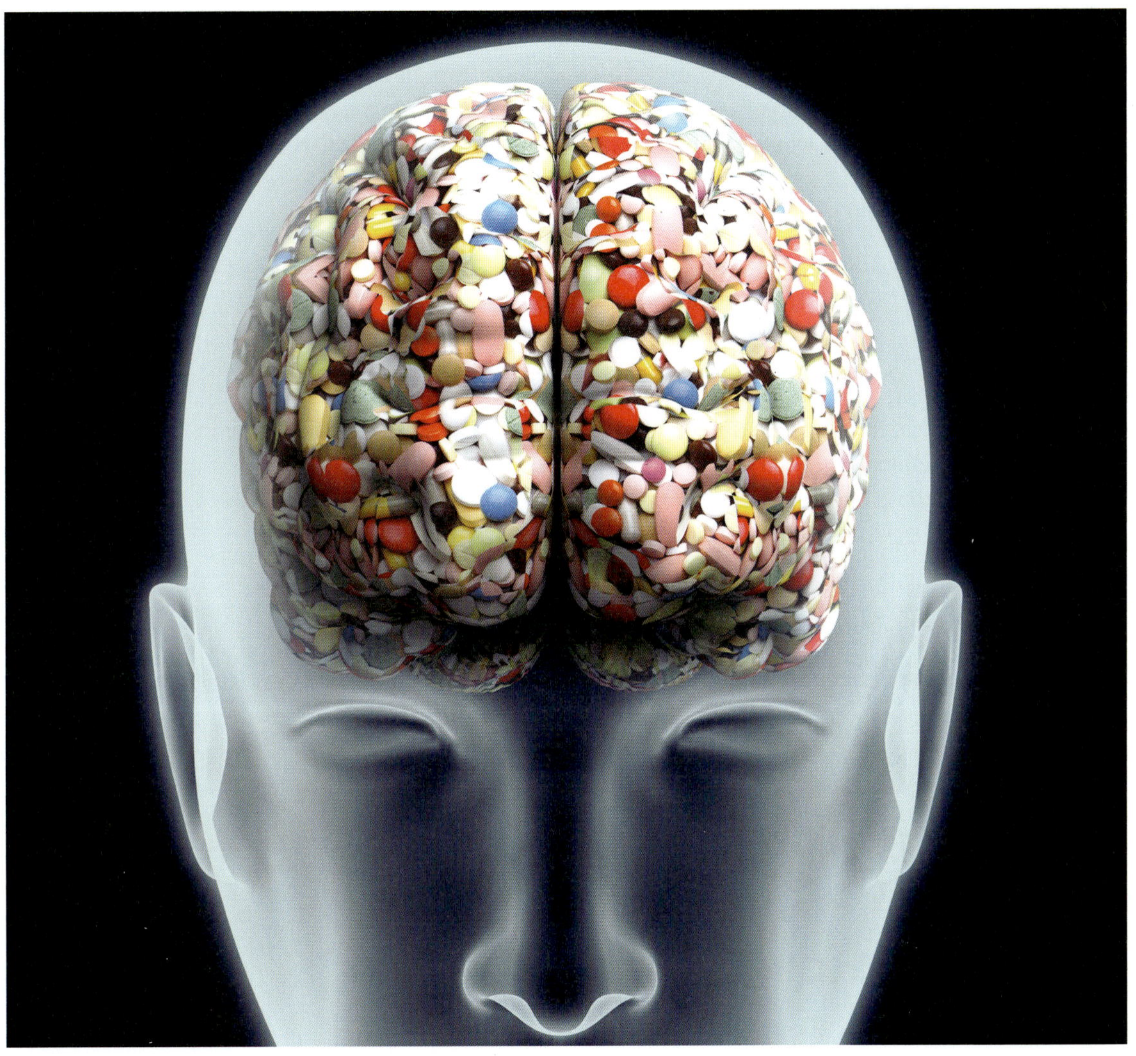

Viele Medikamente eilen den Krankheiten voraus. (Jung)

3.5.2.5 NAPROXEN

Naproxen hat eine ähnliche Wirkung wie Diclofenac. Auch bei diesem Schmerzmittel werden Enzyme, die Entzündungen, Schmerzen und Fieber auslösen, gehemmt. Leichte bis mittlere Schmerzen können mit Naproxen behandelt werden. Vor allem bei rheumatischen und entzündlichen Gelenkerkrankungen, aber auch bei Regelschmerzen kommt Naproxen zum Einsatz. Präparate, die auf Regelschmerzen ausgerichtet sind, enthalten häufig Naproxen.

Der Wirkstoff von Naproxen ähnelt dem von Ibuprofen, es wirkt jedoch länger als das vergleichbare Mittel. Insbesondere deshalb ist auf eventuelle Nebenwirkungen zu achten.

NEBENWIRKUNGEN

Naproxen hat im Verhältnis zu den anderen genannten NSAR die geringsten unerwünschten Wirkungen auf das Herz. Allerdings sollte man auch Naproxen vorsichtig anwenden, denn es erhöht das Risiko für Blutungen im Magen-Darm-Trakt mehr als z. B. Ibuprofen.

Nebenwirkungen sind u. a. Magenschmerzen, Übelkeit, Erbrechen und Durchfall sowie leichte Blutungen im Magen-Darm-Trakt. Vor allem bei älteren Menschen besteht in diesem Zusammenhang die Gefahr von Blutungen oder einem Durchbruch im Verdauungstrakt.

Während Allergiker mit einem Asthmaanfall auf die Einnahme reagieren können, äußert sich das Mittel bei anderen durch einen Abfall des Blutdrucks.

DIE RICHTIGE EINNAHME

Naproxen kann bis zu dreimal täglich rezeptfrei eingenommen werden. Die Höchstdosis pro Einnahme liegt bei 250 Milligramm.

3.5.3 WELCHES SCHMERZMITTEL IST SINNVOLL?

Weil es eine schier unübersehbare Masse von Schmerzmitteln auf dem Markt gibt, wissen viele Betroffene nicht, zu welchem Mittel sie bei welchen Schmerzen greifen sollen. Ein guter Anhaltspunkt ist, keine Schmerzmittel auszuwählen, die mehrere Wirkstoffe miteinander kombinieren – besser sind Schmerzmittel mit nur einem Wirkstoff, der auf den jeweiligen Schmerz zugeschnitten ist. Kombipräparate können, anstatt die Wirkung zu verstärken, das Risiko von schädlichen Nebenwirkungen erhöhen.

Grundsätzlich ist es ratsam, einen Arzt zur Einnahme rezeptfreier Schmerzmittel zu befragen. Ist das gerade nicht möglich, kann der Apotheker auf die richtige Einnahme hinweisen.

3.6 SIEBEN REGELN BEI DER MEDIKAMENTENEINNAHME

„Eine falsche Dosierung oder Unregelmäßigkeiten beim Einnehmen der Tabletten können den Erfolg einer Therapie mit Medikamenten mindern."

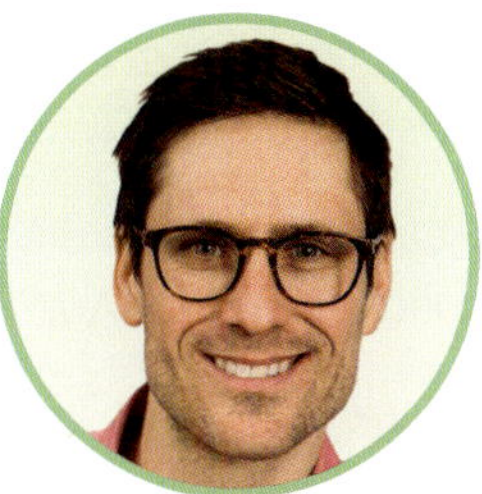

REGEL 1: SICH AN DIE DOSIERUNGS- UND EINNAHMEVORGABEN HALTEN

Wenn Sie gegen Ihre Rückenschmerzen Medikamente vom Arzt verordnet bekommen, sollten Sie sich unbedingt an die Dosierung und Einnahmeintervalle halten, die er Ihnen vorgegeben hat. Ohne Rücksprache sollte weder die Dosis noch die Häufigkeit der Einnahme verändert werden.

Greifen Sie dagegen zu frei verkäuflichen Schmerzmitteln, um einen akuten Rückenschmerz auch ohne Arztbesuch zu lindern, ist es wichtig, auf keinen Fall die auf der Packung und im Beipackzettel angegebenen Dosierungsempfehlungen zu überschreiten.

Fakten

Merken Sie sich immer die 10-20-Regel. Maximal 10-mal pro Monat eine Schmerztablette einnehmen, an den anderen 20 Tagen nicht. Ansonsten ist die Wahrscheinlichkeit hoch, dass die Gefahren und Nebenwirkungen gegenüber dem Nutzen des Medikaments überwiegen.

REGEL 2:
EINEN ARZT AUFSUCHEN, WENN DIE BESCHWERDEN SICH NICHT BESSERN

Haben sich die Rückenschmerzen nach 2-3 Tagen nicht gebessert, sollten Sie auf jeden Fall einen Arzt aufsuchen, um schwerwiegendere Diagnosen auszuschließen und um eine geeignete Therapie, z. B. durch verschreibungspflichtige Medikamente oder Physiotherapie, zu erhalten.

Auch im Fall, dass die Schmerzen trotz der Medikamente stärker werden oder Nebenwirkungen auftreten, sollten Sie einen Arzt hinzuziehen.

REGEL 3:
WECHSELWIRKUNGEN MIT ANDEREN MEDIKAMENTEN VERMEIDEN

Nicht jedes Medikament kann einfach so in Kombination mit anderen Arzneimitteln eingenommen werden. Werden die falschen Wirkstoffe kombiniert, kann es sein, dass die Wirkung ausbleibt oder im schlimmsten Fall neue, zusätzliche Beschwerden hinzukommen.

Um derartige Wechselwirkungen zu vermeiden, sollten Sie Ihren Arzt darüber aufklären, welche Medikamente Sie einnehmen. Für frei verkäufliche Medikamente gilt: Halten Sie Rücksprache mit Ihrem Apotheker, der Sie über mögliche Wechsel- und Nebenwirkungen aufklären kann.

REGEL 4:
DEN BEIPACKZETTEL LESEN

Bevor Sie ein Medikament einnehmen, sollten Sie sich über seine Wirkung, mögliche Nebenwirkungen, die richtige Dosierung und Einnahmeintervalle informieren. Auch wenn Ihr Arzt Sie bereits über die wichtigsten Aspekte der Einnahme informiert hat, ist es sinnvoll, noch einmal den Beipackzettel zu lesen. Heben Sie außerdem die Umverpackung des Medikaments auf, bis es aufgebraucht ist. Dort stehen beispielsweise Haltbarkeitsdaten sowie Angaben zu Wirkstoff und Zusammensetzung.

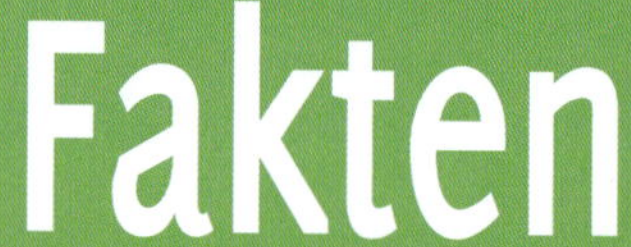

Sollte der Beipackzettel einmal verloren gehen oder nicht mehr aufzufinden sein, können Sie die Inhaltsstoffe und Einnahmeempfehlungen auch in einer App nachlesen – diese laden Sie einfach auf Ihr Smartphone und haben sie immer dabei. Achten Sie darauf, eine App zu verwenden, die von Krankenkassen oder Ärzten empfohlen wird.

REGEL 5:
MEDIKAMENTE RICHTIG LAGERN

Medikamente sind zwar keine Lebensmittel, können aber durch falsche Lagerung an Wirkung verlieren oder unbrauchbar werden. Am besten lagern Sie Tabletten und andere Medikamente daher an einem kühlen, trockenen Ort. Nicht geeignet ist dafür das Bad, in dem sowohl die Temperatur als auch die Luftfeuchtigkeit schwanken kann. Besser eignet sich das Schlafzimmer, das meistens ein paar Grad kühler als der Rest der Wohnräume ist.

REGEL 6:
MEDIKAMENTE „RICHTIG“ EINNEHMEN

Medikamente gibt es in verschiedenen Darreichungsformen. Die meisten Flüssigkeiten, wie Säfte oder Tropfen, müssen vor der Einnahme geschüttelt werden. Tabletten und Kapseln müssen mit Flüssigkeit eingenommen werden, idealerweise mit kohlensäurefreiem Wasser. Nicht geeignet sind Säfte, Kaffee, Tee oder Milch sowie Alkohol. Damit die Kapseln nicht in der Speiseröhre stecken bleiben, sollten Sie diese im Stehen einnehmen und mit ausreichend Wasser nachspülen.

REGEL 7:
TABLETTEN ODER KAPSELN NIEMALS ZERKLEINERN ODER ÖFFNEN

Dass manche Medikamente in Form von Tabletten oder Kapseln verabreicht werden, hat seinen Grund. Deshalb sollten Sie niemals, auch wenn sie Ihnen zu groß erscheinen, Tabletten zerkleinern oder Kapseln öffnen, um das Medikament in Pulverform einzunehmen. Dadurch kann die Wirkungsweise einzelner Medikamente erheblich beeinflusst werden, weil z. B. die Inhalte von magensaftresistenten Kapseln von der Magensäure zerstört werden und nicht mehr wirken können. Bei anderen Medikamenten kann es umgekehrt schädlich sein, wenn sie ihre Wirkung bereits im Mund oder in der Speiseröhre entfalten.

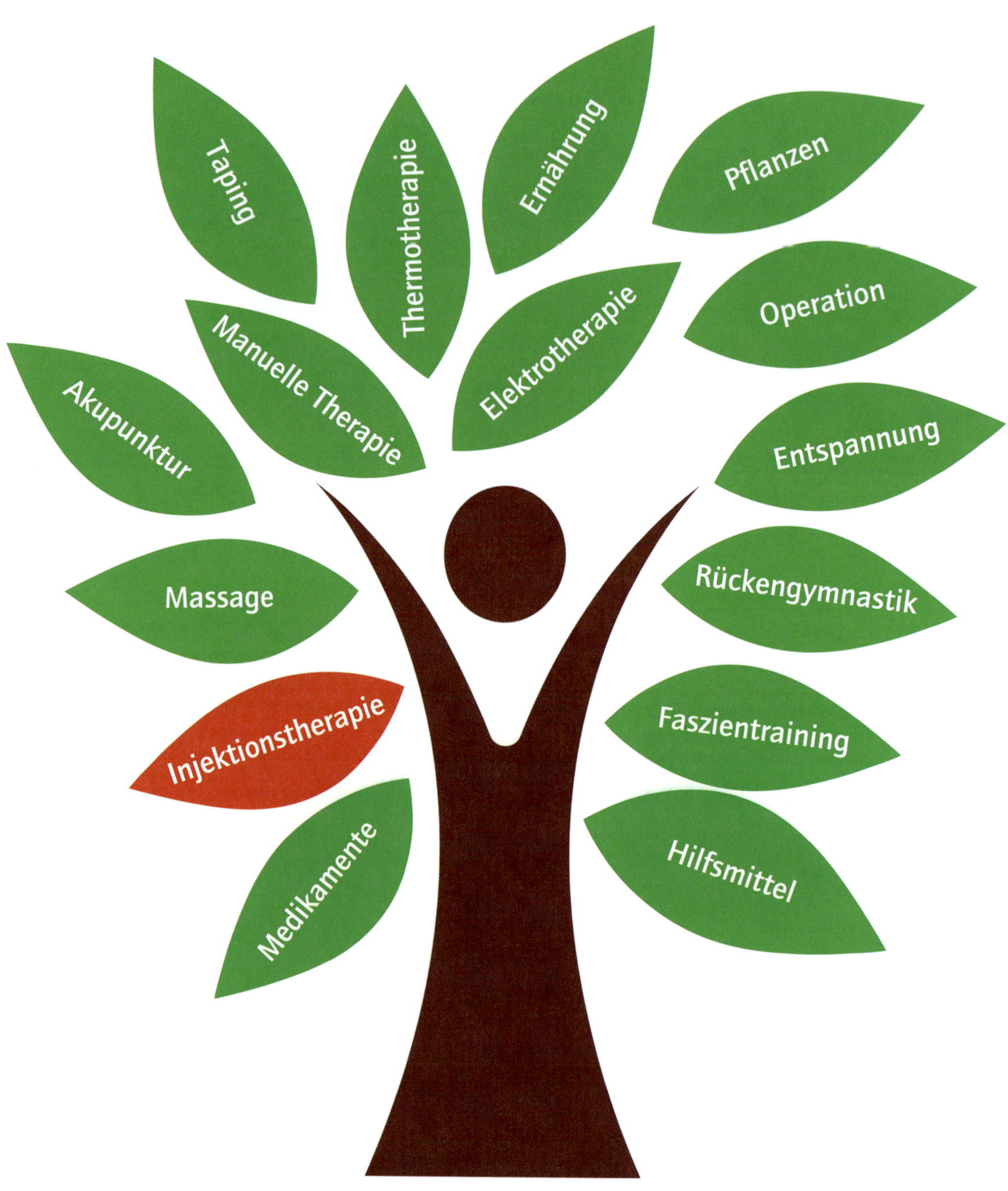
Taping
Thermotherapie
Ernährung
Pflanzen
Operation
Elektrotherapie
Manuelle Therapie
Akupunktur
Entspannung
Massage
Rückengymnastik
Injektionstherapie
Faszientraining
Medikamente
Hilfsmittel

3.7 INJEKTIONSTHERAPIE BEI RÜCKENSCHMERZEN

„Durch gezielte Injektionen von Medikamenten in Wirbelkanal, in Wirbelgelenke oder andere spezifische Lokalisationen kann sich der Schmerz sehr effektiv reduzieren lassen."

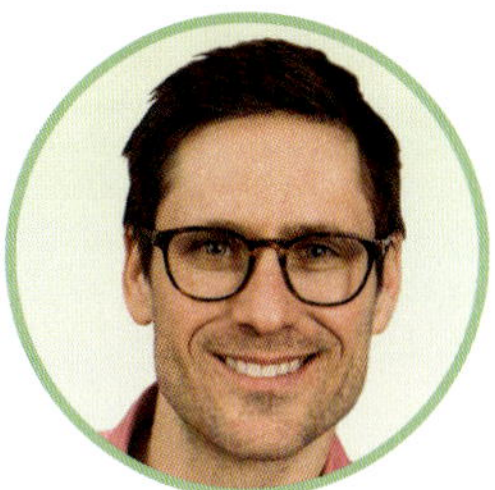

Anwendung findet die **Injektionstherapie** bei unspezifischen Rückenschmerzen oder bei akuten Kreuzschmerzen, zum Beispiel bei einem Hexenschuss.

3.7.1 NEURALTHERAPIE BEI RÜCKENSCHMERZEN

Im Jahr 1920 entdeckten der Mediziner Ferdinand Huneke (1891-1966) und sein Bruder, dass das Spritzen eines lokalen Betäubungsmittels seine Wirkung auch an Orten fernab der eigentlichen Injektionsstelle entfaltet.

Dieser Erkenntnis entsprechend erfolgt die **Schmerztherapie** bei der **Neuraltherapie** mittels einer Injektion eines lokalen Betäubungsmittels (z. B. Procain®) an bestimmten Stellen des Körpers in Haut, Muskulatur oder Ganglien (*Überbeine*). Bei der Injektion entstehen Quaddeln unter der Haut. Der Ort der Injektion wird anhand der sogenannten *Head-Zonen* ausgemacht. Das sind Hautareale, auch *Dermatome* genannt, an denen durch nervale Verbindungen zu den inneren Organen der Schmerz analog gespürt werden kann. So lässt sich jedem Spinalnerv, das sind die aus dem Rückenmark abzweigenden Nerven, ein bestimmtes Hautareal zuordnen.

Die Injektion der schmerzhemmenden Medikamente kann also zum Teil weit entfernt vom eigentlichen Ort der Schmerzentstehung erfolgen. Die Schmerzlinderung kommt durch eine Beeinflussung des vegetativen Nervensystems in den peripheren Nerven zustande. Der Grundgedanke ist dabei, dass Störungen in der nervalen Reizleitung positiv beeinflusst werden, indem das System bei der Injektion des Lokalanästhetikums durch eine kurze Unterbrechung der Reizleitung sozusagen neu gestartet wird. Der Teufelskreis aus Schmerz – Verspannung – zusätzlicher Schmerz soll auf diese Weise unterbrochen und eine Besserung erzielt werden. Anwendungsgebiete sind u. a. Rückenschmerzen, postoperative Schmerzen, Gelenkerkrankungen und Kopfschmerzen.

Fakten

Hat der Patient beispielsweise Rückenschmerzen, wird durch den Arzt bzw. Therapeuten genau analysiert, wo der Schmerz lokalisiert ist. Dementsprechend kann dann das dem für das Segment verantwortlichen Nerv zugehörige Dermatom bestimmt werden und dort die Injektion des Lokalanästhetikums in Form von Quaddeln in die Haut erfolgen.

Der genaue Wirkmechanismus der Neuraltherapie ist aber, wie auch bei der Akupunktur, unbekannt. Da ein wissenschaftlicher Wirksamkeitsnachweis fehlt, ist die Wirksamkeit in der Schulmedizin nach wie vor umstritten.

In Deutschland wird die Neuraltherapie trotz ihrer Erfolge noch nicht wissenschaftlich anerkannt und dadurch von den Krankenkassen nur in Ausnahmefällen übernommen.

3.7.2 THERAPEUTISCHE LOKALANÄSTHESIE

Unter der **therapeutischen Lokalanästhesie** kann man sich eine Weiterentwicklung der Neuraltherapie vorstellen. Auch hier wird ein Lokalanästhetikum gespritzt. Die Injektion erfolgt (anders als bei der Neuraltherapie) direkt an den Nervenenden, die den Schmerz auslösen. Diese schalten den Schmerz vorübergehend aus. Dadurch wird sekundär eine Regeneration ermöglicht.

Nun kann bspw. eine durch Schmerz eingenommene Schonhaltung, welche zu einer wiederum schmerzhaften Muskelverspannung führt, korrigiert werden, da sich die Verspannung lockert und zurückbildet. Der schmerzlindernde Effekt hält 3-8 Stunden an. Nach der Behandlung kann der Schmerz verschwunden sein oder aber deutlich vermindert zurückkehren.

Die Behandlungsdauer unterscheidet sich von Patient zu Patient. Manchmal ist eine einmalige Behandlung ausreichend, manchmal sind jedoch viele Sitzungen notwendig.

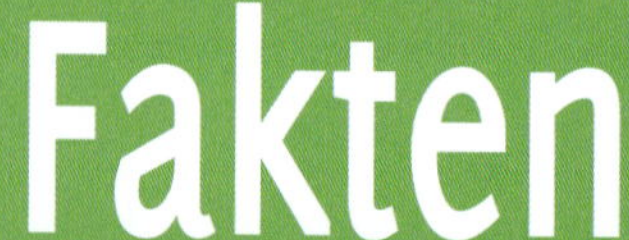

Treten beispielsweise therapieresistente Beschwerden durch eine Reizung des Ischiasnervs im Bereich der Beine auf, erfolgt eine Injektion des Lokalanästhetikums im Bereich der Lendenwirbelsäule an den Austrittsstellen der Lumbalnerven. Ursache für die Schmerzen kann hier z. B. ein lumbaler Bandscheibenvorfall sein.

3.7.3 SEGMENTBEZOGENE INJEKTIONSTHERAPIE

Hierunter versteht man die gezielte Injektion von lokalen Betäubungsmitteln in Kombination mit entzündungshemmenden Medikamenten (z. B. Kortison) direkt an den Austrittsstellen der Nervenwurzeln oder im Bereich der Wirbelgelenke, den sogenannten *Facettengelenken* **(= Facetteninfiltration)**. Dem liegt zugrunde, dass Rückenschmerzen häufig auf einer nicht bakteriellen Entzündung im Bereich der Nervenäste oder -wurzeln beruhen. Auch die Injektion von Kochsalzlösung kann durch deren abschwellende Wirkung zu einer Linderung der Schmerzen führen.

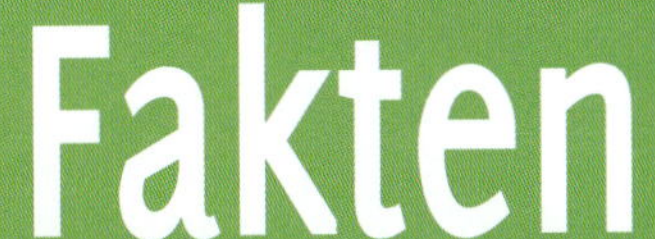

Ziel ist hier nicht die Schmerzfreiheit, sondern eine Schmerzreduktion. Dazu sind meist 1-3 Behandlungen nötig. Auch kann einer Chronifizierung der Rückenschmerzen vorgebeugt oder eine bestehende Chronifizierung vermindert werden.

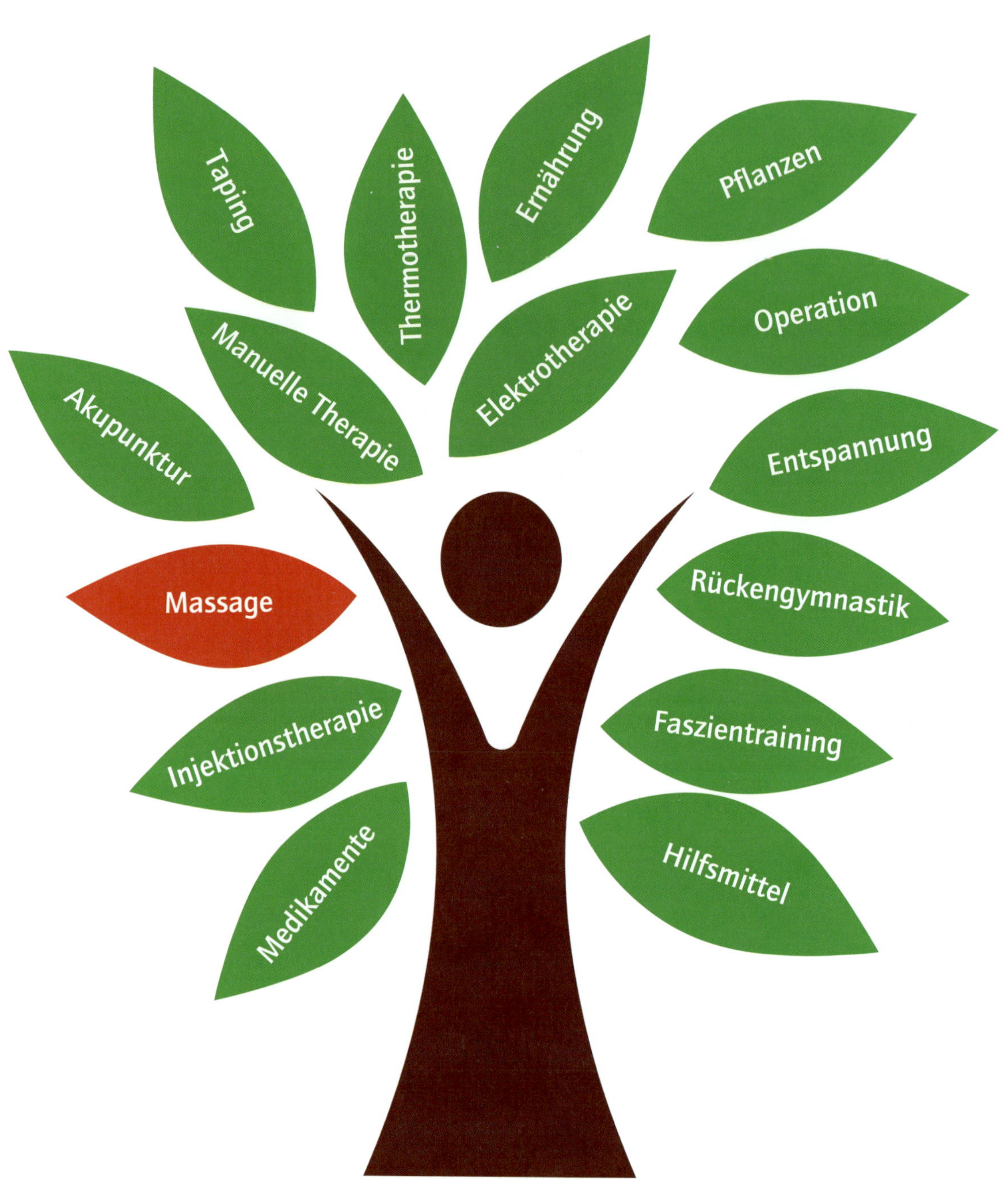
Taping
Thermotherapie
Ernährung
Pflanzen
Operation
Elektrotherapie
Manuelle Therapie
Akupunktur
Entspannung
Massage
Rückengymnastik
Injektionstherapie
Faszientraining
Medikamente
Hilfsmittel

3.8 MASSAGE – SCHMERZEN WOHLTUEND BEHANDELN

„In Zeiten der Digitalisierung ist auch die Massage nicht mehr nur dem Therapeuten in seinem Behandlungszimmer vorbehalten. App-Entwickler und YouTuber haben die heilende Wirkung auch für sich entdeckt und für den Heimgebrauch fit gemacht."

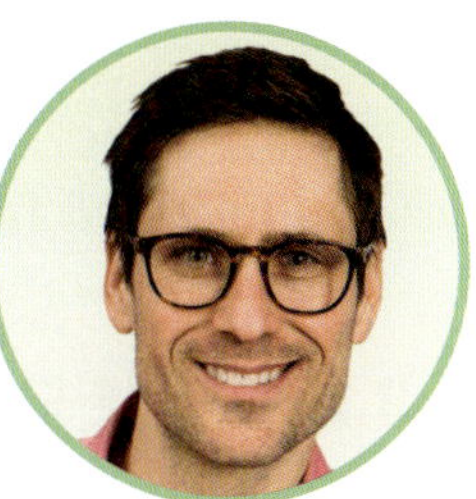

Massagen sind eine Behandlungsform: Darunter versteht man die Bearbeitung von Haut sowie Muskel- und Bindegewebsschichten, aber auch von knöchernen Strukturen mit der Hand. Es gibt verschiedene Methoden innerhalb der Massage, die unterschiedlichen theoretischen Ideen entspringen. Allen ist jedoch gemeinsam, dass sie, neben einer Schmerzlinderung, den Ursachen von Krankheiten und Beschwerden nachgehen.

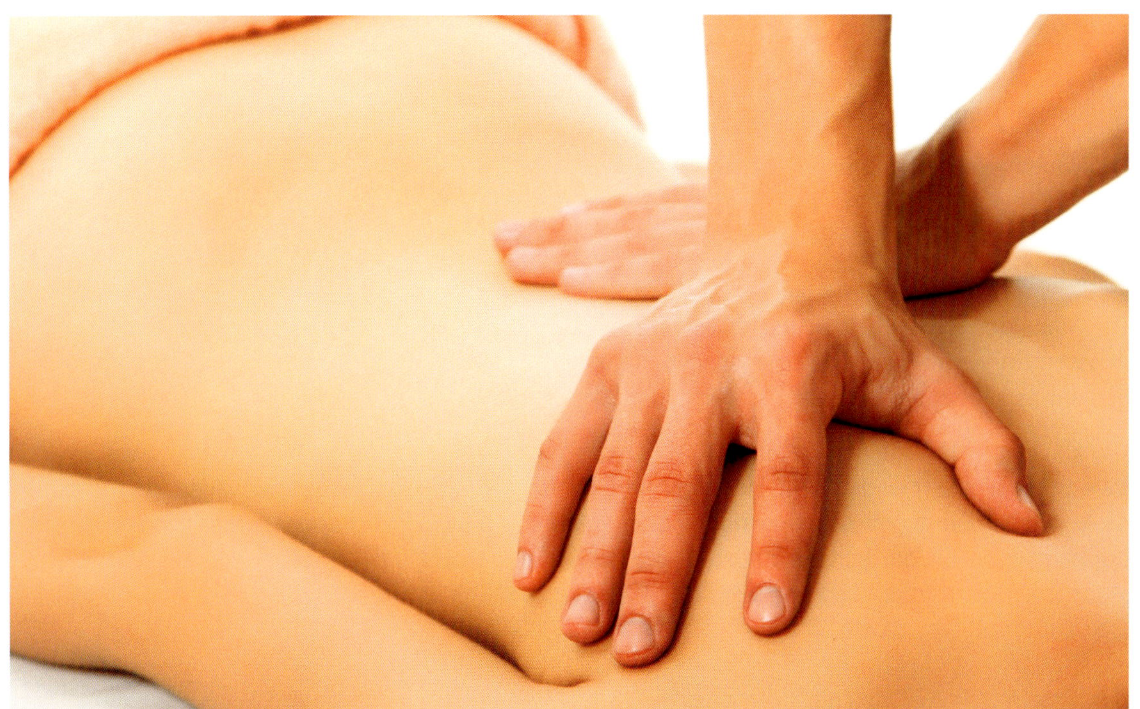

3.8.1 DIE GESCHICHTE DER MASSAGE

Die **Massage** (griechisch **massein** für **kneten**, **hebräisch massa** für **betasten**, **arabisch massah** für **reiben** oder **streichen**) ist die **älteste Behandlungsform** des Menschen. Formen der Massage waren bereits in der chinesischen Hochkultur bekannt und wurden dort praktiziert. Das Wissen um die heilende Wirkung von entsprechenden manuellen Berührungen ist demnach Tausende von Jahren alt. Und doch: Erst im 20. Jahrhundert wurde die Massage als Therapieform in Deutschland vonseiten der Schulmedizin anerkannt.

3.8.2 WIE FUNKTIONIERT EINE KLASSISCHE MASSAGE?

Unter dem Begriff **Massage** versteht man heute die **Beeinflussung** der Haut und des darunter liegenden Muskel- und Bindegewebes auf **mechanische Weise** mit der **Hand**. Deswegen sind Formen, die die Verwendung von Gegenständen oder Apparaturen vorsehen, im engeren Sinne keine Massagen mehr.

Die Ziele der Massage sind vielfältig. Im Vordergrund steht die **Schmerzlinderung**. Dazu kommt die **Förderung** der **Durchblutung** und der **Lymphzirkulation**, die **Mobilisation** der Gewebestrukturen und Muskeln, die **Minderung** der **Muskelspannung** sowie die Freisetzung von Botenstoffen des Nervensystems. Durch eine entsprechende Technik beeinflusst Massage nicht nur die **Haut**, sondern auch die **darunter liegenden Zellen**: Bindegewebe, Muskelgewebe, Arterien, Kapillaren und Venen, das Nerven- und Lymphsystem sowie das Knochenskelett.

Eine klassische Massage bildet die Grundlage der meisten Massagetechniken. Sie dient vor allem der Normalisierung des Spannungszustands der Haut sowie der Anregung der Blut- und Lymphzirkulation.

Ihre Grundtechniken sind das **Streichen** (*Effleurage*), **Reiben** (*Friktion*) und **Kneten** (*Pétrissage*). Verwendet werden sowohl beide Hände (*Zwei-Hand-Streichung*) oder nur eine Hand. Je nach Methode verwendet der Therapeut verschiedene Teile der Hand: Finger, Fingerkuppen, Handflächen, Knöchel der Finger oder die gesamte Hand.

Die Wirkung wird im Einzelnen durch mechanische Lockerungen und reflexbedingte Wirkungen erzielt und erfasst nicht nur die massierte Zone, sondern hat mit seinem belebenden Effekt auch positive Auswirkungen auf den gesamten Körper.

Die klassische Massageform bietet sich für verschiedene gesundheitliche Problematiken, wie rheumatische Beschwerden, neurologische Störungen, wie Lähmungen (*Parese*), Haltungsschäden an der Wirbelsäule durch Skoliose, Verspannungen im muskulären Bereich sowie psychosomatische Beschwerden, wie Kopfschmerzen, die durch Stress ausgelöst werden, an.

GUT ZU WISSEN!

Die klassische Massage wird auch *schwedische Massage* genannt. Dieser Name erinnert an den Miterfinder dieser Massagetechnik, den Stockholmer Gymnastiklehrer Per Henrik Ling.

3.8.3 WIE FUNKTIONIERT DIE TRIGGERPUNKTMASSAGE?

Triggerpunkte (*myofaszialer Triggerpunkt*) sind verhärtete Stellen in Muskeln, die oftmals verantwortlich für Beschwerden oder Schmerzen sind. Die **Triggerpunktmassage**, geprägt von Janet G. Travell und David G. Simons, dient der Lösung dieser dauerhaft angespannten Knoten im Muskel. Triggerpunkte sind strahlend; das bedeutet, dass die vom Patienten empfundenen Schmerzen oft anderswo auftreten, als dort, wo der Triggerpunkt selbst lokalisiert ist.

Mittlerweile liegen Kartennetze vor, die darlegen, welcher Schmerz von welchem Triggerpunkt ausgelöst werden kann: Beispielsweise kann ein Kopfschmerz von einem Triggerpunkt im Schultermuskel ausgelöst werden.

Das Ziel einer Triggerpunktmassage ist das Lösen des Triggerpunkts: Dies erreicht der Therapeut in der Regel mit Kompression. So übt der Therapeut massiven Druck auf die betroffene Stelle aus. Sowohl für den Therapeuten als auch für den Patienten ist solch eine Massage mit Schmerzen verbunden, jedoch liegt die Erfolgsrate einer solchen Massage innerhalb der ersten Behandlung bei 70-80 %!

Gesundheit ist die erste Pflicht im Leben. (Oscar Wilde)

TRIGGERPUNKTMASSAGE SELBST DURCHGEFÜHRT

Weiß man, wo man ansetzen muss, können Triggerpunkte selbst behandelt werden. Nehmen Sie dafür einen kleinen Ball in die Hand; ein Tennisball eignet sich aufgrund der Größe besonders gut. Bearbeiten Sie mit kurzen, wiederholenden Strichen von einer Seite die fragliche Stelle. Führen Sie die Bewegungen langsam und kontrolliert durch.

1. TENNISBALLMASSAGE AN DER WAND

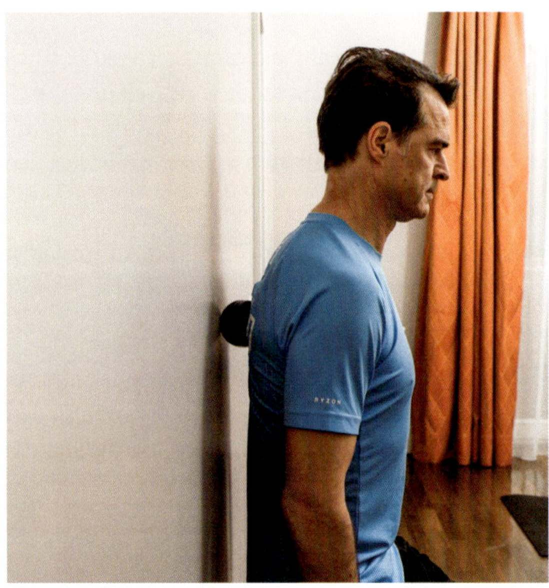

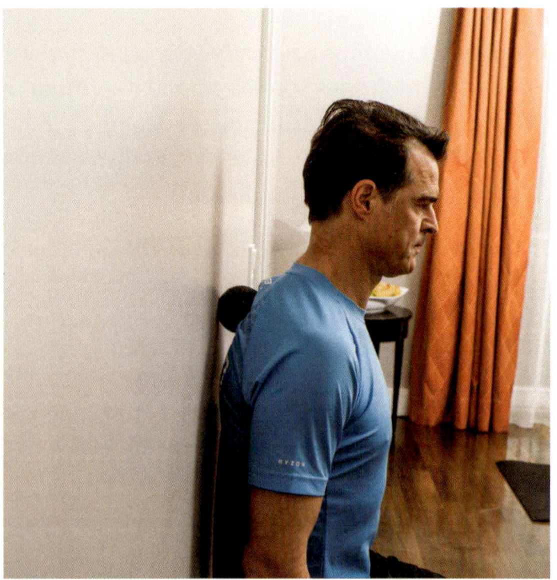

Fußballweltmeister Thomas Berthold: Stellen Sie sich mit dem Rücken zu einer Wand und platzieren Sie einen Tennis- oder Faszienrollball zwischen Wand und Ihrem Rücken. Drücken Sie nun den Rücken gegen den Ball und rollen Sie diesen an der Wand auf und ab, bis Sie auf einen schmerzenden Muskel stoßen. Massieren Sie das schmerzende Gebiet, indem Sie es sehr langsam über den Ball rollen. Erhöhen Sie den Druck auf den Ball, um den Triggerpunkt wirksam zu massieren.

Dr. Tobias Weigl: Diese Übung ist typisch für die Triggerpunktmassage, die Sie mit einem geeigneten Hilfsmittel, etwa einem Tennisball oder einem Faszienrollball, selbst durchführen können. Die Massagebewegungen sorgen für eine verbesserte Durchblutung und der Muskel kann sich entspannen. Je mehr Druck Sie an der schmerzenden Stelle auf den Ball ausüben, desto stärker kann der Triggerpunkt gereizt und in der Folge gelöst werden – natürlich sollten Sie dabei aber nicht über den sogenannten *Wohlfühlschmerz* hinausgehen.

2. TENNISBALLMASSAGE IN LIEGENDER POSITION

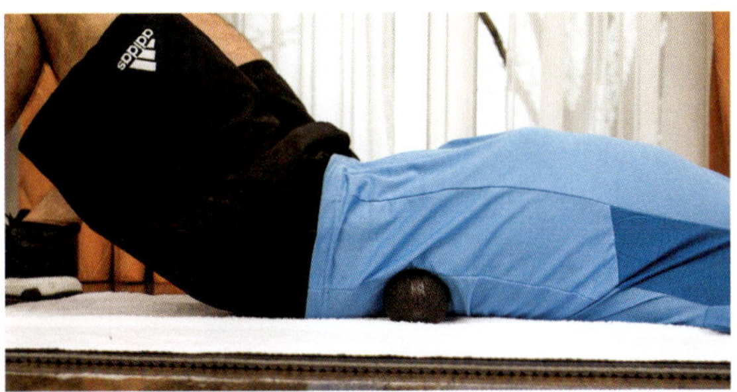

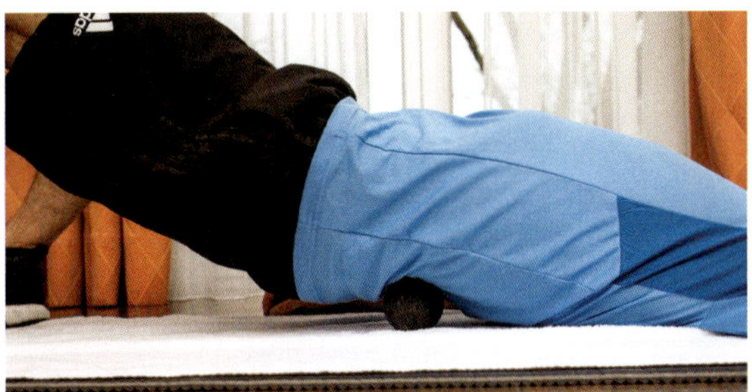

Fußballweltmeister Thomas Berthold: Legen Sie sich in Rückenlage auf den Boden, am besten auf eine Yogamatte oder einen Teppich. Platzieren Sie nun einen Tennis- oder Faszienrollball zwischen Rücken und Boden, idealerweise direkt auf einem schmerzenden Gebiet. Sobald Sie Druck auf dem verhärteten Muskel spüren, rollen Sie mit dem Oberkörper sehr langsam (!) über den Ball, um die Verspannung zu lösen. Ist Ihnen diese Übung zu leicht, dann heben Sie noch parallel das Becken an.

Dr. Tobias Weigl: Diese Übung hat einen ähnlichen Effekt wie diejenige an der Wand, arbeitet aber mit Ihrem eigenen Körpergewicht. Sie müssen keinen Druck auf den Ball, mit dem Sie arbeiten, ausüben – das übernimmt das Gewicht Ihres Oberkörpers. Durch den Druck entsteht Wärme, die Muskeln können sich entspannen und werden besser durchblutet. Auch Stoffwechselrückstände, die das Gewebe zusätzlich verhärten, können nun gelöst und abtransportiert werden. Allerdings ist bei dieser Übung Vorsicht geboten: Achten Sie darauf, dass der Ball niemals direkt unter der Wirbelsäule liegt.

MASSAGE FÜR JEDEN FALL
WEITERE MASSAGEFORMEN

Bindegewebsmassage: Eine gezielte Massage des Bindegewebes. Nach dessen Erfinder, dem Neurologen Dr. Henry Head, zeigen sich Anzeichen für Krankheiten und Störungen am Zustand des Bindegewebes.

Manuelle Lymphdrainage: Diese entstauende Massage dient der Entschlackung von überschüssigem Gewebswasser über die Lymphbahnen.

Akupressur: Ähnlich der Akupunktur werden mit dem Finger punktuell Reize ausgelöst.

Aromamassage: Gerüche von ätherischen oder Pflanzenölen können den Organismus während einer Massage zusätzlich stimulieren.

Ayurvedamassage: Bei der indischen Form der Synchronmassage mit zwei Therapeuten werden auch beruhigende Öle angewendet.

Biodynamische Massage: Durch gezielte Atemtechnik und Massage erhält der Patient Zugang zu seinem Unterbewusstsein. Muskelverspannungen sind nach ihrer Erfinderin Gerda Boyesen die Folge von emotionalen Konflikten und Anspannungen.

3.8.4 WIE FUNKTIONIERT DIE FUSSREFLEXZONENMASSAGE?

Entwickelt wurde die **Fußreflexzonenmassage** von der englischen Masseurin Eunice D. Ingham. Die Grundthese: Jeder Bereich des menschlichen Körpers hängt mit einer äquivalenten Zone in den Füßen und in den Händen zusammen. Von dort aus können diese Partnerregionen durch Stimulation beeinflusst werden. Gleichzeitig spiegeln diese Reflexzonen auch den Zustand des zugehörigen Bereichs oder Organs wider: Tut Ihnen eine Reflexzone weh, wenn Sie sie massieren, stimmt etwas mit dem dazugehörigen Organ nicht.

Angewendet wird diese Methode nicht nur bei muskulären Verspannungen, sondern auch bei Erkrankungen der Atemwege, allergischen Reaktionen und stressbedingten Beschwerden.

3.8.5 MODERNE ASPEKTE IN DER MASSAGE

In Zeiten der Digitalisierung ist auch die Massage nicht mehr nur dem Therapeuten in seinem Behandlungszimmer vorbehalten. Auch die Medien haben die heilende Wirkung für sich entdeckt und für den Heimgebrauch adaptiert.

So offenbart ein Blick in die Appstores für Smartphones eine große Anzahl an Apps, die Informationen und Übungsvideos für Massagen bieten. Die für Android-Geräte verfügbare App *Massage video lessons* bietet bspw. hunderte Videos in englischer Sprache mit Techniken für den Massagepartner sowie fundierten Erklärungen. In einigen Videos werden die Erklärungen der Technik parallel angezeigt und somit noch anschaulicher gemacht. Neben den Händen werden für diese Massagetechniken auch Hilfsmittel wie Tennisbälle verwendet. Die App ist kostenlos verfügbar.

Eine weitere App, ebenfalls nur für Android-Geräte, ist *Massage – the art of healing*. Wie auch in „Massage video lessons" wertet der Hersteller die Grundlagen der Massage mit einer Mischung aus fundierten Informationen aus:

Fragen wie:
- Was für Muskelgruppen gibt es?
- Wie halte ich meine Finger richtig?

werden mit praktischen Videoeinheiten kombiniert. Dabei wird der Fokus auf die zu Beginn typischen Fehler gelegt, um diese in der Durchführung der Massage zu vermeiden. Zusätzliches Feature ist die Vorstellung von verschiedenen Massagemethoden. Mit 1,47 € ist diese App zwar nicht kostenlos, es gibt aber eine kostenlose Testversion mit eingeschränkter Funktion.

Neben Informationsapps arbeiten Hersteller auch an Apps, die selbstständig massieren: Dafür machen sie sich die Vibrationsfunktion der Smartphones zunutze. Erste Versuchsangebote sind bereits auf dem Markt. Deren Massagen dienen allerdings in erster Linie der Entspannung.

Bei allen Vorteilen der Technik bleibt aber zu beachten: Die vorgestellten Applikationen ersetzen nicht die Therapie durch einen geschulten und fachkundigen Therapeuten in medizinisch notwendigen Fällen!

HÄUFIGE PATIENTENFRAGEN

Frage 1:	*Dient Massage nur der Entspannung?*
Dr. Weigl:	Keineswegs! Obwohl die einzelnen Methoden unterschiedliche Subziele haben, ist ihnen doch gemeinsam, dass die Ursachen von Beschwerden aufgedeckt und möglichst beseitigt werden sollen. Darüber hinaus werden sowohl Muskeln wie auch der Patient selbst entspannt, die Blut- und Lymphkreisläufe werden angeregt.
Frage 2:	*Was ist die Thai-Massage und was bringt diese bei Rückenschmerzen?*
Dr. Weigl:	Die Thai-Massage ist eine über 2.500 Jahre alte Form der Massage. Sie wurde entwickelt vom Leibarzt Buddhas und wurde dann über buddhistische Mönche nach Thailand gebracht. Der ursprüngliche Name lautet *uralte heilsame Berührung* und ist die Übersetzung des thailändischen Namens dieser Massagetechnik. Ganz wichtig zu wissen ist, dass die Thai-Massage keine reine Massage, sondern eher eine Mischung aus Yoga, Massage und Akupressur ist. Die korrekte Bezeichnung lautet somit auch *Thai-Yoga-Massage*. Ziel der Thai-Massage ist es, geistig und körperlich zu entspannen. Auf körperlicher Ebene sollen sich vor allem Muskelverspannungen lösen.
Frage 3:	*Kann eine nicht sachgemäß durchgeführte Massage gefährlich für mich sein?*
Dr. Weigl:	Wie gesagt, sind die meisten Rückenschmerzen unspezifisch, d. h., dass es keine Schädigungen an der Wirbelsäule oder den Bandscheiben als Ursache für die Beschwerden gibt. Kommen die Beschwerden jedoch von der Wirbelsäule oder einer anderen spezifischen Ursache, so sollte man unbedingt mit einem Arzt abklären, welche Massage angebracht ist und welche nicht.

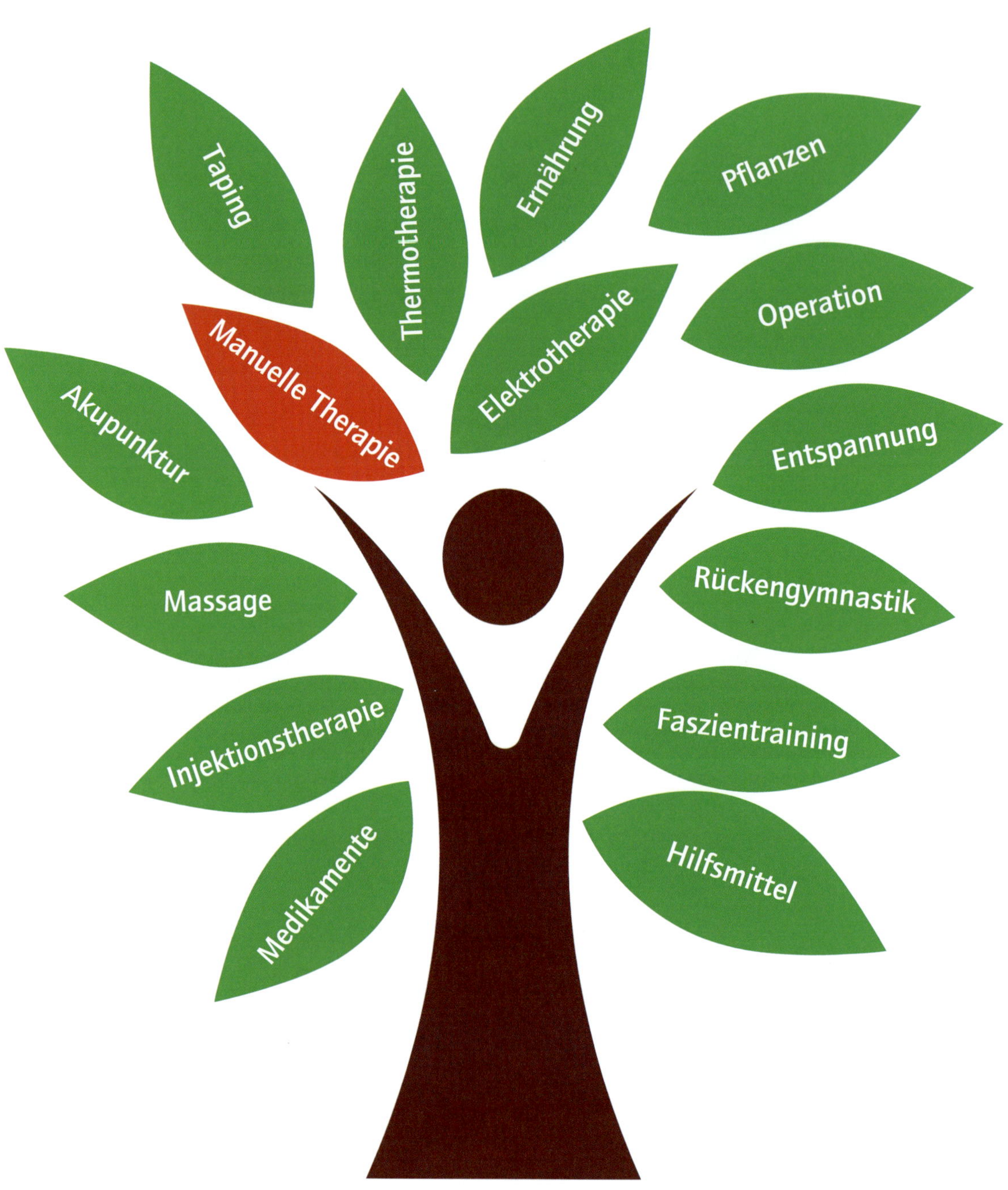
Taping
Thermotherapie
Ernährung
Pflanzen
Manuelle Therapie
Elektrotherapie
Operation
Akupunktur
Entspannung
Massage
Rückengymnastik
Injektionstherapie
Faszientraining
Medikamente
Hilfsmittel

3.9 MANUELLE THERAPIEN BEI RÜCKENSCHMERZEN

„Manuelle Therapien eignen sich für all jene Beschwerden, die reversibel sind, beispielsweise muskulär bedingte Rückenschmerzen."

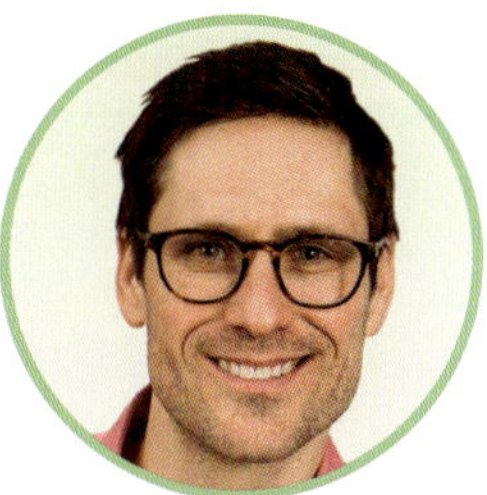

Manuelle Therapien sind Behandlungsweisen, die den menschlichen Bewegungsapparat in den Blick nehmen. Sie basieren auf speziellen Handgriff- und Mobilisationstechniken, die sich innerhalb der verschiedenen Methoden unterscheiden. Manuelle Therapien eignen sich für Beschwerden, die vollständig geheilt werden können, beispielsweise muskulär bedingte Rückenschmerzen.

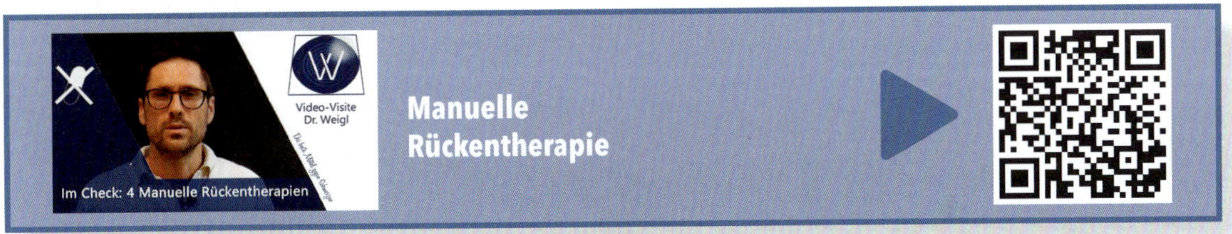

3.9.1 DIE GESCHICHTE DER MANUELLEN RÜCKENTHERAPIE

Die **manuelle Therapie**, wie wir sie heute kennen, wurde in den 1950er-Jahren in den USA entwickelt. Freddy Kaltenborn und Geoffrey Maitland betonten in ihrem neuartigen Konzept die Einmischung durch den Therapeuten während aktiv ausgeführter Übungen aus der Physiotherapie.

Die einzelnen Verfahren, die dabei zur Anwendung kommen, sind jedoch teilweise viel älter. In den folgenden Kapiteln gehe ich darauf explizit ein.

3.9.2 WIE FUNKTIONIERT DIE MANUELLE RÜCKENTHERAPIE?

Der Begriff der **manuellen Therapie** lässt sich mit **Heilung** beziehungsweise **Pflege durch die Hände** (lateinisch **manus**) übersetzen.

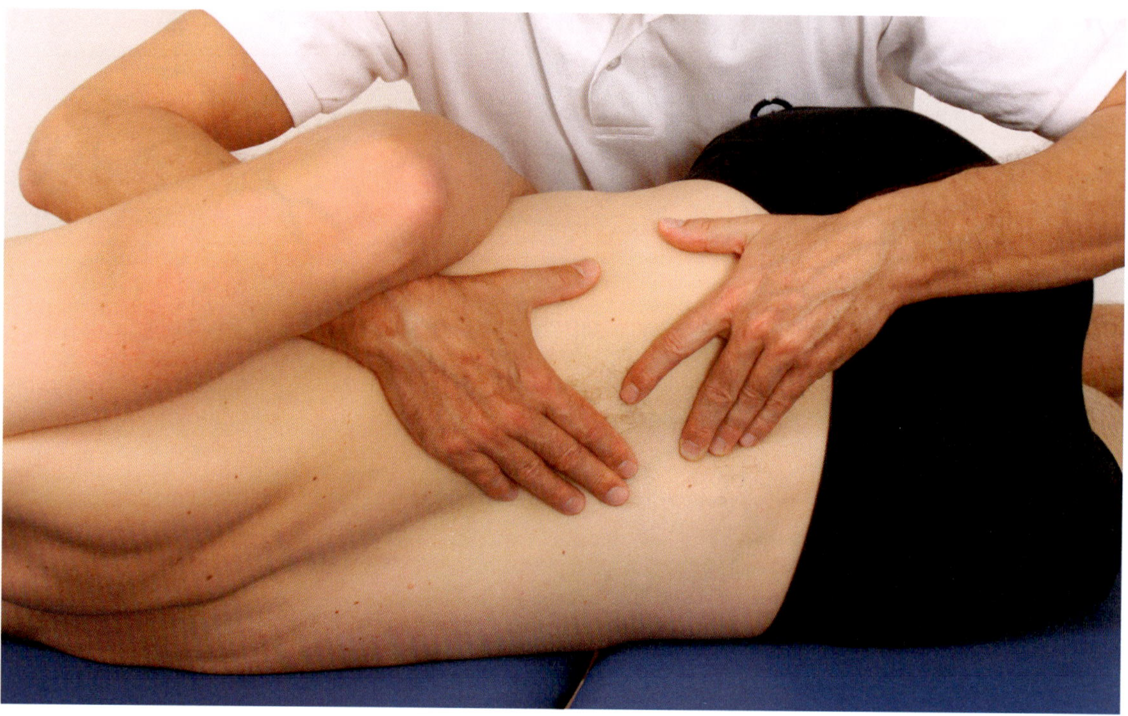

Laut dem Verband Deutscher Physiotherapeuten handelt es sich dabei um die Behandlung des gesamten Bewegungsapparats, der sich aus dem Skelett mit seinen Gelenken (*Diathrose*) sowie den Muskeln mit ihren Bändern und Sehnen zusammensetzt. Es sind die Zusammenhänge von Knochen, Gelenken und Bewegung, die die Grundlage der manuellen Therapie bilden. Die manuelle Therapie ist eine Teildisziplin der Physiotherapie, welche alle physikalischen und Bewegungstherapien umfasst.

Alle manuellen Therapien beziehen sich auf Beschwerden und Erkrankungen, die reversibel sind: Das bedeutet, dass Fälle wie Knochenbrüche, Tumore oder Osteoporose durch den gezielten Eingriff in den Bewegungsapparat sogar verschlimmert werden können. Bei Beschwerden, die dagegen auf muskuläre Verkrampfungen und Anspannungen zurückzuführen sind, kann eine manuelle Therapie als Baustein einer ganzheitlichen Behandlung helfen.

Das Ziel bei Problemen mit der Gelenkbewegung ist, die Fähigkeit zur Mobilisation des betroffenen Gelenks wiederherzustellen. Um dies zu gewährleisten, stresst der Therapeut beispielsweise das in den Gelenkkapseln vorhandene Kollagen, einen Faserbestandteil aus Proteinen, und erweitert auf diese Weise das Bewegungsausmaß.

Eine Therapie gilt dann als erfolgreich, wenn die maximale Mobilität in Abhängigkeit vom Schweregrad der Erkrankung des zu behandelnden Körperteils erreicht ist. Daneben ist auch die Schmerzlinderung ein wichtiges Ziel der manuellen Therapie.

Physiotherapeuten nutzen zu diesem Zweck unterschiedliche Verfahren: So kommen rehabilitative Methoden oder passive Bewegungen, wie Mobilisation oder Manipulation, infrage.

3.9.3 OSTEOPATHIE BEI RÜCKENSCHMERZEN

Der Begriff **Osteopathie** kommt aus dem Griechischen und bedeutet **Knochenleiden**. Diese Form der manuellen Therapie geht auf den US-Amerikaner Andrew T. Still zurück, der Mitte des 19. Jahrhunderts die Grundlagen dieser Alternativmedizin schuf. Kern der Philosophie, die hinter der Behandlungsmethode steht, ist die Bewegung: Wo keine Bewegung stattfinden kann, können sich nach Ansicht Stills Krankheiten und Beschwerden ergeben. Der Osteopathie fällt die Aufgabe zu, diese aufzuspüren und zu lösen.

Grundlegend für eine einwandfreie Bewegungsleistung ist die Funktion der sogenannten *Bewegungsketten*: Jede noch so kleine Bewegung entspringt einer Kette von Bewegungen. Ein Beispiel: Die Lunge kann den Körper nur mit Luft und dem darin enthaltenen Sauerstoff versorgen, weil das Herz sauerstoffarmes Blut in die Lungenbläschen pumpt. Funktioniert nur ein einziges Glied in dieser Kette nicht, ist der gesamte Ablauf gestört.

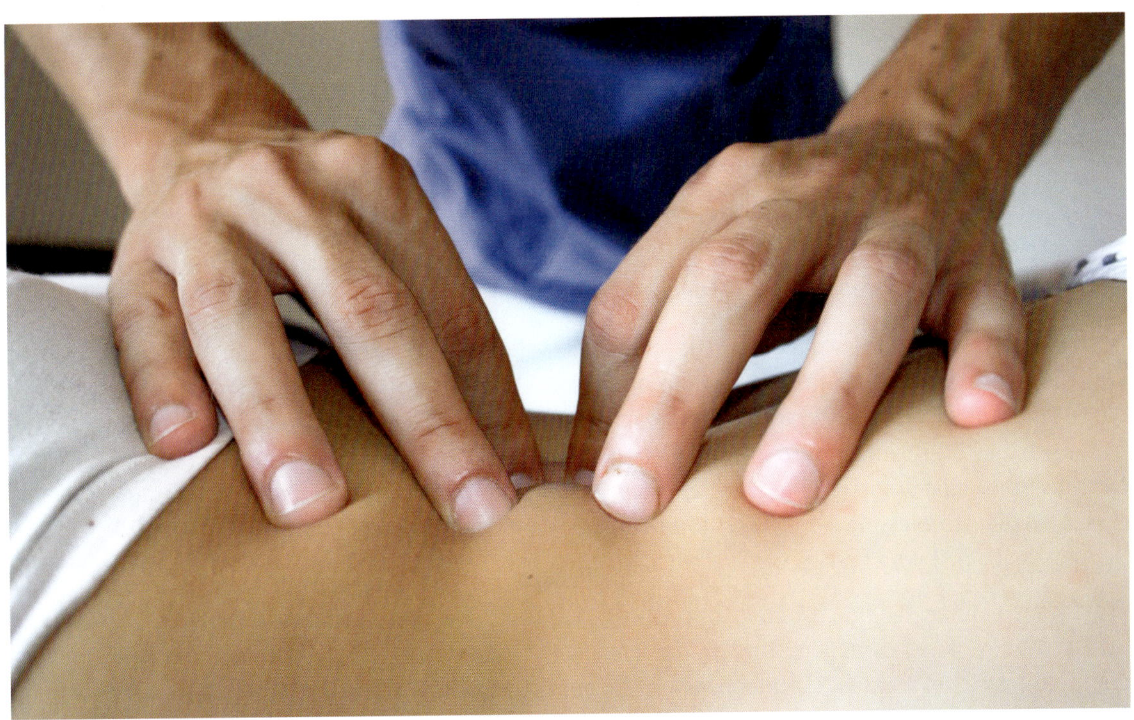

Ziel der Osteopathie ist somit nicht ausschließlich die Heilung von Krankheiten, sondern in erster Linie das Aufspüren der Gründe, warum eine Krankheit oder Beschwerden innerhalb der jeweiligen Struktur ausgebrochen sind. Die Wiederaufnahme der natürlichen Funktion des betroffenen Bereichs steht an erster Stelle und soll eine Selbstheilung ohne den Einsatz von Medikamenten ermöglichen.

Wie bei der manuellen Therapie üblich, verwenden Therapeuten bei der Untersuchung und der Therapie ihre Hände. Um die Blockade zu lösen (*Deblockade*), arbeitet der Therapeut vor allem mit sanftem, gezieltem Druck oder kräftigem Bohren. Dabei erfasst und versteht die Osteopathie den Körper als ganzheitliche, zusammenhängende Struktur.

Anders als der Name suggeriert, stehen dabei aber nicht nur Knochen und Gelenke im Vordergrund: Auch die Faszien, die Muskulatur sowie die Funktionskreisläufe der Organe werden in den Blick genommen.

Die Zusammenhänge von Schmerzen und dem menschlichen Skelett wurden schon früh in der Geschichte erkannt: So diskutierte bereits Hippokrates (ca. 460-370 v. Chr.) über die Folgen von verschobenen Wirbeln. Im Hochmittelalter entwickelte der Philosoph und Arzt Avicenna (980-1037) Griffe, um das Skelett seiner Patienten zu stabilisieren. Zeitgleich tauchten überall in Europa sogenannte *Knochensetzer* auf, deren Methodik in der Neuzeit weiterentwickelt wurde. Doch erst im 19. Jahrhundert beschäftigten sich Ärzte eingehend mit der schmerzhaften Verschiebung von Wirbeln und manuellen Techniken.

3.9.4 CHIROTHERAPIE BEI RÜCKENSCHMERZEN

Wie auch die Osteopathie stammt die Methode des **mit den Händen arbeiten** (griechisch: **Chiropraktik**) aus den USA: Im 19. Jahrhundert entwickelte dessen Erfinder, der Heiler Daniel D. Palmer, seine neuartige Methode auf Basis der Magnettherapie sowie der Osteopathie.

Anhänger der **Magnettherapie** gingen davon aus, dass Schmerzen unter Einwirkung von magnetischen Wellen gelindert würden. Für Palmer stand im Fokus seiner Chiropraktik jedoch etwas ganz anderes – die Vitalisierung der Lebenskraft, die grundsätzlich durch das Nervensystem aufrechterhalten wurde. Diese war gestört, wenn bspw. ein Wirbel verschoben oder Gelenke blockiert waren. Somit spielt das Nervensystem eine tragende Rolle im Selbstverständnis der **Chiropraktik**, dass ein blockierter Wirbel dieses System stören kann.

Fehlerhaft sitzende Knochen (dazu gehören auch die Wirbel) werden im Selbstverständnis der Chiropraktik als Gründe für Beschwerden betrachtet. Wie auch die Osteopathie versucht die Chiropraktik nicht, eine Krankheit zu heilen, sondern die Ursachen für Beschwerden im Rahmen eines selbstheilenden Systems zu bekämpfen. Übergeordnetes Ziel der Chiropraktik ist die Optimierung des allgemeinen Zustands des Patienten.

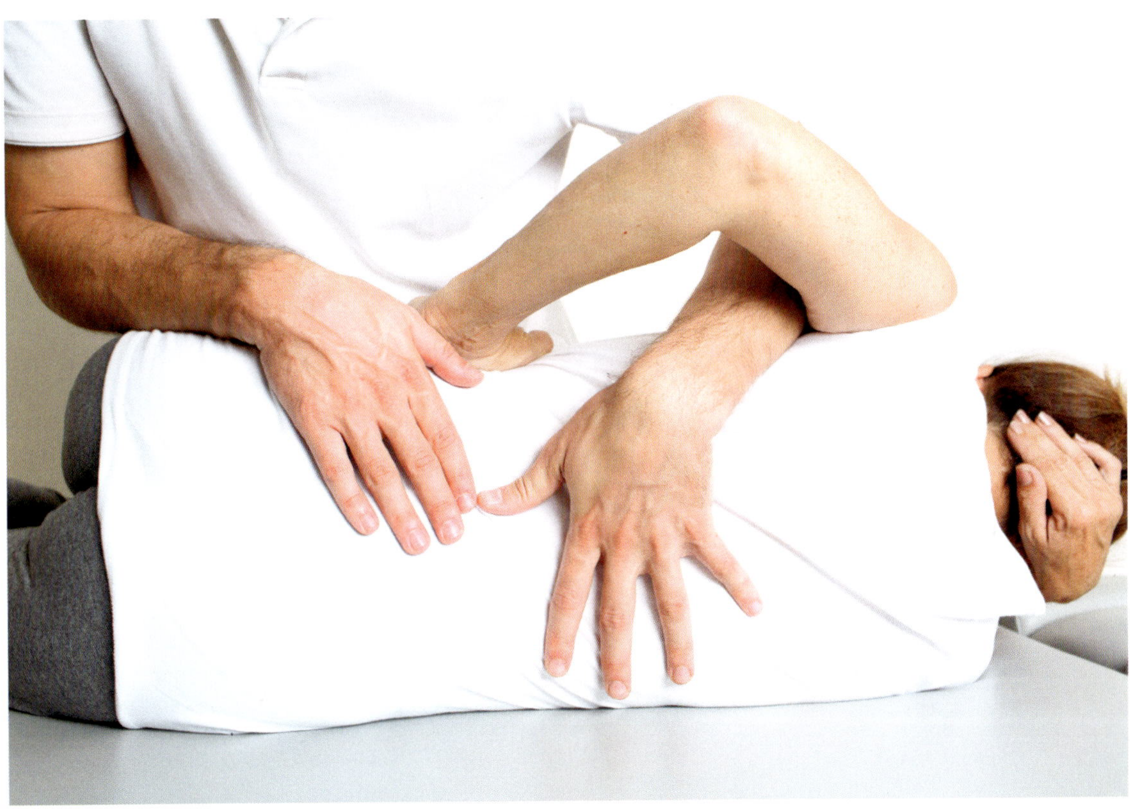

Die Behandlung durch eine chiropraktische Methode sieht vor, dass Wirbel, die falsch liegen und somit durch das Drücken auf Nervenstränge Schmerzen verursachen, durch Zuhilfenahme der Quer- und Dornfortsätze wieder „eingerenkt" werden können. Die sogenannte *Hole-in-One-Methode*, die heute noch verwendet wird, wurde von Palmer geprägt. Ähnlich wie beim Golf – daher kommt auch die Bezeichnung – wird mit einer Bewegung der falsch sitzende Knochen in seine eigentliche Position geschoben.

Anders als ursprünglich beschäftigen sich Therapeuten in der heutigen Chiropraktik auch mit Weichteilen, wie Bändern, Faszien und Muskeln. Die dafür verwendeten Methoden werden aus der Osteopathie entlehnt, allerdings wird an der Rolle des Nervensystems weiterhin festgehalten. Konträr zur Schulmedizin wird in der Chiropraktik die Diagnose als **Analyse** bezeichnet, die Behandlung wird wiederum **Adjustierung** genannt.

Glück, das ist einfach eine gute Gesundheit und ein schlechtes Gedächtnis. (Hemingway)

3.9.5 SHIATSU BEI RÜCKENSCHMERZEN

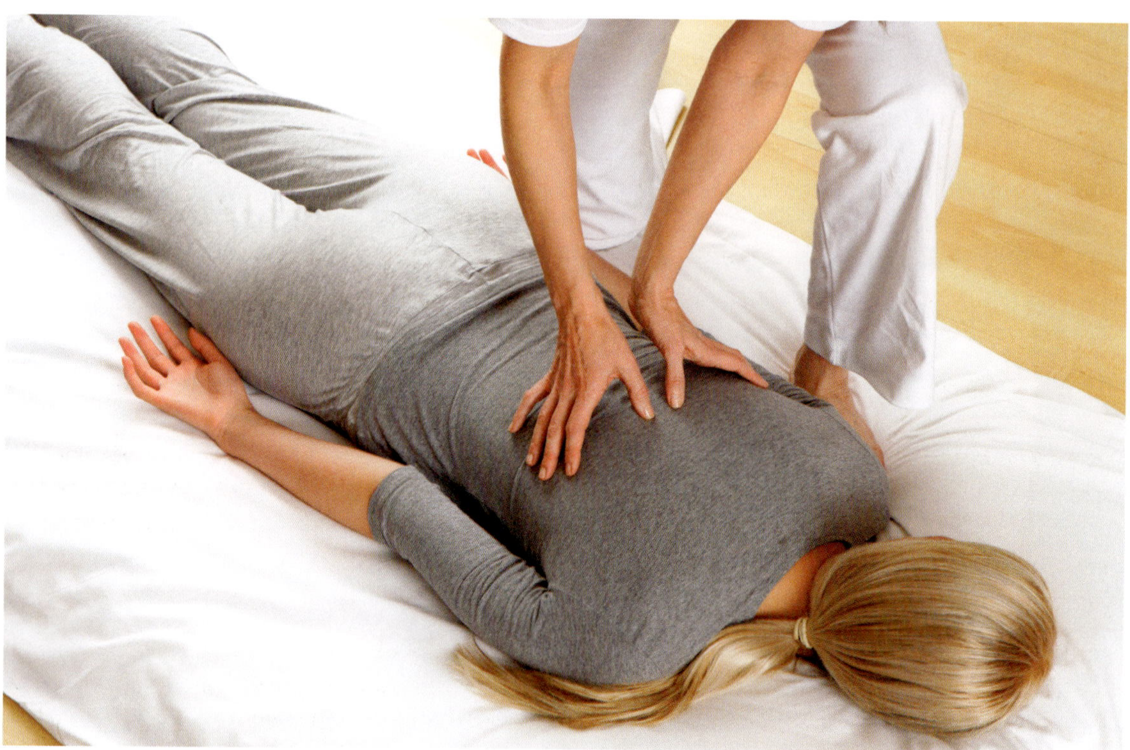

Im Gegensatz zu den bereits vorgestellten Therapien kommt die Methode des **Shiatsu** aus dem asiatischen Raum und wird schon seit Jahrhunderten angewandt. **Shiatsu** ist japanisch für **Fingerabdruck** und ist ein Produkt aus der ursprünglichen Methode und adaptierten Techniken anderer manueller Therapien. Die heutigen Formen des Shiatsu gehen auf eine Entwicklung in Japan unter Toru Namikoshi und Masunaga Shizuto zu Beginn des 20. Jahrhunderts zurück; aus dieser Zeit stammt auch die uns bekannte Bezeichnung.

Im Wesentlichen basiert Shiatsu auf der ursprünglich aus China stammenden Wissenschaft des **Qui**, welche dann in Japan weiterentwickelt wurde. Die Wissenschaft des Qui geht davon aus, dass jede Materie energetische Eigenschaften aufweist. Diese wird innerhalb des großen Ganzen betrachtet und kann erst als Gesamtbild verstanden und nachvollzogen worden.

Die Lehren aus der Wissenschaft des Qui werden im Shiatsu auf den Körper übertragen und teilen sich in zwei Methodenpfeiler auf: die **Körperarbeit** und die **Energiemedizin**. Unter **Körperarbeit** fällt die Arbeit mit Druck und die Dehnung des Körpergewebes. Der Therapeut übt Druck auf das Bindegewebe, z. B. die Faszien, aus. Dadurch wird das anfällige oder brüchige Gewebe wieder hydriert und in den ursprünglichen Zustand der Beweglichkeit zurückversetzt.

Die **Energiemedizin** beschäftigt sich mit dem Energiefeld, also dem biomagnetischen Feld des Menschen, und dem Umgang damit. Es entsteht durch das Pulsieren von elektrischen Strömen innerhalb des Körpers, insbesondere des Bindegewebes, das Teil dieses Energienetzes ist. Die bereits angesprochene Stimulation des Bindegewebes unterstützt auch dessen Aufrechterhaltung.

Zusätzlich verwenden Therapeuten Erkenntnisse aus der Akupunktur. So wird u. a. auf die Akupunkturmeridiane zurückgegriffen, die als energiereicher gelten als einzelne Akupunkturpunkte. Darüber hinaus konzentrieren sich Therapeuten in Bezug auf das Energiefeld vor allem auf den Bauch (*Hara*): In der chinesischen wie auch japanischen Medizin ist der Bauch das sogenannte *Vitalzentrum*, das Zentrum des körperlichen Energiefeldes. Shiatsu ist somit eine Behandlungsmethode, die wesentlich auf der Akupressur und verschiedenen Massageformen basiert.

3.9.6 ROLFING BEI RÜCKENSCHMERZEN

Das **Rolfing** unterstützt eine möglichst energiesparende Entfaltung hin zu einem natürlichen Gleichgewicht. Es ist Teil der von Dr. Ida Rolf entwickelten **strukturellen Integration**, die sich Elemente aus dem Yoga und der Arbeit mit Binde- und Muskelgewebe zunutze macht. Kernelement ist die Wechselbeziehung zwischen der Struktur, also dem menschlichen Körper, und da vor allem dem Bewegungsapparat, und dem übergeordneten Rahmen, der Schwerkraft.

Laut Rolf hängt das menschliche Wohlbefinden, sowohl auf physischer wie psychischer Ebene, auch vom Körperbau ab, der idealerweise in einer harmonischen Relation zur Erdanziehung stehen sollte. Schmerzen werden als ein Zeichen verstanden, dass diese Beziehung aus den Fugen geraten ist. Durch die Bearbeitung des Binde- und Muskelgewebes kann die körperliche Gestalt verändert und so die Verbindung zum übergeordneten Rahmen verbessert werden.

Dieser Ansatz versteht sich nicht nur als therapeutische Methode zur Ermöglichung einer Selbstheilung, sondern auch als pädagogischer Prozess. Der Fokus der eigentlichen Behandlung liegt vor allem auf dem Muskel- und Bindegewebe. Ziel ist es, Spannung und Platz zu geben. Aus methodischer Sicht wird dieses Ziel vor allem durch eine gezielte Behandlung des Binde- und Muskelgewebes durch Druck erreicht.

DIGITALE MEDIZIN

Manuelle Therapien können durch zusätzliche Übungen zu Hause ergänzt werden. Dank der Digitalisierung gibt es mittlerweile auch Angebote für das Smartphone. So bietet etwa der Georg Thieme Verlag die App *manuelletherapie* für Android und iOS an. Darüber können Sie als Nutzer Artikel zum Thema aufrufen und auf Übungsvideos zugreifen, die Therapieübungen für die eigenen vier Wände zur Verfügung stellen. Die App ist kostenlos, allerdings erfordert die Nutzung der Angebote eine Registrierung als Abonnent. Dieses Modell zeichnet sich jedoch auch dadurch aus, dass es die einzige App auf diesem Gebiet ist.

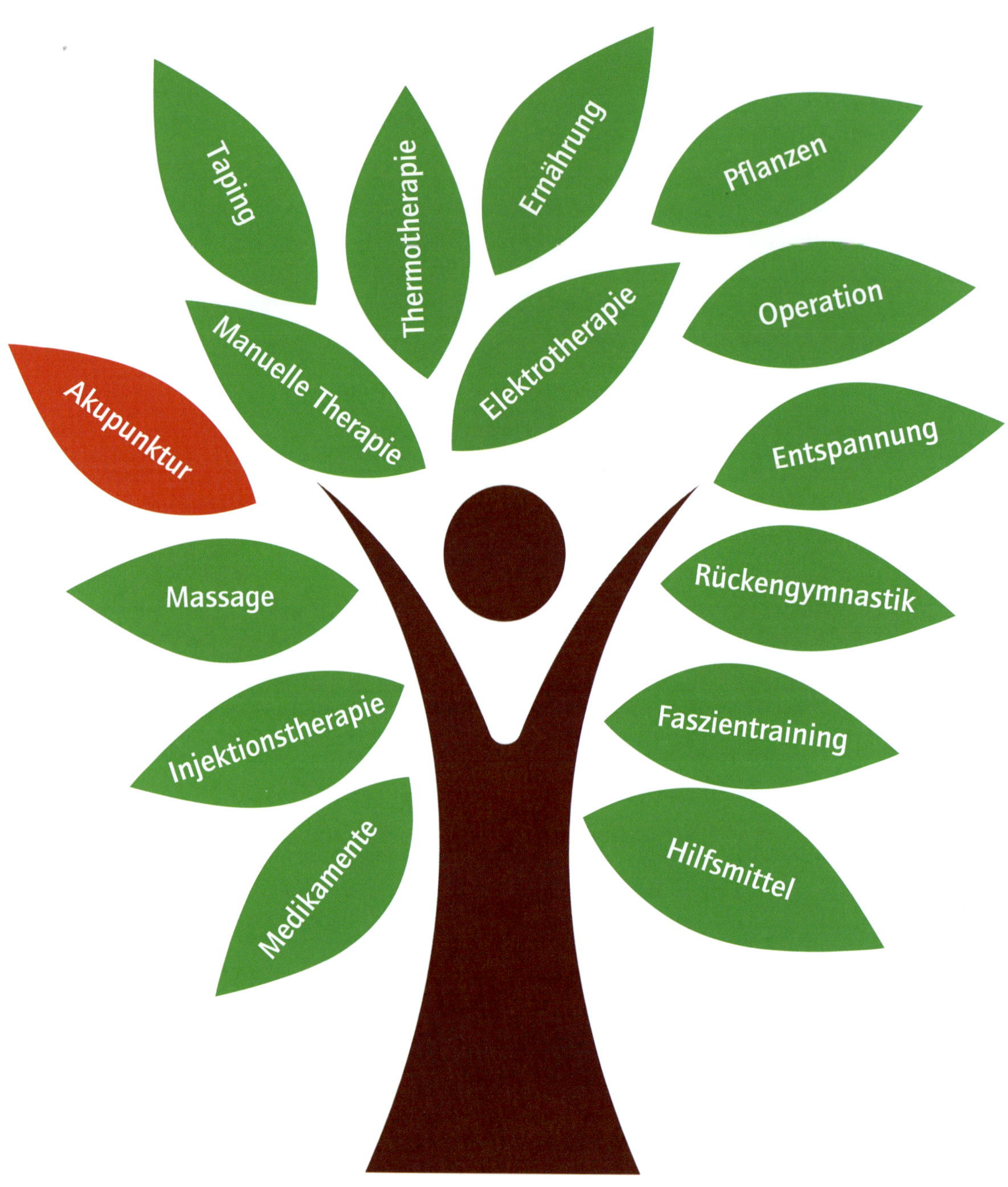
Taping
Thermotherapie
Ernährung
Pflanzen
Operation
Elektrotherapie
Manuelle Therapie
Akupunktur
Entspannung
Massage
Rückengymnastik
Injektionstherapie
Faszientraining
Medikamente
Hilfsmittel

3.10 AKUPUNKTUR – SCHMERZEN ALTERNATIV BEHANDELN

„Akupunktur kann ein wichtiger Baustein der dauerhaften Schmerzbehandlung sein – jedoch ist die Studienlage nicht eindeutig."

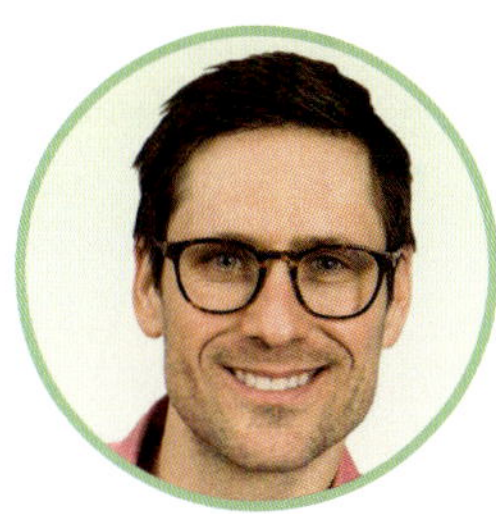

3.10.1 DIE GESCHICHTE DER AKUPUNKTUR – TRADITIONELLE CHINESISCHE MEDIZIN

Die **Akupunktur** ist eine empirische Heilkunst der alten Traditionellen Chinesischen Medizin. Das Wort **Akupunktur** entstammt den beiden lateinischen Wörtern **acus** = **Nadel** und **punctio** = **stechen**. Neben Kräuterheilkunde, Ernährungslehre (= Diätetik), Massage (= Tuina-Massage), Schröpfen und Bewegungstherapie, wie Qigong oder Tai-Qi, stellt Akupunktur eine der Säulen der Traditionellen Chinesischen Medizin (TCM) dar. Sie basiert auf der Vorstellung, dass die Lebensenergie, das sogenannte *Qi* (gesprochen: tschi), durch den Körper auf festgelegten Bahnen, den sogenannten *Meridianen*, fließt.

3.10.2 WIE FUNKTIONIERT DIE AKUPUNKTUR?

Es gibt **12 Hauptmeridiane**, die jeweils einem Organ zugeordnet sind. Entlang dieser Meridiane befinden sich Punkte, mit deren Hilfe man über eine Stimulation den Energiefluss beeinflussen und regulieren kann. Bei der Akupunktur geschieht dies mit sehr feinen, sterilen Nadeln, die in die Akupunkturpunkte gestochen werden.

Basierend auf der Vorstellung des gestörten Energieflusses als Ursache einer jeden Erkrankung, wird Akupunktur in der TCM auch bei vielen anderen, sehr unterschiedlichen Erkrankungen eingesetzt, z. B. Atemwegserkrankungen, Allergien, Hauterkrankungen oder Magen-Darm-Erkrankungen.

AKUPUNKTUR BEI AKUTEN UND CHRONISCHEN SCHMERZEN

- Rückenschmerzen,
- Kopfschmerzen,
- Migräne,
- Tumorschmerzen,
- Arthrose,
- Entzündungsschmerzen.

Obwohl es keine morphologischen Korrelate der Akupunkturpunkte gibt, wurde die grundsätzliche Wirksamkeit einer Akupunkturanwendung auf bestimmte Indikationen – insbesondere bei der Behandlung akuter und chronischer Schmerzen – nachgewiesen. In vielen Fällen war die Akupunkturtherapie ebenso effektiv wie die Behandlung mit Medikamenten.

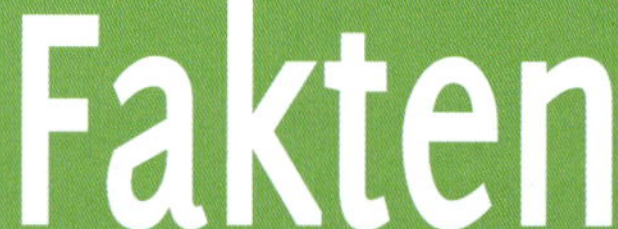

Um Akupunkturen durchführen zu dürfen, muss ein Arzt eine spezielle Ausbildung, die rund 200 Stunden Theorie und Praxisübungen umfasst, absolvieren. Anschließend muss er eine Prüfung bei der jeweiligen Landesärztekammer ablegen. Einige Ärzte bilden sich darüber hinaus bis zum Akupunktur-Diplom weiter und/oder nehmen Weiterbildungen in China vor Ort wahr. Adressen einiger dieser Ärzte erhalten Sie auf der Seite der Deutschen Ärztegesellschaft für Akupunktur (DÄGfA).

Die große deutsche **Akupunkturstudie** (german acupuncture trials, kurz: gerac, 2005) belegt, dass bei chronischen Knieschmerzen (Gonarthrose) nach 10-15 Behandlungen die Beschwerden stärker reduziert werden können als nach einer gemäß Leitlinien durchgeführten Standardtherapie. Auch bei der Behandlung von Migräne mit Akupunktur zeigte sich, dass die medikamentöse Standardtherapie nicht überlegen ist und sich die Anzahl von Migränetagen durch Akupunktur deutlich verringerte – sogar noch sechs Monate nach der Behandlung. In beiden Fällen – Migräne und Gonarthrose – war die Akupunktur somit einer medikamentösen Therapie überlegen.

Fakten

Grundsätzlich gilt: Je länger eine Erkrankung besteht, desto mehr Anwendungen sind notwendig. Bei chronischen Erkrankungen sind erste Verbesserungen meist erst nach der dritten bis sechsten Anwendung zu bemerken. Die Anzahl der Sitzungen bestimmt der behandelnde Arzt und richtet sich dabei nach der Erkrankung und dem Schweregrad.

Man vermutet aus schulmedizinischer Sicht an den Stichstellen feine Durchtrittspunkte von Gefäßnervenbündeln, deren Stimulation eine Ausschüttung von schmerzlindernden Botenstoffen bewirkt. Mehrere Studien, bspw. auch die gerac-Studie, zeigten jedoch, dass die Akupunkturanwendung einer Scheinbehandlung nicht überlegen ist. Dazu wurden in diesen Studien bei Patienten in der Kontrollgruppe die Nadeln nicht in die spezifischen Akupunkturpunkte gestochen, sondern wahllos an andere Stellen des Körpers.

Die positiven Ergebnisse bei der Behandlung akuter und chronischer Schmerzen durch die Nadelstiche – unabhängig von der Einstichstelle – lassen sich dadurch erklären, dass der leicht schmerzende Nadelstich das System der Schmerzregulation stimuliert. Dabei werden unter anderem körpereigene, schmerzhemmende Botenstoffe, wie Endorphine, Serotonin und Enkephaline, ausgeschüttet, die die Schmerzweiterleitung zum Gehirn hemmen. Gleichzeitig wird die Ausschüttung von schmerzverstärkenden Botenstoffen, wie Substanz P und entzündungsverstärkenden Stoffen, wie Interleukin 1β, gehemmt.

Kernspinaufnahmen des Gehirns können zeigen, dass, während einer Akupunkturbehandlung, die Akupunktur zu einer Veränderung im limbischen System, der Verarbeitungsstelle der Empfindungen, zu denen unter anderem Schmerz gehört, führt. Dadurch kommt es zu einer verbesserten Schmerzverarbeitung.

Fakten

Während einer Akupunkturbehandlung verbleiben die feinen, sterilen Einmalnadeln für ca. 30 Minuten im Körper. Die ersten Verbesserungen können bei einigen Patienten mit akuter Symptomatik schon nach der ersten Anwendung eintreten. Für einen stärkeren und länger anhaltenden Effekt sind jedoch meist 10-15 Akupunktursitzungen notwendig.

Viele Ärzte gehen davon aus, dass der Körper nach 10-12 Sitzungen eine Anpassungszeit benötigt, die 1-3 Monate dauern kann. Daher ist es möglich, dass nach dieser Phase neuerliche Behandlungen zu einer weiteren Verbesserung führen können.

Ein weiterer positiver Effekt der Behandlung ist, dass der Patient während der 30-minütigen Behandlung auf einer Liege liegt und sich entspannen kann, sodass Stress und Hektik abgebaut werden können. Dies wirkt sich ebenfalls positiv auf den Gesundheitszustand aus, da die durch Stress ausgeschütteten Botenstoffe im Körper reduziert werden.

Bei Erkrankungen mit unklarer Diagnose, infektiösen oder fieberhaften, psychiatrischen Erkrankungen oder Krebsleiden sollte von einer Akupunktur Abstand genommen werden. Schwangerschaft und Blutungsneigung stellen sich als relative Kontraindikationen dar. Wenn die Akupunkturbehandlung von Ungeübten ausgeführt wird, können leichte Komplikationen, wie Schmerzen oder Hämatome an den Stichstellen, auftreten.

ABWANDLUNGEN DER KLASSISCHEN AKUPUNKTUR

Bei der klassischen Akupunktur werden die sterilen Einmalnadeln in einzelne Akupunkturpunkte entlang der Meridiane gestochen. Dabei unterscheidet man die Ohrakupunktur (erfolgt nur an der Ohrmuschel) und die **Schädelakupunktur** (erfolgt nur über die Schädeldecke) von der **allgemeinen Körperakupunktur**.

Darüber hinaus gibt es auch technische Variationen der Ausführung:

- **Elektroakupunktur:** Die Akupunkturpunkte werden mittels ungefährlicher, elektrischer Reize stimuliert.
- **Laserakupunktur:** Anstelle der Nadeln wird ein Niedrigenergielaser zur Stimulation der Akupunkturpunkte eingesetzt.
- **Akupressur:** Die Stimulation erfolgt durch Fingerdruck auf die Akupunkturpunkte. Es werden keine Nadeln eingesetzt.
- **Moxibustion:** Die Reizwirkung der Nadeln wird durch zusätzliche Wärme und Heilkräuter, wie Beifuß, verstärkt. Diese werden meist an den Enden der Nadeln abgebrannt.

3.10.3 TIPPS FÜR SIE

Eine Akupunkturbehandlung kostet je nach Behandlungsdauer und -aufwand etwa 30-70,- € pro Sitzung. Bei einigen Erkrankungen, wie chronischen Rückenschmerzen im Lendenwirbelbereich oder Migräne, bezahlen die gesetzlichen Krankenkassen einen Teil oder sogar die gesamte Behandlung. Auch viele private Krankenkassen erstatten die Kosten bei Schmerzbehandlungen.

Folgende Punkte sind wichtig für eine erfolgreiche Akupunkturtherapie

- Es besteht ein Vertrauensverhältnis zum behandelnden Arzt.
- Der behandelnde Arzt führt die Akupunktur selbst durch.
- Die Behandlung erfolgt in einem eigenen, ruhigen Raum.
- Die Raumtemperatur ist angenehm.
- Sie fühlen sich sicher und gut aufgehoben.
- Sie können sich jederzeit bemerkbar machen, wenn etwas nicht in Ordnung ist.
- Die Behandlungen finden in einem regelmäßigen Abstand statt.
- Der behandelnde Arzt hat eine ausführliche Anamnese durchgeführt, um alle Aspekte Ihres Gesundheitszustands in die Ausarbeitung Ihrer Behandlung einfließen zu lassen.
- Der behandelnde Arzt hat Sie ausführlich über die Behandlung aufgeklärt.
- Der behandelnde Arzt erläutert während der Behandlung, was er tut und warum.
- Während der Behandlung entspannen Sie sich und lassen den Stress von sich abfallen.

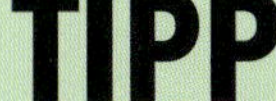

Eine weitere Methode zur Selbstbehandlung können die Lehren der Akupressur liefern. Die Druckausübung auf bestimmte Punkte geht auf die Vorstellung zurück, dass Energielinien durch den menschlichen Körper laufen. Gestörte Energieflüsse können Schmerzen hervorrufen, die durch die gezielte Druckausübung gelöst werden.

Zwei dieser Akupressurpunkte sind auch im Kontext der Triggerpunkte hilfreich: der **Huantiao-Akupressurpunkt** und der **Weinzhong-Punkt**, die an der Gallenblase sowie der Blase liegen.

Was kannst du dir vorwerfen, wenn du alles gegeben hast?

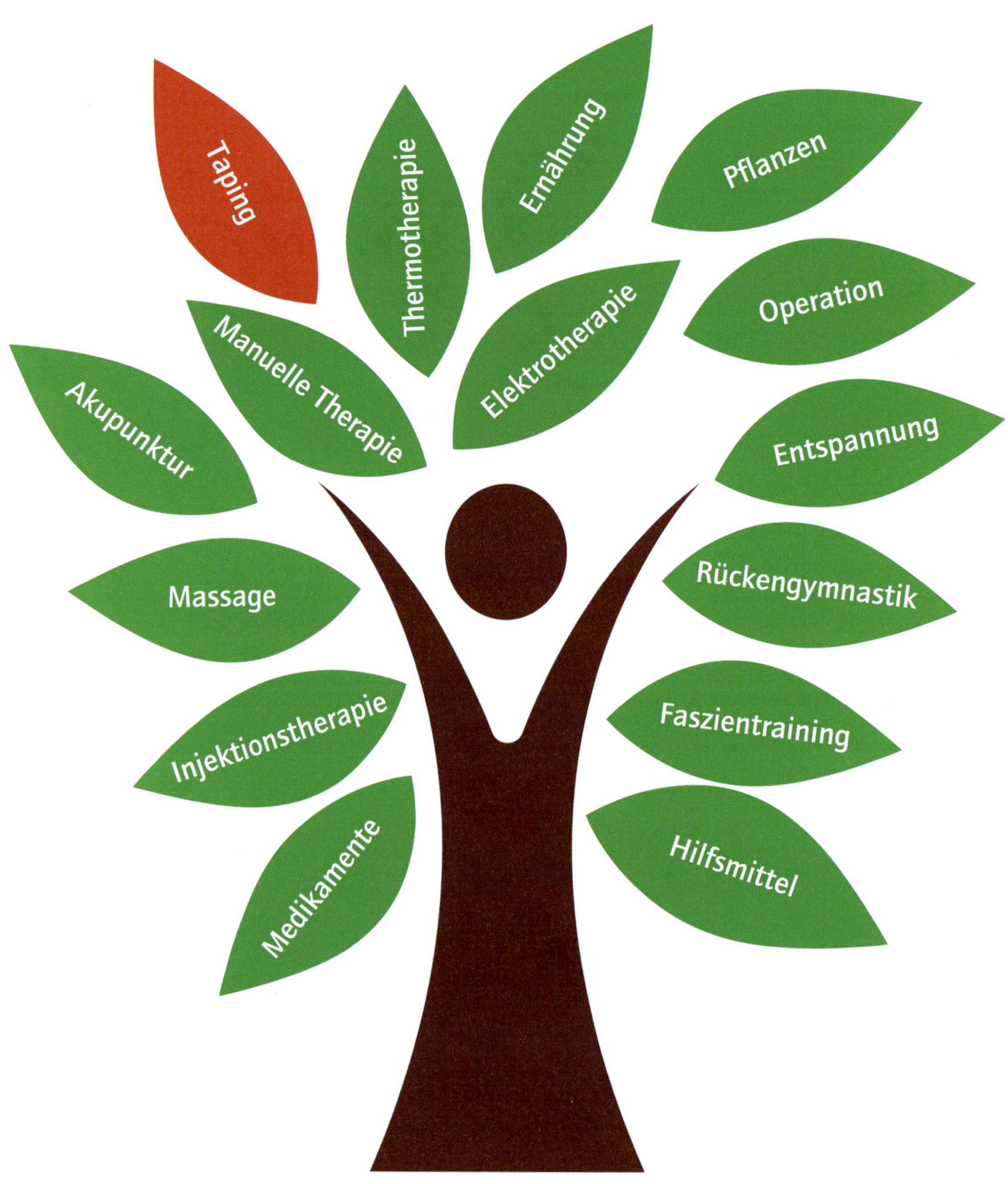
Taping
Thermotherapie
Ernährung
Pflanzen
Operation
Elektrotherapie
Manuelle Therapie
Akupunktur
Entspannung
Massage
Rückengymnastik
Injektionstherapie
Faszientraining
Medikamente
Hilfsmittel

3.11 TAPING – EINE SINNVOLLE THERAPIEERGÄNZUNG

„Durch die massierende und stimulierende Wirkung der dehnbaren und atmungsaktiven Bänder können Beschwerden gelindert und eingedämmt werden."

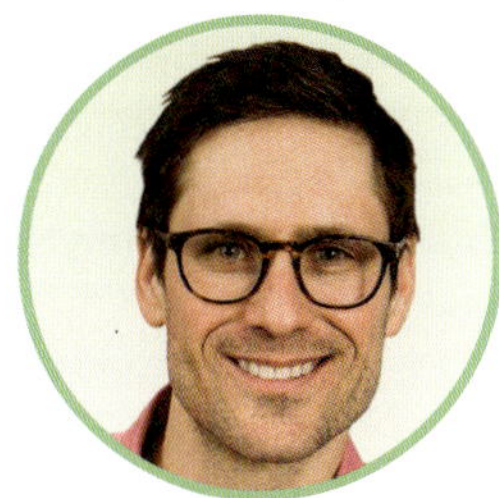

3.11.1 DIE GESCHICHTE DES KINESIO-TAPINGS – JAPANISCHE KLEBEKUNST

Das japanische **Kinesio-Taping** wurde als Behandlungsergänzung bei Schmerzen zunächst für Sportler entwickelt. Dabei handelt es sich um elastische Bänder, die in bestimmter Weise auf die schmerzenden Stellen geklebt werden. Der Begriff **Taping** kommt aus den USA, wo dieser die Abkürzung von „adhesive tape" bildet, was wiederum Verbandpflaster bedeutet. Taping wird als unterstützende Therapie bei der Behandlung von Beschwerden mit Verbänden eingesetzt.

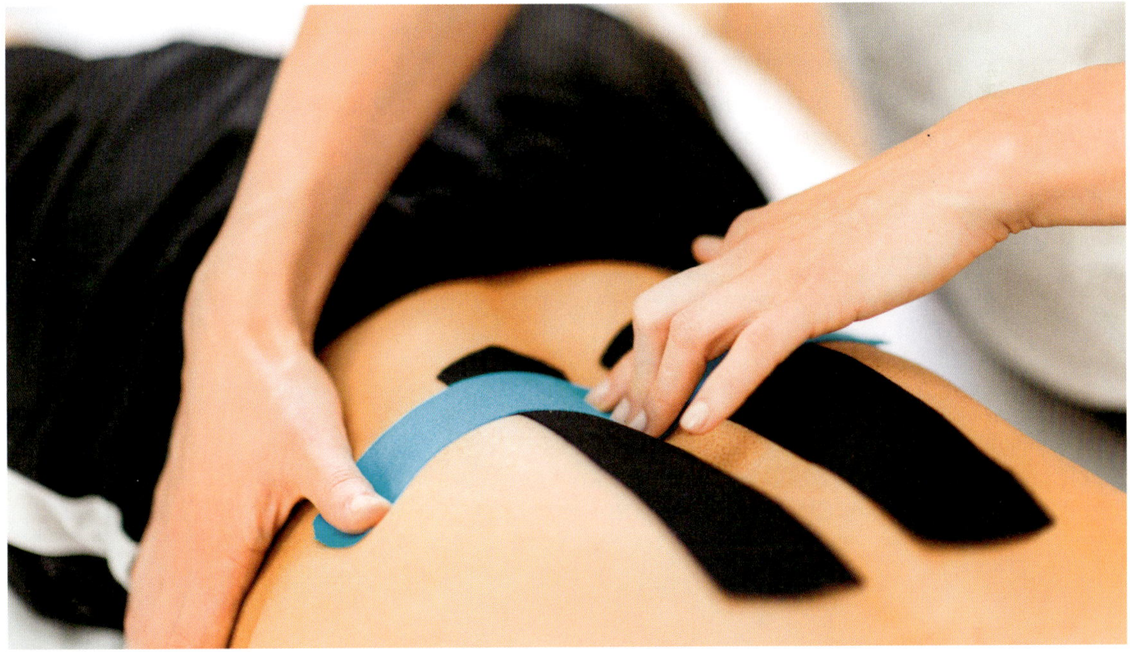

3.11.2 WIE FUNKTIONIERT KINESIO-TAPING?

Kinesio-Tapes, wie man sie beispielsweise aus dem Spitzensport kennt, sind funktionelle Verbände. Sie wirken auf mehreren Ebenen.

1. **Schutz**
Durch die Fixierung werden empfindliche oder bereits geschädigte Körperteile vor weiteren Schäden geschützt.

2. **Entlastung**
Durch das Anbringen des Tapes entlang von Muskeln oder Sehnen werden die entsprechenden Körperregionen entlastet. Das ist gerade bei Beschwerden nützlich, die nicht einer kompletten Ruhigstellung bedürfen.

3. **Keine vollständige Einschränkung**
Durch die gezielte Unterstützung, aber auch Einschränkung der Muskeln, Gelenke und Bänder erlauben Kinesio-Tapes eine funktionelle Mobilität. Das bedeutet, dass Getapte nicht prophylaktisch im Bett bleiben sollten, sondern Bewegung in einem schmerzfreien Maße ausüben sollten.

4. **Massage**
Ein weiterer Vorteil der Kinesio-Tapes ist, dass der Träger dauerhaft leicht massiert wird. Dies stimuliert die Muskeln und wirkt Verspannungen und Schmerzen entgegen. Taping funktioniert so: Durch die dauerhafte Massage entstehen Reize, die von den Nerven weitergeleitet werden. Eine Druckentlastung stellt sich ein und die Muskeln entspannen sich, wodurch der Schmerz reduziert wird.

Wichtigstes Merkmal der bunten Kinesio-Tapes ist, dass sie die schmerzfreie Bewegung und somit Mobilität im zu schonenden Körperteil erlauben. Erfunden wurden Kinesio-Tapes ursprünglich aus genau diesem Grund: Dr. Kenzo Kase, Chiropraktiker aus Japan, entwickelte speziell für Sportler Bänder, die (anders als gängige Sportbänder) Bewegungsfreiheit ermöglichen.

WIE FUNKTIONIEREN TAPES?

Bevor es an die Wirkungsweise von funktionellen Verbänden geht, ist ein Blick auf das Material sinnvoll. Gute Tapes – auch hier gibt es Unterschiede in Preis und Qualität – bestehen aus 100 % Baumwolle mit Acrylkleber, sind atmungsaktiv, wasserfest und zu 30-40 % dehnbar. Darüber hinaus halten sie zwischen 3-7 Tage auf der Haut.

Wie genau die funktionellen Tapes letztendlich funktionieren, ist nicht vollständig geklärt. Es bedarf noch einiger Untersuchungen zu dem Thema. Darüber hinaus fehlt es auch noch an Studien zur Funktionsweise. Nichtsdestotrotz existieren einige Ideen darüber, wie die Tapes funktionieren:

1. **Faszienkonzept**

Tapes stimulieren das unter der Haut liegende Bindegewebe (*Faszien*): Dieses umspannt den gesamten Körper und wirkt bei Bewegungen wie ein Stoßdämpfer. Die Faszien entlasten und schonen die Gelenke und reagieren empfindlich auf etwaige Verletzungen und Schmerzeinwirkungen, bspw. mit Ödemen. Tapes nehmen direkten Einfluss auf die neuromuskulären Reaktionen der Faszien.

2. **Schmerzkonzept**

Ein weiteres Wirkungsfeld bezieht sich auf die Schmerzwahrnehmung des Menschen. So sollen Kinesio-Tapes die Schmerzvermittlung der WDR-Neuronen (*Wide-Dynamic-Range-Neuronen*), die im Rückenmark die Reize der Nerven an der schmerzenden Stelle verarbeiten, hemmen. Diese Hemmung wird durch die Stimulation durch Massage ermöglicht.

3. **Mikrozirkulationskonzept**

Die Wellenbildung beim Tragen des Kinesio-Tapes ermöglicht eine Mikrozirkulation im unter der Haut liegenden Gewebe. Dies bedeutet, dass entzündungsfördernde Stoffe aus dem Gewebe abtransportiert werden können.

4. **Hautkonzept**

Dreh- und Angelpunkt der erfolgreichen Behandlung der Schmerzen mit Kinesio-Tapes ist der Hautkontakt. Als empfindliches Organ ist es mit sehr vielen Nervenbahnen ausgestattet: Man schätzt, dass diese zusammengenommen eine Länge von ungefähr 80 km haben. All diese Nerven verfügen über Rezeptoren, die auf Reize reagieren. Die positive Stimulation der Rezeptoren hat die Entspannung der Muskeln und somit das Ende der Schmerzen zur Folge.

GUT ZU WISSEN!

Bereits im 19. Jahrhundert existierte ein Vorläufer der uns bekannten bunten Bänder. Die Firma Beiersdorf meldete bereits 1892 ein Patent für das sogenannte *Guttaplast* an. Es handelte sich dabei um Mull, welcher mit Guttapercha angereichert wurde, einer kautschukähnlichen Substanz, dem Milchsaft des in Malaysia beheimateten Guttaperchabaums.

3.11.3 WAS MACHT DER THERAPEUT? – MEHR ALS TAPEN

Im Hinblick auf das Taping wird im Rahmen eines Bodyreadings der Körper, vor allem aber auch das Hautbild, betrachtet: Gibt es irgendwo Narben oder verhärtetes Gewebe (*Fibrose*)? Die Haut- und Bindegewebsstruktur wird eingehend untersucht, bevor es zum eigentlichen Taping geht. Da das Tape mehrere Tage halten soll, sollte die entsprechende Hautstelle gereinigt und enthaart werden.

Taping ist immer im Rahmen einer allumfassenden Behandlung zu betrachten und sollte nicht als alleinige Therapie aufgefasst werden. Es wirkt unterstützend zu weiteren Therapiemaßnahmen, wie einer Physio- oder Wärmetherapie.

Die Enden des zu verwendenden Tape-Bands werden abgerundet abgeschnitten. Ecken erhöhen die Wahrscheinlichkeit, dass bspw. Kleidung daran hängen bleibt und das Tape vorzeitig ablöst. Verschiedene Schnitt- und Anbringtechniken sind individuell auf verschiedene Probleme und Beschwerden zugeschnitten.

Um eine längere Haltbarkeit des Tapes zu gewährleisten, sollte das Band nach dem Ankleben mehrmals glatt gestrichen werden. Das Band sitzt dann richtig, wenn Sie es während der Bewegung nicht spüren. Beginnt der Muskel zu brennen oder zu ziehen, wurde das Kinesio-Tape nicht korrekt angebracht.

3.11.4 WANN SOLLTE ICH AUF TAPING VERZICHTEN?

Ein enger Kontakt zwischen Tape und Haut ist essenziell, damit der Verband seine Wirkung entfalten kann. Im Fokus sollte also auch die Beobachtung der Hautreaktion auf das Band stehen. Reagiert Ihre Haut mit Juckreiz? Es könnte sich um eine allergische Reaktion auf das Band handeln – nehmen Sie es am besten sofort ab!

Sie können vor der Anwendung auf einfachem Wege testen, ob Ihre Haut Kinesio-Tapes verträgt oder nicht: Kleben Sie ein kleines Quadrat auf Ihren Unterarm. Zeigen sich allergische Reaktionen, wissen Sie: Kinesio-Taping ist keine Option für Sie.

Grundsätzlich sollten Sie vom Taping absehen, wenn Sie Neurodermitis, offene Wunden oder Ödeme, die die Folgen von Krampfadern oder Herzproblemen sind, haben. Gleiches gilt auch für Schwangere.

Neun Zehntel unseres Glücks beruhen auf der Gesundheit. (Schopenhauer)

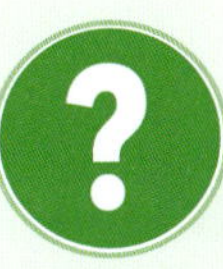

TYPISCHE PATIENTENFRAGEN ZUM TAPING

Frage 1: *Wie lange halten Tapes?*

Dr. Weigl: Tapes, die qualitativ hochwertig hergestellt werden, können maximal eine Woche halten. Eine längere Tragezeit ist erforderlich, damit Kinesio-Tapes ihre Wirkung entfalten können. Dadurch, dass die Baumwollbänder wasserundurchlässig und atmungsaktiv sind, können sie problemlos mehrere Tage getragen werden und stören weder beim Sport noch beim Duschen. Spätestens nach einer Woche sollten sie jedoch entfernt werden.

Frage 2: *Wie entferne ich Kinesio-Tapes?*

Dr. Weigl: Sind die sieben Tage verstrichen, sollten Sie Ihr Kinesio-Band entfernen. Dies geht am einfachsten, wenn sie es zunächst mit Wasser anfeuchten. Alternativ können Sie auch Speiseöl zum Abtragen verwenden!

Frage 3: *Sind Kinesio-Tapes nur etwas für Sportler?*

Dr. Weigl: Klares Nein! Zwar wurden die bunten Bänder zunächst im Zusammenhang mit Profisportlern entwickelt, werden aber mittlerweile unabhängig vom Spitzensport als unterstützende Maßnahme in der Schmerztherapie eingesetzt.

Frage 4: *Haben die unterschiedlichen Bandfarben eine Bedeutung?*

Dr. Weigl: Es gibt zwar Ansätze der Farbenlehre in der Medizin, doch die Farben der Kinesio-Bänder haben an und für sich keine Bedeutung oder unmittelbare Auswirkung auf die Behandlung. Meistens können Sie als Patient sich tatsächlich eine Farbe aussuchen – vielleicht Ihre Lieblingsfarbe?

Frage 5: *Was kostet Taping?*

Dr. Weigl: Die Kosten für die funktionellen Verbände werden von Ihnen getragen, wobei die Preise je nach Hersteller variieren können. Da hier die Qualität von immenser Bedeutung ist, sollten Sie an dieser Stelle nicht sparen! Sie sollten das Band auch nicht selbstständig anbringen, demnach ist ein Gang zum Physiotherapeuten notwendig. Diese Sitzung kostet allerdings auch noch einmal.

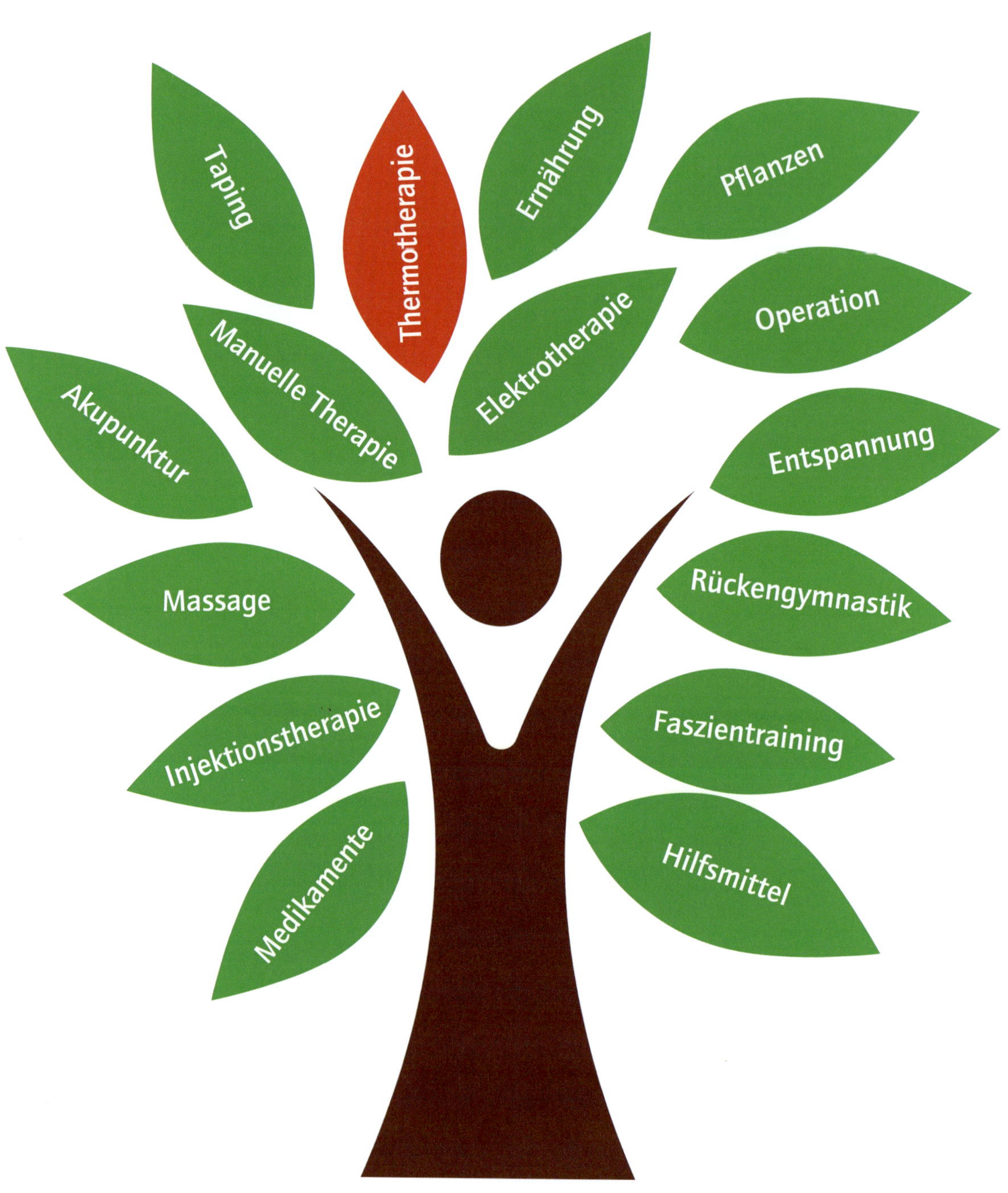
Taping
Thermotherapie
Ernährung
Pflanzen
Operation
Elektrotherapie
Manuelle Therapie
Akupunktur
Entspannung
Massage
Rückengymnastik
Injektionstherapie
Faszientraining
Medikamente
Hilfsmittel

3.12 THERMOTHERAPIE – MAL WARM, MAL KALT?

„Die einen kennen sie als Hausmittel gegen Beschwerden in Organen oder Gelenken, die anderen bekommen sie ärztlich verordnet: Wärme und Kälte haben einen immensen Einfluss auf den menschlichen Körper."

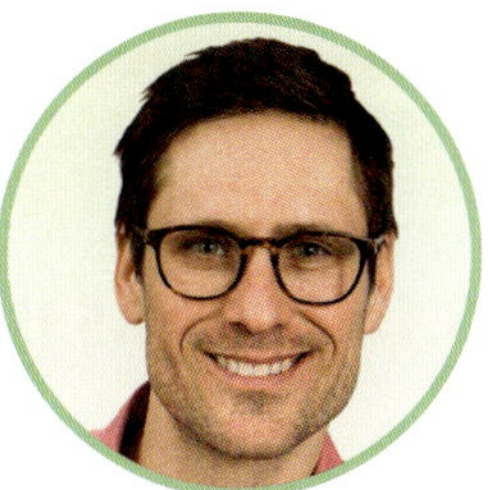

Wärme- oder **Kältebehandlungen** können sowohl gesamtkörperlich als auch lokal angewendet werden. Eine Gesamtkörperanwendung wird meist ärztlich verschrieben und findet unter Aufsicht des behandelnden Arztes in einer Wärme- oder Kältekammer statt. Lokale Anwendungen durch wärmende oder kühlende Salben, Körner- oder Kirschkernkissen sowie Wärmepflaster können dagegen auch durch den Patienten selbst durchgeführt werden.

3.12.1 DIE GESCHICHTE DER THERMOTHERAPIE

Wärme und **Kälte** werden zur Behandlung von Schmerzen schon seit Jahrhunderten angewendet. Vor allem Beschwerden im Bewegungsapparat können durch ihren gezielten Einsatz effizient therapiert werden. Die Ergebnisse sind vielversprechend: Weil die Wärme bzw. Kälte akute und chronische Schmerzen, die durch Schäden oder Entzündungen am Skelett, im Muskel oder im Gelenk hervorgerufen werden, lindert, ermöglicht die Thermotherapie im Anschluss weiterführende Behandlungsmaßnahmen, die schließlich die eigentliche Ursache identifizieren und therapieren können.

3.12.2 TIPPS FÜR SIE

Bei der Selbstbehandlung mit Wärme oder Kälte sollten Sie darauf achten, dass Sie weder ein Wärmekissen noch ein Kühlpack direkt auf die Haut legen. Zu große Hitze bzw. Kälte kann der Haut und Ihrem Körper eher schaden als nutzen. Ein dünnes Handtuch hilft, die Haut vor Schäden zu bewahren, auch wenn Sie schmerzbedingt oder aufgrund beispielsweise einer Diabeteserkrankung, die häufig zu einem verminderten Temperaturempfinden führt, nicht einschätzen können, ob die Temperatur zu heiß oder zu kalt ist.

Im Idealfall sprechen Sie den Einsatz von Wärme oder Kälte gegen Ihre Schmerzen stets mit Ihrem behandelnden Arzt ab – in vielen Fällen gibt es Kontraindikationen, die den Wirkungsgrad einer Wärme- oder Kältebehandlung einschränken oder gar umkehren können. Darüber hinaus sollten insbesondere Krebspatienten nicht auf eine selbstverordnete Thermotherapie zurückgreifen, ohne vorher mit einem Arzt zu sprechen.

3.12.3 WAS IST EINE WÄRMETHERAPIE?

Unter dem Begriff **Wärmetherapie** versteht man die Behandlung des ganzen Körpers bzw. einzelner Körperregionen mit Wärme. Diese kann in der lokalen Anwendung beispielsweise durch Heißluft, heiße Wickel, Wärmepflaster oder Wärmelampen erzeugt werden. Auch eine Infrarotbehandlung oder Wärmepackungen, wie Fango, Schlick oder Moor, zählen zu den gängigen Methoden der Wärmetherapie.

Lokale Wärmezufuhr, Wärmekammern und Bäder werden im medizinischen und physiotherapeutischen Bereich eingesetzt, um die Körpertemperatur zu erhöhen und die Durchblutung anzuregen. Indem man dem Körper Wärme zuführt, weiten sich die Blutgefäße. Dies verbessert nicht nur die Durchblutung, auch die Muskulatur entspannt sich, das Bindegewebe erfährt eine bessere Dehnbarkeit und Gelenke werden beweglicher. Im Zuge der verbesserten Durchblutung sorgt die Wärmezufuhr auch dafür, dass Abfallprodukte aus dem Stoffwechsel schneller aus dem Körper geschwemmt werden können und Botenstoffe des Immunsystems besser in den Blutkreislauf gelangen.

3.12.4 IN WELCHEN BEREICHEN WIRD DIE WÄRMETHERAPIE ANGEWENDET?

Welches Verfahren der **Wärmetherapie** im Einzelfall das Richtige ist, hängt in der Regel von der Art der Schmerzen ab. Muskelverspannungen und chronische Rückenschmerzen können beispielsweise mit lokaler Wärmezufuhr durch Körnerkissen, Wärmelampen oder Wärmepflaster gelindert werden. Zu den Indikationen für eine lokale Anwendung einer Thermotherapie mit Wärme zählen u. a. Nackenschmerzen, Rückenschmerzen und Muskelverspannungen, aber auch Unterleibsschmerzen. Sofern keine akute Entzündung vorliegt, kann eine lokale Wärmetherapie auch bei Arthrose und Rheuma zum Einsatz kommen.

Bei Entzündungen oder Schwellungen hingegen kann Wärme das genaue Gegenteil bewirken – in diesem Fall sollten Sie idealerweise eine **Kältetherapie** anwenden.

Wärme kann dem Körper aber auch ganzheitlich zugeführt werden. Fango- und Moorpackungen, Wärmekammern und Infrarotbehandlungen werden in aller Regel auf den gesamten Körper angewendet und dienen dazu, den kompletten Blutkreislauf zu erwärmen und die Durchblutung zu verbessern. Über die reine Wärmebehandlung hinaus schließen sich meist ergänzende Behandlungsmethoden an: Vor allem bei muskulären Verspannungen kann die Thermotherapie durch Wärmezufuhr als Vorbereitung für weitere therapeutische Maßnahmen genutzt werden – sind die Muskeln erwärmt, lassen sie sich z. B. während der physiotherapeutischen Behandlung leichter lockern.

Als Sonderform zählt außerdem die Behandlung mit **Ultraschall** zum Bereich der Wärmetherapie. Die Schallwellen erzeugen Wärme, kommen aber in der Regel nur sehr lokal zum Einsatz und können beispielsweise verklebtes Gewebe wieder lösen. Chronische Entzündungen an der Wirbelsäule sowie Sehnenansatzreizungen können ebenfalls durch den Einsatz von Ultraschall verbessert werden.

Grundsätzlich ist die Wärmetherapie eine Form der Schmerzbehandlung, die insbesondere auf chronische Schmerzen ausgerichtet ist.

3.12.5 WAS IST EINE KÄLTETHERAPIE?

Als **Kältetherapie** bezeichnet man die Behandlung des gesamten Körpers oder lokaler Körperpartien mit intensiver Kälte. Diese kann dem Körper in Form von kalten Wickeln, Eiskompressen, Kältesprays bzw. -salben, Abreibungen oder Eisbädern für Füße und Arme zugeführt werden.

Während sich die Blutgefäße bei der Wärmezufuhr weiten, sorgt die Kälte dafür, dass diese sich verengen und zusammenziehen. Dadurch erfährt die Durchblutung eine Beruhigung: Stoffwechselprozesse erfolgen langsamer, Botenstoffe werden langsamer transportiert. Bei akuten Verletzungen lindert die Kältetherapie zudem den Schmerz, denn sie blockiert Rezeptoren und verringert die Leitungsgeschwindigkeit der Nerven, die für die Schmerzleitung verantwortlich sind.

Auf die Gelenke hat die Kältezufuhr die gegenteilige Wirkung von Wärme und verdickt die Gelenkflüssigkeit. Muskeln wiederum reagieren unterschiedlich auf eine Kältetherapie: Kurzzeitige Kältezufuhr sorgt für einen erhöhten Spannungszustand der Muskulatur, sind sie der Kälte aber länger ausgesetzt, folgt durch die kältebedingte Senkung der Muskelaktivität eine Entspannung selbst krankhaft verkrampfter Muskelgruppen.

Eine besondere Form der Kältetherapie ist die sogenannte *Kneipp-Kur*. Beim Wassertreten und kalten Güssen wird die Kälte des Wassers dazu genutzt, dass sich die Blutgefäße zusammenziehen, bei darauf folgenden normalen Wassertemperaturen aber direkt wieder entspannen und weiten. Der schnelle Temperaturwechsel regt die Durchblutung an und kann auch zu Hause mit sogenannten *Wechselduschen* durchgeführt werden.

3.12.6 IN WELCHEN BEREICHEN WIRD DIE KÄLTETHERAPIE ANGEWENDET?

Typische **Anwendungsfelder** für die Kältetherapie sind Schwellungen, Entzündungen und akute Rückenschmerzen. Vor allem bei Sportverletzungen, die mit Blutergüssen und Prellungen einhergehen, aber auch bei einer Verstauchung sollte möglichst schnell Kälte zugeführt werden, um einerseits Schmerzen zu lindern, andererseits aber ein starkes Anschwellen zu verhindern, das eine unter Umständen notwendige weitere Behandlung erschweren kann. Darüber hinaus lassen sich auch Gelenkentzündungen, Schleimbeutelentzündungen, Arthrose mit Entzündungen sowie akute Rheumaschübe optimal durch den Einsatz von Kälte behandeln.

3.12.7 UNTER WELCHEN UMSTÄNDEN SOLLTEN SIE EINE THERMOTHERAPIE NICHT ANWENDEN?

Sowohl Wärme als auch Kälte sollte dem Körper nur unter bestimmten Voraussetzungen zugeführt werden. Vor allem eine Wärmetherapie kann dem Körper bei falschem Einsatz eher schaden als nutzen. Deshalb sollte eine Thermotherapie mit Wärme u. a. bei grippalen Infekten oder akuten Schüben einer Gelenkentzündung nicht eingesetzt werden, um die Schmerzen nicht zu vergrößern.

Als weitere **Kontraindikationen** gegen eine Wärmetherapie gelten eine eingeschränkte Herzleistung, belastungsabhängige Herzrhythmusstörungen, schwerer Bluthochdruck, eine Überfunktion der Schilddrüse sowie fortgeschrittene Krebsleiden. Damit Sie Ihrem Körper nicht aus Versehen mit einer fälschlich angewandten Thermotherapie schaden, empfehlen wir Ihnen, vor der Anwendung einer kälte- oder wärmetherapeutischen Maßnahme stets Rücksprache mit Ihrem behandelnden Arzt zu halten.

Diese Vorsicht gilt auch im Bereich der Kältetherapie: Durchblutungsstörungen, niedriger Blutdruck, Sensibilitätsstörungen sowie starke Kälteempfindlichkeit durch Untergewicht oder eine Schilddrüsenunterfunktion sprechen gegen den Einsatz von Kälte – in diesem Fall sollte gemeinsam mit dem behandelnden Mediziner nach alternativen Behandlungsmethoden gesucht werden.

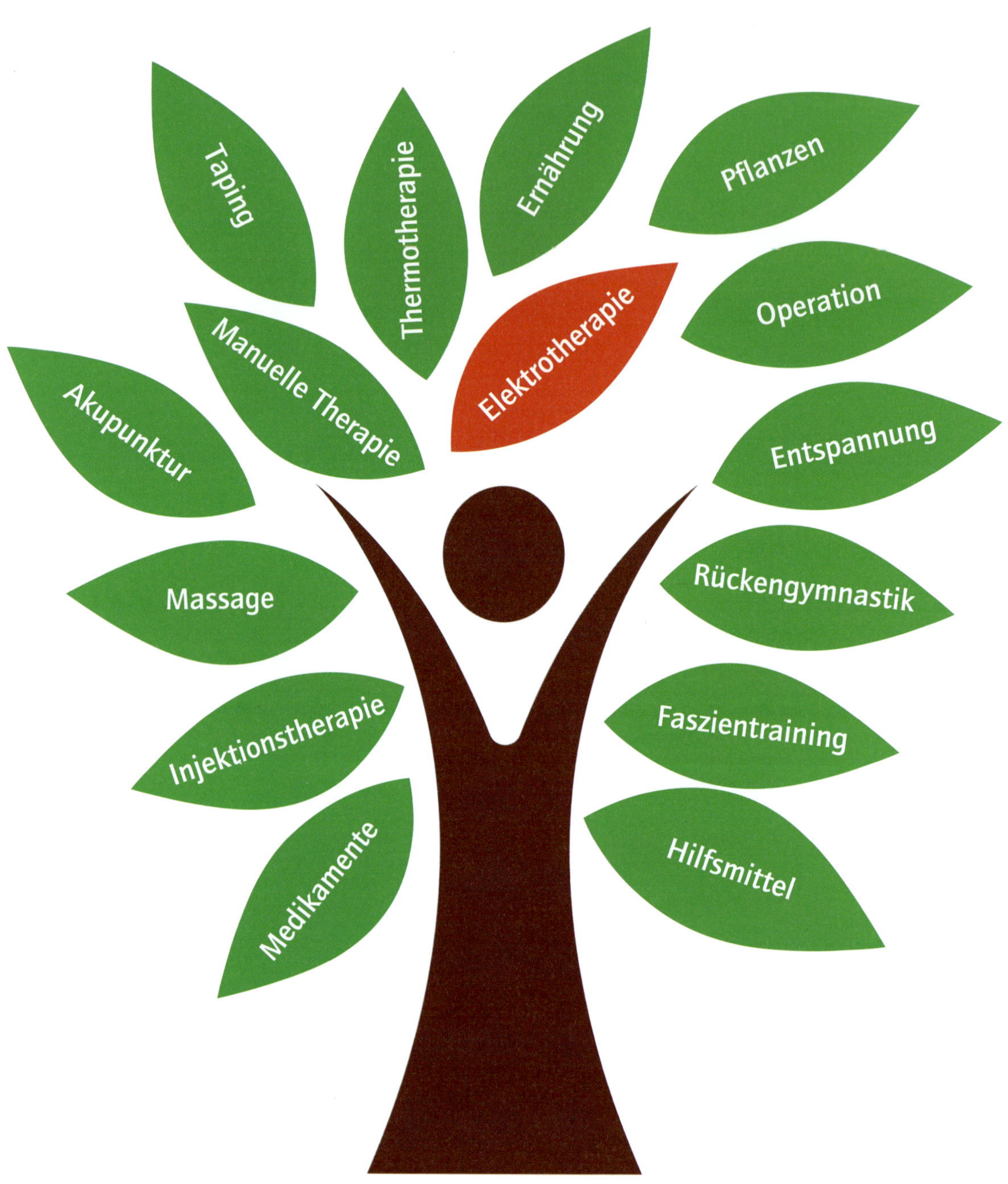
Taping
Thermotherapie
Ernährung
Pflanzen
Elektrotherapie
Operation
Manuelle Therapie
Akupunktur
Entspannung
Massage
Rückengymnastik
Injektionstherapie
Faszientraining
Medikamente
Hilfsmittel

3.13 ELEKTROTHERAPIE – STROM, TENS UND ELEKTROSTIMULATION IN DER SCHMERZTHERAPIE

„Eine gezielte Elektrostimulation sollte immer zum Repertoire einer ganzheitlichen Schmerztherapie dazugehören."

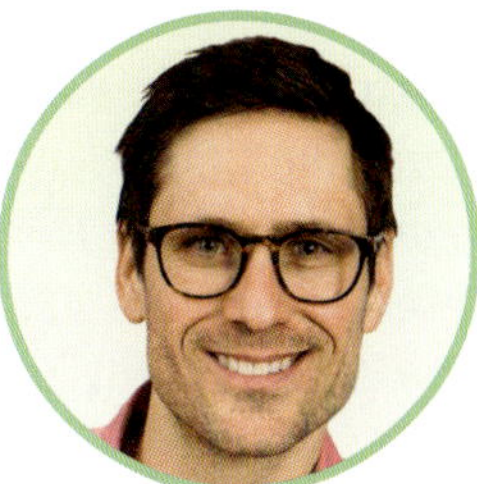

Elektro- und **Stromtherapie** kann in ihren verschiedenen Formen als positiv beurteilt werden. Sie sind zwar nicht in der Lage, die Gesetze der Physik umzukehren, können aber Schmerzen lindern und den Muskelaufbau unterstützen. Wer eine solche Therapieform bei sich einsetzen möchte, sollte zuvor Rücksprache mit seinem behandelnden Arzt halten, denn nicht für jeden ist Strom als therapeutisches Mittel sinnvoll. Wenn der Arzt grünes Licht gibt, dann steht jedoch einer effektiven Schmerzlinderung durch z. B. SFMS oder einer Unterstützung des Muskelaufbaus durch EMS nichts mehr im Wege.

3.13.1 GESCHICHTE DER ELEKTROTHERAPIE

Der Einsatz vom Strom gegen Schmerzen ist bereits seit mehreren tausend Jahren bekannt. Angeblich wurde dieses Verfahren bereits im alten Ägypten angewendet. Dazu wurden Fische, die Stromstöße abgeben, auf die schmerzenden Stellen des Körpers gelegt. In den 1960er-Jahren wurde zur Schmerzbekämpfung mit Strom das Verfahren der **transkutanen elektrischen Nervenstimulation (TENS)** entwickelt.

Nachdem der Einsatz von Strom am eigenen Körper lange Zeit aus medizinischer Sicht ignoriert wurde, hat die Strom- und Elektrotherapie in den letzten Jahren schrittweise wieder an Popularität gewonnen.

3.13.2 WIE FUNKTIONIERT DIE ELEKTROTHERAPIE?

Bei der Elektrostimulation werden Nervenabschnitte und/oder Muskeln durch Elektroden gereizt. Ihr vorwiegendes Einsatzfeld ist neben der gezielten Muskelstimulation (Verhinderung einer Atrophie bzw. gezielter Muskelaufbau) die Behandlung von chronischen Schmerzen.

Elektrische Reize können direkt am Membranpotenzial der Zellen angreifen und somit eine Erregung der Rezeptoren und Nerven bewirken. Durch die Reizung von **Schmerzfasern** und deren Enden (den *Nozizeptoren*) bzw. die Hemmung der Schmerzleitung kann eine Schmerzdämpfung erzielt werden; durch Auslösen sogenannte *Aktionspotenziale* an einem Nerv oder an einer motorischen Endplatte werden Nerven bzw. Muskeln aktiviert.

Zudem wird durch die Schwingungen im Wechselstromfeld in wasserhaltigem Gewebe Wärme erzeugt.

Niedrige Stromfrequenzen wirken eher durchblutungsfördernd und schmerzlindernd und können den Stoffwechsel im Gewebe und die Nervenleitfähigkeit anregen. Hohe Frequenzen dagegen bewirken ausschließlich die Erzeugung von Wärme.

Bei der gezielten Nervenstimulation (z. B. Small Fiber Matrix Stimulation®, Rückenmarkstimulation) kommt es im Rahmen der sogenannten *Neuromodulation* zur Beeinflussung der neuronalen Leitungsfähigkeit von Nervenfasern. Über aufsteigende Bahnen, insbesondere über den *Tractus spinothalamicus*, aber auch über die Hinterstränge für viszerale Sensationen, werden die nozizeptiven Reize über eine neuronale Verarbeitung in Thalamus und Kortex bewusst wahrgenommen. Auch auf subkortikaler und kortikaler Ebene findet eine Schmerzmodulation statt.

3.13.3 TENS BEWIRKT EINE UNMITTELBARE, ABER KURZFRISTIGE SCHMERZLINDERUNG

TENS (transkutane elektrische Nervenstimulation) macht sich eine Besonderheit in der Schmerzwahrnehmung zunutze. Denn damit ein Schmerz im Gehirn eines Menschen wahrgenommen wird, muss der entsprechende Reiz das Rückenmark durchlaufen, wo eine Umschaltung auf eine andere Nervenzelle erfolgt.

Durch die elektrische Stimulation mit auf die Haut geklebten Elektroden wird bei TENS versucht, eine Weiterleitung des Schmerzreizes zu verhindern, indem die Nerven an der schmerzenden Stelle gereizt werden (*Gate-Control-Theorie*). Mit einer Frequenzstärke zwischen 80 und 150 Hertz ist es dann möglich, die Schmerzweiterleitung im Rückenmark zu unterbrechen.

Auch niedrige Frequenzen zwischen zwei und vier Hertz kommen bei TENS zum Einsatz. Diese sollen die Ausschüttung chemischer Substanzen im Gehirn anregen, die eine dämpfende Wirkung auf die Schmerzwahrnehmung haben.

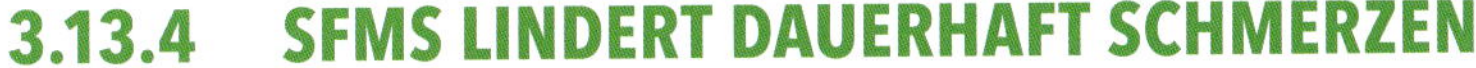

3.13.4 SFMS LINDERT DAUERHAFT SCHMERZEN

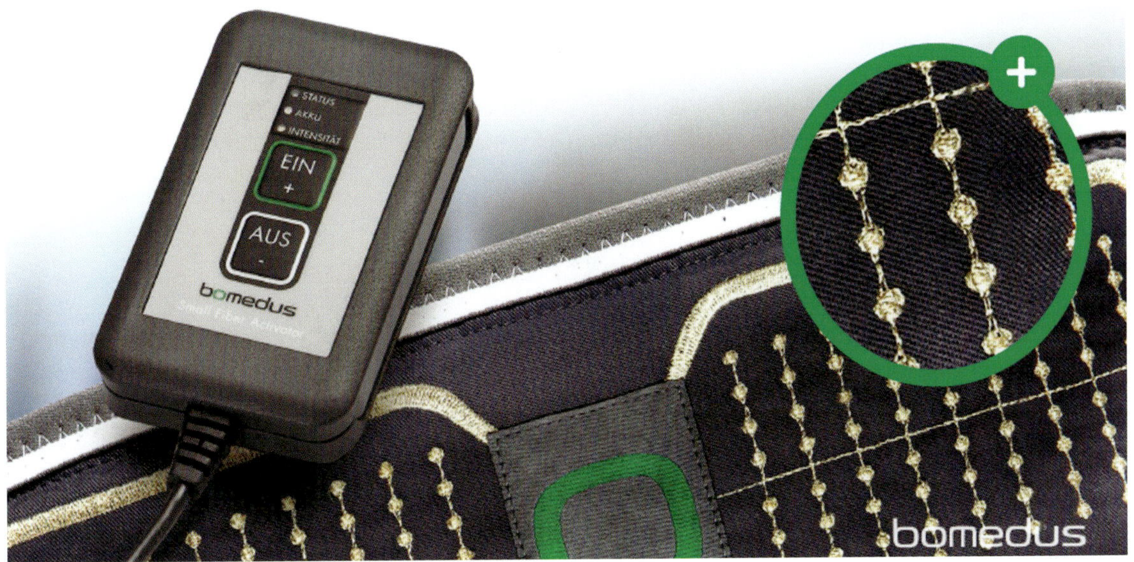

Als weiteres und neues Verfahren in der Elektro- und Stromtherapie ist die **Small Fiber Matrix Stimulation® (SFMS)** zu nennen. Wie bei TENS geht es bei diesem Verfahren darum, vor allem Schmerzen in den Gelenken zu lindern. Dabei macht sich SFMS das Prinzip der natürlichen Neuroplastizität zunutze, wodurch es nicht zu einer zeitweiligen Schmerzlinderung, sondern zu einer nachhaltigen Veränderung im Schmerzgedächtnis kommt. Für Patienten ist es hier nicht notwendig, Elektroden aufzukleben. Sie legen lediglich das jeweilige Gerät an und starten die Behandlung mittels einer Fernbedienung.

3.13.5 WIRKUNG VON SFMS BEI RÜCKENSCHMERZEN

Schmerzen und die Stärke ihres Empfindens werden oft dadurch beeinflusst, dass aufgrund einer chronischen oder bereits sehr lange andauernden Erkrankung krankhafte morphologische und funktionelle Veränderungen im schmerzweiterleitenden System bestehen. Durch die mittels TENS bewirkte Blockade der Schmerzweiterleitung kann jedoch keine dauerhafte Schmerzlinderung erreicht werden. Diese strebt dagegen die Small Fiber Matrix Stimulation® (SFMS) an.

Im Gegensatz zu TENS werden hier punktförmige Elektroden verwendet, die matrixförmig angeordnet sind und niederfrequente Stromimpulse mit einer Stärke von vier Hertz unter die Haut schicken. Dadurch kommt es zu einer gleichförmigen Stimulation, welche die Nerven beruhigt und das Schmerzgedächtnis des Patienten verändert. Der Patient verlernt sozusagen, Schmerzen zu empfinden.

Im Gegensatz zu TENS kommt es bei SFMS lediglich zur spezifischen Stimulation der als Schmerzfasern bekannten Aδ-Fasern, die in der Epidermis liegen. Dadurch werden tiefer liegende Gewebeschichten und Nervenfasern geschont, wodurch Nebenwirkungen vermindert werden. SFMS macht sich im Gegensatz zu TENS auch die natürliche Neuroplastizität zunutze.

Weil alle Neuronen im menschlichen Körper zu einer Anpassung ihrer morphologischen und funktionellen Eigenschaften an externe Reize fähig sind, kann es durch SFMS gelingen, ein chronisch gewordenes Schmerzempfinden deutlich zu reduzieren.

3.13.6 MIT STROM ZU MEHR MUSKELN?

Aus der Schmerztherapie hat die elektrische Stimulation ihren Weg auch in den Fitnessbereich gefunden. Sie begegnet dem Nutzer dort in Gestalt der sogenannten *Elektro-Myo-Stimulation (EMS)*. Diese ist mehrheitlich auch als **Elektromuskelstimulation** oder auch als **elektrischer Muskelaufbau** bekannt.

Die Methode verspricht, ohne körperliche Anstrengung oder als Unterstützung sportlicher Aktivitäten, Muskeln aufzubauen, weshalb sie in der Rehamedizin eingesetzt wird. Ähnlich wie bei TENS wirkt bei der EMS ein elektrischer Impuls, der allerdings nicht die Schmerzweiterleitung verhindern soll, sondern der auf den Muskel in einer beliebigen Körperregion einwirkt, etwa auf den Bauch oder die Oberarme. Dadurch wird der Muskel zur Kontraktion angeregt bzw. die Muskelkontraktion beim Sport unterstützt.

In speziellen Fitnessstudios wird bei dieser Methode Funktionskleidung eingesetzt, in welche die Elektroden bereits eingearbeitet sind. In dieser Kleidung führt der Nutzer dann verschiedene Übungen aus. Für messbare Effekte soll eine zweimalige Anwendung pro Woche von jeweils 20-minütiger Dauer ausreichen. Weil diese Anwendungen aber bis zu 25,- € kosten können, sind EMS-Geräte für den Hausgebrauch bei Nutzern sehr beliebt. Am häufigsten werden Geräte angeboten, die neben EMS auch TENS ermöglichen.

Gerade bei günstigen Geräten sind auch hier Klebelektroden die Regel, die selten für alle trainingsrelevanten Muskelgruppen ausreichen. Für mehr Geld sind auch Geräte erhältlich, bei denen der Bedienkomfort deutlich höher ist und die für jede Muskelgruppe ein eigenes Set an Elektroden zur Verfügung stellen. Bei extrem hochwertigen Geräten für den Hausgebrauch sind diese in spezielle Kleidungsstücke eingearbeitet.

Den Traum vom anstrengungslosen Muskelaufbau, den die Werbung verspricht, kann EMS aber nicht erfüllen. In Kombination mit sportlichen Aktivitäten kann aber eine gewisse Wirksamkeit festgestellt werden.

3.13.7 VERGLEICH DER VERSCHIEDENEN ELEKTROTHERAPIEVERFAHREN

3.13.7.1 DIADYNAMISCHE STROMTHERAPIE

Wirksamkeit umstritten; nicht invasiv.

Häufigste Form der Reizstromtherapie, bei der gleichgerichtete Wechselströme angewendet werden und zusätzlich ein galvanischer Gleichstrom (s. u.) unterlegt ist. Die Abgabe erfolgt in Impulsen und in bestimmten Zeitabständen. Je nach Stromform wirken sie auf Muskeln oder Nerven stimulierend, schmerzlindernd und/oder entspannend.

3.13.7.2 GLEICHSTROMTHERAPIE (GALVANISATION)

Wirksamkeit belegt; nicht invasiv.

Eine Form der niederfrequenten Elektrotherapie. Der Strom hat eine konstante Spannung, Stärke und Richtung. Sie wird vorwiegend in Bädern benutzt. Die Wirkung ist schmerzlindernd, sedierend und erregungshemmend. Verbreitet sind vor allem das **hydrogalvanische Vollbad** *(Stangerbad)*, das **Zwei-** oder **Vier-Zellen-Bad** für Arme bzw. Unterschenkel und die **Iontophorese**. Bei der Iontophorese werden zusätzlich Medikamente (z. B. Antiphlogistika, Lokalanästhetika) appliziert und mit dem Strom über die Haut in das Gewebe eingebracht. Die Anwendung erfolgt z. B. bei Arthrosen, Lumbago und Myalgien.

3.13.7.3 MOTORKORTEXSTIMULATION (MCS)

Wirksamkeit belegt; invasiv.

Ursprünglich entwickelt für die Behandlung des thalamischen Schmerzsyndroms, wird diese Form der epiduralen (d. h. in der äußeren Hülle des Rückenmarks eingesetzten) Stimulation heute bei Phantomschmerzen und anderen neuropathischen Schmerzen benutzt. Es handelt sich um ein neurochirurgisches, invasives Verfahren; entsprechend müssen OP-Risiken und Komplikationen in Betracht gezogen werden. Diese Form der Elektrostimulation wird mehrheitlich bei Patienten mit stärksten Schmerzen und Medikamentenunverträglichkeit oder -unwirksamkeit verwendet.

3.13.7.4 PERIPHERE NERVENSTIMULATION (PNS)

Wirksamkeit belegt; invasiv.

Bei der PNS wird der betroffene Nerv entlang der Läsion operativ freigelegt, und eine Elektrode im Bereich des Nervs fixiert. Durch die Gabe von Stromimpulsen können so die Schmerzen verringert werden. Mithilfe eines implantierten Impulsgenerators kann der Patient die Stromstärke selbst bestimmen.

3.13.7.5 REIZSTROMTHERAPIE NACH TRÄBERT

Wirksamkeit umstritten; nicht invasiv.

Pulsierender Gleichstrom in einer empirisch gefundenen Folge (rechteckförmiger Strom von 2 ms Dauer und 5 ms Pause, Frequenz 143 Hz). Der sogenannte *Träbert-Strom* kann zur Muskelstimulation und Schmerzlinderung eingesetzt werden. Der wissenschaftliche Nachweis ist widersprüchlich.

3.13.7.6 RÜCKENMARKSTIMULATION (SCS)

Wirksamkeit belegt; invasiv.

Die SCS ist eine rückenmarknahe Elektrostimulation. Bei der SCS werden Elektroden ins Rückenmark implantiert, die elektrische Impulse von geringer Spannung epidural, d. h., über die harte Hirnhaut des Rückenmarks, an die Hinterstränge im Rückenmark abgeben. Missempfindungen und Schmerzen werden dadurch unterdrückt. Jedoch führt dies nicht bei allen Patienten zum Erfolg, ferner bringen die Operationen Risiken und Nebenwirkungen mit sich.

3.13.7.7 SMALL FIBER MATRIX STIMULATION® (SFMS)

Wirksamkeit belegt; nicht invasiv.

Die hohe Stromdichte in den obersten Hautschichten ermöglicht eine gezielte Stimulation der dort lokalisierten Schmerzfasern. Insbesondere chronische Schmerzzustände können mittels Small Fiber Matrix Stimulation® reduziert werden. Die elektrischen Impulse werden dabei über spezielle Elektroden von außen in die oberste Hautschicht übertragen. Dabei wird entweder direkt über dem schmerzhaften Bereich oder entlang der Nervenbahnen, die den Schmerzreiz zum Rückenmark weiterleiten, stimuliert. So werden gezielt die dünnen Nervenfasern (Small Fibers), die den Schmerz wahrnehmen und weiterleiten, aktiviert. Dabei macht sich die Small Fiber Matrix Stimulation® das Prinzip der Langzeithemmung zunutze.

3.13.7.8 TRANSKUTANE ELEKTRISCHE NERVENSTIMULATION (TENS)

Wirksamkeit umstritten; nicht invasiv.

TENS ist ein Gegenirritationsverfahren, das die bewusste Wahrnehmung von Schmerzen reduzieren soll. Dazu werden einfache elektrische Impulse auf die Hautoberfläche übertragen. So können Endorphine freigesetzt und eine kurzzeitige Schmerzlinderung erreicht werden. Die Durchblutung wird gefördert. Aufgrund der Elektrodenarten sowie der elektrischen Impulsgebung wird vor allem die Muskulatur stimuliert – eine gezielte Nervenstimulation wird jedoch nicht erreicht. Die Studienlage zum Nutzen von TENS ist nicht einheitlich.

3.13.7.9 VAGUSNERVSTIMULATION

Wirksamkeit belegt; invasiv/nicht invasiv.

Die Vagusnervstimulation wurde ursprünglich als zusätzliche Therapieoption bei Epilepsiepatienten entwickelt. In der Wirksamkeit ist der Vagusnervstimulator vergleichbar mit Antiepileptika (krampflösenden Medikamenten). Eine Besonderheit ist die transkutane Vagusnervstimulation (tVNS) zur Behandlung von Migräne. tVNS basiert darauf, dass ein Ast des Vagusnervs in bestimmten Regionen der Ohrmuschel mit elektrischen Impulsen durch die Haut hindurch (transkutan) stimuliert werden kann. tVNS ist nicht invasiv.

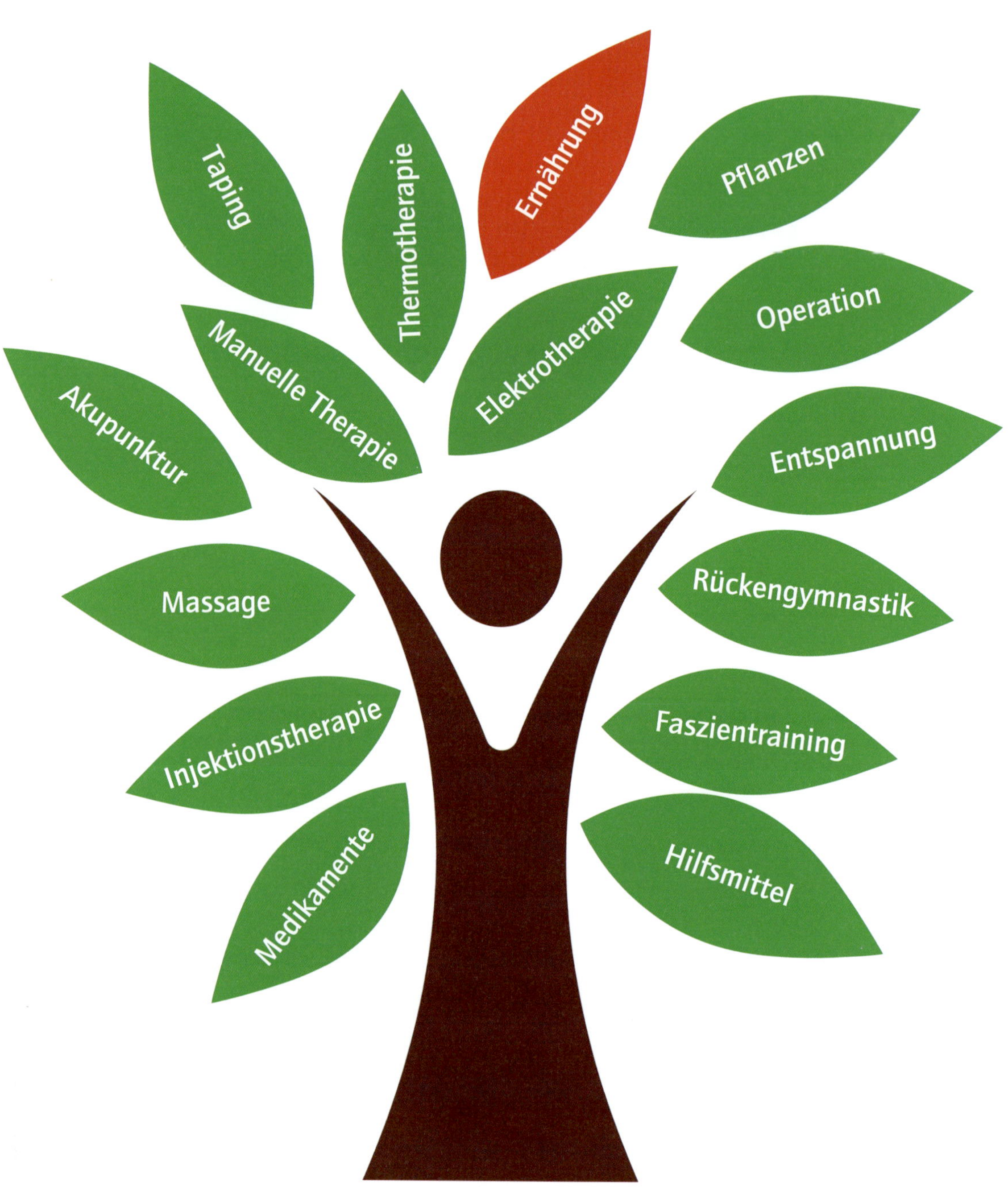
Taping
Thermotherapie
Ernährung
Pflanzen
Manuelle Therapie
Elektrotherapie
Operation
Akupunktur
Entspannung
Massage
Rückengymnastik
Injektionstherapie
Faszientraining
Medikamente
Hilfsmittel

3.14 BEWUSSTE ERNÄHRUNG

Beitrag vom Experten und Fussball-Weltmeister 1990 Thomas Berthold

„Gesunde Ernährung ist in aller Munde, aber nur die wenigsten praktizieren sie wirklich bewusst. Was aber bedeutet eine bewusste Ernährung eigentlich für jeden Einzelnen? Und wie lässt sich ein Bewusstsein dafür schaffen, das die breite Masse erreicht?"

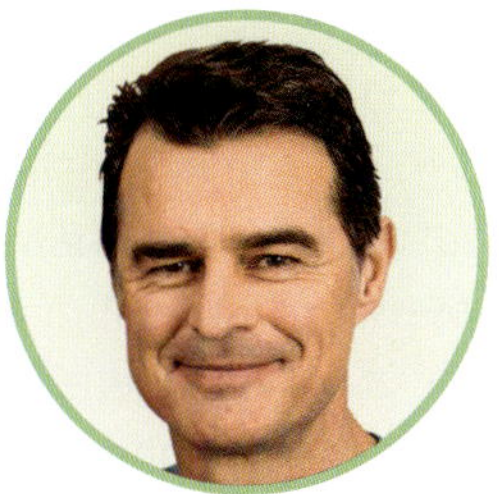

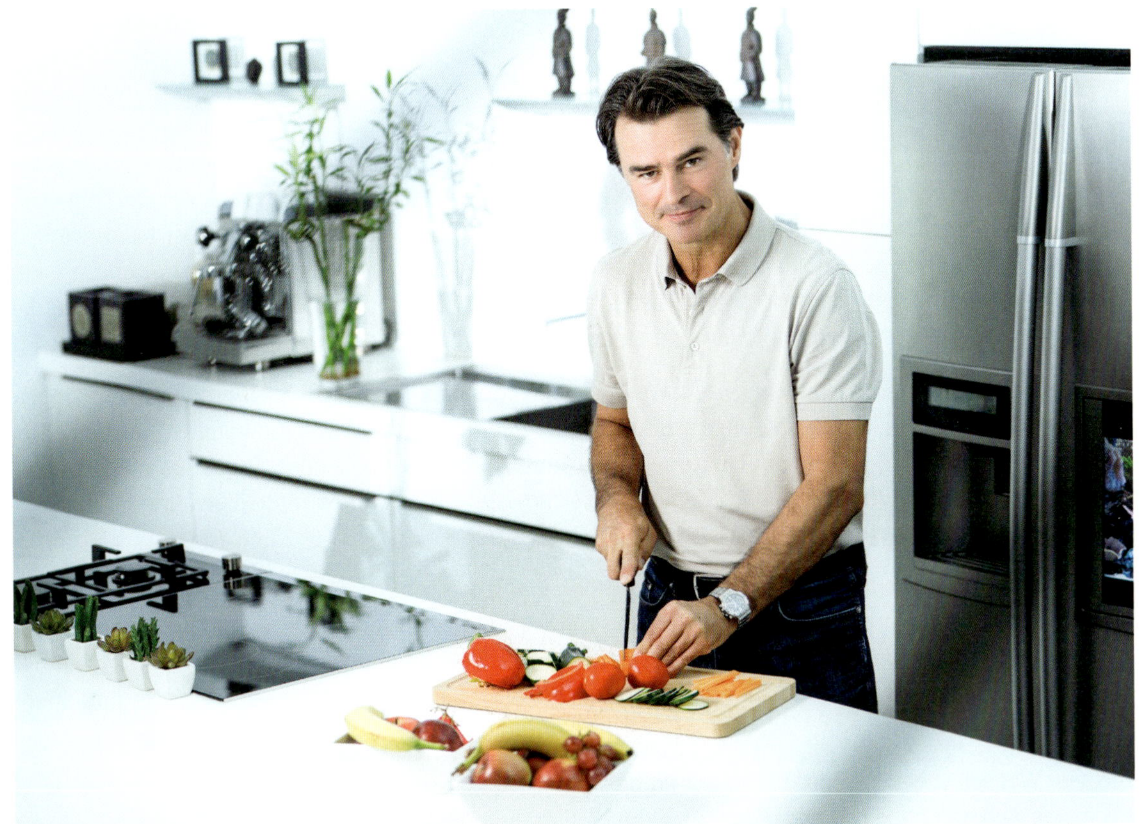

Gesunde Ernährung, bewusste Ernährung, gesund leben. Das sind Schlagworte, die schon seit einigen Jahren durch die Gesellschaft geistern. Bisweilen finden sie Gehör – eine steigende Anzahl von Menschen beschäftigt sich mit den Themen **Ernährung** und **Gesundheit**. Andere dagegen erreicht gar nicht, wie eng die eigene Gesundheit mit dem zusammenhängt, was sie essen. Sie leben und ernähren sich so, wie sie es immer getan haben, ohne darauf achtzugeben, **wie viel** sie essen, **was** sie essen und welchen Stellenwert **Bewegung** in ihrem Leben hat.

Die Ernährung und eine gesunde, qualitative Lebensweise mit (verhältnismäßig) seltenen Rückenschmerzen sind eng miteinander verbunden. Der Körper ist nicht einfach eine Hülle, er ist ein wichtiger Mitspieler auf dem Platz unseres Lebens. Behandeln wir ihn gut, dankt er es uns mit Gesundheit und großen Energiereserven. Tun wir ihm aber Schlechtes an, vergisst er das nicht so schnell. Und auch wenn der Körper weiß, wie er sich regenerieren kann: Altlasten wird er nie mehr zu 100 % los. Folgern wir daraus, dass, je früher wir damit beginnen, unserem Körper Gutes zu tun, er uns im Laufe unseres Lebens auch mehr zurückgeben kann, stellt sich eine entscheidende Aufgabe:

Wir müssen ein allgemeines Bewusstsein für gesunde, d. h. bewusste Ernährung schaffen und schärfen, sowohl im Bereich des Spitzensports als auch in der breiten Gesellschaft.

3.14.1 WARUM BEWUSSTE ERNÄHRUNG?

In den vergangenen Jahrzehnten hat sich in sämtlichen Bereichen des Lebens mehr verändert als in allen Zeiten davor. Technische Errungenschaften und die zunehmende Digitalisierung des Alltags folgen in immer kürzeren Abständen aufeinander. Vor allem in den Städten, aber selbst auf dem Land, werden zunehmend Verunreinigungen gemessen – auch in abgelegenen Gegenden, fernab der Städte, ist ein Leben in sauberer Luft nicht mehr gewährleistet; dasselbe gilt für dort angebaute Lebensmittel, die die entsprechenden Schadstoffe aufnehmen und an den Menschen weitergeben.

Ich selbst bin auf dem Land aufgewachsen. Weil Verunreinigungen in den 1960er-Jahren praktisch gegen null gingen (im Vergleich zu heute, und insbesondere in den Städten und Ballungsräumen), war eine gesunde Lebensweise quasi garantiert. Heute sieht das anders aus: Kinder, die heute in den Ballungsräumen aufwachsen, haben häufig kaum eine Möglichkeit, sich gesund zu ernähren oder „bewusste Ernährung" als solche überhaupt kennenzulernen.

Viel später, als sich eine bewusste Ernährung aufgrund des Sports schon längst in meinem Leben etabliert hatte, hatte ich ein einschneidendes Erlebnis mit meiner jüngeren Tochter. Sie war damals gerade drei Jahre alt und beschloss von einem Tag auf den anderen, kein Fleisch mehr zu essen. Stellen Sie sich einmal vor, Ihr dreijähriges Kind steht vor Ihnen und fragt: „Kannst du dir vorstellen, so ein Schwein mit einem Messer zu töten?" – Wie könnte man danach noch guten Gewissens Fleisch auf den Tisch legen?

Aus vier Wochen vegetarischem Leben auf Probe sind inzwischen viele Jahre geworden. Und haben weitreichende Auswirkungen mit sich gebracht, denn die Ernährung ist erst der Anfang. Es folgen: mehr Energie, besseres Wohlbefinden. Und: eine verbesserte Gesundheit.

3.14.2 DIE ROLLE DES KÖRPERS FÜR EINE GESUNDE LEBENSWEISE

Geht es um die Gesundheit, führt der Weg immer wieder zurück zu unserem Körper und der Art, wie wir ihn behandeln. Betrachten wir den menschlichen Körper einmal als eine Art „Maschine": Um Leistung zu erbringen, muss er verbrennen, vergleichbar mit dem Verbrennungsmotor eines Autos. Wir müssen ihm also Verbrennungsmasse zuführen, damit er die Leistung, die wir von ihm erwarten, auch erbringen kann.

Dabei gibt es allerdings einen Haken: Masse ist nicht gleich Masse, und so kann die Art, wie wir essen, sehr unterschiedliche Auswirkungen auf die Leistung unseres Körpers haben. Führen wir dem Körper also das zu, das ihm guttut: Kohlenhydrate, z. B. aus Reis und weizenfreiem Brot, Rohkost und schonend gegartes Gemüse, ferner Obst. Doch auch hier stoßen wir wieder auf ein entscheidendes Kriterium: Die Qualität muss stimmen. Soll heißen: Ist der Rohstoff, den wir verwenden, also das Gemüse oder das Obst, nicht hochwertig und von ausgesuchter Qualität, ist die gesunde Ernährung im Zweifel für die Katz. Damit der Körper uns die bewusste Ernährung am Ende dankt, sollten wir bei der Auswahl der Rohstoffe keine Kompromisse eingehen und immer ein Auge darauf haben, woher die Äpfel, der Salatkopf oder die Paprikaschote stammen, die wir im Begriff sind zu kaufen und zu verarbeiten.

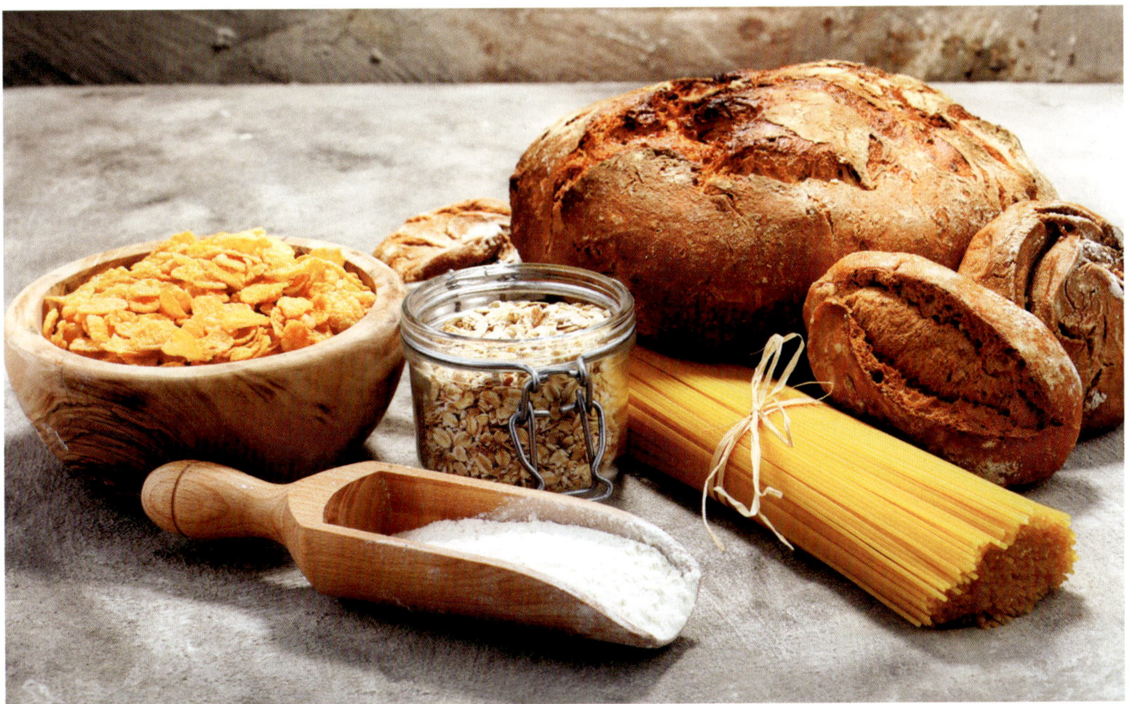

Klingt kompliziert? Ja und nein. Wer in der Stadt oder in einem der großen Ballungsräume lebt, hat heutzutage kaum Probleme, in unmittelbarer Reichweite an hochwertige Rohstoffe heranzukommen. Auf dem Land mag das anders aussehen, aber zur Umsetzung einer gesunden Lebensweise später mehr.

3.14.3 GESUNDE ERNÄHRUNG IM SPITZENSPORT

Als ich in den 1980er-Jahren mit dem Profifußball anfing, war gesunde Ernährung weitgehend ein Fremdwort. Zumindest in Deutschland, wo vor einer Partie noch deftiges Essen auf dem Speiseplan stand.

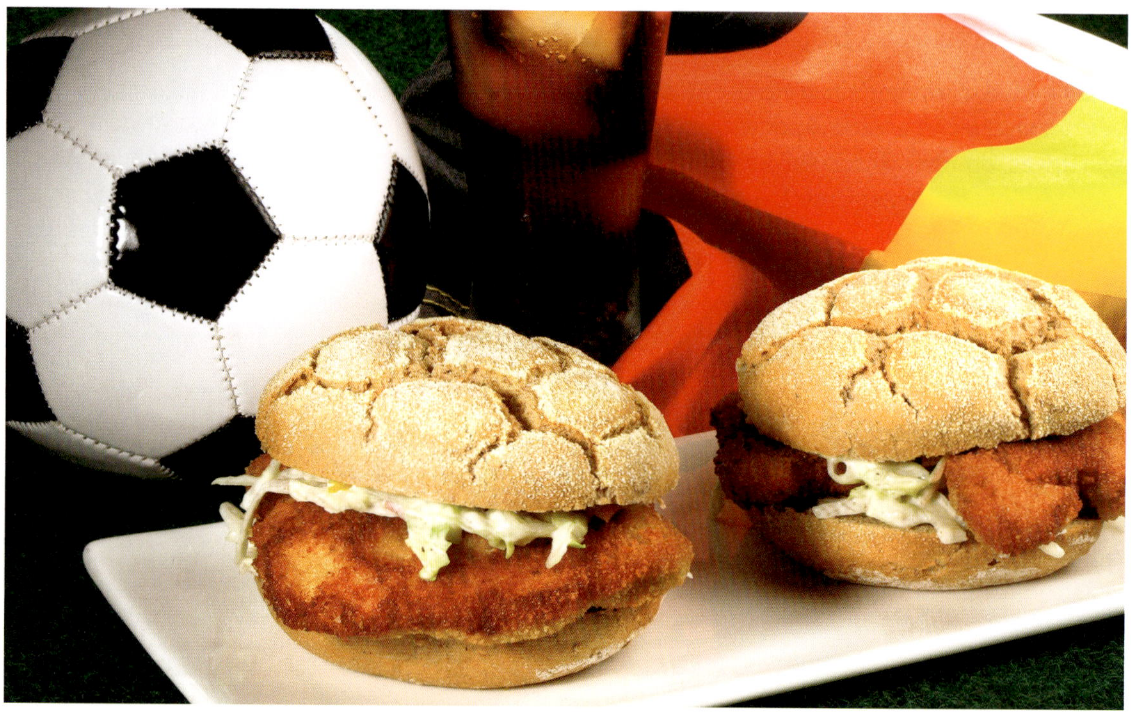

Ganz anders präsentierte sich die Mannschaftsküche jedoch, als ich 1987 nach Italien ging, um für Hellas Verona zu spielen. Hier stand die mediterrane Küche im Vordergrund, die von jeher leicht und gut verdaulich ist. Ein eigener Mannschaftskoch servierte vor jedem Spiel ein leichtes Mittagessen im Boarding House – es gab Salate, Gemüse, Reis und Rohkost; Fleisch oder Fisch standen dagegen selten auf dem Speiseplan.

Was hier im Fokus stand, waren schonend zubereitetes Gemüse, Obst und Kohlenhydrate. Und siehe da: Der Körper musste nicht mehr eine übermäßige Menge an Energie aufbringen, um das schwere Mittagessen zu verarbeiten, sondern hatte deutlich mehr Energie übrig für das, was wirklich zählte – das Spiel.

Natürlich spreche ich hier von den 1980er-Jahren, und die liegen lange zurück. Heute sieht die Ernährungswelt des Spitzensports ganz anders aus, auch und insbesondere in Deutschland. Profivereine legen heute größten Wert auf Ernährung und die Unterstützung der Erholungsphasen zwischen den Leistungstagen ihrer Spieler. Kein Wunder, dass hier ein Umdenken stattgefunden hat: Schließlich sind die Sportler sozusagen das Kapital eines Vereins – ergo muss er auch Sorge für die entsprechende Ernährung tragen, die die Spieler benötigen, um die gewünschte Leistung zu erzielen.

3.14.4 WAS IST EIGENTLICH GESUNDE ERNÄHRUNG?

Bringen wir **gesunde Ernährung** einmal auf den Punkt: Der Verzicht auf Fleisch und Fisch ist ein Anfang. Warum sie nicht Teil einer gesunden, bewussten Ernährung sein können? Ganz einfach: Weil der menschliche Körper (und insbesondere sein Verdauungstrakt) nicht darauf ausgelegt ist, die Inhaltsstoffe tierischer Produkte zu verarbeiten. Ein Steak zu verdauen, kostet den Körper z. B. ein Vielfaches der Energie, die er für leichte Kost und Kohlenhydrate aufbringen muss.

Nicht nur Menschen, die viel Sport treiben, sollten Fleisch aus einem weiteren Grund gänzlich von ihrem Ernährungsplan streichen. Denn Fleisch übersäuert den Körper, macht ihn im wahrsten Sinne des Wortes „sauer". Und zwar vor allem Fleisch von minderer Qualität.

Auch hier spielt wieder die Frage nach dem Rohstoff eine wichtige Rolle: Stammt das Fleisch aus kontrolliertem, biologischem Anbau, kann es durchaus – in Maßen – konsumiert werden. Das Fleisch aber, das der Endverbraucher im Supermarkt oder gar Discounter kauft, ist nur selten von ausgesuchter Qualität. Wie die Tiere gehalten und gefüttert werden und welche Pharmazeutika dabei zum Einsatz kommen, die ebenfalls negative Auswirkungen auf Tier und Mensch haben, kommt beim Verbraucher in der Regel überhaupt nicht an.

Auch Alkohol ist kein Freund einer gesunden Ernährung. Das Problem: Hat der Körper Alkohol konsumiert, muss er das System im Anschluss sozusagen erst einmal auf „null" setzen, bevor er wieder seine normale Leistung und Energie bringen kann. Auch nach dem Sport, vor allem nach Höchstleistungsphasen, wie einem Fußballspiel oder einem Triathlon, benötigt der Körper bei geringem Alkoholkonsum eine weitaus längere Erholungszeit.

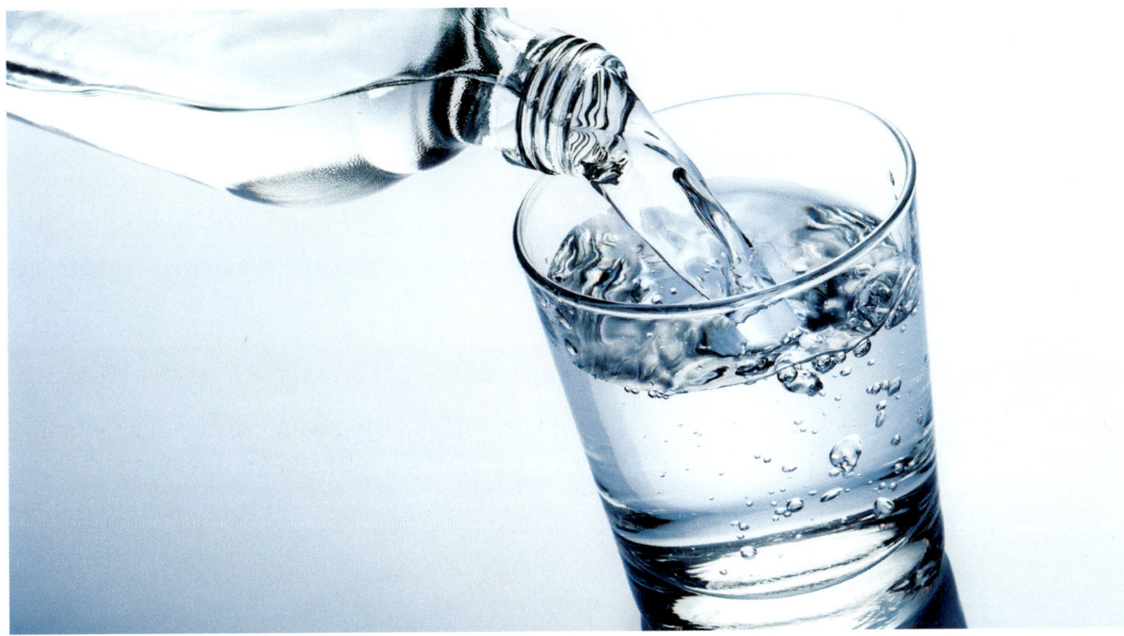

Sich gesund zu ernähren, muss aber nicht immer mit „Verzicht" gleichzusetzen sein. Im Gegenteil: Wer sich gesund, d. h., zunächst einmal bewusst ernähren möchte, kann eine Menge Neues entdecken. Auf lange Sicht funktioniert das aber nur, wenn man ein paar Basics beachtet, neben der ausgesuchten Rohstoffqualität z. B. genug zu trinken. Mindestens 2 l (am besten kohlensäurefreies) Wasser braucht der Körper pro Tag, um zu funktionieren, besser sind 3-4 l. Es löscht nicht nur den Durst, sondern aktiviert auch den Kreislauf und Stoffwechsel.

Versuchen wir, das Thema **gesunde Ernährung** auf eine Formel herunterzubrechen, die leicht zu merken ist. Essenzielle Bestandteile sind, meiner Meinung nach: Mit einer bewussten Ernährung stärken wir ganz ohne Zutun (und vor allem ohne pharmazeutisch erzeugte Zusatzstoffe) unser Immunsystem. Wir werden seltener krank und könnten, sofern die Ernährung schon im Kindesalter stimmt, sogar auf die meisten Impfungen verzichten, die heutzutage Usus sind – und das ganz einfach durch eine gesunde Ernährung mit ausgesuchten Rohstoffen, die auf unnötigen Zucker und industriell verarbeitete Lebensmittel verzichtet. Mit der dazugehörigen Bewegung bringen wir den Kreislauf in Schwung, regen die Verdauung an und tanken frische Luft in unsere Blutkörperchen.

3.14.5 DER DIGITALE WANDEL UND SEIN STELLENWERT FÜR EIN GESUNDES LEBEN

Wie aber lässt sich das Bewusstsein für die Ernährung nicht nur im Spitzensport, sondern in der breiten Masse schärfen? Wer nicht zufällig über seine Eltern und sein Umfeld mit gesunder Ernährung in Berührung kommt, lernt andere Arten zu essen häufig erst im Erwachsenenalter kennen. Auch Kindergärten und Schulen legen in den meisten Fällen keinen besonderen Wert auf eine breit gefächerte, bewusste Ernährung. Hier ist noch viel Luft nach oben, doch bis die Ernährung zum Teil der allgemeinen Bildung in Schulen und Kindergärten wird, ist noch ein langer Weg zu gehen.

Dabei sind Bewegung und eine gesunde Ernährung, diese beiden zentralen Bausteine eines gesunden Körpergefühls und einer Grundfitness, heute wichtiger denn je. In Zeiten der digitalen Freizeitgestaltung rückt Bewegung immer mehr in den Hintergrund, Kinder gehen nicht mehr nach draußen und toben, sondern verbringen ihre Freizeit vor einem Bildschirm von unterschiedlicher Größe. Im Hinblick darauf, dass dieses Phänomen in den kommenden Jahren eher zu- als abnehmen wird, erscheint es umso wichtiger, hier eine Balance schaffen zu wollen.

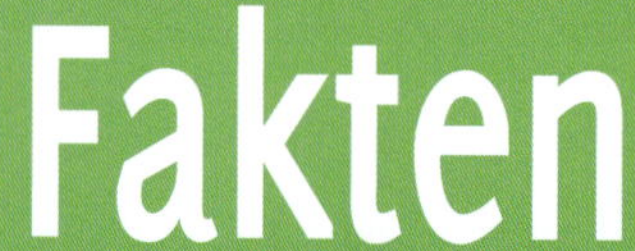

Warum nicht die digitalen Errungenschaften für eine bewusste Ernährung nutzen? Kalorienzähler und Rezeptbücher sind längst als App oder YouTube®-Kanal verfügbar und helfen dabei, leckere (und gesunde) Gerichte auf den Tisch zu bringen – Kochanleitung inklusive.

3.14.6 GESUNDE ERNÄHRUNG INS EIGENE LEBEN INTEGRIEREN

Doch auch, wenn der Gedanke, sich mit bewusster Ernährung auseinanderzusetzen, für immer mehr Menschen nicht mehr so weit hergeholt erscheint, scheitern viele daran, gesunde Ernährung auch in ihren Alltag zu integrieren. Der kurzzeitige Effekt einer gesünderen Ernährungsweise weicht dem Rückfall in alte Verhaltensmuster und der Annahme, dass gesunde Ernährung wesentlich aufwendiger sei als eine „herkömmliche".

Dabei ist gesundes und schonendes Kochen alles andere als kompliziert und lässt sich auch in einer Familie mit Kindern leicht in den Alltag einbinden, wie ich aus eigener Erfahrung weiß. Nehmen wir einmal den Trend der Green Smoothies, der auch in Deutschland längst angekommen ist, aber nur selten täglich praktiziert wird. Diese grünen Säfte sind leicht herzustellen und bringen das System unseres Körpers direkt am Morgen in Schwung. Und auch das Saubermachen von Küchengeräten, das viele davon abhält, regelmäßig selbst Smoothies herzustellen, dauert nur wenige Sekunden. Ich trinke jeden Morgen einen Green Smoothie, und merke dabei deutlich, wie mein Körper neue Energiereserven freisetzt und sich insgesamt gesünder anfühlt.

Warum aber sind Green Smoothies so gut für den menschlichen Körper? Ihre Rohstoffe, also Gemüse und Obst, werden in rohem Zustand verarbeitet. Wenn man weiß, dass alles Gemüse, das heißer als 42° C zubereitet wurde, im Grunde nur noch tote Masse ist, werden Smoothies zu einem noch wichtigeren Element der Ernährung.

Lediglich an die Zellen in der Pflanze muss man herankommen, und dafür benötigt man einen hochwertigen Mixer – dieser ist das A und O, und leider auch nicht ganz billig. Aber die Ausgabe lohnt sich, denn sie wird vom Körper mehrfach zurückgezahlt. Der Grund: Je hochwertiger ein Mixer ist, desto schneller drehen sich die kleinen Messer, die am Boden angebracht sind und den Inhalt zerkleinern. Erst ab einer bestimmten Umdrehungszahl ist das Gerät in der Lage, wirklich an die Zellen der Pflanzen heranzukommen – und hier liegen die wahren Schätze von Obst und Gemüse verborgen.

Ich rate jedem, der mit dem Gedanken spielt, sich vielleicht gesünder ernähren zu wollen, einen vierwöchigen Selbsttest zu machen. Die Gründe dafür können unterschiedlich sein: Ob man ein Bewusstsein dafür entwickeln möchte, was dem Körper guttut, ob einem die Tiere leid tun oder ob man unter regelmäßigen Schmerzen leidet und den Körper wieder in einen reineren Zustand zurückführen möchte – warum man sich gesund ernähren möchte, ist zweitrangig. Wichtig ist, *dass* man es tun möchte.

Vier Wochen sind keine lange Zeit. Und diesen Zeitraum sollte man sich nehmen, wenn man wirklich etwas verändern möchte. Man braucht ihn auch, um nachzuspüren, was dem Körper eigentlich wirklich guttut und was nicht. Wir können nämlich davon ausgehen, dass der gewünschte Effekt nicht von heute auf morgen eintritt. Nein, im Gegenteil: Der Körper muss erst einmal feststellen, dass sich etwas verändert. Dass weniger Schadstoffe zugeführt werden. Dann erst kann der Körper damit beginnen, zu entschlacken und Schadstoffe, die sich angesammelt haben, hinauszuspülen. Erst wenn das System „sauber" ist und sauber bleibt, können wir wirklich davon sprechen, dass eine bewusste Ernährung anschlägt.

Positive Effekte sind z. B. eine größere Energie, weniger Schlafbedürfnis und eine schnellere Regeneration nach dem Training.

Natürlich darf auch der Genuss nicht zu kurz kommen. Wer gesunde Ernährung als Qual sieht, ist in den meisten Fällen direkt zum Scheitern verurteilt. Für mich ist das ein ganz wichtiges Element: Essen muss Spaß machen, und Genuss spielt dabei eine wichtige Rolle. Um das zu erreichen, müssen wir uns Zeit fürs Essen nehmen, und das müssen wir lernen.

Hierzulande ist Essen eine Aufgabe, die man mehrmals am Tag abhakt. In anderen Ländern dagegen, und hier schlagen wir den Bogen zurück zu Italien, ist Essen ein Kommunikationsmedium. Wenn man isst, kommt man mit der Familie und Freunden zusammen, bereitet vor und kocht gemeinsam, und ein leichter Gang folgt auf den nächsten. Was aber im Einzelnen Genuss ist, ist so individuell wie jeder Einzelne von uns, und so müssen wir für uns selbst herausfinden, was dem eigenen Körper guttut, wie sich gesundes Essen genießen lässt und mit welchen Mitteln es sich konsequent in den Alltag einbinden lässt.

3.14.7 WAS KOSTET GESUNDE ERNÄHRUNG?

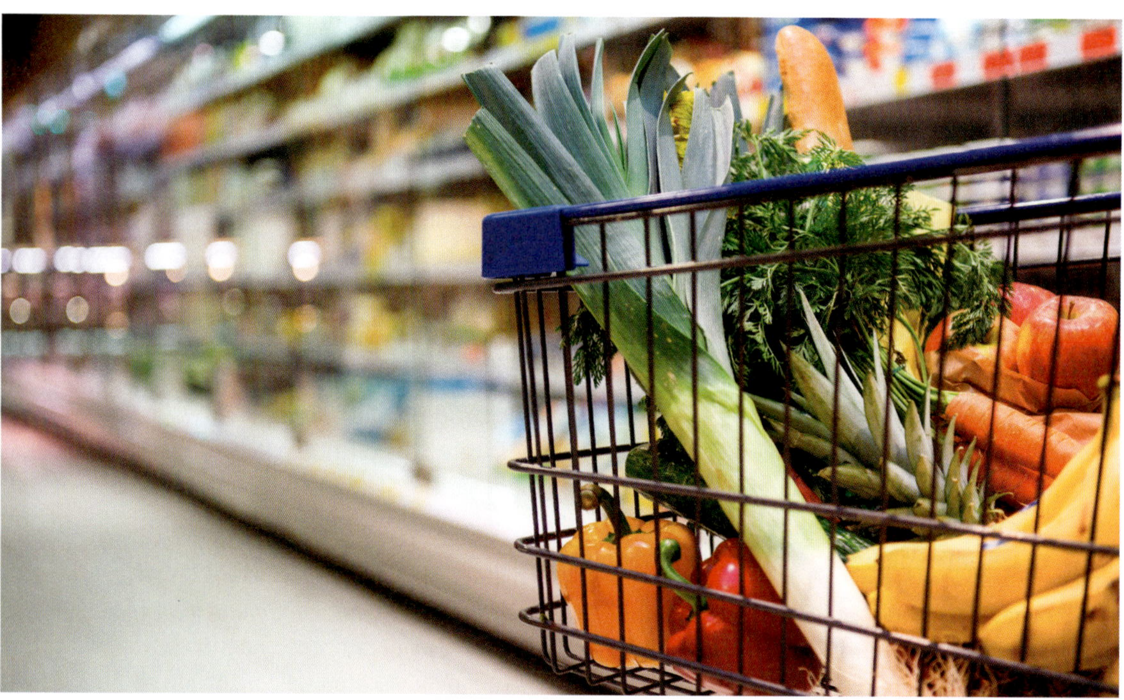

Zugegeben: Gesunde Ernährung ist nicht billig. Ein Einkauf im Biomarkt oder auf einem Bauernhof schlägt deutlich höher zu Buche als in einem Discounter. Viele Rezepte aber sind nicht aufwendig und lassen sich auch mit einem geringeren Budget regelmäßig in den Speiseplan integrieren. Im Grunde lässt sich die Frage nach dem Kostenaufwand mit einer simplen Entscheidung beantworten: Möchten Sie für dasselbe Geld eine größere Menge minderwertiger Produkte erhalten, oder eine kleinere Menge hochwertiger Lebensmittel, die Ihrem Körper und Ihrer Gesundheit guttun?

Vor allem Sportler können es sich nicht leisten, sich ungesund zu ernähren. Der Körper ist das Kapital des Sportlers, und der Sportler ist das Kapital eines Vereins oder eines Sponsoren. Deshalb schenken insbesondere Profivereine und Einzelsportler der Ernährung große Aufmerksamkeit. Dieses Bewusstsein, was dem Körper guttut und was nicht, auch in der breiten Bevölkerung anzusprechen und zu schärfen, sollte aber nicht nur Aufgabe von Ernährungswissenschaftlern, sondern auch der Bildung sein.

3.14.8 GESUNDE ERNÄHRUNG BRAUCHT DISZIPLIN

Leider hat die Umstellung auf eine gesunde bzw. bewusste Ernährung auch einen Haken. Um sie langfristig in den Alltag zu integrieren, müssen wir das auch konsequent tun. Und dafür benötigen wir Disziplin. Schließlich ist es so einfach, wieder zurückzugehen zu dem, was vorher war und Fleisch, Fisch und industriell verarbeitete Lebensmittel zu nutzen. Doch hier kommt eine Errungenschaft des modernen Lebens ins Spiel, die sogar ziemlich praktisch ist und (fast) überhaupt keinen Aufwand bedeutet – Obst, Gemüse und Kräuter lassen sich nämlich ganz einfach online bestellen und regelmäßig direkt nach Hause liefern.

Angepasst auf die Saison und die benötigte Menge erhalten Sie dann hochwertige Rohstoffe zur direkten Verarbeitung, häufig noch mit Rezepten zum Entdecken und Ausprobieren. Ein klassischer Wocheneinkauf wird somit überflüssig, und es müssen nur noch Kleinigkeiten hinzubesorgt werden.

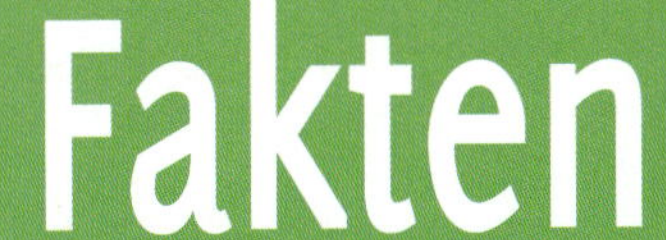

Einer der bekanntesten Anbieter für Obst und Gemüse frei Haus ist *Hello Fresh*, der Woche für Woche Lebensmittel inklusive Rezepten direkt nach Hause liefert. Alternativen bieten Anbieter wie *Kochhaus, Marley Spoon* oder *Kochzauber*.

Wer gerne und viel lagert, muss bei gesunder Ernährung umdenken. Obst und Gemüse müssen frisch verarbeitet werden und sollten nicht mehr als wenige Tage aufbewahrt werden.

Auch auf Reisen stößt gesunde Ernährung schnell an ihre Grenzen. Je nachdem, in welchem Land man unterwegs ist, ob man mit dem eigenen Auto, der Bahn oder dem Flugzeug reist, kann man häufig nicht das transportieren, was man essen möchte und ist auf Hotels, Restaurants und Cafés angewiesen. Ein Blick in die Speisekarte zeigt aber häufig leichte Alternativen zu schwerer Kost auf und auch in Hotels kommt man einem Sonderwunsch wie einem Saft zum Frühstück in vielen Fällen gern entgegen. Natürlich muss man hier Kompromisse eingehen.

3.14.9 ERNÄHRUNG UND GESUNDHEIT

Haben wir die Disziplin, die es braucht, um sich regelmäßig, langfristig und mit Genuss gesund zu ernähren, aufgebracht, sollten wir eigentlich belohnt werden. Ich verrate Ihnen an dieser Stelle ein Geheimnis: Werden wir auch. Nur ist das nicht auf den ersten Blick erkennbar. Denn die größte Belohnung findet dann statt, wenn wir gar nichts bemerken. Keine Schmerzen, weniger Erkältungen, überhaupt eine geringere Krankheitsrate. Ernähren wir uns bewusst und gesund, werden wir auch mit Gesundheit belohnt.

Denn Gesundheit kommt nicht erst dann ins Spiel, wenn wir krank werden: Gesundheit ist ein ganzheitlicher Ist-Zustand, an dem wir selbst aktiv mitarbeiten können und sollten. Keine Schmerzen oder Erkrankungen zu haben, hängt eng mit der Psyche, der Bewegung und eben auch der Ernährung zusammen. Und auch der Rücken, der häufig als Erstes unter einem ungesunden Lebenswandel leidet, lässt sich letztlich durch die Ernährung beeinflussen. Ich bezeichne den Rücken gerne als Abfalleimer des Körpers: Was nirgendwo unterkommen kann, geht in den Rücken. Und so sind Rückenschmerzen nicht ohne Grund das Volksleiden Nummer eins in Deutschland.

Anstatt aber erst dann einen Arzt aufzusuchen, wenn der Schmerz schon da ist, lässt sich mit gesunder Ernährung eine wichtige Prophylaxe aufbauen. Schließlich verschenken wir mit Schmerzen und Arzt- und Krankenhausbesuchen wertvolle Lebenszeit und Lebensqualität, die uns niemand mehr zurückgeben kann. Sie ist für immer verloren.

Überhaupt steht der Begriff **Lebensqualität** heute mehr und mehr im Vordergrund. Und die ist umso höher, je weniger wir krank sind und je weniger wir unter Schmerzen leiden. Wenn wir bewusst leben, ist die gesunde Ernährung in Verbindung mit Bewegung also ein Investment in unsere eigene Zukunft in Form unserer Gesundheit. Je früher wir mit dieser Art von Investment beginnen, desto gesünder können wir durchs Leben gehen. Damit das aber schon möglichst früh passieren kann, muss meiner Meinung nach ein Umdenken stattfinden.

Deine Nahrungsmittel seien deine Heilmittel. (Hippokrates)

3.15 ERNÄHRUNG UND RÜCKENSCHMERZEN – KEIN ZUFALL, SONDERN EIN ENGER ZUSAMMENHANG

„Die richtige Ernährung kann Rückenschmerzen positiv beeinflussen oder diesen sogar vorbeugen."

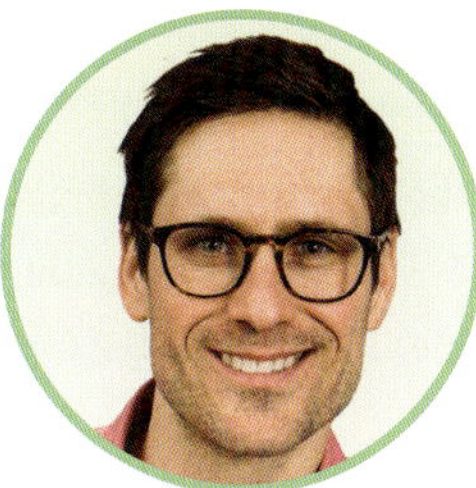

Rückenschmerzen können den Alltag deutlich einschränken und einem beileibe auch den Appetit verderben. Wer unter akuten oder gar chronischen Rückenschmerzen leidet, fühlt sich krank und der Gedanke an Essen schürt nicht gerade die Vorfreude auf Genuss und Gaumenfreuden. Dabei kann die richtige Ernährung Rückenschmerzen positiv beeinflussen oder diesen sogar vorbeugen. Im Umkehrschluss kann eine ungesunde Ernährung aber auch das Gegenteil bewirken und den Schmerz verstärken.

- Wie wirken Lebensmittel auf die Rückengesundheit?
- Welche Lebensmittel sind besonders gut geeignet, um gegen Rückenschmerzen vorzubeugen?
- Welche Nahrungsmittel sollten Rückenschmerzpatienten meiden?

Das sind Fragen, über die viele Verbraucher sich oft erst an einem viel zu späten Zeitpunkt im Leben Gedanken machen – nämlich dann, wenn der Körper mit Schmerzen und Beschwerden reagiert.

3.15.1 GESUNDER RÜCKEN DANK GESUNDER ERNÄHRUNG

Ob der Rücken gesund und schmerzfrei ist, hängt von verschiedenen Faktoren ab. Zum einen ist da das Körpergewicht: Je mehr Gewicht bei jeder Bewegung, bei jedem Schritt in Gang gebracht werden muss, desto mehr Belastung wird auch auf den Rücken ausgeübt. Eine dauerhafte Überbelastung durch zu hohes Gewicht kann beispielsweise zu einer Schädigung der Bandscheiben und des gesamten Bewegungsapparats führen.

Übergewicht wird zudem als Auslöser für die knochenabbauende Osteoporose betrachtet, die wiederum eine Verformung der Wirbelkörper und eine zunehmende Schädigung der Wirbelsäule zur Folge haben kann.

3.15.2 DIE SÄULEN EINER RÜCKENFREUNDLICHEN ERNÄHRUNG

Ausschlaggebend dafür, dass die Ernährung einen positiven Einfluss auf die Rückengesundheit hat, ist die Auswahl der richtigen Nährstoffe. Sie unterstützen den Knochenaufbau und die Muskulatur und bringen vorbeugende Effekte mit sich, damit Schmerzen gar nicht erst oder immer seltener entstehen. Mit einer ausgewogenen, vitamin- und nährstoffreichen Ernährung lässt sich zudem das Körpergewicht nachhaltig reduzieren. Zu den elementaren Nahrungsmitteln, die den Rücken stabilisieren und dessen Gesundheit fördern, gehören Wasser, Milchprodukte und Gemüse.

Aber nicht nur Nährstoffe, auch Vitamine, Mineralstoffe, Spurenelemente und sogenannte *Antioxidantien* spielen in der Hinsicht auf einen gesunden Rücken eine zentrale Rolle. Damit Knochen gestärkt und verlorene Knochensubstanz neu aufgebaut werden können, leisten sie einen wichtigen Beitrag.

3.15.3 DIE BEDEUTUNG VON WASSER FÜR DEN RÜCKEN

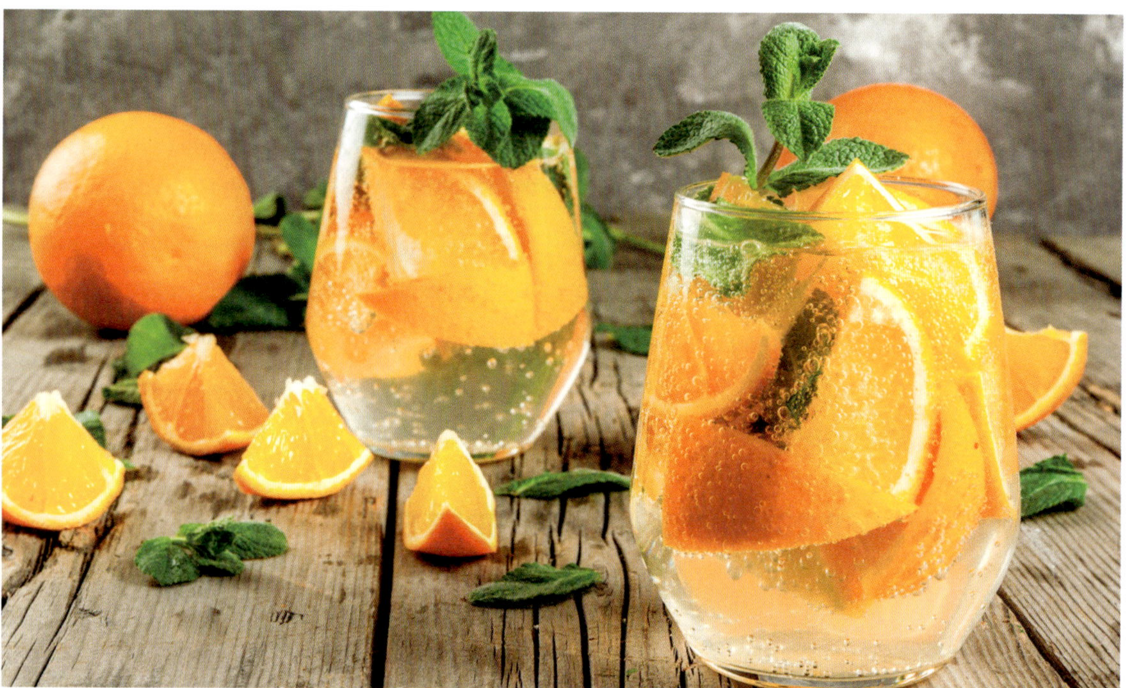

Viel zu trinken, ist in jedweder Hinsicht wichtig für einen gesunden Körper und sollte auch im Hinblick auf einen stabilen und schmerzfreien Rücken nicht außer Acht gelassen werden. Kein Wunder – schließlich besteht der Körper zu rund 75 % aus Wasser, und auch die Wirbelkörper, aus denen die Wirbelsäule aufgebaut ist, sind mit einem Wasseranteil von rund 25 % auf eine ausreichende Versorgung mit Flüssigkeit angewiesen. Ganz zu schweigen von den Bandscheiben, die noch einen deutlich höheren Wassergehalt haben.

Was von außen wie ein stabiler Knochen wirkt, weist im Inneren eine Struktur auf, die an einen Schwamm erinnert. Und auch die Bandscheiben können nur dann auf wichtige Nährstoffe zugreifen, wenn dem Körper – und in der Konsequenz diesem Schwamm – genügend Flüssigkeit zugeführt wird.

Die Wirbelsäule kann den Rücken am besten stützen, wenn sie Stabilität und gleichzeitig Elastizität besitzt. Vor allem die Bandscheiben profitieren deshalb von einem guten Flüssigkeitshaushalt: Bei Belastung geben sie durch den aufgebauten Druck Wasser ab, das sie bei Entlastung aus dem umliegenden Gewebe wieder aufsaugen – im besten Fall angereichert mit wertvollen Nährstoffen.

WELCHE FLÜSSIGKEITEN SIND FÜR DEN RÜCKEN GESUND?

- Mineralwasser,
- ungesüßte Kräutertees,
- Obst- und Gemüsesäfte, am besten verdünnt,
- Leitungs- oder Mineralwasser mit frischer Minze, Gurke, Zitronen- oder Orangenscheiben.

3.15.4 MILCHPRODUKTE UND DIE WIRBELKÖRPER

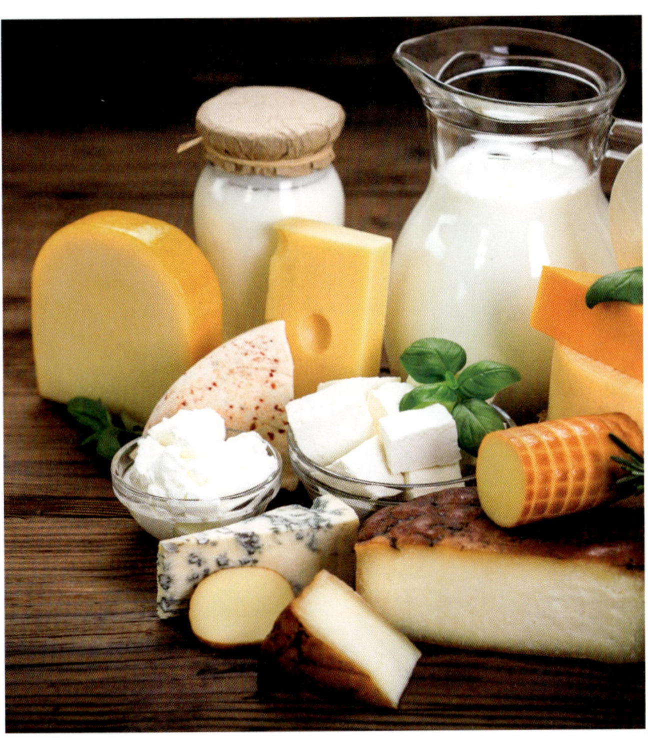

Da sie große Anteile Kalzium enthalten, gelten Milchprodukte als optimale Nahrungsmittel für die Stärkung des Skeletts. Der in tierischen Produkten wie Milch, Joghurt oder Käse reichhaltig enthaltene Nährstoff stärkt die Knochen und beugt der Knochenabbaukrankheit **Osteoporose** vor. Hartkäse weist mit **Phosphor** einen weiteren Nährstoff auf, der den Knochenaufbau begünstigt und ebenso wie Kalzium in einer ausgewogenen Menge im Körper vorkommen sollte.

Wichtig dabei ist, und das wird in der Regel bei der Ernährung außer Acht gelassen, dass beide Nährstoffe in einem ausbalancierten Verhältnis in den Organismus gelangen sollten, um ihre Aufgabe zu erfüllen. Durch den Konsum von Fastfood und industriell verarbeiteten Lebensmitteln aber reichert der Körper zu viel Phosphor an und bringt das natürliche Gleichgewicht aus der Balance. Problematisch wird diese Unverhältnismäßigkeit, wenn sie über einen längeren Zeitraum anhält –, um die benötigte Menge Kalzium zu bekommen, wird dieses dann aus den Knochen gelöst, was wiederum zum Gegenteil des gewünschten Effekts führt.

WELCHE LEBENSMITTEL ENTHALTEN KALZIUM UND PHOSPHOR?

- Fettarme Milch (Kalzium),
- fettarmer Joghurt, idealerweise Naturjoghurt (Kalzium),
- Käse, vorwiegend Hartkäse, z. B. Parmesan, Emmenthaler (Kalzium, Phosphor), außerdem ist Kalzium in Getreideprodukten wie Naturreis enthalten.

3.15.5 GEMÜSE ALS BASIS FÜR EINEN GESUNDEN RÜCKEN

Kalzium befindet sich aber nicht nur in Milch- und Getreideprodukten, sondern auch in diversen grünen Gemüsesorten. Weitere Nährstoffe, die die Rückengesundheit unterstützen, sind **Magnesium**, **Vitamin K** und **Bor**, die beispielsweise in Spinat oder Rucola enthalten sind. Vor allem Magnesium leistet, ähnlich wie Kalzium und Phosphor, einen wichtigen Beitrag zu einem stabilen Knochenaufbau.

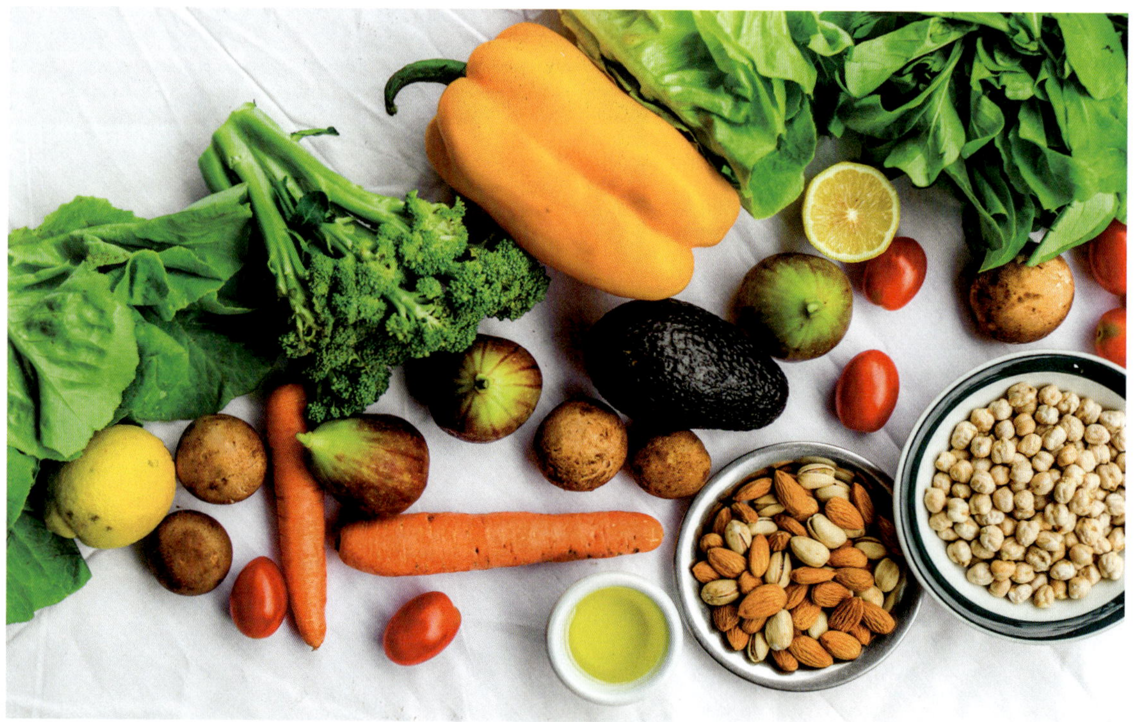

Bor dagegen ist ein Nährstoff, der die Aufnahme und Verarbeitung anderer Nährstoffe fördert. Um den Effekt des grünen Gemüses langfristig als vorbeugende Maßnahme für einen schmerzfreien Rücken zu nutzen, sollten 2-3 Portionen auf dem täglichen Speiseplan stehen.

WELCHE GEMÜSESORTEN FÖRDERN DEN KNOCHENAUFBAU BESONDERS?

- Grünkohl,
- Spinat,
- Rucola,
- Kopfsalat,
- Brokkoli und Feldsalat.

3.15.6 VITAMINE ALS BOOSTER FÜR DEN RÜCKEN

Vitamine sorgen dafür, dass viele Nährstoffe nicht ungenutzt wieder ausgeschieden, sondern vom Körper aufgenommen werden, um ihre positiven Effekte zu nutzen.

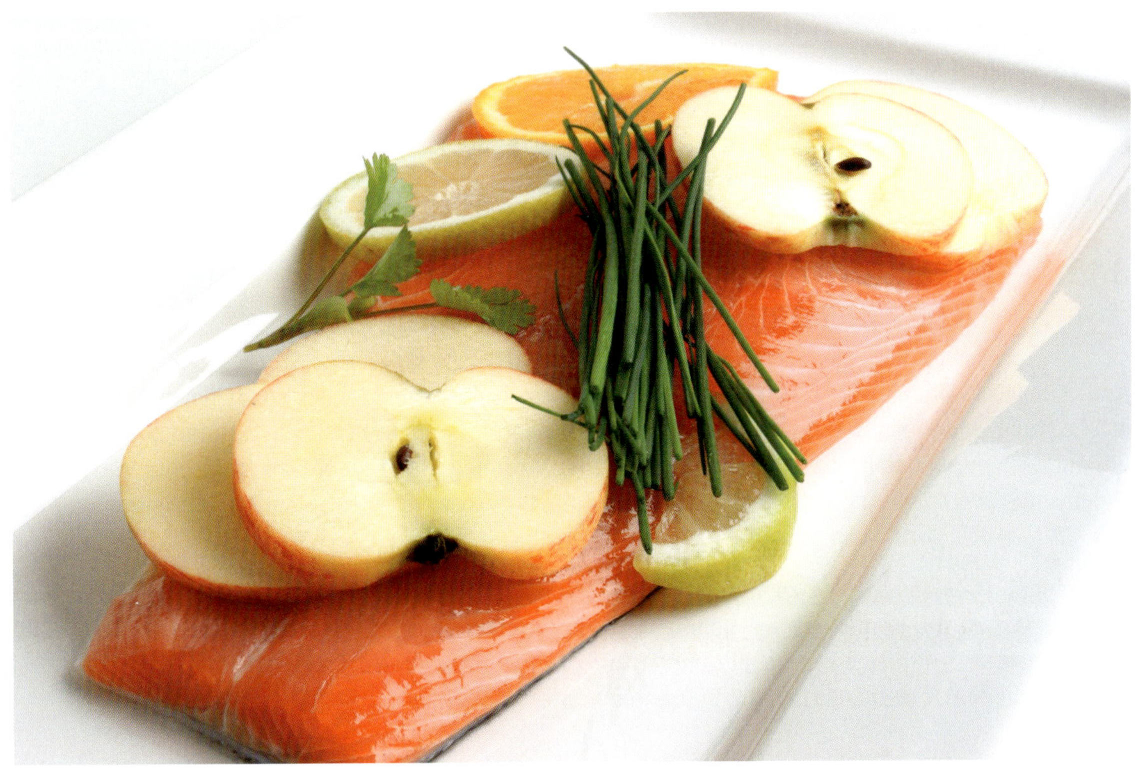

DER NUTZEN DER VITAMINE

- Vitamin D unterstützt die Aufnahme von Kalzium aus der Nahrung.
- Vitamin A fördert das Knochenwachstum.
- Vitamin C bildet Kollagen im stützenden Bindegewebe.
- Vitamin K unterstützt die Bildung von Eiweißen, die für den Knochenaufbau benötigt werden.

Sie sind zwar nicht primär am Aufbau und der Stabilisierung von Skelett und Bewegungsapparat beteiligt, bilden aber ein wichtiges Glied in der Verarbeitungskette von Nährstoffen, die ohne die entsprechenden Vitamine nicht im Organismus angereichert werden könnten.

IN WELCHEN LEBENSMITTELN SIND FÜR DEN RÜCKEN WICHTIGE VITAMINE ENTHALTEN?

- **Vitamin D:** fettreicher Fisch (Lachs, Hering, Aal), Milchprodukte, Eier, Pilze. Vitamin D entfaltet seine Wirkung erst dann, wenn der Organismus regelmäßig der Sonne ausgesetzt wird.
- **Vitamin A:** Gemüse (Karotten), gelbe Früchte (Pfirsiche, Aprikosen), Milch, Weizen, Leber.
- **Vitamin C:** Früchte (Äpfel, Zitronen, schwarze Johannisbeeren, Sanddorn), Gemüse (Paprika, Tomaten, Spinat, Rosenkohl), Kräuter (Petersilie).
- **Vitamin K:** grünes Gemüse, Salat.

3.15.7 MINERALSTOFFE UND SPURENELEMENTE BILDEN DAS GRUNDGERÜST FÜR DEN RÜCKEN

Anders als viele Nährstoffe und Vitamine kann der Körper selbst keine Mineralstoffe herstellen. Um täglich Leistung zu bringen und gesund zu bleiben, ist er aber auf Mineralstoffe wie Kalzium oder Magnesium angewiesen. Mineralstoffe sind notwendig, damit Vitamine und andere Nährstoffe ihre Wirkung im Organismus überhaupt erst entfalten können. Der Körper muss sie über Lebensmittel aufnehmen, so wie das Kalzium über die Milchprodukte.

Ein Mangel an Mineralstoffen kann ernsthafte Erkrankungen zur Folge haben. Um aber zu wissen, von welchen Stoffen der Körper wie viel benötigt und in welchen Lebensmitteln die entsprechenden Stoffe angereichert sind, hilft eine Tabelle für Mineralstoffe. Aufgeteilt werden die lebenswichtigen Stoffe in zwei Gruppen: die **Makroelemente** und die **Spurenelemente**.

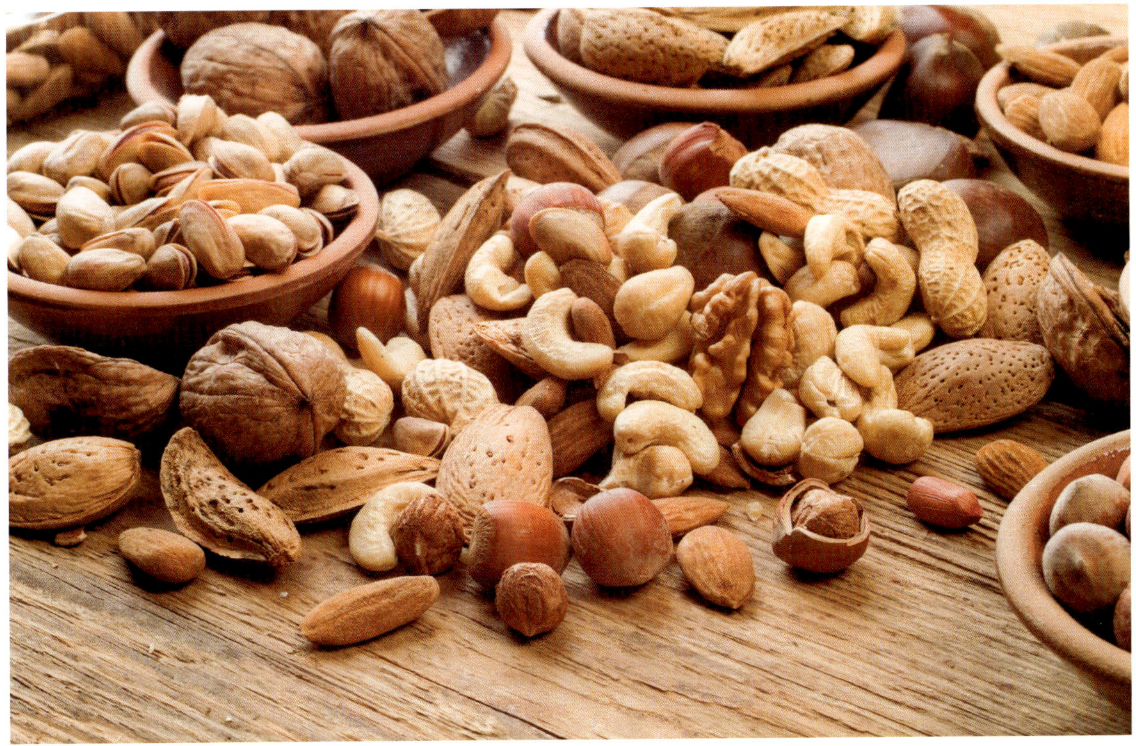

MAKROELEMENTE BENÖTIGT DER KÖRPER TÄGLICH IN EINER MENGE VON MEHR ALS 100 MILLIGRAMM

- **Kalzium:** Stärkt Blut, Knochen, Zähne, Herz und Haut. In Milch, Nüssen, Mandeln. Täglich 1.000 mg.
- **Kalium:** Stärkt Haut, Blut, Herz, Nieren, Muskulatur und Nerven. In Aprikosen, Sonnenblumenkernen, Pfirsichen, Rosinen, Erdnüssen. Täglich 2.000 mg.
- **Phosphor:** Stärkt Knochen, Zähne, Nerven und Gehirn. In Ei, Milch, Käse, Geflügel. Täglich 700 mg.
- **Natrium:** Stärkt Blut, Lymphe, Muskulatur und Nervensystem. In Kochsalz, Milch, Käse, Meeresfrüchten. Täglich 550 mg.
- **Magnesium:** Stärkt Knochen, Herz, Arterien, Muskulatur, Zähne und Nerven. In Honig, grünem Gemüse, Spinat, ungeschälten Erdnüssen, Meeresfrüchten. Täglich 300-350 mg.

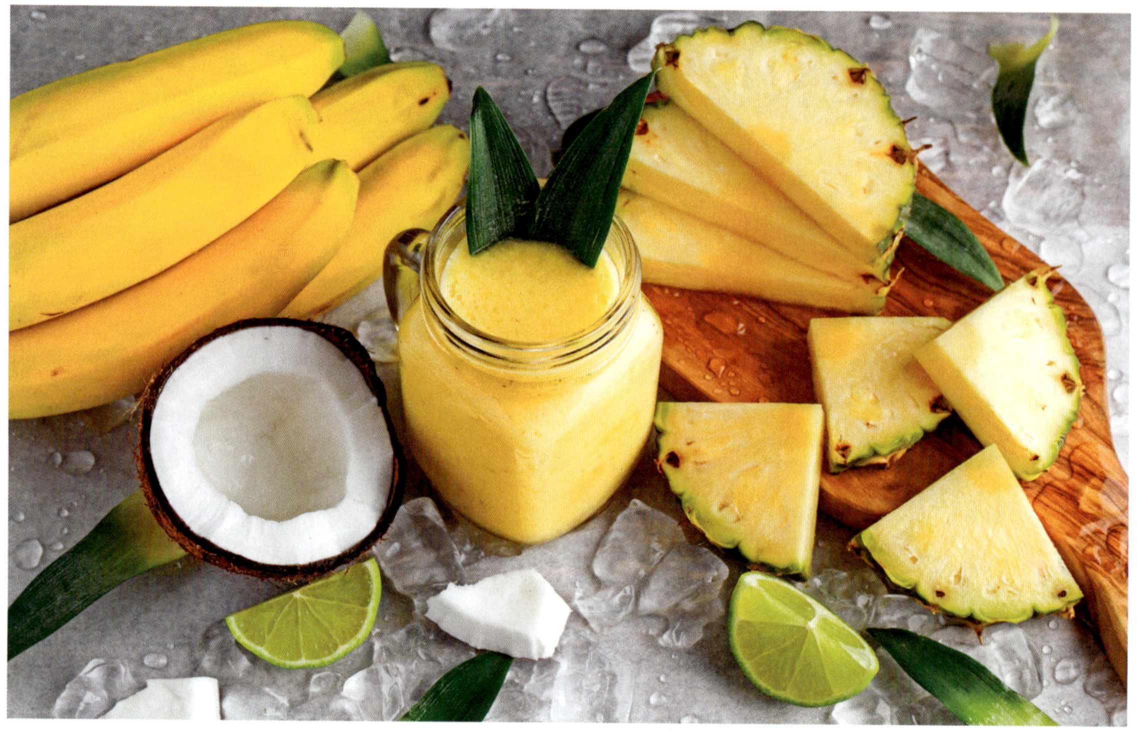

SPURENELEMENTE WERDEN DAGEGEN NUR IN KLEINEREN MENGEN BENÖTIGT, DIE GRÖSSTENTEILS DEUTLICH UNTER 100 MILLIGRAMM LIEGEN

- **Fluor:** Stärkt Knochen und Zähne. In schwarzem Tee. Täglich 3-4 mg.
- **Eisen:** Stärkt Nägel, Zähne, Blut, Knochen und Haut. In Geflügel, Ei, Fisch, Weizenkeimen. Täglich 10-15 mg.
- **Chrom:** Stärkt Blut, Kreislauf und Muskeln. In Maisöl, Vollkorn, Bierhefe. Täglich 30-100 µg.
- **Kupfer:** Stärkt Haut, Haare, Blut, Kreislauf und Knochen. In Nüssen, Rosinen, Soja, Meeresfrüchten. Täglich 1,0-1,5 mg.
- **Jod:** Stärkt Schilddrüse, Haare, Nägel, Haut und Zähne. In Jodsalz, Meeresfrüchten. Täglich 200 µg.
- **Zink:** Stärkt Haut, Bindegewebe, Schleimhaut, Thymus. In Sonnenblumenkernen, Milch, Ei, Rindfleisch. Täglich 7-10 mg.
- **Schwefel:** Stärkt Haare, Haut, Nerven und Nägel. In Käse, Fisch, Nüssen, Ei. Keine Mengenempfehlung.
- **Mangan:** Stärkt Gehirn, Brustdrüsen, Nervensystem und Muskulatur. In Getreide, Bananen, Nüssen, Ananas, Blattsalat. Täglich 2-5 mg.

3.15.8 ANTIOXIDANTIEN FÜR EINEN LEBENSLANG GESUNDEN RÜCKEN

Gesundheitsbeschwerden können viele Ursachen haben – eine davon sind sogenannte *freie Radikale*: Sie greifen die Zellen im menschlichen Organismus an und können sie in ihrer Funktion einschränken oder vollkommen funktionslos machen. Werden mehr und mehr Zellen in einem Organ auf diese Weise geschädigt, leidet das Organ selbst und verliert seine Funktionsfähigkeit innerhalb des Organismus.

Durch Entartungen können die Zellschäden sogar zur Entstehung von Krebserkrankungen führen. Schutz vor freien Radikalen bieten **Antioxidantien**, die dem Organismus über bestimmte Lebensmittel zugeführt werden können.

Antioxidantien sind auch in Vitaminen, Mineralien, Spurenelementen oder Enzymen enthalten. In diesen Lebensmittelgruppen kommen besonders viele Antioxidantien vor.

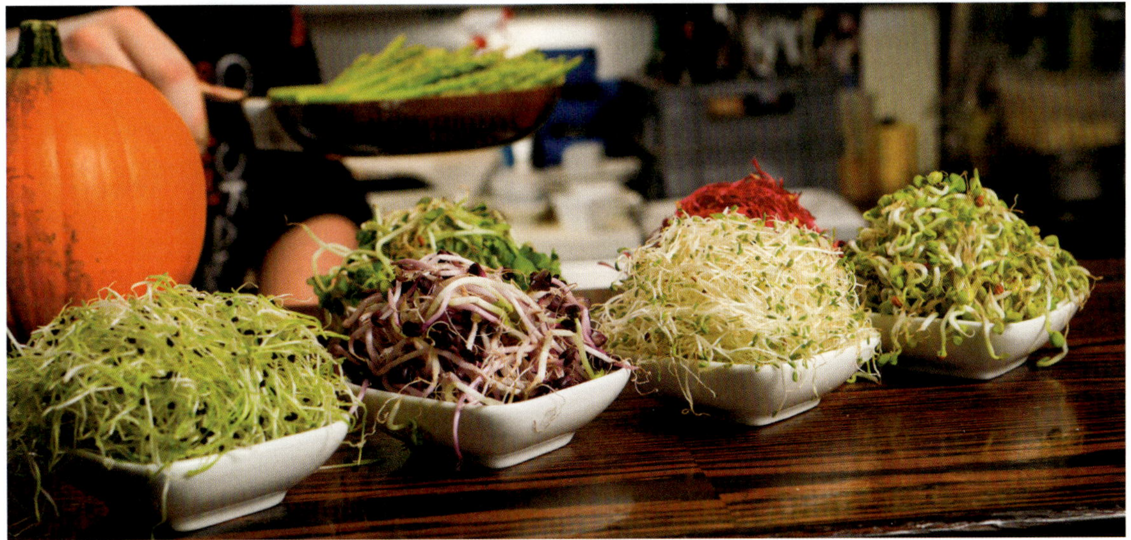

WORIN SIND ANTIOXIDANTIEN ENTHALTEN?

- Gemüse,
- Salate,
- Kräuter,
- Früchte,
- Sprossen,
- Wildpflanzen,
- Ölsaaten,
- Nüsse und in naturbelassenen Ölen und Fetten.

3.15.9 ENTZÜNDUNGSHEMMENDE STOFFE REDUZIEREN RÜCKENSCHMERZEN

Wenn Rückenschmerzen entstehen, spielen nicht selten Entzündungen eine wesentliche Rolle. Je nachdem, wo die Entzündung sitzt, kommt es zu Schmerzen sowie Funktions- und Bewegungseinschränkungen. Ausgelöst werden diese u. a. durch eine ungesunde Ernährung, übermäßigen Stress, Schlafdefizite oder Bewegungsmangel.

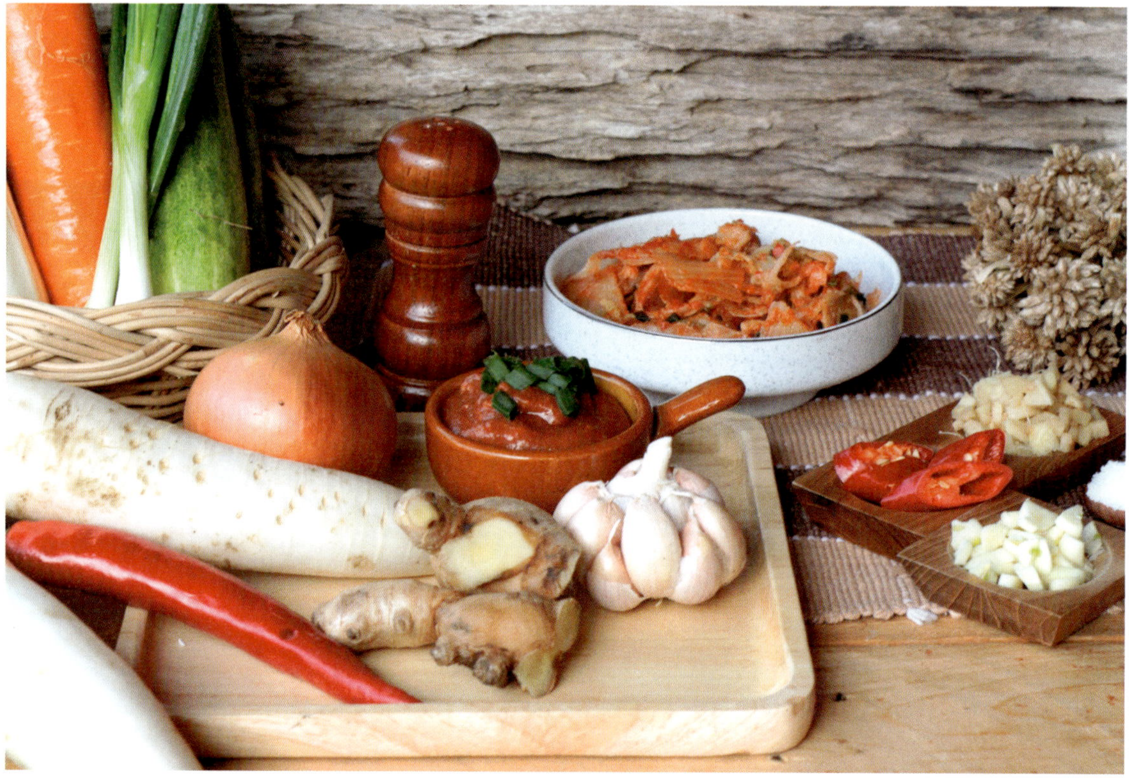

Um Entzündungen im Rücken oder in anderen Teilen des Organismus zu lindern oder diesen vorzubeugen, kann eine bewusste Ernährung einen wichtigen Beitrag leisten. In vielen Lebensmitteln sind nämlich auf natürliche Weise entzündungshemmende Stoffe enthalten, die chronische Entzündungskrankheiten vermeiden können.

Neben einer überwiegend basischen Ernährung gehören dazu Vitalstoffe (Vitamin C, Kupfer, Omega-3-Fettsäuren), reines Quellwasser, Magnesium oder fermentierte Lebensmittel. Auch Zwiebeln, Knoblauch, Ingwer oder Kurkuma sowie diverse Früchte, wie Kirschen, Papaya und Blaubeeren, bringen eine entzündungshemmende Wirkung mit.

3.15.10 WELCHE LEBENSMITTEL SOLLTEN VERMIEDEN WERDEN?

Der positive Effekt, der durch den Konsum der entsprechenden Lebensmittel für den gesamten Organismus und insgesamt für den Rücken erreicht wird, kann durch das Weglassen schädlicher Lebensmittel verstärkt werden. Neben Fastfood und industriell verarbeiteten Lebensmitteln sind es vor allem Fett und Alkohol, die durch direkten oder indirekten Einfluss den Knochenaufbau behindern oder verlangsamen.

Zieht man in Betracht, wie wichtig ein gesundes, robustes Skelett für einen schmerzfreien Rücken ist, verwundert es kaum, dass Alkohol und Fett nicht nur Übergewicht fördern, sondern auch für Menschen mit normalem Gewicht keine positiven Auswirkungen bereithalten.

An apple a day keeps the doctor away.

3.16 WEGE ZU GESUNDER ERNÄHRUNG – BASISCHE KOST UND ROHKOST

„Sich bewusst zu ernähren, ist der erste Schritt in ein gesünderes Leben. Zwei wichtige Säulen eines gesunden Lebensstils bilden die basische Ernährung und Rohkost."

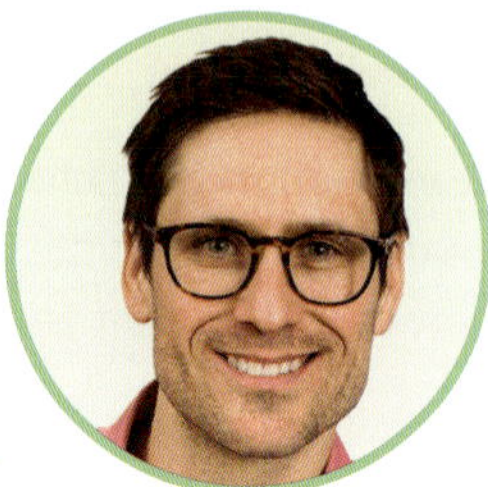

Die Lebensmittel, die wir zu uns nehmen, wirken auf den gesamten Organismus – also auch auf den Rücken und die Rückengesundheit. Eine Ernährung zu finden, die gesund ist und zugleich schmeckt und Spaß macht, ist für viele aber keine einfache Aufgabe. Und auch die Auswahl ist mehr als reichhaltig: Von strikt veganer Ernährung bis hin zur Paleo-Diät gibt es viele Abstufungen, die uns eine gesunde Ernährung näherbringen wollen.

Die wohl wichtigste Komponente, die allen gesunden Ernährungsformen gemeinsam ist, ist der hohe Gehalt an frischem Obst und Gemüse. Nicht immer aber bedeuten Gemüse und Obst, dass auch Mineralstoffe, Vitamine und andere Nährstoffe in ausreichender Menge aufgenommen werden können. Zwei Ernährungsweisen, die ich an dieser Stelle genauer unter die Lupe nehmen möchte, sind die **basische Ernährung** und die **Rohkost**.

Wenn du zurück zur Quelle willst, musst du gegen den Strom schwimmen.

3.16.1 BASISCHE ERNÄHRUNG

Ziel der **basischen Ernährung** ist, den menschlichen Organismus in ein ausgewogenes Gleichgewicht von Säuren und Basen zu bringen. Leicht verdauliche basische Lebensmittel, leicht aufnehmbare Mineralstoffe sowie Vital- und Nährstoffe bilden die Grundlage dieser Ernährungsform.

Basisch wird in diesem Zusammenhang als das Gegenteil von **sauer** verstanden – saure Stoffwechselrückstände, die der Körper nicht ohne Hilfe verarbeiten kann, entstehen bei einer basischen Ernährung gar nicht erst. Erzeugt wird auf diese Weise ein harmonischer Säure-Basen-Haushalt, der zu mehr Gesundheit, Energie und Lebensfreude führt.

Als **basisch** wird diese Ernährung bezeichnet, weil sie ausschließlich basische Lebensmittel verwendet und auf säurebildende Lebensmittel gänzlich verzichtet. Gemessen werden kann das Verhältnis von Basen und Säuren am sogenannten *pH-Wert*. Dieser gibt an, wie sauer bzw. wie basisch der Körper bzw. einzelne Organe oder Körperbereiche sind. Die Werte der pH-Skala reichen von 1-14, wobei die 7 als neutral gilt. Alle Werte über 7 sind basisch, alle Werte unter 7 sind sauer.

Bei einer ungesunden Ernährung, die säurebildende Lebensmittel mit einschließt, kann es zu einer Übersäuerung kommen. Das bedeutet, dass der Säure-Basen-Haushalt gestört ist. In gesundem Zustand sollten einige Körperbereiche einen basischen pH-Wert aufweisen, andere dagegen einen sauren. Eine Übersäuerung bringt dieses Gleichgewicht aus der Balance und kann chronische Erkrankungen hervorrufen.

Reguliert werden kann der Haushalt mit einer basischen Ernährung, was jedoch nicht heißt, dass der gesamte Organismus auf einen basischen pH-Wert gebracht wird – das wäre nämlich ebenso ungesund wie ein durchgängig saurer Wert. Vielmehr sorgt die basische Ernährung dafür, dass die Körperbereiche, die einen basischen Wert haben sollten, entsäuert werden.

Der Effekt einer basischen Ernährung liegt also in einer **Entsäuerung**, die vielfältige positive Auswirkungen auf den Organismus hat.

EFFEKTE EINER ENTSÄUERUNG

- Ausgleich des Säure-Basen-Haushalts;
- Erschaffung eines Milieus, in dem schädliche Bakterien und Pilze absterben und für die Gesundheit vorteilhafte Mikroorganismen leben können;
- Ausleitung überschüssiger Säuren und Schlacken;
- Versorgung mit Mineralien und Spurenelementen;
- Verminderung der Fetteinlagerung als Schutz vor Säuren und Giften;
- Steigerung der körperlichen Fitness;
- Gewichtsverlust durch Abbau eingelagerter Fette;
- Verhinderung chronischer Erkrankungen und
- Vorbeugung von typischen Zivilisationskrankheiten und Alterserscheinungen.

3.16.2 BASISCHE LEBENSMITTEL

Eine basische Ernährung besteht aus **basischen Lebensmitteln**. Säurebildende Lebensmittel sollten dabei vollkommen gemieden werden. Um herauszufinden, welche Lebensmittel basisch sind und welche zu den säurebildenden zählen, sollte mit einer Säure-Basen-Tabelle gearbeitet werden. Viele Lebensmittel sind nämlich auf den ersten Blick genau das Gegenteil dessen, was wir erwarten: Z. B. gehören Zitronen oder Grapefruits, die wir automatisch als sauer einstufen würden, tatsächlich zu den basenbildenden Lebensmitteln und sind Teil einer basischen Ernährung.

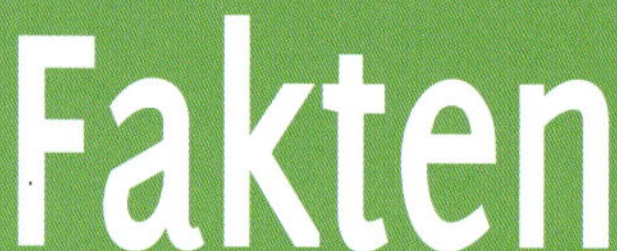

SÄURE-BASEN-TABELLEN

Im Internet sind viele Säure-Basen-Tabellen erhältlich, die sich allerdings in einzelnen Bewertungen der Lebensmittel unterscheiden können. Eine digitale Alternative, die Sie auch beim Einkaufen immer mit dabeihaben, ist die Säure-Basen-Tabelle als App, z. B. die *Basisch lecker* für iOS und Google Play.

WAS MACHT BASISCHE LEBENSMITTEL „BASISCH"?

- Sie sind reich an Basen: hoher Gehalt an basisch wirkenden Mineralien und Spurenelementen, z. B. Kalzium, Magnesium, Eisen, Kalium.
- Sie enthalten kaum säurebildende Aminosäuren: Methionin und Cystein können bei Überschuss zu Schwefelsäure umgewandelt werden. Enthalten sind sie u. a. in Fisch, Fleisch, Eiern oder Soja.
- Sie regen die körpereigene Basenbildung an.
- Es entstehen keine Schlacken (saure Rückstände, die beim Stoffwechsel entstehen).
- Sie enthalten Antioxidantien, Vitamine und sekundäre Pflanzenstoffe.
- Sie haben einen hohen Wassergehalt.
- Sie wirken entzündungshemmend.
- Sie stabilisieren die Darmflora und fördern die Darmgesundheit.

3.16.3 ROHKOST

Obwohl der Begriff **Rohkost** auf den ersten Blick über die Maßen gesund und fremd klingt, bildet „rohe Kost" längst einen wichtigen Baustein unserer Ernährung, der für viele selbstverständlich ist und mit gekochten oder anderweitig zubereiteten Speisen kombiniert wird. Als Teil der Ernährung spielt Rohkost also bereits eine wichtige Rolle.

GUT ZU WISSEN!

Wer sich ausschließlich roh ernährt, lebt nicht zwingend auch gesund, denn die Rohkosternährung bringt sowohl Vor- als auch Nachteile für die Gesundheit mit sich.

Es handelt sich bei **Rohkost** um eine Form der Ernährung, die zu weiten Teilen oder ausschließlich aus nicht erhitzten Lebensmitteln besteht. Neben pflanzlichen können auch tierische Produkte Teil einer Rohkosternährung sein. Lebensmittel, die in ihrem Herstellungsprozess extrem kalten oder extrem heißen Temperaturen ausgesetzt sind, werden ebenfalls zur Rohkost gezählt, beispielsweise kalt gepresste Öle, kalt geschleuderter Honig, Trockenfrüchte, Trockenfleisch oder Trockenfisch.

Darüber hinaus lassen sich verschiedene Interpretationen dessen, was genau zur Rohkost hinzugezählt wird, finden, u. a. kalt geräucherte Erzeugnisse, essig- oder milchsaure Gemüse sowie aus frischen Lebensmitteln gewonnene Fette. Rohmilchkäse, rohe Eier, rohes Fleisch und roher Fisch fallen ebenfalls unter den Begriff der Rohkost und sind Bestandteil der Rohkosternährung.

Der Gedanke, der hinter der Rohkosternährung steht, ist der ausschließliche Verzehr von Lebensmitteln, die sich in ihrem ursprünglichen, „rohen" Zustand befinden und nicht erhitzt wurden. Als erhitzt werden Temperaturen von mehr als 42° C definiert – da sich manche Eiweiße, u. a. im menschlichen Blut, bei dieser Temperatur denaturieren, schlussfolgert man, dass auch erhitzte Lebensmittel nicht mehr als vollwertig und „gesund" zu betrachten sind.

So weit, so positiv der Grundgedanke der Rohkosternährung: Reich an Vitaminen und Ballaststoffen, mit Aussicht auf eine deutliche Reduktion des Gewichts – das lässt viele Menschen, die unter gesundheitlichen Problemen oder Übergewicht leiden, mit einer langfristigen Rohkostdiät liebäugeln. Allerdings hat diese Ernährungsweise auch ihre Nachteile.

NACHTEILE DER ROHKOSTERNÄHRUNG

- Nur einige Vitamine können besser über rohe als über erhitzte Kost aufgenommen werden. Dazu zählt Vitamin C, nicht aber die ebenfalls lebensnotwendigen Vitamine A und E. Diese werden erst durch das Erhitzen beim Kochen oder Braten so umgewandelt, dass der Körper sie optimal aufnehmen und verarbeiten kann. Andere Lebensmittel entziehen dem Organismus sogar Vitamine, wenn sie roh gegessen werden, z. B. rohes Eiweiß oder rohe Schalentiere und Süßwasserfische. Vitamine und Mineralstoffe, wie Eisen, Magnesium, Zink, Vitamin D oder Kalzium, werden mit einer rohen Ernährung nicht in ausreichender Menge aufgenommen.
- Nicht alle Lebensmittel sollten roh verzehrt werden. Kartoffeln und Hülsenfrüchte, wie Bohnen, Linsen oder Erbsen, gehören dazu. Hülsenfrüchte entwickeln sogenannte *Fraßgifte*, um sich vor Fressfeinden zu schützen – erst beim Erhitzen werden diese abgebaut. Auch Kartoffeln können Gifte enthalten, die jedoch in modernen Kartoffelsorten kaum noch vorhanden sind.
- Rohkost kann bakteriell belastet sein. Das Waschen, Schälen oder Kochen von Obst und Gemüse gilt vor allem in Regionen mit mangelnder Hygiene als zuverlässiger Schutz vor Magen-Darm-Erkrankungen. Im Rahmen der Rohkosternährung sollte jedes Obst und Gemüse, das roh verzehrt wird, gründlich gewaschen werden. Für Rohmilchprodukte, rohes Fleisch und rohen Fisch gelten hygienische Zubereitungs- und Aufbewahrungsmethoden als keimfrei und gesund.
- Rohkost ist nicht die gesündeste Diät. Dass man mit einer reinen Rohkosternährung abnimmt, ist erwiesen. Allerdings ist der Gewichtsverlust aufgrund mangelnder Nährstoffe, Vitamine und Mineralstoffe nicht unbedingt gesund.
- Rohkost ist nicht ausgewogen. Grundsätzlich ist es möglich, dem Organismus nur mit Rohkost die wichtigen Energielieferanten Kohlenhydrate, Eiweiße und Fette zuzuführen. Im Hinblick auf Vitamine, Mineralstoffe und Spurenelemente enthält reine Rohkost aber keine ausreichenden Mengen, um den körpereigenen Bedarf zu decken. Besser ist eine ausgewogene Kombination aus rohen und zubereiteten, gekochten Speisen.

Fakten

Bei bestimmten Erkrankungen kann eine zu starke Rohkosternährung auch negativ sein. Klären Sie dies im Zweifel mit Ihrem Arzt ab.

3.17 SIEBEN REGELN FÜR EINE GESUNDE ERNÄHRUNG

Gesunde Ernährung: Für viele ist das ein nobler Wunsch, der sich aber im Alltag als schwierig erweist. Oft fehlt die Zeit, um aufwendige Gerichte zu kochen, und der Griff zum Fast Food ist nicht nur in Großstädten, sondern auch in ländlichen Gegenden viel zu einfach geworden. Und auch den Süßigkeiten zu widerstehen, fällt schwer.

Die folgenden sieben Regeln helfen dabei, eine gesunde Ernährung langfristig in den Alltag zu integrieren. Das sorgt für ein gesünderes und längeres Leben und stärkt auch die Rückengesundheit.

1. SICH ABWECHSLUNGSREICH UND VORWIEGEND PFLANZLICH ERNÄHREN

Dass 3-5 Portionen Obst und Gemüse pro Tag gesund sind, ist keine neue Erkenntnis. Entsprechend viel pflanzliche Nahrungsmittel in die tägliche Ernährung zu integrieren, ist aber gar nicht so leicht. Ergänzend zu Obst und Gemüse sollte die Ernährung zudem möglichst abwechslungsreich sein – denn auch ein Übermaß an „gesunden" Lebensmitteln kann letztlich schädlich für den Organismus sein. Fleisch und Fisch sollten nicht häufiger als 1-2-mal die Woche auf dem Speiseplan stehen. Im Bereich der Kohlenhydrate sollten Sie zu Vollkornprodukten greifen.

2. SICH ZEIT FÜRS ESSEN NEHMEN

Wer sein Essen herunterschlingt, überfordert nicht nur das Verdauungssystem, sondern isst auch mehr, als notwendig wäre. Nimmt man sich dagegen Zeit fürs Essen und genießt die Mahlzeiten mit anderen, isst man weniger schnell – das Sättigungsgefühl stellt sich früher ein. Ebenfalls wichtig: Gründlich kauen und nur dann essen, wenn man hungrig ist.

3. DIE RICHTIGEN FETTE VERWENDEN

Fett ist nicht gleich Fett. Gesunde Fette reichern Lebensmittel mit Geschmack und Nährstoffen an – allerdings nur, wenn sie reich an sogenannten *ungesättigten Fettsäuren* sind. **Ungesättigte Fettsäuren** liefern dem Körper Nährstoffe, die er selbst nicht herstellen kann. Am besten für den Organismus (und auch am besten verdaulich) sind pflanzliche, kalt gepresste Öle, z. B. Rapsöl, Sojaöl oder Olivenöl.

4. SPARSAM MIT ZUCKER UMGEHEN

Viele Lebensmittel enthalten Zucker, wo man ihn gar nicht vermutet. Insbesondere Fertigprodukte, aber auch Brotaufstriche oder Frühstücksflocken sind voller versteckter Zuckeranteile. Sie sind ein Grund dafür, warum es vielen so schwerfällt, auf offensichtlichen Zucker, wie Süßungsmittel oder Süßigkeiten, zu verzichten. Die Folge von zu hohem Zuckerkonsum können Erkrankungen wie Diabetes oder Adipositas sein.

Eine gesunde Ernährung enthält möglichst wenig Zucker und greift stattdessen auf natürliche Süßungsmittel zurück. Versteckter Zucker in fertigen Produkten lässt sich vermeiden, indem vorwiegend frische Lebensmittel verarbeitet werden.

5. SCHONENDE ZUBEREITUNG

Hohe Temperaturen lassen zwar Fleisch schön kross werden, sollten in einer gesunden Ernährung aber weitgehend vermieden werden. Der Grund: Langes Braten in heißem Fett oder das Kochen, bis Lebensmittel richtig weich sind, zerstört Vitamine und Nährstoffe.

Gesunde Alternativen sind Zubereitungsarten wie Dünsten, Dämpfen oder Sous-Vide-Garen. Bei diesen Zubereitungen werden die Lebensmittel langsam erhitzt und kommen nur mit wenig Wasser oder gar nicht mit diesem in Berührung. So bleiben Nährstoffe und Vitamine erhalten. Fleisch und Gemüse zerfallen nicht und behalten deutlich mehr Eigengeschmack als beim klassischen Kochen.

6. VIEL TRINKEN, ABER RICHTIG

Der Organismus benötigt am Tag mindestens 1,5 l Flüssigkeit, noch besser sind 2-3 l. Am gesündesten sind kohlensäurefreies Wasser und ungesüßter Früchte- oder Kräutertee. Zuckerhaltige Getränke und Alkohol sollten dagegen nur in geringen Mengen konsumiert werden. Wer Wasser langweilig findet und auf Geschmack nicht verzichten kann, sollte zu natürlichen Geschmackgebern, wie Zitronen- oder Gurkenscheiben oder frischer Minze, greifen.

7. NICHT NUR ESSEN, SONDERN SICH AUCH BEWEGEN

Gerne wird vergessen, dass zu einem gesunden Lebenswandel nicht allein die Ernährung gehört. Damit der Organismus Lebensmittel und Mahlzeiten optimal verdauen kann, sollte im Tagesverlauf auf ausreichende Bewegung geachtet werden. Vom Spaziergang in der Mittagspause bis zum Lauftraining gibt es dabei viele Abstufungen.

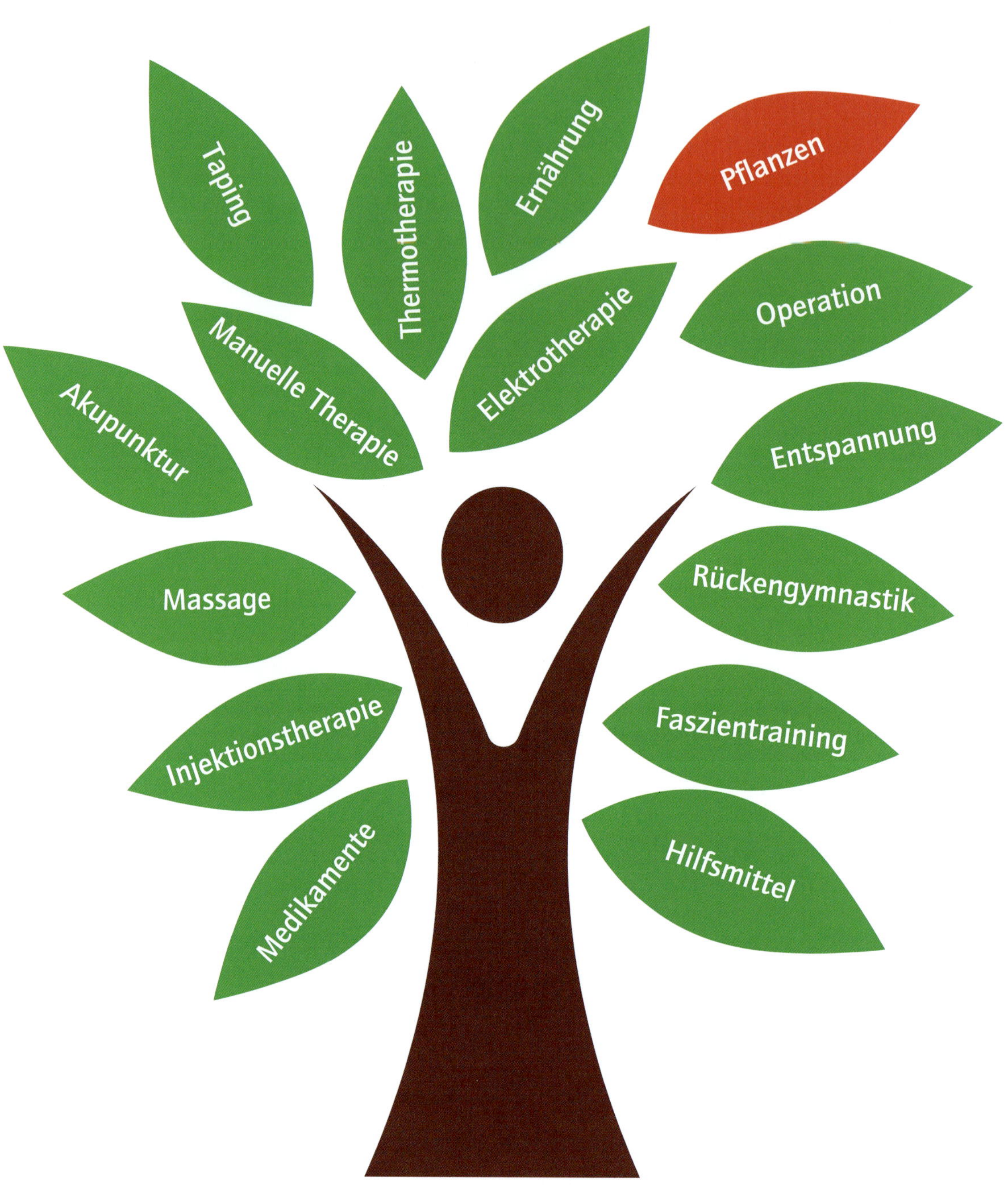
Taping
Thermotherapie
Ernährung
Pflanzen
Manuelle Therapie
Elektrotherapie
Operation
Akupunktur
Entspannung
Massage
Rückengymnastik
Injektionstherapie
Faszientraining
Medikamente
Hilfsmittel

3.18 DIE HEILKRAFT DER PFLANZEN – KANN MUTTER NATUR HEILEN?

„Schon lange vor den Anfängen der Pharmazie wurden Krankheiten mit der Heilkraft von Pflanzen behandelt. Auch heute bilden pflanzliche Arzneimittel einen wesentlichen Bestandteil der ganzheitlichen Schmerzbehandlung."

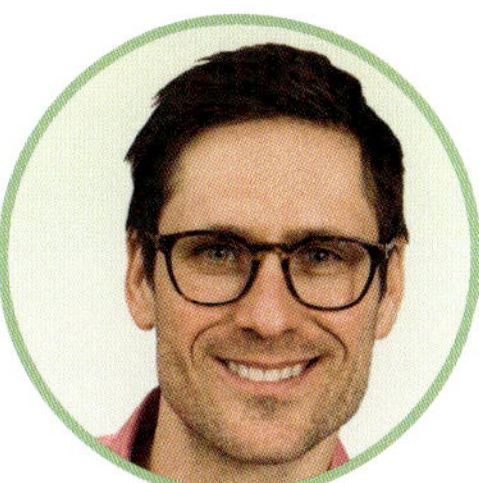

Rückblickend auf die Geschichte der Menschheit gibt es pharmazeutisch, d. h. künstlich hergestellte Medikamente erst seit einem kurzen Augenblick. Obwohl über Jahrhunderte und Jahrtausende auch ohne chemische Arzneimittel Krankheiten erfolgreich behandelt und selbst Operationen durchgeführt werden konnten, rückte die Heilkraft der Pflanzen gegenüber der Schulmedizin mehr und mehr in den Hintergrund.

In der alternativen Medizin aber spielt die **Pflanzenheilkunde (Phytotherapie)** seit jeher eine wichtige Rolle. Seit einigen Jahren erleben Heilpflanzen zudem eine regelrechte Renaissance – viele Patienten greifen zunächst zu Heilpflanzen, und lassen sich erst im zweiten Schritt nicht pflanzliche Medikamente verschreiben. Auch in der Behandlung von Rückenschmerzen kommen Heilpflanzen zum Einsatz.

3.18.1 WOHER STAMMT DIE PFLANZENHEILKUNDE?

Die Verwendung von Pflanzen zur Heilung von Krankheiten ist so alt wie die Menschheit und geht bis in die Steinzeit zurück. Aufzeichnungen der Medizin in Form von Pflanzenheilkunde führen zu den alten Ägyptern, zur Traditionellen Chinesischen Medizin (TCM) sowie zu den europäischen Klöstern des Mittelalters: Es handelt sich also um ein Phänomen, das die Grenzen von Kulturen überschreitet.

Teil der modernen Medizin ist die Phytotherapie allerdings erst seit Mitte des 20. Jahrhunderts. Zuvor waren künstlich hergestellte Medikamente so sehr in den Vordergrund gerückt, dass althergebrachte Heilmethoden als unzulässig erachtet wurden, u. a. weil sich die Heilkraft der Pflanzen noch nicht wissenschaftlich beweisen ließ. Den Anstoß dafür, dass die Phytotherapie als medizinisches Verfahren anerkannt wurde, gab schließlich 1944 der Mediziner und Botaniker Rudolf Fritz Weiß mit seinem Lehrbuch *Die Pflanzenheilkunde in der ärztlichen Praxis*.

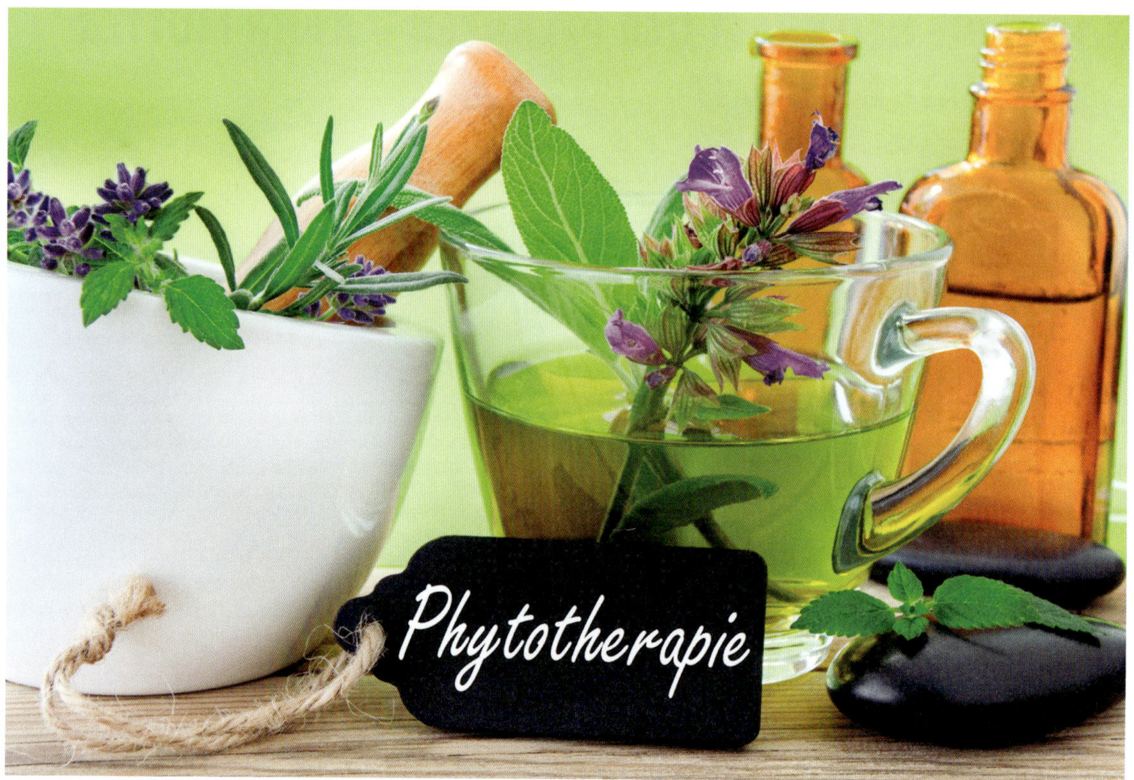

3.18.2 WAS VERSTEHT MAN UNTER PFLANZENHEILKUNDE?

Entgegen der weitläufigen Meinung, die beide Begriffe gerne in einen Topf wirft, ist die **Pflanzenheilkunde** nicht mit der **Homöopathie** zu verwechseln. Während die Homöopathie nämlich die Selbstheilungskräfte des Körpers anspricht, indem sie mit pflanzlichen, tierischen und mineralischen Mitteln bestimmte Reize im Körper auslöst, steht im Mittelpunkt der Pflanzenheilkunde die Anwendung von Heilpflanzen.

Dabei werden aus einzelnen Pflanzen, die aus allen Teilen der Welt stammen und teilweise auch in Deutschland und Europa beheimatet sind, bestimmte Wirkstoffe extrahiert und zu Medikamenten weiterverarbeitet. Die Anwendung dieser Wirkstoffe folgt dem Prinzip, dass sich durch eine höhere Dosis des jeweiligen Wirkstoffs auch ihre Wirkung erhöht; umgekehrt können besonders starke Wirkstoffe verdünnt werden, um dem menschlichen Körper nicht zu schaden oder ihn gar zu vergiften.

Die Pflanzen, die in der Phytotherapie zum Einsatz kommen, werden in **milde** und **starke Pflanzen** eingeteilt. Um an die Wirkstoffe heranzukommen, wird in einigen Fällen die gesamte Pflanze verwendet, in anderen Fällen dagegen nur einzelne Teile, wie die Blüten, Stängel, Wurzeln oder Samen. Aus den jeweiligen Bestandteilen der Pflanze werden verschiedene Arzneien hergestellt.

ARZNEIEN, DIE AUS DEN PFLANZENBESTANDTEILEN HERGESTELLT WERDEN

- Tees,
- Salben und Cremes,
- Tinkturen,
- Konzentrate und Phytopharmaka: rein pflanzliche, aber industriell hergestellte Medikamente.

Während Tees oder Salben frei verkäuflich und häufig auch in Drogeriemärkten erhältlich sind, unterliegen industriell hergestellte Phytopharmaka dem deutschen Arzneimittelgesetz und werden ebenso kontrolliert wie synthetisch hergestellte Medikamente. Das bedeutet, dass, obwohl sie in Apotheken frei verkäuflich sind, zunächst eine Zulassung durch das Bundesinstitut für Arzneimittel und Medizinprodukte erfolgen muss.

WEITERE ANWENDUNGSBEREICHE DER PFLANZENHEILKUNDE

Arzneimittel, die aus Heilpflanzen gewonnen werden, sind vor allem bei leichten Beschwerden geeignet, um Erkrankungen abzumildern und zu verhindern, dass schwerere Beschwerden folgen, die mit synthetischen Medikamenten behandelt werden müssen. Außerdem dienen pflanzliche Arzneimittel der Vorbeugung und der Stärkung des Immunsystems.

Zu den typischen Erkrankungen, die mit pflanzlichen Mitteln therapiert werden können, gehören u. a.

- Schlafstörungen,
- leichte Schmerzen,
- Erkältungen,
- Sportverletzungen,
- Magen-Darm-Beschwerden und
- Befindlichkeitsstörungen.

3.18.3 WOHER STAMMT DIE WIRKSAMKEIT VON HEILPFLANZEN?

Heilpflanzen, die als solche anerkannt sind, verfügen über bestimmte Wirkstoffe, die häufig für mehr als nur eine Erkrankung oder eine Art von Beschwerden eingesetzt werden können. Es handelt sich bei vielen Pflanzen um sogenannte *Multitalente*, deren Wirksamkeit in klinisch kontrollierten Studien nachgewiesen wurde.

Klinisch bestätigte pflanzliche Wirkstoffe werden übrigens auch in konventionellen, synthetischen Medikamenten verarbeitet. Bis die Wirkung einsetzt, dauert es allerdings – anders als bei konventionellen Mitteln, die häufig direkt wirken – mehrere Tage oder sogar Wochen.

Im Gegensatz zu chemisch hergestellten Arzneimitteln besitzen pflanzliche Mittel jedoch kaum Nebenwirkungen oder Wechselwirkungen mit anderen Medikamenten. Allerdings ist auch bei vielen Heilpflanzen Vorsicht geboten: Weil die Stärke des Wirkstoffs aufgrund von Faktoren wie der Jahreszeit, der Zubereitungsart oder der Rohstoffqualität variieren kann, ist die Einnahme nicht immer unbedenklich, vor allem, wenn sie über einen längeren Zeitraum erfolgt oder hohe Dosierungen eingenommen werden. Werden Phytopharmaka über einen längeren Zeitraum verwendet, sollte daher stets Rücksprache mit dem Hausarzt gehalten werden.

3.18.4 HEILPFLANZEN ZUR BEHANDLUNG VON RÜCKENSCHMERZEN

Dass Heilpflanzen auch in der **Schmerzmedizin** angewendet werden, ist ein vergleichsweise neues Phänomen. Verschiedene Kräuter, Wurzeln oder Blüten können die Therapie sowohl bei akuten als auch bei chronischen Schmerzen im Rücken, im Kopf oder in den Gelenken langfristig unterstützen. Um Wechselwirkungen mit anderen Mitteln zu vermeiden und um die richtige Dosierung zu verwenden, sollten auch pflanzliche Schmerzmittel allerdings stets in der Apotheke gekauft und nur nach Rücksprache mit dem Hausarzt oder einem Apotheker eingenommen werden.

Für chronische Rückenschmerzen kommen u. a. folgende Heilpflanzen infrage

- **Teufelskralle:** Es ist die Wurzel, in der die heilenden Wirkstoffe der Teufelskralle verborgen liegen. Dabei handelt es sich um den Inhaltsstoff *Harpagosid*, der sowohl entzündungshemmend als auch schmerzlindernd wirkt. Ergänzend kann der Wirkstoff auch den Abbau von Knorpel hemmen sowie dessen Regeneration anregen. Die südafrikanische Pflanze wird in Form von Tabletten vor allem bei Arthrose und chronischen Rückenschmerzen angewendet.
- **Weidenrinde:** Die Wirkstoffe der Weidenrinde heißen *Salicin* und *Flavonoid* und können bei jeder Art von Schmerz angewendet werden. Es handelt sich um einen kraftvollen Entzündungs- und Schmerzhemmer, der sowohl bei Rückenschmerzen als auch bei Kopfschmerzen und Arthrose eingesetzt werden kann.

- **Johanniskraut:** Eigentlich ein pflanzliches Mittel gegen Depressionen, kann Johanniskraut auch bei chronischen Schmerzen eingesetzt werden. Der Grund: Dauerhafter Schmerz sorgt bei vielen Patienten für Depressionen. Der Inhaltsstoff, der das Kraut zu einem wirkungsvollen pflanzlichen Antidepressivum macht, heißt *Hyperforin*.
- **Kurkuma:** Wenn Rückenschmerzen von einer Entzündung herrühren, kann die indische Wurzel Kurkuma Abhilfe schaffen. Sie hat eine entzündungshemmende Wirkung und wird in Form von Kapseln, die Kurkumaextrakte enthalten, eingenommen.
- **Hagebutte:** Entzündungshemmend wirkt auch die Hagebutte, die besonders als Tee sowie als Juckpulver bekannt ist. Der Wirkstoff *Flavonoid* und ungesättigte Fettsäuren hemmen zudem den Knorpelabbau. Als Pulver, das in Joghurt eingerührt und gegessen wird, lindert sie u. a. Kopfschmerzen, Migräne und Rückenschmerzen.
- **Chili:** Sind akute oder chronische Rückenschmerzen auf eine Muskel- oder Nervenerkrankung zurückzuführen, kann die äußerliche Anwendung von Chili Abhilfe schaffen. Der Wirkstoff *Capsaicin* reizt und erwärmt die Haut, wodurch die Durchblutung angeregt wird.

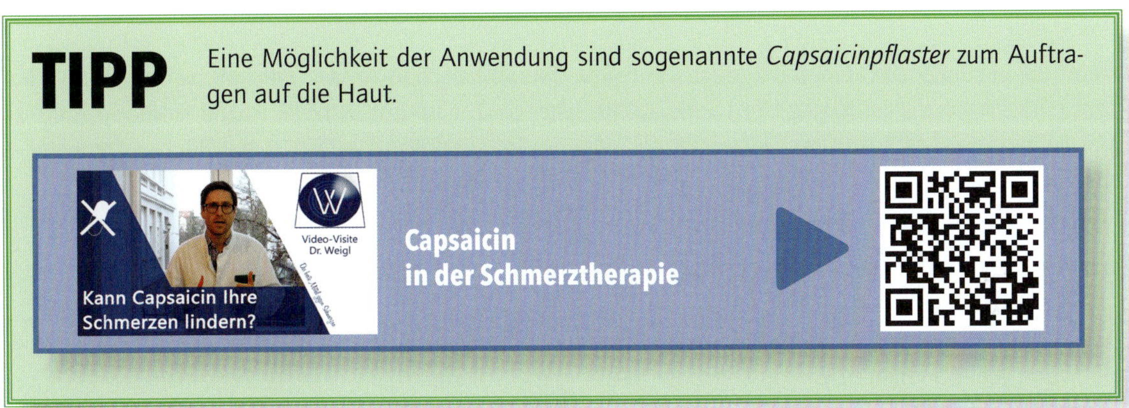

- **Kampferbaum:** Der Wirkstoff des Kampferbaums stammt aus der asiatischen Medizin und wird insbesondere bei Rückenverspannungen eingesetzt. Es wird als ätherisches Öl äußerlich angewendet und wirkt muskelentspannend, betäubend und durchblutungssteigernd.

3.19 HOMÖOPATHIE IN DER RÜCKENSCHMERZTHERAPIE – AUSSER SPESEN NICHTS GEWESEN

„Die Homöopathie hat keine nachgewiesene Wirkung. Trotzdem sind viele Patienten von der Wirkung homöopathischer Mittel überzeugt und setzen diese auch in der Therapie von Rückenschmerzen ein. Der einzige belegbare Effekt ist jedoch der Placeboeffekt."

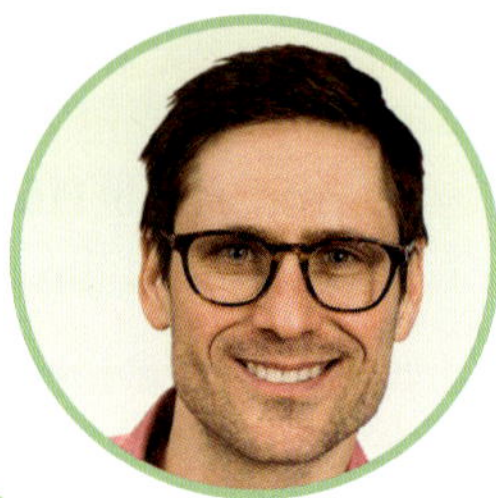

Bietet die Schulmedizin keinen diagnostischen bzw. therapeutischen Ansatz, wird oft auf alternative Behandlungsmethoden zurückgegriffen. Eine solche, aber auch eine umstrittene, ist die **Homöopathie**. Es gibt keinen (wissenschaftlichen) Beleg für die Wirkung homoöpathischer Mittel bei Rückenschmerzen – ganz im Gegenteil.

3.19.1 WARUM STEHT DIE HOMÖOPATHIE IN DER KRITIK?

Obwohl die Homöopathie von vielen Deutschen genutzt und verteidigt, und auch von offizieller Seite mehr und mehr anerkannt wird, stehen die Mittel, die zur Behandlung diverser Erkrankungen herangezogen werden, an vielen Stellen in der Kritik. Es gibt keinen wissenschaftlichen Wirknachweis. Homöopathische Mittel werden in der Regel in Form von **Globuli** oder **Tropfen** verabreicht und basieren auf zwei Grundsätzen – dem **Ähnlichkeitsprinzip** und der **Potenzierung**.

ÄHNLICHKEITSPRINZIP UND POTENZIERUNG

- **Ähnlichkeitsprinzip:** Die Mittel der Homöopathie würden bei Gesunden genau die Symptome hervorrufen, die sie bekämpfen sollen (z. B. werden Brennnesseln gegen Juckreiz eingesetzt).
- **Prinzip der Potenzierung:** Mit einer Trägersubstanz (Flüssigkeit oder Zucker) wird der Wirkstoff extrem verdünnt. Verwendet werden sogenannte *D-Potenzen* (1:10) und *C-Potenzen* (1:100). Ziel der Verdünnung ist eine Steigerung der Wirksamkeit.

Genau diese beiden Prinzipien aber zählen zu den wichtigsten Gründe dafür, dass die Homöopathie von Schulmedizinern nicht anerkannt wird. Mit dem Ähnlichkeitsprinzip steht die Wirkungsweise der Homöopathie derjenigen der Schulmedizin kontrovers gegenüber.

Und auch die starke Verdünnung als Basis der Potenzierung sorgt für Unverständnis: Aus schulmedizinischer Sicht befinden sich in hohen, also nach homöopathischen Gesichtspunkten besonders wirksamen Potenzen, keinerlei Moleküle des zugrunde liegenden Wirkstoffs mehr.

Weil auch die Versuche klinischer Studien mit homöopathischen Mitteln bislang nicht zu einem anerkannten Beweis für deren Wirksamkeit geführt haben, geht die Schulmedizin davon aus, dass die angebliche Heilkraft von homöopathischen Globuli und Tropfen auf dem **Placeboeffekt** basiert: Weil die Patienten daran glauben, auf natürlichem und sanftem Weg geheilt werden zu können, aktivieren sie Selbstheilungskräfte im Körper und tragen so tatsächlich zu einer Verbesserung der Symptome bei.

3.19.2 WIE LASSEN SICH HOMÖOPATHIE UND DER PLACEBOEFFEKT MIT RÜCKENBESCHWERDEN IN EINKLANG BRINGEN?

Obwohl die Homöopathie an vielerlei Stellen nicht direkt als Heilmittel gegen Rückenbeschwerden anerkannt wird, kommt sie oft als Baustein einer ganzheitlichen Therapie zum Einsatz. Begründet wird dies oft damit, dass die meisten Wirkstoffe, die in der Homöopathie verwendet werden, aus der Natur stammen. Eine Referenz für diese Sichtweise bildet die Integration pflanzlicher Heilmittel in die Rückenschmerztherapie (vergleiche dazu Kap. 3.18).

Aber wie pflanzliche Medikamente auch kann die Homöopathie eine schulmedizinische Behandlung nicht ersetzen.

Obwohl homöopathische Mittel aufgrund ihrer natürlichen Inhaltsstoffe und starken Verdünnung im Grunde nicht „gegen" den Körper und die Gesundheit eingesetzt werden können, ist bei ihrer Verwendung dennoch Vorsicht geboten.

Akute oder trotz Behandlung wieder und wieder auftretende chronische Schmerzen sollten keineswegs auf die leichte Schulter genommen werden. Häufig handelt es sich lediglich um eine Muskelverspannung oder die Auswirkung einer Fehlhaltung. Um aber andere, schwerwiegende Erkrankungen der Wirbelsäule und des Bewegungsapparats auszuschließen, kommen Patienten mit Rückenschmerzen um einen Besuch beim Hausarzt oder Orthopäden nicht herum.

Ein Homöopath oder Heilpraktiker kann die ärztliche Diagnose nicht ersetzen – vor allem, wenn homöopathische Mittel als Erstmaßnahme gegen akute Schmerzen eingesetzt werden und keine Linderung erfolgt, sollte umgehend ein Arzt hinzugezogen werden.

Fakten

DER BERUF DES HEILPRAKTIKERS

Aktuell gibt es eine hitzige Debatte um den Beruf des Heilpraktikers. Der sogenannte *Münsteraner Kreis*, eine interdisziplinäre und unabhängige Expertengruppe, hat Vorschläge erarbeitet, wie eine Neuregelung des Heilpraktikerwesens in Deutschland aussehen könnte. Dies ist dringend notwendig, denn in anderen Ländern, wie z. B. bei unserem Nachbarn Österreich, ist das Heilpraktikerwesen verboten. Anders in Deutschland: Hier genießen Heilpraktiker weitestgehend Handlungsfreiheit – im Wesentlichen auf Basis des Heilpraktikergesetzes von 1939, das bis heute nur marginal verändert wurde.

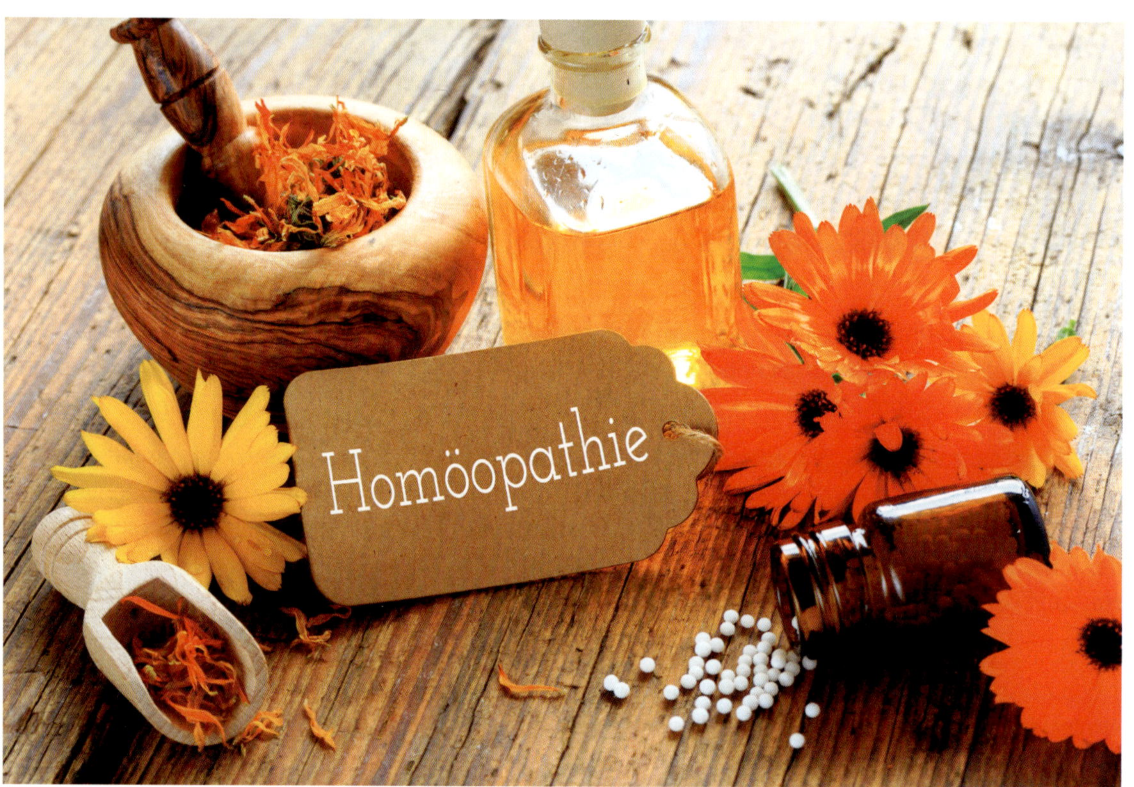

3.19.3 WELCHE HOMÖOPATHISCHEN MITTEL WERDEN BEI RÜCKENSCHMERZEN EINGESETZT?

Folgende Mittel setzt die Homöopathie ein, um Rückenschmerzen – sowohl akut als auch chronisch – zu therapieren. Nochmal: Es gibt keinen wissenschaftlichen Nachweis zur Wirksamkeit homöopatischer Mittel.

HOMÖOPATHISCHE MITTEL BEI RÜCKENSCHMERZEN

- **Arnika:** Die bekannte Heilpflanze wird seit Jahrhunderten in der Volksmedizin eingesetzt und soll bei Rückenschmerzen nach Verletzungen, körperlicher Überanstrengung oder Muskelkater helfen.
- **Belladonna:** Die giftige Tollkirsche bildet die Basis des Belladonnamittels. Es wird bei starkem Hexenschuss verwendet.
- **Bryonia:** Hergestellt wird das Mittel aus der Zaunrübe und kommt bei Muskelverspannungen, Steifigkeit im Rücken oder stechenden bzw. ziehenden Schmerzen zum Einsatz.
- **Calcium carbonicum:** Grundlage für das homöopathische Mittel ist der weiße Kalk der Austernschale, der u. a. mit Mangan zu einem Gemisch verarbeitet wird. Verwendet wird es bei einem Hexenschuss, der beispielsweise durch Verheben oder eine andere, geringe körperliche Anstrengung hervorgerufen wurde.

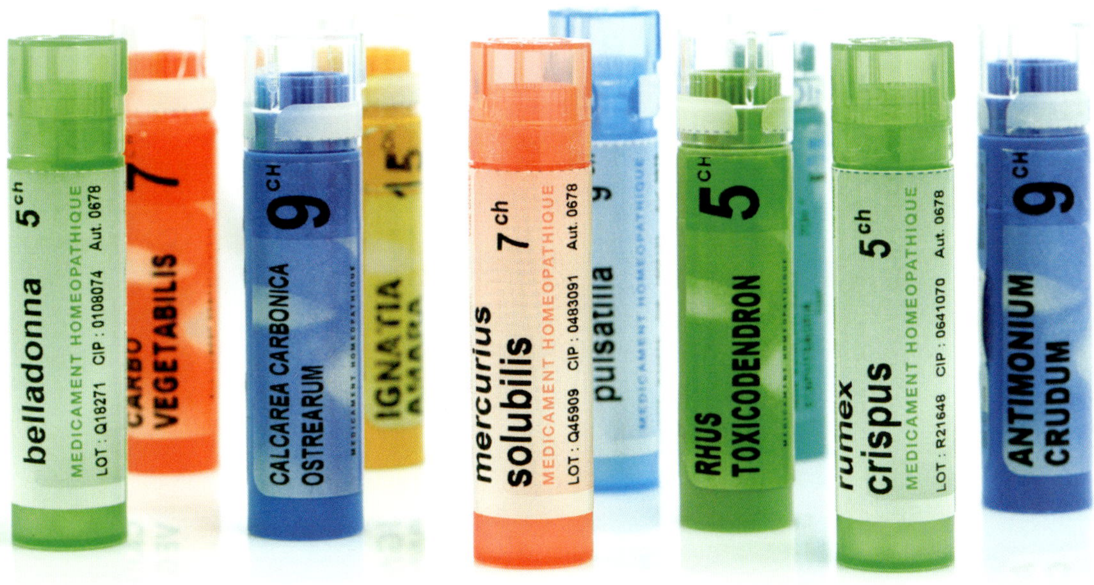

- **Colocynthis:** Hergestellt aus dem Kürbisgewächs Koloquinte, wird das Mittel gegen scharfen, einschießenden Ischiasschmerz, ausgelöst durch Ärger oder Kränkung, eingesetzt.
- **Lachesis:** Das Mittel wird aus dem Gift der Buschmeisterschlange gewonnen und kommt bei Ischiasschmerz mit großer Überempfindlichkeit des betroffenen Beins zum Einsatz.
- **Nux vomina:** Wird aus den getrockneten Samen der Brechnuss hergestellt und bei Ischiasschmerzen eingesetzt, wenn diese in Kombination mit Reizbarkeit und Unzufriedenheit auftreten.
- **Rhus toxicodendron:** Basis für das Mittel ist die Strauchpflanze Giftsumach, deren Blätter für starke Hautreizungen sorgen. Rhus toxicodendron wird aus frischen Blättern hergestellt und bei Hexenschuss oder Ischiasschmerzen mit großer motorischer Unruhe eingesetzt, der oftmals mit einem Gefühl der Steifheit im Rücken einhergeht.
- **Ruta:** Der Wirkstoff aus der gelb blühenden Gartenraute wird bei Verletzungen, Zerrungen oder Verrenkungen eingesetzt.
- **Sepia:** Hergestellt aus der Tinte des Tintenfischs, hilft Sepia gegen Rückenschmerzen mit einem Schwächegefühl in der Wirbelsäule, die bei Frauen häufig in Verbindung mit der Menstruation oder der Schwangerschaft auftreten.

3.20 DIE WICHTIGE ROLLE VON PLACEBOS BEI DER RÜCKENSCHMERZTHERAPIE

„Placebos sind medizinische Präparate ohne Wirkstoff. An dessen Stelle enthalten sie lediglich Milchzucker oder Stärke. Trotzdem schlägt eine Behandlung mit Placebos bei vielen Rückenschmerzpatienten an."

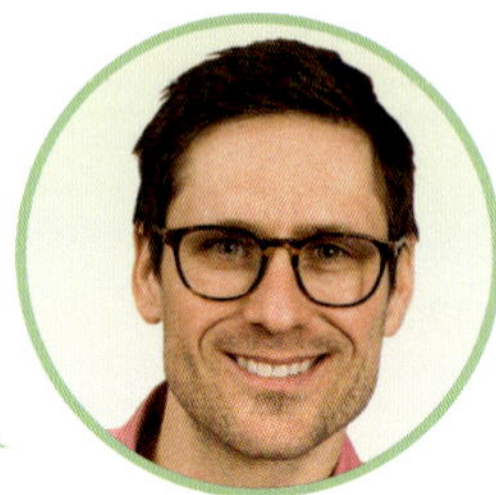

- Wie kann es sein, dass Patienten, die mit **Placebos** behandelt werden, dieselbe therapeutische Wirkung verspüren wie Patienten, die ein „richtiges" Medikament erhalten haben?
- Ist die Wirkung von Medikamenten und Arzneimitteln womöglich überbewertet?

Eine Frage, die man sich stellen darf, die aber nicht mit wenigen Worten zu beantworten ist. Placebos werden in erster Linie in klinischen Studien verwendet, in denen es um die Entwicklung von neuen Medikamenten geht, kommen aber auch in der Therapie von chronischen Schmerzen zum Einsatz.

Erstaunlicherweise können Placebos vor allem in der Therapie von lang anhaltenden Beschwerden oder chronischen Schmerzen eingesetzt werden. Obwohl es sich dabei um eine kontrovers betrachtete Behandlungsmethode handelt, können Mediziner mit Placebos bisweilen durchaus Erfolge erzielen. Möglich macht den Erfolg unter anderem die Kraft der Illusion – allein die Vorstellung, ein echtes Medikament einzunehmen, kann im Körper Selbstheilungskräfte aktivieren.

3.20.1 WAS SIND PLACEBOS?

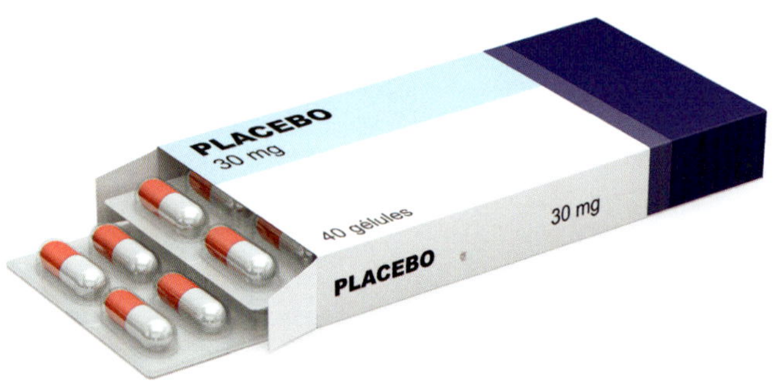

Gegen beinahe jede Erkrankung und jede Form von Schmerz hat die konventionelle Medizin ein Medikament zur Hand. In Form von Tabletten, Pulvern oder Salben lassen sich akute Erkältungen, grippale Infekte oder Rückenschmerzen behandeln und in der Regel austherapieren.

Werden beispielsweise Rückenschmerzen aber chronisch und treten über einen langen Zeitraum ohne diagnostizierbare Ursache wieder und wieder auf, schlagen viele Medikamente nicht mehr an oder müssen wiederholt in ihrer Dosis erhöht werden, um den Schmerz erfolgreich einzudämmen.

Entdeckt wurde das **Placebo** von einem amerikanischen Arzt, der während des Zweiten Weltkriegs nicht über ausreichend Morphium verfügte, um die Schmerzen der verwundeten Soldaten zu lindern. Aus der Not heraus ersetzte er das Morphium durch eine in ihrer Zusammensetzung nicht gegen Schmerzen wirksame Kochsalzlösung. Trotzdem konnte er vielen Soldaten damit die Schmerzen nehmen – die scheinbare Medikamenteneinnahme hatte ausgereicht, um dem Gehirn die Wirkung des Morphins vorzugaukeln.

Die Bezeichnung **Placebo** stammt aus dem Lateinischen und bedeutet so viel wie **ich werde gefallen**. Ein passender Begriff für ein Scheinmedikament, das seine Wirkung daraus zieht, die Vorstellungskraft des Gehirns anzusprechen. Auch die Bezeichnung seines Gegenspielers, des **Nocebos**, hat lateinische Wurzeln. Dieser Begriff stammt vom Verb **nocere** und lässt sich mit **ich werde schaden** übersetzen.

3.20.2 WIE „WIRKEN" PLACEBOS?

Echte Medikamente bestehen aus einem Wirkstoff bzw. aus einer Wirkstoffkombination und sogenannten *Füllstoffen*, z. B. Stärke oder Milchzucker. Placebos dagegen enthalten keinerlei pharmazeutische Wirkstoffe, sondern ausschließlich Füllstoffe. Weil sie keine unmittelbare körperliche, stattdessen aber eine psychologische Wirkung besitzen, werden sie vor allem in klinischen Studien eingesetzt.

Dabei geht es in der Regel um Testreihen für neue Medikamente, die mit zwei Gruppen von Probanden durchgeführt werden. Während die eine Gruppe mit dem zu testenden Medikament behandelt wird, bekommt die andere lediglich Placebos verabreicht. Wer das Medikament und wer die Placebos erhält, wissen die Probanden in der Regel nicht, man spricht auch von einer **Doppelblindstudie**.

Obwohl die Wirkstoffe des echten Medikaments nicht in den Placebos enthalten sind, zeigen sich immer wieder auch bei den Placeboprobanden Veränderungen, und zwar sowohl positiver als auch negativer Art. Sind die Veränderungen positiv, bezeichnet man dies als **Placeboeffekt**. Bei negativen Veränderungen spricht man dagegen nicht vom Placebo-, sondern vom **Noceboeffekt**.

3.20.3 PLACEBO: REINE PSYCHOLOGIE ODER WUNDERHEILUNG?

Wer sich nicht damit auskennt, wie das Nervensystem und die Psyche zusammenwirken, dem mag der Effekt von Placebos wie eine Wunderheilung vorkommen. Andere halten das Ganze für reine Einbildung, doch tatsächlich spielen Faktoren wie die Vorstellungskraft und das Vertrauen eine zentrale Rolle bei der Erforschung der Placebowirkung.

Für Forscher steht heute fest, dass selbst Placebos, die mit dem Wissen der betroffenen Patienten verabreicht werden, für Schmerzlinderung sorgen können, und zwar keineswegs nur auf der Einbildungsebene: Durch die Zuversicht, dass das verabreichte Medikament schon helfen werde, scheinen neurochemische

Veränderungen in Gehirn und Körper angestoßen zu werden, die dafür sorgen, dass tatsächlich eine Besserung eintritt.

Das zeigen auch die Testreihen neuer Medikamente. Selbst wenn Probanden einer Studie unwissend Placebos einnehmen, werden im Gehirn dieselben Areale aktiviert, die auch bei Probanden mit „echten" Medikamenten angesprochen werden. Hierdurch werden neurochemische Prozesse angestoßen, die den Schmerz effektiv lindern. Forscher haben außerdem herausgefunden, dass der Körper durch Placebos Endorphine ausschüttet, also morphiumartige Hormone, die schmerzhemmend auf den Körper wirken.

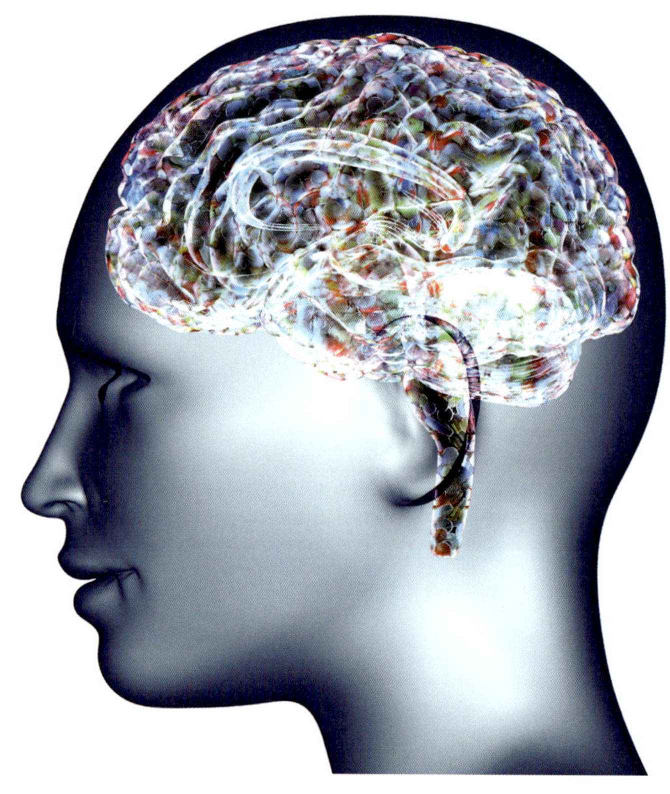

Die psychologischen Trigger, die beim Placeboeffekt eine wichtige Rolle spielen, sind dabei besonders interessant. Sie bilden einen psychosozialen Kontext aus Reizen und Kognitionen. Besteht beispielsweise eine Erfahrung, dass eine bestimmte Art oder Form von Tabletten gegen Rückenschmerzen wirkt, wird diese als konditionierter Reiz ans Gehirn weitergeleitet und positiv verarbeitet. Diese Form des Reizes setzt das Gehirn in Relation zu noch nicht konditionierten, also unbekannten Reizen, etwa einem unbekannten Medikament oder einem zuvor noch nicht eingenommenen Wirkstoff. Diese von außen zugeführten Reize stehen wiederum in Wechselwirkung mit psychosozialen Triggern – Vertrauen, Hoffnung, Erwartung und Überzeugung.

Der Placeboeffekt ist also eine Mischung aus psychologischen und neurologischen Wirkungsweisen: Auch echte Medikamente, die durchaus auf einem Wirkstoff basieren, können einen Teil ihrer Wirkung auf die kognitiven Ursachen der Wirksamkeit, die bei Placebos in Kraft treten, zurückführen. Die Hoffnung, dass ein Medikament gegen eine Krankheit helfen möge, trägt also einen nicht unwesentlichen Teil zur Genesung bei; ebenso können aber Unsicherheit und Angst die beabsichtigte Wirkung negativ beeinflussen (Noceboeffekt).

3.20.4 DIE KRAFT DER ILLUSION HAT HISTORISCHE WURZELN

Wirft man einen Blick zurück auf die Geschichte der Menschheit, sollte es kaum überraschen, dass Vertrauen, Hoffnung und letztlich Illusion wichtige Faktoren im Zusammenhang mit der Wirkung von Placebos darstellen. Schließlich gibt es pharmazeutische Arzneimittel und Medikamente erst vergleichsweise kurze Zeit. Bis ins 19. Jahrhundert waren die Menschen darauf angewiesen, Schmerzen und sogar Operationen ohne Anästhetika und Betäubungsmittel durchzustehen.

So waren gängige medizinische Behandlungsmethoden des Mittelalters beispielsweise Schröpfen, Aderlass oder künstliche Eiterungen – ohne den Glauben an die Wirksamkeit der jeweiligen Methoden wohl kaum ein Allheilmittel. Trotzdem half der Glaube und die Zuversicht den Menschen dabei, auch schmerzhafte Erkrankungen zu überstehen – es steht zu vermuten, dass der Placeboeffekt damals schon eine Rolle spielte.

Die Erkenntnis, wie eng Heilung und psychosoziale Auslöser, wie Vertrauen und Glauben, zusammenhängen, hilft insbesondere Schmerzpatienten dabei, ihre Situation neu einzuschätzen. Dieser Effekt beruht allerdings nicht, wie man viele Jahre lang glaubte, auf dem Glauben an dessen Wirkung – selbst Patienten, die wussten, dass sie ein Placebo einnahmen, berichteten nach der Einnahme von einer Besserung der Schmerzen. Selbst Paracetamol, das für viele Rückenschmerzpatienten häufig der erste Griff ist, wenn die Schmerzen eintreten, ist laut einer Studie nicht besser als die Einnahme von Placebos und lindert weder Schmerzen noch verbessert es die Beweglichkeit.

Der Begriff der Selbstheilungskräfte ist nämlich kein Märchen: Der menschliche Körper verfügt über Ressourcen, die, wenn sie von den richtigen Reizen ausgelöst werden, eine Selbstheilung auslösen können. Beschwerden wie Rückenschmerzen werden gelindert; sogar chronische Beschwerden können in ihrer Ausprägung reduziert werden. Und das alles nur, weil eine kleine weiße (oder bunte) Tablette ohne Wirkstoff die entsprechenden Botenstoffe im menschlichen Gehirn aktiviert.

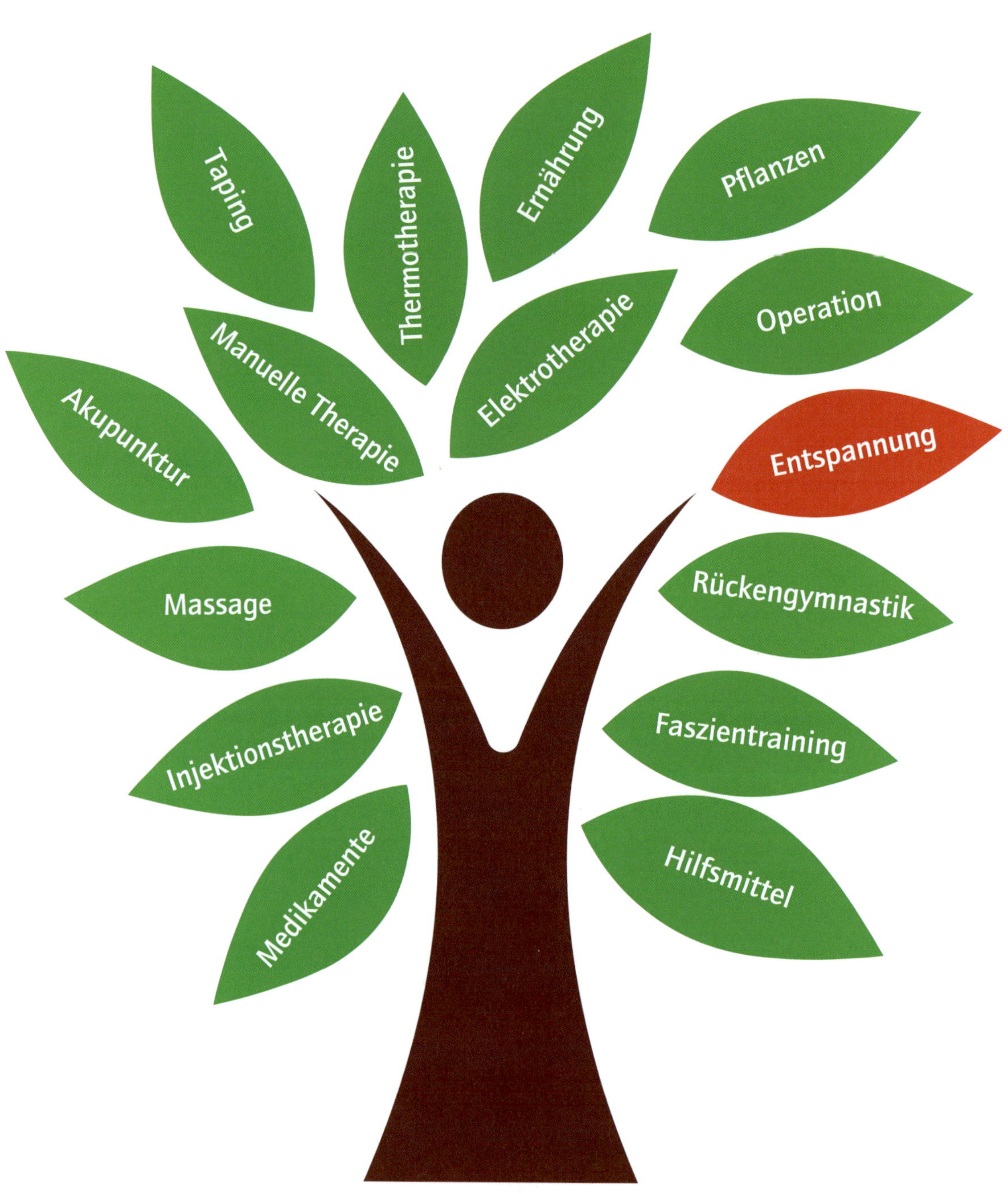
Taping
Thermotherapie
Ernährung
Pflanzen
Operation
Elektrotherapie
Manuelle Therapie
Akupunktur
Entspannung
Massage
Rückengymnastik
Injektionstherapie
Faszientraining
Medikamente
Hilfsmittel

3.21 ENTSPANNUNGSVERFAHREN UND -TECHNIKEN ALS BEITRAG ZUR LINDERUNG (CHRONISCHER) SCHMERZEN

„Entspannungsverfahren setzen dort an, wo klassische medizinische Behandlungsverfahren aufhören, und konzentrieren sich auf die körpereigene Funktion der Schmerzkontrolle."

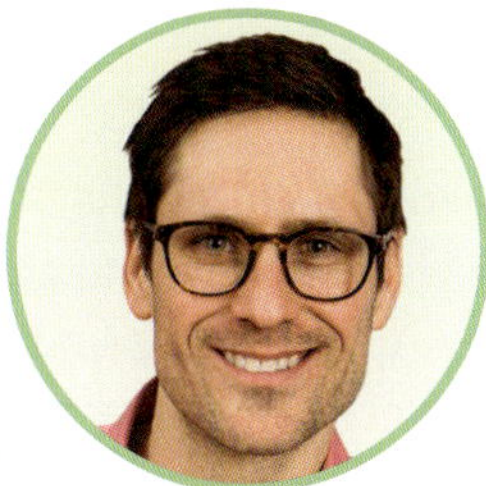

Schmerzen, und insbesondere chronische Schmerzen, können eine starke Auswirkung auf das allgemeine Lebensgefühl haben und den Alltag der betroffenen Menschen negativ beeinflussen. Was das Lindern der Schmerzen im Einzelfall so schwierig macht, ist, dass kein Schmerz wie der andere ist – jeder (insbesondere chronische) Schmerz ist ein individuelles Gefühl von unterschiedlicher Intensität, das sich auch auf die Psyche auswirken kann, aber nicht muss.

Als einer von verschiedenen Bausteinen der ganzheitlichen, multimodalen Therapie können **Entspannungstechniken**, wie **Meditation**, **progressive Muskelrelaxation** oder **Yoga**, die Schulmedizin unterstützen und einen Schmerzpatienten auf seinem Weg zur Schmerzlinderung begleiten.

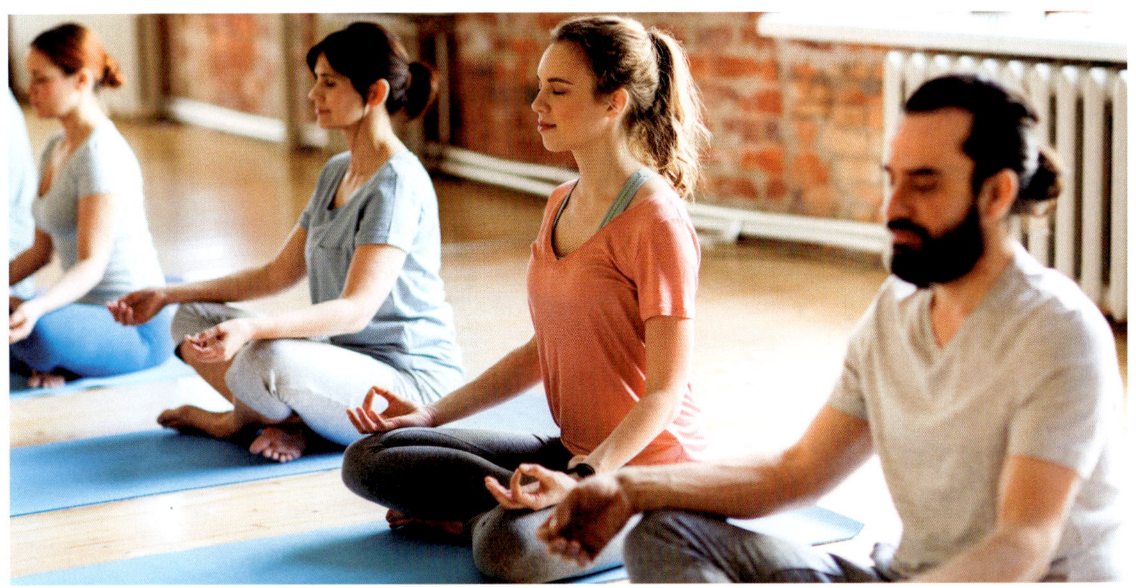

3.21.1 WARUM ENTSPANNUNGSVERFAHREN WICHTIG FÜR DIE SCHMERZLINDERUNG SIND

Die Problematik, die mit chronischen Schmerzen einhergeht, zeigt sich schon in ihrem Namen: Sie sind immer da, nur selten abwesend, und variieren in ihrer Intensität. Manchmal sind sie nur latent spürbar, zu anderen Zeiten erschweren sie die Konzentration oder machen es unmöglich, einem Beruf nachzugehen.

Bei den meisten Patienten entstehen chronische Schmerzen aus einer akuten Erkrankung oder Verletzung heraus – aus diesen können sich bleibende Schmerzen entwickeln, die auch nach der Heilung weiterbestehen: Der chronische Schmerz ist geboren. Wird der Schmerz dann zu einem alltäglichen Begleiter, können viele Betroffene außer dem Schmerz nicht mehr viel wahrnehmen. Sie konzentrieren sich einzig und allein auf den Schmerz und entwickeln unter Umständen sogar eine Art Tunnelblick, weil der Schmerz in dem Moment, in dem er gegenwärtig ist, alle anderen Sinneswahrnehmungen beherrscht und unterdrückt.

Die klassischen Therapieverfahren, die bei den meisten Ärzten zum Einsatz kommen, betrachten Schmerz jedoch ausschließlich von außen und versuchen, ihn äußerlich in den Griff zu bekommen, z. B. durch die Gabe von Medikamenten. Was dabei jedoch keine Beachtung findet, ist die körpereigene Funktion, dem Schmerz zu begegnen.

Für die Verarbeitung von Schmerzen bzw. dem, was jeder Einzelne als Schmerz empfindet, sind nämlich die Nervenzellen zuständig. Sie geben den Ausschlag dafür, ob wir einen Schmerz als leicht, mittel oder stark empfinden und können im Umkehrschluss auch das individuelle Schmerzempfinden positiv wie negativ beeinflussen. Mithilfe von Entspannungsverfahren können Schmerzpatienten erlernen, dem chronischen Schmerz positiv zu begegnen und so ihre Lebensqualität verbessern.

Wer nicht alles im Griff hat, hat dafür die Hände frei.

3.21.2 VERSCHIEDENE ENTSPANNUNGSTECHNIKEN IM ÜBERBLICK

Nicht alle Entspannungsverfahren sind leicht oder schnell zu erlernen, doch im Rahmen einer ganzheitlichen Therapie können sie zu einem festen Bestandteil des Alltags werden und die Lebensqualität langfristig verbessern. Eine Verbesserung kann stattfinden, indem Entspannungsverfahren dem Patienten die Möglichkeit eröffnen, den Schmerz als weniger relevant zu empfinden oder sogar vollständig zu ignorieren. Sie helfen also, einfach gesagt, dabei, das Schmerzempfinden zu reduzieren.

Allein die Ablenkung der Gedanken vom Schmerz selbst und die Konzentration auf den eigenen Körper bzw. die Entspannung können erste Schritte sein, dem Schmerz einen weniger großen Anteil unserer Wahrnehmung zu überlassen. Verschiedene Entspannungsverfahren helfen Schmerzpatienten dabei, die Muskeln zu entspannen und die Schmerzaktivität im Gehirn herunterzufahren – beide Vorgänge tragen dazu bei, dass Schmerzen weniger stark empfunden werden.

DIE GÄNGIGSTEN ENTSPANNUNGSVERFAHREN

- Meditation,
- progressive Muskelrelaxation,
- Biofeedback,
- Yoga,
- Musiktherapie,
- Qigong sowie
- Genusstraining.

3.21.2.1 MEDITATION

Die **Meditation** ist ein Klassiker unter den Entspannungstechniken. Ihr Name stammt vom lateinischen Wort **meditatio** ab, das mit **nachdenken über** übersetzt werden kann. Um den Geist zu beruhigen und den Körper zu entspannen, macht sich die Meditation Konzentrationsübungen zunutze, die sowohl im Sitzen als auch durch Bewegung und lautes Rezitieren durchgeführt werden können. Im europäischen Kulturkreis meint die Bezeichnung **Meditation** in der Regel die passive, also sitzende Form der Meditation, die auch **kontemplative Meditation** genannt wird.

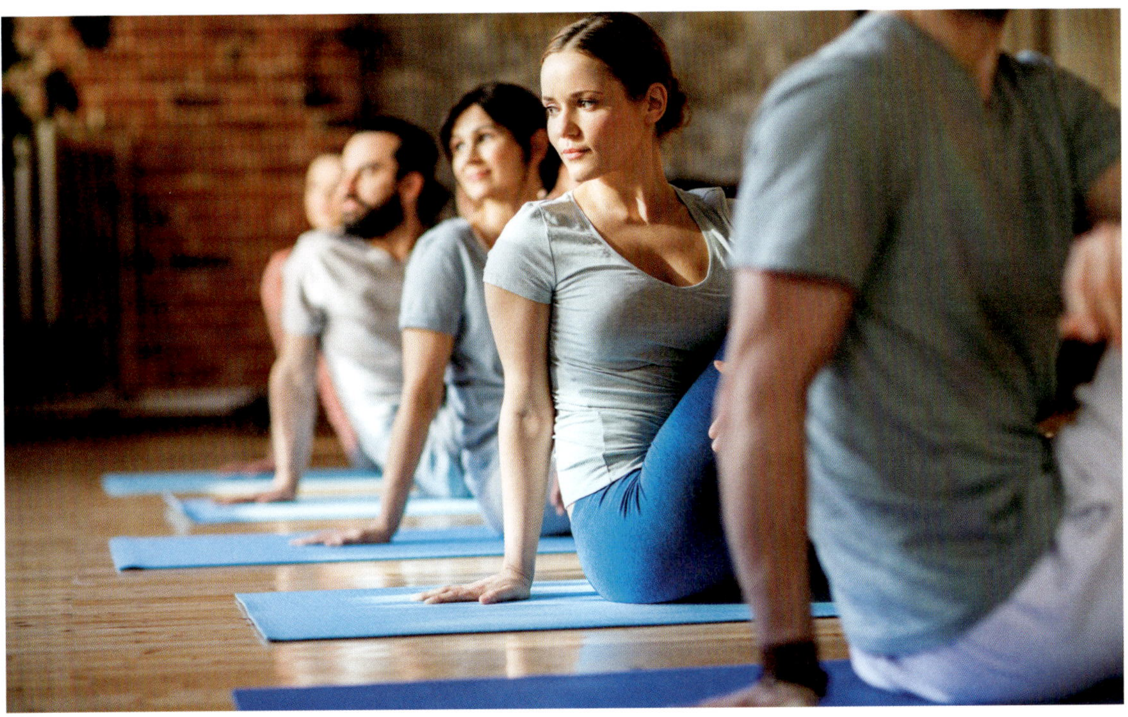

Verschiedene Formen der kontemplativen Meditation ermöglichen dem Patienten einen Zugang zu Ruhe und Konzentration.

MEDITATIONSFORMEN

- **Stille- bzw. Ruhemeditation:** Während der Meditation konzentriert man sich auf die Atmung und auf das Innere. So sollen störende Reize von außen ausgeblendet werden. In der Konzentration auf das innere Selbst werden belastende Gedanken ausfindig gemacht und losgelassen.
- **Achtsamkeits- bzw. Einsichtsmeditation:** Im Mittelpunkt dieser Meditation steht der emotionale und physische Zustand der eigenen Person im Hier und Jetzt.
- **Konzentrationsmeditation:** Diese Meditation legt ihren Fokus einzig auf die Konzentration auf ein einzelnes Objekt zur Beruhigung des Geistes. Das kann die Atmung oder ein Mantra sein.
- **Transzendentale Meditation:** Die transzendentale Meditation verhilft Körper und Geist zu Ruhe und Entspannung, während gleichzeitig neue Energie getankt wird.

DIGITALE MEDIZIN

Wer offen ist für digitale Produkte, findet heute wesentlich leichter Zugang zur Meditation und insbesondere zu geführten Meditationen. Neben speziellen Meditations-Apps können vor allem deutsch- und englischsprachige YouTube®-Kanäle einen großen Zulauf verzeichnen, von der Meditation zum Loslassen bis zur Meditation für bessere Konzentration.

3.21.2.2 PROGRESSIVE MUSKELRELAXATION

Die **progressive Muskelentspannung** geht auf den amerikanischen Arzt und Physiologen Edmund Jacobsen zurück, der einen direkten Zusammenhang zwischen muskulöser Verspannung und körperlichen sowie psychischen Erkrankungen entdeckte.

Die Methode der progressiven Muskelrelaxation verfolgt einen aktiven, d. h. bewussten Wechsel zwischen Anspannung und Entspannung bestimmter Muskelgruppen. Während einer Sitzung, die am Anfang rund 20-30 Minuten umfassen sollte, werden verschiedene Muskelgruppen nacheinander für 5-6 Sekunden angespannt und danach mindestens 12-15 Sekunden entspannt.

Regelmäßig angewendet, hilft diese Technik dabei, Muskeln direkt anzusteuern und diese bei drohenden Verspannungen zu lösen. Wird die Muskelrelaxation regelmäßig, im besten Fall täglich, angewendet, reichen nach einigen Wochen ca. sechs Minuten aus, um die Muskeln aktiv zu entspannen.

3.21.2.3 BIOFEEDBACK

Unter **Biofeedback** versteht man eine medizinische Messung, die Aufschluss über die Körperfunktionen und den inneren Erregungszustand geben kann. Die Messung erfolgt dabei über eine Sonde, die einen Finger des Patienten mit einem Computer verbindet. Optische Darstellungen zeigen die zentralen Körperfunktionen, wie Puls, Blutdruck und Hauttemperatur, an. Diese werden mit einem Tonklang kombiniert, der den inneren Erregungszustand wiedergibt.

Ist die Spannung erhöht, erklingt ein lauter Ton; leisere Töne weisen auf Entspannungszustände hin. Weil die Körperfunktionen und Spannungszustände sozusagen live auf dem Bildschirm abgespielt werden, erhält der Patient ein direktes Feedback und kann lernen, An- und Entspannung beispielsweise durch bewusstes Atmen oder die gezielte Entspannung der Muskulatur zu beeinflussen.

3.21.2.4 YOGA

Yoga ist ein Entspannungsverfahren, das auf der indischen Philosophie beruht und körperliche Übungen mit geistigen Konzentrationsverfahren kombiniert. Die Übungen verfolgen das Ziel, Körper, Geist und Seele in Einklang zu bringen und ein ausgewogenes Gleichgewicht zwischen Energie und Entspannung herbeizuführen.

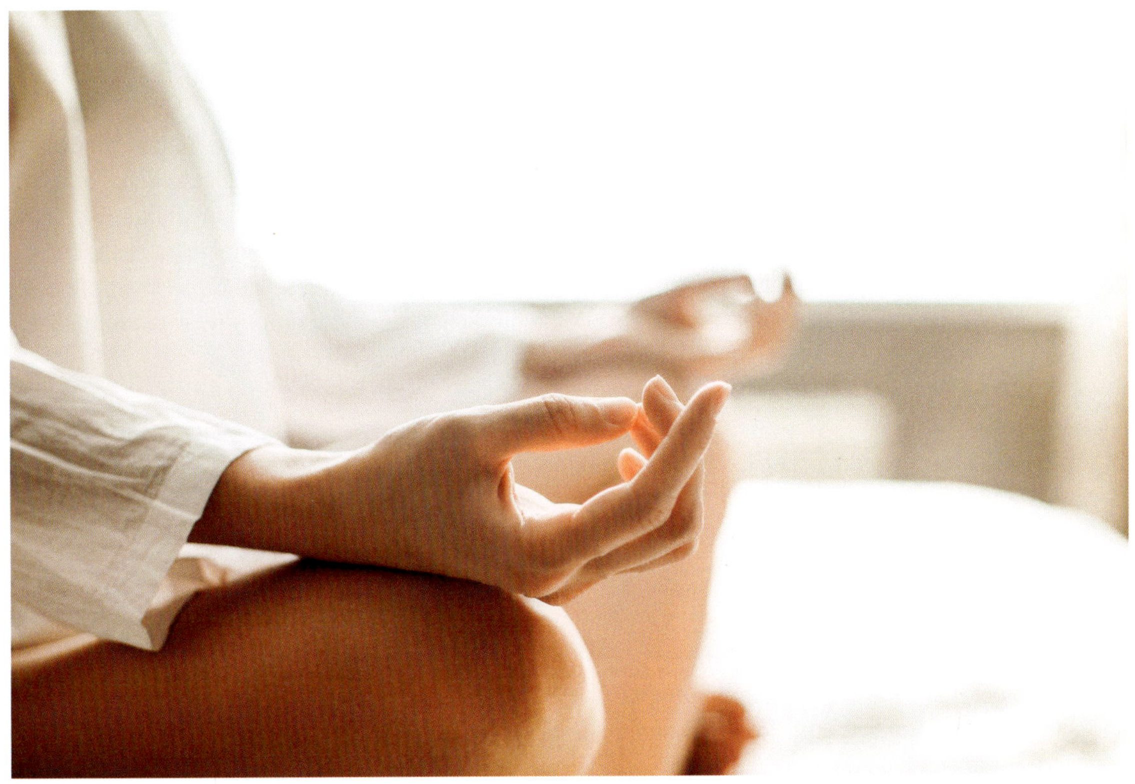

Um den gesamten Organismus, also sowohl Körper als auch Geist, in einen Entspannungszustand zu überführen, werden häufig verschiedene Yogastile miteinander kombiniert, die zum einen Atemübungen, zum anderen aber auch Dehn- und Kraftübungen enthalten können. Den Abschluss einer Yogaeinheit bildet häufig eine Tiefenentspannung. Wer regelmäßig Yoga macht, fühlt sich weniger erschöpft, schläft besser und kann die Wahrnehmung chronischer Schmerzen durch die Balance aus Vitalität und Entspannung verringern.

YOGA AUF DIGITALEN KANÄLEN

Ein Besuch im Yoga- oder Fitnessstudio ist längst nicht mehr notwendig: Vor allem auf YouTube® finden Interessierte zahlreiche erfolgreiche Yogakanäle, die verschiedene Arten des Yoga vorstellen und Schritt für Schritt erklären. Und auch im Bereich der Apps liegt Yoga ganz weit vorne, allerdings sind die wenigsten Apps kostenlos erhältlich.

3.21.2.5 MUSIKTHERAPIE

Die Wahrnehmung von Schmerz und dessen Intensität hängt eng mit dem bereits beschriebenen Verhältnis von An- und Entspannung zusammen. Weil Schmerzpatienten sich oftmals in einem regelrechten Teufelskreis aus Schmerz, Stress und Anspannung befinden, wird nicht nur das körperliche Schmerzempfinden, sondern auch die emotionale Stabilität und das Selbstwertgefühl negativ beeinflusst.

In der multimodalen Schmerztherapie, die auf verschiedene Bausteine setzt, stößt die Schmerzlinderung durch Medikamente häufig an ihre Grenzen. Ein Therapiebaustein, der zur Schmerzlinderung beitragen kann, ist **Musik**, denn es gilt als wissenschaftlich erwiesen, dass Musik, nicht zuletzt durch ihre Rhythmik, die grundlegenden Körperfunktionen, wie Herzschlag, Blutdruck und Atmung, regulieren kann. Der eigentliche Vorteil für Schmerzpatienten aber liegt darin, dass eine gezielt eingesetzte **Musiktherapie** auch den Spannungszustand der Muskulatur und demzufolge das Schmerzempfinden positiv verändern kann.

3.21.2.6 QIGONG

Qigong ist in seiner ursprünglichen Bedeutung mehr als nur eine Entspannungstechnik: Es ist eine auf der chinesischen Medizin, Kampfkunst und Meditation basierende Lebensführung, die darauf ausgerichtet ist, Kraft zu schöpfen und Stress abzubauen.

Seit mehr als 5.000 Jahren wird Qigong praktiziert. Es handelt sich dabei um eine Kombination aus Atem- und Bewegungsübungen, die den ganzen Körper umfassen und langsam und sanft ausgeführt werden. Durch die bewusste Bewegung und Atmung werden Muskeln gelockert und entspannt. Für Schmerzpatienten ist Qigong ein wirksames Entspannungsverfahren, weil es Schmerzen, die durch eine Schonhaltung entstanden sind, verringert und für eine innere Ausgeglichenheit sorgt, die die Schmerzwahrnehmung positiv beeinflussen kann.

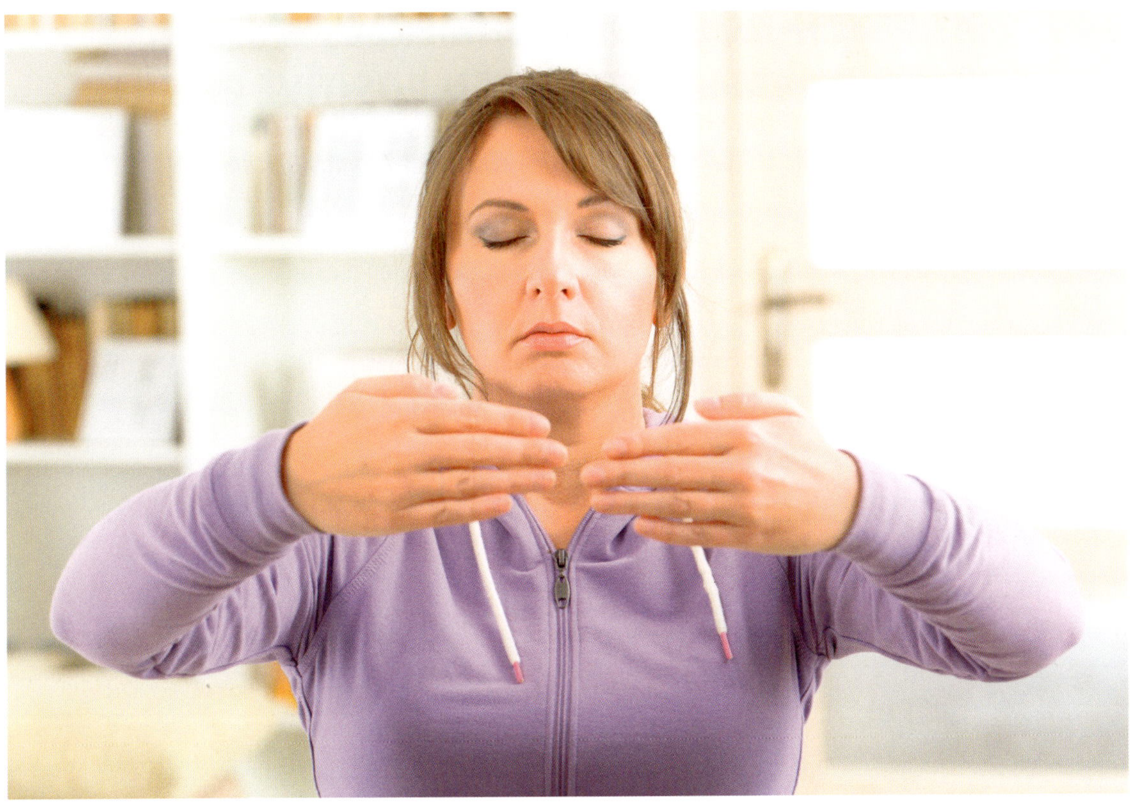

3.21.2.7 GENUSSTRAINING

Bei der ganzheitlichen Therapie chronischer Schmerzen geht es um mehr als nur das Verdrängen der Schmerzen mithilfe von Medikamenten. Um das Schmerzempfinden positiv zu beeinflussen und eine verringerte Schmerzwahrnehmung zu trainieren, können verschiedene Ansätze ausprobiert werden. Eine Methode ist das sogenannte *Genusstraining*, das in erster Linie darauf ausgerichtet ist, Schmerzpatienten die positiv belegte Auseinandersetzung mit sich selbst zu ermöglichen.

Wie kommt da der Genuss ins Spiel? Schmerzpatienten konzentrieren sich häufig in einer fast schon destruktiven Weise auf den Schmerz, der ihr Leben komplett ausfüllt. Für Genuss ist da kein Platz, und dieser muss erst wieder als positive Sinneswahrnehmung, die Lust, Vergnügen und Freude transportiert, erlernt werden.

Bewusstes Genießen kann als Verhaltenstherapie eingesetzt werden und die Selbstwahrnehmung stärken sowie Körpergefühl und Gesundheit verbessern. Dazu zählt auch die Verringerung des Schmerzempfindens, weil der Geist durch freudebringende Erlebnisse abgelenkt ist und der Schmerz nicht mehr im Mittelpunkt des alltäglichen Lebens steht.

3.22 DIE PSYCHOLOGIE DES SCHMERZES – SPORT UND MOTIVATION SCHAFFEN POSITIVE EFFEKTE

Beitrag vom Experten und Fussball-Weltmeister 1990 Thomas Berthold

Wer Schmerzen hat, vermeidet jede unnötige Bewegung. Dabei ist regelmäßige Bewegung und leichter Sport ein wichtiger Baustein für ein schmerzfreies Leben.

- Wie aber kommt man wieder in Bewegung?
- Und wie motiviert man sich, am Ball zu bleiben, um langfristige Ergebnisse zu erzielen?

Rückenschmerzen sind für viele Aktivitäten des Alltags ein K.-o.-Kriterium – zumindest auf den ersten Blick. Und das ist – kurzfristig gedacht – eigentlich kein Wunder: Wenn der Rücken eh schon schmerzt, sollte doch jede Bewegung, die nicht unbedingt ausgeführt werden muss, vermieden werden. Oder?

Der Unterschied zwischen dem Mount Everest und der Zugspitze liegt in der Perspektive.

Tatsächlich ist das Gegenteil der Fall. Denn der menschliche Körper ist dafür gemacht, in Bewegung zu sein. Das Skelett mit seinem aus Muskeln und Sehnen bestehenden Bewegungsapparat ist zum Laufen konstruiert, keineswegs zum Sitzen oder Liegen. Und so, wie der Organismus ernährungstechnisch auf Nährstoffe und Vitamine angewiesen ist, so ist er genauso auf regelmäßige Bewegung angewiesen, um rundherum gesund und schmerzfrei zu sein.

Bewegung kann dabei viele Formen annehmen: Vom regelmäßigen Spaziergang über das Laufen oder eine andere Sportart bis hin zum Leistungssport gibt es natürlich zahlreiche Abstufungen. Leistungssport ist für Menschen, die insbesondere unter chronischen Rückenschmerzen leiden, selbstverständlich keine Option. Trotzdem sollten sie, wollen sie auf Dauer ein schmerzfreies Leben führen, regelmäßig in Bewegung kommen und Sport treiben.

Wollen wir verstehen, wie man sich selbst motiviert und langfristig am Ball bleibt, lohnt sich ein Blick in den Leistungssport aber doch: Denn gerade hier spielt die Motivation eine zentrale Rolle und lässt sich in vielerlei Hinsicht auf den privaten Bereich übertragen.

3.22.1 MOTIVATION ALS MOTOR IM SPITZENSPORT

Um nachvollziehen zu können, dass das tägliche Bewegungspensum eines Berufssportlers eng mit der Fähigkeit, sich zu motivieren, verbunden ist, muss man keinen Leistungssport betreiben. Es genügt, nach einem ausgiebigen Training Mattheit und Muskelkater zu verspüren – die Lust, gleich am nächsten Tag wieder laufen zu gehen oder zu trainieren, fällt spürbar gering aus. Trotzdem sind Leistungssportler – nehmen sie ihren Beruf ernst – in der Pflicht, jeden Tag ihre beste Leistung zu bringen. Richtig gelesen: jeden Tag. Ihre beste Leistung.

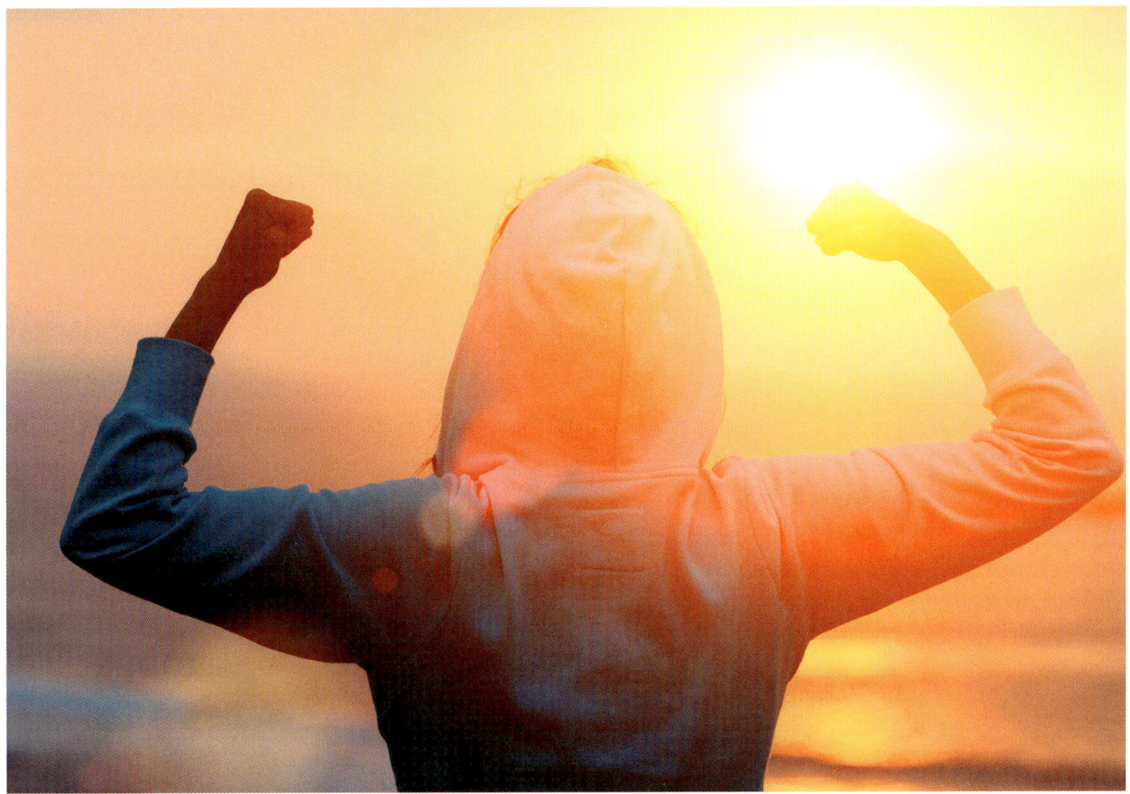

Wenn es gerade gut läuft, fällt es nicht so schwer, sich für den nächsten Tag, das nächste Training, zu motivieren. Wenn es aber gerade nicht so gut läuft, muss man sich jeden Tag aufs Neue zu seiner Leistung anstacheln.

- Wie aber funktioniert das?
- Woher nehmen Leistungssportler ihre Motivation, auch im Trainingsbetrieb schon eine Leistung zu erbringen, die einer Spielleistung unter Extrembedingungen gleichkommt?

Grob gefasst, sind es vier verschiedene Dinge, auf die Leistungssportler, z. B. im Profifußball, hinarbeiten:

1. DEN SPRUNG IN DIE MANNSCHAFT SCHAFFEN

Vor allem junge Profisportler weisen eine extrem hohe Motivation auf. Ihr oberstes Ziel ist, den Sprung in die Mannschaft zu schaffen und, sobald dies geschafft ist, dort auch zu bleiben. Denn das Wwichtigste für einen Profifußballer ist, spielen zu dürfen.

Sport und Bewegung wird in diesem Zusammenhang also nicht als Muss oder Zwang erlebt, sondern als Mittel, ein persönliches Ziel zu erreichen.

Wie lässt sich das auf einen Menschen mit Rückenschmerzen übertragen? Auch hier spielt das Setzen eines Ziels eine wichtige Rolle: Es geht darum, den Sprung in ein schmerzfreies Leben zu schaffen.

Lässt sich das mit regelmäßigem Training erreichen? Als Teil einer ganzheitlichen Schmerztherapie gehört der Sport auf jeden Fall dazu.

2. GELD VERDIENEN UND WIRTSCHAFTLICH ERFOLGREICH SEIN

Wer den Sport zum Beruf macht, muss letztlich auch davon leben können. In den 1980er-Jahren, als ich selbst mit dem Profifußball anfing, war es nur mit erfolgreichem Spielen möglich, auch wirtschaftlich einen Sprung nach oben zu machen: Neben einem Grundgehalt waren es vor allem die Einsatzprämien und die Zuschauerboni, die motivierend waren. War man bei einem Spiel nicht auf dem Platz, gab es auch keine Prämien.

Auch auf Menschen mit chronischen Rückenschmerzen kann der Wunsch nach wirtschaftlichem Erfolg für die nötige Motivation zu regelmäßigem Training sorgen: Weil echte Schmerzpatienten in einem fortgeschrittenen Stadium ihrer Erkrankung oftmals nicht mehr in der Lage sind, ihren Job erfolgreich auszuüben, droht eine dauerhafte Krankschreibung – und damit auch der wirtschaftliche Abstieg.

3. GEWINNEN WOLLEN

Profisportler aller Sportarten und Turniere verbindet ein großes gemeinsames Ziel: Sie wollen gewinnen. Für sie ist das – vor allem nach einem verlorenen Turnier oder einer verlorenen Olympiade – der wichtigste Grund, weiterzumachen.

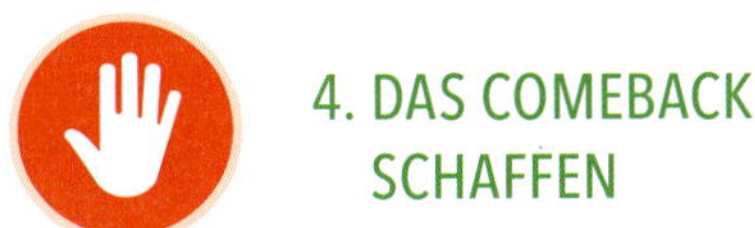

4. DAS COMEBACK SCHAFFEN

Nur wenigen Leistungssportlern gelingt es, ihre gesamte Karriere über auf der Gewinnerwelle zu schwimmen. Ganz gleich, ob es der Verlust eines Titels, der Ausschluss aus der Mannschaft oder eine Verletzung ist, die für ein berufliches und sportliches Tief sorgt: Als Leistungssportler erlebt man häufig Situationen, in denen man zum falschen Zeitpunkt am falschen Ort ist.

Bei mir war das beispielsweise die Zeit bei Bayern München zu Beginn der 1990er-Jahre. Für mich ein sportliches Tief, aus dem ich mich aus eigenem Antrieb wieder herausarbeiten musste. Meine Motivation wurde belohnt – mit dem Comeback in der Nationalmannschaft zur WM 1994.

Auch eine Verletzung kann sowohl Profi- als auch Hobbysportler stark aus dem Gleichgewicht bringen. Während und nach einer Reha ist es besonders schwer, dranzubleiben und regelmäßig zu trainieren oder sich überhaupt zu bewegen. Ohne die rechte Motivation lässt sich die alte Form nur schwer wieder erreichen.

3.22.2 JE ÄLTER WIR WERDEN, DESTO GRÖSSER MUSS DIE MOTIVATION SEIN

Es scheint, als würde es Leistungssportlern um vieles leichter fallen, sich zu motivieren. Das tägliche Training erfordert eine eingespielte Routine, die auch vor besseren und schlechteren Tagen nicht haltmacht. Tatsächlich wird ihnen die Motivation so eingeimpft, dass es sich auch in der Zeit nach dem Karriereende leichter anlässt, sich zu regelmäßigem Training zu motivieren.

Trotzdem merke auch ich, dass es mir heute merklich schwerer fällt, morgens laufen zu gehen, als früher. Und ähnlich wie für mich spielt das Alter im Zusammenhang mit der Motivation eine wachsende Rolle. Um Menschen dauerhaft und konsequent dazu zu bringen, sich zu bewegen, muss man verstehen, dass die Abläufe des Bewegungsapparats immer schwerfälliger werden, je älter man wird. Weil aber Rückenbeschwerden bei vielen Menschen nicht in jungen Jahren, sondern erst in mittlerem oder höherem Alter eintreten, fällt es so gleich doppelt schwer, sich in Bewegung zu bringen und regelmäßig zu trainieren.

Der wohl einfachste Sport, der sich regelmäßig und mit einigem Training auch mit guten Ergebnissen durchführen lässt, ist das Laufen. Sehen wir uns an diesem Beispiel einmal an, mit welchen Mitteln sich Motivation erzeugen lässt.

WIE LÄSST SICH MOTIVATION ERZEUGEN?

1. Ein **Laufpartner** erleichtert das Commitment – man fühlt sich verpflichtet, Termine einzuhalten und den anderen nicht zu versetzen. Mit einem festen Trainingspartner fällt das Aus-dem-Haus-Gehen gleich viel leichter und kann zu einer regelmäßigen Trainingsverabredung werden. Die Voraussetzung ist, dass man jemanden findet, der im selben Tempo läuft wie man selbst, um weder sich selbst noch den Partner zu Leistungen anzustacheln, die nicht effektiv und auch nicht gesund sind.

2. Einen ähnlichen Effekt hat eine **feste Trainingsgruppe**. Sie wirkt motivierend insofern, dass man sich vor den Mitläufern keine Blöße geben möchte und regelmäßig zum Lauftraining erscheint. Der Vorteil: In einer Gruppe ist man nicht immer in der Pflicht und kann auch einmal fehlen; andererseits fördert die Gruppe das Gemeinschaftsgefühl.

3. Mit einem **Personal Trainer** laufen: Auch ein Trainer kann wie ein Laufpartner fungieren, bringt aber noch weitere Vorteile mit sich. Insbesondere bei Anfängern oder bei Menschen, die aufgrund von Schmerzen eine Schonhaltung oder falsche Rückenhaltung eingenommen haben, kann er darauf achten, dass das Training richtig ausgeführt wird. Auch der Kostenfaktor spielt hier eine Rolle: Anders als ein Laufpartner aus dem Büro oder dem Freundeskreis kostet ein Trainer bares Geld – für viele ein sehr realer Grund, sich anzustrengen und das Training ernsthaft anzugehen.

4. **Feste Trainingszeiten** schaffen Routine. Der Mensch ist ein Gewohnheitstier: Routinen bestimmen unseren Alltag, vom morgendlichen Kaffee über die immer selben Wege zur Arbeit bis hin zur Fernsehstunde vor dem Schlafengehen. Tätigkeiten, die wir zu einer Routine ausbilden, führen wir automatisch aus, ohne dass sie uns schwerfallen. So kann es auch mit der Bewegung funktionieren: An festen Wochentagen laufen zu gehen oder zu trainieren, führt genauso zu einer Routine wie der tägliche Spaziergang in der Mittagspause.

5. Ein **Ziel** vor Augen zu haben, ist ein starker Motivator. Das Laufen eignet sich hervorragend, um sich persönliche Ziele zu setzen, z. B. einen Halbmarathon zu laufen oder als Teil einer Staffel einen gesamten Marathon zu bestreiten. Allein die Vorstellung, bei einem großen Event wie dem jährlichen Marathon dabei zu sein, kann ungemein motivierend wirken.

6. Zum Laufen gibt es im Grunde **keine Ausrede**. Weil sich diese Art der Bewegung mit einem sehr geringen Aufwand durchführen lässt, kann sie zu jeder Zeit und in jeder Umgebung ausgeübt werden. Selbst auf Reisen ist Laufen problemlos möglich, denn mehr als die geeignete Laufkleidung benötigt man dafür nicht.

3.22.3 LAUFEN ALS OPTIMALE FORM DER BEWEGUNG?

Im Zusammenhang mit Schmerzen und Rückenbeschwerden denken die meisten Menschen zunächst an Physiotherapie und Krankengymnastik. Diese kann und sollte im Rahmen der ganzheitlichen Therapie auch verordnet werden, jedoch kann sie nur einen Teil des Ziels, sich regelmäßig zu bewegen, abdecken. Zum einen werden die Sitzungen per Rezept verordnet und sind in der Regel auf eine festgelegte Anzahl begrenzt. Zum anderen sind sie nicht unabhängig durchführbar. Als vorbeugende Maßnahme, die jeder für sich durchführen kann, eignet sich Laufen dagegen hervorragend.

Die meisten Sportarten – sowohl klassische als auch die sogenannten *Trendsportarten* – sind zudem mit einem kleineren oder größeren Aufwand verbunden. Von der Logistik (Wie kommt man hin und zurück?) über Ausrüstung und Equipment bis hin zur Sporthalle oder dem jeweiligen Verein lässt sich weder Tennis noch Handball oder Fußball unkompliziert von zu Hause aus durchführen. Auch sind viele Sportarten an einen Trainingspartner oder eine ganze Mannschaft gebunden, die zwar einerseits die Motivation stärken können, andererseits aber auch die regelmäßige oder spontane Durchführbarkeit einschränken.

Laufen dagegen ist eine Sportart, die viele Muskelgruppen und den gesamten Bewegungsapparat trainiert und sich vollkommen unabhängig durchführen lässt. Gleichgültig, in welcher Lebenssituation man sich befindet, ob man in der Stadt oder auf dem Land lebt; selbst auf Reisen ist es im Grunde immer möglich, am Morgen oder Abend laufen zu gehen. Von einmal pro Woche bis hin zu drei, vier Laufeinheiten sind den Trainingsintervallen keine Grenzen gesetzt.

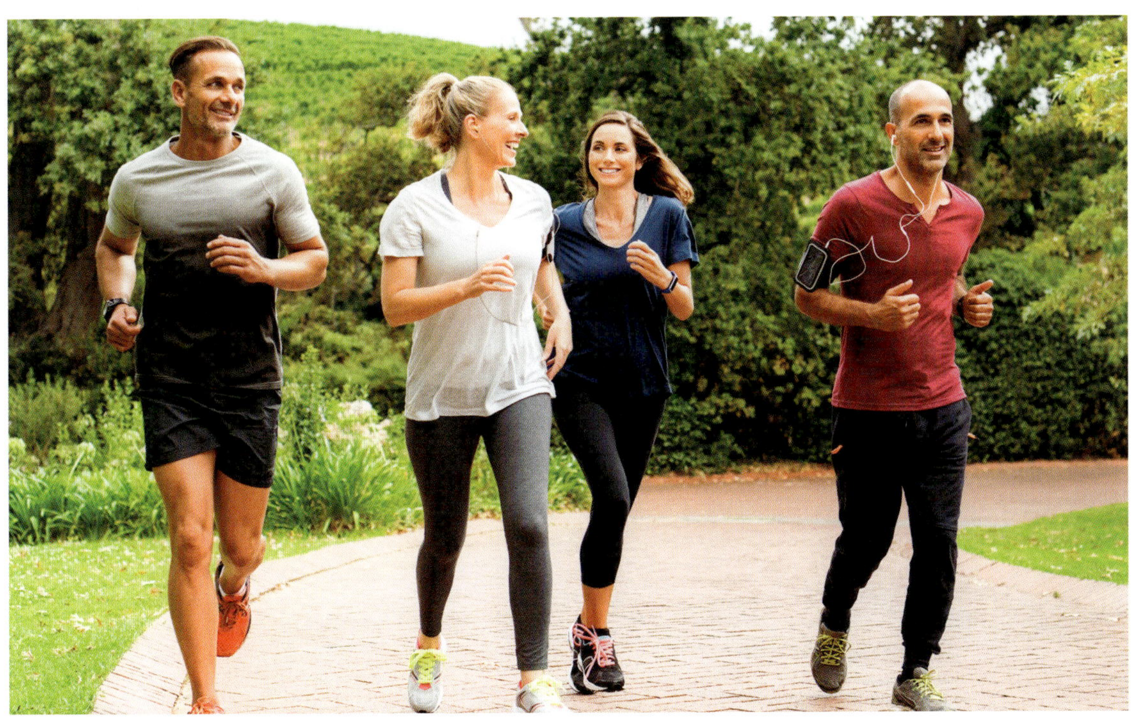

Weiter oben habe ich geschrieben, dass der Mensch zum Laufen gebaut ist. Es ist die natürliche Form seiner Bewegung, und insofern kann Laufen umso mehr als optimale Sportart betrachtet werden, die uns zur regelmäßigen, ausdauernden Bewegung anhält. Und auch das finanzielle Investment hält sich in Grenzen: Außer guten Laufschuhen und atmungsaktiver Kleidung, die der Jahreszeit angemessen ausgewählt werden sollte, benötigen wir nichts. Keine Vereinsmitgliedschaft, kein weiteres Equipment.

Kommen wir zur Motivation zurück: Den inneren Schweinehund zu überwinden, fällt vor allem am Anfang schwer. Je regelmäßiger und langfristiger wir das Laufen aber in den Alltag integrieren, desto leichter fällt es, auch bei Regen oder bei Kälte vor die Tür zu gehen. Meine wichtigste Empfehlung, vor allem für Einsteiger, ist dabei, langsam zu beginnen und auf eine gute Ausstattung zu achten. Denn viele laufen viel zu schnell und wundern sich, dass sie nach wenigen Schritten außer Atem sind. Die Füße, der Rücken und der Nacken beginnen zu schmerzen, weil das Schuhwerk nicht gut ist. Das Geheimnis: Auch Laufen will gelernt sein, und nur wenn wir es richtig machen, lassen sich Schmerzen abbauen.

TIPP

TIPPS FÜR DIE RICHTIGE MOTIVATION

Mein Tipp für die Umsetzung in die Praxis: Lassen Sie sich beim Kauf Ihrer Laufschuhe von einem Experten beraten und laufen Sie in den ersten Wochen mit einem erfahrenen Partner oder einem Trainer, der Ihre Laufweise korrigiert. Weil besonders Anfänger zu schnell laufen, sollten Sie mit kurzen Trainingseinheiten beginnen. Einsteiger laufen zunächst nicht mehr als 12 Minuten am Stück. Geht das problemlos, steigern Sie sich bei jeder Trainingseinheit um eine Minute. So können Sie sich langsam zu einer halben, einer ganzen Stunde hinarbeiten, ohne direkt den Spaß an der Sache zu verlieren.

3.22.4 WAS, WENN BEIM LAUFEN SCHMERZEN AUFTRETEN?

Nicht immer führt allgemeine Bewegung oder regelmäßiges Lauftraining zum gewünschten Erfolg, d. h. zu einer Reduktion der Rückenbeschwerden. Andererseits dürfen wir aber auch nicht erwarten, dass der Schmerz gleich zu Anfang gänzlich verschwindet. Treten jedoch aufgrund des Laufens neue Schmerzen auf, z. B. in den Knien oder im Nacken, haben wir unser Ziel verfehlt und hören im wahrscheinlichsten Fall ziemlich schnell wieder auf mit der Bewegung.

Ein verbreiteter Grund dafür sind Gewichtsprobleme: Übergewicht belastet schon beim Stehen, Gehen und Sitzen Bandscheiben, Rücken- und Kniegelenke sowie die Fußgelenke. Beim Laufen erhöht sich diese Belastung durch den erhöhten Druck, der bei jedem Schritt ausgeübt wird, um ein Vielfaches. Bevor mit einem regelmäßigen Lauftraining begonnen werden kann, sollte daher zunächst das Gewicht reduziert werden.

Sportarten, die sich dafür eignen, sind Schwimmen, Aquagymnastik, Walken oder Fahrradfahren. Ein regelmäßiger Trainingsplan in Verbindung mit einer Ernährungsumstellung unterstützt den Gewichtsverlust, fordert jedoch auch Disziplin. Wie man dranbleibt? Für die notwendige Motivation sorgen beispielsweise kleine Zwischenziele, die das Gewicht sowie das Trainingsvolumen betreffen. Wie beim Laufen gilt auch hier, klein anzufangen und sich langsam zu steigern.

3.22.5 BEWEGUNG UND SPORT IN DEN ALLTAG INTEGRIEREN

Um Schmerzen langfristig und effektiv zu reduzieren bzw. ihrer Entstehung vorzubeugen, müssen wir die Bewegung und den Sport zu einem festen Teil unseres Alltags machen. Bewegung sollte so selbstverständlich sein wie atmen, schlafen und essen. Zu einem routinierten Teil des Alltags aber wird Bewegung nur dann, wenn sie Spaß macht und wir uns wohl dabei fühlen.

Nach jeder Trainingseinheit, vor allem am Anfang, sollten wir daher in uns hineinhorchen, ob es irgendwo schmerzt, wie sich die Gelenke und der Rücken anfühlen und wie es uns geht. Fühlen wir uns nach dem Training wohl, ist die Wahrscheinlichkeit, dass uns die nächste Bewegungseinheit leichter fällt, hoch. Indem wir auf unseren Körper hören, können wir ein Gefühl dafür entwickeln, was richtig und was vielleicht falsch ist, was guttut und was nicht, wann der richtige Zeitpunkt für Bewegung ist. Denn natürlich gibt es keinen allgemeingültigen Trainingsplan, der sich für jeden Menschen eignet. Vielmehr muss jeder für sich selbst herausfinden, mit welcher Form und Menge an Bewegung – und mit welcher Ernährung – er sich am besten fühlt.

Ist man mit sich selbst im Reinen und fühlt sich gesundheitlich wohl und schmerzfrei, kommt die Motivation, diesen Zustand zu halten oder weiter zu verbessern, von ganz alleine.

Lediglich, *dass* wir uns bewegen, ist von größter Wichtigkeit für die Mobilisation des Rückens und damit einhergehend die Prophylaxe von Schmerzen. *Wie viel* und *wann* wir das tun, ist dann aber die individuelle Entscheidung jedes Einzelnen.

4.22.6 LAUFEN ALS SCHMERZPROPHYLAXE

Bewegung und Laufen stärken den Rücken, wenn sie richtig und regelmäßig ausgeführt werden. Das liegt daran, dass in der Bewegung zahlreiche Muskelgruppen trainiert werden, die nicht nur die Beine, sondern auch den Rücken betreffen. Der gesamte Bewegungsapparat wird gestärkt.

Um insbesondere den Rücken aber langfristig zu unterstützen, ist es mit der Bewegung alleine nicht getan. Ergänzendes Muskeltraining kann insbesondere im Rückenbereich die Wirkung der Bewegung verstärken und Schmerzen dauerhaft vorbeugen. Weil der Rücken beim Laufen vergleichsweise stark beansprucht wird, ist es für Läufer wichtig, ihn nach dem Training zu entlasten und mit gezielten Übungen zu unterstützen. Sind Rücken und Bauch stabil, kann die Muskulatur Verletzungen oder Überanstrengung kompensieren.

Um ein stabiles Gerüst aufzubauen, das beim Laufen Halt gibt, sollten Rücken und Bauch deshalb immer gemeinsam trainiert werden. Auch hier gilt: Am Anfang sollten Übungen in einem Kurs oder mit einem Trainer durchgeführt werden, um falsche oder gar schädigende Bewegungen zu vermeiden.

Je schmerzfreier der Alltag durch Bewegung und regelmäßiges Training wird, und je besser die Ausdauer wird, desto stärker steigt auch die Motivation, am Ball zu bleiben und weiterzumachen. Ein Kontraindikator dagegen sind jedoch akute oder chronische Schmerzen – hier ist immer Vorsicht geboten!

Besteht bereits ein Schmerzzustand oder treten im Verlauf des Trainings starke Schmerzen, insbesondere im Rücken, auf, sollte immer ein Arzt konsultiert werden. Sowohl bei akuten als auch bei chronischen Schmerzen steht immer die Medizin an erster Stelle, denn nur so können Folgeschäden durch falsche Belastung vermieden werden.

Bevor (wieder) mit dem Training begonnen werden kann, sollte ein Facharzt eine Diagnose stellen und entsprechende, unmittelbare Therapieansätze einleiten. Als begleitende sowie mittel- und langfristige Maßnahmen können dann Bewegung, Laufen und Muskeltraining in die Behandlung integriert werden – womit wir, vor allem nach einer durch Schmerzen erzwungenen Pause, wieder bei der Frage nach der Motivation wären.

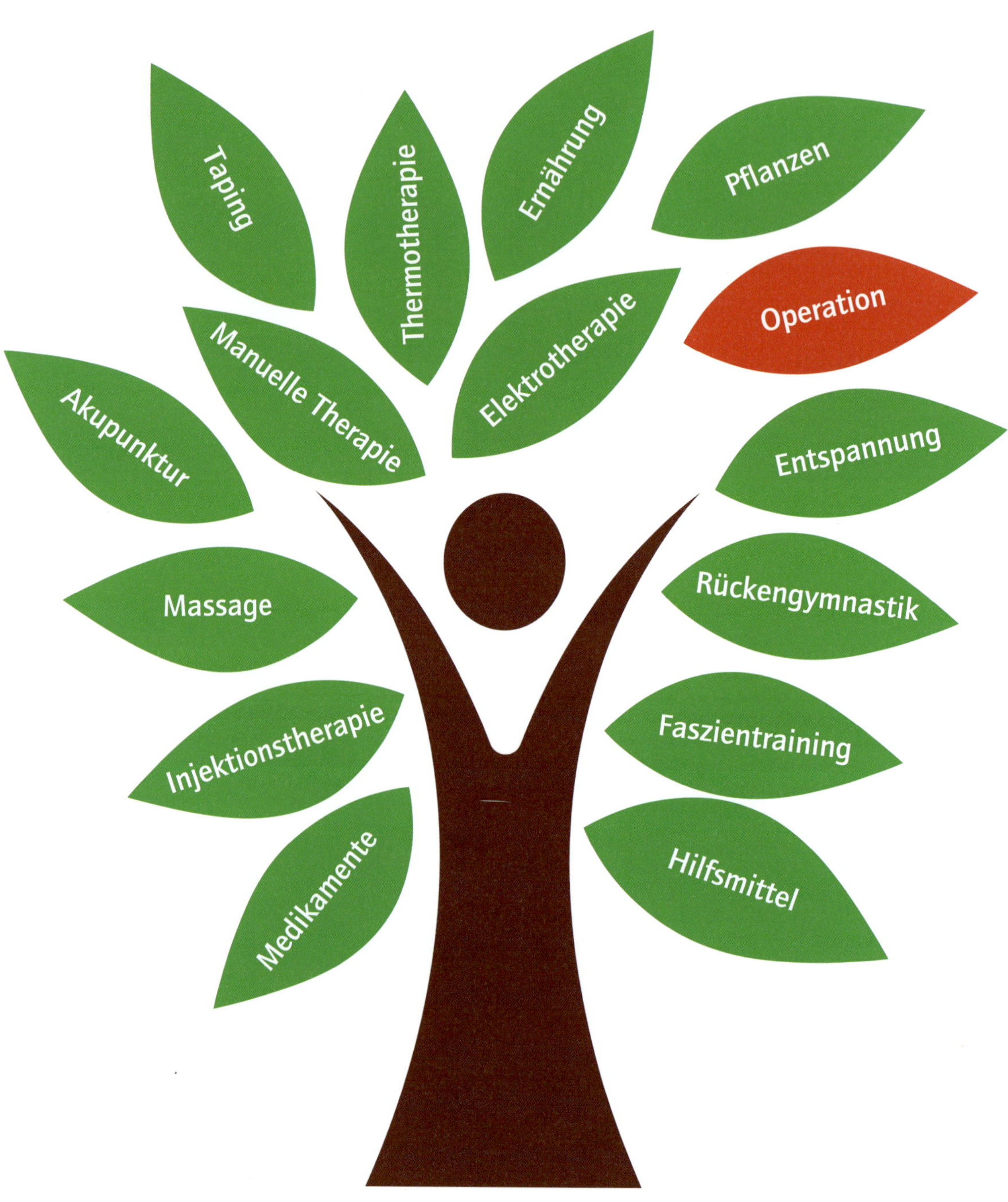
Taping
Thermotherapie
Ernährung
Pflanzen
Operation
Akupunktur
Manuelle Therapie
Elektrotherapie
Entspannung
Massage
Rückengymnastik
Injektionstherapie
Faszientraining
Medikamente
Hilfsmittel

3.23 LETZTER AUSWEG OPERATION – SINNVOLL ODER BRANDGEFÄHRLICH?

„Operationen am Rücken sind in Deutschland keine Seltenheit. Ob und wann sie notwendig sind, ist in vielen Fällen allerdings eine Gewissensfrage."

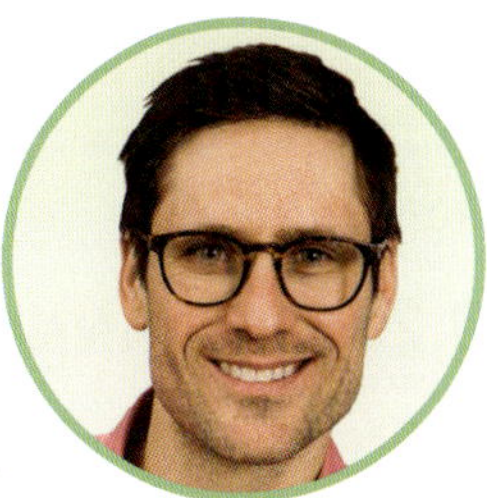

3.23.1 OPERATIONSVERFAHREN – WAS ERWARTET SIE?

Während einige Rückenerkrankungen aufgrund ihrer Umstände eine Operation unbedingt erfordern – beispielsweise eine lebensbedrohliche Situation nach einem Unfall mit Schädigung des Rückenmarks oder bei Lähmungserscheinungen –, gilt eine Operation bei vielen gängigen Rückenbeschwerden als letzter Ausweg. Voraussetzung für eine OP ist dann, dass sämtliche Behandlungsmaßnahmen und Therapieversuche fehlgeschlagen sind und der Patient mit konventionellen Heilmethoden nicht in der Lage ist, ein schmerzfreies Leben zu führen.

GRÜNDE FÜR EINE OPERATION

Sofern es sich nicht um einen Notfall handelt, sollten Sie sich an den folgenden fünf Kriterien orientieren und nur, wenn Sie diese alle mit JA beantworten, dann sollte eine Operation für Sie infrage kommen – wie gesagt, außer im Notfall.

1. Für Sie persönlich nicht (mehr) tolerierbare Rückenschmerzen.
2. Nachweis eines Strukturschadens bzw. einer sogenannten ***spezifischen Ursache*** (z. B. Bandscheibenvorfall, Wirbelgleiten, Spinalkanalstenose, Wirbelfraktur).
3. Versagen konservativer Maßnahmen.
4. Einschränkung der Lebensqualität aufgrund der Rückenerkrankung.
5. Subjektiver Leidensdruck aufgrund der Rückenerkrankung.

An dieser Stelle sei allerdings gewarnt, denn auch die Entscheidung für eine Operation muss nicht dazu führen, dass der Rückenschmerz für den Rest des Lebens geheilt ist. Zwar verlaufen etwa 85 % der Rückenoperationen erfolgreich und man darf in der Regel von einer deutlichen Schmerzminderung ausgehen, eine vollständige Heilung aber ist auch nach einer Operation nicht selbstverständlich. In vielen Fällen, in denen operiert wird, ist laut einer Studie einer größeren deutschen Krankenkasse die OP weder notwendig noch zielführend. Warum wird dennoch so häufig operiert? Die Gründe dafür sind vielfältig und reichen von der Ungeduld der Patienten bis hin zum wirtschaftlichen Kalkül.

3.23.2 WANN SOLLTE MAN ÜBER EINE RÜCKEN-OP NACHDENKEN?

Obwohl die Medizin und die verschiedenen Akteure im deutschen Gesundheitssystem zur Behandlung von Rückenschmerzen längst vielseitige Behandlungskonzepte anbieten, wollen viele Schmerzpatienten aber nicht so lange warten. Eine Operation ist dann aus medizinischer Sicht nicht dringend, kann aber auf Patientenwunsch durchgeführt werden.

Anders sieht es bei Beschwerden bei spezifischen Rückenschmerzen aus, die durch konservative Maßnahmen nicht in den Griff zu bekommen sind. Angeborene Fehlbildungen des Skeletts bzw. der Wirbelsäule sind eher selten, jedoch können auch im Kindes- oder Erwachsenenalter verschiedene Erkrankungen auftreten, die zu einer gravierenden Veränderung der Wirbelsäulenarchitektur führen. Diese können eine Operation sinnvoll oder sogar notwendig machen. Dazu zählen beispielsweise die Skoliose, das Wirbelgleiten, der Bandscheibenvorfall sowie die Spinalkanalstenose. Bei diesen Rückenkrankheiten ist eine Operation häufig eine sinnvolle Alternative zu konventionellen Behandlungsverfahren:

- **Skoliose** (detaillierte Informationen siehe Kap. 2.21): Die Krümmung der Wirbelsäule kann in schweren Fällen per OP behoben werden. Weil es sich dabei um einen schweren Eingriff handelt, sollte sie jedoch nur als letzter Ausweg gesehen werden. Eine Indikation für eine Operation der Wirbelsäule besteht hier bei ausgeschöpfter konservativer Therapie sowie bei rasch voranschreitendem Krankheitsverlauf. Auch ein *Cobb-Winkel* über 50° (bei Skoliose der Brustwirbelsäule über 40°) liefert eine Indikation (siehe hierzu auch Kap. 2.21). Aber auch hier gilt, dass keine zwingende OP-Indikation besteht. Bleiben Schmerzen aus und hat der Patient mit seinem durch die Skoliose bedingten Erscheinungsbild keine Probleme, kann man auch mit einer hochgradigen Skoliose gut leben. Bei sehr starken Verformungen kann es zur Beeinträchtigung von Organfunktionen kommen – im Bereich des Brustkorbs zum Beispiel sind Komplikationen des Herz-Kreislauf-Systems bis hin zu einer Rechtsherzinsuffizienz möglich. Hier wäre eine OP-Indikation dringend gegeben. Ziel der verschiedenen Operationstechniken ist ein Aufrichten der Verkrümmung, eine Korrektur der Rotation sowie eine Stabilisierung und ein Halten der Korrekturen bis zum Wachstumsabschluss. Als Beispiel soll hier die Spondylodese genannt werden, bei der es zu einer Verblockung der Wirbelkörper kommt. Dies geschieht durch Verschraubung mit Platten oder mit einem sogenannten *Fixateur interne*.

- **Wirbelgleiten** (detaillierte Informationen siehe Kap. 2.19): Viele Menschen mit Wirbelgleiten sind sich ihrer Erkrankung gar nicht bewusst, weil der verschobene Wirbel über Jahre unerkannt und beschwerdelos bleibt. In anderen Fällen kann der verschobene Wirbel auf wichtige Nervenstränge drücken und neurologische Ausfälle verursachen. Typische Symptome sind z. B. Taubheitsgefühle in den Beinen. Während der Operation wird der verschobene Wirbel an den benachbarten Wirbeln fixiert (*Stabilisierungsoperation*); der Eingriff führt allerdings zu einer Versteifung des betroffenen Segments der Wirbelsäule. Auch hier kommt beispielsweise die Spondylodese zum Einsatz.
- **Bandscheibenvorfall** (detaillierte Informationen siehe Kap. 2.14): Die Bandscheiben-OP zählt zu den in Deutschland am häufigsten durchgeführten Eingriffen. Kommt es aufgrund einer Fehlhaltung zu einer Überlastung der Bandscheiben oder gar zu einem Bandscheibenvorfall, brauchen konventionelle und ganzheitliche Therapieverfahren einen langen Zeitraum, bis sie anschlagen und zum Erfolg führen. Viele Betroffene entscheiden sich daher für den vermeintlich schnellen Erfolg durch eine OP, die mit neuesten medizinischen Verfahren minimalinvasiv durchgeführt werden kann. Untersuchungen zeigen, dass bei einem minimalinvasiven Verfahren die Wahrscheinlichkeit, nochmals einen Bandscheibenvorfall zu bekommen, sogar ca. 20 % geringer ist als bei einem offenen Eingriff. Ferner ist eine problemlose Wiederholung des Eingriffs bei einem weiteren Bandscheibenvorfall möglich.
- **Spinalkanalstenose** (detaillierte Informationen siehe Kap. 2.15): Die als Spinalkanalstenose bezeichnete Verengung des Wirbelkanals kann zu schwerwiegenden Einschränkungen der Beweglichkeit führen und auf das zentrale Nervensystem drücken. Im Rahmen einer minimalinvasiven Rückenoperation kann das Problem der Verengung häufig behoben werden, sodass sich eine größere und riskantere Rücken-OP in den meisten Fällen vermeiden lässt.

OPERATION DRINGEND ERFORDERLICH

Außerdem muss eine Rückenoperation immer zeitnah durchgeführt werden, wenn Rückenschmerzen in Kombination auftreten mit…

1. Lähmungserscheinungen bzw. bereits bestehenden Lähmungen;
2. Blasen- und/oder Mastdarmstörungen bzw. plötzlich auftretender Inkontinenz;
3. der sogenannten *Reithosenanästhesie*: Taubheitsgefühl im Bereich der Innenseite der Oberschenkel und/oder Genitalien.

3.23.3 ÜBERBLICK ÜBER DIE OPERATIONSVERFAHREN: INVASIV VS. MINIMALINVASIV

Bei einer Rückenoperation muss zwischen zwei verschiedenen Arten der Operation unterschieden werden. Dabei steht das **klassische**, **invasive** Verfahren, bei dem unter Vollnarkose ein „größerer" Eingriff stattfindet, der **minimalinvasiven** Methode gegenüber, die schonender ist und geringfügigere Auswirkungen auf den Organismus hat. Möglich machen diese schonenden Verfahren neue Entwicklungen auf dem Gebiet der Medizintechnik.

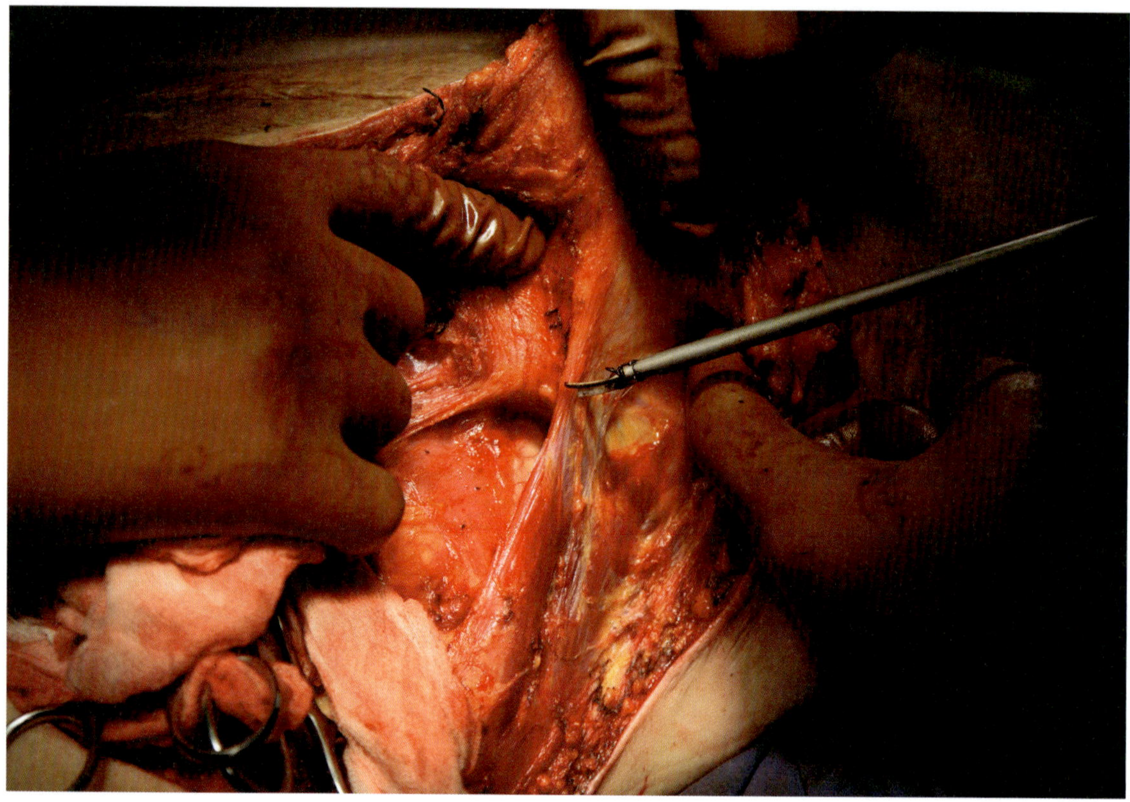

Gegenüber der offenen, großen Rücken-OP haben **minimalinvasive** Verfahren viele Vorteile: Sie hinterlassen kleinere Narben, verkürzen die Wundheilung, schonen das umliegende Gewebe und belasten das Herz-Kreislauf-System weniger. Große Schnitte sind mit diesen Verfahren nicht notwendig, weil mit speziellen mikrochirurgischen und endoskopischen Instrumenten gearbeitet wird. Bei mikrochirurgischen Eingriffen wird meist ein kleiner Schnitt gesetzt, über den ein Operationsmikroskop eingeführt werden kann. Mit verschiedene Instrumenten kann über denselben Schnitt gearbeitet werden (Beispiel: Bandscheiben-OP).

Bei endoskopischen Eingriffen, der sogenannte *Schlüssellochchirurgie*, wird mithilfe eines Endoskops (= Kamera) operiert. Über mehrere kleine Hautschnitte wird die Kamera und verschiedene Instrumente in das OP-Gebiet gebracht (Beispiel: Bandscheiben-OP, aber auch große Bauch-OPs und vieles mehr). Allerdings sind minimalinvasive Operationen nicht bei allen Rückenerkrankungen möglich.

Technisch **aufwendige** Operationen, wie etwa eine Skoliose-OP, erfordern einen invasiven Eingriff, bei dem der Chirurg das gesamte Operationsfeld vor sich sieht.

Bandscheibenvorfälle oder die Spinalkanalstenose dagegen können auch minimalinvasiv operiert werden; hierbei genügt in den meisten Fällen ein kleineres Operationsfeld, das mittels minimalinvasiver Technik mit kleinen Schnitten zugänglich gemacht wird.

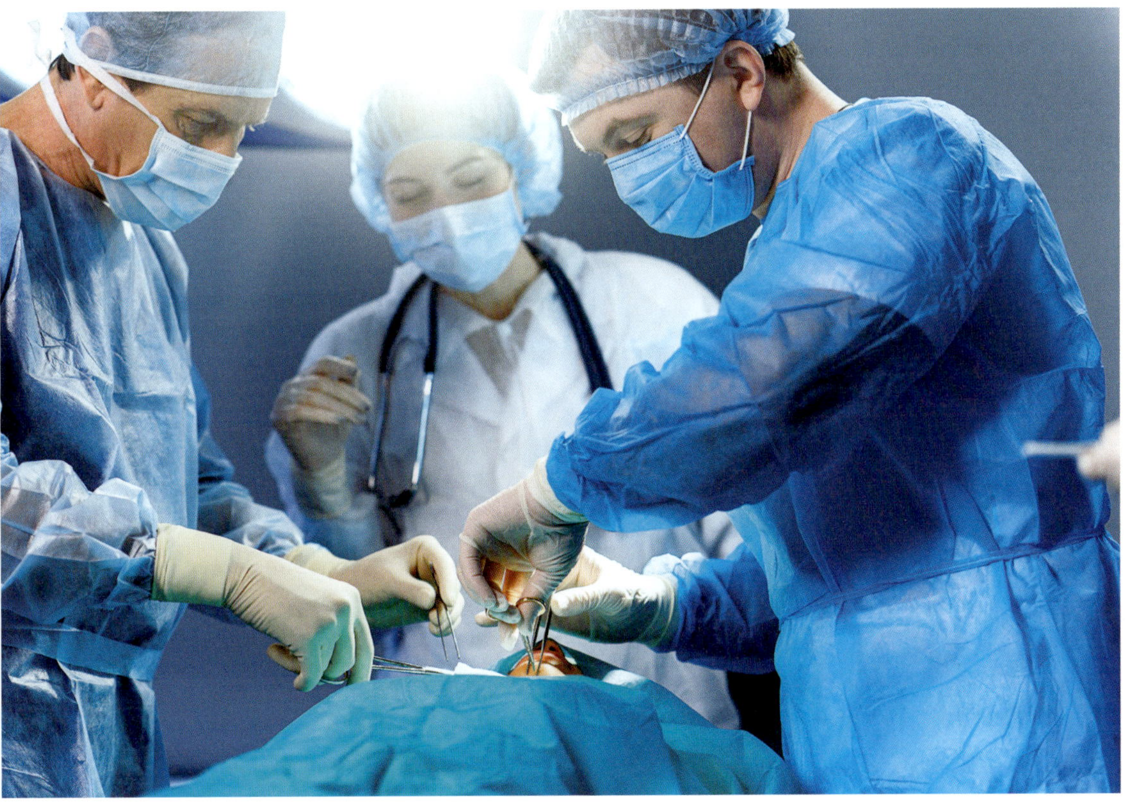

Viele dieser Verfahren können sogar unter Lokalanästhesie durchgeführt werden. Es ist auch als ambulanter Eingriff möglich (z. B. Bandscheiben-OP). Weil die Verletzungen im Gewebe und die oberflächigen Schnitte deutlich kleiner sind als bei einer großen OP, verläuft die Heilung in der Regel schneller und komplikationsfreier. Die hohe Erfolgsquote von Stenosen- und Bandscheiben-OPs gibt dem Verfahren recht – rund 85 % der Operierten haben nach einer Operation deutlich weniger bzw. keine Schmerzen mehr.

Eine **minimalinvasive Operation** am Rücken erfordert jedoch umfangreiches Fachwissen und eine zusätzliche chirurgische Ausbildung. Nicht alle Chirurgen sind in minimalinvasiven Rückenoperationen ausgebildet und können diese Verfahren sicher anwenden. Darüber hinaus benötigen auch die Kliniken, in denen minimalinvasive Rücken-OPs durchgeführt werden, die notwendige Ausstattung und Technik.

Eine **invasive Rücken-OP** erfolgt unter Vollnarkose und bietet die Möglichkeit, auch schwere Haltungsschäden – z. B. der Skoliose – zu beheben und von verschobenen Wirbeln eingeklemmte Nerven wieder freizulegen. Für Patienten mit einer Skoliose oder Wirbelgleiten kann eine Operation daher einen wichtigen Schritt zu einer verbesserten Lebensqualität darstellen. Durch die Vollnarkose sind mit einer solchen Operation jedoch zusätzlich die Risiken der Anästhesie verbunden, die über das alleinige Risiko der Operation selbst hinausgehen.

VORTEILE DER MINIMALINVASIVEN OPERATIONSTECHNIKEN

1. Kleinerer Hautschnitt und Narbe,
2. schnellere Wundheilung,
3. weniger Komplikationen,
4. schnellere Rehabilitation und zügigere Wiedereingliederung in den Lebensalltag,
5. gegebenenfalls Lokalanästhesie und Verzicht auf Vollnarkose.

3.23.4 ÜBERBLICK ÜBER VERFAHREN DER RÜCKENOPERATION

Diagnose	OP-Verfahren	Art der OP	Wann operieren?
Skoliose	Versteifung der Wirbelkörper (Spondylodese)	Invasiv	Bei schwerer Form der Skoliose; erhebliche Einschränkung der Bewegungsfreiheit; Beeinträchtigung innerer Organe
Wirbelgleiten	Versteifung der Wirbelkörper (Spondylodese)	Invasiv	Wenn verschobener Wirbel Schmerzen verursacht oder das Rückenmark/Nervensystem beeinträchtigt
Bandscheibenvorfall	Bandscheiben-OP (Nukleotomie oder Disektomie, mikrochirurgisch)	Minimalinvasiv	Wenn konventionelle Therapie erfolglos (Empfehlung: mindestens drei Monate abwarten); akut bei Auftreten eines sogenannten *Kauda-Syndroms*, schwere, progrediente motorische Ausfälle
Spinalkanalstenose	(Hemi-)Laminektomie	Invasiv	Ausgeschöpfte konservative Therapie; wenn Nerven durch Wirbelkanalverengung geschädigt werden, wenn an mehreren Wirbeln Teilstücke abgetragen werden müssen
Spinalkanalstenose	Dekompression	Minimalinvasiv	Wenn Nerven durch Wirbelkanalverengung geschädigt werden, nur einzelne Wirbel betroffen sind, Entfernung von Gewebe ausreicht
Wirbelkörperfraktur	Spondylodese (= Wirbelsäulen-versteifung)	Invasiv	Bei sogenannten *instabilen* Wirbelkörperbrüchen mit Beteiligung der den Wirbelkanal begrenzenden Hinterkante des Wirbelkörpers. Erhöhte Gefahr einer Rückenmarkverletzung mit Ausbildung einer Querschnittsymptomatik
Wirbelkörperfraktur	Kyphoblastie oder Vertebroplastie	Minimalinvasiv	Wirbelkörperfrakturen, die (noch) keine Versteifung benötigen

Was wird gemacht?	Mögliche Komplikationen
Korrektur von Verkrümmung und Rotationsfehler, Stabilisierung bis Ende der Wachstumsphase; zum Beispiel Plattenosteosynthese oder Fixateur interne ggfs. Wirbelsäulenstreckung (Traktionsverfahren) vor oder während der Skoliose-Operation	Blutungen Wundheilungsstörungen Verletzungen von Nerven, Gefäßen Extremfall: Querschnittslähmung
Fixierung des verschobenen Wirbels an benachbarten Wirbeln, Gerüst aus Metall oder Kunststoff, um Wirbel am Platz zu halten; Wirbelsäulenversteifung	Blutungen Wundheilungsstörungen Verletzungen von Nerven, Gefäßen Extremfall: Querschnittslähmung
Entfernen und Ersetzen der zerstörten Bandscheibe	Blutungen Wundheilungsstörungen Verletzungen von Nerven, Gefäßen Extremfall: Querschnittslähmung
Entfernung von überschüssigem Gewebe, Entfernung von Teilen der Wirbelkörper, z. B. Teile der Wirbelbögen, u. U. Versteifung zur Stabilisierung der Wirbelsäule	Blutungen Wundheilungsstörungen Verletzungen von Nerven, Gefäßen Extremfall: Querschnittslähmung
Entfernung von überschüssigem Gewebe, um Druck von Rückenmark und Nerven zu nehmen, ggf. Versteifung	
Versteifung des betroffenen Wirbelsäulenabschnitts	Blutungen Wundheilungsstörungen Verletzungen von Nerven, Gefäßen Extremfall: Querschnittslähmung
Der Wirbelkörper wird wieder aufgerichtet, indem ein aufblasbarer Ballon über den Rücken durch eine Führungshülse eingeführt wird. Nach Aufblasen und somit Aufrichten der Fraktur erfolgt ein Auffüllen mit Knochenzement. Die Vertebroplastie beschreibt die alleinige Auffüllen mit Zement ohne eine vorherige Aufrichtung des Wirbels.	Blutungen Wundheilungsstörungen Verletzungen von Nerven, Gefäßen Extremfall: Querschnittslähmung

3.23.5 RÜCKEN-OP – JA ODER NEIN? UNVERZICHTBARE FRAGEN, OB EINE RÜCKENOPERATION SINNVOLL IST

Wenn das Thema **Rückenoperation** zur Sprache kommt, sind viele Patienten zunächst unsicher, ob eine OP für ihren Fall die richtige Entscheidung ist und was sie über Operationsverfahren, Zeitpunkte und Risiken wissen müssen. Bevor eine Entscheidung für oder gegen eine Operation getroffen werden kann, ist es daher besonders wichtig, ein ausführliches Gespräch mit dem behandelnden Arzt sowie dem Chirurgen zu führen, der einen eventuellen Eingriff durchführt. Dabei sollten nicht nur die gängigen Operationsverfahren zur Sprache kommen, sondern auch Vor- und Nachteile einer Operation gegenüber nichtinvasiven Behandlungsmethoden.

TIPP

Bevor Sie sich endgültig für eine Operation entscheiden, empfehle ich Ihnen, sich immer eine Zweitmeinung einzuholen. Wenn Sie dies machen, sollten Sie aber Ihren behandelnden Arzt darüber vorab informieren, sodass dieser sich danach nicht „vor den Kopf gestoßen" fühlt. Für jeden professionellen Operateur ist dies selbstverständlich und gegebenenfalls kann er Sie sogar bei der Wahl eines Zweitgutachters unterstützen.

Seit Mitte 2015 hat der deutsche Gesetzgeber explizit den Anspruch auf eine solche ärztliche Zweitmeinung festgeschrieben und geregelt, dass die gesetzlichen Krankenkassen die Kosten dafür übernehmen müssen. Jedoch sollte man wissen, dass eine weitere Expertenmeinung nur bei planbaren sowie bei solchen Operationen zugestanden wird, die aus wirtschaftlichen Gründen häufiger angewendet werden, als medizinisch unbedingt notwendig wäre. Die meisten Rückenoperationen jedoch fallen unter diese Regelung. Sprechen Sie vorab mit Ihrer Krankenkasse, um auf Nummer sicher zu gehen.

Die hier vorgestellten Fragen und Antworten decken zwar wichtige Aspekte ab, können aber keinen Anspruch auf Vollständigkeit erheben. Sie sollen lediglich eine Hilfestellung für Rückenschmerzpatienten darstellen, die sich mit dem Thema Operation auseinandersetzen möchten. Ein Arztgespräch können sie jedoch nicht ersetzen: Letztlich muss jeder Fall individuell betrachtet werden und kann im Hinblick auf die Frage nach einer Operation zu höchst unterschiedlichen Ergebnissen führen.

TIPP Wenn es um eine mögliche Rückenoperation geht, dann sollten Sie Ihrem Arzt die folgenden Fragen stellen:

1. Bitten Sie den Arzt, die Diagnose nochmals in einfachen Worten zu erläutern – ohne Fachchinesisch.
2. Fragen Sie, ob es Behandlungsalternativen gibt.
3. Fragen Sie, was passiert, wenn Sie sich **nicht** behandeln lassen.
4. Fragen Sie, ob es weitere Informationen gibt, z. B. über die OP-Verfahren, die Sie zu Hause nachlesen können. Teilen Sie Ihrem Arzt auch mit, dass Sie sich gegebenenfalls eine Zweitmeinung einholen werden.
5. Fragen Sie explizit, was Sie vor und nach der Operation selbst tun können, damit eine (Wund-)Heilung schnell stattfindet und Sie danach schnell wieder in Ihren Alltag zurückkehren und diesen genießen können.

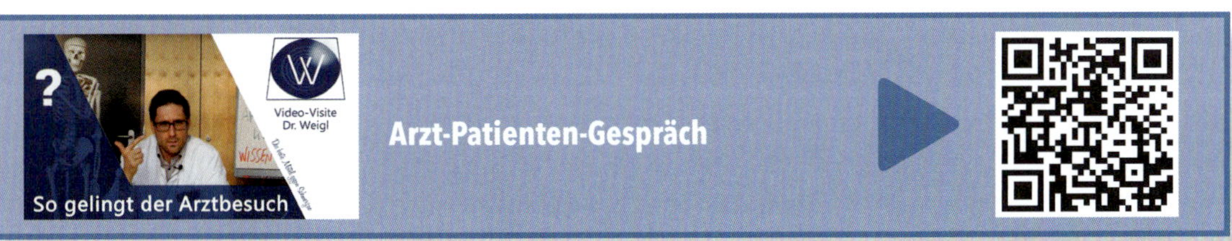

3.23.6 WAS IST EINE KLASSISCHE BANDSCHEIBENOPERATION?

Bei der „klassischen", also offenen Bandscheibenoperation wird der betroffene Bereich über einen mehrere Zentimeter großen Schnitt (6-10 cm) freigelegt. Teile des Wirbelbogens werden entfernt, um sich einen Zugang zu verschaffen und mit den OP-Instrumenten in den Wirbelkanal zu gelangen. Dort wird dann der vorgefallene Anteil des Bandscheibenkerns entfernt. Durch den Einsatz von Operationsmikroskopen kann man den Schnitt mittlerweile auf 2-3 cm verkleinern. Dadurch fällt nicht nur die spätere Narbe kleiner aus, auch mögliche Verletzungen von Muskeln, Bändern und Wirbelkörpern sind wesentlich geringer. Beide Verfahren, mit und ohne Mikroskop, gelten als „klassische" (offene) Operationsverfahren.

3.23.7 WAS IST EINE WIRBELSÄULENVERSTEIFUNG?

Bei einer Versteifung der Wirbelsäule (medizinisch: **Spondylodese**) handelt es sich um einen operativen Eingriff zur künstlichen Versteifung des Bewegungsapparats. Dabei geht es darum, die Stabilität der Wirbelsäule zu erhalten. Angewendet wird dieses Verfahren beispielsweise nach einem Unfall mit Wirbelbrüchen. In einem invasiven Operationsverfahren werden einzelne Wirbelkörper mit Schrauben oder Platten miteinander verbunden. Je mehr Wirbel miteinander verbunden werden müssen, desto mehr schränkt diese Operation die Bewegungsfreiheit der Wirbelsäule ein.

Eingesetzt wird eine Versteifung in der Regel nur dann, wenn es keine anderen Behandlungsmöglichkeiten mehr gibt, die der behandelnde Arzt noch durchführen könnte. Die OP ist nicht umkehrbar und wird ausschließlich bei schwerwiegenden Erkrankungen oder Unfällen in Betracht gezogen.

TYPISCHE EINSATZFELDER

1. Skoliose,
2. nach einem Unfall,
3. starke Osteoporose bzw. Abbau der Knochenstrukturen.

3.23.8 WAS IST EINE DEKOMPRESSION?

Als **Dekompression** bezeichnet man ein Operationsverfahren, das bei einer Spinalkanalstenose eingesetzt wird. Hierbei ist der Wirbelkanal, durch den die Nervenstränge des zentralen Nervensystems verlaufen, aufgrund der Stenose verengt; oftmals ist eine degenerative Veränderung der Wirbelsäule die Ursache. Weil es zu neuronalen Ausfällen kommen kann, muss der Kanal erweitert werden, indem Gewebe entfernt wird. So haben die Nerven wieder ausreichend Platz. Reicht dies nicht aus, muss zudem der Kanal erweitert werden, indem beispielsweise überstehende Knochenauswüchse beseitigt werden.

Die Wirbelkanalerweiterung kann heute in einer minimalinvasiven Operation vorgenommen werden. Rund 85 % der OPs führen zum Erfolg.

3.23.9 WAS IST EINE LAMINEKTOMIE?

Wie auch die Dekompression ist die **Laminektomie** ein Operationsverfahren, mit dem der Wirbelkanal der Wirbelsäule erweitert werden soll.

Bei einer Laminektomie werden Teile des Wirbelbogens entfernt. Wird nur die Hälfte des Wirbelbogens entfernt, so spricht man von einer **Hemilaminektomie**. Diese Knochenfortsätze der Wirbelkörper können eine der Ursachen für die Verengung des Wirbelkanals sein. Ist nur ein Wirbel betroffen, kann der Eingriff unter Umständen in einem minimalinvasiven Verfahren vorgenommen werden. Wenn jedoch ein größerer Abschnitt der Wirbelsäule operiert werden muss, ist das in der Regel nur in einer großen, offenen OP möglich, die unter Vollnarkose erfolgt. Problematisch ist die Laminektomie insofern, als dass die operative Entfernung von Teilen der Wirbelkörper die Wirbelsäule instabil machen kann. Daher wird die Laminektomie häufig mit einer Wirbelsäulenversteifung kombiniert, um dem Bewegungsapparat den nötigen Halt zu geben.

HÄUFIGE PATIENTENFRAGEN

Frage 1: ***Wann muss ich operiert werden?***

Dr. Weigl: Welches der Verfahren das Richtige für Ihren individuellen Fall ist, sollten Sie in einem ausführlichen Gespräch mit Ihrem behandelnden Arzt klären. Er kann Ihnen aufgrund Ihrer Diagnose die geeigneten Verfahren aufzeigen und Sie über Vor- und Nachteile sowie Risiken und Komplikationsmöglichkeiten aufklären.

Wann eine Operation erfolgen muss, hängt in erster Linie davon ab, welche Rückenerkrankung vorliegt und wie sich diese auf den allgemeinen Gesundheitszustand, die Beweglichkeit der Wirbelsäule und das Rückenmark auswirkt. Bei rund 90 % aller Patienten mit Rückenbeschwerden ist eine konventionelle, im besten Fall ganzheitliche Behandlung ausreichend und führt zum Erfolg. Eingesetzt werden dabei Medikamente, Physiotherapie, Wärmeanwendungen oder physikalische Therapieverfahren.

Bleiben diese Behandlungsmaßnahmen aber ohne Erfolg oder treten bestimmte Indikatoren ein, sollte bzw. muss eine Rückenoperation in Erwägung gezogen werden. Indikatoren für eine OP sind beispielsweise neurologische Ausfälle, Lähmungserscheinungen in Armen oder Beinen, in Verbindung mit den Rückenbeschwerden auftretende Stuhl- oder Harninkontinenz, plötzlich einschießende Rückenschmerzen mit Verdacht auf einen Bandscheibenvorfall oder starke Bewegungseinschränkungen.

Ob tatsächlich eine Operation durchgeführt wird, entscheidet letztlich der behandelnde Arzt aufgrund einer ausführlichen Diagnostik, aufgrund des Schweregrads der Schmerzen und der tatsächlichen Bewegungseinschränkung.

Frage 2: ***Wie lange dauert der Heilungsprozess?***

Dr. Weigl: Dass nach einer Operation am Rücken Schmerzen auftreten, ist normal. Abhängig vom Operationsverfahren wurden kleine oder große Schnitte gesetzt, Gewebe entfernt oder Knochensubstanz abgetragen. Vom Wundheilungsprozess der oberflächlichen Schnitte einmal abgesehen, sorgen aber auch die operativen Maßnahmen an der Wirbelsäule für Schmerzen und müssen heilen. Nach 2-3 Tagen sollte der Patient eine Besserung spüren und eine geringere Menge an Schmerzmitteln benötigen. Die Schmerzen sollten danach kontinuierlich abnehmen.

Der Heilungsprozess umfasst mehrere Wochen bis Monate. Auch hier kommt es darauf an, ob während der Operation lediglich weiches Gewebe entfernt oder ob die Knochensubstanz verändert wurde. Gewebe und Haut verheilen in der Regel innerhalb von ca. 12 Wochen. Wurde Knochen entfernt oder ersetzt bzw. wurden Schrauben oder Platten zur Versteifung eingesetzt, ist mit einem Zeitraum von 9-18 Monaten zu rechnen, bis die Stabilität der Knochenfusion vollständig wiederhergestellt ist.

Frage 3:	*Wie erfolgt bei einer Rückenoperation der Zugang?*
Dr. Weigl:	Grundsätzlich kann die Wirbelsäule bei einer Operation sowohl von vorne als auch von hinten erreicht werden. Das nennt man ventral (von vorne) bzw. dorsal (von hinten). Im Halswirbelbereich erfolgt der Zugang in aller Regel ventral, also von vorn. Der Chirurg kann jedoch auch von der Nackenseite auf die Wirbelsäule zugreifen. Auch kleinere, also minimalinvasive Operationen an der Brust- oder Lendenwirbelsäule können sowohl von vorne durch den Brustkorb oder Bauch als auch von hinten durch den Rücken erfolgen. Größere Operationen unter Vollnarkose, bei denen ein großes Operationsfeld benötigt wird, erfolgen dagegen in der Regel vom Rücken aus. Die Entscheidung, welches Zugangsverfahren gewählt wird, obliegt dem Chirurgen, der die Operation durchführt.
Frage 4:	*Mit welchen Risiken muss ich rechnen?*
Dr. Weigl:	Es wäre falsch, zu behaupten, dass Rückenoperationen kein Risiko darstellen. Selbst minimalinvasive Eingriffe, die grundsätzlich zwar weniger riskant sind als große, offene OPs unter Vollnarkose, gehen mit einem gewissen Risiko einher. Der Grund dafür ist, dass der operative Eingriff an der Wirbelsäule stattfindet – einem Bereich des menschlichen Organismus, der sehr empfindlich ist: Hier befindet sich nicht nur die knöcherne Wirbelsäule, sondern auch das Rückenmark und das zentrale Nervensystem. Diese dürfen während einer Operation auf keinen Fall verletzt werden. Minimalinvasive Eingriffe stellen grundsätzlich ein geringeres Risiko dar. Aufgrund von kleinen Schnitten und dem Verzicht auf ein offenes Operationsfeld kommt es hier seltener zu Infektionen oder Problemen bei der Narbenbildung. Offene Operationen dagegen, die unter Vollnarkose ausgeführt werden, bergen die typischen Risiken und Komplikationen: Belastung des Herz-Kreislauf-Systems, Wundheilungsstörungen, Narbenbildung und Infektionsgefahr.

URSACHEN FÜR PROBLEME NACH EINER RÜCKEN-OP

1. Unzureichende Dekompression oder Entfernung des Bandscheibenmaterials,
2. bakterielle Entzündung,
3. Schmerzen infolge narbiger Verwachsungen,
4. neu entstandene Instabilität in der Wirbelsäule,
5. Schmerzchronifizierung sowie
6. erneute Verletzung oder Schädigung im operierten Bereich.

Frage 5: *Kann ich nach der OP wieder Sport machen?*

Dr. Weigl: In den ersten Tagen und Wochen nach einer Rückenoperation sollte auf Sport und starke körperliche Anstrengung verzichtet werden. Wie lange kein Sport getrieben werden darf, hängt von der Art der OP und der vorangegangenen Erkrankung ab. Um die Mobilität und Belastbarkeit des Rückens möglichst schnell wiederherzustellen, beginnt bereits im Krankenhaus eine physiotherapeutische Behandlung. Sobald Heilung und Rehabilitation abgeschlossen ist, steht Sport in der Regel nichts mehr entgegen. Leichtere Sportarten, wie Schwimmen oder Walken, können bereits kurz nach einer Operation wieder begonnen werden. Ausdauersportarten können Sie je nach Operation nach 6-12 Wochen wieder aufnehmen. Sportarten, die den Bewegungsapparat stark beanspruchen, z. B. Fußball, Handball, Tennis oder Golf, müssen einige Monate lang ausgesetzt werden und sollten erst nach Absprache mit dem behandelnden Arzt wieder aufgenommen werden.

Erst kommt das Wort, dann die Arznei und dann das Messer. (Billroth)

3.24 WAS DÜRFEN SIE NACH EINER RÜCKENOPERATION?

Nach einer Rückenoperation tauchen immer wieder dieselben Fragen auf:

- Was darf ich eigentlich nach einer Rücken-OP?
- Wie darf ich mich bewegen?
- Wann darf ich wieder Sport machen?

Jede einzelne dieser Fragen ist wichtig, denn sie führt zu einer Auseinandersetzung mit der eigenen Gesundheit. Einiges dürfen Sie schon im unmittelbaren Anschluss an eine Operation, während Sie noch im Krankenhaus sind. An den Krankenhausaufenthalt schließt sich in der Regel eine Reha an, während der Sie intensiv betreut werden. Sobald Sie nach der Reha wieder zu Hause sind und in den Alltag zurückkehren, sind Sie selbst für Ihre Rückengesundheit verantwortlich.

Die Empfehlungen, die ich hier für den Krankenhausaufenthalt und die Zeit zu Hause aufzeige, erheben natürlich keinen Anspruch auf Vollständigkeit, sondern dienen der Orientierung. Empfehlungen, die im Krankenhaus oder in der Reha ausgesprochen werden, können sie optimal ergänzen.

Video-Visite
Dr. Weigl
Hilfreiche Checklisten nach Rücken-OP
Was darf ich
nach einer Rückenoperation?

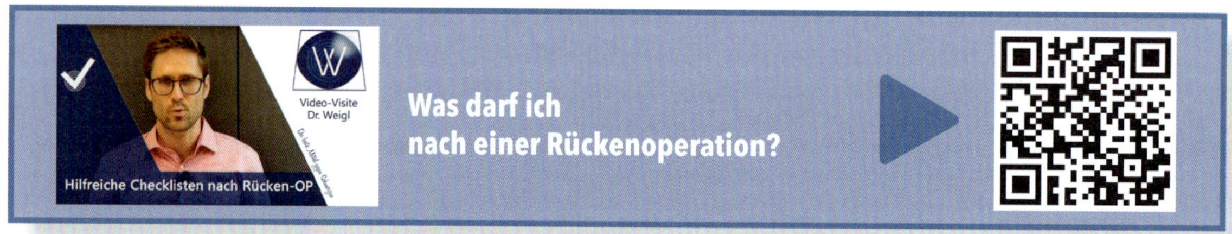

3.24.1 NACH DER OPERATION: IM KRANKENHAUS

Der Zeitraum, den ein Patient nach einer Rückenoperation im Krankenhaus verbringt, unterscheidet sich je nach Art der erfolgten Operation. So können Patienten nach einer minimalinvasiven OP, die unter Umständen sogar unter lokaler Betäubung stattgefunden hat, in der Regel schon nach wenigen Tagen das Krankenhaus verlassen und nach Hause zurückkehren bzw. in eine Rehaklinik verlegt werden. Bei schwereren, invasiven Operationen, z. B. einer Wirbelsäulenversteifung, verlängert sich der Aufenthalt im Krankenhaus.

Ein 10-14-tägiger Krankenhausaufenthalt ist nach einer Rückenoperation die Regel. Während dieser Zeit wird der Patient nicht nur medizinisch versorgt, erhält Schmerzmittel und regelmäßige ärztliche Kontrolle, sondern wird bereits an die Mobilisierung des Rückens herangeführt. Erste leichte Bewegungsübungen werden unter Aufsicht und mit der Unterstützung eines Physiotherapeuten im Liegen durchgeführt, später folgen leichte Bewegungs- und Belastungsübungen im Sitzen oder Stehen.

Nach ca. einem Tag können Patienten nach der OP wieder auf der Seite liegen, nach einem weiteren Tag darf man zum ersten Mal aufstehen. Dass jede Bewegung, die den Rücken belastet, dabei langsam und mit Bedacht ausgeführt wird, sollte selbstverständlich sein, schließlich hat die Wirbelsäule – insbesondere nach einer großen Operation – noch nicht wieder ihre alte Stabilität zurückerlangt.

Im Liegen dürfen die Beine angewinkelt werden (bis zu einem Winkel von 60°), auch Treppensteigen ist von Anfang an erlaubt. Wie viel ein Patient in den ersten Tagen nach der Operation läuft oder Treppen steigt, hängt natürlich auch davon ab, wie er sich fühlt und wie stark die Schmerzen sind.

Fakten

BESONDERHEITEN NACH EINER VERSTEIFUNGSOPERATION

Im Falle einer Versteifungsoperation oder einem Eingriff, bei dem künstliche Wirbel oder Gelenkteile eingesetzt werden, erhalten Patienten einen sogenannten Prothesenpass. Um die Stabilität der neuen Wirbelsäule nicht zu gefährden und dem Organismus Zeit zu geben, eine erste Knochenschicht um die künstlichen Teile zu bilden, muss nach diesen Operationen für einen Zeitraum von ca. 12 Wochen ein Korsett getragen werden. Bevor das Korsett abgelegt werden darf, sollte eine Kontrolle durch den behandelnden Arzt oder einen Orthopädietechniker erfolgen.

Häufige Fragen	Voraussichtliche Antworten
Wie lange bleibe ich im Krankenhaus?	10-14 Tage. Je nach Krankenhaus unterschiedlich.
Wann darf ich auf der Seite liegen?	In der Regel am ersten Tag nach der OP.
Wann kann ich aufstehen?	In der Regel am zweiten Tag nach der OP.
Darf ich die Beine anwinkeln?	Ja, bis 60°.
Darf ich Treppen steigen?	Ja.
Bekomme ich einen sogenannten *Prothesenpass*?	Ja.
Wie lange trage ich ein Korsett?	In der Regel 12 Wochen.
Wie lange können die Schmerzen nach der OP andauern?	Sie sollten kontinuierlich abnehmen. Nach 2-3 Tagen in der Regel spürbare Besserung.
Wie lange dauert der gesamte Heilungsprozess?	Weichteile sind nach 12 Wochen verheilt, die knöcherne Fusion dauert 9-18 Monate.

3.24.2 NACH DER OPERATION: ZU HAUSE

Während des Krankenhausaufenthalts und in der Reha werden Patienten nach einer Rückenoperation von geschultem Fachpersonal betreut und haben rund um die Uhr für Fragen einen Ansprechpartner zur Verfügung. In dem Moment aber, in dem sie nach Hause zurückkehren und auf sich allein gestellt sind, herrscht häufig Unsicherheit, denn schnell kollidiert der Alltag mit dem Vorsatz, sich und vor allem den Rücken zu schonen.

TYPISCHE FRAGEN, DIE NUN WICHTIG WERDEN

- Wie schwer darf ich tragen?
- Darf ich mit dem Auto fahren?
- Darf ich Hausarbeiten machen?
- Darf ich walken, joggen oder Fahrrad fahren?
- Darf ich in die Sauna?
- Darf ich Geschlechtsverkehr haben?

Alle diese Fragen betreffen Aktivitäten, die im Alltag im Krankenhaus und in der Reha noch keine Rolle spielen, und werden oftmals nicht bedacht. Steht man dann aber mit der schweren Einkaufstasche am unteren Ende der Treppe, weiß man nicht, wie schwer man eigentlich heben oder tragen darf.

WAS IST NACH EINER OPERATION ZU BEACHTEN?

- **Heben und Tragen:** In den ersten 14 Wochen nach der Operation sollte nicht zu schwer gehoben werden. Zwischen 5 kg und 10 kg sind in Ordnung, eine Vollbelastung sollte erst nach 14 Wochen erfolgen.
- **Autofahren:** Solange ein Korsett getragen werden muss, ist Autofahren tabu. Patienten dürfen nach einer Rückenoperation erst dann wieder selbst hinter das Steuer, wenn das Korsett nach ca. 12 Wochen abgelegt wurde und die Muskulatur wieder aufgebaut ist.
- **Hausarbeiten:** Leichte Hausarbeiten sind erlaubt, allerdings sollte man sich weder überanstrengen noch den Rücken voll belasten. Eine Vollbelastung kann auch hier nach 12 Wochen erfolgen.
- **Sport:** Walken ist sofort nach der Operation möglich, sofern die Schmerzen es zulassen. Häufig ist es auch Bestandteil der Reha. Auch Fahrradfahren dürfen Patienten nach einer Rücken-OP sofort. Joggen dagegen darf erst nach rund 12 Wochen wieder aufgenommen werden, da es die Wirbelsäule stark belastet. Wer stattdessen im Fitnessstudio trainieren möchte, sollte sich zuvor mit dem behandelnden Arzt absprechen. Für ca. 12 Wochen sollte auf Hebeübungen verzichtet werden.

- **Sauna:** Nach acht Wochen sollten die Wunden so weit verheilt sein, dass einem Saunabesuch nichts mehr entgegensteht.
- **Geschlechtsverkehr:** Grundsätzlich ist aus medizinischer Sicht nichts gegen Geschlechtsverkehr einzuwenden, jedoch sollte dabei die Wirbelsäule nicht belastet werden.

VERHALTEN ZU HAUSE

Häufige Fragen	Voraussichtliche Antworten
Wie schwer darf ich tragen?	10 kg (manche sagen auch 5 kg) für 14 Wochen, danach Vollbelastung.
Wann darf ich Autofahren?	Nach Abtrainieren des Korsetts.
Welche Hausarbeiten darf ich machen?	Leichte Hausarbeit in den ersten 12 Wochen, danach Vollbelastung.
Darf ich walken/joggen?	Walken sofort, joggen nach 12 Wochen.
Darf ich Fahrradfahren?	Ja, sofort.
Darf ich im Fitnessstudio trainieren?	Keine Hebeübungen für 12 Wochen, ärztliche Absprache sehr ratsam.
Darf ich in die Sauna?	Ja, nach acht Wochen.
Ist Geschlechtsverkehr möglich?	Ja, unter Entlastung bzw. ohne Belastung der Wirbelsäule möglich.

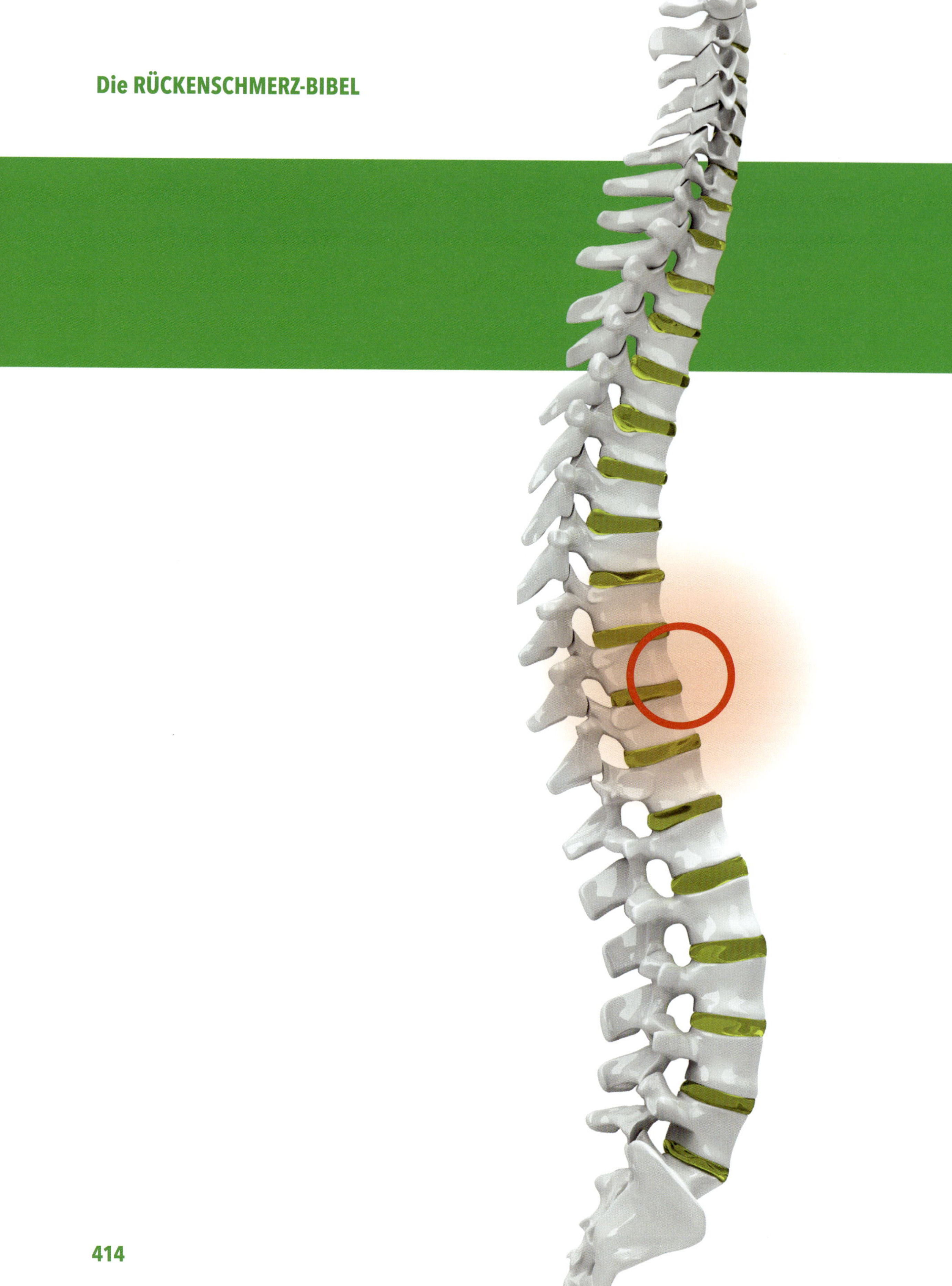

KAPITEL 4

IHR TRAINING FÜR ZU HAUSE – BEWEGUNG | DEHNUNG | ENTSPANNUNG

4.1 SIEBEN REGELN FÜR DAS TRAINIEREN ZU HAUSE UND UNTERWEGS

Um den Rücken regelmäßig in Bewegung zu bringen, ist ein Besuch beim Physiotherapeuten oder im Fitnessstudio aber nicht zwingend notwendig – Sie können auch zu Hause an Ihrer Rückengesundheit arbeiten. Bevor Sie jedoch zu Hause trainieren, sollten Sie sich von einem erfahrenen Trainer die wichtigsten Übungen und Regeln für einen gesunden Rücken erklären lassen.

Die folgenden sieben Regeln helfen dabei, das Training zu Hause richtig auszuführen – denn falsche Übungen oder eine falsche Belastung können den gegenteiligen Effekt von vorbeugendem Training haben und stattdessen Schmerzen hervorrufen.

1. DIE TRAININGSEINHEIT NICHT ÜBERFRACHTEN

Das Training sollte übersichtlich bleiben. Kombinieren Sie maximal 5-8 Übungen pro Trainingseinheit. Gerade Anfänger sollten lieber weniger Übungen machen, dafür aber mehr Wiederholungen einplanen. Lassen Sie sich von Ihrem Physiotherapeuten oder Trainer Übungsfolgen zeigen, die verschiedene Muskelgruppen des Rückens trainieren – so stärken Sie den gesamten Muskelapparat.

Auch wichtig: Ein ausgewogenes Rückentraining sollte nicht nur den Rücken, sondern auch den Bauch, die Gesäß- und die Beinmuskulatur kräftigen. Diese Muskeln sind ein wichtiger Gegenspieler des Rückens und tragen zu seiner Stabilität bei. Man spricht auch von der sogenannten *Core-Muskulatur*.

2. TRAINING ALS VORBEUGUNG – NICHT ALS THERAPIE

Das Rückentraining dient der Vorbeugung: Schmerzen sollen gar nicht erst entstehen. Wenn Sie bereits Schmerzen haben, sollten Sie auf keinen Fall trainieren, sondern zum Arzt gehen und die Diagnose abwarten. Das Gleiche gilt, wenn während des Trainings Rückenbeschwerden auftreten. Ein Arztbesuch kann klären, ob Sie Übungen lediglich falsch ausgeführt und deshalb z. B. Verspannungen haben – oder ob den Schmerzen eine schwerwiegendere Erkrankung zugrunde liegt.

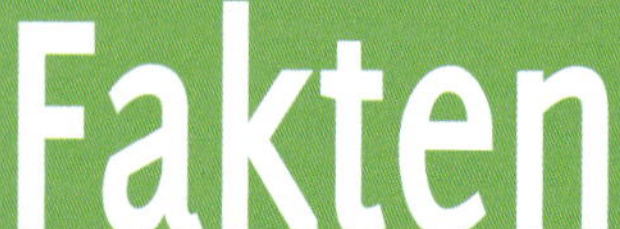

Bevor Sie mit dem Rückentraining zu Hause beginnen, sollten die Schmerzen vollständig auskuriert sein.

3. KRÄFTIGUNGSÜBUNGEN RICHTIG AUSFÜHREN

Das Rückentraining dient der Kräftigung der Muskulatur. Trotzdem sollten Sie Ihren Rücken und die Muskulatur nicht überfordern. Bei Kräftigungsübungen werden einzelne Muskelgruppen angespannt und 10 Sekunden unter Spannung gehalten, dann wieder entspannt. Für Anfänger ist das ausreichend. Fortgeschrittene können 20 Sekunden halten, bevor sie wieder entspannen. Pro Übung sollten bis zu vier Durchgänge mit einer Pause von ca. 20 Sekunden durchgeführt werden.

4. STRETCHING RICHTIG AUSFÜHREN

Andere Übungen dienen nicht der Kräftigung, sondern dem Stretching. Das dehnt die Muskulatur und fördert die Beweglichkeit der Wirbelsäule. Damit dabei aber keine Schmerzen entstehen, sollten Sie sanft in die jeweilige Übungsposition hineingehen – bis Sie einen leichten Zug des Muskels spüren. In dieser Position verharren Sie nun für 15-20 Sekunden, bevor Sie die Dehnung lösen. Nach einer ebenso langen Pause sollten maximal zwei Wiederholungen folgen.

5. DIE ÜBUNGEN KONTROLLIERT AUSFÜHREN

Rückenübungen, ganz gleich, ob zur Kräftigung oder zum Stretching, sind nichts für Ungeduldige. Werden sie zu schnell oder ruckartig ausgeführt, können sie die Muskulatur stark belasten. Deshalb sollte jede Rückenübung von Anfang bis Ende konzentriert und kontrolliert ausgeführt werden.

6. RUHIGE UND REGELMÄSSIGE ATMUNG

Eine ruhige und regelmäßige Atmung ist während des ganzen Trainings wichtig. Sie unterstützt, dass die Übungen kontrolliert ausgeführt werden und sorgt für eine gleichbleibende Belastung des Herz-Kreislauf-Systems. Während der Kräftigungsübungen wird beim Anspannen und Halten eingeatmet, beim Entspannen und Lösen ausgeatmet. Bei Stretchingübungen kann dagegen auch beim Halten ruhig weitergeatmet werden.

7. NACH DEM TRAINING ZUR RUHE KOMMEN

Auch die besten Rückenübungen nützen wenig, wenn Sie danach sofort wieder in die Vollen gehen. Nehmen Sie sich nach dem Rückentraining deshalb ein paar Minuten Zeit zum Ausruhen.

4.2 YOGA BEI RÜCKENSCHMERZEN – DIE TOP 5 HALTUNGEN FÜR EINEN STARKEN RÜCKEN

Gastbeitrag von Martina Mittag aus „Hatha Yoga"

Achtsame Yogapraxis, basierend auf Atmung, Wahrnehmung und Selbstreflexion unterstützt nicht nur ein positives Körpergefühl, sondern auch die Selbstheilung."

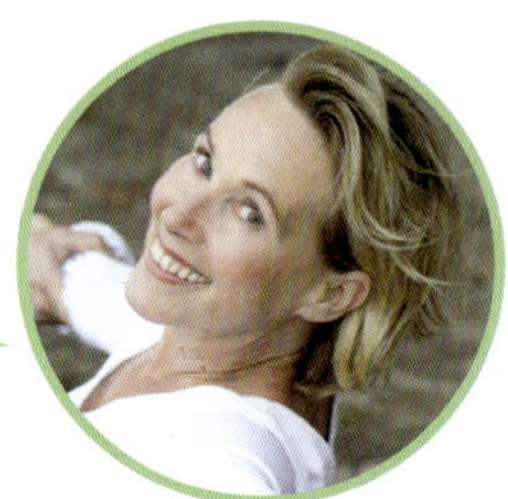

Gewohnheiten sind wie ein bequemes Bett. Es ist leicht, sich hinzulegen und schwer, wieder aufzustehen.

Was früher geradezu heilig war, ist heute längst Mode: Yogakurse werden heute in fast jedem Fitnessstudio angeboten. In speziellen Yogastudios geht es spirituell angehaucht bis sehr rituell zu. Ganz unabhängig davon sind viele Yogastellungen, die sogenannten *Asanas*, gute Rückenübungen. Dass Yoga darüber hinaus auch andere Muskeln und die Atmung stärkt und helfen kann, innere Ruhe und Ausgeglichenheit zu finden, ist ein positiver Nebeneffekt. Wir stellen fünf Asanas vor und wie sie modifiziert werden können, um Eins-a-Rückenübungen darzustellen.

„Yoga, das ist doch kein richtiger Sport!", poltert Thorsten, nachdem seine Freundin Julia ihm vorgeschlagen hat, sie mal zu einem Kurs zu begleiten. „Du weißt gar nicht, wie anstrengend das ist! Und du sollst doch was für deinen Rücken tun", entgegnet Julia, „du beschwerst dich doch immer, dass du schon so lange keinen Sport gemacht hast, seit sich deine Fußballclique zerstreut hat. Und außerdem", fügt sie hinzu, „wirst du sehen, wie sehr das Sport ist!"

WUNDERMITTEL YOGA?

Wobei Yoga (früher auch oft Joga geschrieben) alles helfen soll, füllt eine stattliche Liste:

- ein gesundes Herz-Kreislauf-System und Durchblutung,
- mehr Beweglichkeit,
- ein starker Rücken,
- Stärkung weiterer Körperpartien wie Schultern, Hüfte, Arme,
- mehr Konzentration und Stressreduzierung,
- Entspannung, Fokus, innere Ruhe,
- bessere Atmung,
- inneres und körperliches Gleichgewicht,
- Hilfe bei Depression, Zwangs- und Panikstörungen,
- Hilfe bei Asthma sowie
- Unterstützung bei der Raucherentwöhnung.

Wir können annehmen, dass diese Liste deshalb so lang ist, weil Yoga, wie es ursprünglich und auch heute noch in vielen Studios gelehrt wird, als ganzheitliches Konzept verstanden werden kann. Dabei sind die körperlichen Übungen nur ein Teil des Konzepts. Basketball zum Beispiel wurde zur körperlichen Ertüchtigung und für den Wettbewerb erdacht. Obwohl auch ein solcher konventioneller Sport viele positive Effekte auf Körper und Geist hat, werden diese dabei nicht so offensiv angepriesen.

4.2.1 DAS SAGT DIE WISSENSCHAFT ZU YOGA

Viele physische und psychologische Effekte sind tatsächlich medizinisch nachgewiesen, wenngleich die Wirkungsweise noch erforscht werden muss. Eine Studie der Charité-Universitätsklinik in Berlin ergab, dass regelmäßiges Yogatraining zu weniger Nackenschmerzen führt als konventionelle Rückenschulprogramme. Weitere Studien stützen Yoga als Maßnahme für einen gesunden Rücken (Traitteur, 2013).

Dass Yoga ausgesprochen positive Effekte auf die Wirbelsäulenbeweglichkeit hat, wurde an der Uni Göttingen erforscht (Rudolph, 2016).

An der Universität von Kalifornien hat man Aerobic-, Tai-Chi- und Yogakursteilnehmer verglichen. Die Teilnehmer der alternativen Angebote zeigten bessere Laune und schliefen besser als die Aerobic-Menschen. Unterschiede der körperlichen Gesundheit oder des Schmerzempfindens wurden allerdings nicht nachgewiesen (Siddarth, 2014).

SPORT, RELIGION ODER ALTERNATIVMEDIZIN?

Aufgrund der gemeinsamen Aktivierung von Atmung, Körper und Geist wird Yoga gerne als alternative Therapiemethode bei psychischen Belastungen eingesetzt. Oft gehen Verspannungen ja auch mit Stress einher, sodass Yoga eine Therapiemöglichkeit darstellt.

Die meisten der Yogakurse und -schulen, die viel Wert auf den geistigen Aspekt der Übungen legen, sind noch weit davon entfernt, religiös zu sein. Yoga lässt sich auch als vollkommen unreligiöse Meditationspraxis begreifen.

Praktiziert man Yoga als rein körperliche Übung, greifen die psychischen Effekte natürlich weniger stark. Zu beachten ist aber: Yoga ist kein Sport im Sinne von Wettbewerb! Achten Sie bei jeder Übung auf Ihren Körper und seine Signale. Lassen Sie sich Zeit und übertreiben Sie nichts. Sie müssen niemandem etwas beweisen.

4.2.2 DIE TOP 5 DER YOGAHALTUNGEN FÜR EINEN GESUNDEN RÜCKEN

Im Folgenden stellen wir Ihnen fünf Haltungen (auch **Positionen**, **Stellungen** oder **Asanas** genannt) vor, die besonders gut für den Rücken sind. Dabei handelt es sich um Standard-Asanas, die wir teilweise modifiziert haben, um noch effektiver den Rücken zu stärken oder zu entspannen oder um die Ausführung für Anfänger zu erleichtern.

HALTUNG 1
Balasana – die Haltung des Kindes/Utthita Balasana

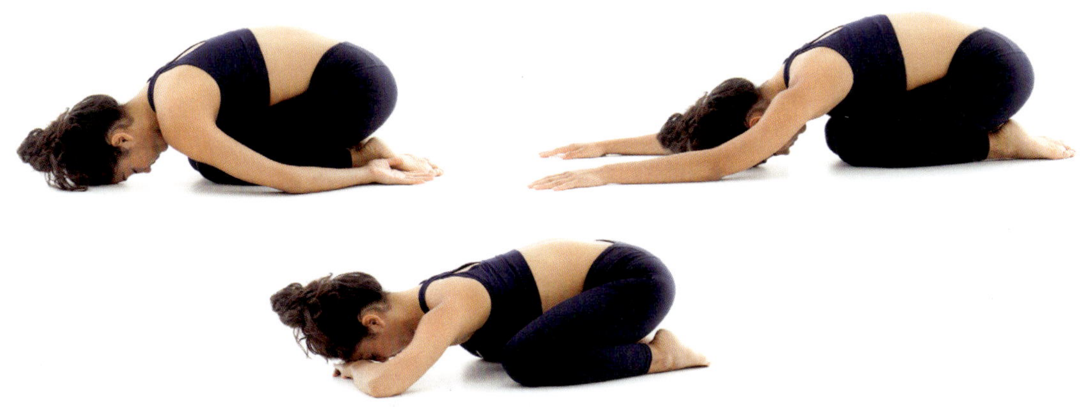

SYMBOLIK/BEDEUTUNG

Bala = Kind, Asana = Haltung/Utthita Balasana = gestreckte Kindshaltung

Balasana bedeutet *Haltung des Kindes*. Sie zählt zu den Vorwärtsbeugen und erinnert durch die primäre Krümmung der Wirbelsäule an ein ungeborenes Kind im Mutterleib, sanft zusammengezogen und geborgen. Wie alle Vorbeugen hat *Balasana* eine beruhigende Wirkung auf das Nervensystem.

Wird *Balasana* für sich allein praktiziert, wird *Apana Vayu*, der Aspekt von Prana, der für Loslassen steht, angeregt. *Balasana* ist eine ideale Nachspürhaltung und nach Rückbeugen wird *Balasana* häufig als eine Ausgleichshaltung praktiziert. *Utthita Balasana*, die gestreckte Kindshaltung, wird oft als Ausgangs- oder Übergangsposition praktiziert.

HALTUNGSAUFBAU

- Aus dem Vierfüßlerstand kommend, das Gesäß ausatmend nach hinten auf die Füße verlagern.
- Bei empfindlichen Knien eine zusammengefaltete Decke unter die Knie legen. Möchte man in der Haltung länger verweilen oder bei Steifheit in den Gelenken, kann auch eine Decke zwischen Gesäß und Unterschenkel platziert werden (Decke in die Kniekehlen schieben).
- Die Stirn wird auf dem Boden, auf den Handrücken oder auf einem „Fäusteturm" platziert.

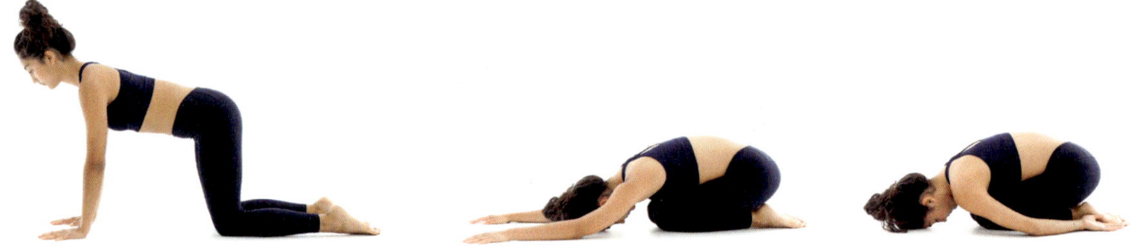

ARBEITEN IN DER HALTUNG

- Den unteren Rücken weit werden lassen und das Gesäß entspannen.
- Den Atem ruhig fließen lassen.
- Durch die zusammengezogene Struktur der Haltung sind die Atembewegungen im Bauch und im Brustkorb eingeschränkt, wodurch sich der Rücken vor allem im Bereich von Brustkorb und Taille stärker bewegen muss.

VARIATIONEN

Variation 1: Als Ausgangsposition für einen Flow oder den Vierfüßlerstand: Füße und Knie hüftgelenkschmal ausrichten, Rücken lang, Brustbein heben, Nacken lang, die Stirn zeigt zum Boden, die Arme sind schultergelenkbreit nach vorn gestreckt, die Oberarmköpfe ziehen in die Schultergelenke, die Ellbogenbeugen nach oben rotieren (leichte Außenrotation der Oberarme), die Ellbogen haben keinen Kontakt zum Boden, die Hände sind weit gefächert, die Mittelfinger zeigen nach vorn.

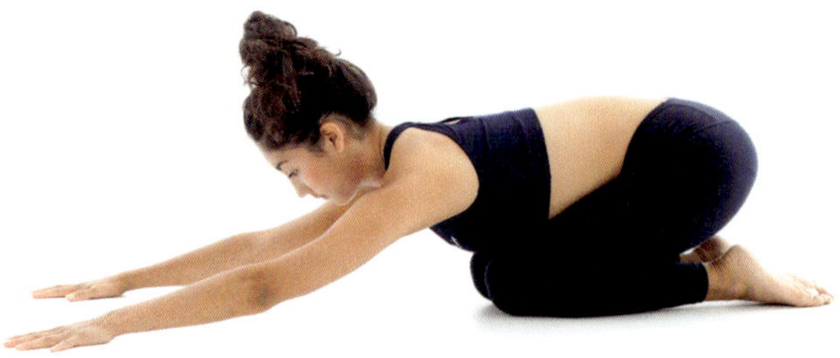

Variation 2: Als Nachspürhaltung: Das Gesäß ruht auf den Fersen, der Rücken ist entspannt gerundet, die Stirn ruht am Boden, die Arme sind seitlich neben dem Körper abgelegt.

Variation 3: Für Schwangere oder bei viel Weichteilmasse im Bauchraum: Die Knie weit öffnen, sodass der Bauch Platz hat. Durch die gespreizten Knie kommt die Wirbelsäule ihrer neutralen Streckung sehr nahe.

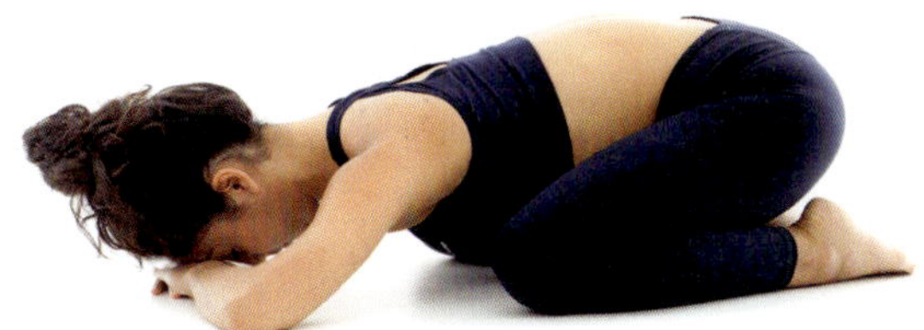

AKTIVE UND STABILISIERENDE MUSKULATUR

In Ruhe- oder Nachspürhaltung ist *Balasana* eine Entspannungsposition, alle Muskeln dürfen entspannt werden.

Als Ausgangsposition mit aktiver Wirbelsäule und nach vorn gestreckten Armen:

Rumpf

- Der Rückenstrecker (M. erector spinae) – streckt die Wirbelsäule.
- Der untere Trapezmuskel (M. trapezius, Pars ascendens) – zieht das Schulterblatt nach unten.
- Der hintere Deltamuskel (M. deltoideus posterior) – hebt den Arm.

Arme

- Der Trizeps (medialer Kopf) – streckt den Arm.

Hauptsächlich gedehnt werden in der Ruhehaltung:

Rumpf

- Rückenstrecker (M. erector spinae).
- Quadratischer Lendenmuskel (M. quadratus lumborum).
- Großer Gesäßmuskel (M. glutaeus maximus).

Beine

- Vierköpfiger Schenkelstrecker (M. quadriceps femoris).
- Vorderer Schienbeinmuskel (M. tibialis anterior).

HALTUNG 2
Dandasana – die Stockhaltung

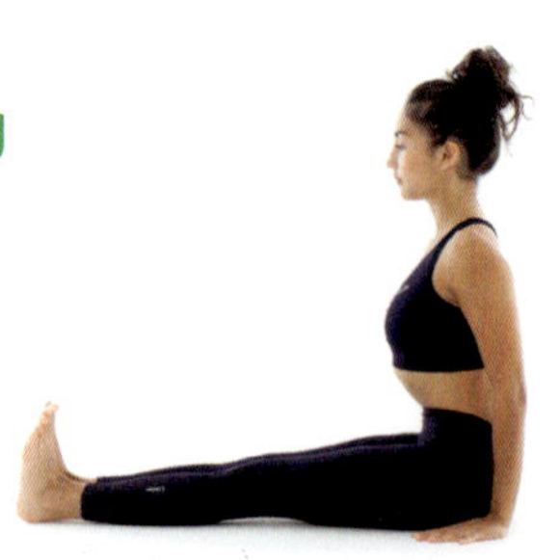

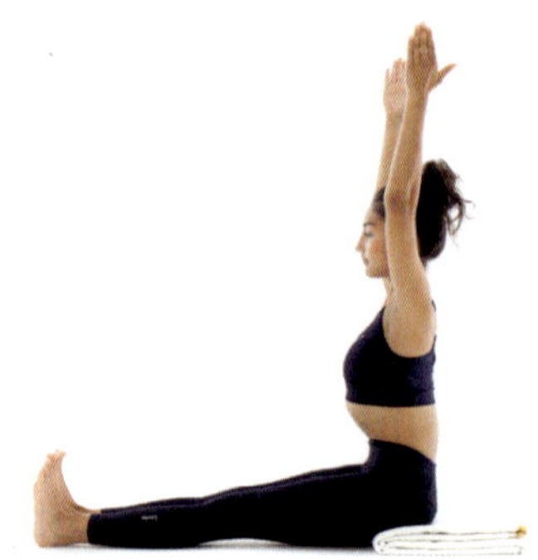

SYMBOLIK/BEDEUTUNG

Danda = Stock, Stab / Asana = Haltung

In *Dandasana*, der *Stockhaltung*, ist die Wirbelsäule gerade aufgerichtet und stabil wie ein Stock, wobei sich die axial gestreckte Wirbelsäule in ihrer neutralen Schwingung befindet. Die Haltung ist eine der Basishaltungen und zählt zu den Sitzhaltungen. Sie kann für sich allein praktiziert werden, in der Regel bereitet sie aber weiterführende Asanas wie Vorbeugen, Rotationen oder auch Stützhaltungen (z. B. *Purvottanasana/Bretthaltung aufwärts*) vor.

HALTUNGSAUFBAU

- Sich mit ausgestreckten Beinen auf den Boden setzen und die Gesäßhälften unterstützend mit den Händen leicht nach außen ziehen, um die Sitzbeinhöcker freizulegen und so eine solide Basis im Beckenraum schaffen.
- Die Beininnenseiten berühren sich, die Kniescheiben zeigen neutral nach oben.
- Die Füße sind geflext, die Zehen zeigen nach oben. Die Fußaußenkanten ziehen in Richtung Außenhüfte, die Fußinnenkanten schieben vom Körper weg. Die Fersenmitte berührt die Matte.
- Der Rücken ist in der natürlichen Schwingung der Wirbelsäule aufgerichtet. Sind die Beinrückseiten stark verkürzt oder der Rücken sehr verspannt und die Wirbelsäule lässt sich infolgedessen im Langsitz nicht aufrichten, ist es hilfreich, eine mehrfach gefaltete Decke unter das Gesäß/die Sitzbeinhöcker zu legen.
- Die Hände liegen neben den Hüften am Boden, die Fingerspitzen zeigen nach vorn. Sind die Arme im Verhältnis zur Rumpflänge zu lang oder zu kurz, können sie entweder durch einen Block (bei zu kurzen Armen) unterstützt werden, oder sie müssen in der Haltung angewinkelt bleiben (bei zu langen Armen).
- Die Arme sind gestreckt, die Schultern ziehen nach hinten und unten.
- Der Kopf befindet sich in neutraler Verlängerung der Wirbelsäule.

ARBEITEN IN DER HALTUNG

- Die Atmung ruhig fließen lassen. Energielenkung: Mit dem Atem an der Wirbelsäule entlangstreichen und sie dadurch in ihrer axialen Aufrichtung verlängen.
- Der Beckenboden kann unterstützend in der Haltung aktiviert werden.

- Den Bauchbereich zum Stabilisieren leicht nach innen ziehen.
- Das Brustbein heben, ohne in den unteren Rippen („Floating Rips") auszubrechen.
- Die vorderen Oberschenkel aktivieren, die Kniescheiben hochziehen, um den Quadrizeps zu aktivieren, die hinteren Oberschenkelmuskeln in den Boden schieben.

AKTIVE UND STABILISIERENDE MUSKULATUR

Rumpf

- Alle Rückenstrecker (M. erector spinae) dienen zur Aufrichtung der WS.
- Lenden-Darmbein-Muskel (M. iliopsoas) zur Hüftbeugung.
- Querer Bauchmuskel (M. transversus) zum Stabilisieren.
- Vorderer Sägemuskel (M. serratus anterior) zur Stabilisierung der Schulterblätter.

Beine

- Großer Adduktor (M. adductor magnus) und Kammmuskel (M. pectineus) zur Adduktion und Einwärtsrotation der Beine.
- M. quadriceps zur Streckung der Knie.

Der vordere Schienbeinmuskel (M. tibialis anterior) beugt den Fuß (Dorsalflexion).

GEDEHNTE MUSKELN

Bein/Hüfte

- Oberschenkelrückseiten (ischiokrurale Muskulatur).
- Großer Gesäßmuskel (M. glutaeus maximus).
- Birnenförmiger Muskel (M. piriformis).
- Zwillingsmuskeln (Mm. gemelli).
- Innerer Hüftlochmuskel (M. obturator internus).
- Wadenmuskel (M. gastrocnemius).
- Kniekehlenmuskel (M. popliteus).

VORBEREITENDE ÜBUNGEN

Vordehnungen der Beinrückseiten: *Eka Pada Apanasana, Beinschere (Supta Pandangusthasana A)*, Aufrichtung und Mobilisierung der Wirbelsäule, Vordehnungen für die Flanken.

HALTUNG 3
Ardha Matsyendrasana – halber Drehsitz

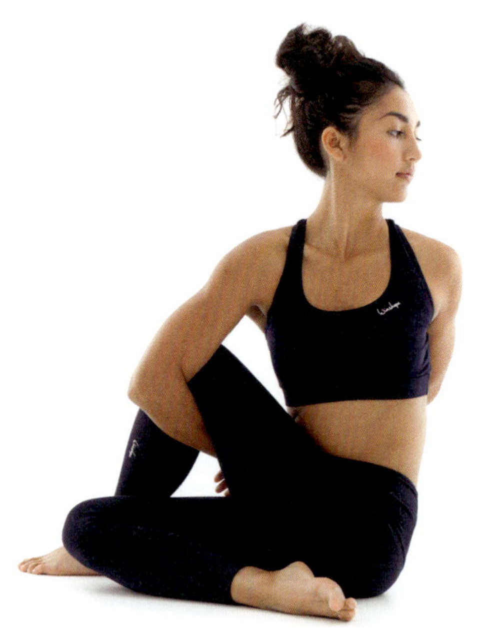

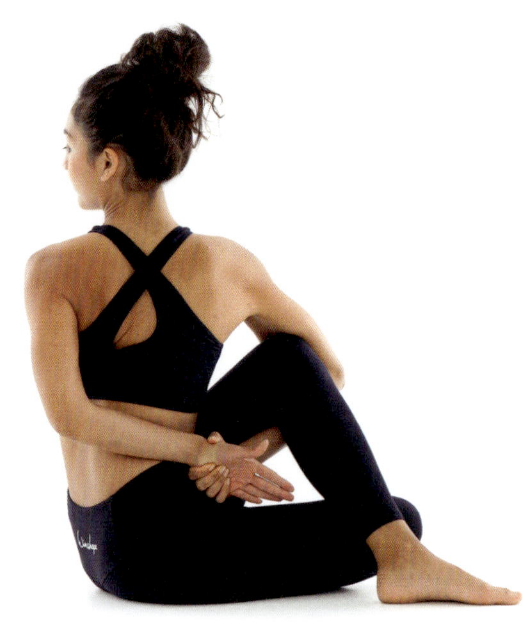

SYMBOLIK/BEDEUTUNG

Ardha = halb, Matsyendra = Name des Yogameisters, der den Hatha Yoga begründet hat

Der *Drehsitz* zählt zu den asymmetrischen Haltungen. Er wirkt in besonderer Weise auf die inneren Organe, da durch die tiefe Rotation in Verbindung mit einem langen, tiefen Atem ein sanfter Druck auf die Organe (das Zwerchfell schiebt sich einatmend in den Bauchraum) ausgeübt wird, was eine massierende und stimulierende Wirkung hat. Das wiederum regt den Stoffwechsel an und begünstigt die Verdauung, weshalb die Rotationen auch zu den reinigenden Übungen zählen. Wird die Rotation erst nach rechts und dann nach links praktiziert, unterstützt dies noch die Peristaltik im Darm.

Ardha Matsyendrasana ist eine Drehung des Rumpfs aus dem Sitz. Voraussetzung für die Rotation ist ein stabiler Sitz, aus dem heraus die vertikal aufgerichtete Wirbelsäule in die jeweilige Richtung rotiert wird. Die Rotationsfähigkeit der Wirbelsäule beträgt bei einer gesunden Wirbelsäule etwa 120°. Die Lendenwirbelsäule lässt sich um 5° rotieren, sie hat eine überwiegend stabilisierende Funktion. Die Rotationsfähigkeit der Brustwirbelsäule beträgt zwischen 35-40°, die Halswirbelsäule (C7-C2) lässt sich um circa 40° rotieren und das obere Kopfgelenk (C1-C2) ebenfalls um 40°.

Aus energetischer Sicht wird im *Drehsitz Samana Vayu* angeregt. Das ist der Aspekt von Prana, welcher für die Transformation von Nahrung in Energie zuständig ist.

Der *Drehsitz* wird immer in beide Richtungen praktiziert. Energieanatomisch gesehen, werden sowohl Ida als auch Pingala Nadi durch die Rotation stimuliert.

Drehen wir uns zur rechten Seite, so verbinden wir uns innerlich mit dem aktiven, freudigen und feurigen Aspekten. Zur linken Seite gedreht, gehen wir in Kontakt mit den kühlenden, intuitiven und emotionalen Aspekten in uns. Die Haltung bewirkt also einen Ausgleich der lunaren und solaren Kräfte in uns.

Symbolisch steht die Haltung für innere Flexibilität. Sie beseitigt nicht nur physische Steifheit, sondern begünstigt ebenfalls ein Auflösen von zu starren inneren mentalen oder emotionalen Mustern. Der *Drehsitz* beginnt immer aus einer stabilen Mitte heraus und endet auch dort. Insofern fördert er gleichermaßen das Erleben der Gegensätze und stärkt das Gefühl für die innere Mitte.

HALTUNGSAUFBAU

- Im *Langsitz (Dandasana)* die Hüften und das Becken ausrichten und die Wirbelsäule in die axiale Streckung bringen. Soll die Drehung nach rechts gehen, wird der rechte Fuß außen neben das linke Knie platziert.
- Das linke Bein wird gebeugt und unter das rechte aufgestellte Bein geschoben, der linke Fuß ruht neben der rechten Hüfte.
- Mit dem linken Arm das rechte Bein umfassen, die Armbeuge wird um das rechte Knie gelegt.
- Den rechten Arm hinten aufstellen. Dann die Wirbelsäule noch einmal aufrichten, die Rotation einleiten und über die rechte Schulter nach hinten schauen. Die rechten unteren Rippen weiter nach rechts bewegen, während sich die linken unteren Rippen zum rechten Oberschenkel bewegen. Der ganze Rücken ist in der Haltung aufgerichtet, die Schultern sinken nach unten und außen.

ARBEITEN IN DER HALTUNG

In der Haltung wird lang und gleichmäßig in Bauch und Brustkorb geatmet. Die Struktur der Haltung begünstigt eine tiefe Ausatmung. Darauf achten, dass auch wieder tief eingeatmet wird, denn in den intensiven Rotationen geschieht es leicht, dass der Atem zu flach wird. Für die Dauer der Haltephase ist die Wirbelsäule aufgerichtet, eine Überstreckung der LWS ist zu vermeiden, da sie die BWS blockiert. Um die Rotation zu vertiefen, kann der hintere aufgestellte Arm als Hebel benutzt werden: eine isometrische Spannung aufbauen, indem die Hand in den Boden und vom Körper weggeschoben wird. Der Blick geht entspannt über die hintere Schulter, ein übermäßiges Rotieren in der HWS ist zu vermeiden.

VARIATIONEN

Je nach Beweglichkeit gibt es für den *Drehsitz* verschiedene Armhaltungen:

- *Marichyasana:* Das untere Bein kann alternativ auch gestreckt sein, wenn die Beweglichkeit in der Hüfte eingeschränkt ist. Zusätzlich kann eine doppelt gefaltete Decke unter das Gesäß (Sitzbeinhöcker) gelegt werden, was die Rückenaufrichtung unterstützt. Die hintere Hand kann auch auf einem Block abgestützt werden, um die Aufrichtung der Wirbelsäule zu erleichtern. Streckung geht immer vor Drehung.

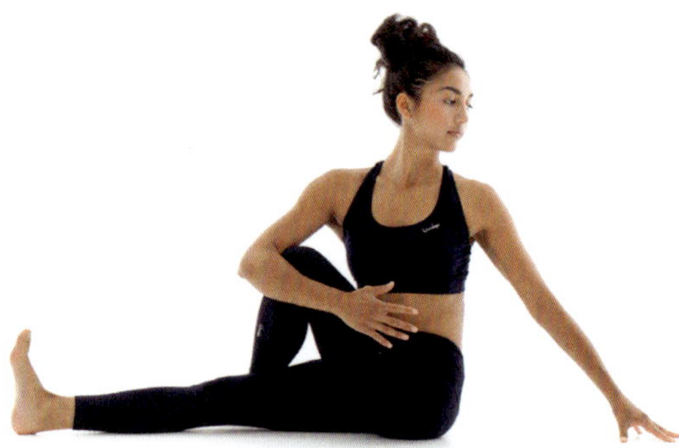

- Im klassischen *Drehsitz* greift der vordere Arm entweder am aufgestellten Bein vorbei zur vorderen Fußinnenkante, oder man geht in die Bindung.
- Der vordere Arm kann jedoch auch an der Innenseite des aufgestellten Beins als Hebel fungieren, um die Haltung zu vertiefen, was eine Modifikation darstellt.

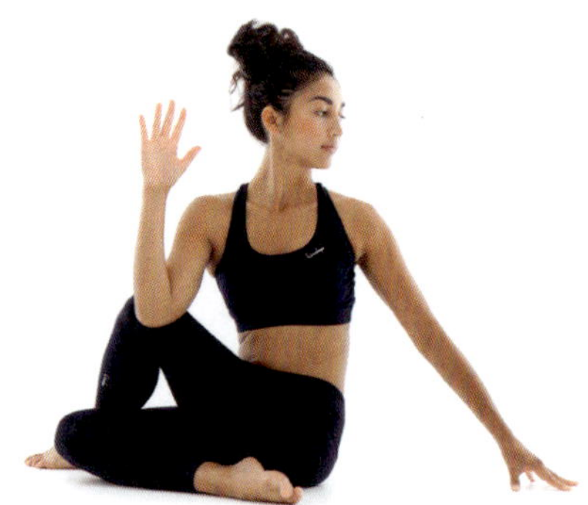

AKTIVE UND STABILISIERENDE MUSKULATUR

Rumpf

- Alle Rückenstrecker (M. erector spinae) – helfen bei der Aufrichtung der WS.
- Kurze und lange Drehmuskeln (Mm. rotatores thorax longus und brevis) – Rotation der WS.
- Äußerer und innerer schräger Bauchmuskel (M. obliquus externus und internus) – Rotation der WS.
- Hüftbeuger (M. iliopsoas) – auf der Seite des aufgestellten Beins.

Schultergürtel und Hals

- Großer rautenförmiger Muskel (M. rhomboideus major, stabilisiert das Schulterblatt) – Rotation des Kopfs.
- Großer Kopfwender (M. sternoclastomastoideus) – Rotation des Kopfs.
- Riemenmuskel des Kopfs (M. splenius capites) – Rotation des Kopfs.
- Oberer Anteil des Trapezmuskels (M. trapezius, Pars descendens) – Rotation des Kopfs.

Aufgestelltes Bein

- Der schlanke Muskel (M. gracilis) – beugt und adduziert das Bein.
- Der Kammmuskel (M. pectineus) – beugt und adduziert das Bein.
- Der große Schenkelanzieher (M. adductor magnus) – adduziert das Bein.

Unteres Bein

- Der Schenkelbeuger (M. biceps femoris) – beugt das Bein im Kniegelenk.

GEDEHNTE MUSKELN

Alle aktiven, an der Rotation beteiligten Muskeln (siehe oben) werden auf der Gegenseite gleichermaßen gedehnt.

Hüfte/Beine

- Großer, mittlerer und kleiner Gesäßmuskel (M. glutaeus maximus, medius, minimus).
- Birnenförmiger Muskel (M. piriformis).
- Oberer und unterer Zwillingsmuskel (Mm. gemelli).
- Innerer und äußerer Hüftlochmuskel (M. obturator internus und externus).
- Viereckiger Schenkelmuskel (M. quadratus femoris).

HALTUNG 4
Virabhadrasana II – der Held/Krieger II

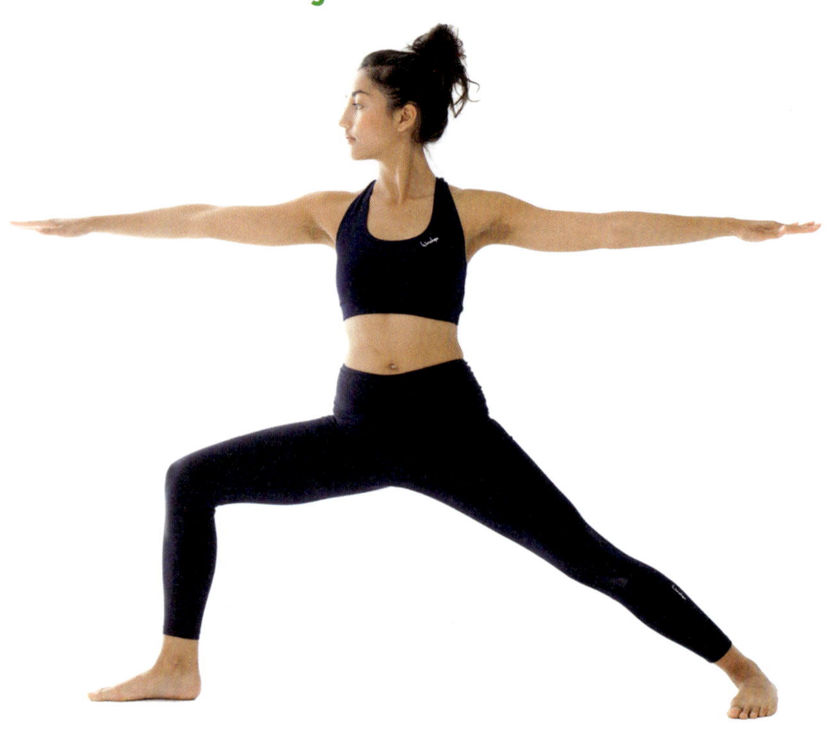

SYMBOLIK/BEDEUTUNG

Vira = mutig/heldenhaft / Bhadra = schön, gut / Asana = Haltung

Virabhadra ist der Name eines mythischen Kriegers. Die *Heldenhaltung* (auch als *Kriegerhaltung* bekannt) ist eine asymmetrische Standhaltung, bei der das eine Bein gestreckt, das andere Bein gebeugt ist. Insgesamt gibt es drei Heldenhaltungen, die als *Heldenserie I, II und III* bezeichnet werden.

Der *Held/Krieger* steht als Sinnbild für jemanden, der bereit ist, in den Kampf zu ziehen. Meist sind damit innere Konflikte gemeint, die mutig konfrontiert und aufmerksam beobachtet werden, um im passenden Moment in die Tat zu gehen. Dies erfordert die Qualität von wachsamer Präsenz, eine klare innere und äußere Ausrichtung und die Fähigkeit, abzuwarten, sich in Geduld und Gleichmut zu üben, um ganz in sich zu ruhen. Alle diese Qualitäten können wir in den Heldenhaltungen erlernen, wenn wir den Blick sowohl nach außen als auch nach innen lenken.

Der *Held II* ist die einfachste der drei Haltungen. Betrachtet man sie in der Logik der Serie, so drückt der *Held II* die Sammlung und innere Ausrichtung aus, im *Held I* werden die Arme, die auch als Pfeile oder Schwerter betrachtet werden können, nach oben gestreckt und in Position gebracht, während der Körper sich dem Ziel zuwendet. Im *Held III* (*Standwaage*) erfolgt dann die Aktion, der Angriff. Die (Arme) Pfeile, Schwerter werden dem Ziel entgegengestreckt, man könnte den Körper auch als fliegenden Pfeil betrachten.

Wie alle Standhaltungen ist der *Held II* ein sehr erdendes Asana und steht in Verbindung mit dem ersten Chakra (*Muladhara*: Erdung, Stabilität, Vertrauen). Auch die Qualitäten des dritten Chakras (*Manipura*: Kraft, Macht, Energie, Mut), des vierten Chakras (*Anahata*: Liebe, Mitgefühl, Weite im Herzraum), des sechsten Chakras (*Ajna*: Intuition) und des siebten Chakras (*Sahasrara*: Verbindung zu den höheren Bewusstseinsebenen) sind Aspekte, die sich auf dem Weg des Helden als hilfreich erweisen und sich entfalten dürfen.

Die Herausforderung im *Held II* ist die Hüftöffnung, bei gleichzeitiger Beugung im Hüftgelenk und vertikal aufgerichteter Wirbelsäule. Zu Beginn des Übens haben viele Teilnehmer die Tendenz, mit dem Oberkörper zum vorderen Bein zu streben, was die Wirbelsäule aus der axialen Streckung des Rumpfs bringt.

HALTUNGSAUFBAU

- Die Hüften und Füße sind parallel.
- Die Arme seitlich auf Schulterhöhe ausstrecken, den Schultergürtel sinken lassen.
- Die Wirbelsäule in eine axiale Streckung bringen.
- Das Bein, welches im weiteren Verlauf der Übung das hintere Bein sein wird, aus der Hüfte heraus und auf dem Vorderfußballen um 15° einwärts drehen, den Fuß erden. Das vordere Bein aus der Hüfte heraus über die Ferse um 90° nach außen rotieren, die Fußaußenkante ist nun parallel zum Mattenrand ausgerichtet. Die vordere Ferse und das hintere Fußgewölbe sollen dabei auf einer gedachten Linie stehen.
- Noch einmal beide Füße gut erden (Vier-Punkte-Stand/Fußgewölbe aufbauen).
- Nun das vordere Bein beugen, bis das Knie in einer Linie mit dem Sprunggelenk ist, die Kniekehle bildet einen rechten Winkel.
- Die Wirbelsäule bildet eine aufrechte Linie. Darauf achten, dass sich Augenbrauenzentrum, Brustbein, Bauchnabel und Schambein in vertikaler Linie befinden.
- Die Schultergelenke befinden sich in vertikaler Linie über den Hüftgelenken.
- Das vordere Knie fällt weder nach außen noch nach innen, der Unterschenkel steht senkrecht .

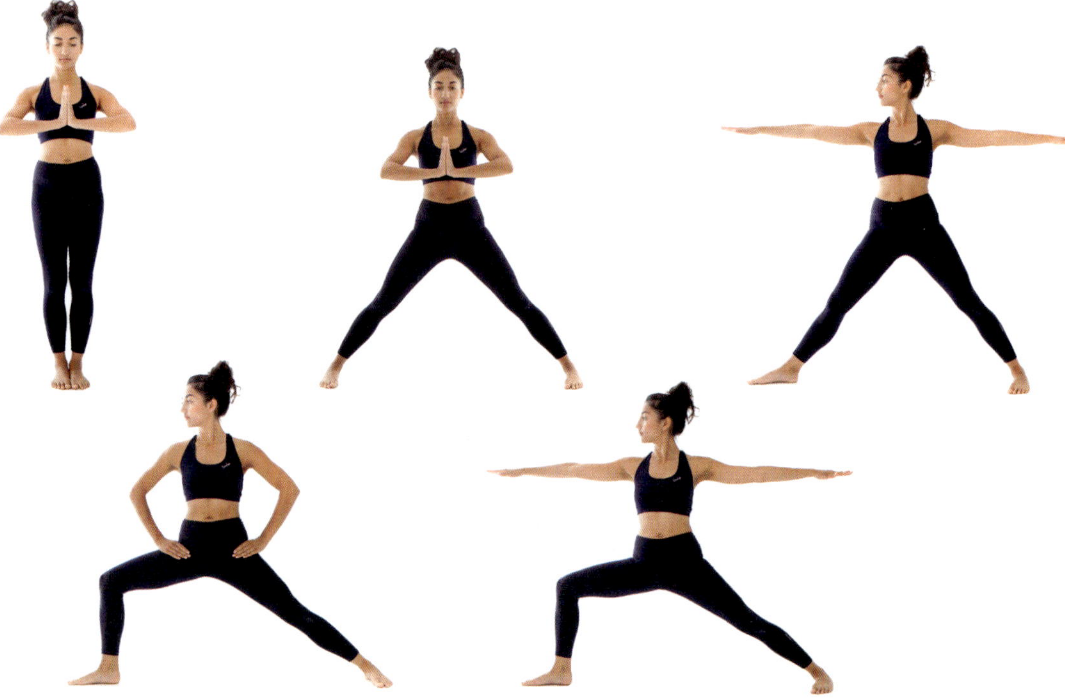

ARBEITEN IN DER HALTUNG

- Die Oberschenkel leicht nach außen rotieren (die Innenoberschenkel anheben, die Muskeln der rechten Gesäßhälfte zum Steißbein ziehen). Dabei auf die korrigierende Ausgleichsbewegung in den Unterschenkeln, auf die Ausrichtung der Knie und auf die Erdungspunkte der Füße achten.
- Das Becken tiefer sinken lassen und die hintere Kniescheibe hochziehen.
- Ausatmend Energie/Kraft vom Becken aus nach unten in beide Beine lenken und gleichzeitig die Wirbelsäule in Gegenbewegung nach oben hin aufrichten.
- Einatmend Energie/Kraft von den Füßen zum Becken ziehen, zum Herzen lenken, den Brustraum weiten und die Arme verlängern.
- Den Schultergürtel nach hinten und unten sinken lassen.
- Die Oberarme auswärts rotieren, die Unterarme einwärts, die Handflächen zeigen zum Boden.
- Den Blick über den vorderen Arm in die Weite lenken.

VARIATIONEN

- Die Haltung kann modifiziert werden, indem das hintere Knie auf den Boden gestellt wird. Dies unterstützt die Hüftöffnung.
- *Virabhadrasana I* – der Körper dreht sich um 90° zum vorderen Bein, die Hüften sind parallel, die Arme sind in Verlängerung des Rumpfs, leichte Rückbeuge.
- *Virabhadrasana III* – Standwaage, die Hüften sind parallel, die Arme sind in der Verlängerung des Rumpfs.

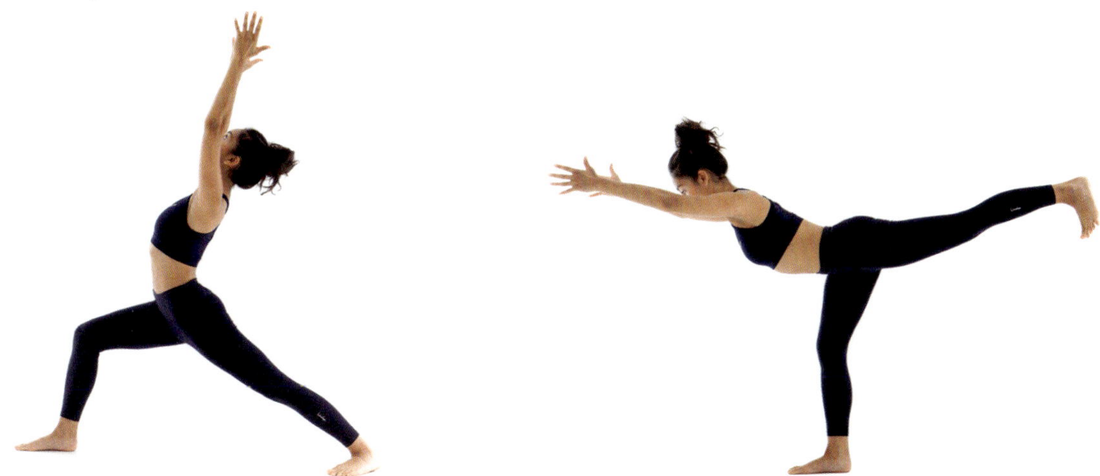

AKTIVE UND STABILISIERENDE MUSKULATUR

Beine/Becken

Vorderes Bein

- Der Lenden-Darmbein-Muskel (M. iliopsoas) – beugt die vordere Hüfte.
- Der Kammmuskel (M. pectineus) – beugt die vordere Hüfte.
- Der vierköpfige Schenkelstrecker (M. quadriceps femoris) – beugt die Hüfte.
- Der Schneidermuskel (M. sartorius) – beugt Hüfte und Knie.
- Die hintere Oberschenkelmuskulatur (ischiokrurale Muskulatur) – beugt das Knie.
- Schenkelbindenspanner (M. tensor fasciae latae) – stabilisiert, rotiert nach außen.
- Der mittlere Glutaeus (M. glutaeus medius) – stabilisiert, rotiert nach außen.
- Der vordere Schienbeinmuskel (M. tibialis) – flext den Fuß.

Hinteres Bein

- Der vordere Schienbeinmuskel (M. tibialis) – flext den Fuß.
- Der vierköpfige Schenkelstrecker (M. quadriceps femoris) – streckt das Knie.
- Der große Gesäßmuskel (M. glutaeus maximus) – streckt die Hüfte.
- Der Schenkelbindenspanner (M. tensor fasciae latae) – stabilisiert.

Rumpf

- Rückenstrecker (M. erector spinae) – Aufrichtung der WS.
- Der gerade Bauchmuskel (M. rectus abdominis) – stabilisiert den Rumpf.
- Der quere Bauchmuskel (M. transversus) stabilisiert.
- Der quadratische Lendenmuskel (M. quadratus lumborum) – stabilisiert den Rücken.

Schultern/Arme

- Die seitlichen und hinteren Deltamuskeln (M. deltoideus lateralis, posterior) – heben die Arme.
- Der Untergrätenmuskel (M. infraspinatus) – rotiert die Oberarme nach außen.
- Der kleine Rundmuskel (M. teres minor) – rotiert die Oberarme nach außen.
- Das untere Drittel der Trapezmuskeln (M. trapezius) – zieht die Schulterblätter nach unten.
- Der vordere Sägemuskel (M. serratus anterior) – stabilisiert und abduziert das Schulterblatt unten.
- Die rautenförmige Muskeln (Mm. rhomboidei) – ziehen die Schulterblätter zueinander.
- Der Trizeps (M. triceps brachii) – streckt den Ellbogen.

GEDEHNTE MUSKELN

- Hintere Oberschenkelmuskulatur (ischiokrurale Muskulatur) – vorderes Bein.
- Lenden-Darmbein-Muskel (M. iliopsoas) – hinteres Bein.
- Zweiköpfiger Wadenmuskel (M. gastrocnemius) – hinteres Bein.
- Schollenmuskel (M. soleus) – hinteres Bein.
- Schenkelbindenspanner (M. tensor fasciae latae) – hinteres Bein.
- Große Brustmsukeln (M. pectoralis major).
- Bizepse (M. biceps bracchii).
- Innere Oberschenkelmuskulatur (Adduktoren).

HALTUNG 5
Marjaryasana – die Katze

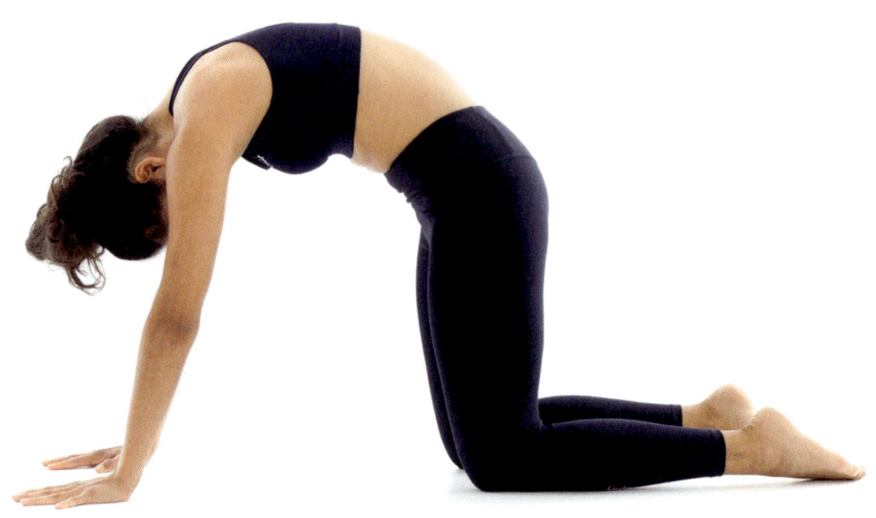

SYMBOLIK/BEDEUTUNG

Marjary = Katze/Asana = Haltung

Marjaryasana ist eine Vorbeuge im Vierfüßlerstand, es handelt sich dabei um eine Mobilisierung der Wirbelsäule und eine Dehnung des Rückens über die gesamte Länge. Aufgrund des gerundeten Rückens in der Haltung ist das Asana auch als *Chakravakasana* (Chakra = Rad) bekannt. Einige Traditionen bezeichnen die Haltung auch als *Bildalasana* (Bidala = Katze).

Katzen bewegen sich weich, leicht und geschmeidig, was zugleich die Qualität der Ausführung des Asanas beschreibt. Da die Übung in ihrer Ausführung eher zu den einfachen Asanas zählt, kann sie fast universell eingesetzt werden, um die geschmeidige Beweglichkeit der Wirbelsäule in allen Abschnitten zu verbessern.

Marjaryasana bietet eine Reihe von Variationen. Allen gemeinsam ist die Mobilisierung der Wirbelsäule, was sowohl die axiale Streckung (neutrale Wirbelsäule) auch das Gegenteil der *Katze*, die *Kuh* (Überstreckung/Rückbeuge der Wirbelsäule), beinhaltet. Kombiniert man die *Katze* mit einer Balancehaltung (Diagonalstreckung Arm/Bein), wird dies als *gestreckter Tiger* bezeichnet. Diese vielfältigen Modifikationen sind besonders wertvoll in der Vorbereitungsphase einer Yogaeinheit, um schrittweise auf intensivere Haltungen hinzuarbeiten.

Auf energetischer Ebene wird bei der Verbindung von *Katze/Kuh* sowohl *Prana* als auch *Apana Vayu* angeregt. Zudem kann eine Überspannung in der Rückenmuskulatur gelöst werden. Dieser Effekt kann noch vertieft werden, indem man sich in der Haltung räkelt.

HALTUNGSAUFBAU

- Ausgangsposition Vierfüßlerstand: Die Knie sind in senkrechter Linie über den Hüftgelenken. Die Handgelenke in senkrechter Linie unter den Schultergelenken platzieren. Die Wirbelsäule ist in neutraler Streckung (neutrale Schwingung der WS). Der Blick ist nach unten gerichtet.
- Ausatmend Hände und Knie in den Boden schieben und den Unterbauch kräftig nach innen ziehen, dabei die Wirbelsäule über die gesamte Länge harmonisch, vor allem aber im unteren Rücken (Lendenwirbelsäule), runden.
- In der Haltung gleichmäßig weiteratmen und den harmonischen C-Bogen des Rückens vertiefen.
- Darauf achten, dass auch die HWS in diesen harmonischen Bogen integriert ist. Der Blick geht zum Bauchnabel.
- Die Schultern von den Ohren wegziehen, die Arme bleiben gestreckt.
- Bei empfindlichen Knien kann eine gefaltete Decke unter die Knie gelegt werden.
- Bei empfindlichen Handgelenken können alternativ die Unterarme (die Ellbogen sind in Linie unter den Schultern) parallel zueinander aufgestellt werden.

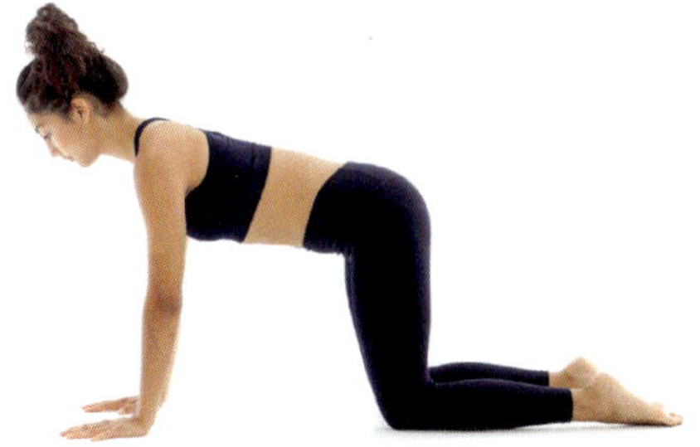

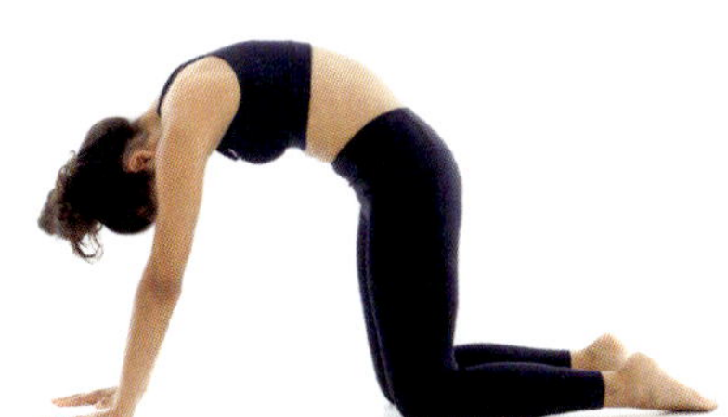

ARBEITEN IN DER HALTUNG

- Wird die Übung dynamisch ausgeführt, geht man einatmend in die *Kuh* (Rückbeuge). Dabei darauf achten, dass die WS lang bleibt und die Schultern von den Ohren weggezogen werden. Ein „Durchhängen" in den Gelenken und der WS vermeiden.
- Jeweils im Wechsel ausatmend *Katze*/einatmend *Kuh* praktizieren.

VARIATIONEN

Gestreckter Tiger 1

- Aus dem Vierfüßlerstand über die Diagonale den rechten Arm in Verlängerung des Rumpfs heben. Dabei den rechten Oberarm nach außen rotieren, sodass der Daumen der rechten Hand nach oben zeigt. Den Oberarmkopf ins Schultergelenk ziehen, sodass sich beide Schultern auf einer Linie befinden.
- Gleichzeitig das linke Bein in Verlängerung des Rumpfs auf Hüfthöhe ausstrecken. Darauf achten, dass die Hüften parallel bleiben.
- Einatmend die Diagonale von der Körpermitte aus verlängern.
- Ausatmend zurück in den Vierfüßlerstand bzw. zurück in die *Katze* und auf der anderen Seite wiederholen.

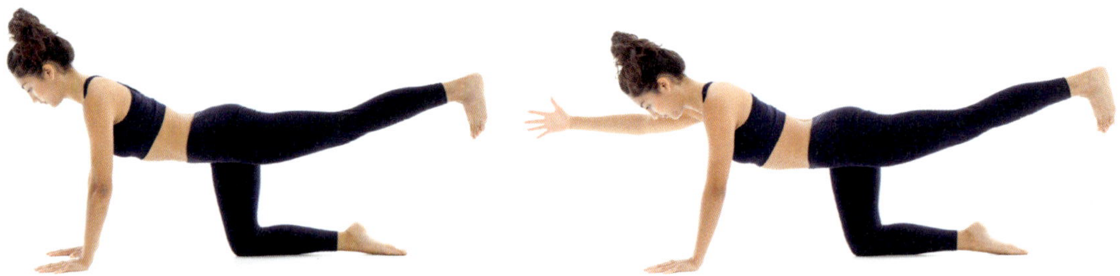

Gestreckter Tiger 2

- Alternativ zur *Katze* ausatmend den rechten Ellbogen und das linke Knie zusammenbringen und den Rücken wie in der *Katze* über die gesamte Länge runden.
- Einatmend zurück in den *gestreckten Tiger* kommen.
- Mehrmals wiederholen und dann die andere Diagonale praktizieren.

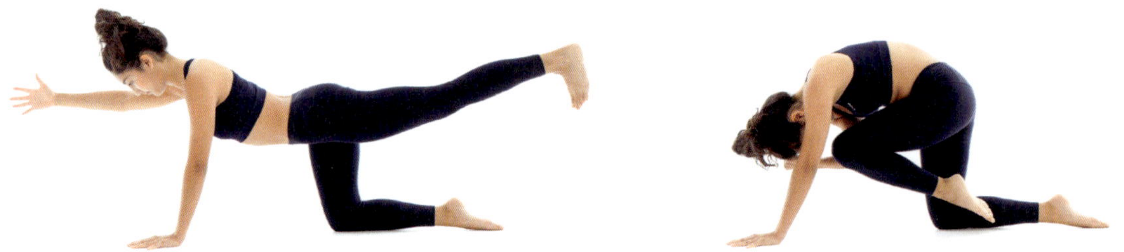

AKTIVE UND STABILISIERENDE MUSKULATUR

Rumpf

- Der gerade Bauchmuskel (M. rectus abdominis) – beugt die WS und unterstützt sie.
- Der quere Bauchmuskel (M. transversus) – stabilisiert.
- Der große Gesäßmuskel (M. glutaeus maximus) – streckt das Becken.
- Der vordere Sägemuskel (M. serratus anterior) – stabilisiert das Schulterblatt.

Arme

- Der Trizeps (M. triceps brachii) – stabilisiert den Ellbogen.

GEDEHNTE MUSKELN

Rumpf

- Rückenstrecker (M. erector spinae).
- Quadratischer Lendenmuskel (M. quadratus lumborum).
- Trapezmuskel, oberer und unterer Anteil (M. trapezius).

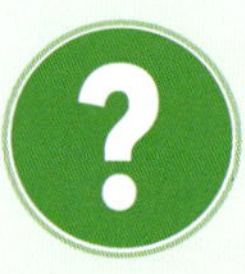

HÄUFIGE PATIENTENFRAGEN

Frage 1: ***Hilft mir Yoga auch, wenn ich nicht religiös oder spirituell bin?***

Dr. Weigl: Mittlerweile hat sich Yoga vielerorts von seinen Wurzeln aus dem hinduistischen Spiritualismus gelöst. In vielen Fitnessstudios wird Yoga ganz normal als Sport wie Zumba®, Aerobic etc. angeboten. Dabei kommt allerdings oft der Ruheaspekt zu kurz, den viele Praktizierende als wichtigen Bestandteil und Ausgleich zum Alltag ansehen. Mittelwege gibt es aber viele.

Frage 2: ***Die anderen im Kurs sind viel gelenkiger als ich. Wie kann ich besser werden?***

Dr. Weigl: Auf keinen Fall sollten Sie Yoga als Wettbewerb sehen. Sie machen die Übungen nur für sich. Sie sollten sich nicht mit anderen vergleichen. Die Fortschritte kommen bei regelmäßigem Training von alleine. Wenn Sie es übertreiben, ist das Verletzungsrisiko hoch.

Frage 3: ***Kann ich mir bei komplizierten Streckübungen nicht den Rücken verletzen?***

Dr. Weigl: Achten Sie immer auf die Signale, die Ihr Körper Ihnen sendet. Führen Sie eine Figur nicht weiter aus, wenn es wehtut. Das müssen Sie auch nicht, da es beim Yoga keinen Wettbewerb gibt (siehe oben). Bei vielen Positionen können Sie Haltungsfehler machen, die den Effekt reduzieren oder die gar ungesund sind. Ein erfahrener Lehrer kann Sie sicher und gesund anleiten.

„Okay, okay, ich gebe es zu", sagt Thorsten, „ich fühle mich nach dem Yoga wirklich erschöpft – und besser." Als er das gewinnende Lächeln in Julias Gesicht sieht, fügt er aber noch hinzu: „Aber Sport ist es wirklich nicht. Also, nicht so wie Krafttraining oder Fußball oder so. Nennen wir es… anstrengende Entspannung." „Einverstanden", sagt Julia und lächelt – und ist doch nicht ganz Thorstens Meinung…

4.3 KRÄFTIGUNGSÜBUNGEN FÜR EINEN DAUERHAFT STARKEN RÜCKEN

Eine gut ausgebildete Rücken- und Bauchmuskulatur ist das oberste Gebot für einen gesunden, starken Rücken. Wichtiger noch als lange, anstrengende Trainingseinheiten ist die Regelmäßigkeit. Die folgenden Beispielübungen führt Fußballweltmeister Thomas Berthold mindestens 2-3-mal wöchentlich durch, um seine Rücken-, aber auch Bauch-, Gesäß- und Oberschenkelmuskulatur fit und kräftig zu halten. Gerade ab 50+, wie bei Thomas Berthold, bilden die folgenden fünf Übungen ein Grundgerüst für einen beschwerdefreien Rücken.

GUT ZU WISSEN!

Eine kräftige Rückenmuskulatur braucht starke Gegenspieler. Vor allem die Bauch- und Gesäßmuskulatur, aber auch die Muskeln der Oberschenkel sollten deshalb in gleichem Maße wie die Rückenmuskulatur trainiert werden. Regelmäßige, kurze Trainingsintervalle, die Sie mehrmals pro Woche durchführen, stärken den Rücken und verbessern die Beweglichkeit der Wirbelsäule.

Im Zentrum von Mühsal liegen die Möglichkeiten.

ÜBUNG 1
Seitliche Rumpfmuskulatur, Bauch- und obere Rückenmuskulatur

Ausgangsposition

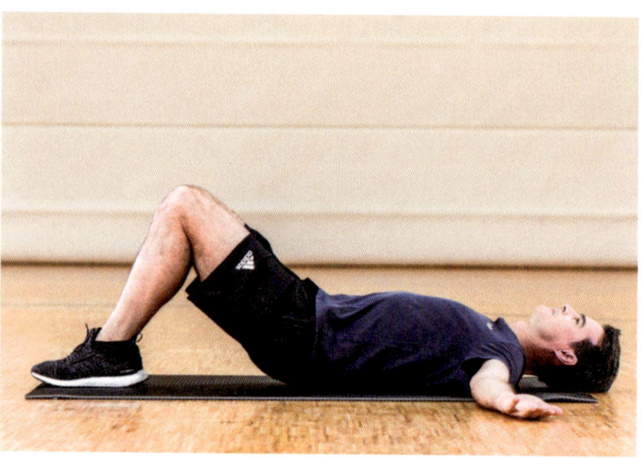

Zielposition

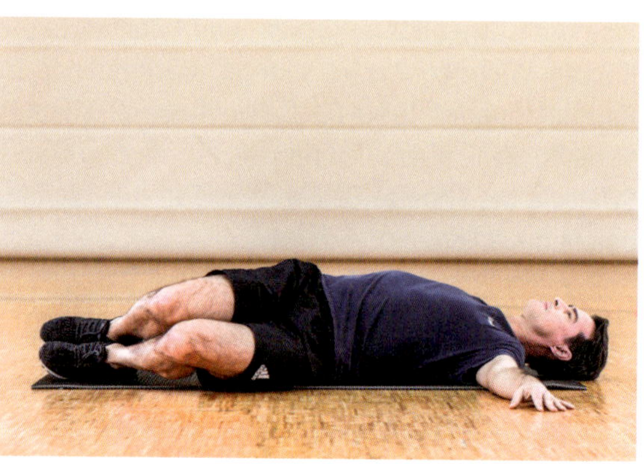

Thomas Berthold: Sie liegen mit aufgestellten Beinen (im 45°-Winkel) in Rückenlage auf dem Boden. Die Arme sind seitlich auf Schulterhöhe ausgestreckt, die Handflächen zeigen nach oben.

Senken Sie nun beide Knie zu einer Seite ab. Dabei drehen Sie Hüfte und Rumpf so weit wie möglich aus Brust- und Lendenwirbelsäule heraus, ohne dass Schultern und Arme den Bodenkontakt verlieren. Atmen Sie beim Absenken der Beine aus. Beim Einatmen richten Sie die Beine wieder auf und wiederholen die Übung zur anderen Seite. Sie sollten die Bewegung auf beiden Seiten bis zu 15-mal wiederholen, bevor Sie eine kurze Pause einlegen. Danach wiederholen Sie den gesamten Bewegungsablauf noch zweimal.

Dr. Weigl: Diese Übung hat gleich zwei positive Effekte. Einerseits trainiert sie verschiedene Muskelgruppen des Oberkörpers, andererseits verbessert sie die Beweglichkeit der Wirbelsäule. Durch das seitliche Ausdrehen des Rumpfs mobilisieren Sie die Wirbelsäule, während die Muskulatur im seitlichen Rumpf, im Bauch sowie im oberen Rücken angesprochen und gestärkt wird. Ein schöner Nebeneffekt: Wenn Sie diese Übung regelmäßig durchführen, werden Sie merken, dass Sie mit den Beinen immer weiter Richtung Boden kommen.

Um dem Rücken tatsächlich auch etwas Gutes zu tun, sollten Sie darauf achten, die Übung sorgfältig, korrekt und vor allem langsam auszuführen. Besonders wichtig ist, dass Schultern und Arme nicht den Kontakt zum Boden verlieren. Achten Sie also auf Ihre Atmung, spannen Sie die Bauchmuskeln an und vermeiden Sie schnelle oder ruckartige Bewegungen.

ÜBUNG 2
Schulter- und Rückenmuskulatur

Ausgangsposition

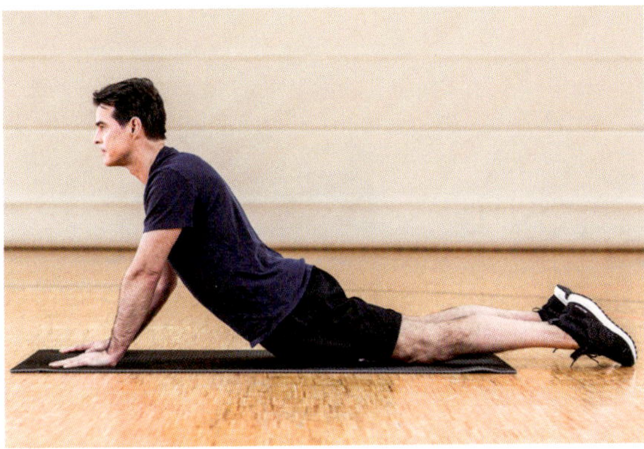

Zielposition

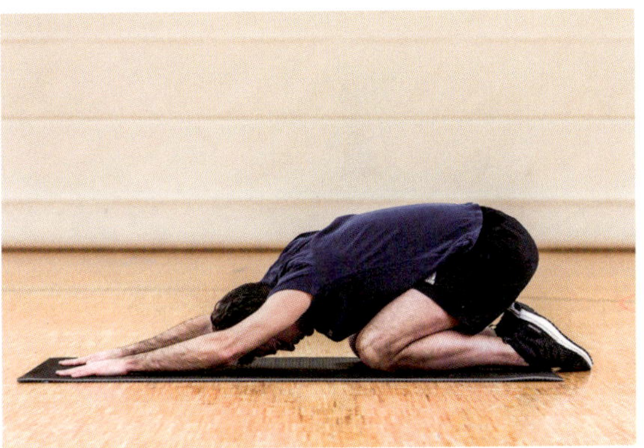

Thomas Berthold: Beginnen Sie im Vierfüßlerstand und beugen Sie sich so weit nach vorne, dass Rumpf und Oberschenkel eine gerade Linie bilden. Ihre Arme positionieren Sie unter den Schultern. Richten Sie den Blick zwischen Ihren Händen auf den Boden, damit die Wirbelsäule gerade bleibt.

Je weiter Sie den Rumpf nach vorne bewegen, desto mehr verlagern Sie das Gewicht auf Ihre Hände, gleichzeitig werden Beine und Knie entlastet. Ziehen Sie nun das Gesäß zurück, bis es fast Ihre Fersen berührt. Der Oberkörper sollte sich nun parallel zu den gebeugten Oberschenkeln befinden. Strecken Sie sich lang nach vorne, die Arme sind weit nach vorn gestreckt. Anschließend schieben Sie den Rumpf wieder nach vorne in die Ausgangsposition. Führen Sie die Bewegung 15-20-mal durch.

Dr. Weigl: Durch die Gewichtsverlagerung mobilisieren Sie bei dieser Übung die Schultern und den gesamten Rückenbereich. In der Entspannungsposition (Zielposition) werden Rücken- und Schultermuskulatur gedehnt, in der Vorwärtsbewegung gekräftigt. Einfacher wird die Übung, wenn Sie die Ellbogen leicht anwinkeln – so können auch vergleichsweise Untrainierte die Gewichtsverlagerung 15-20-mal durchführen. Für Trainierte bietet es sich an, die Übung mit gestreckten Armen durchzuführen und so die Anstrengung zu erhöhen.

ÜBUNG 3
Hintere Rumpfmuskulatur und Gesäßmuskulatur

Ausgangsposition

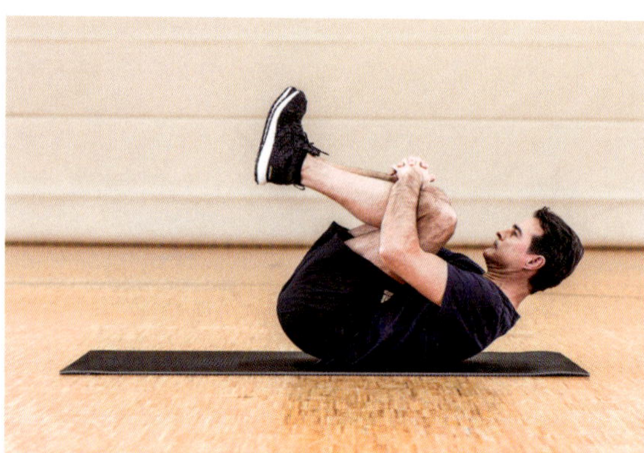

Zielposition

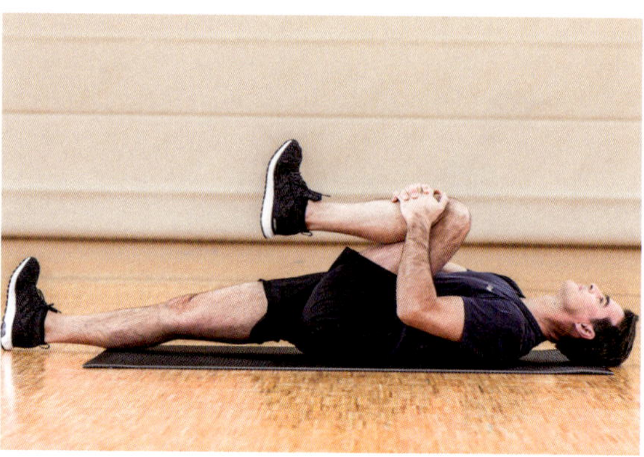

Thomas Berthold: Beginnen Sie in Rückenlage mit auf den Oberkörper gezogenen Beinen. Die Knie sind angewinkelt, Sie umfassen beide Knie und ziehen die Beine in Richtung Brust. Heben Sie gleichzeitig Kopf und Schultern vom Boden ab und ziehen Sie das Kinn in Richtung Ihrer Knie.

Lösen Sie nun die Spannung und führen Sie ein Bein gestreckt nach vorne, bis es auf dem Boden aufliegt. Gleichzeitig senken Sie den Kopf ab, um eine Streckung zu erreichen. Das andere Bein halten Sie angewinkelt auf dem Oberkörper und ziehen das Knie mit den Händen Richtung Brust. Winkeln Sie nun das gestreckte Bein wieder an und kehren Sie in die Ausgangsposition zurück. Anschließend wiederholen Sie die Übung auf der anderen Seite. Führen Sie die Übung im Wechsel ca. 10-15-mal pro Seite aus.

Dr. Weigl: Diese Übung dient in erster Linie der Dehnung, die beim Training häufig vergessen wird. Gedehnt wird die gesamte hintere Muskulatur des Rumpfs, aber auch die Gesäßmuskulatur.

Achten Sie darauf, dass Sie die Bewegung langsam und kontrolliert ausführen; das gestreckt gehaltene Bein sollte nicht auf den Boden fallen, sondern langsam abgelegt werden. Damit stärken Sie zusätzlich die vordere Oberschenkelmuskulatur – diese ist ebenfalls ein wichtiger Gegenspieler für einen starken und gesunden Rücken.

ÜBUNG 4
Rücken- und Gesäßmuskulatur, vordere sowie hintere Beinmuskulatur

Ausgangsposition

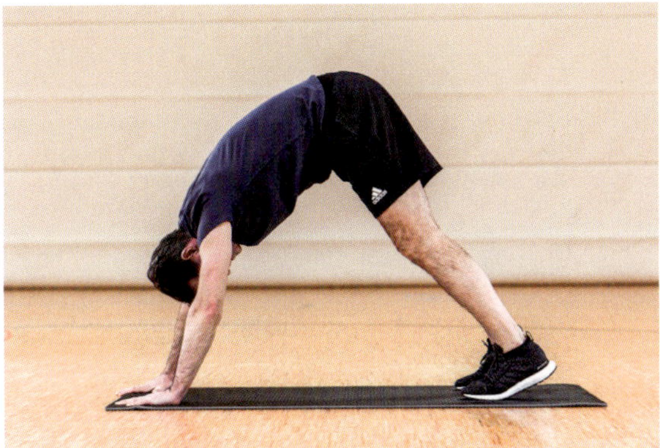

Zielposition

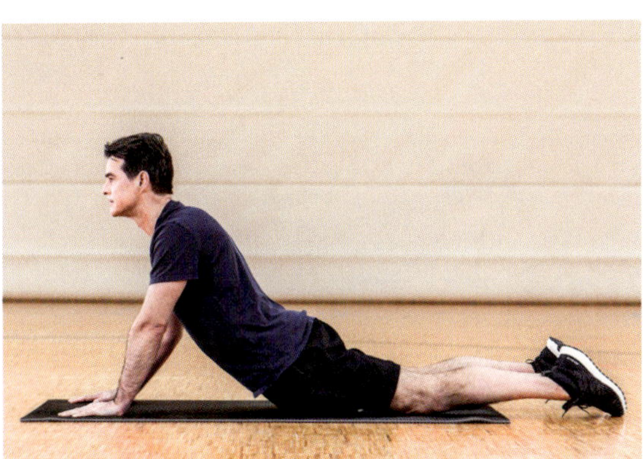

Thomas Berthold: Sie beginnen im Vierfüßlerstand. Strecken Sie gleichzeitig die Beine und Arme und ziehen Sie das Gesäß Richtung Decke. Von der Seite sieht es so aus, als würde Ihr Körper mit dem Boden ein Dreieck bilden. Ziehen Sie das Gesäß nach oben, bis Sie eine Dehnung in Beinen und Armen spüren. Die Fersen können dabei leicht angehoben werden, die Handflächen sollten vollständigen Bodenkontakt haben. Bringen Sie den Kopf in die Verlängerung der Wirbelsäule und richten Sie den Blick nach hinten auf Ihre Füße oder die gegenüberliegende Wand.

Anschließend bewegen Sie das Gesäß und die Beine Richtung Boden. Legen Sie Gesäß und Beine auf dem Boden ab. Die Arme bleiben gestreckt, der Oberkörper ist nach oben gebeugt. Heben Sie den Kopf und richten Sie den Blick nach vorn. Halten Sie diese Position für einige Sekunden und kehren Sie dann in die Ausgangsposition zurück.

Dr. Weigl: Diese Übung stammt aus dem Yoga und dient der Dehnung der gesamten vorderen und hinteren Muskeln. Gleichzeitig mobilisiert sie den Rücken, weshalb sie sich hervorragend für die Rückenschule eignet. Um dem Rücken nicht aus Versehen zu schaden, sollten Sie dabei jedoch ein paar Punkte beachten. Bspw. sollte der Kopf in der Ausgangsposition nicht zu weit überstreckt werden – es genügt, wenn Sie die gegenüberliegende Wand sehen; bis zur Decke muss Ihr Blick nicht gehen.

In der Zielposition sollten Sie darauf achten, dass Sie den Oberkörper nur so weit nach hinten beugen, wie es angenehm ist. Beginnt der Rücken zu schmerzen, sollten Sie die Bewegung sofort lösen, um ein zu starkes Hohlkreuz zu vermeiden.

ÜBUNG 5
Bauch- und Rückenmuskulatur, Schulter-, Rumpf- und Gesäßmuskulatur

Ausgangsposition

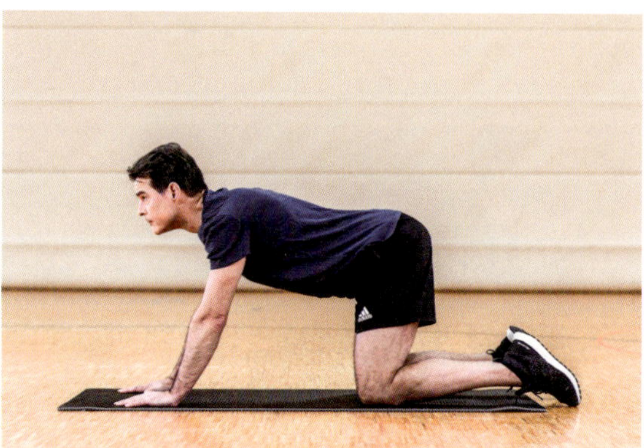

Zielposition

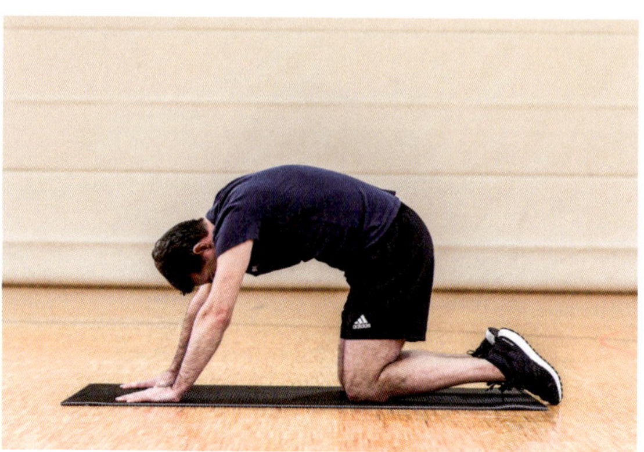

Thomas Berthold: Auch diese Übung beginnen Sie im Vierfüßlerstand. Sie knien mit rechtwinklig angewinkelten Beinen auf dem Boden; Ihre Arme befinden Sie senkrecht unter Ihren Schultern. Der Blick geht bei leicht angehobenem Kopf geradeaus. Drücken Sie den Oberkörper so weit wie möglich durch, sodass ein leichtes Hohlkreuz entsteht.

Ziehen Sie nun das Kinn Richtung Brust und wölben Sie gleichzeitig den Rücken nach oben, sodass ein Buckel entsteht. Halten Sie diese Position für einige Sekunden und bewegen Sie sich dann langsam wieder in die Ausgangsposition zurück. Wiederholen Sie den Bewegungsablauf bis zu 20-mal.

Dr. Weigl: So unscheinbar diese Übung erscheint, so groß ist doch ihr Nutzen. Je weiter Sie den Rumpf Richtung Decke ziehen, desto stärker fällt die Dehnung der Wirbelsäule aus. Gleichzeitig wird die Bauch- und Gesäßmuskulatur gedehnt. Die Übung, die Sie vielleicht als sogenannter *Katzenbuckel* aus dem Yoga oder der Rückenschule kennen, dient der Mobilisation des gesamten Rückens. Sie werden merken: Je öfter Sie diese Übung machen, desto beweglicher wird auch die Wirbelsäule.

ÜBUNG 6
Hintere sowie untere Rückenmuskulatur, hintere Oberschenkel- und Gesäßmuskulatur

Ausgangsposition

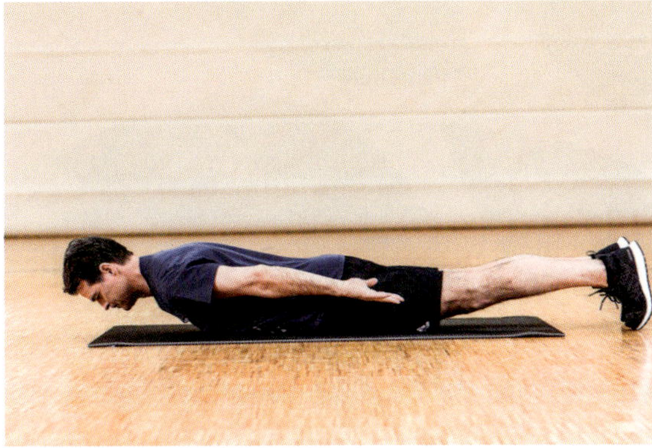

Zielposition

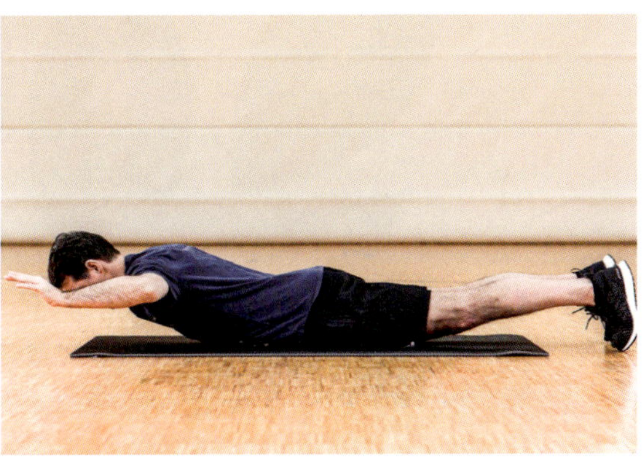

Thomas Berthold: Sie beginnen in Bauchlage auf dem Boden, Ihre Arme liegen parallel zum Oberkörper auf dem Boden, die Handflächen zeigen nach oben. Die Fußspitzen sind aufgestellt. Um die Übung zu beginnen, heben Sie den Kopf in der Verlängerung der Wirbelsäule vom Boden an, der Blick geht dabei Richtung Boden. Heben Sie auch die Arme parallel zum Boden an und spannen Sie Bauch- und Gesäßmuskulatur an.

Nun bewegen Sie beide Arme gleichzeitig nach vorn, bis die Hände (bei angewinkelten Ellbogen) neben Ihren Ohren sind. Halten Sie diese Position einige Sekunden. Dann führen Sie die Arme zurück nach hinten und legen den Oberkörper und die Arme ab. Atmen Sie beim Heben des Oberkörpers aus, beim Ablegen ein. Wiederholen Sie die Bewegung ca. 15-mal; nach einer kurzen Pause können Sie noch zwei weitere Sätze durchführen.

Dr. Weigl: Diese Übung ist dazu gedacht, die hintere, insbesondere untere Rückenmuskulatur zu kräftigen. Gleichzeitig wird auch die Gesäß- sowie die gesamte hintere Oberschenkelmuskulatur gestärkt. Achten Sie bei der Übung auf Ihre Atmung, die einen klaren Rhythmus aus Ausatmen (Aufwärtsbewegung) und Einatmen (Abwärtsbewegung) bilden sollte. Weil beim Heben des Oberkörpers und der Schultern ein leichtes Hohlkreuz entstehen kann, können Sie ein doppelt gefaltetes Handtuch unter Ihren Bauch legen – auf diese Weise belasten Sie die untere Wirbelsäule nicht so sehr.

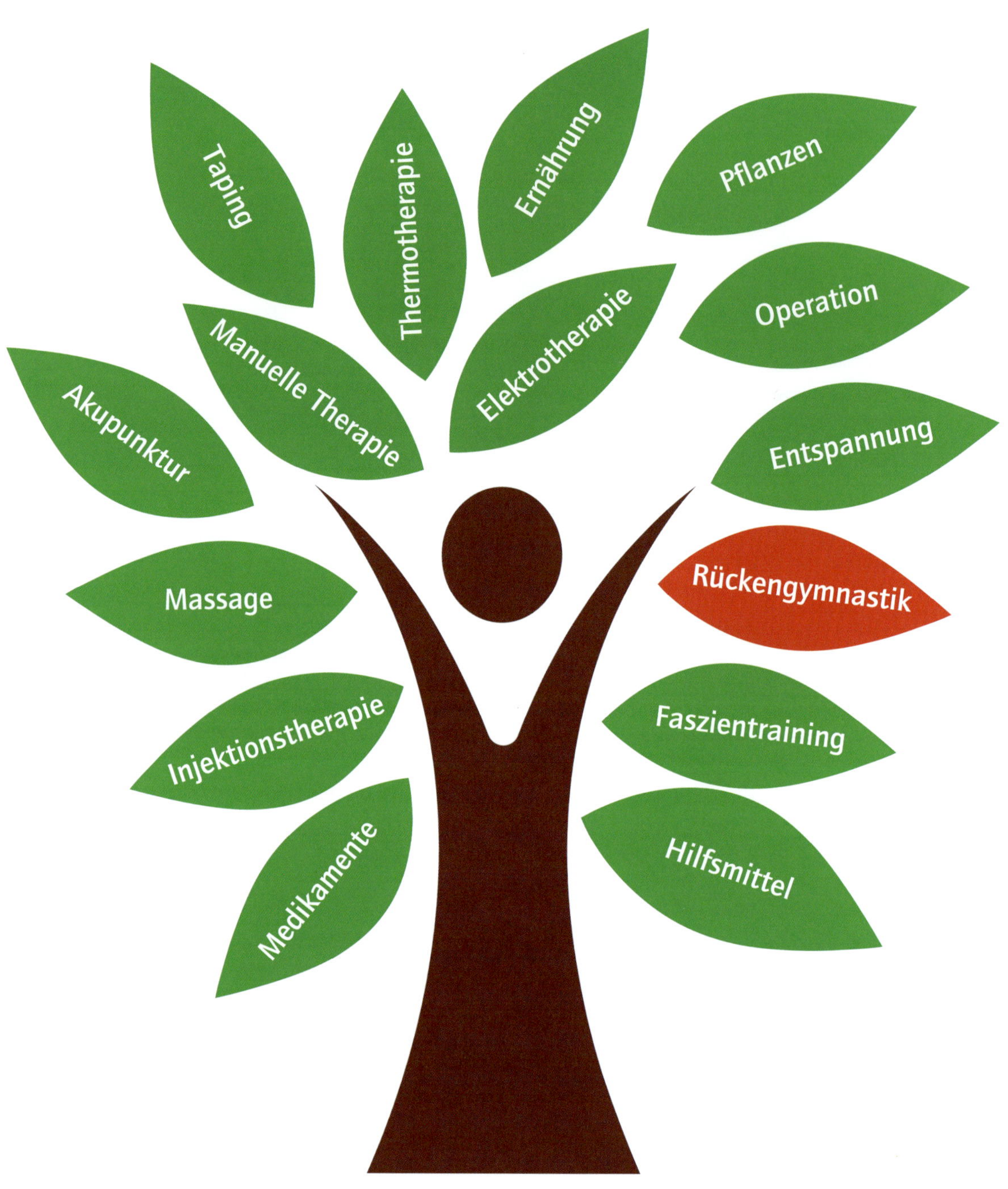
Taping
Thermotherapie
Ernährung
Pflanzen
Operation
Elektrotherapie
Manuelle Therapie
Akupunktur
Entspannung
Rückengymnastik
Massage
Injektionstherapie
Faszientraining
Medikamente
Hilfsmittel

4.4 SPEZIELLE RÜCKENGYMNASTIK – DIE ROLLE DER FUNKTIONELLEN GYMNASTIK BEI RÜCKENSCHMERZEN

Gastbeitrag von Sport- und Gymnastiklehrerin Gabi Fastner

„In unserem Alltag haben wir oft verlernt, unsere sensomotorischen Fähigkeiten zu trainieren. Gezielte funktionelle Gymnastik hilft dagegen."

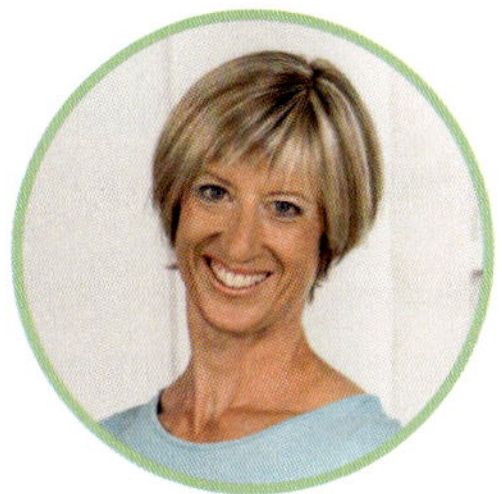

Wann sind Sie das letzte Mal über einen Baumstamm balanciert?

Das ist bestimmt schon etwas länger her, und wenn doch, dann Glückwunsch! Sie haben, vielleicht ohne es zu wissen, die wichtige Tiefenmuskulatur gestärkt!

Früher lag das Augenmerk beim Rückentraining auf den oberflächlichen, meist von außen sichtbaren Muskeln. Diese werden *Beweger* genannt, da sie unsere Gelenke hauptsächlich bewegen.

Jedoch zeigen wissenschaftliche Untersuchungen, dass ein Bewegen nicht funktioniert ohne eine Vorspannung der tiefen, gelenknahen Muskeln, der sogenannten *lokalen Stabilisatoren*. Sie schützen damit unsere Gelenke und Organe, richten den Rumpf auf und beugen Arthrose vor.

Zu den sogenannten *lokalen Stabilisatoren* zählen Anteile der Beckenbodenmuskulatur, der quere Bauchmuskel (M. transversus abdominis, auch *tiefer Bauchmuskel* genannt), Anteile des Zwerchfells und die tiefe Rückenmuskulatur (Mm. multifidii).

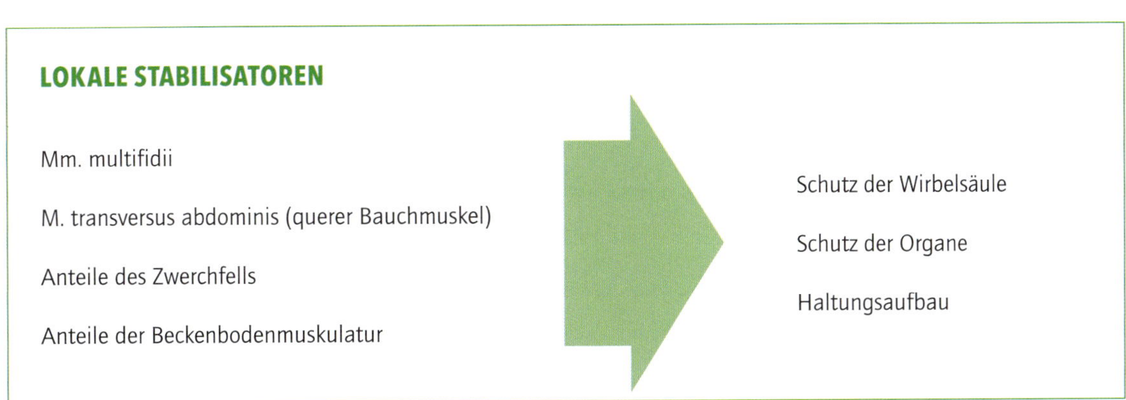

Muskeln bilden zusammen mit den Faszien ein stützendes Gerüst, das unseren Körper im Lot hält. Ist dieses Verhältnis gestört, kommt es zu einer Dysbalance, zu Fehlhaltungen und/oder Schmerzen.

Am besten erreichen Sie die Ansteuerung der tiefen Muskelschichten durch das Training der Sensomotorik!

Unter **Sensomotorik** versteht man das direkte Zusammenspiel zwischen dem Nervensystem und der Muskulatur. Die Sensorik ist für die Aufnahme und Weitergabe von Informationen an das zentrale Nervensystem verantwortlich. Die Motorik wiederum sorgt dafür, dass bestimmte Muskelgruppen angesteuert und angespannt werden.

Für diese Aufnahme und Weitergabe von Informationen besitzen wir unterschiedliche Wahrnehmungsrezeptoren, die unterschiedlich angesteuert werden können!

Trainieren können wir sie z. B. durch Impulse von außen, die das Gleichgewicht irritieren, durch statische Muskelanspannungen, durch dynamische Rotationsbewegungen, durch das Aktivieren unserer Sinne!

In unserem Alltag haben wir oft verlernt, unsere sensomotorischen Fähigkeiten zu trainieren. Wir bewegen uns meist auf festem Untergrund, halten uns fest, wenn es „wacklig" werden könnte, versuchen, unser Leben im Allgemeinen zu optimieren. Eigentlich ist das natürlich positiv, nur verlernen damit unsere wichtigen Stabilisatoren die Fähigkeit, sich unwillkürlich vor jeder Bewegung anzuspannen (Millisekunden vor der eigentlichen Bewegung).

Die Folge können Schäden an der Wirbelsäule, Bandscheibenvorfälle, Gelenkarthrose oder Stürze sein, da wir nicht reaktionsschnell genug sind.

Deshalb stelle ich Ihnen im Folgenden einige kurze Trainingseinheiten für den Alltag vor.

Optimal wäre es, sich pro Stunde ca. zwei Minuten lang zu bewegen!

Fangen Sie jetzt damit an!

ÜBUNGSBEISPIELE UND KURZE TRAININGSEINHEITEN FÜR DEN ALLTAG

ÜBUNG 1
Zähneputzen auf einem Bein

Stehen Sie während der Hälfte der Zeit auf einem Bein, wechseln Sie dann auf das andere Bein. Durch die Handbewegungen beim Zähneputzen werden Sie aus dem Gleichgewicht gebracht.

Minimale Bewegungen in Ihrem Rumpf erzeugen ein Anspannen der lokalen Stabilisatoren.

ÜBUNG 2
Barfuß laufen

In unseren Fußsohlen liegen unzählige Rezeptoren, die Informationen an das Gehirn weitergeben. Eine aufrechte Haltung fängt bei den Füßen an!

Wenn Sie barfuß über unebenen Boden gehen, trainieren Sie die wichtigen Fußmuskeln. Ihre Haltung wird sich verbessern.

ÜBUNG 3
Im Bus/Zug freihändig stehen

Aber bitte vorsichtig! Es sollte die Möglichkeit bestehen, sich jederzeit festhalten zu können.

Durch die unvorhersehbaren Bewegungen des Zuges/Busses werden die Rumpfstabilisatoren angeregt, unwillkürlich aktiv zu werden.

ÜBUNG 4
Auf einem Gymnastikball/Ballkissen sitzen

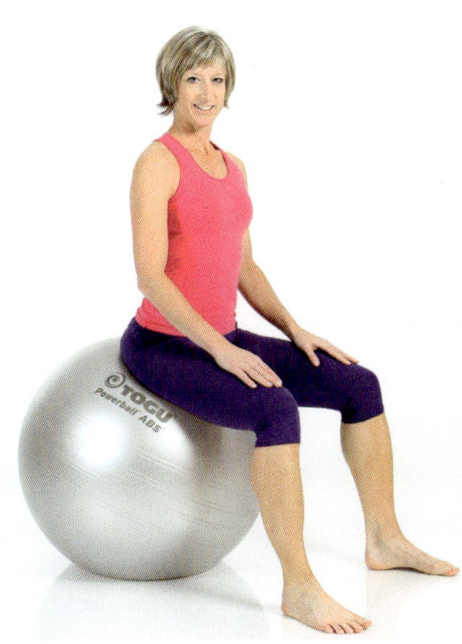

Setzen Sie sich zwischendurch, zu Hause oder im Büro, für eine halbe Stunde auf einen Gymnastikball.

Das aktiviert Ihre Rücken- und Bauchmuskulatur und entlastet den Rücken.

Größenempfehlung des Balls

Small = 36-45 cm Durchmesser/Körpergröße: bis 155 cm
Medium = 46-55 cm Durchmesser/Körpergröße: 156-165 cm
Large = 56-65 cm Durchmesser/Körpergröße: 166-178 cm
Xtra Large = 66-75 cm Durchmesser/Körpergröße: ab 178 cm

Wenn Sie sich nicht sicher sind, welche Größe für Sie die Richtige ist, setzen Sie sich auf die vordere Hälfte des Balls. Die Oberschenkel sollten dann leicht nach unten abfallen.

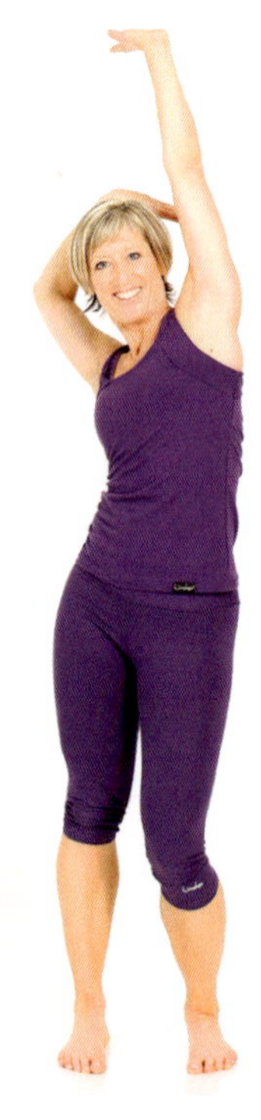

Sich räkeln und strecken

ÜBUNG 5
Sich räkeln und strecken

Strecken und räkeln Sie sich im Sitzen oder im Stehen. Dazu strecken Sie beide Arme in Richtung Decke und ziehen Sie im Wechsel einmal die rechte, dann die linke Körperseite lang. Wenn Sie diese Übung im Stehen ausführen, beziehen Sie ruhig auch Ihre Beine in die Bewegung ein.

Das durchblutet Ihre Muskulatur und entspannt Ihr Fasziengewebe.

ÜBUNG 6
Hackbewegungen mit den Unterarmen im Stand

Die Füße stehen hüftbreit geöffnet. Ihre Knie sind durchlässig, das heißt, etwas gebeugt und das Brustbein ist diagonal nach oben gehoben. Den Blick richten Sie in den Horizont.

Nun winkeln Sie beide Unterarme an und führen mit den Unterarmen kleine, schnelle Hackbewegungen aus. 20 Sekunden lang, dann kurz Pause machen und zweimal wiederholen.

Die kleinen Bewegungen in den Gelenksystemen aktivieren die Stabilisatoren.

ÜBUNG 7
Rüttelbewegungen

Setzen Sie sich auf die vordere Hälfte eines Stuhls. Nun legen Sie etwa in Brustbeinhöhe die Handflächen gegeneinander. Führen Sie mit den Armen kleine, schnelle Rüttelbewegungen nach rechts und links aus. 20 Sekunden lang, dann kurz Pause machen und zweimal wiederholen.

Die kleinen Bewegungen in den Gelenksystemen aktivieren die Stabilisatoren und kräftigen die Rückenstreckmuskulatur.

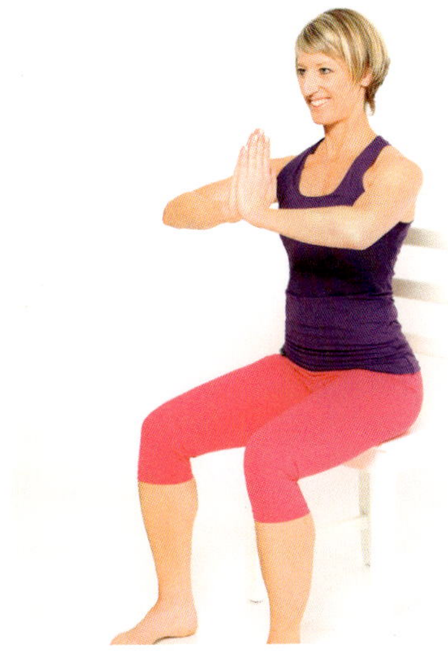

Kleine, schnelle Rüttelbewegungen nach rechts und links ausführen

ÜBUNG 8
Achterzeichnen im Einbeinstand

Stellen Sie sich auf ein Bein. Nun zeichnen Sie mit einer Hand eine liegende Acht in die Luft, kreuzen Sie dabei Ihre Körperhälfte. Verfolgen Sie Ihre Hand mit den Augen. Versuchen Sie, dabei den Kopf möglichst ruhig zu halten. 20 Sekunden lang, sich dann auf das andere Bein stellen und mit der anderen Hand die Acht zeichnen.

Sie trainieren Ihre Gleichgewichtsfähigkeit und Ihre optischen Analysatoren, die Augen.

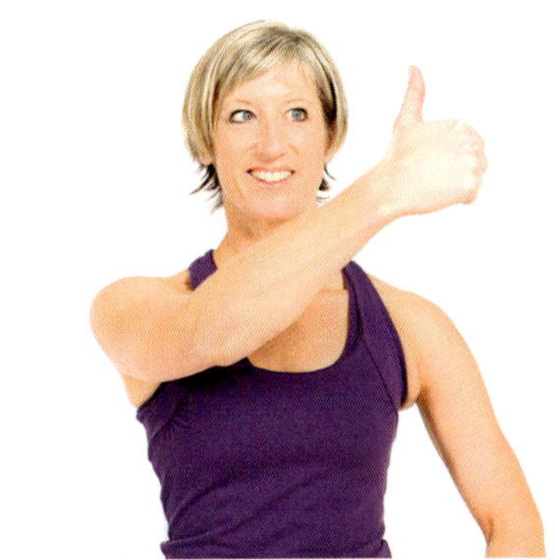

Achterzeichnen und mit den Augen die Hand verfolgen.

ÜBUNG 9
Kraft der Stabilisatoren

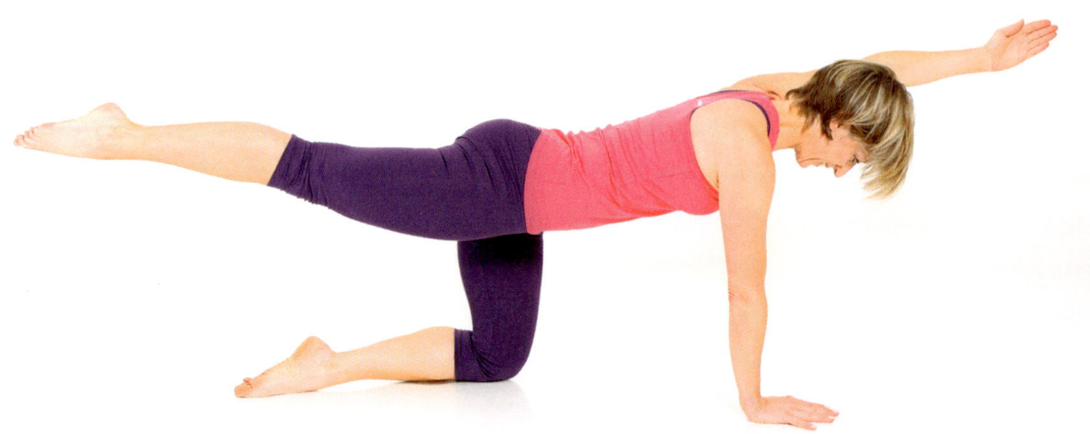

Den linken Arm und das rechte Bein strecken, dann die andere Seite strecken

Gehen Sie in den Vierfüßlerstand. Die Hände befinden sich senkrecht unter den Schultern, die Knie senkrecht unter den Hüftgelenken. Der Rücken bleibt während der Übung stabil in seiner neutralen Position (doppelte S-Krümmung der Wirbelsäule). Nun strecken Sie im Wechsel den rechten Arm und das linke Bein, und den linken Arm und das rechte Bein auseinander. Jede Seite 10-15-mal wiederholen.

Sie kräftigen die Rumpfstabilisatoren, die für eine aufrechte Haltung sehr wichtig sind.

ÜBUNG 10
Die Kraft der tiefen Bauchmuskulatur

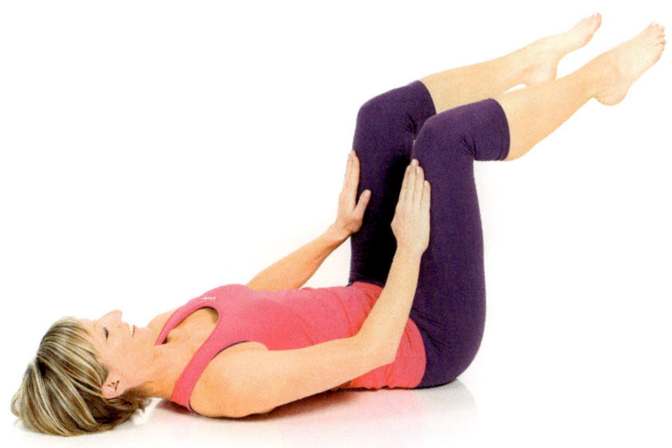

Mit beiden Händen gegen die Oberschenkel drücken

Legen Sie sich in die Rückenlage. Heben Sie beide Beine rechtwinklig an. Lassen Sie den Kopf bequem auf dem Boden liegen (wenn Sie möchten, legen Sie ein Handtuch unter den Kopf). Der Rücken liegt in neutraler Position auf dem Boden (doppelte S-Krümmung der Wirbelsäule). Am besten sehen Sie, ob Sie diese Übung richtig ausführen, wenn das Schambein und die Hüftknochen sich auf einer Höhe, das heißt, parallel zum Boden befinden. Lassen Sie den Atem während der Übung fließen! Nun drücken Sie mit beiden Händen gegen die Oberschenkel. Diese Spannung ca. 20 Sekunden halten, dann eine Pause machen und zweimal wiederholen.

Diese Übung stärkt den tiefen, auch queren Bauchmuskel genannt, der zusammen mit der Faszie im unteren Rücken ein Korsett um unseren Körper formt, somit den Rumpf stützt und die Organe schützt.

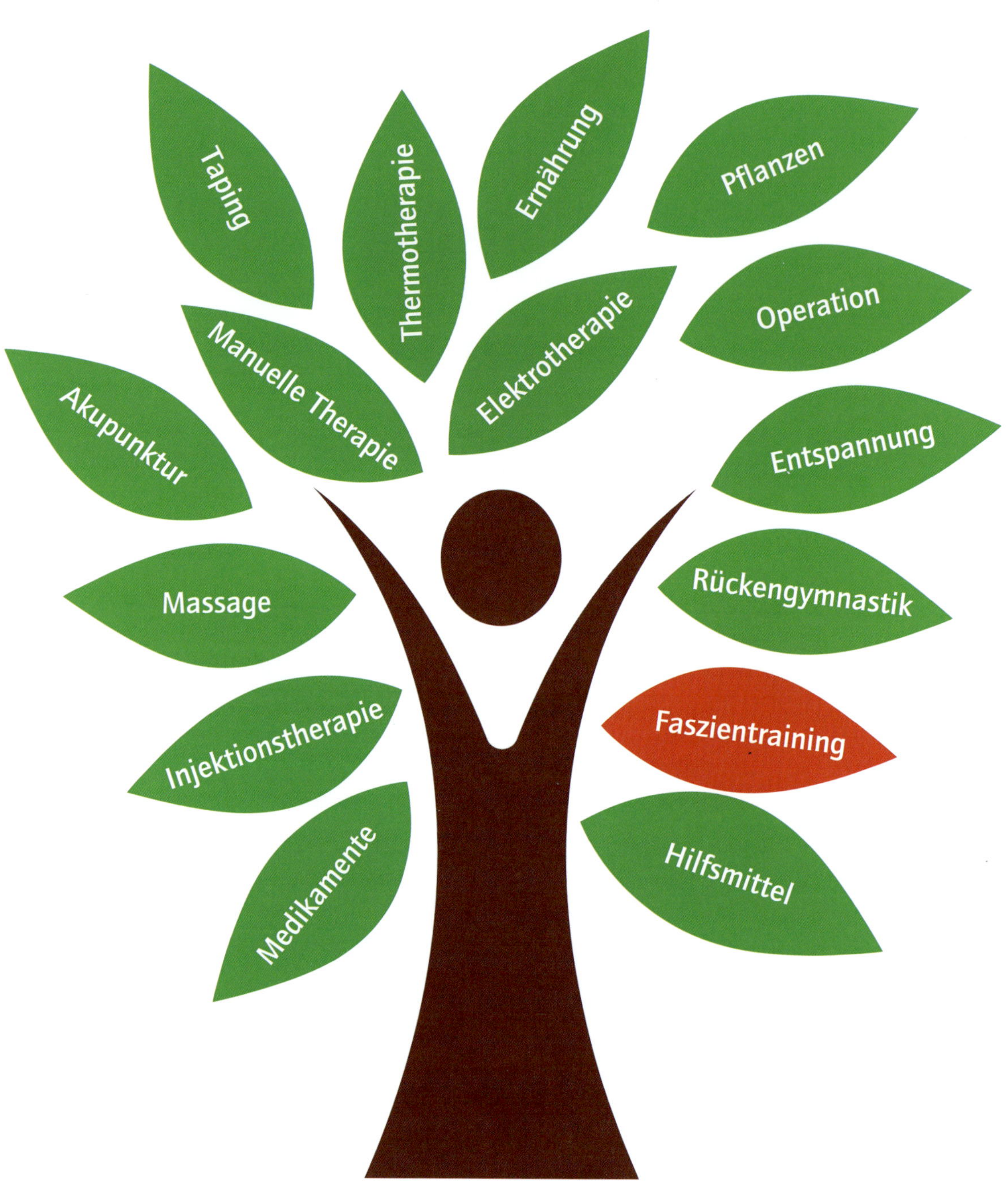
Taping
Thermotherapie
Ernährung
Pflanzen
Manuelle Therapie
Elektrotherapie
Operation
Akupunktur
Entspannung
Massage
Rückengymnastik
Injektionstherapie
Faszientraining
Medikamente
Hilfsmittel

4.5 FASZIENTRAINING BEI RÜCKENSCHMERZEN – DIE TOP-5-ÜBUNGEN

Gastbeitrag von Gunda Slomka

„Die Lumbodorsalfaszie gilt oft als potenzieller Auslöser tiefer Rückenschmerzen"

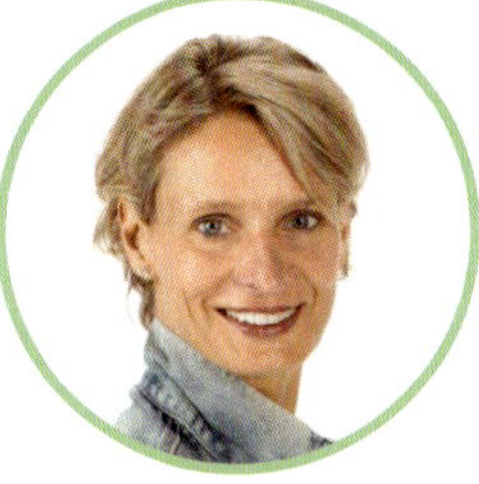

Stellen Sie sich einen Gummistrang vor, den Sie auf das Doppelte seiner Länge ziehen können. Wenn dieser aber von einem Gummimantel eingehüllt ist, der nur um ein Fünftel dehnbar ist, dann bringt auch die Elastizität des Strangs nichts. Über 20 % kommen Sie dann einfach nicht. Ähnlich verhält es sich mit unseren Muskeln und den sie umgebenden Faszien. Durch einseitige oder zu wenig Bewegung oder negativen Stress verlieren die Faszien ihre Elastizität. Die Folgen sind Steifheit und Verspannungen. In diesem Artikel zeigen wir die effektiven Übungen, die dazu beitragen, Ihren Faszien gezielt Ihre Beweglichkeit zurückzugeben und so Rückenschmerzen zu lindern und vorzubeugen. Die Übungen beanspruchen jeweils nur eine Minute und sind somit ideal für zwischendurch geeignet.

Irene betrachtet skeptisch die merkwürdige, bunt gesprenkelte Schaumstoffrolle in ihrer Hand. „Und was soll ich jetzt mit dieser künstlichen Seegurke?", fragt sie. Petra, die die Rolle mitgebracht hat, erklärt ihr, dass es sich dabei um eine Faszienrolle handle. „Du klagst doch immer über diesen steifen Nacken, hast aber keine Zeit für Sport", sagt Petra. „Da hilft dir dieses Ding wirklich weiter. Komm, ich zeige dir ein paar Übungen, die du einfach zwischendurch machen kannst!"

4.5.1 WAS SIND FASZIEN?

Die Muskeln, Knochen und Organe in unserem Körper sind eingepackt in eine Schicht aus Faszien. Sie grenzen die einzelnen Muskeln und Organe wie eine Schutzschicht voneinander ab, halten aber in unserem Körper auch alles zusammen – daher kommt auch die Bezeichnung **Bindegewebe**.

Gleichzeitig bestimmen sie auch die Spannung im Körper und wirken wie ein Stoßdämpfer. Daher finden sie in der Sportmedizin bei federnden Bewegungen, wie laufen, springen und werfen, besondere Beachtung. Kängurus und Gazellen verdanken ihre enorme Sprungkraft den Faszien.

Genau genommen gibt es unterschiedliche Arten von Faszien mit unterschiedlichen Funktionen, doch beschäftigen wir uns hier insbesondere mit denen der Rückenmuskulatur.

GUT ZU WISSEN!

Es ist erst wenige Jahrzehnte her, da hat man angenommen, dass nur die Rezeptoren an Gelenken und Muskeln Schmerzen und Wohlgefühle, also Sinneseindrücke, aufnehmen und an das Gehirn senden. Neue Forschungen haben aber herausgefunden, dass die Faszien zu einem erheblichen Teil dafür zuständig sind!

4.5.2 WAS BRAUCHE ICH FÜR EIN EFFEKTIVES FASZIENTRAINING?

Vorneweg: Faszientraining ist mehr als das Arbeiten mit einer Foamroll. Foamrolling erlangte in den letzten Jahren enorme Prominenz. Myofascialrelease Techniken können die Körperwahrnehmung födern, entspannen oder auch Schmerzkreisläufe durchbrechen. Grundsätzlich gilt es die Bewegungsprogramme durch das „neue" Wissen aus der Faszienforschung, um den physiologischen Baustein „Faszie" zu erweitern.

Gunda Slomka, selbst in der Faszienfoschung tätig, entwickelte die 5 Trainingssäulen des Faszientrainings.

1. Fascial Stretch: variantenreiche Dehnungen erneuern das fasziale Fasernetzwerk, lassen es sich neu ausrichten und erweitern sie die Bewegungsfreude durch Bewegungsfreiheit.
2. Fascial Elasticity: elastisches Arbeiten und kleine Federungen in den Endpunkten der Bewegungen bringen mehr Leichtigkeit und Elastizität in den Alltag.
3. Fascial Power: Krafttraining wirkt auch auf die Faszien und lässt ein spannungsvolles, kommunikatives Netzwerk entstehen.
4. Fascial Flow: Die Basis unserer Gesundheit liegt in der versorgenden Flüssigkeit der Faszien, die durch Bewegung zum Fließen gebracht werden muss.

5. Fascial Sense: Einen Großteil der Sensoren liegen in faszialen Strukturen. Sie sagen uns, wie wir im Raum stehen, geben Rückmeldung zur Temperatur, reagieren auf Druck und Zug und lassen Schmerzen entstehen. Über die Haut können wir auf dieses reichhaltige Rezeptorensystem Einfluss nehmen. Beispielsweise mit Faszienrollen.

DIE 5 SÄULEN DES FASZIENTRAININGS

Fascial Stretch	Fascial Elasticity	Fascial Power	Fascial Flow	Fascial Sense
Bewegungsfreude & Bewegungsfreiheit	Die Renaissance des Schwingens und Federns	SpannKRAFT im Netzwerk Tensegrity Moves	Alles im Fluss	Impulse für das Nervensystem

GUT ZU WISSEN!

Gesunde Ernährung und wenig negativer Stress halten die Faszien jung. Je nährstoffreicher unsere Nahrung ist, desto nährstoffreicher ist die Flüssigkeit unseres faszialen Systems.

TIPP

FOAMROLLTRAINING

1. Rollen Sie überwiegend ernährungsarme Körperregionen, beispielsweise über die Fußsohle oder den unteren Rücken!
2. Wenn Sie an den Beinen arbeiten, rollen Sie sanft, langsam und immer von den Füßen aufwärts zum Becken.
3. Spüren Sie Verhärtungen auf, schmelzen Sie langsam mit Ihrem Körper über diesen Druckpunkt bis er weich wird und nachgibt.
4. Arbeiten Sie maximal 2-3 pro Woche mit Rolltechniken. Das reicht aus.

4.5.3 DIE TOP-5-ÜBUNGEN

(aus *Faszien in Bewegung* von Gunda Slomka)

ÜBUNG 1
Mobilisation Brustwirbelsäule (thorakolumbaler Übergang)

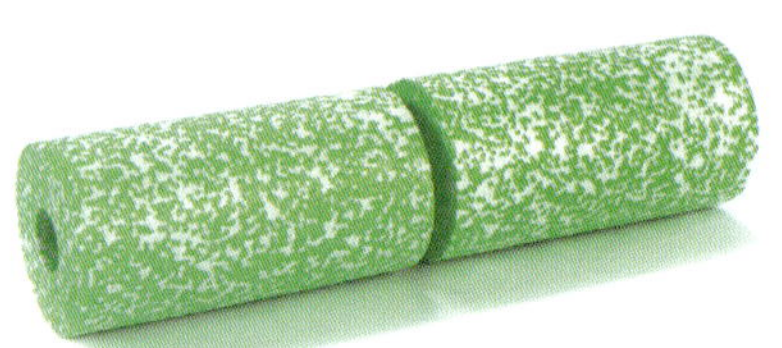

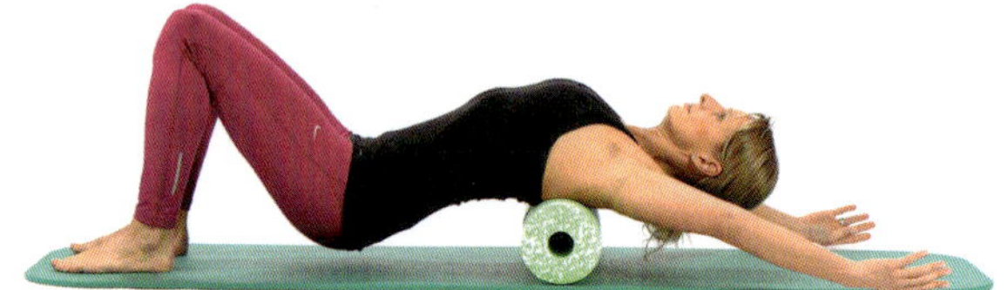

- Legen Sie sich mit der Brustwirbelsäule auf eine Foamroll. Besser noch auf ein Foamroll-Stecksystem, damit sich die Dornfortsätze in dem freibleibenden Spalt ohne Druck bewegen können.
    - Rollen Sie, vom unteren Rippenbogen ausgehend, sanft die Brustwirbelsäule aufwärts.
    - Verharren Sie auf der Höhe der unteren Schulterblattspitzen und lassen Sie Gesäß und Arme zum Boden sinken.
    - Lenken Sie Ihre Atmung in den Brustkorb.

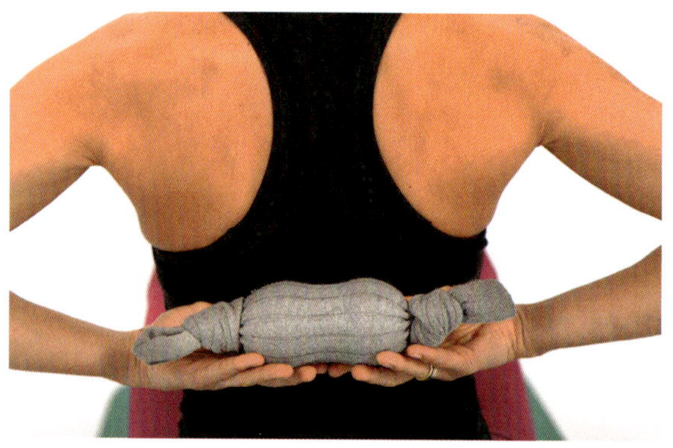

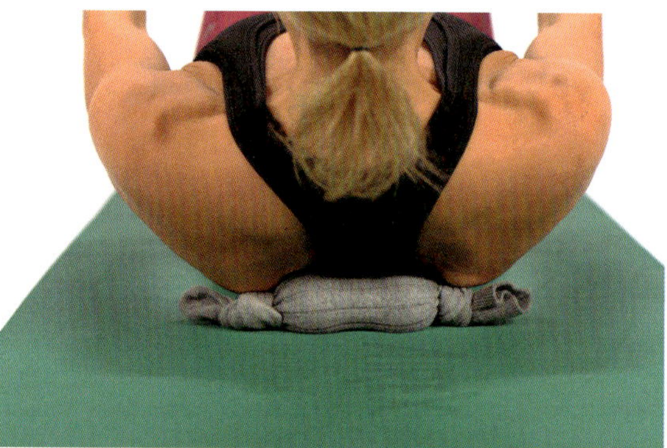

- Legen Sie zwei Tennisbälle in einen Strumpf und verknoten diesen. Nutzen Sie alternativ einen Duoball.
- Suchen Sie einen Ihnen bekannten Druckpunkt und „schmelzen" Sie langsam mit Ihrem Körper über das Faszien-Tool.

ÜBUNG 2
Lende (Lumbodorsalbereich)

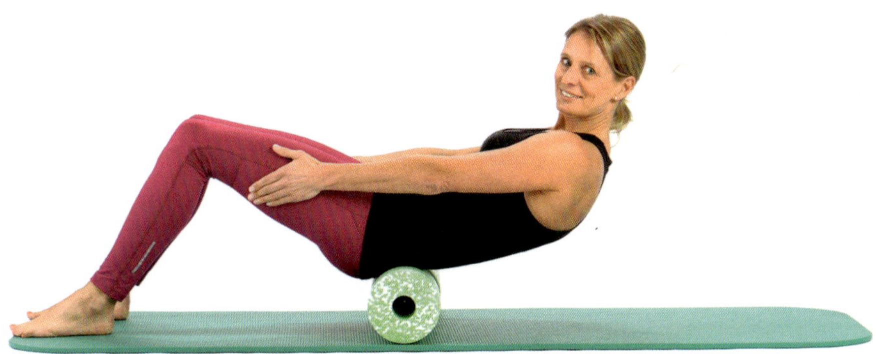

- Legen Sie sich mit Ihrem Kreuzbein auf die Foamroll (s. Übung 1 links), auf einen Duoball oder Actiball Relax.
    - Die Füße sind aufgestellt.
    - Der Oberkörper ist angehoben oder wahlweise mit dem Schultergürtel abgelegt.

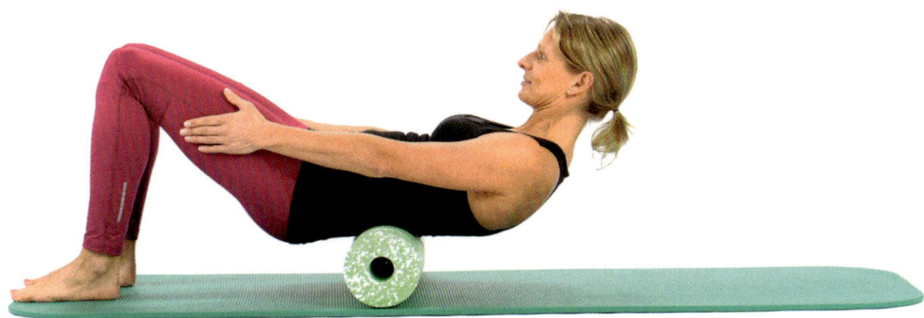

- Rollen Sie langsam vom Beckenkamm aufwärts bis zum unteren Rippenbogen.
    - Achten Sie darauf, dass die Dornfortsätze der Wirbelsäule belastungsfrei sind.

Gerade in ernährungsarmen (braditrophen) Geweberegionen, wie der Lumbodorsalfaszie, wirken sich die Druckschwankungen mittels Foamolltraining positiv aus.

ÜBUNG 3
DEHNUNG DER LANGEN RÜCKENLINIE

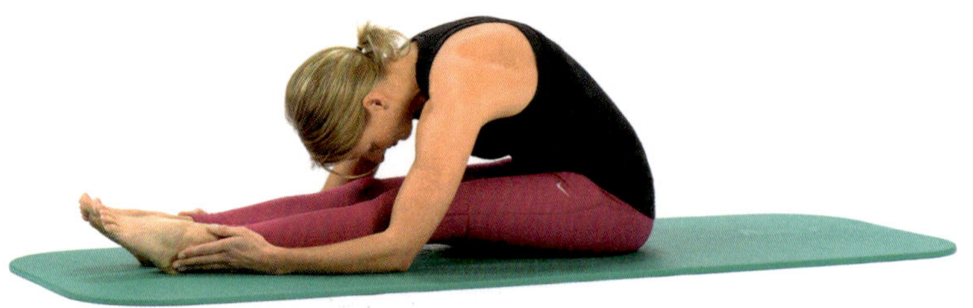

- Setzen Sie sich mit lang ausgestreckten Beinen auf den Boden.
- Kippen Sie Ihr Becken und beugen Sie Ihren Oberkörper nach vorne.
    - Rollen Sie Ihren Kopf dabei ein.

VARIANTENREICHES ARBEITEN:

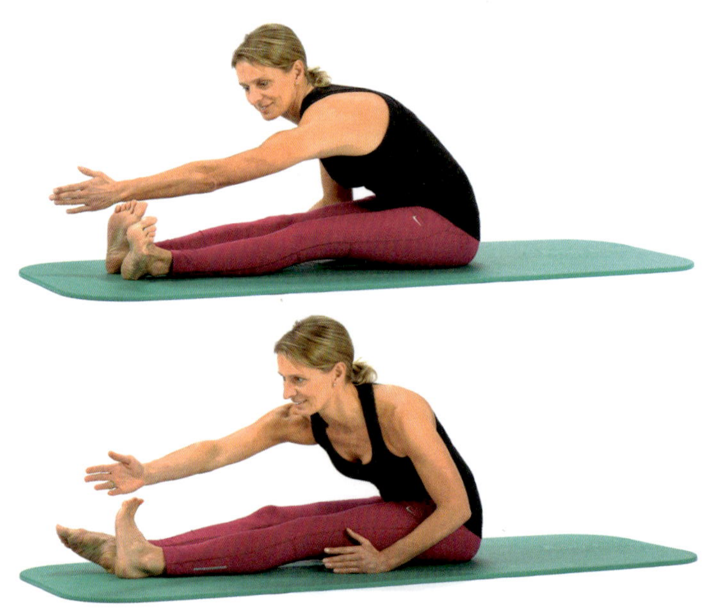

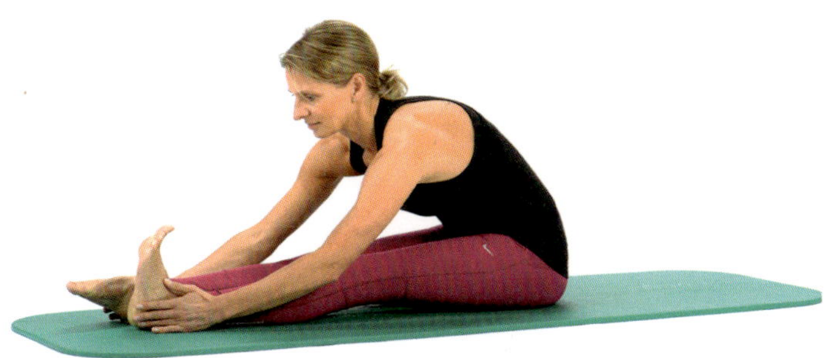

VARIATIONEN:

- Lassen Sie Ihren Oberkörper die Dehnung variantenreich erleben und verändern Sie die Zugrichtung Ihrer Arme nach vorne.
- Auch die Fußspitzen dürfen bewegt werden – ziehen Sie sie mal an (flex) und strecken Sie sie dann wieder.
- Auch Innen- und Außenrotationen sind erwünscht.
- „Spielen Sie mit der Bewegung."

ÜBUNG 4
Rumpfextension stehend

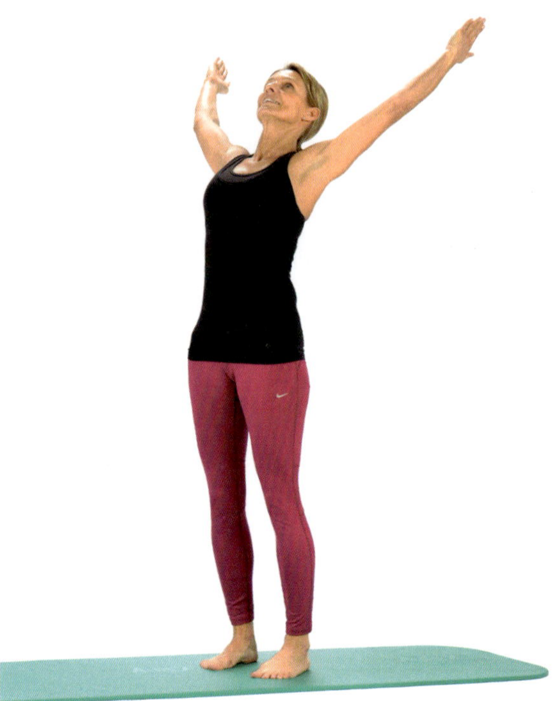

- Stehen Sie aufrecht.
- Führen Sie Ihre Arme zu einer großen „V-Position" nach oben.
- Die Arme dürfen jetzt das Blickfeld verlassen und hinter den Körper ziehen.
- Unter Beibehaltung der Grundspannung auf der vorderen Rumpfseite (Spannungslinie Brustbein-Steißbein) öffnen Sie Ihren Brustkorb und überstrecken Ihre Wirbelsäule.

ÜBUNG 5
Hüftstreckung (Hip Extension)

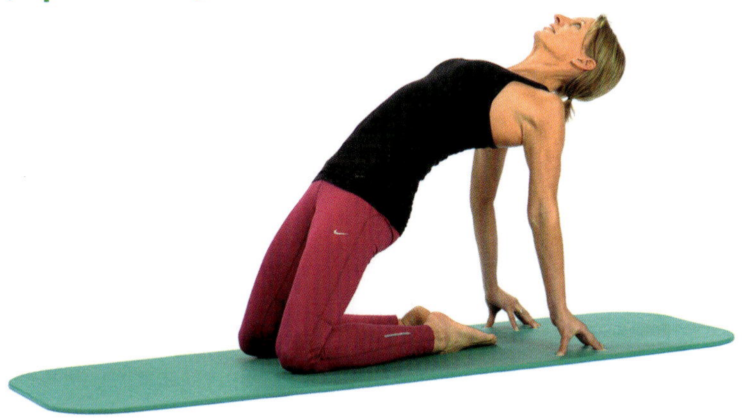

- Setzen Sie sich in einen aufrechten Fersensitz.
- Ihre Hände platzieren Sie hinter den Füßen.
- Schieben Sie Ihre Hüfte nach vorn, sodass sich Ihr gesamter Rumpf nach hinten (Wirbelsäulenextension) aufspannt.
    - Sie dürfen den Kopf nach hinten hängen lassen oder zunächst aktiv tragen.
    - Spannen Sie Ihre Gesäßmuskeln an, sodass Ihr Becken möglichst weit nach vorn in die Hüftstreckung geschoben werden kann.

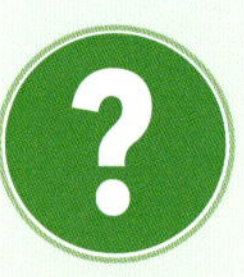

HÄUFIGE PATIENTENFRAGEN

Frage 1:	*Hat das Faszientraining irgendwelche Risiken?*
Dr. Weigl:	Es gibt ein paar Punkte, die allgemein beim Trainieren zu beachten sind (s. o.). Ein akutes Verletzungsrisiko besteht nicht mehr als bei jeder anderen Bewegung.
Frage 2:	*Ist der Nutzen wissenschaftlich belegt?*
Dr. Weigl:	Das Training mit der Rolle allein reicht nicht. Viel Bewegung und Dehnung trägt ebenfalls zu einem gesunden Fasziensystem bei. Tatsächlich wird die Wirkung des Faszientrainings zur Zeit erforscht. Einige Ergebnisse bestätigen eine gesundheitsfördernde Wirkung, andere sind skeptisch. Der allgemeine Tenor ist: Faszientraining ist bestimmt nicht das Wundermittel, als das es – wie so viele Trends in der Fitnessindustrie – angepriesen wird. Viele Praktizierende schwören allerdings auf die akute Wirkung und auf die Langzeitwirkung des Faszientrainings.

Irene steht an der Wand im Büro und hat eine Sportrolle im Rücken. Dabei bewegt sie sich auf und ab. „Hoffentlich sieht mich jetzt keiner… Und du bist dir sicher, dass das hilft?" Die Frage ging an Petra. Diese antwortet: „Also mir hilft es. Was sagst du? Aber mach erst mal." Nach einer Minute auf und ab streckt sich Irene. „Ja, ich glaube, es ist besser. Für den Augenblick zumindest. Vielleicht sollte ich mich mal mehr über Rückengesundheit informieren."

4.6 PEZZIBALLTRAINING MIT THOMAS BERTHOLD

Der **Pezziball**, landläufig auch als **Gymnastikball** bezeichnet, ist ein bewährtes und beliebtes Hilfsmittel in der Rückenschule. Regelmäßige Übungen mit dem vielseitigen Trainingsgerät können typischen Beschwerden im Rücken- und Nackenbereich, die durch langes Sitzen und mangelnde Bewegung entstehen, vorbeugen. Im Gegensatz zu anderen Fitnessgeräten macht sich der Pezziball die Schwerkraft zunutze und kann sich aufgrund seiner Formbarkeit optimal an den Rücken anpassen. Gleichzeitig trainiert er Bauch-, Gesäß-, Bein- und Armmuskulatur.

Der Pezziball ist in verschiedenen Größen (von ca. 36 bis circa 75 cm Durchmesser) erhältlich und sollte so ausgewählt werden, dass Sie eine Größe auswählen, die Ihrer Körpergröße und der Länge Ihrer Unterschenkel entspricht.

ÜBUNG 1
Bauchlage auf dem Pezziball

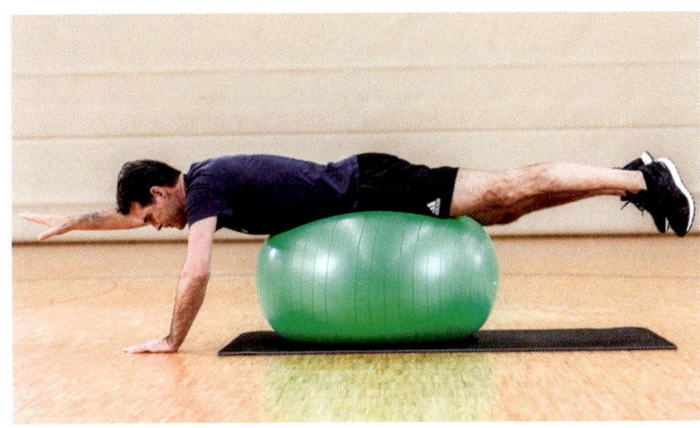

Thomas Berthold: Sie liegen in der Ausgangsposition in Bauchlage auf dem Pezziball und stützen sich mit den Händen und Fußspitzen auf dem Boden ab. Um die Wirbelsäule gerade zu halten, richten Sie den Blick auf den Boden. Spannen Sie nun Bauch- und Gesäßmuskulatur an und heben Sie langsam den linken Arm und das rechte Bein an. Halten Sie die Position einige Sekunden. Dann senken Sie Arm und Bein wieder ab und wiederholen die Übung auf der anderen Seite.

Wenn Sie wollen und können, dann versuchen Sie gerne auch für einige Sekunden beide Beine anzuheben – auf jeden Fall sollte aber ein Arm auf dem Boden bleiben (wie auf dem Foto zu sehen).

Dr. Weigl: Weil ein Arm und ein Bein auf dem Boden verbleiben, halten Sie das Gleichgewicht, ohne den Rücken zu belasten. Durch die Anspannung von Bauch- und Gesäßmuskulatur wird der Rücken entlastet; gleichzeitig wird die Rückenmuskulatur, insbesondere der große Rückenmuskel, und die Gesäßmuskulatur gestärkt. Wenn Sie sich auf dem Ball sicher fühlen und den Trainingseffekt verstärken möchten, können Sie einen Arm und beide Beine vom Boden abheben.

ÜBUNG 2
Stufenlagerung mit Pezziball

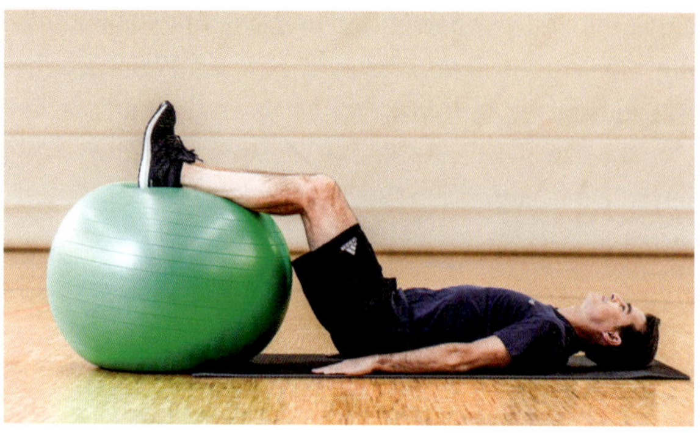

Thomas Berthold: Sie liegen flach auf dem Rücken, Ihre Beine liegen angewinkelt auf dem Pezziball, Ihre Arme parallel zum Oberkörper flach auf dem Boden. Mit den Füßen bewegen Sie nun den Ball nach rechts, wo Sie die Endposition einen Moment lang halten. Führen Sie den Ball zurück zur Mitte und dann nach links. Führen Sie die Bewegung langsam und kontrolliert durch und machen Sie bis zu acht Wiederholungen.

Dr. Weigl: Diese Übung hat gleich mehrere positive Effekte, vorausgesetzt, sie wird korrekt und vor allem langsam ausgeführt. Achten Sie darauf, dass der Rücken, insbesondere Lendenwirbelsäule und Kreuzbein, bei der Bewegung nach außen nicht den Kontakt zum Boden verliert. Richtig ausgeführt, stärkt diese Übung die Gesäß- und die schräge Bauchmuskulatur und verbessert die Beweglichkeit von Brust- und Lendenwirbelsäule.

ÜBUNG 3
Dehnung der Bauchmuskulatur auf dem Pezziball

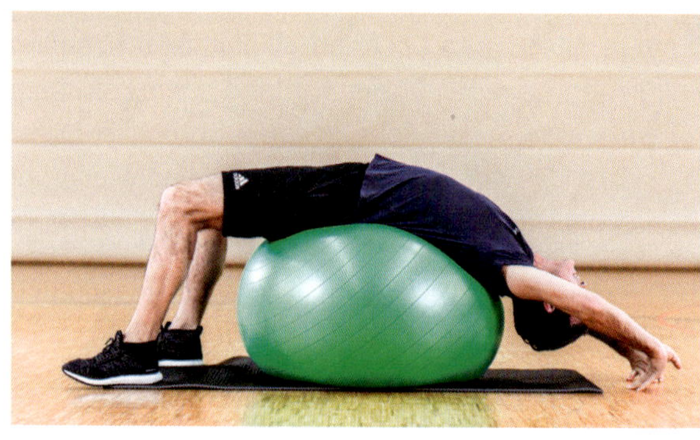

Thomas Berthold: In der Ausgangslage sitzen Sie auf dem Pezziball. Nun rutschen Sie mit den Füßen Stück für Stück nach vorne, bis Ihr Rücken auf dem Ball aufliegt. Legen Sie den Kopf auf dem Pezziball ab und strecken Sie die Arme über den Kopf nach hinten, bis Sie den Boden berühren. So können Füße und Hände Sie abstützen und in Balance halten. Nach ein paar Sekunden richten Sie den Oberkörper langsam wieder auf.

Dr. Weigl: Diese Übung dient in erster Linie der Dehnung der Bauchmuskulatur, die bei vollständiger Streckung erfolgt. Damit die Wirbelsäule gestärkt und nicht belastet wird, sollten Sie die Übung sehr langsam und bewusst ausführen und zu keiner Zeit den Kontakt zwischen Rücken und Ball verlieren – insbesondere beim Aufrichten ist das wichtig, um die Lendenwirbelsäule nicht zu stark zu belasten.

ÜBUNG 4
Brücke auf dem Pezziball

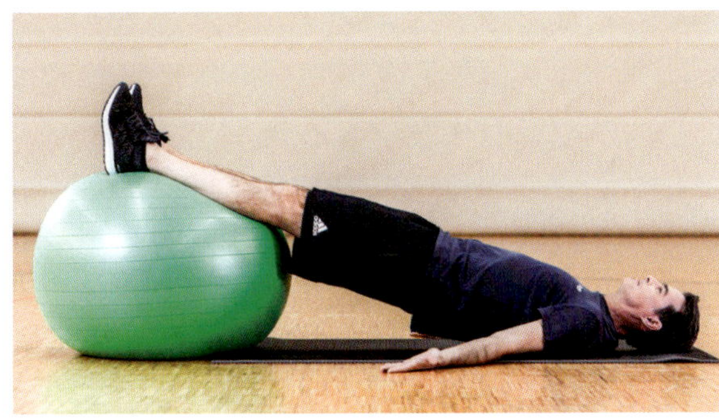

Thomas Berthold: Beginnen Sie in Rückenlage und stellen Sie beide Füße auf den Pezziball. Ihre Arme liegen flach neben dem Oberkörper auf dem Boden. Schieben Sie nun den Ball mit den Füßen so weit von sich weg, bis die Beine gestreckt auf dem Ball liegen. Nun heben Sie die Hüfte vom Boden so weit an, bis Beine und Oberkörper eine gerade Linie bilden. Halten Sie diese Position für einige Sekunden und rollen Sie den Ball anschließend (bei gehobener Hüfte) wieder zu sich heran, halten erneut und rollen den Ball dann wieder von sich weg. Legen Sie die Hüfte nun langsam wieder auf dem Boden ab und wiederholen die Übung bis zu fünfmal.

Dr. Weigl: Weil Sie mit den Füßen die Balance auf dem Pezziball halten und diesen gleichzeitig bewegen müssen, ist diese Übung zwar anstrengend, aber auch sehr effektiv. Vor allem die Gesäß- und die hintere Oberschenkelmuskulatur wird hier gekräftigt, aber auch die Bauchmuskulatur wird trainiert. Achten Sie darauf, dass Rücken und Beine während der gesamten Übung gerade bleiben und die Hüfte nicht absackt – am besten führen Sie diese Übung seitlich vor einem Spiegel durch, um Ihre Haltung überprüfen und korrigieren zu können.

ÜBUNG 5
Kräftigung der Bauchmuskulatur auf dem Pezziball

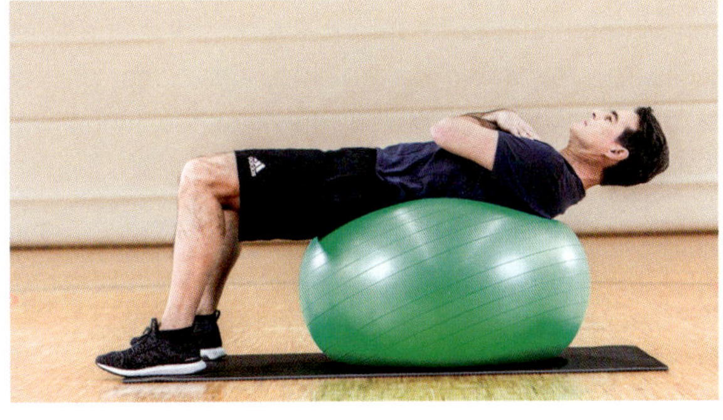

Thomas Berthold: Setzen Sie sich auf den Pezziball. Rollen Sie nun langsam mit der Hüfte nach vorne, bis Ihr Rücken auf dem Ball aufliegt. Die Beine sollten nun einen 90°-Winkel bilden; die Füße haben vollen Bodenkontakt. Nehmen Sie die Hände an den Hinterkopf oder verschränken Sie die Arme über dem Brustkorb. Spannen Sie Ihren Körper, insbesondere die Bauch- und Gesäßmuskulatur, an und heben Sie bei gestrecktem Rücken die Schulterpartie an. Nach einer 10-sekündigen Haltephase legen Sie die Schultern wieder auf dem Ball ab und wiederholen die Übung bis zu fünfmal.

Dr. Weigl: Diese Übung dient der Kräftigung von Bauch- und Gesäßmuskulatur. Vor allem die gerade Bauchmuskulatur bildet einen wichtigen Gegenpart zu einem starken Rücken – je besser diese trainiert ist, desto gesünder ist das für Ihren Rücken, weil Sie beim Heben die benötigte Kraft aus der Bauchmuskulatur anstatt aus dem Rücken holen können.

4.7 SIEBEN SPORTARTEN AUF DEM PRÜFSTAND – FLUCH ODER SEGEN?

„Gleichgültig, welche Sportart Sie bevorzugen: Gehen Sie ‚fremd' und machen Sie eine Ausgleichssportart. So gleichen Sie Ihren Körper und die Muskulatur aus."

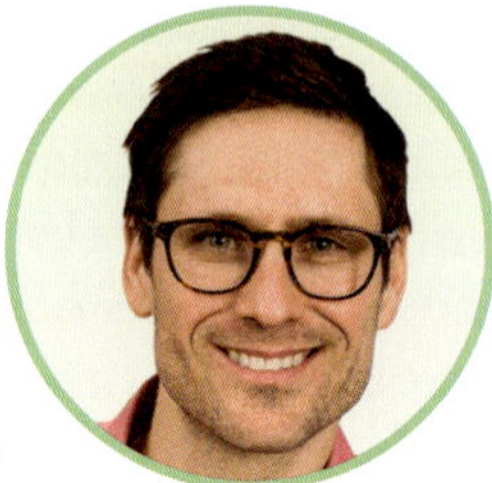

Klar ist: Bewegung ist für den Rücken stets besser als langes Sitzen oder einseitige Belastung. Allerdings sind manche Sportarten bei akuten Rückenschmerzen anderen vorzuziehen. Wenn Bewegungsmangel zu Rückenschmerzen führt, dann hilft dagegen Bewegung, sprich: Sport. Klingt einfach und ist außerdem gut für die Figur, die Haltung, Herz und Kreislauf sowie für das seelische Wohlbefinden.

Doch nicht jede Sportart schont die Wirbelsäule gleich gut oder kann sie stärken. Als Faustregel gilt: Ausdauersportarten wie Schwimmen oder Skifahren machen den Rücken stark; an Aktivitäten wie Fußball oder Tennis mit vielen abrupten Bewegungen muss sich ein untrainierter Rücken erst gewöhnen.

4.7.1 SPORT SOLL SPASS MACHEN!

Es bringt Ihnen nichts, wenn Sie sich informieren und sich anschließend für einen Sport entscheiden, der Ihnen überhaupt nicht zusagt. Zwar gehört immer etwas Selbstüberwindung dazu, wenn man anfangen soll, sich regelmäßig körperlich zu betätigen, nachdem man das vielleicht einige Monate hat schleifen lassen. Doch wenn Sie nach drei Wochen schon jegliche Motivation und Lust an der Disziplin verloren haben, haben Sie nur wenig gewonnen.

Ein weiteres Problem ist für viele die Zeit. Wenn Sie vielbeschäftigt sind und wenig Zeit haben, ist vielleicht eine Betätigung, die Sie über den Tag verteilt mehrmals machen können, besser für Sie geeignet als die Trainingseinheit, die Sie jedes zweite Mal absagen müssen, weil Ihnen ein Termin dazwischenkommt.

Einmal im Jahr Skifahren ist auch nicht die Art von Regelmäßigkeit, die Ihrem Rücken hilft. Probieren Sie verschiedene Sportarten und Trainingspläne aus, bis Sie etwas gefunden haben, das Ihnen Freude bereitet und das Sie mit Ihrer Zeitplanung vereinbaren können.

4.7.2 JOGGEN

NUTZEN

Der Klassiker unter den „Sie brauchen mehr Bewegung"-Lösungen. Zum Joggen braucht es keine festen Termine und keinen bestimmten Ort.

Als Ausdauersport zählt das Joggen ohnehin schon zu den rückenschonenden Sportarten, da es ohne Spitzenbelastungen viele Teile des Körpers gleichmäßig trainiert. Die Bein- und Rückenmuskulatur wird beim Laufen dabei genauso gestärkt wie das Herz-Kreislauf-System. Ihre Haltung verbessert sich bei regelmäßigem Training sichtlich. Empfehlenswert ist, etwa 3-4-mal die Woche laufen zu gehen.

RISIKEN UND HINWEISE

Bei Übergewicht werden Wirbelsäule, Hüft- und Kniegelenke besonders stark beansprucht. Je federnder der Untergrund ist, umso mehr schonen Sie Ihre Gelenke. Daher sind Wald- und Feldwege nicht nur angenehmer zum Laufen, sondern auch gesünder als Beton und Asphalt. Ein häufiger Fehler ist außerdem das falsche Schuhwerk. Sparen Sie also nicht am falschen Ende!

Nutzen	Belastungen und Risiken
Gut für Herz-Kreislauf-System	Stoß- und Druckbewegungen auf die Wirbelsäule (insbesondere bei Übergewicht)
Trainiert vor allem die Bein- und Rumpfmuskulatur.	Vermehrter Druck auf Hüft- und Kniegelenke
Verbessert die Haltung	Erhöhtes Arthroserisiko bei dauerhafter Fehl- und Überbeanspruchung
Beugt Rückenschmerzen vor.	

4.7.3 SCHWIMMEN

NUTZEN

Durch den Auftrieb im Wasser wird die Wirbelsäule entlastet. Wenn man dabei auch noch Gymnastik treibt oder Bahnen zieht, trainiert man also seine Rückenmuskulatur, ohne sie zu belasten. Als Ausdauersport ist das Schwimmen ebenfalls ein Segen für das Herz-Kreislauf-System. Schon regelmäßige Schwimmbadbesuche mehrmals die Woche für eine halbe Stunde zeigen Wirkung.

RISIKEN UND HINWEISE

Bis auf den Schmetterlingsstil, auf den Menschen mit akuten Rückenproblemen verzichten sollten, ist jeder Schwimmstil geeignet. Wenn Sie beim Brustschwimmen nicht wie die Schwimmprofis größtenteils mit dem Kopf unter Wasser bleiben, wird jedoch die Halswirbelsäule überstreckt. Achten Sie auch darauf, den unteren Rücken nicht durchhängen zu lassen. Wenn Sie Schwierigkeiten haben, können Sie Hilfsmittel wie Schwimmbretter zu Hilfe nehmen.

Nutzen	Belastungen und Risiken
Wegen des erhöhten hydrostatischen Drucks werden Muskulatur und Herz-Kreislauf-System schonend trainiert.	Beim Brustschwimmen wird oft die Halswirbelsäule überstreckt.
Stärkung der Rückenmuskulatur	Beinschlag beim Brustschwimmen schlecht bei Hüftarthrose und künstlichen (Hüft-)Gelenken
Der Stoffwechsel wird angeregt.	LWS kann bei Untrainierten durchhängen.

Das Geheimnis des Erfolgs ist anzufangen. (Mark Twain)

4.7.4 FUSSBALL

NUTZEN

Deutschland populärster Sport trainiert den ganzen Körper und viele verschiedene körperliche und kognitive Fähigkeiten. Das Ergebnis sind vor allem starke Beine und ein flexibler, starker Oberkörper.

RISIKEN UND HINWEISE

Aus rückenorthopädischer Sicht ist Fußball wegen der starken axialen Belastung eine mittelmäßige Lösung. Die vielen abrupten Bremsbewegungen können, besonders wenn Sie mit gleichzeitiger Drehung des Körpers einhergehen, die Muskulatur stark beanspruchen. Auch bei der körperlichen Konfrontation mit dem Gegner ist Vorsicht geboten. Das Verletzungsrisiko ist allerdings an den Gelenken am größten.

Nutzen	Belastungen und Risiken
Fordert den ganzen Körper.	Starke Gelenkbelastungen aufgrund abrupten Abbremsens
Kräftigung der Bein- und Rumpfmuskulatur	Erhöhte Gefahr von Kniearthrose
Kognitive Fähigkeiten werden angesprochen.	Erhöhte Verletzungsgefahr, insbesondere für Knie und Fuß

4.7.5 NORDIC WALKING/WANDERN

NUTZEN

Besonders für Einsteiger geeignet sind Nordic Walking und Wandern, weil sie den Rücken sehr schonend trainieren. Ohne sich zu verausgaben, aktivieren Sie Ihren Kreislauf und Ihre Bein- und Rückenmuskulatur, beim Nordic Walking auch die Schultern und Arme. Wandertouren durchs Gebirge und durch Wälder sind besonders im Urlaub sehr beliebt.

RISIKEN UND HINWEISE

Wie beim Joggen werden hierbei die Wirbelsäule sowie Hüft- und Kniegelenke beansprucht, allerdings in deutlich geringerem Maße. Die dünne Luft in hohen Bergregionen kann ein Risiko für Menschen mit Herz-Kreislauf-Problemen darstellen.

Nutzen	Belastungen und Risiken
Ideale Einsteigersportart: Herz-Kreislauf-System sowie Gelenke werden nicht so stark beansprucht.	Erhöhter Druck auf Muskulatur und Gelenke kann diese schädigen, aber im Vergleich zum Joggen deutlich geringeres Risiko.
Der gesamte Körper wird beansprucht, aber in dosierter Intensität: von Bein- über Rücken- bis Armmuskulatur.	

GUT ZU WISSEN!

Dass die meisten Menschen im Alter Muskelmasse abbauen, liegt nicht am Altern selbst. Es liegt vielmehr daran, dass die Menschen mit dem Alter immer weniger körperlich aktiv sind!

4.7.6 RADFAHREN

NUTZEN

Neben Schwimmen und Laufen ist das Radfahren die dritte klassische Ausdauersportart, die besonders gut für Herz und Kreislauf ist. Für wen Joggen wegen Gelenkproblemen nicht infrage kommt, der geht entweder ins Schwimmbad oder schwingt sich aufs Zweirad. Allerdings wird auf dem Rad die Oberkörpermuskulatur verhältnismäßig wenig gefordert. Wenn Sie den Radfahrerbuckel vermeiden und den Oberkörper gerade halten, können Sie dennoch Ihre Wirbelsäule entlasten.

Dabei spielt es übrigens keine Rolle, ob Sie auf der Straße, in der Natur oder im Fitnessstudio bzw. auf dem Heimtrainer in die Pedale treten. Ausdrücklich empfohlen wird das Radfahren bei Spondylolysen und Spinalkanalstenosen.

RISIKEN UND HINWEISE

Wie beim Joggen werden hierbei die Wirbelsäule sowie Hüft- und Kniegelenke beansprucht, allerdings weitaus weniger belastet. Das Radfahren gilt als ausgesprochen rückenfreundlich. Achten Sie darauf (wenn Sie nicht gerade professionell Rennrad fahren), den Lenker nicht zu niedrig einzustellen und den Rücken möglichst gerade zu halten.

Im Straßenverkehr besteht natürlich immer ein gewisses Unfallrisiko. Aus diesem Grunde wird Osteoporosepatienten das Standrad empfohlen.

Nutzen	Belastungen und Risiken
Stärkt vor allem das Herz-Kreislauf-System und fördert die Ausdauer.	Nach vorne gebeugtes Fahren beansprucht vor allem LWS-Bereich sowie Hüfte und Becken.
Aufrechtes Sitzen ist bei Problemen mit den Bandscheiben zu bevorzugen.	Die Halswirbelsäule kann (leicht) verspannen.
Nach vorne gebeugtes Fahren reduziert Beschwerden bei einer Spinalkanalstenose.	

4.7.7 YOGA

NUTZEN

Mehr Körpergefühl, Konzentration und Kraft, weniger Verspannung und innere Unruhe: Dem Yoga werden viele Eigenschaften zugeschrieben. Schon regelmäßige, einfache Übungen können helfen, Rückenschmerzen zu lindern und vorzubeugen.

RISIKEN UND HINWEISE

Manche Stellungen, wie die *Kobra* oder *Kerze*, dehnen den Rücken bzw. den Nacken sehr. Anfänger sollten es besonders dabei also ruhig angehen lassen. Allgemein gilt aber: Jede Bewegung ist langsam auszuführen. Das ist nicht nur besser für den Körper, sondern auch für den Kopf: Schließlich ist die Entschleunigung ein wichtiges Element beim Yoga.

4.7.8 TENNIS/BADMINTON/SQUASH/VOLLEYBALL

NUTZEN

Selbstverständlich unterscheiden sich Tennis, Badminton und Squash in einigen wesentlichen Punkten voneinander, besonders, was das Koordinations- und Reaktionsvermögen angeht. Eine gewisse Verwandtschaft ist ihnen dennoch nicht abzusprechen. Alle drei Ballsportarten trainieren den gesamten Körper und auch den Geist.

RISIKEN UND HINWEISE

Das häufige Beschleunigen und ruckartige Abbremsen, dazu noch die gleichzeitige Drehung des Oberkörpers bedeuten schwere, vielfältige Belastungen für die Wirbelsäule. Daher zählen sie eher zu den rückenbelastenden Sportarten. Das bedeutet allerdings nicht, dass grundsätzlich von ihnen abzuraten ist.

Mit ausgleichendem, regelmäßigem Ausdauertraining ist der Rücken stark und entspannt genug, diesen Herausforderungen gerecht zu werden. Achten Sie darauf, in der Grundstellung keinen Buckel zu machen und in die Knie zu gehen. Damit ist bereits ein großer Schritt zum rückenfreundlichen Match gemacht.

Nutzen	Belastungen und Risiken
Komplexe Beanspruchung von Körper und Geist	Abruptes Stoppen belastet stark die Gelenke (LWS, Hüfte und Knie).
Fördert die Ausdauer.	
Volleyball ist besonders gut bei Morbus Bechterew (aufgrund der Streckung).	

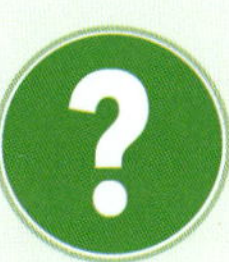

HÄUFIGE PATIENTENFRAGEN

Frage 1: ***Ich habe gehört, dass Tennis nicht gut für den Rücken ist. Sollte ich damit aufhören?***

Dr. Weigl: Tatsächlich beansprucht Tennis, wie viele andere Ballsportarten auch (Badminton, Squash, Volleyball, Fußball, Basketball, ...), die Wirbelsäule sehr. Wenn Sie ernsthafte Probleme mit dem Rücken haben, sollten Sie sich nur vorsichtig daran wagen. Wenn Sie Ihre Oberkörpermuskulatur aber gezielt zusätzlich mit Ausdauer- oder Kraftsport stärken, dann wappnen sie diese auch fürs Tennis.

Frage 2: ***Hat Radfahren überhaupt einen Effekt auf die Rückenmuskulatur?***

Dr. Weigl: Aktiv trainiert wird der Rücken beim Radfahren tatsächlich nur wenig. Eine starke Beinmuskulatur fördert allerdings eine gesunde Haltung. Außerdem wird der Rücken beim Radfahren wenigstens entlastet.

Frage 3: ***Seit ich das letzte Mal Sport getrieben habe, schmerzt mein Rücken. Was soll ich tun?***

Dr. Weigl: Finden Sie zunächst heraus, was die Ursache für den Schmerz ist. Ein Muskelkater ist nicht schlimm, aber durchaus unangenehm. Ziehen Sie dabei in Betracht, die Intensität des Trainings zu reduzieren. Handelt es sich aber um eine kleinere Verletzung der Muskulatur oder gar der Wirbelsäule oder die Schmerzen haben etwas mit einer Rückenschmerzerkrankung, die Sie schon vorher hatten, zu tun, sollten Sie Rücksprache mit Ihrem Arzt oder Therapeuten halten.

***Wer immer tut, was er schon kann,
bleibt das, was er schon ist. (Henry Ford)***

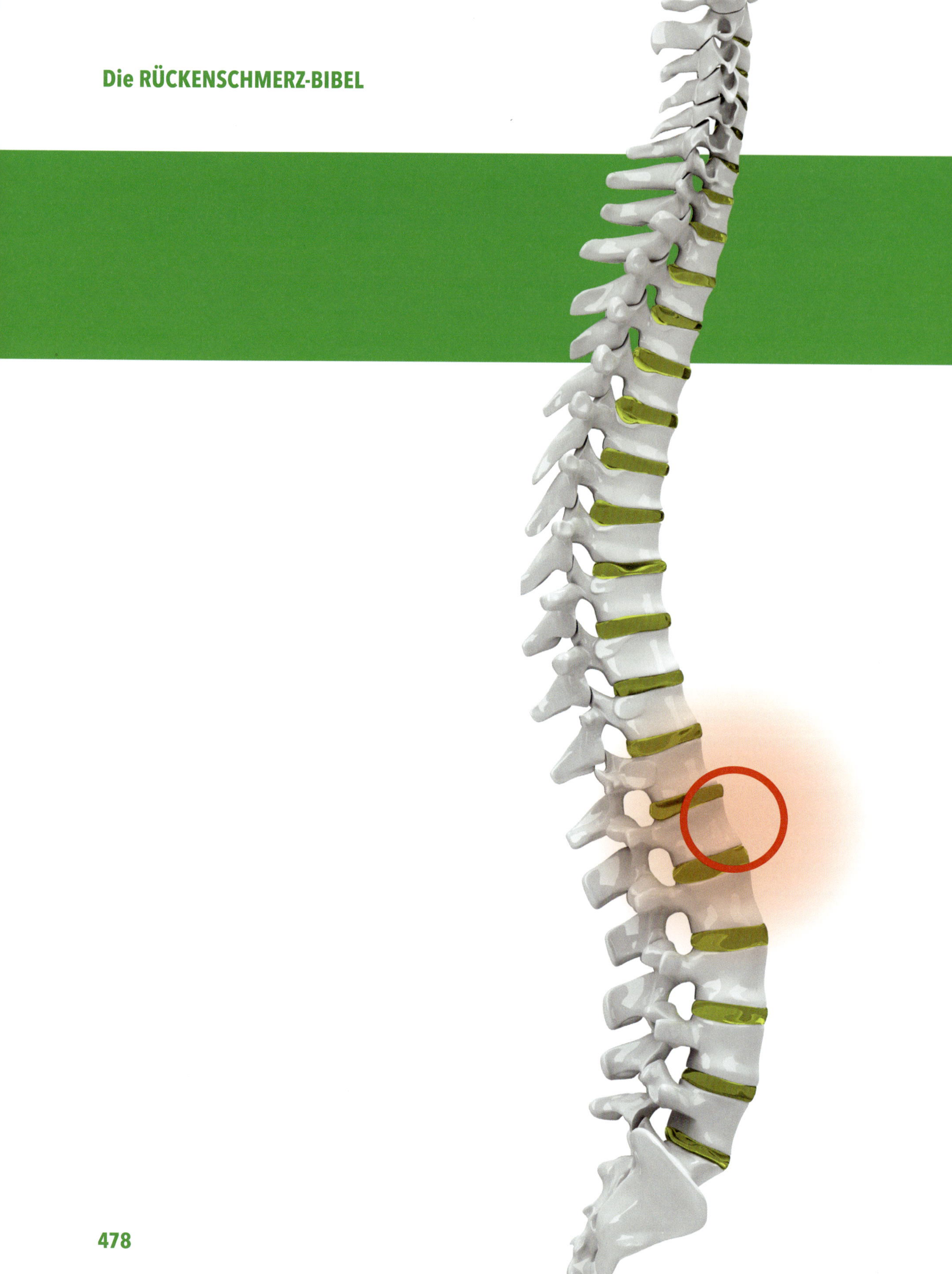

KAPITEL 5

IHR WEG ZUM GESUNDEN RÜCKEN – INDIVIDUELL | STRUKTURIERT | DAUERHAFT

5.1 DIE RÜCKENSCHMERZ-STOPP-KUR: DIE VIER FUNDAMENTALEN SÄULEN

Nachdem Sie nun so viel über die Ursachen und Therapiemöglichkeiten gelesen haben, wie geht es weiter?

Erfolg ist nichts, das einfach passiert, aber es ist einfach, Erfolg zu haben.

Da jede Rückenerkrankung so individuell sein kann, wie der Patient, ist es wichtig, die Therapie vollkommen auf die jeweiligen Anforderungen abzustimmen. Also: Bestimmen Sie Ihren eigenen bildlichen Blumenstrauß.

TIPP

UM DIES ZU ERREICHEN, SOLLTEN SIE FÜNF TIPPS BEHERZIGEN

1. Informieren Sie sich detailliert über Ihre Erkrankung. Haben Sie alles verstanden, was der Arzt Ihnen erklärt hat?
2. Definieren Sie gemeinsam mit Ihrer Familie und Ihrem Therapeuten ein klares Therapieziel.
3. Besprechen Sie mit Ihrem Arzt einen gemeinsamen Behandlungsplan. Erstellen Sie eine gemeinsame Road Map, auf der Sie auch Zwischenziele festhalten.
4. Wählen Sie einen ganzheitlichen Ansatz. Die *Blumenstraußtherapie* führt durch Trial and Error zum Erfolg.
5. Testen, kontrollieren und passen Sie Ihre Therapie regelmäßig an.

Wenn Sie sich langfristig und dauerhaft einen gesunden Rücken wünschen, dann sollte der Therapieblumenstrauß nicht nur aus verschiedenen Blumen bestehen, sondern auf vier Säulen fußen.

Die ganzheitliche und strukturierte Durchführung dieser vier Säulen nenne ich die **Rückenschmerz-Stopp-Kur**. Ihre Eckpfeiler verbinden Nerven, Körper, Psyche und Ernährung. Diese Kur ist nicht nur ein theoretisches Konstrukt, sondern kann durch gezielte und klar definierte Maßnahmen eine umfassende Therapie bilden.

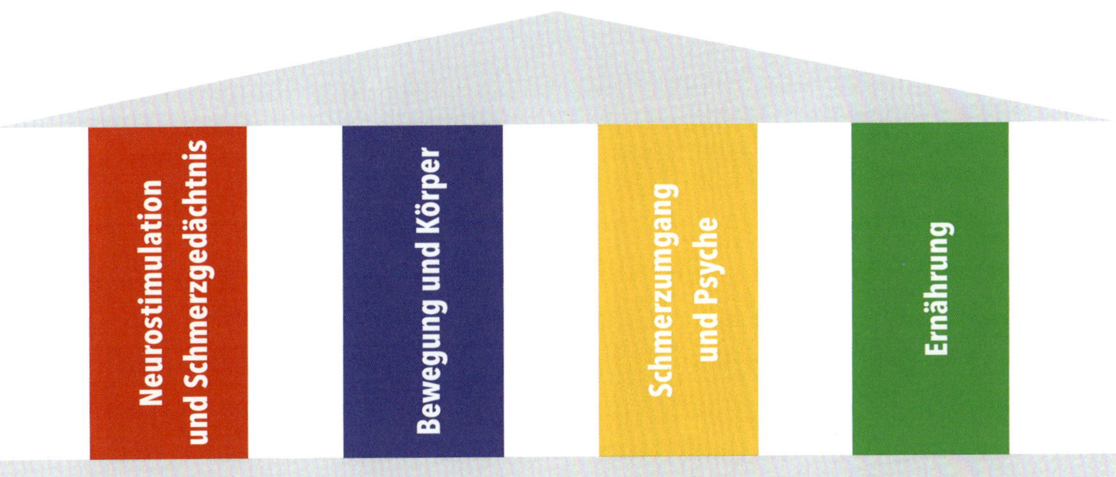

1. **Neurostimulation und Schmerzgedächtnis:** Die sogenannten *Schmerzfasern* und die involvierten Nervenzellen sollten gezielt stimuliert und auf physiologische, d. h. natürliche Weise, wieder normalisiert werden. Das sogenannte *Schmerzgedächtnis*, das sich häufig bei wiederkehrenden, lang anhaltenden Schmerzen entwickelt, muss wieder gelöscht werden. Eine gezielte Neuromodulation ist ein wesentlicher Teil der Therapie, da die Stimulation den negativen „Schmerz-Lern-Prozess" wieder zurückbildet.

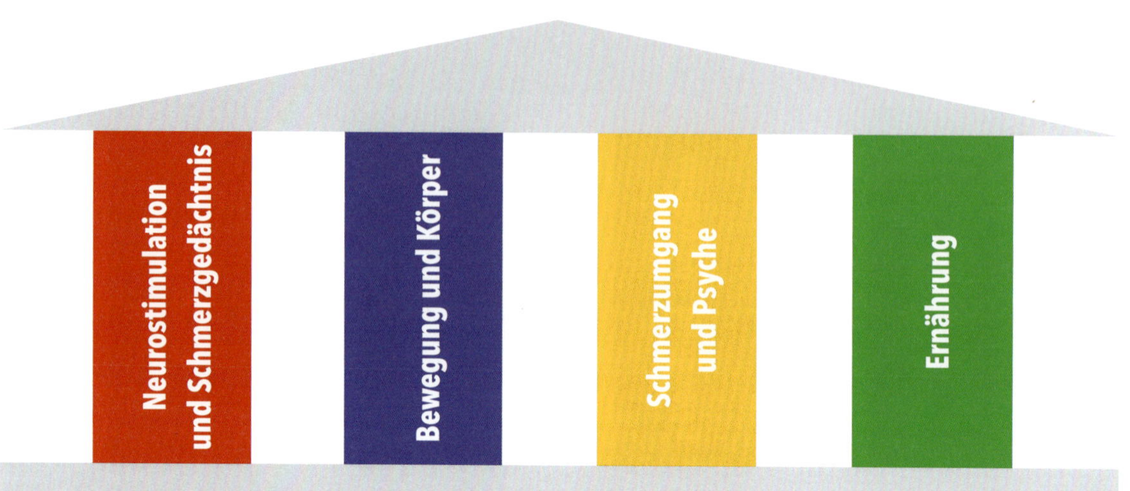

2. **Bewegung und Körper:** Der Eckpfeiler Bewegung und Körper setzt sich aus drei Schwerpunkten zusammen.

Schwerpunkt 1 – Dehnung: Eine große Bedeutung bei wiederkehrenden Schmerzen, gleichgültig, welches Gelenk oder welcher Körperteil betroffen ist, haben sogenannte *muskulär-fasziale Verspannungen*. Verspannte und verkürzte Muskeln, wie sie oft durch einseitige Nutzung entstehen, können im Gehirn Prozesse bzw. Alarmzeichen auslösen, die sich in der Folge als Schmerz und Blockade in Muskeln und Faszien zeigen. Diese Blockade zu lösen, gelingt durch gezielte Dehn- und Entkrampfungsübungen.

Schwerpunkt 2 – Kräftigung: Parallel ist es wichtig, eine gezielte Stärkung bestimmter, zumeist unterentwickelter Muskeln zu erreichen. Die Muskulatur sollte also nicht nur gedehnt, sondern auch gezielt gekräftigt werden.

Schwerpunkt 3 – Bewegung: Unabhängig von gezielten Dehnungs- und Kräftigungsübungen ist eine allgemeine (erhöhte) Bewegung sehr entscheidend. Bewegung beeinflusst positiv nicht nur das Herz-Kreislauf-System, sondern u. a. auch den Austausch von sogenannter *Gelenkflüssigkeit* sowie Nährstoffen für Knorpel und Knochen. Übungen ohne generelle Bewegung sind somit nur die halbe Miete.

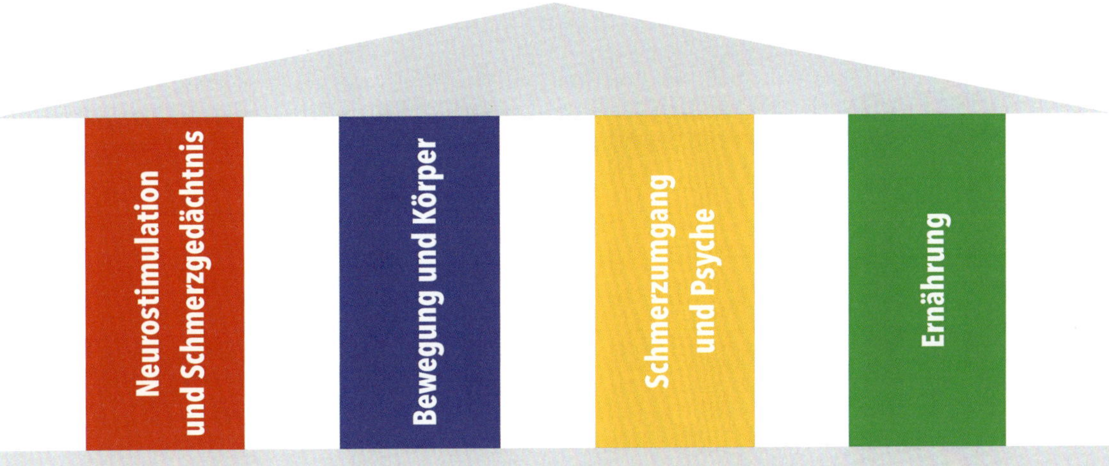

3. **Schmerzumgang und Psyche:** Neben der physiologischen (Neurostimulation und Schmerzgedächtnis) und der physiotherapeutischen Behandlung (Bewegung und Körper) ist auch die seelische Auseinandersetzung mit dem Schmerz entscheidend für die Behandlung des Schmerzgedächtnisses. In diesem Zusammenhang lautet die kontinuierliche und sich immer wieder wiederholende Frage: „Wofür ist dieser Schmerz gut?"

Um diese Frage strukturiert und gezielt beantworten zu können, empfehle ich ein dreistufiges Verfahren:

Stufe 1 – Körperbild: Verschaffen Sie sich einen Überblick darüber, welche Stellen Ihres Körpers Ihnen wehtun, wo überall Schmerzen bestehen.

Stufe 2 – Zusammenführung von Schmerz und Ursache des Schmerzes: Fügen Sie den Schmerzorten ihre Ursachen hinzu – soweit Sie diese kennen. Diese Phase kann dauern und hängt davon ab, was Sie erlebt haben und wie „tief" der Schmerz bei Ihnen „sitzt".

Stufe 3 – Überschreibung des Schmerzgedächtnisses: Was die Linderung der Schmerzen im Einzelfall so schwierig macht, ist, dass kein Schmerz wie der andere ist – jeder (insbesondere der chronische) Schmerz ist ein individuelles Gefühl von unterschiedlicher Intensität, das sich auch auf die Psyche auswirken kann, aber nicht muss. Entspannungsverfahren setzen dort an, wo klassische medizinische Behandlungsverfahren aufhören, und konzentrieren sich auf die körpereigene Funktion der Schmerzkontrolle. Während die Elektrotherapie SFMS dabei unterstützen kann, die krankhaft veränderten Nerven wieder zu normalisieren („Schmerzgedächtnis löschen"), wird dieser Effekt verstärkt, indem unmittelbar danach die Nerven wieder positiv besetzt werden („Glücksgedächtnis aufbauen"). Die Neuromodulation beseitigt das Negative, Entspannungsverfahren und ein positiver Umgang mit Schmerzen besetzen das Positive.

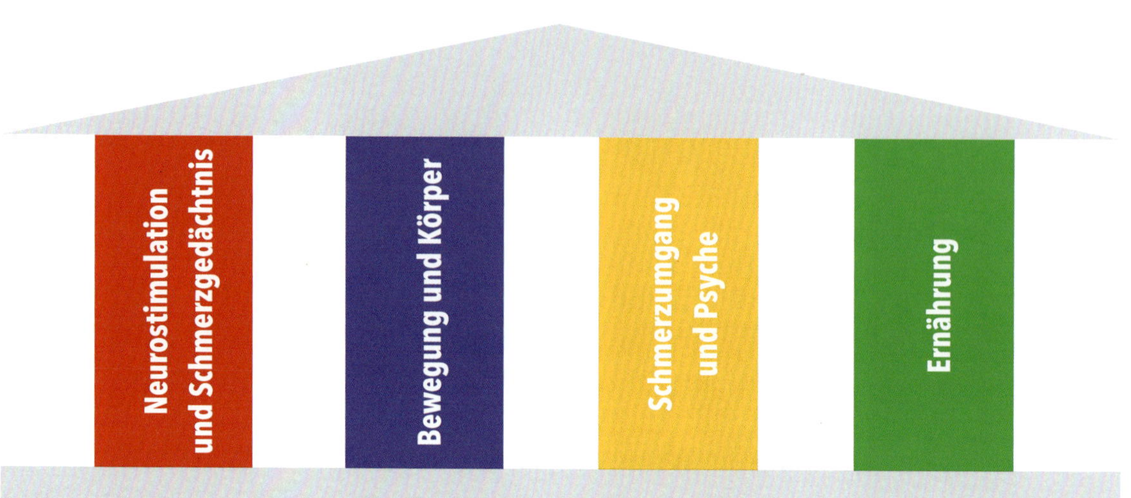

4. **Essen und Ernährung:** Man ist, was man isst. Der Zusammenhang zwischen Gesundheit und Ernährung ist heutzutage unbestritten. Meine Erfahrungen zeigen auf, dass gerade der Faktor Ernährung einen erheblichen Einfluss auf chronische Erkrankungen hat – insbesondere auch auf sogenannte *orthopädische Schmerzen*. Ein zu hoher Anteil an tierischen Nahrungsmitteln kann den Körper tendenziell übersäuern. Ein übermäßiger Verzehr von Fleisch, Fisch, Tiermilchprodukten sowie Wurstwaren stellt ein erhöhtes Risiko für die Entwicklung eines dauerhaften Schmerzzustandes mit der Folge der Entstehung eines Schmerzgedächtnisses dar.

Dieser Effekt wird zusätzlich verstärkt, wenn eine regelmäßige körperliche Bewegung und Betätigung fehlt bzw. nicht möglich ist. Eine fleischarme und rohkostreiche Ernährung bildet die Basis dieses Eckpfeilers, da der zelluläre Stoffwechsel, entscheidend im Zusammenhang mit (orthopädischen) Schmerzen, auf komplexen chemischen und physikalischen Zusammenhängen beruht. Mögliche Folgen einer chronischen Übersäuerung des Gewebes sind u. a. eine verringerte Wasserbindungskapazität, der Verlust der Elastizität von Körpergewebe (z. B. Faszien), die Schädigung von Knorpel sowie ein gestörter Stoffaustausch zwischen den Zellen.

Zudem ist Essen Nahrung für unsere Psyche und leistet einen entscheidenden Beitrag zu unserem körpereigenen Immunsystem. Es ist also nicht nur wichtig, was wir essen, sondern auch wann, wo, wie, warum und mit wem.

5.2 IHR GESUNDER RÜCKEN: DIE DREI GOLDENEN SCHRITTE

Abschließend zeige ich Ihnen, wie Sie in „nur" drei Schritten zu einem dauerhaft gesunden Rücken gelangen. Grundlegend dafür jedoch sind Disziplin und Zeit.

Mache einen Schritt nach dem anderen, denke immer einen Schritt voraus.

5.2.1 SCHRITT 1: WO STEHE ICH? BESTANDSAUFNAHME

Eine erfolgreiche und dauerhafte „Trendwende" bedarf einer ehrlichen Bestandsaufnahme. Im Folgenden habe ich drei Tabellen erstellt – die erste zu Ihrer Persönlichkeit und Ihrem Privatleben, die zweite zu Ihrer Fähigkeit zu entspannen und zu regenerieren und die dritte zu bereits durchlaufenen Therapieverfahren.

Diese Tabellen haben keinen Anspruch auf Vollständigkeit. Auch eine schablonenhafte Analyse zu Ihren Antworten gibt es nicht. Vielmehr sollen die Fragen der ersten beiden Tabellen Ihnen Anstöße zur Selbstreflexion und zu Ihrer ganz persönlichen „Trendwende" geben.

Nehmen Sie sich Zeit, um die folgenden Fragen zu beantworten.

Verschiedene Maßnahmen einer multimodalen Therapie

Status quo: Persönlichkeit und Privatleben	Stimme voll zu	Stimme teilweise zu	Stimme nicht zu
Ich lebe in einer glücklichen und zufriedenen Partnerschaft/Ehe.			
Ich habe das Gefühl, dass ich etwas Sinnvolles in meinem Leben tue.			
Ich fühle mich von meinem Leben gefordert, aber nicht überfordert.			
Ich fühle mich für das, was ich tue, wertgeschätzt.			
Meine Ideen und Kreativität kann ich mit meinem täglichen Handeln verwirklichen.			
Ich habe aus meiner Sicht genug Zeit für meine Familie und Freunde.			
Ich verbringe aus meiner Sicht ausreichend Zeit mit Hobbys und schönen Dingen im Leben.			
Ich gehe gerne zur Arbeit.			
Ich habe das Gefühl, meine Beziehung seit Langem zu vernachlässigen.			
Ich fühle mich oft einsam.			
Streitigkeiten in meiner Familie/Partnerschaft belasten mich häufig.			
In meinem Leben gibt es wenig Dinge, die mir wirklich Freude bereiten.			
Ich lebe und arbeite ständig unter Zeitdruck.			
Ich fühle mich oft überfordert – entweder beruflich oder privat.			
Ich fühle mich im Leben oft gestresst, weil ich es allen recht machen will.			
Es fällt mir schwer, nach der Arbeit abzuschalten.			

Fähigkeit zur Entspannung und Regeneration	Stimme voll zu	Stimme teilweise zu	Stimme nicht zu
Ich treibe regelmäßig Sport und kann dabei sehr gut abschalten.			
Nach einem anstrengenden Tag habe ich Wege gefunden, wie ich zu Hause gezielt abschalte.			
Ich genieße regelmäßige Spaziergänge mit meiner Familie und fühle mich dabei nicht gestresst.			
Beim Spielen mit (meinen) Kindern, (meinen) Haustieren empfinde ich große Freude und vergesse die Alltagssorgen.			
Ich liebe es, ins Kino (Theater, Oper etc.) zu gehen.			
Ich koche mit Freude und regelmäßig und kann dabei sehr gut abschalten.			
Ich lese gerne und regelmäßig ein Buch (eine Zeitung etc.) und kann dabei herrlich entspannen.			
Auf der Arbeit achte ich auf regelmäßige Pausen.			
Ich schlafe gut und viel.			
Ich fühle mich morgens ausgeschlafen und gut gelaunt.			
Wenn ich zeitlich die Möglichkeit habe, dann gönne ich mir auch mal einen Mittagsschlaf.			
Ich finde Kraft in meinem Glauben.			
Ich betreibe aktive Regeneration durch Sauna, Massage oder Ähnliches.			

Verschiedene Maßnahmen einer multimodalen Therapie

Maßnahme	1 x ausprobiert	Mind. 12 Monate durchgeführt	Profitiert	Nicht profitiert
Rezeptpflichtige (starke) Medikamente/Schmerzmittel				
Rezeptfreie (schwache) Medikamente/Schmerzmittel				
Injektionstherapie/ sogenannte *Schmerzspritze*				
Massage				
Manuelle Rückentherapie (z. B. Osteopathie, Chirotherapie)				
Krankengymnastik/ Physiotherapie				
Thermotherapie (Kälte, Wärme)				
Elektrotherapie (TENS, SFMS)				
Akupunktur bzw. TCM (Traditionelle Chinesische Medizin)				
Faszientraining				
Taping				
Yoga				
Entspannungsverfahren				
Schmerzpsychotherapie				
Bewusste und gezielte Ernährung				
Pflanzenheilkunde und Homöopathie				
Einsatz von Hilfsmitteln (z. B. Orthese)				
Einsatz neuer Medien (z. B. Apps, Schrittzähler, YouTube®-Videos)				

5.2.2 SCHRITT 2: WO WILL ICH HIN? MEINE ZIELE UND MOTIVATION

Meine Erfahrungen zeigen, dass sich die Erfolgsaussichten erhöhen, je präzisier Sie Ihre eigenen Ziele kennen und festlegen. Damit Sie für sich festlegen können, welche *Therapieblumen* für Sie zweckmäßig und sinnvoll sind, sollten Sie den Therapiesäulen entsprechend Ihre Bewegungs- und Sportziele, Entspannungsziele sowie Ihre Ernährungsziele festlegen.

Wenn man nicht weiß, welchen Hafen man ansteuert, ist kein Wind günstig.

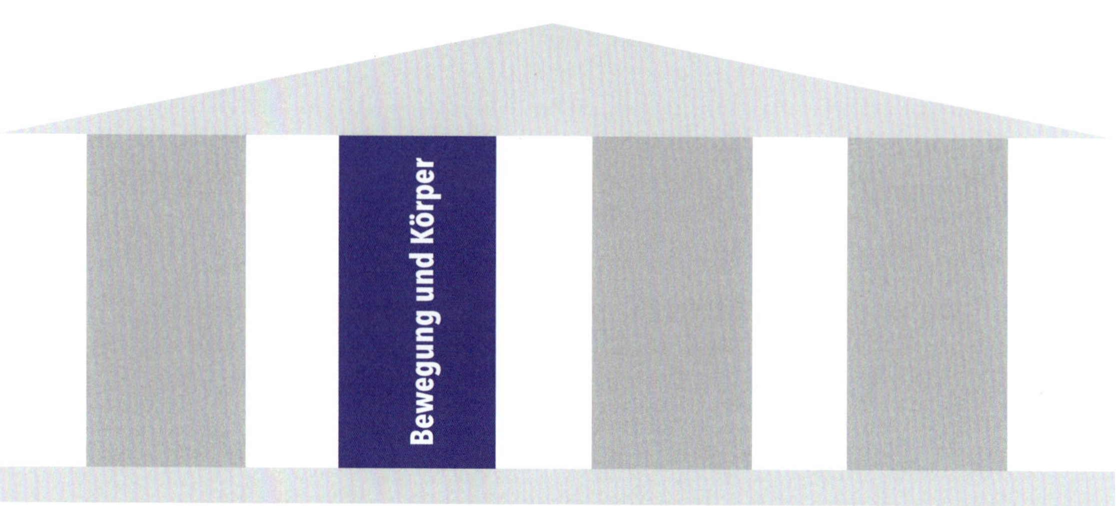

Bewegungs- und Sportziele	Mag ich nicht	Mache ich vielleicht	Beginne ich sofort	Mache ich schon
Joggen (siehe Kap. 4.7.2)				
Schwimmen (siehe Kap. 4.7.3)				
Fußball (siehe Kap. 4.7.4)				
Nordic Walking/Wandern (siehe Kap. 4.7.5)				
Radfahren (siehe Kap, 4.7.6)				
Yoga (siehe Kap. 4.7.7)				
Tennis/Badminton/Squash (siehe Kap. 4.7.8)				
Volleyball (siehe Kap. 4.7.8)				
Ich nehme (öfter) das Rad zur Arbeit.				
Ich nehme (öfter) die Treppen statt den Fahrstuhl.				
Gezielte Krankengymnastik				
Seniorensport				
Ich verwende eine Sport-/Bewegungs-App.				

Formulieren Sie in maximal 10 Worten Ihre Bewegungs- und Sportziele für die nächsten 12 Monate.

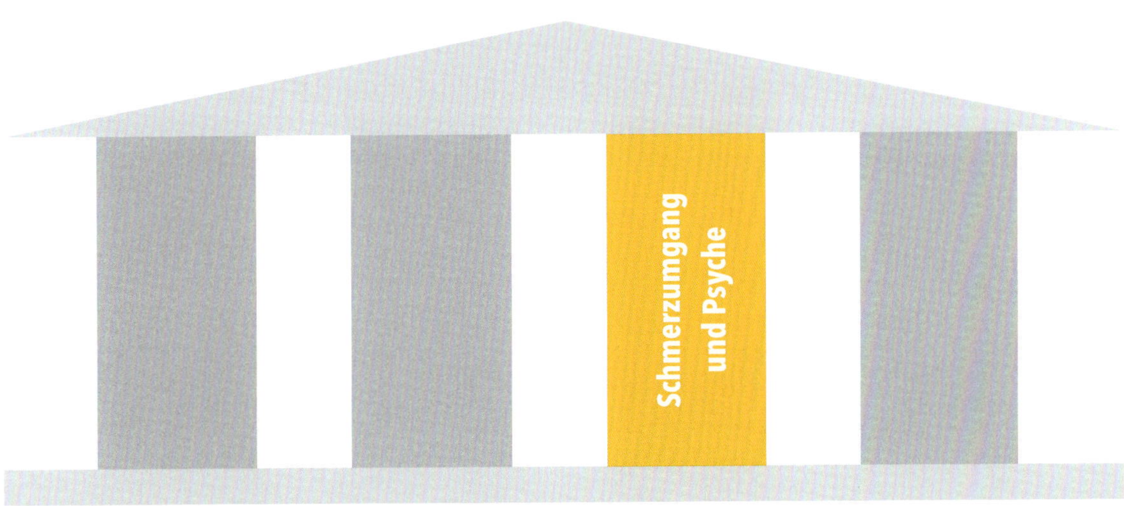

Entspannungsziele	Mag ich nicht	Mache ich vielleicht	Beginne ich sofort	Mache ich schon
Meditation (siehe Kap. 3.21.2.1)				
Progressive Muskelrelaxation (siehe Kap. 3.21.2.2)				
Biofeedback (siehe Kap. 3.21.2.3)				
Yoga (siehe Kap. 3.21.2.4)				
Musiktherapie (siehe Kap. 3.21.2.5)				
Qigong (siehe Kap. 3.21.2.6)				
Genusstraining (siehe Kap. 3.21.2.7)				
Ich reduziere meine Arbeitszeit und/oder Arbeitsbelastung.				
Ich plane Pausen in meinen Tagesablauf (privat/beruflich) ein.				
Ich bin entspannt(er) im Umgang mit meiner Familie und meinen Freunden.				
Ich akzeptiere Dinge, die ich nicht ändern kann.				
Ich konzentriere mich auf das Positive in meinem Leben.				
Ich verwende eine Entspannungs-App.				

Formulieren Sie in maximal 10 Worten Ihre Entspannungsziele für die nächsten 12 Monate.

____

____

____

Ernährungsziele	Mag ich nicht	Mache ich vielleicht	Beginne ich sofort	Mache ich schon
Ich trinke ausreichend (siehe Kap. 3.14.3.17).				
Ich nehme Milchprodukte zu mir (siehe Kap. 3.14.3.17).				
Ich esse ausreichend Obst und Gemüse (siehe Kap. 3.14.3.17).				
Ich esse wenig Fleisch und Wurst (siehe Kap. 3.14.3.17).				
Ich ernähre mich sehr „basisch" (siehe Kap. 3.14.3.17).				
Ich ernähre mich mit Rohkost (siehe Kap. 3.14.3.17).				
Ich mache Intervallfasten.				
Ich esse weniger Süßigkeiten und Zucker.				
Ich esse Vollkorn- und Dinkelprodukte.				
Ich ersetze tierische Fette (gesättigte Fettsäuren) durch pflanzliche Fette (ungesättigte Fettsäuren).				
Ich arbeite mit einer Ernährungsberatung zusammen.				
Ich verwende eine Ernährungs-App.				

Formulieren Sie in maximal 10 Worten Ihre Ernährungsziele für die nächsten 12 Monate.

____

____

____

5.2.3 SCHRITT 3: WAS UND WIE SOLL ICH ES MACHEN? MEINE MULTIMODALE RÜCKENTHERAPIE

Es gibt nichts Gutes, außer, man tut es!

Erstellen Sie nun (endlich) Schritt für Schritt Ihre eigene, multimodale Rückentherapie bzw. bildlich gesprochen: finden Sie Ihren eigenen individuellen Blumenstrauß bestehend aus verschiedenen Blumen (= Therapiemaßnahmen).

Gerne können Sie dazu die Vorlage verwenden. Gehen Sie dazu folgende Checkliste durch und prüfen Sie, ob die jeweilige Blume (= Therapiemaßnahme) für Sie passt und Teil Ihrer Therapie werden soll.

1. **Eigene Diagnose:**

a. Ich habe meine eigene Diagnose verstanden.

b. Ich kann meine Erkrankung in eigenen Worten wiedergeben.

2. **Status quo „Persönlichkeit und Privatleben":**

a. Ich habe meinen Status quo „Persönlichkeit und Privatleben" ermittelt.

b. Folgende Änderungen werde ich durchführen….

c. Beginnen werde ich ab….

d. Mein Erfolgskriterium…

3. **Status quo „Fähigkeit zur Entspannung und Regeneration":**

a. Ich habe meinen Status quo „Fähigkeit zur Entspannung und Regeneration" ermittelt.

b. Folgende Änderungen werde ich durchführen….

c. Beginnen werde ich ab….

d. Mein Erfolgskriterium…

4. **Meine „Bewegungs- und Sportziele"**

a. Ich habe meine „Bewegungs- und Sportziele" ermittelt.

b. Folgende Änderungen werde ich durchführen….

c. Beginnen werde ich ab….

d. Mein Erfolgskriterium…

5. **Meine „Entspannungsziele"**

a. Ich habe meine „Entspannungsziele" ermittelt.

b. Folgende Änderungen werde ich durchführen….

c. Beginnen werde ich ab….

d. Mein Erfolgskriterium…

6. **Meine „Ernährungsziele"**

a. Ich habe meine „Ernährungsziele" ermittelt.

b. Folgende Änderungen werde ich durchführen….

c. Beginnen werde ich ab…

d. Mein Erfolgskriterium…

Im Folgenden unterstütze ich Sie nun dabei, Ihren eigenen Blumenstrauß zu erstellen. Schreiben Sie dabei an jeweils eine Blume des Blumenstraußes eine spezifische Maßnahme, die Checkliste wird Ihnen dabei helfen. Achten Sie darauf, dass Sie mindestens fünf verschiedene Blumen beschriften, denn sonst ist es auch kein Blumenstrauß.

ZUSAMMENFASSENDE CHECKLISTE

PRÄVENTION (KAP. 3.2) - 7 TIPPS

☐ Ich habe verstanden, warum die 7 Präventionstipps eine wichtige Blume für mich sein können.

☐ Ich habe verstanden, was die Präventionstipps können und was nicht.

SOS-MASSNAHMEN (KAP. 3.3)

- Übungen (z. B. Stufenlagerung),
- Kältetherapie,
- (rezeptfreie) Schmerzmittel,
- Massage und Bäder.

☐ Ich habe verstanden, warum SOS-Maßnahmen eine wichtige Blume für mich sein können.

☐ Ich habe verstanden, was SOS-Maßnahmen können und was nicht.

REZEPTFREIE (SCHWACH WIRKSAME) MEDIKAMENTE (KAP. 3.5)

☐ Ich habe verstanden, warum rezeptfreie Medikamente eine wichtige Blume für mich sein können.

☐ Ich habe verstanden, was rezeptfreie Medikamente können und was nicht (Wirkung und Nebenwirkungen).

REZEPTPFLICHTIGE MEDIKAMENTE (KAP. 3.4-3.6)

- Nicht steroidale Antirheumatika,
- Opioide,
- Antidepressiva,
- Muskelrelaxantien,
- Glukokortikoide (Kortison),
- andere.

☐ Ich habe verstanden, warum rezeptpflichtige Medikamente eine wichtige Blume für mich sein können.

☐ Ich habe verstanden, was rezeptpflichtige Medikamente können und was nicht (Wirkung und Nebenwirkungen).

☐ Ich verwende die sieben Tipps der richtigen Medikamenteneinnahme.

INJEKTIONSTHERAPIE/„SCHMERZSPRITZE" (KAP. 3.7)

- Neuraltherapie,
- therapeutische Lokalanästhesie,
- segmentbezogene Injektionstherapie.

☐ Ich habe verstanden, warum die „Schmerzspritze" eine wichtige Blume für mich sein kann.

☐ Ich habe verstanden, was die „Schmerzspritze" kann und was nicht.

MASSAGE (KAP. 3.8)

- Triggerpunktmassage (siehe zwei Übungen mit Faszienrollball),
- Fußreflexzonenmassage.

☐ Ich habe verstanden, warum Massagen eine wichtige Blume für mich sein können.

☐ Ich habe verstanden, was die Massage kann und was nicht.

MANUELLE THERAPIE (KAP. 3.9)

- Osteopathie,
- Chirotherapie,
- Shiatsu,
- Rolfing.

☐ Ich habe verstanden, warum die manuelle Therapie eine wichtige Blume für mich sein kann.

☐ Ich habe verstanden, was die manuelle Therapie kann und was nicht.

☐ Ich habe verstanden, was die Unterschiede der einzelnen Verfahren sind und wann ich welches anwenden sollte.

AKUPUNKTUR (KAP. 3.10)

- ☐ Ich habe verstanden, warum Akupunktur eine wichtige Blume für mich sein kann.
- ☐ Ich habe verstanden, was die Akupunktur kann und was nicht.
- ☐ Ich habe verstanden, dass es verschiedene Modifikationen der Akupunktur gibt und wann ich welches anwenden sollte.

TAPING (KAP. 3.11)

- ☐ Ich habe verstanden, warum Taping eine wichtige Blume für mich sein kann.
- ☐ Ich habe verstanden, was Taping kann und was nicht.

THERMOTHERAPIE (KAP. 3.12)

- Kälte (akute Rückenschmerzen),
- Wärme (chronische Rückenschmerzen).
- ☐ Ich habe verstanden, warum die Thermotherapie eine wichtige Blume für mich sein kann.
- ☐ Ich habe verstanden, was die Thermotherapie kann und was nicht.
- ☐ Ich weiß, wann ich Kälte und wann ich Wärme als Therapiemaßnahme anwende.

ELEKTROTHERAPIE (KAP. 3.13)

- TENS (akute Rückenschmerzen, kurzer Effekt),
- SFMS (chronische Rückenschmerzen, langfristiger Effekt),
- Rückenmarkstimulation (SCS),
- EMS (Muskelaufbau),
- andere Verfahren.
- ☐ Ich habe verstanden, warum die Elektrotherapie eine wichtige Blume für mich sein kann.
- ☐ Ich habe verstanden, was die Elektrotherapie kann und was nicht.
- ☐ Ich habe verstanden, was die Unterschiede der einzelnen Verfahren sind und wann ich welches anwenden sollte.

ERNÄHRUNG (KAP. 3.14-3.17)

- Viel Flüssigkeit (Wasser),
- Obst und Gemüse,
- kalziumreich,
- basische Ernährung,
- Rohkost.

☐ Ich habe verstanden, warum Ernährung eine wichtige Blume für mich sein kann.

☐ Ich habe verstanden, was die Ernährung kann und was nicht.

☐ Ich habe verstanden, warum die einzelnen Ernährungsbausteine wichtig und wofür diese sind. Die Unterschiede sind mir bekannt.

☐ Ich verwende die sieben Tipps für eine gesunde Ernährung.

HEILPFLANZEN (KAP. 3.18)

- Teufelskralle,
- Weidenrinde,
- andere

☐ Ich habe verstanden, warum Heilpflanzen eine wichtige Blume für mich sein können.

☐ Ich habe verstanden, was Heilpflanzen können und was nicht.

☐ Ich habe verstanden, warum Menschen an Homöopathie glauben, aber auch, dass es wissenschaftlich keine Wirknachweise gibt.

☐ Ich habe die Bedeutung des Placeboeffekts verstanden.

ENTSPANNUNGSVERFAHREN (KAP. 3.21)

- Mediation,
- progressive Muskelrelaxation,
- Biofeedback
- Yoga,

- Musiktherapie,
- Qigong,
- Genusstraining.

- ☐ Ich habe verstanden, warum Entspannungsverfahren eine wichtige Blume für mich sein können.
- ☐ Ich habe verstanden, was Entspannungsverfahren können und was nicht.
- ☐ Ich habe verstanden, was die Unterschiede der einzelnen Verfahren sind und wann ich welches anwenden sollte.

SCHMERZPSYCHOTHERAPIE (KAP. 3.22)

- ☐ Ich habe verstanden, warum die Schmerzpsychotherapie eine wichtige Blume für mich sein kann.
- ☐ Ich habe verstanden, was die Schmerzpsychotherapie kann und was nicht.
- ☐ Ich habe mich mit dem „Motivationsschreiben" von Fußballweltmeister Thomas Berthold auseinandergesetzt.

OPERATIVE VERFAHREN (KAP. 3.23)

- Spondylodese,
- Bandscheiben-OP,
- Laminektomie,
- Dekompression,
- Kyphoblastie, Vertebroplastie.

- ☐ Ich habe verstanden, warum eine Rückenoperation eine wichtige Blume für mich sein kann.
- ☐ Ich habe verstanden, was eine Rückenoperation kann und was nicht.
- ☐ Ich habe verstanden, was ich nach einer Rückenoperation darf und was nicht.
- ☐ Ich habe verstanden, dass eine Operation immer die Ultima Ratio darstellen sollte und ich zunächst alle für mich relevanten konservativen Maßnahmen ausschöpfe.

BEWEGUNG UND SPORT (KAP. 4)

- ☐ Ich habe verstanden, warum Bewegung und Sport eine wichtige Blume für mich sein können.
- ☐ Ich habe verstanden, was der unterschiedliche Nutzen der einzelnen Sportarten ist – und welche Risiken bestehen.
- ☐ Ich habe mich mit den sieben beliebtesten Sportarten und ihren Vor- und Nachteilen für meinen Rücken auseinandergesetzt.

YOGA (AUS MARTINA MITTAG „HATHA YOGA"; KAP. 4.2)

- ☐ Ich habe verstanden, warum Yoga eine wichtige Blume für mich sein kann.
- ☐ Ich habe verstanden, was Yoga kann und was nicht.

KRÄFTIGUNGSÜBUNGEN (GASTBEITRAG MIT THOMAS BERTHOLD; KAP. 4.3)

- ☐ Ich habe verstanden, warum Kräftigungsübungen eine wichtige Blume für mich sein können.
- ☐ Ich habe verstanden, was Kräftigungsübungen können und was nicht.

SPEZIELLE RÜCKENGYMNASTIK – TIEFENMUSKULATUR (GASTBEITRAG MIT GABI FASTNER; KAP. 4.4)

- ☐ Ich habe verstanden, warum die spezielle Rückengymnastik eine wichtige Blume für mich sein kann.
- ☐ Ich habe verstanden, was die spezielle Rückengymnastik kann und was nicht.

FASZIENTRAINING (AUS GUDRUN SLOMKA „FASZIEN IN BEWEGUNG"; KAP. 4.5)

- ☐ Ich habe verstanden, warum Faszientraining eine wichtige Blume für mich sein kann.
- ☐ Ich habe verstanden, was Faszientraining kann und was nicht.

PEZZIBALLTRAINING (GASTBEITRAG MIT THOMAS BERTHOLD; KAP. 4.6)

- ☐ Ich habe verstanden, warum Pezziballtraining eine wichtige Blume für mich sein kann.
- ☐ Ich habe verstanden, was Pezziballtraining kann und was nicht.

RÜCKENGERECHTER ARBEITSPLATZ (KAP. 6.1)

- ergonomischer Bürostuhl,
- höhenverstellbarer Tisch/Stehtisch
- höhenverstellbarer Computertisch
- andere

- ☐ Ich habe verstanden, warum ein rückengerechter Arbeitsplatz eine wichtige Blume für mich sein kann.
- ☐ Ich habe verstanden, was ein rückengerechter Arbeitsplatz kann und was nicht.

HILFSMITTEL (KAP. 6.2)

- Bandage,
- Orthese,
- Elektrostimulationsgerät,
- Thera-Band®,
- andere

- ☐ Ich habe verstanden, warum Hilfsmittel eine wichtige Blume für mich sein können.
- ☐ Ich habe verstanden, was die einzelnen Hilfsmittel können und was nicht.

DIGITALE MEDIEN (KAP. 1.3 UND KAP. 6.2)

- Apps,
- Schrittzähler,
- Social Media (z. B. Facebook®-Gruppen zum Austausch).

- ☐ Ich habe verstanden, warum digitale Medien eine wichtige Blume für mich sein können.
- ☐ Ich habe verstanden, was die einzelnen Medien können und was nicht.

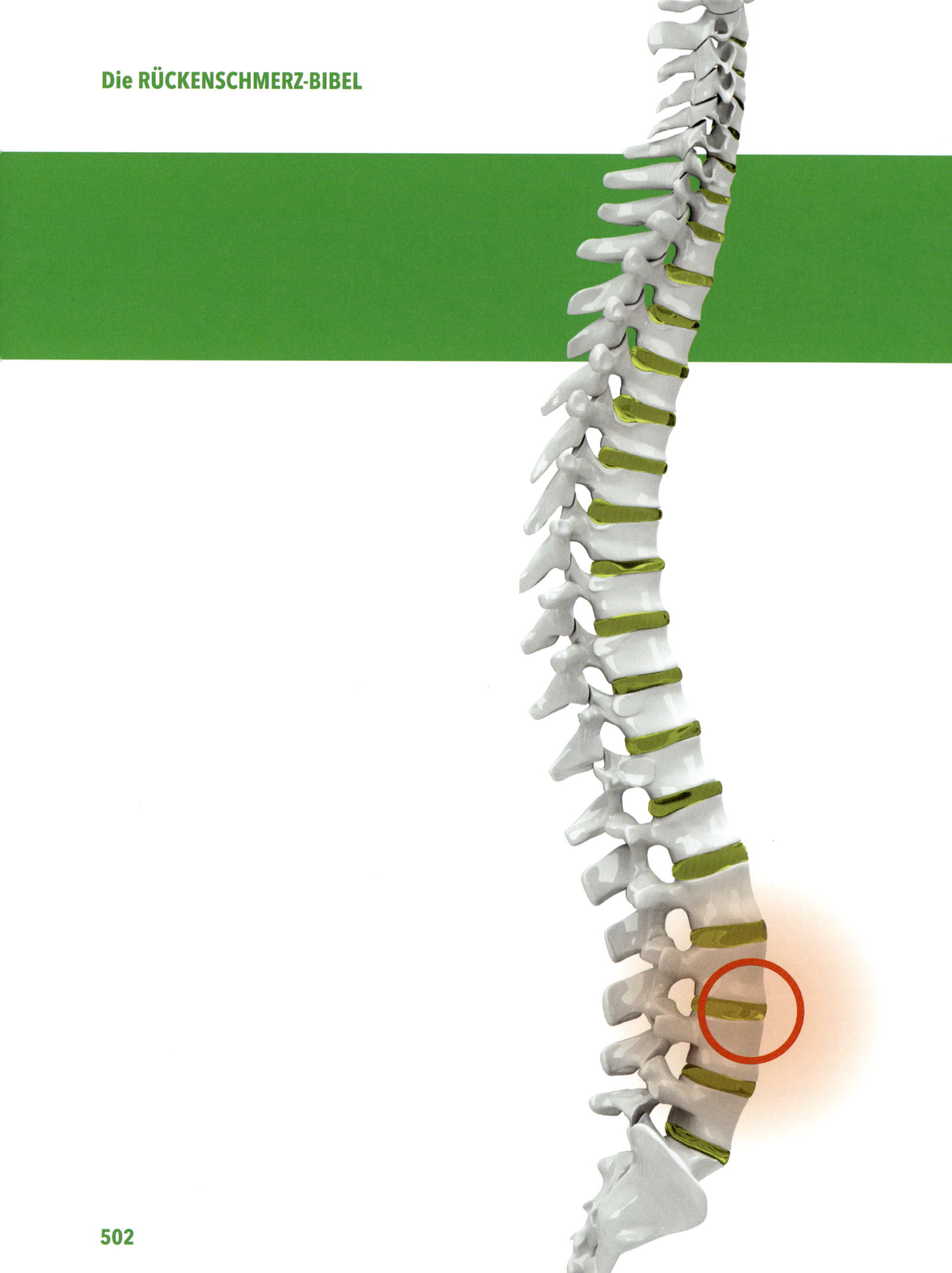

KAPITEL 6

WISSENSWERTES RUND UM IHREN RÜCKEN

6.1 RÜCKENGERECHTER ARBEITSPLATZ

„Ein ergonomisch gestalteter Arbeitsplatz ist ein wichtiger Baustein für einen dauerhaft gesunden Rücken – aber Hilfsmittel und Konsumgüter können niemals Bewegung und gesunde Lebensweise ersetzen."

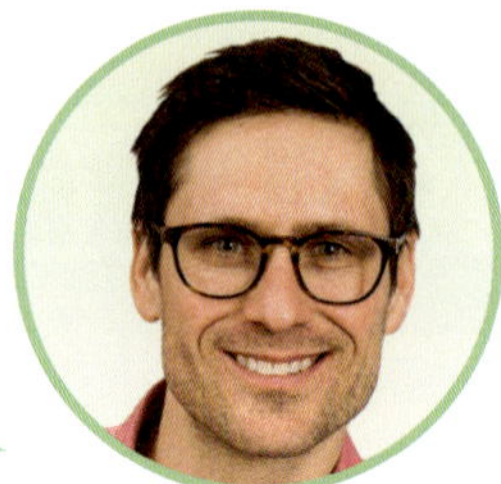

Die **Rückengesundheit** sollte in sämtlichen Lebensbereichen eine zentrale Rolle spielen – insbesondere am Arbeitsplatz. Vor allem lange sitzende Tätigkeiten am Schreibtisch erfordern einen bewussten, rückengerechten Ansatz.

Wenn Sie im Büro am Schreibtisch und damit hauptsächlich sitzend arbeiten, sollten Sie Ihren Arbeitsalltag aktiv gestalten und Bewegung zu einem festen Bestandteil Ihres Arbeitstages machen: Betrachten Sie Ihren Rücken ruhig als Ihr Kapital, denn mit ihm steht und fällt Ihre Fähigkeit, tagtäglich zur Arbeit zu erscheinen und einen guten Job zu machen.

Verschiedene Berufsgruppen sind besonders anfällig für Rückenschmerzen. Dazu gehören insbesondere die sogenannten *Schreibtischtäter*, die den gesamten Arbeitstag im Sitzen und vor einem Computerbildschirm verbringen. Ein bewusster Umgang mit der Rückengesundheit ist in einer Bürotätigkeit von größter Bedeutung, schließlich sind Rückenschmerzen der Hauptgrund für Arztbesuche und Krankschreibungen, die zu einem Ausfall am Arbeitsplatz führen.

Aber ganz wichtig: Ergonomische Stühle, Schreibtische etc. sind nur Hilfen, die manchmal kurzfristig Symptome ändern oder gar bessern können. Aber an der Ursache, die in den meisten Fällen aus zu viel Stress und zu wenig Bewegung besteht, setzen diese Hilfsmittel nicht an.

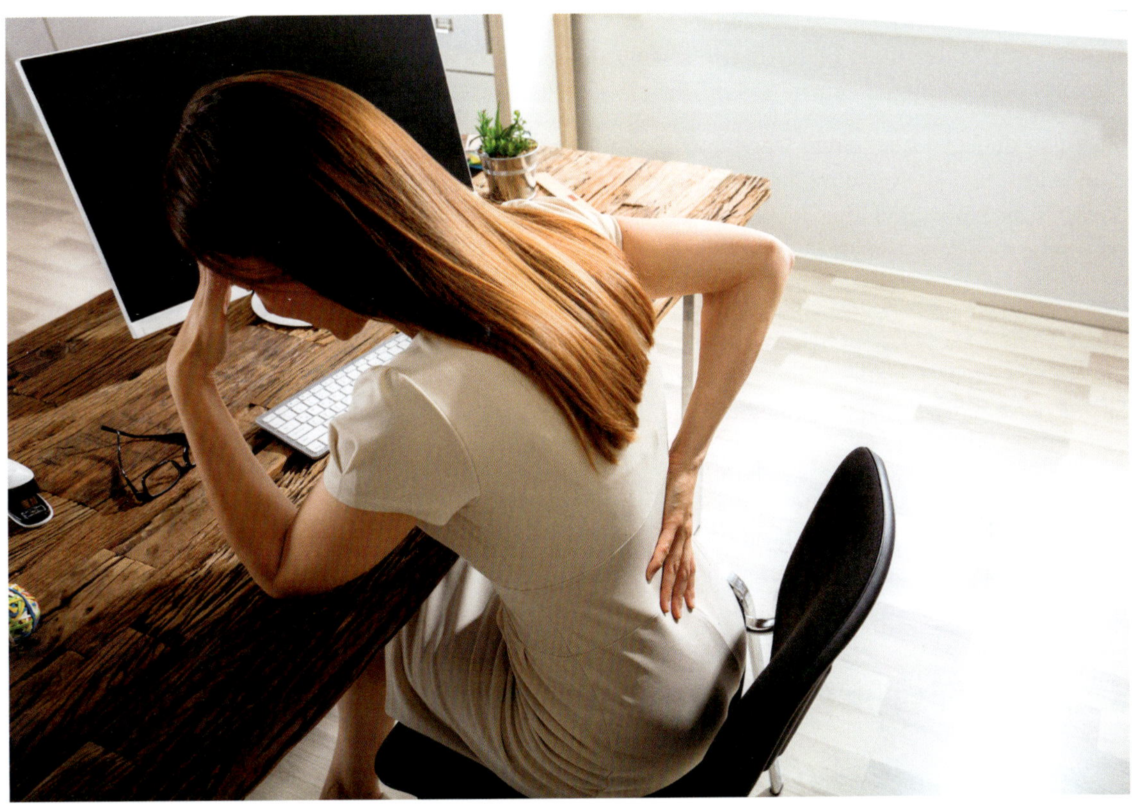

6.1.1 RÜCKENGERECHTES SITZEN AM ARBEITSPLATZ

Wer eine dauerhaft sitzende Tätigkeit ausübt, ist keinesfalls vor Rückenschmerzen gefeit. Je länger der Körper sich nicht bewegt, desto größer ist die Gefahr von Rückenbeschwerden, denn: Kerzengerades Sitzen am Schreibtisch ist nicht die Lösung. Wer rückengerecht sitzen möchte, sollte stattdessen daran denken, sich regelmäßig zu bewegen.

Ist nämlich z. B. der Arbeitsplatz nicht auf die individuellen Anforderungen seines Benutzers abgestimmt, können innerhalb kurzer Zeit Rückenbeschwerden, bedingt durch Verspannungen oder Verschleißerscheinungen an der Wirbelsäule oder der Rückenmuskulatur, entstehen. Über die Rückenschmerzen hinaus hat ein Arbeitsplatz, der nicht ergonomisch gestaltet ist oder regelmäßige Bewegung zulässt, einen negativen Einfluss auf den Kreislauf und die Psyche und kann beispielsweise Kopfschmerzen, Sehstörungen oder psychische Belastungen nach sich ziehen.

So bewahren ergonomische Bürostühle vor starrem Sitzen: Sie sollen den Rücken darin unterstützen, **aktiv-dynamisch** zu sitzen. Darunter versteht man eine regelmäßige Veränderung zwischen Ruhe und Bewegung. Je nachdem, ob man z. B. etwas liest, am Computer schreibt oder handschriftliche Notizen anfertigt, erlaubt ein ergonomisch geformter Stuhl unterschiedliche Sitzhaltungen. Durch den regelmäßigen Wechsel von Ruhehaltung und aktivem Sitzen werden die Rückenmuskulatur, die Bandscheiben und das Rückgrat in Bewegung gebracht und geschmeidig gehalten.

Sitzt man dagegen über einen längeren Zeitraum gerade und vermeidet jegliche Bewegung, verkrampft die Rücken- und Nackenmuskulatur und sorgt für Verspannungen und Schmerzen. Viel wichtiger als ergonomische Büromöbel aber ist Ihre Eigeninitiative – tun Sie auch selbst etwas und wechseln Sie ganz bewusst mindestens alle 20 Minuten Ihre Position.

Die regelmäßige Bewegung am Arbeitsplatz kann durch ergonomische Stühle oder Hocker weiter unterstützt werden: Diese haben häufig verstellbare oder bewegliche Sitzflächen und fordern, dass Rücken und Becken ständig aktiv sind – ohne angespannte Beckenboden- und Bauchmuskeln lässt es sich auf solchen Sitzflächen kaum sitzen, und jede Bewegung erfordert eine bewusste Anpassung der Rückenhaltung.

Auch Drehstühle und sogenannte *Chefsessel* fallen unter den Begriff der ergonomischen Bürostühle. Höhenverstellbare und stoßgefederte, im Idealfall kippbare Sitzflächen, verstellbare Armlehnen und Rollen erleichtern es, sich mit dem Stuhl zu bewegen und diesen individuell auf die Anforderungen des Körperbaus anzupassen. Viele Stühle verfügen zudem über eine speziell geformte Rückenlehne, die die Lendenwirbelsäule bei langem Sitzen unterstützt.

6.1.2 TIPPS FÜR DIE RÜCKENGESUNDHEIT IM BÜRO

Ein gesundheitsfördernder Bürostuhl ist natürlich nicht die einzige Lösung für mehr Rückengesundheit am Arbeitsplatz. Empfehlenswert ist z. B., regelmäßig zwischen einer sitzenden und einer stehenden Tätigkeit zu wechseln. Viele Unternehmen ermöglichen es ihren Mitarbeitern bereits, ihren Arbeitsplatz regelmäßig zu wechseln: Schreibtische mit ergonomischem Stuhl, Steharbeitsplätze sowie leicht erhöhte Arbeitsflächen, an denen ein Stehhocker zum Einsatz kommt, bilden eine abwechslungsreiche Arbeitslandschaft, in der der Rücken aktiv gehalten werden kann. So entlasten beispielsweise Stehhocker oder ergonomische Stehsitze die Beine und den Blutkreislauf, und sogenannte *Sitzbälle* fördern die aktive Bewegung des Rückens und der Beine.

Es gibt weiteres Equipment, das einen aktiven Rücken unterstützt: Eine ergonomische Maus und Tastatur fördert die Rückengesundheit ebenso wie die richtige Höhe des Computerbildschirms, die Beleuchtung und der Abstand der Augen zum Bildschirm.

6.1.3 REGELMÄSSIGE BEWEGUNG – AUCH IM BÜRO MÖGLICH

Die aktive Gestaltung des Arbeitsalltags beschränkt sich allerdings nicht ausschließlich auf den Bürostuhl und den Schreibtisch. Um den Kreislauf anzuregen und den Kopf freizubekommen, sollten Sie z. B. regelmäßig aufstehen und einige Schritte gehen. Der Gang zum Drucker, zum Kopierer, zur Kaffeemaschine oder zur Toilette lässt sich nutzen, um den Körper in Bewegung und Schwung zu bringen und den Rücken zu lockern.

Auch Telefonate – vorausgesetzt, Sie benutzen ein schnurloses Telefon – bieten sich hervorragend an, um einige Schritte zu laufen und die Beweglichkeit von Rücken und Beinen zu fördern. Selbst eine Besprechung kann, wenn es nicht zu viele Teilnehmer gibt und kein Präsentationsmaterial benötigt wird, im Gehen, z. B. bei einem Spaziergang an der frischen Luft, durchgeführt werden.

Bewegung können Sie übrigens schon auf dem Weg zur Arbeit ins Spiel bringen: Ist Ihr Arbeitsplatz nahe zu Ihrer Wohnung gelegen, können Sie den Arbeitsweg zu Fuß oder mit dem Fahrrad zurücklegen. Kommen Sie mit dem Auto, parken Sie ein paar Blocks entfernt und gehen Sie den Rest des Wegs zu Fuß, oder Sie steigen eine Haltestelle früher aus den öffentlichen Verkehrsmitteln aus. Gibt es in Ihrem Bürohaus einen Aufzug, sollten Sie ihn regelmäßig links liegen lassen und die Treppe nehmen.

6.1.4 BEWEGUNGSÜBUNGEN IN DEN ARBEITSALLTAG INTEGRIEREN

Wer nicht die Möglichkeit hat, regelmäßig aufzustehen, zu gehen oder die Mittagspause für einen Spaziergang zu nutzen, weil der Büroalltag dies nicht zulässt, kann verschiedene Übungen in den Arbeitstag integrieren. Sie fördern die Beweglichkeit der Rückenmuskulatur, beugen Verspannungen vor und sind unkompliziert, sodass sie nicht viel Zeit erfordern – teilweise können sie sogar, mit den richtigen Hilfsmitteln, während der Arbeit eingesetzt werden.

Das wichtigste Mittel gegen Verspannungen im Rücken, im Nacken und in den Schultern sind regelmäßige Dehnübungen. Durch eine länger gehaltene Sitzposition oder langes Schreiben am Computer versteifen sich Arme, Schultern und der Nacken. Einfache Dehnübungen fördern die Beweglichkeit und sorgen außerdem für eine kurze Ablenkung. Wer oft und lange schreibt oder tippt, sollte zudem regelmäßig die Hände und Arme lockern und massieren, um Verspannungen oder Verklebungen im Gewebe zu vermeiden.

6.2 HILFSMITTEL BEI RÜCKENSCHMERZEN

„Hilfsmittel wie die Small Fiber Matrix Stimulation® sind extrem wichtige Bausteine bei der Behandlung von Rückenschmerzen."

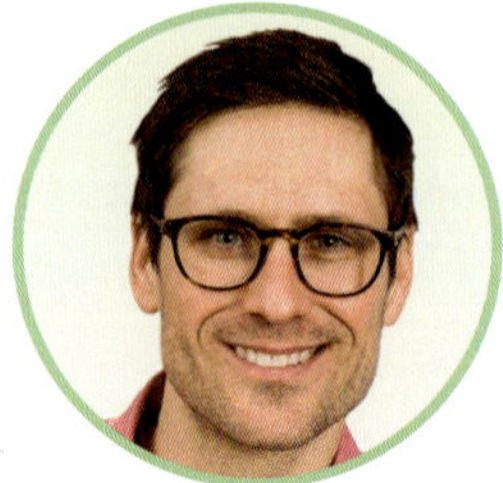

Die Bandbreite der Hilfsmittel zur Behandlung von Schmerzen im Rücken ist groß und reicht von klassischen medizinischen Hilfsmitteln, wie Bandagen, Orthesen und Elektrostimulationsgeräten, über weniger klassische, wie den Pezziball, das Thera-Band® und ergonomisches Sitzmobiliar bis hin zu modernen Mitteln, wie einer App für das Mobiltelefon oder einem Schrittzähler. Es ist wichtig, diese Hilfsmittel als metaphorische „Blume im Blumenstrauß" zu betrachten, da auch sie einen entscheidenden Beitrag zur Behandlung von Rückenschmerzen leisten.

Zu lange schon plagt sich Manfred mit diesen Rückenschmerzen herum und fühlt sich einfach machtlos. Nach seinem letzten Besuch beim Arzt aber hat dieser ihm empfohlen, sich neben den medizinischen Hilfsmitteln wie der Stützbandage auch mal den weniger gängigen zu widmen, da er so auch selbst effektiv zum Genesungsprozess beitragen könne. Mit seinem Arbeitgeber hat er schon über einen ergonomischen Stuhl gesprochen und auch einen Sitzball darf er ausprobieren. Der Arzt sagte ihm, was er davon benutze, liege in seinem Ermessen. Und aufs Handy hat sich Manfred auch noch eine App runtergeladen, die ihn über Trainingsmethoden informiert, die dabei helfen, den Rücken zu stärken.

6.2.1 WELCHE HILFSMITTEL KÖNNEN BEI DER BEHANDLUNG VON RÜCKENSCHMERZEN ZUM EINSATZ KOMMEN?

Die Hilfsmittel, die zur Therapie von Rückenschmerzen eingesetzt werden können, sind zahlreich. Dabei kann unterschieden werden in **medizinische Hilfsmittel**, wie Orthesen, Bandagen und Elektrostimulationsgeräte, die im Heil- und Hilfsmittelkatalog der Krankenkassen aufgeführt sind, und in **alternative Hilfsmittel**, die passiv oder aktiv Anwendung finden, z. B. das Thera-Band® für Rückenübungen oder eine Rückenmatratze, und moderne Ansätze, wie Apps und Schrittzähler, die Betroffene weiter zum Eigenmanagement motivieren und sie mit wertvollen Tipps sowie Kontrollmechanismen versorgen.

6.2.2 DIE KLASSISCHEN HILFSMITTEL DER MEDIZIN

6.2.2.1 DIE STÜTZBANDAGE

Bei einer **Stützbandage** handelt es sich um einen Gürtel für die Lendenwirbelsäule, welcher der Prävention, also der Vorbeugung, von Rückenschmerzen dient. Vor allem in Arbeitsbereichen, in denen schwere körperliche Belastung erforderlich ist, kommen diese zum Einsatz. Zum einen dienen sie der Einschränkung der lumbalen Beweglichkeit, also der Beweglichkeit des Lendenbereichs, sodass Körperhaltungen, die Verletzungen verursachen können, vermieden werden. Zum anderen erlauben sie eine Entlastung der Rückenmuskulatur während der Extensionsbewegung, wenn der Rücken also gestreckt wird.

Das Problem bei ebensolchen Stützgürteln besteht darin, dass sie verhältnismäßig unbequem und bewegungseinschränkend sind. Außerdem sollten derlei Stützen, die es in unterschiedlichen Ausführungen für den Hals, das Becken oder die Lendenwirbelsäule gibt, nicht ständig getragen werden, da Patienten Gefahr laufen, psychisch von ihnen abhängig zu werden, also irgendwann der Meinung sind, sich ohne die Stütze nur wieder zu verletzen.

6.2.2.2 DIE ORTHESE

Eine **Orthese** kann auch als **Stützkorsett** bezeichnet werden und dient der Entlastung der Rückenmuskulatur. Eine solche Orthese muss für den Einsatz am Patienten individuell angepasst, also maßgeschneidert, sein und kann vorübergehend die Aufgaben einer zu schwachen Rückenmuskulatur übernehmen und die Wirbelsäule stützen.

Es wird davon abgeraten, eine Orthese langfristig zu tragen, da dies nur zur weiteren Schwächung der betroffenen Muskelpartien führt. Orthesen können aber nicht nur im Bereich des Rückens, sondern auch als Einlagen im Schuh getragen werden, wo sie durch eine bessere Druckverteilung für eine verbesserte Abfederung des Körpergewichts sorgen und Fehlbelastungen der Wirbelsäule vermeiden.

6.2.2.3 DAS ELEKTROSTIMULATIONSGERÄT

Im Rahmen einer **Elektrotherapie** kommt Strom zur Linderung von Schmerzen und zur Muskelentspannung zum Einsatz. Dabei überlagern Stromreize das Schmerzempfinden, sodass Schmerzinformationen nur gehemmt weitergeleitet werden. Außerdem verursachen die Reize die Bildung von Endorphinen, die wiederum zur Schmerzlinderung beitragen.

Da diese Form der Schmerzbehandlung so gut wie nebenwirkungsfrei ist, kann der Patient mit einem tragbaren **Elektrostimulationsgerät** ausgerüstet werden, das ihm die Anwendung der sogenannten *TENS-Behandlung* (TENS = transkutane elektrische Nervenstimulation) ermöglicht.

Diese erfolgt über einen batteriebetriebenen Stimulator, den der Patient rund um die Uhr bei sich tragen kann, sodass eine Anwendung im Sinne der Schmerzlinderung mehrmals täglich über einen längeren Zeitraum erfolgen kann. Der Patient erhält dahin gehend eine Einweisung in die Funktionsweise des Geräts, um sowohl Stromstärke als auch Anwendungsform während der Therapie seinen eigenen Bedürfnissen anpassen zu können. Vor allem bei chronischen Rückenschmerzen hat sich diese Methode bewährt.

Eine Neu- und Weiterentwicklung der Elektrostimulation ist die sogenannte *Small Fiber Matrix Stimulation®* (SFMS). Sie stimuliert direkt die sogenannten *Schmerzfasern* und bewirkt dort morphologische Veränderungen bzw. eine Neuromodulation. Dadurch wird ein durch wiederkehrende Schmerzen krankhaftes Schmerzempfinden wieder normalisiert. Die SFMS ist somit ein wichtiger Baustein einer jeden Schmerztherapie.

Die Stützbandage	Schadhafte Körperhaltungen werden durch Einschränkungen der Beweglichkeit vermieden und die Rückenmuskulatur entlastet.
Die Orthese	Ein individuell angepasstes Korsett, das vorübergehend die Aufgaben der Rückenmuskulatur übernimmt.
Das Elektrostimulationsgerät	Bei der Behandlung chronischer Rückenschmerzen können elektrische Reize zur Schmerzlinderung beitragen. Beispiel: SFMS.
Der Pezziball	Der Pezziball ermöglicht vielfältiges Kraft- und Ausdauertraining und fördert die Muskulatur des Stützapparats.
Das Thera-Band®	Das Thera-Band® erlaubt die Beanspruchung vieler Muskelgruppen und das Training bestimmter Muskeln, wie des Rückenstreckers.
Die Rückenmatratze	Eine geeignete Matratze sorgt dafür, dass entsprechende Muskeln während des Schlafs entspannt werden können.
Ergonomisches Mobiliar	Schon der richtige Stuhl trägt dazu bei, dass auch nach längerem Sitzen Beschwerdefreiheit garantiert wird.
Die Tallabé-Kappe	Eine Kappe mit eingenähten Gewichten sorgt für den richtigen Gang und eine unmittelbare Stärkung der Rückenmuskulatur.
„Dein Rücken" – die App	Mithilfe dieser App können Sie mehr über die Prävention von Rückenschmerzen lernen und werden zu Übungen für daheim angeleitet.
Schrittzähler	Bewegung ist alles! Und ein Schrittzähler kann Ihnen dabei helfen, die nötige Motivation zum Laufen aufzubringen und Sprit zu sparen.

6.2.3 ZUSÄTZLICHE HILFSMITTEL

6.2.3.1 PEZZIBALL

Der **Pezziball**, auch bekannt als **Sitz-**, **Gymnastik-**, **Fit-** oder **Therapieball**, hat im Rahmen der Rückenschmerztherapie vielfältige Anwendungsmöglichkeiten in den Bereichen Kraft und Ausdauer sowie beim Training der Beweglichkeit. Bei der Nutzung dieses Trainingsgeräts besteht kaum Verletzungsgefahr und durch die Form des Balls wird sowohl einem Rundrücken als auch einem Hohlkreuz vorgebeugt.

Das Ziel bei der Nutzung des Pezziballs besteht grundlegend darin, Muskulatur durch Training aufzubauen, vor allem im Bereich des Halte- und Stützapparats, denn dieser ist für eine korrekte alltägliche Haltung verantwortlich und beeinflusst die Funktionsfähigkeit von Stand, Sitz und Gang. Schon durch Sitzen auf dem Pezziball kann aktiv die Rückenmuskulatur trainiert werden, da keine Lehne vorhanden ist, welche die Rückenmuskulatur entlasten könnte.

6.2.3.2 THERA-BAND®

Das Thera-Band® ist ein aus 100 % Latex bestehendes, elastisches Band, das sowohl im Einzel- als auch im Gruppentraining vielseitig einsetzbar ist und unter anderem dem Aufbau der Rückenmuskulatur dienen kann. Im Rahmen der Behandlung von Rückenschmerzen trägt es zu einem Kraftzuwachs, zu einer Verbesserung der Körperhaltung sowie zur Verminderung von Bewegungseinschränkung und Schmerzen bei. Es können dabei gezielt Muskelgruppen wie der Rückenstrecker trainiert werden.

Das Band ist in insgesamt acht verschiedenen Stärken erhältlich, welche durch verschiedene Farben den Dehnungswiderstand angeben. Dabei ist ein gelbes Band am einfachsten und ein goldenes am schwierigsten zu dehnen. Das Band besticht vor allem durch seine Flexibilität, da es die Beanspruchung vieler Muskelgruppen ermöglicht und fast überall eingesetzt werden kann, z. B. am Arbeitsplatz.

GUT ZU WISSEN!

Vom Hersteller bekommt das Thera-Band® eine Mindesthaltbarkeit von sechs Monaten zugeschrieben. Es ist aber um einiges länger haltbar, vor allem dann, wenn es entsprechend gepflegt wird. Dazu gehört, dass Risse und Löcher durch Schmuck o. Ä. vermieden werden sollten, da diese das Band direkt unbrauchbar machen.

Außerdem sollte es regelmäßig mit Babypuder behandelt werden, da so die Dehnfähigkeit erhalten bleibt. Eine Reinigung des Bands kann mit Seife und Wasser vorgenommen werden, das anschließende Pudern macht es dann wieder einsatzbereit. Es sollte aufgerollt in einer Schachtel oder Tasche gelagert werden, um direktes Licht sowie Hitzeeinwirkung zu vermeiden.

6.2.3.3 RÜCKENMATRATZE

Grundlegend gilt, dass sich die optimale Matratze bei Rückenschmerzen der vorhandenen Körperform anpasst und nicht umgekehrt. Unabhängig davon, ob wir auf dem Rücken oder auf der Seite liegen, bilden wir in den Bereichen der Lenden- bzw. Halswirbelsäule und an den Oberschenkeln Hohlräume, welche die Matratze füllen muss. Nur dann, wenn diese Hohlräume durch eine richtige Matratze gestützt werden, kann auch die entsprechende Muskulatur in diesen Bereichen entspannen.

Dafür eignen sich am besten körperkonforme Kaltschaummatratzen, die preislich zwischen 300,– und 1.500,– € liegen. Dabei sollte berücksichtigt werden, dass die Matratze einen mittleren Härtegrad aufweist. Der Mythos, eine harte Matratze sei einem gesunden Rücken mehr zuträglich, hat sich zwar gesellschaftlich verfestigt, ist aber ein Irrglaube. Auch ein Wasserbett ist für die Linderung von Schmerzen und das Reduzieren körperlicher Einschränkungen besser geeignet als eine harte Matratze.

GUT ZU WISSEN!

Der Mythos „Hart liegen ist gut für den Rücken" entstammt einer Zeit, in der Gitterpritschen üblich waren, auf die man eine Rosshaarmatratze legte. Eine ebensolche Matratze sowie das sich darunter befindende Gitter waren aber nach einer jahrelangen Anwendung durchgelegen und zwangen die Menschen beim Schlaf in eine Haltung gleich der Form einer Banane, was für den Rücken selbstverständlich sehr schadhaft war und Schmerzen verursachte.

Diesen Schmerzen versuchte man entgegenzuwirken, indem man ein steifes Brett oder gar eine Tür unter die Matratze legte, um das Durchhängen eben dieser zu verhindern. In der Folge hatten die Betroffenen weniger Schmerzen und kamen zu der sich bis heute haltenden Überzeugung, dass hart liegen gut für einen gesunden Rücken sei.

6.2.3.4 ERGONOMISCHES MOBILIAR UND VERBESSERUNGEN AM ARBEITSPLATZ

Rückenschmerzen kann auch am Arbeitsplatz vorgebeugt werden. So kommen verstellbare Arbeitsplatzhöhen, die Anbringung von Armlehnen sowie Verlängerungen von Werkzeuggriffen infrage. Es konnte bereits belegt werden, dass Arbeitnehmer weniger Beschwerden feststellten, wenn ihnen ein einstellbarer Stuhl in Kombination mit einem Büroprogramm ermöglicht wurde. Darüber hinaus eignen sich vor allem im industriellen Bereich höhenverstellbare Arbeitstische und Hebehilfen dazu, Rückenschmerzen zu reduzieren. Wichtig ist eine ergonomische Arbeitsplatzgestaltung.

Aber was ist eigentlich **Ergonomie**? Grundsätzlich bezeichnet der Begriff die **Lehre von der menschlichen Arbeit**, befasst sich also mit deren Anpassung im Sinne der Arbeitsmittel, der Arbeitsorganisation sowie der menschengerechten Arbeit. Sie findet vor allem auch im Sinne der menschengerechten

Arbeitsgestaltung Ausdruck im Arbeitsschutzgesetz als wichtige betriebliche Aufgabe. Die Gestaltung eines Arbeitsplatzes fällt auch in diesen Bereich und sieht vor, dass an Sitz-, Steh- oder Steh-Sitz-Arbeitsplätzen individuell einstellbares und anpassungsfähiges ergonomisches Mobiliar zur Verfügung steht.

Dabei ermöglicht ein solcher Bürostuhl Beschwerdefreiheit auch nach längerem Sitzen, indem er dynamisches Sitzen ermöglicht und so die Wirbelsäure mit Nährstoffen versorgt. Ein Sattelstuhl hingegen eignet sich für Berufsgruppen, die sich viel bewegen und kommt ohne Lehne daher. Diese reduzieren die Belastung der Bandscheiben und sind höhenverstellbar. Ein solches freies Sitzen erzeugt zudem einen Trainingseffekt für sowohl Muskulatur als auch für Bänder und Gelenke.

6.2.3.5 DIE TALLABÉ-KAPPE

Ein weiteres ungewöhnliches Hilfsmittel bei der Therapie von Rückenschmerzen ist die **Tallabé-Kappe**. Der Begriff **Tallabé** stammt aus dem Nigerianischen und bedeutet so viel wie **ein Gewicht auf dem Kopf tragen, ohne es festzuhalten**.

Bei der Tallabé-Kappe handelt es sich um ein herkömmliches Baseballcap, in das gleichmäßig verteilt ein Granulat von insgesamt 800 g luftdicht eingenäht ist. Die Idee zum Produkt basiert auf der Beobachtung afrikanischer Frauen, die durch das Transportieren von Last auf dem Kopf eine spezifische Form des aufrechten Gangs entwickelt haben und selten über Rückenschmerzen klagen.

Laut Firmenangaben wirkt sich die Fortbewegung mit der Kappe unmittelbar auf den menschlichen Gang aus. Dafür soll eine unbewusste Koordination der an der Bewegung beteiligten Muskelgruppen verantwortlich sein.

Beworben wird das Produkt außerdem mit stärkenden Auswirkungen auf Nacken-, Schulter- sowie Rückenmuskulatur. Zudem soll die Kappe dafür sorgen, dass die Wirbelsäule besser gestützt, die unterstützenden Muskelgruppen leistungsfähiger und die Bandscheiben entlastet werden. Das Unternehmen rät dazu, die Tallabé-Kappe nicht bei dynamischen Sportarten oder Bewegungsabläufen, die den Körper aus dem Gleichgewicht bringen, zu tragen. Der Preis für eine Tallabé-Kappe liegt bei 129,– €.

6.2.4 MODERNE UNTERSTÜTZUNG

6.2.4.1 „DEIN RÜCKEN" – DIE APP

Im Rahmen der Präventionskampagne *Denk an mich. Dein Rücken* klärt die Berufsgenossenschaft Rohstoffe und chemische Industrie (BG RCI) in Zusammenarbeit mit der Deutschen Gesetzlichen Unfallversicherung (DGUV) rundum über das Thema **Rücken** auf. Das Ziel der Kampagne ist das Verringern arbeitsbedingter Rückenbelastungen mittels verhältnis- und verhaltenspräventiver Ansätze.

Vor diesem Hintergrund wurde auch eine begleitende **App** für das Smartphone entwickelt, die sowohl Arbeitgeber als auch -nehmer über ergonomische Gefährdungs- und Belastungsfaktoren aufklärt, die im beruflichen Alltag starken Einfluss auf das Entstehen von Muskel- sowie Skeletterkrankungen haben können. Außerdem enthält die App Anleitungen zu diversen Übungen und stellt individuelle Schutzmaßnahmen vor. Die App ist gratis und sowohl im Android- als auch im Applestore zu erhalten.

Weitere hilfreiche Apps für den Umgang mit Rückenschmerzen sind bspw. *Die 60 besten Rückenübungen oder Rückenschule*, welche Übungen für das Büro und zu Hause mit und ohne Trainingsgeräte vorstellen.

6.2.4.2 SCHRITTZÄHLER

Einem gesunden Rücken zuträglich ist natürlich auch viel Bewegung. Aber wie viel davon? Grundsätzlich besteht für Erwachsene ein Richtwert von etwa 10.000 Schritten pro Tag. Allerdings variiert diese Angabe stark zwischen 5.000 und 12.500 Schritten, je nach Aktivität der Person und abhängig davon, ob schon Beschwerden bestehen.

Eine gute Hilfe bei der Bewerkstelligung dieser Anzahl Schritte kann ein **Schrittzähler**, ein sogenanntes *Pedometer*, sein. Dieser hat vor allem die Funktion, Nutzer im Alltag zum Gehen zu motivieren. Für rund 20,– € ist ein solches Pedometer sowohl im Fachhandel als auch online zu erwerben. Um die gewünschte Schrittzahl zu erreichen, empfiehlt sich eine Anpassung des Alltags.

So können z. B. Einkäufe zu Fuß erledigt werden, für die Sie sonst das Auto genommen hätten. Das Bundesministerium für Sport empfiehlt für Erwachsene zwischen 18 und 64 Jahren in puncto körperlicher Aktivität minimal zweieinhalb Stunden Bewegung pro Woche, bei der sie leicht außer Atem kommen, oder eineinviertel Stunden Sport bzw. Bewegung mit hoher Intensität, bei der sich die Atmung beschleunigt. Eine Kombination der beiden Empfehlungen ist auch möglich.

Im Übrigen wirkt sich das Gehen nicht nur auf den Rücken positiv aus, sondern trägt auch dazu bei, dass sich der Blutdruck senkt, die Fettverbrennung angeregt und die Insulinresistenz erhöht wird. Ist Letztere zu niedrig, steigt nämlich das Diabetesrisiko.

6.2.4.3 SOCIAL MEDIA

Angebote durch **Social Media**, z. B. Austauschgruppen auf Facebook®, können ein interessanter und nützlicher Baustein bei der Rückenschmerztherapie sein. Gerade um sich auch über Alltagsfragen und Tipps und Tricks zu Alltagsproblemen auszutauschen.

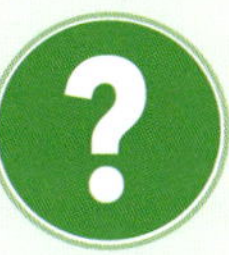

HÄUFIGE PATIENTENFRAGEN

Frage 1: ***Welches Hilfsmittel ist denn nun das Beste?***

Dr. Weigl: Das lässt sich so einfach nicht sagen, da es hier auch um individuelle Bedürfnisse und Präferenzen von Patienten geht. Sie könnten versuchen, zunächst die kostengünstigen Alternativen, bspw. die App *Dein Rücken*, austesten, da diese viele Übungen für die Anwendung im Alltag beinhaltet, die Sie in Eigenregie durchführen können. Ob Sie andere Alternativen, wie den Pezziball, ausprobieren sollten, können Sie in einer Rückenschule oder bei Ihrem behandelnden Therapeuten oder Arzt erfragen.

Frage 2: ***Gibt es Vorgaben für die tägliche Bewegung bei der Arbeit mit einem Schrittzähler?***

Dr. Weigl: Richtige Vorgaben gibt es nicht, Empfehlungen aber schon. Es empfiehlt sich z. B., dass Sie sich mehrmals täglich strecken und recken, den Großteil der Woche bewusst essen und an mindestens fünf Tagen die Woche „die Herausforderung" suchen, also bspw. nicht mit dem Fahrstuhl fahren, sondern bewusst die Treppe wählen.
Außerdem ist es ratsam, an vier ausgewählten Tagen mindestens fünf Minuten Gymnastik zu betreiben, was der Beweglichkeit zugutekommt. Etwas seltener, ca. dreimal à 30-40 Minuten, sollten Sie Ausdauersport betreiben oder zumindest stramm spazieren gehen, das dann aber etwas länger. Dieses Training können Sie um zwei Tage Muskelaufbautraining für den Rücken ergänzen.
Wichtig: Nehmen Sie sich einen Tag die Woche frei, an dem Sie bewusst entspannen und keinen Sport treiben. Bewegung ist natürlich immer noch in Ordnung! Den Laufplan können Sie selbst gestalten, indem Sie z. B. einen Stundenplan erstellen, in den Sie eintragen, an welchem Tag Sie wie viele Minuten laufen oder Etagen bewältigen.

Frage 3: ***Worin besteht der Unterschied zwischen TENS und SFMS?***

Dr. Weigl: Die Small Fiber Matrix Stimulation® aktiviert gezielt die Schmerzfasern und bleibt in der Hautoberfläche. Deshalb spüren die Patienten (je nach Intensität) bei der Stimulation ein kribbelndes, leicht stechendes, piksendes Gefühl. Bei anderen Verfahren, wie z. B. TENS, dringen die Impulse tief in den Körper ein und sorgen so für ein dumpfes, pochendes, für viele Menschen unangenehmes Gefühl. Häufig sind dabei auch Muskelzuckungen zu beobachten. Diese gibt es bei der SFMS-Technologie nicht. Die Wirkung bei TENS ist in der Regel auf die Behandlung selbst und etwa 30 Minuten danach beschränkt. Obwohl TENS schon seit Jahrzehnten verwendet wird, gibt es keinen eindeutigen klinischen Nachweis für dessen Wirksamkeit. Die SFMS-Wirkung hingegen wurde in aktuellen Studien (Mücke, 2014; 2017) nachgewiesen.

Martin geht jetzt seit rund drei Wochen regelmäßig joggen und kann bereits eine leichte Besserung feststellen. Klar, bei der Kondition merkt man's, aber auch die aufrechte Rückenhaltung beim Laufen tut ihr Übriges, die Rückenmuskulatur scheint schon jetzt mehr dazu in der Lage zu sein, den Rücken zu stützen. Dazu tragen aber auch die Übungen bei, die er auf Anleitung seiner neuen App Dein Rücken absolviert. Für die Arbeit will er sich demnächst noch einen Sitzball zulegen und alles dafür tun, dass er einen kraftvollen Rücken bekommt und diesen auch erhalten kann.

6.3 DIE ROLLE SPEZIELLER SCHMERZZENTREN

„Schmerzzentren sind auf die Behandlung von chronischen Schmerzen und insbesondere auf Rückenbeschwerden spezialisiert. Hier werden verschiedene Behandlungsverfahren zum Wohl des Patienten miteinander verknüpft."

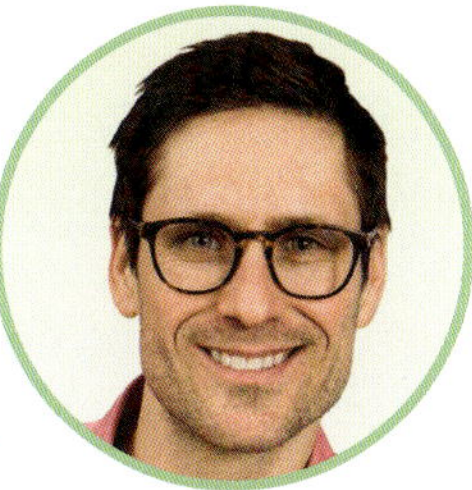

Wer noch nie länger als wenige Tage unter Rückenschmerzen gelitten hat, kann sich kaum vorstellen, wie sich chronische Schmerzen auf den Alltag und die Lebensqualität auswirken können. Rund 23 Millionen Deutsche haben bereits ein- oder mehrmals unter dauerhaften Schmerzen gelitten. Rund sechs Millionen fühlen sich in ihrem Alltag durch Schmerzsymptome beeinträchtigt. Für 3,4 Millionen ist der Schmerzzustand so schlimm, dass ihre Gedanken nur noch um den Schmerz kreisen.

Trotzdem wurden und werden viele Schmerzpatienten insbesondere in Deutschland häufig nicht ernst genommen: Viele Ärzte können auch nach intensiven Untersuchungen keine körperlichen Ursachen für den Schmerz erkennen und wissen nicht, wie sie ein Phänomen, das keine „behandelbare" Ursache aufzeigt, therapieren sollen. Aus diesem Grund erleben viele Schmerzpatienten eine langjährige Odyssee auf der Suche nach der richtigen (und erfolgreichen) Behandlung.

Spezielle Schmerzzentren bieten eine moderne und zielgerichtete Therapie für Patienten mit chronischen Schmerzen an. Dort kann der Schmerz zwar in vielen Fällen erfolgreich behandelt werden, allerdings hat sich der Gedanke dieser Therapieform noch nicht flächendeckend durchgesetzt. Bei einigen Krankenversicherungen kann es deshalb zu Problemen bei der Kostenübernahme kommen. Das ist insbesondere dann der Fall, wenn alternative Behandlungsmethoden anstelle von konservativen Therapieansätzen angewendet werden.

6.3.1 EINE KONVENTIONELLE BEHANDLUNG IST NICHT GENUG

Weil viele Ärzte sich zwar mit akuten Schmerzen und deren Therapie sehr gut auskennen, aber im Bereich der chronischen Schmerzen nur über ein unzureichendes Wissen verfügen, werden viele Schmerzpatienten über Jahre falsch oder gar nicht behandelt. Die Folge sind immer stärker werdende Schmerzen, für die sich auch nach jahrelanger Therapie weder eine Ursache noch eine Möglichkeit zur Linderung finden lässt.

Für Patienten ist das nicht nur eine körperliche, sondern auch eine psychische Belastung – denn je größer die Rolle ist, die der Schmerz im Alltag einnimmt, desto mehr nimmt auch die Beeinträchtigung des alltäglichen Lebens und der Lebensqualität zu. Die Folgen bekommt auch das Gesundheitssystem zu spüren: Jedes Jahr müssen die Kranken- und Rentenversicherungen geschätzte 25 Milliarden Euro für Rückenschmerzpatienten aufbringen. Rund 17 Milliarden davon entfallen, laut Schätzungen, auf Folgekosten wie Arbeitsunfähigkeit und Frührenten, die durch nicht zum Erfolg führende Behandlungsverfahren entstehen.

Eine gezielte Behandlung des Schmerzes wird in vielen Fällen nicht in Betracht gezogen. Was fehlt, sind Spezialisten für Schmerzerkrankungen, die sich mit den Symptomen und deren Auswirkungen auf den Rest des Körpers auskennen. Stattdessen werden die meisten Patienten mit chronischen Rückenschmerzen ausschließlich mit Medikamenten therapiert – das aber führt in vielen Fällen zu einer Überreizung oder Abstumpfung des Nervensystems, was das Schmerzempfinden wiederum vergrößert. Ein Teufelskreis entsteht, aus dem viele Patienten ohne die Hilfe von Spezialisten nicht mehr herauskommen, weil zu viele Faktoren Einfluss auf den Schmerz nehmen.

6.3.2 SCHMERZZENTREN ALS SPEZIALISTEN FÜR CHRONISCHEN SCHMERZ

In der modernen Schmerzmedizin kommen daher keine einseitigen, nur auf einer Behandlungsmethode basierenden Therapieverfahren zum Einsatz, sondern **multimodale Konzepte** zur Behandlung von Schmerzen. Die Idee der **multimodalen Behandlung** geht auf die Erkenntnis zurück, dass einem chronischen Rückenleiden in der Regel viele verschiedene Einflussfaktoren zugrunde liegen – und ebenso vielseitig sollte folglich auch das Therapiemodell sein, um dem Schmerz erfolgreich entgegenwirken zu können.

Der multimodale Therapieansatz verknüpft zahlreiche Bausteine miteinander, um sich den Schmerzsymptomen von möglichst vielen Seiten nähern zu können. Ein besonders wichtiger Faktor dabei ist, dass die einzelnen Bausteine nicht willkürlich oder nach dem immer gleichen Schema eingesetzt, sondern individuell auf den jeweiligen Patienten zugeschnitten werden – für jeden Schmerzpatienten entsteht auf diese Weise eine spezielle Schmerztherapie.

Ein regelmäßiger Austausch zwischen den beteiligten Therapeuten (ein multimodales Therapiekonzept wird üblicherweise nicht von einem, sondern von mehreren Spezialisten durchgeführt) und eine stete Kontrolle der Ergebnisse hilft dabei, die Therapie immer wieder an die Situation des Patienten anpassen zu können.

Um chronische Rückenschmerzpatienten frühzeitig und gleichzeitig zielführend behandeln zu können, wurden deutschlandweit spezielle **Schmerzzentren** ins Leben gerufen. Führend in diesem Zusammenhang ist die *Deutsche Gesellschaft für Schmerzmedizin (DGS)*. Der Behandlungserfolg dieser Schmerzzentren geht auf ein fachübergreifendes Grundkonzept zurück: Verschiedene Schmerzspezialisten arbeiten eng und teilweise fachübergreifend zusammen; die Lokalisierung unter einem Dach ermöglicht kurze Wege und einen stetigen Austausch von Informationen.

6.3.3 WIE LÄUFT DIE BEHANDLUNG IN EINEM SCHMERZZENTRUM AB?

Das Ziel von **Schmerzzentren** für Rückenschmerzen und andere chronische Schmerzerkrankungen ist die langfristige Linderung von Schmerzen, um den Patienten dauerhaft eine verbesserte Lebensqualität zu ermöglichen. Deshalb werden Schmerzpatienten in einem Schmerzzentrum in der Regel nicht ambulant behandelt, sondern erhalten eine mehrwöchige, intensive stationäre Betreuung und Therapie.

Je nachdem, wie lange ein Patient bereits unter dem chronischen Schmerz leidet, kann die Therapie zwischen 14 Tagen und rund acht Wochen dauern. Im Rahmen einer multimodalen Behandlung übernehmen Haus- und Fachärzte sowie Spezialisten für Schmerz-, Psycho- und Physiotherapie einzelne Behandlungsbausteine und führen den Patienten an einen Umgang mit dem Schmerz heran, der ihnen ein normales Leben ermöglichen soll, das nicht vom Gedanken an den Schmerz geprägt ist.

Folgende Behandlungs- und Therapiebausteine können dabei kombiniert werden – individuell auf die Bedürfnisse und den Schmerzzustand des Patienten zugeschnitten.

BEHANDLUNGS- UND THERAPIESTEINE

- Schmerzmedikamente,
- Medikamente zur Muskelentspannung,
- Physiotherapie,
- Krankengymnastik,
- physikalische Therapie,
- Entspannungstechniken,
- Akupunktur,
- Neuraltherapie,
- Chirotherapie,
- Verhaltenstherapie,
- Koordinationstraining,
- Kraft- und Ausdauertraining,
- Rückentraining.

Um die Behandlung konsequent zu Ende zu führen, ist es sinnvoll, eine stationäre Therapie in einem Schmerzzentrum durchzuführen. Einfach oder leicht ist diese jedoch keineswegs: Sie ist intensiv und verlangt den Patienten Disziplin und Ausdauer ab, denn regelmäßiges (auch körperliches) Training und das Antrainieren von Routinen gehört zur Schmerzbehandlung dazu.

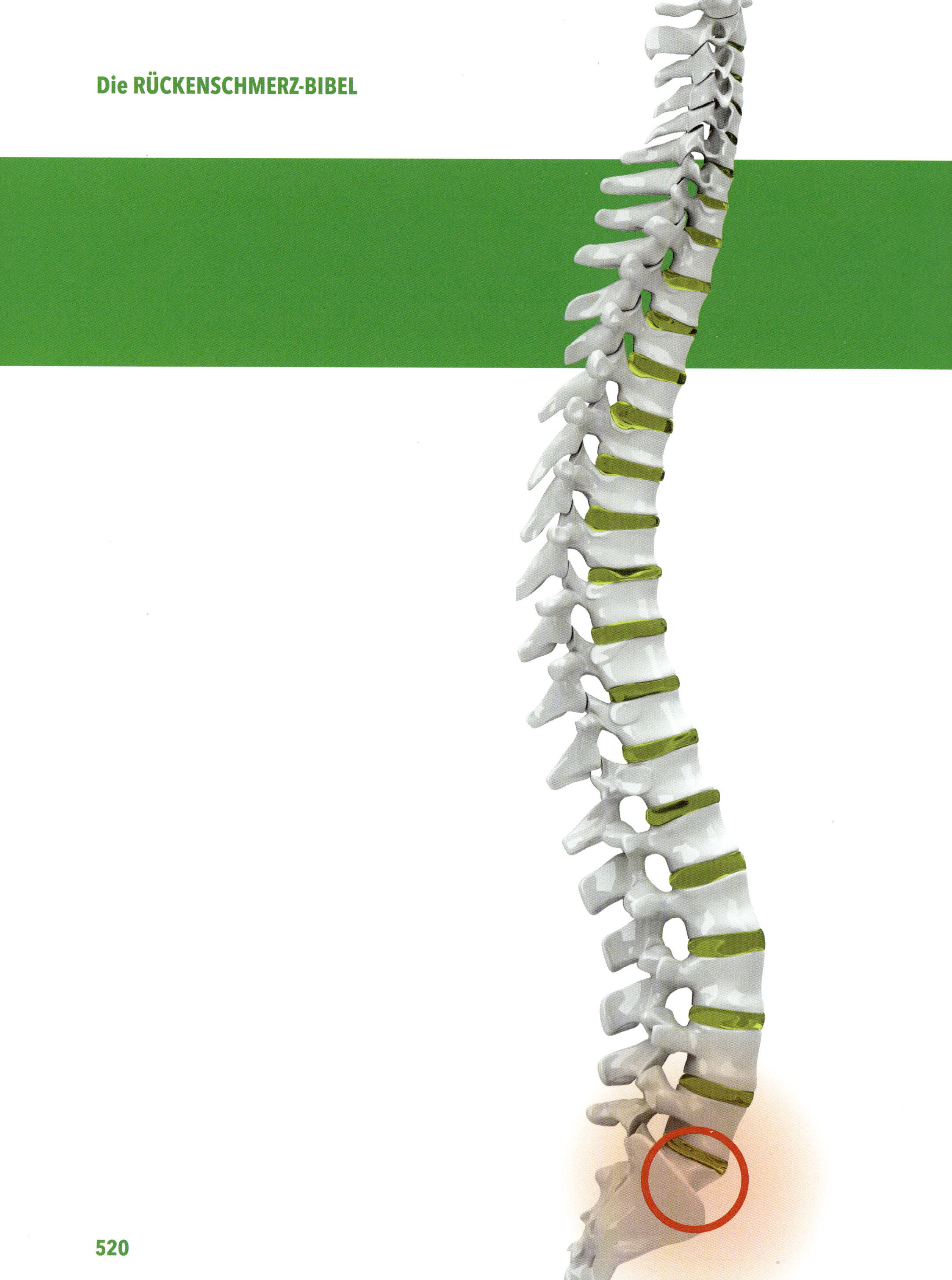

ANHANG

SCHMERZGLOSSAR

A

ACETYLCHOLIN

Acetylcholin wurde 1921 durch Otto Loewi am Frosch entdeckt und war damit der erste nachgewiesene chemische Botenstoff. Acetylcholin ist einer der bedeutendsten körpereigenen Neurotransmitter und von entscheidender Bedeutung vor allem für Muskelkontraktionen. Acetylcholin vermittelt die (Informations-) Übertragung zwischen Nerv und Muskel an den sogenannten *neuromuskulären Endplatten*.

ACHILLESSEHNENREFLEX

Klinischer Test des Eigenreflexes des M. triceps surae: Bei einem leichten Schlag mit einem Reflexhammer auf die in Dorsalextension gespannte Achillessehne bewegt sich der Fuß kurz in eine Plantarflexion. Der Reflex fehlt oder ist eingeschränkt bei einer Läsion oberhalb des Segmentes S 1, wie z. B. bei einem Bandscheibenvorfall. Der Reflex ist aufgehoben bei einer Durchtrennung der Nervenwurzel S 1. Eine Reflexverstärkung kann bei einem Pyramidenbahnzeichen auftreten.

ACHILLODYNIE

Bezeichnet Schmerzen (häufig in Kombination mit einer Schwellung) im Bereich der unteren Achillessehne. Ursache sind meist degenerative Veränderungen durch wiederholende Mikrotraumen/leichte Verletzungen. Häufig ist es eine Folge von Überbelastung, wie diese typischerweise bei Langstreckenläufern und Hallensportlern auftritt.

A-DELTA-FASERN

A-Delta-Fasern sind dünne und schnell leitende Nervenfasern, welche die Schmerzreize, die auf den Körper einwirken (z. B. Verletzungen, Entzündungen) zum Rückenmark leiten, von wo aus sie dem Gehirn gemeldet werden. Sie codieren überwiegend für das erste schnelle und stechende Schmerzgefühl. Ihre Aufgabe besteht daher in der Auslösung von Fluchtreflexen. Im Gegensatz zu den langsam leitenden C-Fasern, die das anschließend einsetzende, dumpfe Schmerzgefühl vermitteln, sind diese Fasern von einer elektrisch isolierenden Schicht, der Myelinscheide, umgeben. Diese ist für die schnell leitende Eigenschaft dieser Fasern verantwortlich.

ADIPOSITAS

Übermäßige Vermehrung des Gesamtfettgewebes, meist durch eine zu hohe Kalorienzufuhr und einen zu geringen Kalorienverbrauch. Krankheitsbedingte Formen sind eher selten. Die Einteilung erfolgt nach dem *Body-Mass-Index*. Eine Adipositas gilt als Risikofaktor für viele Zivilisationskrankheiten, z. B. Diabetes mellitus (*Zuckerkrankheit*), Herzinfarkt, Arteriosklerose etc. Am Bewegungsapparat können schwere Schäden entstehen, wie z. B. Arthrose, Muskelverspannungen, Schäden an Sehnen, Bursen und Bändern.

ADRENALIN

Adrenalin gehört zusammen mit Noradrenalin und Dopamin zu den sogenannten *Katecholaminen*. Adrenalin ist das klassische Stresshormon und wird somit verstärkt bei Stress- und Gefahrensituationen gebildet. Beispielhaft bewirkt es in solchen Situationen eine Steigerung der Herzfrequenz, wodurch der Körper in diesem Moment leistungsfähiger und belastbarer wird. Produziert wird es im Nebennierenmark. Zusätzlich wirkt Adrenalin als Neurotransmitter (Botenstoff) auch im Gehirn.

AKUPRESSUR

Teilbereich der chinesischen Massage. Die Akupressur umfasst spezielle Grifftechniken, die punktförmig Druck auf bestimmte Areale des Körpers ausüben.

AKUPUNKTUR

Die Akupunktur (lateinisch: acus – „Nadel", punctio – „das Stechen") ist ein wesentlicher Bestandteil der Traditionellen Chinesischen Medizin (TCM) und wird häufig bei Schmerzen, funktionellen und seelischen Erkrankungen sowie zur Harmonisierung des Immunsystems eingesetzt. Die Therapie der Akupunktur basiert auf den Lebensenergien des Körpers (*Qi*), die auf definierten Längsbahnen, den *Meridianen*, zirkulieren und einen Einfluss auf alle Körperfunktionen haben. Für Erkrankungen kann ein gestörter Energiefluss verantwortlich gemacht werden. Durch feinste Nadelstiche in die auf den Meridianen liegenden Akupunkturpunkte soll der Energiefluss wieder angeregt und reguliert werden.

AKUT (VS. CHRONISCH)

Als akut (lateinisch: acutus – „spitz, scharf") gelten in der Medizin Symptome bzw. Erkrankungen, die plötzlich erscheinen und nur kurze Zeit (in der Regel 3-14 Tage) andauern.

AKUTER SCHMERZ (VS. CHRONISCHER SCHMERZ)

Ein akuter Schmerz ist ein zeitlich begrenzter Schmerz, der gut lokalisierbar ist. Der akute Schmerz ist ein Warn- und Leitsignal in Reaktion auf eine Erkrankung bzw. Schädigung des menschlichen Körpers, das weitere Gewebsschädigungen verhindern soll. Er kann für die Diagnose der Ursache wegweisend sein.

ALLERGIE

Die Allergie (altgriechisch: állergía – „die Fremdreaktion") ist eine Überempfindlichkeitsreaktion des Immunsystems auf den Kontakt mit körperfremden, normalerweise harmlosen Substanzen *(Allergene)*. Ein vorausgegangener Kontakt mit einer solchen Substanz führte zur Ausbildung von Antikörpern oder Immunzellen, die bei jedem erneuten Kontakt mit diesem Allergen zu einer überschießenden Abwehrreaktion des Immunsystems führen, die oft mit Entzündungsprozessen, Hautrötungen und Juckreiz einhergeht.

ALLODYNIE

Bei einer Allodynie (griechisch: állos – „anders", odynè – „Schmerz") handelt es sich in der Medizin um ein Schmerzempfinden, das durch einen nicht schädlichen und gut tolerierten Reiz, der üblicherweise kein Schmerzempfinden bewirkt, fälschlicherweise ausgelöst wird. Ursache können entweder erkrankte Nerven oder eine vorgeschädigte Haut sein.

ALPHA-2-DELTA-UNTEREINHEIT

Im zentralen Nervensystem werden viele verschiedene Funktionen, wie die Freisetzung von Botenstoffen (Neurotransmittern), die Regulation der Genexpression sowie neuronale Plastizität, durch Kalzium gesteuert. Das Kalzium wird dabei über spannungsabhängige Kalziumkanäle in die Nervenzelle aufgenommen. Die Alpha-2-Delta-Untereinheit ist ein Bestandteil dieser Kanäle und spielt eine wichtige Rolle bei der Steuerung der Öffnungsgeschwindigkeit des Kalziumkanals. Sie trägt somit entscheidend zur Weiterleitung des Schmerzsignals und der Synaptogenese bei.

ALTERNATIVMEDIZIN

Unter dem Begriff der Alternativmedizin (auch: *alternative Medizin*) werden unterschiedliche Behandlungsmethoden und diagnostische Konzepte zusammengefasst, die sich als Alternative oder Ergänzung zur konventionellen Schulmedizin verstehen. Zu den Behandlungsmethoden der Alternativmedizin gehören Naturheilverfahren, Körpertherapieverfahren, einige Entspannungsverfahren und Behandlungsmethoden wie Homöopathie, Osteopathie und Akupunktur.

AMYGDALA

Die Amygdala, umgangssprachlich häufig auch als *Mandelkern* bezeichnet, ist ein wichtiges Areal im Gehirn, genauer gesagt, im sogenannten *Temporallappen* des Gehirns. Die Amygdala gehört zum sogenannten *limbischen System* und ist daher wie auch die anderen Teile des *limbischen Systems* für die Bewertung von Emotionen von großer Bedeutung. Die Amygdala spielt auch bei der Schmerzverarbeitung eine wesentliche Rolle. Die Amygdala bewertet den emotionalen Gehalt einer Situation und ist insbesondere aktiviert bei Gefahren- bzw. Bedrohungssituationen.

ANALGESIE

Unter Analgesie (griechisch: an- – „ohne", álgos – „Schmerz") versteht man in der Medizin das Ausschalten von Schmerzen.

ANALGESIMETRIE

Messung der analgetischen (schmerzlindernden) Wirkung eines Arzneimittels.

ANALGETIKUM

Ein Analgetikum (griechisch: an- – „ohne", álgos – „Schmerz") ist ein schmerzstillendes Arzneimittel, das zur Behandlung von akuten und chronischen Schmerzen eingesetzt wird. Dabei greift das Analgetikum über verschiedene biochemische Mechanismen in die Schmerzentstehung, Schmerzweiterleitung oder Schmerzverarbeitung ein und ruft eine Aufhebung (Analgesie) bzw. eine Reduzierung des Schmerzes hervor. Das Bewusstsein, die sensorische Wahrnehmung und andere Funktionen des zentralen Nervensystems sollen durch das Analgetikum nicht tangiert werden.

ANALGETISCH

Schmerzstillend, schmerzunempfindlich.

ANALOGSKALA

Die visuelle Analogskala ist eine vereinfachte Schmerzskala mit einer tabellarischen Darstellung von 0-10, in die der Patient seine tageszeitliche Schmerzintensität eigenständig einträgt. Der Wert 0 steht für keinerlei Schmerzen, der Wert 10 für den stärksten vorstellbaren Schmerz. Die Analogskala dient der Verlaufskontrolle und zur besseren Wahrnehmung und Differenzierung von Schmerzen durch den Patienten.

ANAMNESE

Die Anamnese (griechisch: anámnēsis – „Erinnerung") ist eine systematische Befragung durch den Arzt oder durch eine andere, mit der Behandlung verbundene Person, um Informationen z. B. über aktuelle Beschwerden, familiäre/genetische Vorerkrankungen, Lebensumstände und besondere Dispositionen (Anfälligkeit, z. B. Allergien) des Patienten zu erhalten.

ANÄSTHESIE

Unter dem Begriff Anästhesie (griechisch: an- – „ohne", aisthesis –„Wahrnehmung, Empfindung") versteht man den vollständigen Verlust oder die vollständige Ausschaltung von Empfindungen. Dies betrifft u. a. das Berührungs- und Schmerzempfinden, das Temperaturempfinden, Vibrationsempfinden und das Lageempfinden. Anästhesie bezeichnet auch das medizinische Verfahren, um diesen Zustand für eine Operation oder als diagnostische Maßnahme hervorzurufen.

ANÄSTHETIKUM

Ein Anästhetikum (griechisch: an- – „ohne", aisthesis –„Wahrnehmung, Empfindung") ist ein Medikament, das bei operativen oder diagnostischen Maßnahmen eine reversible Reduzierung oder Ausschaltung der Schmerzempfindung bewirkt.

ANDULLATION

Andullation bedeutet Wellen erzeugen. Bei der Andullationstherapie werden Vibrationsfrequenzen bestimmter Wellenlängen in den Körper übertragen. Dort versetzen sie alle Flüssigkeiten des Körpers in sanfte Schwingungen und wirken somit direkt in allen Zellen und Organen.

ANLAUFSCHMERZ

Schmerzen und Steifigkeit im Gelenk im Anschluss an eine Ruhephase. Der Anlaufschmerz ist typisch bei arthrotischen Gelenkveränderungen und tritt in der Regel zu Beginn einer Bewegung unter Belastung auf.

ANODE

Positive Elektrode, positiver Pol (Gegenteil: Kathode = negative Elektrode, negativer Pol).

ANSATZSCHMERZ

Synonym: Insertionsschmerz. Bezeichnet Schmerzen im Bereich des Muskelansatzes.

ANTEFLEXIONSKOPFSCHMERZ

Synonym: Schulkopfschmerz. Ist eine besondere Form des Kopfschmerzes, der während der Kopfvorbeuge und am häufigsten bei Schulkindern auftritt.

ANTIDEPRESSIVUM

Ein Antidepressivum ist ein Medikament zur Therapie von Depressionen. Basierend auf dem Wirkmechanismus, besitzen Antidepressiva zudem zahlreiche andere Anwendungsbereiche und werden u. a. durch den schmerzlindernden Effekt auch in der Schmerztherapie zur Therapie von neuropathischen Schmerzen eingesetzt.

ANTIEPILEPTIKUM

Ein Antiepilektikum (griechisch: anti – „gegen", epílēpsis – „der Anfall") ist eine Arzneimittelgruppe zur Behandlung von epileptischen Erkrankungen bzw. Anfallserkrankungen. Antiepileptika hemmen bzw. blockieren je nach Substanz spannungsabhängige Natrium- bzw. Kalziumkanäle. Dabei stabilisieren sie die in ihrer Erregungsschwelle herabgesetzten Nervenzellen, was zu einer Reduktion spontaner Entladungen führt. Einige Substanzen aus der Gruppe der Antiepileptika/Antikonvulsiva werden auch erfolgreich bei neuropathischen Schmerzen eingesetzt. Beispiel für Antiepileptika sind Benzodiazepine (z. B. Lorazepam®).

ANTIKONVULSIVUM

Ein Antikonvulsivum (griechisch: anti – „gegen", lateinisch: convulsio – „der Krampfanfall") ist ein Arzneimittel, das zur Behandlung oder Verhinderung von Krampfanfällen dient. Zu den Antikonvulsiva gehören die Antiepileptika, die aber nicht allein den Krampfanfall der Grunderkrankung behandeln.

ANTIPHLOGISTIKUM

Ein Antiphlogistikum (griechisch: anti – „gegen", phlógōsis – „Entzündung", Synonyme: Antiinflammatorikum, Entzündungshemmer) ist ein Medikament zur Hemmung von Entzündungsprozessen im Körper. Man unterscheidet zwischen *pflanzlichen, steroidalen* (fettlösliche Hormone aus der Nebennierenrinde) und *nicht steroidalen* Antiphlogistika. Dazu zählen die sogenannten *COX-1*- und *COX-2-Hemmer*, wie Aspirin®, Diclofenac und Ibuprofen. Im Gegensatz dazu haben Paracetamol und Metamizol keine entzündungshemmende Wirkung.

AORTENANEURYSMA

Das Aortenaneurysma bezeichnet eine Aussackung aller Schichten der Gefäßwand der Aorta. Es wird unterschieden in *thorakale* und *abdominelle* Aortenaneurysmen. Häufig sind Aortenaneurysmen asymptomatisch, d. h., diese machen sich beim Betroffenen nicht bemerkbar. Kommt es jedoch zu einer sogenannten *Ruptur* des Aneurysmas (= Aortendissektion), dann entsteht ein heftigster, schlagartig auftretener Rückenschmerz mit Ausstrahlung in den Bauchraum (diffuse Bauchschmerzen). Dies ist ein absoluter medizinischer Notfall und bedarf einer sofortigen Notfall-OP.

APLEY-TEST

Synonym: Apley-Zeichen. Test bei Verdacht auf Meniskusschäden. Der Patient liegt auf dem Bauch, der Unterschenkel ist im Kniegelenk 90° gebeugt. Der Untersucher führt eine Drehung des Unterschenkels durch. Dadurch wird Druck auf den Meniskus ausgeübt, was wiederum zu einer Schmerzauslösung führt.

APLEY'S SCRATCH TEST

Test bei Schulterschmerzen bzw. beim Verdacht auf eine Rotatorenmanschettenläsion. Der sitzende Patient soll mit dem Zeigefinger des betroffenen Arms versuchen, den gegenüberliegenden mittleren oberen Schulterrand zu erreichen.

APOPLEX

Ein Apoplex (eigtl. die Apoplexie, griechisch: apoplēxía – „Schlag") ist eine plötzliche Durchblutungsstörung eines Organs im Körper. Eine Durchblutungsstörung wird durch eine Sauerstoffunterversorgung mit anschließendem Gewebsuntergang hervorgerufen.

ARACHNOIDEA

Arachnoidea (griechisch: aráchnē – „Spinne", idēs – „gestaltet, ähnlich") ist ein Teil der weichen Hirnhaut. Es handelt sich um eine dünne, gefäßfreie und halb durchsichtige Membran, die das Gehirn stabilisiert. Die Arachnoidea folgt der Kontur des Gehirns, zieht aber nicht in dieses hinein.

ARTHRITIS

Eine Arthritis (griechisch: arthron – „Gelenk, Glied", -itis – „Endung für eine entzündliche Krankheit") ist eine Entzündung des Gelenks, die häufig mit Gelenkschmerzen, Überwärmung, Schwellungen und Rötungen einhergeht. Klar abzugrenzen davon ist die Arthrose, die eine degenerative Gelenkveränderung darstellt.

ARTHROSE

Die Arthrose (griechisch: arthron – „Gelenk, Glied") stellt eine degenerative Gelenkerkrankung dar, die vor allem durch langjährige Überbelastung und den daraus resultierenden „Gelenkverschleiß" entsteht. Die Arthrose zeichnet sich durch eine fortschreitende Abnutzung der Knorpel- und Knochenstruktur im Körper aus, die zu einer nicht reparablen Gelenkdeformierung führen kann. Die Arthrose bildet sich vor allem im Kniegelenk und im Hüftgelenk. 2008 litten rund 14 % der Männer und 22 % der Frauen unter Arthrose (lesen Sie mehr zur Arthrose in unseren ausführlichen Artikeln).

AUTOGENES TRAINING

Das autogene Training ist eine Methode der Autosuggestion (vergleichbar mit einer Selbsthypnose), durch die sich der Mensch in einen Zustand einer veränderten Wahrnehmung des eigenen Körpers versetzen kann. Das Ziel des autogenen Trainings ist das Erlangen eines Zustands der Entspannung.

ASSIMILATIONSWIRBEL

Eine numerische Variation an den Grenzen der Wirbelsäulenabschnitte wird als Übergangswirbel oder Assimilationswirbel bezeichnet und betrifft meist den lumbosakralen Übergang. Dabei wird eine Verschmelzung von L 5 mit dem Kreuzbein (Sakralisation) und eine Separierung des ersten Kreuzbeinwirbels (S 1) vom Kreuzbein (Lumbalisation) unterschieden. Diese Assimilationsstörung zeigt sich meist einseitig und kann Ursache einer Lumbalskoliose sein.

AXON

Das Axon ist der Fortsatz der Nervenzelle und kann mehr als 1 m lang sein. Zuständig ist das Axon für die Weiterleitung eines Nervenimpulses von Zelle zu Zelle. Dabei kann sich ein Axon mehrfach verzweigen und so eine große Anzahl nachgeschalteter Nervenzellen erreichen. Das Axon endet in einer oder mehreren Synapse(n).

B

BAKTERIELLE SPONDYLITIS UND SPONDYLODISZITIS

Es handelt sich um eine Entzündung der Wirbelkörper (= Spondylitis) und der Bandscheiben (= Spondylodiszitis, Diszitis). Man unterscheidet zwischen spezifischen Erregern (Tuberkulose, Lues) und unspezifischen Erregern. Am häufigsten sind unspezifische Infektionen. 50 % werden durch den sogenannten *Staphylococcus aureus* hervorgerufen. Betroffen sind meist ältere Patienten mit Diabetes, Kortisoneinnahme sowie Raucher. Die betroffenen Patienten haben meist stärkste Rückenschmerzen, Fieber und einen lokalen Druckschmerz. Zum Nachweis beklopft der Arzt typischerweise die Wirbelsäule mit der Hand oder mit dem Reflexhammer (Wirbelsäulenklopfschmerz). Zur Behandlung wird eine radikale 6-12-wöchige Antibiotikagabe empfohlen.

BANDSCHEIBE

Eine Bandscheibe ist eine flexible, faserknorplige Verbindung zwischen zwei Wirbelkörpern. Man bezeichnet sie auch als unechtes Gelenk. Die Bandscheibe besteht aus dem *Anulus fibrosus* (Faserring) und dem *Nucleus pulposus*. Der Mensch besitzt 23 Bandscheiben. Diese machen etwa 25 % der Gesamtlänge der Wirbelsäule aus. Biomechanisch zeigt die Bandscheibe ein prallelastisches Verhalten und hat zwischen den Wirbelkörpern eine Pufferfunktion. Sie erlaubt limitierte Bewegungen in alle Richtungen. Beim Gesunden ist die Bandscheibe nicht vaskularisiert, d. h. nicht durchblutet. Die Ernährung erfolgt durch Diffusion. Bei Belastung der Wirbelsäule überwiegt der Flüssigkeitsabstrom aus der Bandscheibe, sodass die Wirbelsäulenlänge, und damit die Körpergröße, während eines Tages um bis zu 2 cm abnimmt. Im Alter ist eine Degeneration der Wirbelsäule normal.

BANDSCHEIBENPROTRUSION

Die Bandscheibenprotrusion (auch Bandscheibenvorwölbung oder „inkompletter Bandscheibenprolaps" genannt) bezeichnet eine degenerative Veränderung der Bandscheiben. Der *Anulus fibrosus* (Faserring) der Bandscheibe wird dabei nicht durchgerissen, sondern nur nach außen vorgewölbt. Eine Protrusion löst meist nur schmerzhafte Symptome im Bereich der Wirbelsäule aus. Die Therapie ist in der Regel konservativ, also nicht operativ.

BANDSCHEIBENVORFALL (SYNONYM DISKUSHERNIE)

Beim Bandscheibenvorfall kommt es zum Austritt von Nukleusmaterial (Material vom *Nucleus pulposus*). Ursache können sein plötzliche Verletzung oder am häufigsten degenerative Veränderungen. Beim Bandscheibenvorfall handelt es sich um eine gallertartige Masse, die im Inneren der Bandscheibe liegt (*Nucleus pulposus*). Die Beschwerden sind abhängig von der Stelle des Bandscheibenvorfalls. Die auslaufende Masse kann auf die Nerven im Rückenmarkbereich drücken und so zu Rückenschmerzen und Symptomen, wie Lähmungen, Taubheitsgefühlen oder Funktionsstörungen von Organen führen. Am häufigsten sind Vorfälle auf L 4/L 5 und L 5/S 1. Man unterscheidet zwischen

1. **Protrusion:** Verwölbung des *Anulus fibrosus* und des hinteren Längsbands = inkompletter Bandscheibenprolaps;
2. **Prolaps:** Vorfall der Bandscheibe mit Austritt von Nukleusgewebe aus dem *Anulus fibrosus* und
3. **Sequester:** Vorfall des *Nucleus pulposus* mit Verlust der Verbindung zur Bandscheibe.

BANDSCHEIBENVORFALL – DIE KENNZEICHEN

Typische Kennzeichen für einen Bandscheibenvorfall sind:

- Schmerzen an einer oder mehreren Nervenwurzeln, häufig ausstrahlend (Lumboischalgie), meist einseitig;
- skoliotische Fehlhaltung;
- Reflexasymmetrien (Patella- und Achillessehnenreflex);
- Kraftminderung einzelner Kernmuskeln;
- Sensibilitätsstörungen;
- Lähmungen;
- Sonderfall und Notfall-OP: Cauda-Syndrom (*Reithosenanästhesien*, unwillkürlicher Stuhl- und Harnabgang).

BANDSCHEIBENVORFALL – DIE THERAPIE

Die konservative Therapie umfasst zunächst immer Lagerung im Stufenbett, physikalische Maßnahmen (Wärme und Massage), Extensionsbehandlung, NSAR-Medikamente, Akupunktur, Krankengymnastik, wirbelsäulennahe Infiltration mit Lokalanästhetika und Kortison. Bei der operativen Therapie unterscheidet man die *Spondylodese*, welche vor allem bei älteren Patienten bzw. Patienten mit Verschleißerscheinungen durchgeführt wird. Dabei wird die betroffene Bandscheibe, inklusive der Facettengelenke, herausgenommen und durch einen Titankorb (*Cage*) ersetzt. Es folgt eine Stabilisierung/Versteifung der betroffenen Wirbelkörper durch einen sogenannten *Fixateur interne* (spezielle Schrauben, Platten und Stäbe aus Edelstahl oder Titan). Eine weitere Methode ist das Einsetzen einer *Bandscheibenprothese*, die vorzugsweise bei jungen Patienten ohne Degeneration der Facettengelenke angewendet wird. Nach einer OP kann es zum sogenannten *Postdiskotomiesyndrom* kommen.

BETÄUBUNGSMITTEL (BTM)

Als Betäubungsmittel gelten Substanzen, die in Anlage I-III zu § 1 des deutschen Betäubungsmittelgesetzes (BtMG) aufgelistet sind. Die Substanzen weisen ein hohes Suchtpotenzial auf und umfassen sowohl illegale Drogen, wie beispielsweise Heroin oder Kokain, als auch in der Medizin zur Behandlung von Erkrankungen verwendete Substanzen, wie beispielsweise Opiate/Opioide oder Barbiturate.

BETÄUBUNGSMITTELREZEPT

Bei einem Betäubungsmittelrezept handelt es sich um ein Formular für die Verschreibung von Betäubungsmitteln. Es ist ein spezielles, amtliches Formular, welches durch den Arzt ausgefüllt wird. Der Patient erhält gegen Vorlage dieses Rezepts in der Apotheke dann das entsprechende Betäubungsmittel.

BIOFEEDBACK

Beim Biofeedback werden Veränderungen von Körperprozessen durch akustische oder visuelle Signale sichtbar gemacht. Das Ziel dieser Methode ist es, meist unbewusste physiologische Körperfunktionen bewusst zu beeinflussen. Biofeedback kann beispielsweise im Rahmen einer Verhaltenstherapie oder psychosomatischen Behandlung zur Entspannung, zur Rehabilitation oder zur Schmerztherapie eingesetzt werden.

BLOCKWIRBEL

Als Blockwirbel wird eine komplette oder partielle Verschmelzung benachbarter Wirbelkörper bezeichnet; dieser Zustand kann mögliche Folge einer Spondylodiszitis sein.

BROWN-SEQUARD-SYNDROM

Es ist ein sehr seltenes Syndrom, bei dem die Verletzung des Rückenmarks halbseitig ist (z. B. infolge eines Abszesses). Symptomatisch liegt auf der betroffenen Seite unterhalb der Verletzung eine spastische Parese und der Ausfall der Tiefensensibilität und des Vibrationssinns vor. Auf der gegenüberliegenden Seite ist Schmerz- und Temperatursinn aufgehoben bzw. zerstört.

BURNING-FEET-SYNDROM

Unter dem Burning-Feet-Syndrom versteht man ein schmerzhaftes Brennen der Füße (vor allem nachts). Begleitend können vegetative und trophische Störungen auftreten (z. B. örtliche Schweißbildung, Hautschuppung), sowie Muskelverspannungen und Nervenreizzustände. Das Brennen wird durch Bewegung und Wärme erhöht und durch Kühlung gelindert.

C

CANNABINOIDE

Als Cannabinoide bezeichnet man eine Gruppe von Substanzen, die im menschlichen Körper an spezielle Rezeptoren – die Cannabiniodrezeptoren – an die Nervenzellen gebunden sind. Es gibt *pflanzliche* Cannabinoide, die aus der Hanfpflanze (lateinisch *Cannabis sativa*) gewonnen werden, *synthetisch* hergestellte und die *körpereigenen*, die als *Endocannabinoide* bezeichnet werden. Die Cannabinoide und ihre Rezeptoren bilden zusammen das sogenannte *endogene (körpereigene) Cannabinoidsystem*, das viele physiologische Prozesse im Körper reguliert. Dazu zählen unter anderem schmerzhemmende, entzündungshemmende und auch Körperabwehrprozesse.

CAPSAICIN

Capsaicin ist eine pflanzliche Substanz, die aus dem Nachtschattengewächs Capsicum (eine Paprikasorte) gewonnen wird. Capsaicin kann durch seine wärmende und durchblutungsfördernde Wirkung u. a. zur Behandlung von Muskelschmerzen und Gelenkproblemen eingesetzt werden.

C-FASERN

C-Fasern sind langsam leitende Nervenfasern. Sie sind nicht myelinisiert, d. h., sie weisen keine Markscheide auf, und sind in der Regel in Gruppen angeordnet. C-Fasern haben einen Axondurchmesser von ca. 1 µm und eine Leitgeschwindigkeit von ca. 2 m/s. Sie sind für die Übertragung des sogenannten *sekundären Schmerzes* von Hitzereizen und schmerzhaften mechanischen Reizen verantwortlich. Der so vermittelte Schmerz weist einen bohrenden, brennenden und dumpfen Charakter auf.

CHIROPRAKTIK

Die Chiropraktik dient zur Behandlung funktioneller Gelenkbeschwerden. Sie zählt zu den beliebtesten Behandlungsmethoden bei Rückenschmerzen.

CHONDROITIN

Chondroitin ist ein wesentlicher Knorpelbestandteil, der die hohe Widerstandskraft des Knorpels gegen Druck gewährleistet. Fehlt dieser Baustein, so kann dies zu Arthrose (= Gelenkverschleiß) führen. Daher gibt es auch aus Schweineohren und Haifischknorpel gewonnenes Chondroitin, welches den Abbau des Knorpels bremsen und parallel den Aufbau von neuem Gewebe fördern soll. Die wissenschaftliche Wirkung bzw. Belegbarkeit ist umstritten: Im Reagenzglas funktioniert das. Beim Menschen zeigen jedoch Studien, dass die Nahrungsergänzungsmittel nicht besser sind als ein Scheinpräparat (Placebo).

CHORDOTOMIE

Bei der Chordotomie handelt es sich um ein spezielles neurochirurgisches Verfahren zur Aufhebung des Schmerz- und Temperaturempfindens. Unter Bildwandlerkontrolle wird eine Elektrode ins Rückenmark eingeführt und an die Stelle platziert, wo die Schmerz- und Temperaturbahnen verlaufen. Anschließend wird eine Hochfrequenzläsion mit einer Temperatur zwischen 60° und 70° C durchgeführt. Bereits nach 1-2 Läsionen dieser Art ist die Schmerz- und Temperaturempfindung aufgehoben, während Berührungs- und Lageempfinden erhalten bleibt. Diese Maßnahme wird jedoch nur bei schwersten einseitigen opiatresistenten Schmerzzuständen, meist als Folge von Geschwulstbildungen oder Metastasen, durchgeführt.

CHRONIFIZIERUNG

Unter dem Begriff Chronifizierung wird der Übergang von vorübergehenden (akuten) zu dauerhaften (chronischen) Erkrankungen oder Symptomen, insbesondere Schmerzen, verstanden. Von einer Chronifizierung wird dann gesprochen, wenn die Erkrankung oder Symptome länger als 3-6 Monate bestehen bleiben und somit dauerhaft sind.

CHRONISCH

Chronisch ist das Gegenteil von akut. Darunter versteht man Erkrankungen, die lange andauern oder sich erst langsam entwickeln.

CIDP

Die *chronisch inflammatorische, demyelinisierende Polyradikuloneuropathie* ist eine entzündliche Erkrankung der peripheren Nerven. Sie macht sich durch eine zunehmende Schwäche in den Beinen und Armen bemerkbar, die sich über einen Zeitraum von zwei Monaten oder länger entwickelt. CIDP tritt häufig nach einer Störung der Immunabwehr auf. Die Behandlung erfolgt symptomatisch, das heißt, es wird nicht die Ursache behandelt. Die Prognose ist variabel, jedoch erleidet fast die Hälfte aller Patienten eine dauerhafte Behinderung.

COMMOTIO SPINALIS

Vorübergehende Funktionsstörung des Rückenmarks, die sich innerhalb von drei Tagen vollständig zurückbildet und kein bildmorphologisches Korrelat aufweist (MRT oder CT).

COMPLIANCE

Compliance kann mit Therapietreue übersetzt werden. Sie beschreibt, inwieweit ein Patient eine vereinbarte Behandlung und ärztliche Ratschläge befolgt und einhält.

COMPUTERTOMOGRAFIE (CT)

Die Computertomografie ist ein spezielles Röntgenverfahren. Dabei wird durch eine Vielzahl von Röntgenaufnahmen der Körper in Querschnittbildern dargestellt. Dadurch können auch Weichteilgewebe mit geringen Kontrastunterschieden detailliert dargestellt werden.

CONTUSIO SPINALIS

Bleibende Störung der Rückenmarkfunktionen (Querschnittssyndrom). Je nach Lokalisation sind die Folgen unterschiedlich stark – bis hin zum Ausfall der Atemmuskulatur möglich.

CRPS

CRPS steht für *Complex Regional Pain Syndrome* (komplexes regionales Schmerzsyndrom). Es handelt sich um eine neurologische, chronische Erkrankung, die nach einer Weichteil- oder Nervenverletzung auftritt, wobei die Schwere der Verletzung keine Rolle spielt. Klinische Zeichen des CRPS sind zum Beispiel Schwellungen der Extremitäten, motorische Defizite oder eine typische neuropathische Schmerzsymptomatik.

D

DEAFFERENZIERUNGSSCHMERZ

Deafferenzierungsschmerz ist der Schmerz, der auftritt, obwohl der Nerv, der den Schmerzimpuls übertragen soll, ausgeschaltet ist. Die Ausschaltung des Nervs kann durch eine Operation oder Amputation erfolgen. Man spricht auch von *Phantomschmerz*. Deafferenzierungsschmerz kann z. B. auf das Schmerzgedächtnis zurückgeführt werden oder darauf, dass noch ein Abbild vom abgetrennten Glied in der Hirnrinde vorhanden ist.

DEGENERATIV

Degenerativ bedeutet „durch Verschleiß bedingt". Es tritt eine Funktionsminderung ein. Gewebe oder Organe bilden sich zurück oder gehen langsam zugrunde.

DEGENERATIVE BANDSCHEIBENERKRANKUNG

Eine degenerative Bandscheibenerkrankung ist ein Verschleiß der Bandscheibe. Die Pufferfunktion der Bandscheibe nimmt ab, es kommt zu Strukturveränderungen der Bandscheibe und es entstehen Rissbildungen. Als Therapiemöglichkeiten kommen, neben einem chirurgischen Eingriff, auch die Behandlung mit Medikamenten oder Massagen und Injektionen infrage.

DEKOMPRESSION (VASKULÄRE DEKOMPRESSION NACH JANETTA)

Besteht eine Trigeminusneuralgie weniger als vier Jahre und lässt sich eventuell auch im MRT eine Kompression des Nervus trigeminus in der hinteren Schädelgrube durch eine Gefäßschlinge nachweisen, zeigt die Dekompression nach Janetta die besten Behandlungsergebnisse bei einer Trigeminusneuralgie. Dabei wird der Nerv in der Übergangszone zwischen Eintritt in die Schädelbasis und Austritt aus dem Hirnstamm genau inspiziert und eine Unterpolsterung mit einem synthetischen, nicht resorbierbaren Material eingelegt.

DEPOLARISATION

Der Begriff Depolarisation spielt genauso wie das sogenannte *Aktionspotenzial* eine wesentliche Rolle, wenn man die Wahrnehmung und Weiterleitung von Schmerz, aber auch andere physiologische Vorgänge, verstehen will. Mit Depolarisation bezeichnet man die Verschiebung des Membranpotenzials in Richtung 0 mV. Man betrachtet dabei die Differenz zwischen dem Inneren der Zelle und dem Außenraum. Diese Differenz beträgt ca. 70 mV.

DEPRESSION

Bei einer Depression handelt es sich um eine psychische Störung. Sie macht sich u. a. durch gedrückte Stimmung, Interessen- bzw. Freudlosigkeit und Antriebsstörung bemerkbar. Eine Depression wird mit Antidepressiva oder Psychotherapie behandelt.

DERMATOM

Von einem Rückenmarksegment versorgtes, sensibles Hautareal. Als Anhaltspunkte für die Dermatome gelten die Brustwarzen (= Mamillen) (Dermatom Th 4) und der Nabel (Dermatom Th 10). Durch die überlappende Dermatomversorgung kommt es erst bei Schädigung mehrerer benachbarter Rückenmarksegmente zu einem nachweisbaren Sensibilitätsausfall.

DIABETES (SYNONYM ZUCKERKRANKHEIT)

Diabetes ist eine Stoffwechselstörung, bei der die Blutzuckerwerte zu hoch sind. Das Hauptsymptom ist die Ausscheidung von Zucker im Urin. Diabetes entsteht durch eine mangelnde Funktionsweise des Hormons Insulin. Man unterscheidet den *Typ-1-Diabetes*, bei dem kein Insulin gebildet wird, vom *Typ-2-Diabetes*, bei dem eine Insulinresistenz entsteht. Diabetes mellitus Typ 2 zählt zu den wichtigsten Volkskrankheiten. Diabetes mellitus kann unter anderem zu einer diabetischen Polyneuropathie führen.

DIABETISCHE POLYNEUROPATHIE

Viele Diabetiker entwickeln eine Nervenschädigung, die die Wahrnehmung von Reizen und die Funktion von Organen beeinträchtigt. Diese Schädigung macht sich durch ein Kribbeln in den Extremitäten bemerkbar. Später kommt es zu Parästhesien und Taubheitsgefühlen oder auch zu neuropathischen Schmerzen.

DIATHERMIE

Diathermie ist eine elektrotherapeutische Methode, bei der mithilfe von elektrischem Strom Wärme im Körpergewebe erzeugt wird. Es werden Elektroden auf die Haut aufgesetzt, die mit einer Hochfrequenzquelle verbunden sind, oder das betreffende Hautareal wird über eine Antenne, die an einen Generator angeschlossen ist, bestrahlt. So lässt sich auch in der Tiefe eine Wärmeentwicklung erreichen.

DISKEKTOMIE

Hierbei handelt es sich um ein minimalinvasives Verfahren zur Operation eines Bandscheibenvorfalls. Die Bandscheibe wird unter endoskopischer Sicht mithilfe einer Fasszange mit Saugvorrichtung entfernt. Narbenbildung im Bereich der operierten Stelle bleibt größtenteils aus.

DREZ-LÄSION

Die DREZ-Läsion *(Dorsal Root Entry Zone Lesion)* wurde 1976 als neues Therapiekonzept zur Behandlung von Deafferenzierungsschmerzen entwickelt. Der mikrochirurgische Eingriff am offenen Rückenmark zielt darauf ab, die durch periphere Deafferenzierung enthemmten Nervenzellen im Hinterhorn des Rückenmarks mittels mehrerer Hochfrequenzläsionen zu zerstören.

DURCHBRUCHSCHMERZEN

Durchbruchschmerzen sind die Schmerzspitzen eines ansonsten gelinderten Dauerschmerzes. Sie erreichen innerhalb weniger Minuten ihre maximale Intensität und dauern meist 30 Minuten an. Auslöser können Bewegung, Lachen, Husten sein.

DYSÄSTHESIE

Dysästhesie ist eine Sensibilitätsstörung im Bereich der Oberflächensensibilität. Es kommt zu einer unangenehmen oder schmerzhaften Missempfindung auf einen normal nicht schmerzhaften Reiz.

E

EIGENREFLEX

Reflexe sind unwillkürliche, nicht steuerbare Reaktionen auf äußere Reize. Beim Eigenreflex werden die Muskelspindeln durch eine kurzzeitige Dehnung des Muskels oder von dessen Sehne (z. B. durch Beklopfen mit einem Reflexhammer) erregt, was sich aufgrund der direkten Verschaltung im Rückenmark mit einer Kontraktion (Zusammenziehen) des gleichen Muskels äußert. Der Muskeleigenreflex ist damit monosynaptisch. Eigenreflexe sind, im Gegensatz zu Fremdreflexen, nicht habituierbar, d. h., es tritt kein Gewöhnungseffekt ein.

ELEKTRONEUROGRAFIE (ENG)

Die Elektroneurografie ist eine Methode der Elektrodiagnostik. Sie misst die Nervenleitgeschwindigkeit und wird zur Diagnose einer Reizleitungsstörung durch geschädigte Nerven eingesetzt.

ELEKTROMYOGRAFIE (EMG)

Bei dieser Untersuchungsmethode wird die natürlicherweise auftretende, elektrische Spannung in einem Muskel gemessen. So kann festgestellt werden, ob eine Erkrankung des Muskels oder eine Reizleitungsstörung des Nervs vorliegt.

ELEKTRODE

Eine Elektrode ist ein elektrisch leitendes Bauteil, das die Übertragung von Strom in einem Gerät übernimmt, das elektrische Ströme übertragen soll.

ELEKTROPHYSIOLOGISCHE MESSVERFAHREN

Elektrophysiologische Messverfahren liefern objektive Befunde zur Funktion des somatosensorischen und des motorischen Systems. Sie geben Auskunft über Schädigungen ganzer polysynaptischer Nervenbahnen und peripherer Nerven.

ELEKTROSTIMULATION

Bei der Elektrostimulation werden Nervenabschnitte durch Elektroden gereizt. Dies soll dazu führen, dass gelähmte Nerven wieder stimuliert werden und so der Muskel wieder bewegt wird. Es gibt verschiedene Verfahren, wie z. B. die Rückenmarkstimulation oder die periphere Nervenstimulation.

ELEKTROTHERAPIE

Die Elektrotherapie ist die medizinische Anwendung des elektrischen Stroms. Sie wird bei Schmerzsyndromen am Bewegungsapparat, Muskelverspannungen oder Muskelschwächen eingesetzt.

ENDORPHINE

Endorphine werden auch als *Glückshormone* bezeichnet. Sie werden vom Körper selbst hergestellt und wirken schmerzlindernd bzw. -unterdrückend. Sie werden u. a. in der Hypophyse und im Hypothalamus, zwei Strukturen im Gehirn, produziert. Endorphine werden sowohl in Notsituationen als auch in Glücksmomenten ausgeschüttet.

ENGPASSSYNDROM

Das Engpasssyndrom entsteht durch eine Einklemmung oder Veränderung von Nervenstrukturen durch andere Gewebe. Ursachen können eine Gewebeschwellung durch Ödeme, verdickte Bänder, Verkalkungen an Sehnen, anatomische Varianten oder die Folgen von Knochenbrüchen sein.

ENTZÜNDUNG

Eine Entzündung ist Ausdruck der Immunreaktion eines Organismus. Es handelt sich um eine Reaktion auf einen äußeren oder innerlich ausgelösten Reiz. Ziele sind die Beseitigung des Reizes, die Unterbindung der Ausbreitung und die Reparatur entstandener Schäden. Die Entzündungszeichen sind Rötung, Überwärmung, Schwellung, Schmerz und eingeschränkte Funktion. Jedoch sind diese Zeichen nicht immer erkennbar.

EOSINOPHILE GRANULOZYTEN

Eosinophile Granulozyten gehören zu den Leukozyten (weiße Blutkörperchen) und machen ca. 3-5 % der Zellen im Differenzialblutbild aus. Sie sind an der zellulären Immunabwehr beteiligt und spielen eine wichtige Rolle bei der Steuerung allergischer Reaktionen sowie bei der Abwehr von Parasiten.

EPIDURALE FIBROSE

Narbenverwachsungen nach Rückenoperationen werden als epidurale Fibrose bezeichnet. Typisch ist das Auftreten von Schmerzen nach der Operation nach 2-3 Wochen. Eine Behandlung ist nur sehr eingeschränkt möglich.

EPIPHYSE

Die Epiphyse, umgangssprachlich auch *Zirbeldrüse* genannt, ist ein unpaariger Bestandteil des Epithalamus (Teil des Zwischenhirns). Die Epiphyse ist für die Ausschüttung des Hormons Melatonin zuständig. *Melatonin* wiederum steuert den körpereigenen Schlaf- und Wachrhythmus und dadurch im weiteren Schritt auch die Schmerzwahrnehmung. Unausgeschlafenheit erhöht die Schmerzempfindlichkeit bzw. senkt die Schmerzwahrnehmungsschwelle.

EVOZIERTE SCHMERZEN

Evozierte Schmerzen gehören zu den neuropathischen Schmerzen und werden durch einen äußeren Reiz hervorgerufen (evoziert), der sonst nicht zu einem Schmerzempfinden führt. So kann die Berührung mit warmem Wasser oder einem Wattebausch intensive Schmerzen auslösen. Die Diagnostik ist mittels Bedside-Tests möglich.

F

FACETTENSYNDROM

Reizung der kleinen Wirbelgelenke (Facettengelenke) meist als Folge einer Arthrose dieser Gelenke. Als Therapie kommen infrage: Medikamente, vorübergehendes Tragen eines Mieders zur Entlastung der Wirbelsäule, „Spritzen" (intraartikuläre oder periartikuläre Applikationen eines Lokalanästhetikums meist in Kombination mit einem *Glukokortikoid*), Elektrotherapie, krankengymnastische Übungsbehandlung der Rumpfmuskulatur.

FAILED BACK SURGERY SYNDROM (FBSS)

Beim FBSS handelt es sich um eine fortbestehende Schmerzsymptomatik im Rücken nach einer Operation. Ursachen können eine schlechte Operationsanzeige, eine fehlerhafte Operation, eine ungenügende Entlastung der Wirbelsäule, eine Entzündung oder eine bereits stattgefundene Chronifizierung der Schmerzen sein.

FIBROMYALGIE

Die Fibromyalgie ist eine chronische, nicht entzündliche Erkrankung. Sie ist durch Schmerzen im Bereich der Sehnen, Faszien und Muskeln gekennzeichnet (Faser-Muskel-Schmerz). Fibromyalgie ist eine Ausschlussdiagnose, die nach Ausschluss anderer Ursachen für die Schmerzsymptomatik gestellt wird. Diese Erkrankung ist häufig assoziiert mit weiteren Merkmalen wie Müdigkeit, Abgeschlagenheit, Kopfschmerzen, Gelenkschmerzen und Schlafstörungen. Frauen sind häufiger betroffen als Männer und meist werden Betroffene als Hypochonder bezeichnet, da die Krankheit schwer zu diagnostizieren und der Allgemeinheit häufig nicht bekannt ist. Die Schmerzen, häufig im Rückenbereich, sind durch sogenannte *Triggerpunkte* reproduzierbar. Die Behandlung erfolgt symptomatisch durch Physiotherapie und unter anderem Antidepressiva.

FREMDREFLEXE

Beim Fremdreflex sind Rezeptororgan (meist die Haut) und Effektororgan (Muskel) nicht identisch im Gegensatz zum Eigenreflex. Deshalb kommt es zu einer polysynaptischen Verschaltung im Rückenmark mit mehreren Afferenzen. Fremdreflexe sind habituierbar, d. h., nach mehrmaligem Auslösen des Reflexes tritt ein Gewöhnungseffekt ein und der Reiz führt dann nicht mehr zum Auslösen des Reflexes.

GABA

Gamma-Aminobuttersäure ist ein Neurotransmitter, der für die Informationsübertragung zwischen Nerven erforderlich ist.

GEDÄCHTNIS

Mit dem Begriff Gedächtnis versucht man, verschiedene Arten von Informationsspeicherung zu beschreiben bzw. zu umfassen. Dazu gehört, neben dem ausschließlichen Behalten von Informationen, auch die Aufnahme, die Ordnung und der Abruf von Informationen.

GIBBUS

Eine sichtbare, kyphotische Verformung der Wirbelsäule (dorsal-konvexe Krümmung), die unter anderem durch Frakturen oder Spondylodiszitis entstehen kann.

GLYZERIN

Glyzerin ist eine farblose, visköse und hygroskopische (wasseranziehende) Flüssigkeit, die durch einen süßlichen Geschmack gekennzeichnet ist. Glyzerin wird als Gleitmittel zur Austreibung von Konkrementsteinen in Gallen- und Harnwegen und als Grundbestandteil von Salben und Cremes eingesetzt.

GÜRTELROSE

Gürtelrose (Herpes zoster) ist eine Erkrankung, die durch das Varizella-Zoster-Virus ausgelöst wird. Das Virus persistiert nach der Windpockenerkrankung in den Ganglien (Nervenknoten) und kann durch z. B. Stress wieder reaktiviert werden. Es handelt sich um einen schmerzhaften, dermatombezogenen Hautausschlag mit Blasen.

HARD DISC

Es handelt sich um eine Unterform des Bandscheibenvorfalls. Es kommt zur Kompression von Spinalnerven oder des Spinalkanals durch einen knöchernen Prozess mit Osteophyten (spezifische, radiologisch nachweisbare Veränderungen) der Wirbelplatten oder der kleinen Wirbelgelenke. Im Gegensatz dazu gibt es auch Soft Disc.

HEMMUNG

Hemmung bzw. fachlich auch *neuronale Inhibition* genannt, umschreibt das Phänomen, dass ein Senderneuron einen Impuls zum Empfängerneuron sendet, der bei diesem dazu führt, dass seine Aktivität herabgesetzt wird. Dieser Mechanismus ist ganz entscheidend bei der Schmerzwahrnehmung und -weiterleitung. So spielt z. B. der Botenstoff Serotonin eine wichtige Rolle im schmerzhemmenden System und ist häufig bei chronischen Schmerzpatienten nur noch reduziert vorhanden. Insgesamt gesehen, ist der Botenstoff GABA der häufigste im Körper vorkommende Hemmstoff.

HERPES ZOSTER

Siehe Gürtelrose.

HEXENSCHUSS (SYNONYM LUMBAGO, ISCHIASSYNDROM)

Eine häufige Ursache für Rückenschmerzen sind Muskelspasmen. Eine falsche Bewegung im Rücken kann dazu führen, dass einzelne Muskeln oder gar ganze Muskelgruppen kontrahieren und schließlich „zumachen". Dies kann starke Schmerzen verursachen. Da der Schmerz dann typischerweise plötzlich einschießt, spricht man im Volksmund auch von einem *Hexenschuss* bzw. medizinisch von *Lumbago* oder dem *Ischiassyndrom*.

Meist ist dabei der Lendenwirbelbereich betroffen und es kommt zu Bewegungseinschränkungen. Manchmal reicht schon ein Niesen, Husten oder das Herunterbücken zum Schuhebinden, um einen Muskelspasmus auszulösen. Dann kann es zu Quetschungen oder Einengungen des aus dem Rückenmark austretenden Ischiasnervs kommen. In der Regel ist keine medizinische Behandlung notwendig, da die Muskelspasmen mit der Zeit wieder von alleine abklingen.

Sollte dennoch eine medizinische Intervention notwendig sein, dann gibt es die folgenden Möglichkeiten:

Schmerzmittel: Einnahme von NSAR (Diclofenac, Ibuprofen).

Physikalische Therapie: Wärmebehandlung, wodurch es zur Entspannung und Auflockerung der Muskulatur kommt.

Dehnübungen: Die verkrampfte Muskulatur wird gelockert.

Ferner sorgt die Bewegung für eine bessere Durchblutung und die Entzündung bildet sich dadurch schneller zurück. Entscheidend ist eine Prophylaxe, vor allem, wenn bereits ein Hexenschuss aufgetreten ist. Gezielte Übungen zur Stärkung der Rückenmuskulatur werden empfohlen.

HIRNINFARKT

Bei einem Hirninfarkt kommt es zu einer plötzlichen Funktionsstörung des Gehirns. Diese wird durch Durchblutungsstörungen ausgelöst. Die entstehenden Folgen können unterschiedlich sein und reichen von Sprachstörungen und Schwindelattacken bis zu kompletten Lähmungen.

HOCHFREQUENZABLATION

Die Hochfrequenzablation ist eine medizinische Methode zur lokalen Zerstörung von Gewebe. Dazu wird ein Applikator in das Gewebe eingebracht, der dort gezielt Hitze erzeugt.

HOMÖOPATHIE

Die Homöopathie ist ein alternatives Heilverfahren, welches auf die Veröffentlichungen von Samuel Hahnemann im 18. Jahrhundert zurückgeht. Die Theorie des Heilverfahrens beruht unter anderem auf den Grundlagen des Ähnlichkeitsprinzips, der homöopathischen Anamnese und der Potenzierung, die größtenteils im Widerspruch mit der Schulmedizin stehen. Die Wirksamkeit von homöopathischen Mitteln ist wissenschaftlich nicht belegt, jedoch ist die Homöopathie in Deutschland als alternatives Heilverfahren anerkannt und wird zum Teil von den gesetzlichen Krankenkassen übernommen.

HYALURONSÄURE

Die Hyaluronsäure ist Bestandteil der Gelenkflüssigkeit. Ins Knie gespritzt, lindert diese Schmerzen. Im Gegensatz dazu belegen jedoch Studien, dass als Pille bzw. Nahrungsergänzungsmittel die Hyaluronsäure keinen Nutzen hat, da sie die Gelenke nicht erreicht.

HYDROMYELIE

Zystische Auftreibung des Zervikalkanals. Im Gegensatz dazu siehe Syringomyelie.

HYPALGESIE

Eine Hypalgesie ist eine Sensibilitätsstörung, die zu einer verminderten Schmerzempfindung führt. Ursachen können neurologische und nicht neurologische Erkrankungen, wie Diabetes mellitus oder Bandscheibenvorfall, sein.

HYPÄSTHESIE

Bei der Hypästhesie handelt es sich um eine verminderte Empfindlichkeit der Haut und der Schleimhaut für Sinnesreize. Ursachen können eine Läsion im Nervensystem, die Schädigung der Haut oder Hirninfarkte sein.

HYPERALGESIE

Eine Hyperalgesie ist eine gesteigerte Schmerzempfindung. Schmerzen, die von gesunden Menschen als aushaltbar beschrieben werden, werden als übermäßig intensiv empfunden. Außerdem werden auch nicht schmerzhafte Reize als schmerzhaft empfunden. Die Hyperalgesie gilt es abzugrenzen von der Allodynie (= inadäquat starke bis schmerzhafte Empfindungen).

HYPERURIKÄMIE

Erhöhter Harnsäurespiegel im Blut, der dazu führen kann, dass die Harnsäure in Gelenken auskristallisiert (Gicht), dort starke Schmerzen verursacht und sich in den Nieren als Nierensteine ablagert.

HYPNOSE

Durch Hypnoseverfahren kann bei einigen Schmerzpatienten durch manipulative Beeinflussung eine Herabsetzung des subjektiven Schmerzempfindens erreicht werden. Dieses psychologische Verfahren kann bei chronischen Schmerzpatienten supportiv eingesetzt werden.

HYPNOTHERAPIE

Hypnotherapie nutzt das Wissen über die Wirkung von Trance und Suggestion im therapeutischen Sinne. Es wird entweder Hypnose im formalen Sinne praktiziert oder es werden alltägliche Tranceprozesse für die therapeutische Arbeit genutzt. Die Behandlung beschränkt sich oft auf wenige Sitzungen.

I

IDIOPATHISCH

Idiopathisch heißt „ohne erkennbare Ursache“. Als idiopathische Erkrankungen werden alle Krankheiten mit nicht bekannter Ursache bezeichnet. Dabei stellt das Symptom selbst die Krankheit dar.

IMMUNREAKTION

Die Immunreaktion ist die Antwort des Immunsystems auf die Konfrontation des Körpers mit einem fremden oder bereits bekannten Antigen. Sie ist die Grundlage der Abwehr von Krankheiten.

INFEKTION

Als Infektion bezeichnet man den Eintritt von pathogenen Lebewesen (z. B. Bakterien) oder pathogenen Molekülen in den Organismus sowie deren anschließende Vermehrung.

INTERMITTIERENDE STIMULATION

Intermittierend bezieht sich auf Krankheitsverläufe und bedeutet „wiederkehrend“ oder „mit Unterbrechungen erfolgend“. Eine Stimulation ist die Anregung physischer oder psychischer Strukturen durch endogene oder exogene Reize. Die intermittierende Stimulation ist also eine wiederkehrende Anregung dieser Strukturen, die in gewissen Zeitabständen erfolgt.

INTERNEURONE

Interneurone sind Nervenzellen des zentralen Nervensystems, die zwei Nervenzellen miteinander verschalten. Sie regulieren die Aktivität der Nerven, auf die sie verschaltet sind. Unter anderem sind sie an der Schmerzwahrnehmung beteiligt. Bei chronischen Schmerzen kann es zum Verlust dieser Neurone kommen.

INTERVENTIONELLE THERAPIEVERFAHREN

Interventionelle Therapieverfahren erlauben eine gezielte Behandlung betroffener Körperregionen. Im Gegensatz zu konservativen Therapiemethoden erfolgt ein gezielter Eingriff in die erkrankte Körperregion. Als Beispiele können hier Blockaden der Nerven mit Lokalanästhetika oder Opioiden genannt werden.

INTRATHEKALE ARZNEIMITTELINFUSION (IDD)

Intrathekale Arzneimittelinfusionen, sogenannte *intraventrikuläre* oder *intraspinale Opioidapplikationen*, werden direkt in den Liquorraum, den das Rückenmark umgebenden, flüssigkeitsgefüllten Raum, abgegeben. So können sie direkt auf das Rückenmark, aber auch auf den Hirnstamm wirken. Zur Dauertherapie werden Medikamentenpumpen eingesetzt.

IONENKANAL

Ionenkanäle sind in die Zellmembran von Nervenzellen und auch in alle anderen Zellen im Körper eingelagert. Sie ermöglichen den Übertritt elektrisch geladener Teilchen, der Ionen, über die Zellmembran ins Zellinnere und nach draußen. Sie spielen somit eine wesentliche Rolle bei der Schmerzweiterleitung und -wahrnehmung. Durch den Austausch von Ionen wird das sogenannte *Membranpotenzial* einer Zelle beeinflusst und so schließlich ein *Aktionspotenzial* ausgelöst. In den meisten Fällen weisen Ionenkanäle eine Durchlässigkeit für eine Art von Ionen auf, z. B. für Kaliumionen oder Natriumionen. Diese werden dann entsprechend als Kaliumkanäle respektive Natriumkanäle bezeichnet. Die Beeinflussung dieser Kanäle und damit die Steuerung von Schmerzweiterleitung, -wahrnehmung und -verarbeitung gelingt u. a. durch die Small Fiber Matrix Stimulation®.

ISCHÄMISCHE NEUROPATHIE

Die ischämische Neuropathie ist eine nicht entzündliche Nervenerkrankung. Sie wird durch die Verminderung oder völligen Unterbindung der lokalen arteriellen Blutzufuhr verursacht.

ISCHÄMIESCHMERZ

Ischämieschmerzen entstehen durch eine periphere arterielle Durchblutungsstörung. Betroffene Zellen oder Organe werden nicht mehr richtig durchblutet, wodurch Schmerzen auftreten.

ISCHIALGIE

Ischialgie bezeichnet Schmerzen, die im Versorgungsbereich des Nervus ischiadicus (Ischiasnerv) auftreten. Der Ischiasnerv tritt bei den unteren beiden Lendenwirbeln (L 4 und L 5) und den oberen Kreuzsegmenten (S 1-S 3) aus und zieht das Bein hinunter zur Kniekehle. Ischialgien entstehen durch Kompression der Nervenwurzeln durch z. B. die Vorwölbung einer Bandscheibe oder das Austreten des Bandscheibenkerns.

KALOTTENKLOPFSCHMERZ

Das Abklopfen des knöchernen Schädels mit den Fingerspitzen führt zu Schmerzempfindungen (Schmerzen vor allem bei Frakturen, lokalen Prozessen).

KALZIUMKANALMODULATOREN

Zu den Kalziumkanalmodulatoren gehören die Arzneistoffe Pregabalin® und Gabapentin®. Pregabalin® dient zur Behandlung von peripheren und zentralen neuropathischen Schmerzen sowie zur Therapie von generalisierten Angststörungen. Es moduliert den Kalziumeinstrom in die Nervenzellen. Die Wirkungsweise von Gabapentin® ist noch nicht sicher bekannt, jedoch wirkt es u. a. über präsynaptische Kalziumkanäle.

KARPALTUNNELSYNDROM (CTS)

Das CTS gehört zu den häufigsten peripheren Nervenkompressionssyndromen. Dem Karpaltunnelsyndrom liegt eine Kompression des *Nervus medianus* im Bereich der Handwurzel zugrunde. An der Innenseite des Handgelenks wird der die Hand versorgende Nerv durch Bindegewebsstrukturen beim Durchtritt durch den Handwurzelkanal eingeengt. Schmerzen treten häufig nachts auf und es kommt zu einem Taubheitsgefühl sowie zum Verlust von Griffstärke. Frauen (meist zwischen dem 40. und 60. Lebensjahr) erkranken häufiger als Männer.

KAUDASYNDROM

Spinale Kompression der *Cauda equina* (Nervenwurzeln unterhalb von L 2) durch eine Raumforderung (bedingt durch z. B. einen medialen Bandscheibenvorfall, Tumor oder Fraktur). Typisch ist eine spät (im Konussyndrom hingegen früh) auftretende asymmetrische Reithosenanästhesie. Es kommt weiterhin zu einer Blasen- und Mastdarmstörung und asymmetrisch starken Schmerzen, die radikulär ausstrahlen.

KERNIG-ZEICHEN

Die aktive Kniestreckung löst bei gebeugtem Hüftgelenk Schmerzen aus.

KERNSPINTOMOGRAFIE (MRT)

Die Kernspintomografie (auch *Magnetresonanztomografie*, kurz MRT genannt) ist ein bildgebendes Verfahren zur Darstellung von Struktur und Funktion von Organen. Es werden Schnittbilder durch den Einsatz von Magnetfeldern erzeugt. Typische Einsatzfelder sind Bandscheibenvorfall, Schlaganfall, Tumore, Hirnfehlbildungen, Epilepsie, Hydrozephalus, subakute Traumen und Blutungen sowie Myelitis.

KERNSPINTOMOGRAF

Der Kernspintomograf ist ein Gerät, das ähnlich dem Röntgengerät zur medizinischen Bildgebung dient. Im Gegensatz zum Röntgen wird das Kernspintomografiegerät zur sogenannten *Magnetresonanztomografie* (MRT) eingesetzt. Diese Methode wurde von Paul C. Lauterbur 1971 erfunden und dann zwei Jahre später, im Jahre 1973, erstmals veröffentlicht. Patienten werden dafür in eine Röhre (Scanner) geschoben und einem starken Magnetfeld ausgesetzt. Sie bekommen aber keine Röntgenstrahlen oder andere Formen ionisierender Strahlung ab.

Die MRT ist ein bildgebendes Verfahren zur medizinischen Diagnose von Fehlbildungen bzw. Erkrankungen in Geweben oder Organen des Körpers. Insbesondere Körperbestandteile, die viel Wasser enthalten, lassen sich mit dieser Methode gut darstellen.

KOANALGETIKA

Koanalgetika sind Medikamente, die zwar keine direkte schmerzhemmende Wirkung besitzen, die aber zusätzlich zu Schmerzmedikamenten (Analgetika) verabreicht werden, um deren Wirkung positiv zu unterstützen. Zu ihnen zählen u. a. Antidepressiva, Antikonvulsiva und Muskelrelaxantien.

KOKZYGODYNIE

Als Kokzygodynie werden chronische Schmerzen im Bereich des Steißbeins bezeichnet. Häufig liegen der Kokzygodynie keine organischen Ursachen zugrunde. Sie kann durch Verletzungen, Bandscheibenvorfälle oder Tumore entstehen.

KOLLAGEN

Ein wesentlicher Hauptbestandteil von Knochen und Knorpel und das am meisten verbreitete Protein im Körper ist Kollagen. Es gibt 28 verschiedene Kollagentypen. Im Knochen befinden sich hauptsächlich Typ I, in Knorpel vor allem Kollagen vom Typ II. Kollagene sichern die hohe Zugfestigkeit in Knorpel und Knochen. Ist der Kollagenaufbau im Körper gestört, so werden Knochen spröde und brechen sehr leicht (dies führt zur *Glasknochenkrankheit*).

KOMPLEXES REGIONALES SCHMERZSYNDROM (CRPS)

Das komplexe regionale Schmerzsyndrom (CRPS) ist eine zumeist posttraumatisch entstehende Erkrankung der Extremitäten, bei der es zu starken Schmerzen kommt. Von der früher verwendeten Einteilung nach Sudeck wurde Abstand genommen, da der zunächst vermutete, stadienhafte Verlauf klinisch kaum beobachtet wurde. Eine multimodale Therapie sollte frühzeitig eingeleitet werden. Noch wichtiger ist jedoch ein schonendes Vorgehen bei diagnostischen und therapeutischen Eingriffen, um die Entstehung der Erkrankung möglichst zu verhindern.

KOMORBIDITÄT

Als Komorbidität wird eine Erkrankung bezeichnet, die zusätzlich zu einer Grunderkrankung auftritt. Häufige Beispiele sind Angststörungen, Depression oder Schlafstörungen. Die Zusatzerkrankung stellt ein eigenes Krankheitsbild dar, das nicht zwingend mit der Grunderkrankung zusammenhängen muss.

KOMPLEMENTÄRMEDIZIN

Zur Komplementärmedizin gehören Verfahren, die nicht zur Schulmedizin zählen. Es sind begleitende und unterstützende Verfahren, wie z. B. Nahrungsergänzungsmittel, Ernährungsumstellung oder Entspannungsverfahren.

KOMPLEXES REGIONALES SCHMERZSYNDROM (CRPS)

Siehe CRPS.

KONSOLIDIERUNG

Die Konsolidierung ist ein Mechanismus bzw. Prozess, der den Informationsübergang vom Kurz- ins Langzeitgedächtnis bezeichnet. Dies kann aktiv durch sogenanntes *Lernen* geschehen oder auch passiv z. B. als Folge dauerhafter Schmerzen. Konsolidierung spielt somit auch eine entscheidende Rolle bei der Chronifizierung von Schmerzen und trägt folglich zum Entstehen eines Schmerzgedächtnisses bei.

KONUSSYNDROM

Bei Verletzung des sogenannten *Conus medullaris* auf Höhe des Übergangs TH 12-LWK 1 zeigt sich typischerweise eine bilateral und symmetrisch auftretende, sogenannte *Reithosenanästhesie* in Verbindung mit Störungen der Miktion, Darmentleerung und Sexualfunktion. Im Gegensatz zum Kaudasyndrom sind die Schmerzen bilateral, symmetrisch, mäßig im perinealen Bereich und in der Hüfte.

KORTISOL

Kortisol ist ein Hormon der Nebennierenrinde und ist neben Adrenalin ein weiteres wichtiges Stresshormon. Kortisol gehört in die Gruppe der Glukokortikoide und beeinflusst im Körper den Kohlenhydrat- und Eiweißstoffwechsel. Außerdem spielt es auch eine Rolle bei der Schmerzwahrnehmung. Gebildet wird das körpereigene Kortisol während des Schlafens, vor allem in den frühen Morgenstunden.

KORTISONSTOSSTHERAPIE

In der Akut-/Anfangsphase eines Bandscheibenvorfalls kann eine Kortisonstoßtherapie erfolgen, die einerseits die Schmerzen, andererseits die Entzündungsreaktion der gereizten Nervenwurzeln mindern soll.

KRANKHEIT

Eine Krankheit ist eine Störung der normalen physischen (körperlichen) oder psychischen (seelischen) Funktionen.

KRANKHEITSMODELL, BIOPSYCHOSOZIALES

Im biopsychosozialen Krankheitsmodell wird Schmerz als psychophysisches Gesamtereignis aufgefasst. Neben körperlichen Komponenten sind auch verhaltensmäßige, kognitive und affektive Komponenten bei der Entstehung von Schmerz beteiligt. All diese Faktoren werden bei der Diagnose und der Behandlung berücksichtigt.

KREBS

Krebs (med.: Malignom) bezeichnet einen bösartigen (malignen) Tumor, dessen Zellen sich ungehemmt unendlich oft teilen können. Sie können in benachbarte Gewebe eindringen, Blutgefäße zur Versorgung anzapfen und an entfernten Körperstellen Tochtergeschwüre (Metastasen) bilden. So verdrängt und zerstört der Krebs gesundes Gewebe.

KREISLAUFSYSTEM

Ein Kreislaufsystem ist ein geschlossenes Transportsystem, in dem Körperflüssigkeiten oder körpereigene Substanzen zirkulieren. Das menschliche Kreislaufsystem ist ca. 100.000 km lang.

KRYOANALGESIE

Die Kryoanalgesie (Vereisung) ist ein minimalinvasiver Eingriff, bei dem ein Nervengeflecht mittels Kältezuführung vereist wird. Dadurch wird eine Schmerzlinderung erreicht. Der Nerv wird dabei nicht zerstört, sodass eine Regeneration möglich ist.

KRYOTHERAPIE

Bei der Kryotherapie kommt es zum gezielten therapeutischen Einsatz von Kälte zur Behandlung von Haut, Muskeln und Gelenken. Kälte wirkt lokal schmerzlindernd, entzündungshemmend und abschwellend. Einsatzbereiche sind akute Verletzungen der Gelenke, Muskeln und Bänder (z. B. Bänderriss).

KYPHOBLASTIE

Die Kyphoblastie ist eine minimalinvasive Aufrichtung der Wirbelkörper mittels Einführen eines aufblasbaren Ballons in den betroffenen Wirbelkörper. Dabei wird der Wirbelkörper mit Knochenzement gefüllt. Eine Sonderform ist die sogenannte *Vertebroplastie*. Dieser Begriff wird verwendet für das alleiniges Auffüllen mit Zement ohne Aufrichten. Eine relevante Hinterkantenbeteiligung (die Hinterkante des Wirbelkörpers ist dem Rückenmark zugewandt) ist ein Ausschlusskriterium für eine Kyphoblastie, da Zement in den Rückenmarkkanal austreten könnte.

L

LANGZEITGEDÄCHTNIS

Mit dem Begriff Langzeitgedächtnis beschreibt man ein relativ stabiles Gedächtnis über Ereignisse, die in der Vergangenheit passiert sind. Als Folge der sogenannten *Konsolidierung* werden im Langzeitgedächtnis Inhalte zeitlich nahezu unbegrenzt gespeichert. Die zelluläre Grundlage für diese Lernprozesse beruht auf einer verbesserten Kommunikation zwischen zwei Zellen und wird *Langzeitpotenzierung* genannt. Diese Langzeitpotenzierung findet ebenfalls bei wiederkehrenden Schmerzen statt und führt dann auch bei Schmerzen zu einem Langzeitgedächtnis, dem sogenannten *Schmerzgedächtnis*.

LASÈGUE-ZEICHEN

Das passive Anheben des gestreckten Beins beim in Rückenlage befindlichen Patienten führt zu Schmerzen im Gesäß und im hinteren Oberschenkel durch Dehnung des *N. ischiadicus*. Auftreten z. B. bei Bandscheibenvorfall und Ischiassyndrom. Umgekehrtes Lasègue-Zeichen bedeutet, dass bei Kniebeugung und Hüftüberstreckung bei einem in Bauchlage befindlichen Patienten es zu Schmerzen im vorderen Oberschenkel kommt, da der *N. femoralis* und die Nervenwurzeln auf Höhe L 3/L 4 gedehnt werden.

LHERMITTE-ZEICHEN

Das Lhermitte-Zeichen kann beispielsweise bei multipler Sklerose (MS) auftreten. Es bezeichnet das Auftreten von elektrisierenden Missempfindungen entlang der Wirbelsäule und an den Armen beim Beugen des Nackens.

LIMBISCHES SYSTEM

Häufig wird das limbische System mit der Bezeichnung emotionales Gehirn auf die Gefühlswelt reduziert – dies ist so aber nicht korrekt. Das limbische System ist eine Funktionseinheit im Gehirn, das aus verschiedenen Bestandteilen besteht. Am wichtigsten sind der Hippokampus, der Hypothalamus und die Amygdala. Im limbischen System werden z. B. Schmerzinformationen und unbewusste oder emotionale Inhalte miteinander verknüpft. Somit spielt das limbische System eine entscheidende Rolle bei der Entstehung von chronischen Schmerzen bzw. eines Schmerzgedächtnisses.

LIQUOR

Liquor ist eine klare, farblose, extrazelluläre (die Zellen umgebende) Körperflüssigkeit im zentralen Nervensystem (Gehirn und Rückenmark). Sie wird von den *Plexus choroidei*, den Adergeflechten in den Hohlräumen (Ventrikel) im Gehirn, gebildet. Sie zirkuliert in einem System aus kommunizierenden Hohlräumen, dem sogenannten *Liquorraum*, bestehend aus den Ventrikeln und dem Rückenmarkkanal. Liquor dient dem Stoffwechsel der Nervenzellen, als Schutz für das Gehirn, der Gewichtsreduktion des Gehirns und als Ursprung der Perilymphe, der Flüssigkeit im Innenohr.

LIQUORRAUM

Der Liquorraum ist ein Hohlraumsystem im und um das Gehirn und das Rückenmark herum. Er beinhaltet den Liquor (Gehirn-Rückenmark-Wasser).

LOCF (LAST OBSERVATION CARRIED FORWARD)

Bei der LOCF-Methode, die bei Längsschnittuntersuchungen zum Einsatz kommt, werden bei jedem Patienten fehlende Werte durch den zuletzt gemessenen Wert ersetzt. Verlässt ein Patient die Studie, wird also der zuletzt gemessene Wert bis zum Ende der Studie weitergeführt.

LUMBAGO/LUMBALGIE

Die Lumbago ist ein Lendenwirbelsäulenschmerzsyndrom ohne Ausstrahlung in die unteren Extremitäten. Bekannt ist die Lumbago auch als *Hexenschuss*. Sie tritt meist plötzlich und nach ruckartigen Bewegungen auf.

LUMBOISCHIALGIE

Die Lumboischialgie ist ein Lendenwirbelsäulenschmerzsyndrom mit Schmerzausstrahlung in die unteren Extremitäten. Sie entsteht durch eine Nervenwurzelkompression. Häufig liegt ein Bandscheibenvorfall zugrunde.

LWS-SYNDROM

Das LWS-Syndrom (Lendenwirbelsäulensyndrom) ist ein Sammelbegriff für degenerative Veränderungen oder statisch-muskuläre Störungen im Bereich der Lendenwirbelsäule. In den meisten Fällen sind die Bandscheiben beteiligt.

LYMPHOZYTEN

Lymphozyten gehören zu den weißen Blutkörperchen und sind somit Bestandteil des Blutes. Sie umfassen die B-Zellen, die T-Zellen und die natürlichen Killerzellen. Ihre Aufgabe ist die Abwehr von Infektionserregern.

M

MAGENPERFORATION (ULKUSPERFORATION)

Luft kann aus dem Magen in den Bauchraum übertreten. Dies führt zu plötzlichen Bauchschmerzen, Übelkeit und starkem Unwohlsein (*akutes Abdomen*). Ein häufiger Grund ist ein Magenulkus, der aufgrund regelmäßiger Einnahme von NSAR (Schmerzmitteln) entsteht.

MAINZER STADIENSYSTEM DER SCHMERZCHRONIFIZIERUNG (MPSS)

Dieses System dient zur Beurteilung einer Schmerzchronifizierung. Dabei werden berücksichtigt:

Achse I: zeitliche Aspekte des Schmerzes;

Achse II: räumliche Aspekte des Schmerzes;

Achse III: Medikamenteneinnahmeverhalten;

Achse IV: Inanspruchnahme des Gesundheitswesens.

Die Punkte aus den einzelnen Achsen werden zu einem Score addiert und in drei Stadien eingeteilt. Auffällig ist, dass die Ursache bzw. der Grund für die Schmerzen keine (primäre) Rolle in diesem Stadiensystem spielt.

MANUELLE THERAPIE = MANUELLE MEDIZIN (CHIROPRAKTISCH)

Die manuelle Therapie beschäftigt sich mit der Diagnostik und Behandlung von Funktionsstörungen der Gelenke, Muskeln und Nerven sowie mit deren Folgeerscheinungen. Die manuelle Medizin ist in Deutschland eine ärztliche Zusatzbezeichnung. Sie konzentriert sich auf die Behandlung von sogenannten *segmentalen Funktionsstörungen* der Wirbelsäule (*Blockierungen*) und des Bewegungssystems. Diese Blockierungen werden als Ursprung für zahlreiche Beschwerden betrachtet und durch manuelle Lösungen behandelt. Das Ziel ist es, durch mechanische Eingriffe und die Aufhebung von Blockaden Schmerzen zu lindern und die Beweglichkeit zu erhöhen.

MCKENZIE-KONZEPT

Das McKenzie-Konzept ist ein physiotherapeutisches Verfahren und befasst sich mit der Diagnostik und Therapie von Wirbelsäulenerkrankungen (z. B. Bandscheibenvorfall). Bei der Untersuchung wird das Schmerzverhalten des Patienten bei verschiedenen Bewegungen in der Wirbelsäule dokumentiert. Das ständige Wiederholen dieser Bewegungen soll den Schmerz beeinflussen und mindern. Zusammen mit dem Therapeuten werden so krankengymnastische Übungsmuster entworfen.

MECHANISMENORIENTIERTE THERAPIE

Hier orientiert sich der Therapeut bei der Behandlung nicht nur an der Schmerzintensität, sondern auch an den Schmerzmechanismen, die bei der Entstehung des Schmerzes eine Rolle spielen.

MEDIKAMENTENPUMPE

Eine in die Bauchhaut implantierte, mechanisch oder elektrisch programmierbare Medikamentenpumpe gibt über einen im Rückenmarkkanal endenden Katheter kontinuierlich oder schmerzadaptiert das Medikament direkt in die Rückenmarkflüssigkeit (= Liquor) ab. Die Schmerzbehandlung ist eine Behandlungsmethode für Patienten, die an einem hochgradigen, chronischen Schmerzsyndrom leiden, das mit den üblichen konservativen Behandlungsformen nicht oder nicht ausreichend behandelbar ist. Das gleiche Prinzip lässt sich auch für Patienten mit schwerer Spastik anwenden. Die Medikamentenpumpe wird in diesem Fall statt mit einem Opioid mit Lioresal® gefüllt.

MEDITATION

Meditation ist eine spirituelle Praxis. Sie hat das Ziel, Konzentration und Ruhe zu fördern. Sie soll helfen, sich zu entspannen und eine innere Ausgeglichenheit zu erreichen.

MEMBRANPOTENZIAL

Das Membranpotenzial ist eine Spannung, die zwischen der Innen- und Außenseite der Zellmembran gemessen wird. Sie entsteht durch die unterschiedliche Verteilung elektrisch geladener Teilchen im Zellinneren und -äußeren. Bei sämtlichen physiologischen Aktivitäten, wie Bewegung, Nachdenken, Fühlen, Schmerzempfinden, wird das Membranpotenzial verändert. Das Membranpotenzial spielt somit eine wichtige Rolle bei der Schmerzweiterleitung.

MENELL-ZEICHEN

Das Menell-Zeichen ist ein Druck- oder Kompressionsschmerz der Iliosakralgelenke und kann auf verschiedene Arten überprüft werden. Eine Möglichkeit ist, dass der Untersucher mit beiden Händen Druck auf beide Darmbeinschaufeln des auf dem Rücken liegenden Patienten ausübt. Treten hierbei Schmerzen im Iliosakralgelenk auf, ist dies ein Hinweis auf eine entzündliche und/oder degenerative Veränderung im Gelenk.

MIGRÄNEAURA

Mit Migräneaura bezeichnet der Mediziner Symptome, die meist zu Beginn einer Migräneattacke auftreten. Studien zeigen, dass etwa jeder fünfte Migräneanfall sich durch die sogenannte *Migräneaura* ankündigt. Konkret bedeutet das, dass Patienten nur noch mit einem Teil des Gesichtsfeldes sehen können oder unscharf sehen. Diese Symptome setzen in der Regel langsam ein und verschwinden ebenfalls langsam. Ein Langzeitschaden bzw. eine Schädigung des Gehirns konnte bis dato nicht nachgewiesen werden.

MIXED PAIN

Mixed Pain ist ein Schmerzsyndrom, bei dem sowohl nozizeptive als auch neuropathische Anteile vorliegen. Es existieren unterschiedliche Pathomechanismen (naturwissenschaftlich erklärbarer Ablauf eines krankhaften Prozesses) nebeneinander. Mixed Pain liegt häufig bei chronischen Rückenschmerzen, Tumorschmerzen oder CRPS vor.

MOR

MOR ist die Abkürzung für μ-Opioid-Rezeptor, an den körpereigene Substanzen und einige Arzneimittel wie Morphin binden, die schmerzlindernd wirken.

MOR-NRI

MOR-NRI (μ-Opioid-Rezeptor-Agonist/Noradrenalin-Reuptake-Inhibitor) sind Wirkstoffe, die an μ-Opioid-Rezeptoren binden und zusätzlich die Wiederaufnahme von Noradrenalin in die Zellen hemmen, was den schmerzhemmenden Effekt dieser körpereigenen Substanz verlängert. Es handelt sich um eine neue Substanzklasse.

MORBUS BAASTRUP

Synonym: *Kissing Spine Disease*. Es entstehen Schmerzen an der Lendenwirbelsäule durch Berührung der Dornfortsätze untereinander und durch eine Pseudogelenkbildung der *Processi spinosi*. Konservative Behandlung mit Physiotherapie, Wärmeapplikation und Infiltrationen. Bei chronisch therapierefraktärem Verlauf werden die *Processi spinosi* z. T. seziert.

MORBUS BECHTEREW

Entzündliche rheumatische Erkrankung der Wirbelsäule mit Kyphose (nach hinten konvexe Krümmung) an den Ileosakralgelenken. Es kommt zu einer Verknöcherung/Versteifung der Wirbelsäule, bevorzugt der Ileosakralgelenke. Die Erkrankung verläuft schubweise, mit vor allem nächtlichen Beschwerden. Es kommt zum Auftreten von Schmerzen und zur Versteifung der Gelenke. Es kann ein totaler Rundrücken entstehen. Im Röntgenbild erkennt man sogenannte *Syndesmophyten* (Wirbelkörperspangen), später entsteht eine sogenannte *Bambusform* im Röntgenbild. Das Blutbild des Patienten ergibt erhöhte Entzündungsfaktoren sowie HLA B27 (90 % der Fälle), jedoch keine Rheumafaktoren. Als Therapie wird Physiotherapie/Krankengymnastik empfohlen. Im Extremfall erfolgt eine operative Einsteifung.

MORBUS FORESTIER (SYNONYM HYPEROSTOTISCHE SPONDYLOSE)

Es handelt sich um eine Spangenbildung zwischen den Wirbelkörpern, die bevorzugt bei älteren Patienten mit Stoffwechselerkrankungen auftritt. Klinisch besteht meist nur eine dezente Symptomatik. Im Röntgenbild wird die Diagnose anhand der generalisiert runden und hypertrophen Hyperostosen gestellt. Eine Therapie ist meistens nicht erforderlich.

MORBUS SCHEUERMANN

Morbus Scheuermann ist eine Wirbelsäulendeformität. Gemäß Definition handelt es sich um eine wachstumsbedingte, vermehrte Kyphose der Brustwirbelsäule im thorakolumbalen Übergang mit Wachstumsstörungen an Deck- und Grundplatten der Wirbelkörper und Bandscheibenverschmälerung. Man spricht im Volksmund auch vom sogenannten *Lehrlingsrücken*. Erstmaliges Auftreten ist meist zwischen dem 11. und 13. Lebensjahr. Jungen sind häufiger betroffen als Mädchen. Ursache können sein mechanische Beanspruchung (z. B. Turnen, Trampolin) und Haltungsstörungen. Ferner kann auch eine Stoffwechselstörung ursächlich sein. Als Therapie erfolgt hauptsächlich Krankengymnastik. Aufrichtende Sportarten, wie Kraftsport, Schwimmen und Gymnastik, sind vorteilhaft. Bei starkem Fortschreiten gibt es auch eine sogenannte *Korsetttherapie*, die sogenannte *Münsteraner Reklinationsorthese*. Operative Behandlung nur in seltensten Fällen.

MORPHIN

Morphin gehört zu den Opiaten und wird bei starken Schmerzen eingesetzt. Es kann als Kapsel, Tablette, Injektion oder Pflaster verabreicht werden. Morphin greift direkt im ZNS an (speziell im Rückenmark und im limbischen System) und lagert sich an speziellen Rezeptoren an, um diese zu blockieren.

MOTORKORTEXSTIMULATION (MCS)

Ursprünglich entwickelt für die Behandlung des thalamischen Schmerzsyndroms, wird diese Form der epiduralen Stimulation heute für Phantomschmerzen und andere neuropathische Schmerzen benutzt.

MULTIMODALE SCHMERZTHERAPIE

Die multimodale Schmerztherapie ist ein interdisziplinäres Verfahren, bei dem mindestens zwei medizinische Fachdisziplinen beteiligt sind. Sie stellt die Bausteine medizinische Behandlung, Information, körperliche Aktivierung, psychotherapeutische Behandlung und ergotherapeutische Behandlung gleichwertig nebeneinander.

MULTIPLE SKLEROSE

Multiple Sklerose ist eine entzündliche Krankheit des zentralen Nervensystems, die meist in Schüben verläuft. Es kommt zur Entmarkung des Nervensystems. Die Symptome hängen dabei vom Ort der Schädigung ab. Typisches Symptom ist die Sehstörung.

MUSKELRELAXANTIEN

Muskelrelaxantien sind Medikamente, die eine Entspannung der Skelettmuskulatur bewirken. Sie blockieren die neuromuskuläre Reizübertragung und rufen so eine reversible Lähmung der Muskeln hervor. Man unterscheidet die *depolarisierenden* von den nicht *depolarisierenden Substanzen*.

MUSKELRELAXATION NACH JACOBSEN

Bei der progressiven Muskelrelaxation nach Jacobson kann der Patient durch gezielte Muskelanspannung und anschließendes Lösen der Anspannung einen tiefen Entspannungszustand des Körpers erreichen. Dieses psychologische Verfahren kann bei chronischen Schmerzpatienten supportiv eingesetzt werden.

MYELIN

Als Myelin bezeichnet man die besonders lipidreiche (fettreiche) Substanz, die die Grundlage der Markscheide bildet. Sie umhüllt die Nervenfasern und wird von den *Schwannschen Zellen* (peripheres Nervensystem) und den *Oligodendrozyten* (zentrales Nervensystem) gebildet. Sie wirkt elektrisch isolierend. Daher kommt es nicht an jeder Stelle der Nervenfaser zu Veränderungen der elektrischen Potenziale während einer Aktivierung der Zelle. Dadurch wird die Nervenleitgeschwindigkeit erhöht. Je häufiger sich die Schwannsche Zelle um eine Nervenfaser wickelt, umso dicker wird die Myelinschicht, umso mehr wird isoliert und umso höher ist die Nervenleitgeschwindigkeit.

MYELITIS

Ist eine entzündliche Rückenmarkerkrankung. Es kommt zu gürtelförmigen Schmerzen, aufsteigenden Paresen (Lähmungen) und Sensibilitätsstörungen sowie Blasen- und Mastdarmstörungen.

N

NARBENGEWEBE

Eine Narbe ist ein faserreiches Ersatzgewebe. Sie stellt den Endzustand einer erfolgreichen Wundheilung dar. Bei Narbengewebe handelt es sich nicht um statisches Gewebe. Das Gewebe unterliegt Umbauvorgängen, wie der Vermehrung von Kollagenfasern sowie ihrer allmählichen Kontraktion.

NATRIUM-KALIUM-PUMPE

Die Natrium-Kalium-Pumpe ist ein Protein in der Membran von Zellen. Sie ist wichtig bei der Weiterleitung und Wahrnehmung von Schmerzen. Bei Energieverbrauch transportiert sie drei Natriumionen aus dem Zellinneren in das Außenmedium und im Gegenzug zwei Kaliumionen aus dem Außenmedium in das Zellinnere. Eine Beeinflussung dieses Kanals könnte auch die Weiterleitung und Wahrnehmung von Schmerzen beeinflussen.

NERV

Ein Nerv besteht aus einer Vielzahl gebündelter, parallel verlaufender Nervenfasern sowie dem sie umgebenden Bindegewebe. Nerven dienen dem Informationsaustausch im Organismus.

NERVENBLOCKADEN

Blockaden peripherer Nerven mit Lokalanästhetika dienen vorwiegend der Diagnostik. Die temporäre Ausschaltung ermöglicht die Zuordnung des Schmerzes zum Innervationsgebiet eines speziellen peripheren Nervs. Üblich sind Blockaden im Versorgungsbereich der peripheren Trigeminusäste, des *Nervus occipitalis*, des *Plexus brachialis*, der Interkostalnerven, der Ingunialnerven und des *Nervus saphenus*. Durch die gezielte Blockierung der Nerven können im innervierten Gebiet operative Eingriffe stattfinden, ohne dass eine Vollnarkose notwendig ist.

NERVENFASER

Nervenfasern sind die Fortsätze der Nervenzelle, die sich vom Zellkörper aus durch den Körper erstrecken. Sie sind myelinisiert.

NERVENLEITGESCHWINDIGKEIT (NLG)

Die Nervenleitgeschwindigkeit ist die Geschwindigkeit, mit der elektrische Impulse entlang einer Nervenfaser übertragen werden. Zur Berechnung wird der Quotient aus Ortsdifferenz und Zeitdifferenz gebildet.

NERVENSYSTEM

Das Nervensystem bezeichnet die Gesamtheit aller Nerven- und Gliazellen in einem Organismus. Es dient der Reizwahrnehmung und Reizverarbeitung sowie der Steuerung der körperlichen Reaktion auf den Reiz. Man unterscheidet zwischen dem *zentralen* Nervensystem (Gehirn und Rückenmark) und dem *peripheren* Nervensystem.

NERVENWURZEL

Als Nervenwurzel bezeichnet man die ein- und austretenden Nervenfasern des Rückenmarks.

NERVENWURZELKOMPRESSION

Häufigste Ursache der Nervenwurzelkompression sind zervikale und lumbale Bandscheibenvorfälle, sowie Spinalkanalstenosen. Wurzelkompressionssyndrome können akut auftreten bei Bandscheibenvorfällen, Entzündungen oder Frakturen oder chronisch bei degenerativen Wirbelsäulenveränderungen oder Raumforderungen.

NEURALGIE

Bei einer Neuralgie handelt es sich um Schmerzen im Versorgungsgebiet eines Nervs oder einer Nervenwurzel. Es treten meist attackenartige Schmerzen mit strenger einseitiger Lokalisation auf. Ursache können eine Kompression oder degenerativ entzündliche und infektiöse Prozesse sein.

NEURALTHERAPIE

Bei der Neuraltherapie handelt es sich um ein schmerzlinderndes Verfahren, bei dem durch Injektion eines Lokalanästhetikums nervale Impulse unterbrochen und so eine Fernwirkung erzielt werden soll. Diese Therapieform ist Bestandteil alternativer Heilverfahren und wird vor allem bei chronischen Schmerzen und Migräne angewendet.

NEURITIS

Neuritis ist eine Entzündung eines Nervs.

NEURODESTRUKTIVE VERFAHREN

Das neurodestruktive Verfahren wird zur Therapie von Schmerzen angewendet. Dabei werden die Nerven durch chemische oder thermische Noxen (lat. noxa: „der Schaden", gewebsschädigender Reiz) geschädigt, um ihre Aktivität zu unterbrechen. Die Anwendung ist jedoch sehr komplikations- und risikoreich, weshalb das Verfahren nur in Extremfällen angewendet wird.

NEUROMODULATION (SYNONYM SCHMERZMODULATION)

Die Neuromodulation ist ein Verfahren zur Behandlung schwerer chronischer Schmerzen und Durchblutungsstörungen. Sie umfasst reversible Verfahren zur Beeinflussung der neuronalen Transmission von Fasern. Über aufsteigende Bahnen, insbesondere über den *Tractus spinothalamicus*, aber auch über die Hinterstränge für viszerale Sensationen, werden die nozizeptiven Reize über eine neuronale Verarbeitung in Thalamus und Kortex bewusst wahrgenommen. Auf subkortikaler und kortikaler Ebene findet noch eine Schmerzmodulation statt. Zu den invasiven Verfahren zählen implantierbare Infusionspumpen, die Rückenmarkstimulation, die Motorkortexstimulation, die Radiofrequenztherapie und die periphere Nervenstimulation. Zu den nicht invasiven Verfahren zählt die transkutane elektrische Nervenstimulation.

NEURONALE PLASTIZITÄT

Die neuronale Plastizität fördert die Entwicklung einer chronischen Schmerzkrankheit. Bereits durch kurze, aber wiederholte nozizeptive Reizung können funktionelle und strukturelle Veränderungen an einzelnen Nervenzellen entstehen. Dies führt zu einer Verstärkung der Signalübertragung. Diese Veränderungen können andauern oder sich auch wieder zurückverändern.

NEUROPATHIE

Neuropathie ist ein Sammelbegriff für verschiedene Erkrankungen des peripheren Nervensystems. Eine Neuropathie kann unterschiedlich ausgeprägt sein.

NEUROPATHISCHE SCHMERZEN

Neuropathische Schmerzen entstehen durch Schädigung des peripheren oder zentralen Nervensystems. Es ist eine Vielzahl positiver und negativer sensorischer Symptome nachweisbar. Häufig treten brennende Spontanschmerzen mit Schmerzattacken und evozierten Schmerzen auf.

NEUROSTIMULATION

Bei der Neurostimulation werden überaktive Nerven durch Stromimpulse gehemmt oder inaktive Nerven erregt. Die Stromimpulse entstehen durch einen implantierbaren und programmierbaren Neurostimulator.

NEUROTRANSMITTER

Neurotransmitter sind Proteine, die eine wichtige Rolle bei der Schmerzwahrnehmung und -verarbeitung spielen. Neurotransmitter, wie Serotonin, GABA, Glycin und die endogenen Opioide Enkephalin und Endorphin, spielen eine wichtige hemmende, also schmerzreduzierende, Rolle. Im Gegensatz dazu haben die Neurotransmitter Substanz P, Neurokinin-A und Glutamat eine schmerzverstärkende Wirkung.

NEUTRALWIRBEL

Als Neutralwirbel werden die Wirbel bezeichnet, die den Umschlag einer Konvexität in eine Konkavität bilden. Die Bestimmung des oberen und unteren Neutralwirbels ist wichtig zur Darstellung des sogenannten *Cobb-Winkels* bei der Skoliose.

NICHT-OPIOID-ANALGETIKA

Die Nicht-opioid-Analgetika gehören zu den Schmerzmitteln, welche nicht zu den Opioden gezählt werden. Sie werden in *nicht steroidale Antirheumatika* und in *nichtsaure antipyretische Analgetika* unterteilt. Sie haben zusätzlich noch je nach Substanz eine entzündungshemmende und fiebersenkende Wirkung. Ihre Wirkung entfalten sie durch die Unterdrückung schmerzauslösender biochemischer Prozesse, z. B. durch Hemmung der Cyclooxygenase und somit der Prostaglandinsynthese.

NICHT SAURE ANTIPYRETISCHE ANALGETIKA

Nicht saure antipyretische Analgetika eignen sich zur Behandlung entzündungsunabhängiger Schmerzen. Sie verteilen sich gleichmäßig im Organismus.

NMDA-REZEPTOR

NMDA-Rezeptoren spielen eine wichtige Rolle bei der Gedächtnisspeicherung und damit auch bei der Entstehung eines Schmerzgedächtnisses. NMDA-Rezeptoren befinden sich in den Membranen von Neuronen. Kommt es zu einer Verschiebung des Membranpotenzials (*Depolarisation*), so öffnet sich ein Ionenkanal in der Mitte des Rezeptors und lässt Kalziumionen in das Zellinnere hineinströmen.

NOZIZEPTOREN

Nozizeptoren sind Rezeptoren, die Schmerzreize registrieren und diese Impulse an das zentrale Nervensystem weiterleiten. Nozizeptoren bestehen histologisch aus Endaufzweigungen sensorischer Nerven. Sie werden bei unterschiedlich intensiven noxischen Reizen unterschiedlich stark erregt. Dadurch wird die Empfindung der Schmerzintensität beeinflusst. Nozizeptoren können sowohl durch physikalische Reize (z. B. Druck, Stechen, Verletzung), chemische Stoffe (z. B. Capsaicin) wie auch durch körpereigene, Schmerzstoffe, wie Bradykinin, Serotonin, Prostaglandine und Kalium, erregt werden.

NOZIZEPTIVE SCHMERZEN

Nozizeptive Schmerzen entstehen durch mechanische, thermische, chemische oder elektrische Stimulation der Schmerzrezeptoren (Nozizeptoren). Er kann in allen Geweben ausgelöst werden und ist eine Reaktion auf einen schmerzhaften Reiz.

NRI
Als NRI (Noradrenalin Reuptake Inhibition) wird die Hemmung der Noradrenalinwiederaufnahme in die präsynaptischen Nervenendigungen bezeichnet. Dies führt zur Verlängerung der schmerzhemmenden Wirkung dieser körpereigenen Substanz.

NRS
Die NRS (numerische Ratingskala) ist eine Selbsteinschätzungsskala zur Beurteilung von Schmerzen. Der Patient ordnet seine Schmerzen auf einer Skala von 0 bis 10 ein: mit 10 als maximal vorstellbarer Schmerz. Dadurch können Schmerzen quantitativ gemessen werden.

NSAR (NICHT STEROIDALE ANTIRHEUMATIKA)
NSAR sind Substanzen, die neben einer analgetischen und antipyretischen (fiebersenkend) auch eine antiphlogistische (entzündungshemmend) Wirkung haben.

NOXISCHER REIZ
Ein äußerer (z. B. Verletzung) oder innerer (z. B. Entzündung) Reiz, der ein Schmerzempfinden auslöst.

O

OPERATIVE BEHANDLUNG
Eine Operation ist ein instrumenteller chirurgischer Eingriff am oder im Körper unter Verletzung der körperlichen Integrität.

OPIOIDE
Opioide sind Substanzen, die eine morphinartige Wirkung besitzen. Es gibt körpereigene und therapeutische Opioide. Das Wirkspektrum ist komplex und sehr unterschiedlich, jedoch steht die Schmerzlinderung im Vordergrund.

OPIOID-ANALGETIKA
Opioid-Analgetika sind zentral angreifende Analgetika, die dem Morphin sehr ähnlich sind. Sie setzen am zentralen Nervensystem an und blockieren gezielt die Schaltstellen der Nervenzellen, um zu verhindern, dass die Schmerzbotschaft weitergeleitet wird.

ORAL

Oral bedeutet „zum Mund gehörend" oder „den Mund betreffend". Orale Einnahme bedeutet die Aufnahme des Medikaments über den Mund.

ORTHOPÄDE

Ein Orthopäde ist ein Facharzt, der sich auf die Behandlung von Erkrankungen des Bewegungsapparats spezialisiert hat. Er beschäftigt sich mit der Entstehung, Verhütung, Erkennung und Behandlung angeborener oder erworbener Form- oder Funktionsfehler des Stütz- und Bewegungsapparats („orthos" = aufrecht).

OSTEOBLASTEN

Osteoblasten sind eine von insgesamt drei Arten der Knochen- und Knorpelzellen. Im Knochen produzieren Osteoblasten das sogenannte *Osteoid* – ein weiches Material, das etwa die Hälfte des Knochenvolumens ausmacht. Es besteht aus organischen Substanzen, wie Kollagen und anderen Proteinen. Außerdem sind die Zellen an der Mineralisation der Knochen, dem Einbau von Kalzium und Phosphat in Form von Hydroxylapatit, in das Osteoid beteiligt. Auch in Knorpeln bilden Osteoblasten die Grundsubstanz, die unter anderem aus den Bausteinen Kollagen und Chondroitin besteht.

OSTEOCHONDROSE

Die Osteochondrose beschreibt die bandförmige, subchondrale Sklerosierung der Deck- und Bodenplatte infolge der zunehmenden mechanischen Belastung bei Bandscheibendegeneration. Es ist sowohl der Knochen (Wirbelkörper) als auch der Knorpel (Bandscheibe) betroffen. Radiologisch fällt eine Höhenminderung des Bandscheibenraums und manchmal eine Spondylophytenbildung auf.

OSTEOKLASTEN

Zellen, die im Gegensatz zu den Osteoblasten das Knochen- und Knorpelgewebe abbauen. Im Alter werden diese aktiver, da sich der körpereigene Hormonhaushalt, der den Knochenauf- und -abbau regelt, verändert. Vor allem Frauen nach den Wechseljahren leiden unter vermehrtem Abbau, da sie ab dann viel weniger Östrogen produzieren. Östrogen hemmt die Osteoklasten. Das führt zu Osteoporose. Daher leiden Frauen häufiger unter Osteoporose als Männer.

OSTEOMALAZIE

Osteomalazie (im Kindesalter: *Rachitis*) wird durch einen Vitamin-D- oder einen Kalziummangel hervorgerufen und führt zu einer schleichenden Erweichung der Knochensubstanz. Klinisch tritt eine erhöhte Frakturanfälligkeit, gepaart mit dumpfem oder lokalem Schmerz, auf.

OSTEOPATH

Ein Osteopath ist ein Therapeut, der sich auf den Einsatz von Alternativmedizin spezialisiert hat. Er setzt unterschiedliche befunderhebende und therapeutische Verfahren ein, die manuell ausgeführt werden. In Deutschland gibt es die Berufsbezeichnung Osteopath offiziell nicht.

OSTEOPOROSE

Die Osteoporose ist eine das Skelettsystem betreffende Krankheit, bei der sich die Knochendichte durch einen übermäßig raschen Abbau der Knochensubstanz vermindert. Dies führt zu einer erhöhten Frakturgefahr. Man unterscheidet zwischen einer *primären* Osteoporose (95 %), die entweder postmenopausal durch Östrogenabfall oder automatisch mit höherem Alter, ca. um das 70. Lebensjahr, entsteht. *Sekundäre* Osteoporose (5 %) ist seltener und meist die Folge von langer Kortisoleinnahme, Schilddrüsenüberfunktion, Rauch- und Alkoholmissbrauch sowie die Folge diverser Medikamente, wie z. B. Heparin® und Marcumar®.
Die häufigste Methode zur Bestimmung der Knochendichte und damit zur Diagnostik einer Osteoporose ist die sogenannte *DXA-Methode*. Sie ist mit einer vergleichsweise geringen Strahlenbelastung verbunden. Die Sonografie ist im Gegensatz dazu als Messmethode umstritten und die sogenannte *QCT-Methode* ist mit einer hohen Strahlenbelastung verbunden. Mittel der Wahl zur Therapie sind sogenannte *Biphosphonate* sowie die gezielte Einnahme von Östrogenen. Bewegung und bewusste Ernährung schützen ebenfalls. Bewiesen ist auch, dass, je mehr Knochenmasse man in jungen Jahren aufgebaut hat, desto geringer das Risiko von Knochenbrüchen als Folge von Osteoporose ist. 25 % der Frauen und etwa 6 % der Männer über 65 Jahren sind von Osteoporose betroffen.

OSTEOZYTEN

Weiterentwickelte Osteoblasten. Sie produzieren nur noch sehr wenig oder gar kein Knorpel- und Knochengewebe mehr.

P

PAINDETECT-FRAGEBOGEN

Der PainDetect-Fragebogen ist ein Instrument zur Differenzierung von Schmerzen. Die Patienten müssen die Schmerzintensität und das Schmerzmuster angeben und sieben Fragen zur Schmerzqualität beantworten.

PATIENTENEDUKATION

Die Schulung der Patienten ist ein sinnvolles psychologisches Therapieverfahren, das helfen kann, die Erkrankung zu verstehen und so einen besseren Umgang mit den Schmerzen zu erreichen.

PARALYSE

Paralyse ist eine Lähmung der Muskulatur. Paralysen können bei einzelnen Muskeln oder bei ganzen Muskelgruppen auftreten. Sie entstehen durch die vollständige Zerstörung der versorgenden Nerven oder der betreffenden Wurzelzellen im Rückenmark.

PARÄSTHESIEN

Eine Parästhesie ist eine nicht schmerzhafte Missempfindung, die sich meist als Kribbeln oder Taubheitsgefühl äußert.

PARESE

Parese ist gleichbedeutend mit Lähmung. Es handelt sich um eine leichte, unvollständige Lähmung eines Muskels, einer Muskelgruppe oder einer Extremität. Meistens haben sie ihre Ursache in neurologischen Störungen. Man unterscheidet

- *zentrale Parese:* spastische Parese, Reflexe gesteigert;
- *periphere Parese:* schlaffe Parese, Reflexe vermindert;
- *Hemiparese:* Halbseitenlähmung;
- *Tetraparese:* Parese aller Extremitäten unter Aussparung des Kopfs;
- *Paraparese:* Parese unterhalb eines Niveaus unter Aussparung des Kopfs, z. B. beider Beine.

PERIPHERE NERVENSTIMULATION (PNS)

Bei der PNS wird der periphere Nerv proximal entlang der Läsion operativ freigelegt und eine Elektrode im Bereich des Nervs fixiert. Durch die Gabe von Stromimpulsen können so die Schmerzen verringert werden. Durch einen implantierten Impulsgenerator kann der Patient die Höhe der Stromstärke selbst bestimmen.

PERIPHERES NERVENSYSTEM

Das periphere Nervensystem liegt außerhalb des Schädels und des Wirbelkanals. Es ist nicht durch Knochen oder die Blut-Hirn-Schranke geschützt. Zum peripheren Nervensystem gehören Hirnnerven, Spinalnerven sowie das intramurale Nervensystem.

PHANTOMEMPFINDUNGEN

Phantomempfindungen sind nicht schmerzhafte Empfindungen in einem nicht mehr vorhandenen Körperteil. Sie treten häufig nach Amputationen auf.

PHANTOMSCHMERZ

Der Phantomschmerz ist eine schmerzhafte Empfindung in einem nicht mehr vorhandenen Körperteil. Er tritt häufig nach Amputationen auf und zählt zu den neuropathischen Schmerzen. Typisch ist der plötzlich einschießende Schmerzcharakter.

PHENOL

Phenol ist eine organische Verbindung und wirkt als Zell- und Nervengift.

PHYSIOTHERAPIE

Physiotherapie ist eine ganzheitliche Therapie des Körpers, die sich an den anatomischen und physiologischen Gegebenheiten orientiert und gezielte Reize einsetzt. Sie soll die Bewegungs- und Funktionsfähigkeit des menschlichen Körpers wiederherstellen, verbessern oder erhalten.

PHYTOTHERAPEUTIKA

Phytotherapeutika sind aus Pflanzen zubereitete Arzneimittel, die keine synthetischen Substanzen enthalten. Sie können als die ursprünglichsten Medikamente angesehen werden, da sie schon im Altertum Verwendung fanden. Die Wirkungen sind teilweise umstritten. Gemessen am Qualitätskriterium einer evidenzbasierten Medizin, muss man sagen, dass bei manchen beliebten Phytotherapeutika, wie Ginkgo, bisher kein therapeutischer Nutzen bewiesen werden konnte. Einige Phytotherapeutika zeigten in Studien eine Verbesserung der Stimmungslage und eine Linderung von Beschwerden, sodass der zusätzliche Einsatz in der medikamentösen Behandlung empfohlen werden kann.

PLASMAHALBWERTZEIT

Die Plasmahalbwertzeit gibt an, in welcher Zeit die Plasmakonzentration eines Stoffs auf die Hälfte des ursprünglichen Wertes abfällt.

PLASTIZITÄT

Häufig wird in diesem Zusammenhang auch von *neuronaler Plastizität* oder *kortikaler Plastizität* gesprochen. Der Begriff beschreibt die Fähigkeit von Synapsen, Nervenzellen und ganzen Hirnarealen, sich abhängig vom Grad ihrer Nutzung zu verändern. So kann beispielsweise ein blinder Mensch nach einer gewissen Zeit (der Konsolidierung) besser hören. Werden also bestimmte Neurone/Nervenzellen häufig beansprucht, so werden diese „sensibler" und es kommt zu einer Anpassung dieser Neurone. Dieser Mechanismus kann als Ursache für die Entstehung eines krankhaften Schmerzempfindens gesehen werden. Aufgrund eines permanenten Schmerzreizes adaptieren sich die für die Schmerzwahrnehmung, -weiterleitung und -verarbeitung verantwortlichen Zellen. Als Folge wird man schmerzempfindlicher. Häufig sagt man auch, der Schmerz verselbstständigt sich.

PLEOZYTOSE

Eine Pleozytose ist eine Vermehrung von Zellen im jeweiligen Medium. Oftmals ist die Pleozytose im Liquor gemeint. Ursache sind z. B. Bakterien (z. B. Meningokokken, Pneumokokken), die zu einer Meningitis führen können.

POLYNEUROPATHIE (PNP, SYNONYM: PERIPHERE NEUROPATHIE)

Die Polyneuropathie ist eine Erkrankung des Nervensystems, bei der mehrere Nerven gleichzeitig betroffen sind oder kurz hintereinander erkranken. In den Industriestaaten sind Diabetes mellitus (30 %) und Alkoholabusus (25 %) die häufigsten Ursachen für eine Polyneuropathie. Die Symptome können je nach betroffenem Nerventyp sehr unterschiedlich sein. Meist sind die Beine stärker betroffen als die Arme. Ferner gibt es meist eine Kombination aus schlaffen Paresen, Sensibilitätsstörungen (also Beeinträchtigungen des Berührungsempfindens, der Temperatur- und Schmerzempfindung) und vegetativen Störungen.
Die Patienten berichten von Taubheitsgefühlen, vermischt mit Kribbeln und Ameisenlaufen. Ein Frühzeichen ist eine Störung des Vibrationsempfindens. Häufig kommt es zu Missempfindungen mit ziehenden oder brennenden Schmerzen. Diese Schmerzen können insbesondere nachts auftreten. Zur Behandlung neuropathischer Schmerzen wird häufig eine Basismedikation eingesetzt, bestehend aus z. B. Antidepressiva (z. B. Amitriptylin®), Membranstabilisatoren (z. B. Carbamazepin®), weitere Antikonvulsiva (z. B. Gabapentin®) oder Opioide (z. B. Tramadol®).

POSTDISKEKTOMIESYNDROM

Unter einem Postdiskektomiesyndrom versteht man einen schwer therapierbaren Schmerzzustand nach einer Diskektomie/Bandscheibenoperation. Symptome sind u. a. persistierende Beschwerden, Narbenbildungen im Spinalkanal, Instabilität im operierten Segment sowie Reizung der Arachnoidea (Teil der weichen Hirnhaut).

POSTHERPETISCHE NEURALGIE

Postherpetische Neuralgie sind Nervenschmerzen, die nach einer Infektion mit Herpes-zoster-Viren auftreten. Sie können Wochen oder Monate nach der Abheilung weiter bestehen.

POSTZOSTERISCHE NEURALGIE

Eine postzosterische Neuralgie ist ein chronifizierter Schmerz nach einer Gürtelrose.

PRIMING

Unter Priming versteht man die Beeinflussung von Reaktionen bzw. von Gedächtnisinhalten durch Vorerfahrung. In den meisten Fällen passiert dieser Prozess unbewusst. Priming spielt auch eine wichtige Rolle bei der Schmerzwahrnehmung.

PSEUDORADIKULÄRES SCHMERZSYNDROM

Pseudoradikuläre Schmerzen treten im Rahmen des Facettensyndroms auf. Ursächlich sind Gelenkdistortionen durch degenerative Veränderungen oder chronische Fehlhaltungen. Dabei klagen die Patienten über einen diffusen, flächigen Schmerz, der nicht streng an eine Nervenwurzel gebunden ist. Oft lösen „falsche" Bewegungen (z. B. schnelles Beugen des Kopfs) die Schmerzen aus (einschießende Schmerzen entstehen).

Q

QUERSCHNITTSLÄHMUNG

Querschnittslähmung ist ein medizinischer Oberbegriff, der verschiedene Kombinationen von Symptomen umschreibt, wobei die Nervenstränge im Rückenmark durchtrennt sind – komplett oder teilweise. Auf welcher Höhe der Wirbelsäule die Verletzung geschieht, ist entscheidend für den Patienten. So kann es zur Lähmung von Beinen kommen (untere Querschnittslähmung) oder gar zu einer Lähmung der Atmung (Querschnittslähmung auf Höhe der Wirbelkörper C 3/C 4). Häufigste Ursache einer Querschnittslähmung sind Unfälle und Stürze (aus großer Höhe).

R

RADIKULOPATHIE

Eine Radikulopathie ist eine Reizung oder Schädigung der Nervenwurzeln. Sie kann sich in Empfindungsstörungen, Schmerzen oder Lähmungen äußern.

REFLEXZONENMASSAGE

Die Reflexzonenmassage ist eine alternativmedizinische Therapieform und soll Schmerzen und Durchblutungsstörungen lindern. Reflexzonen gibt es am gesamten Körper.

REIZ (STIMULUS)

Ein Reiz ist ein Ereignis, das zu einer Erregung einer Wahrnehmungsstruktur führt.

RHEUMA

Rheuma sind Schmerzzustände im Bereich des Stütz- und Bewegungsapparats, die durch eine Störung des Immunsystems hervorgerufen werden, bei der körpereigene Strukturen, insbesondere die Gelenkkapseln, angegriffen werden. Sie gehen mit Bewegungseinschränkungen einher.

RETARDPRÄPARAT

Retardpräparate sind Arzneimittel, die ihre Wirkung nach und nach, also verzögert, freisetzen.

RÜCKENMARK

Das Rückenmark ist ein Teil des zentrales Nervensystems, welcher innerhalb der Wirbelsäule im Spinalkanal verläuft. Im Rückenmark sind Nervenfasern (*Axone* und *Dendriten*) und Zellkörper *(Perikarya)* der afferenten und efferenten Nervenzellen des ZNS angesiedelt.

RÜCKENMARKSTIMULATION (SYNONYM: SPINAL CORD STIMULATION (SCS))

Die SCS ist eine rückenmarknahe Elektrostimulation. Bei der SCS werden Elektroden in das Rückenmark implantiert, die elektrische Impulse von geringer Spannung epidural, d. h. über die harte Hirnhaut des Rückenmarks an die Hinterstränge im Rückenmark, abgeben. Missempfindungen und Schmerzen werden dadurch unterdrückt. Jedoch wirkt dies nicht bei allen Patienten und ferner hat die OP Risiken und Nebenwirkungen.

RÜCKENMARKTUMORE

Rückenmarktumore unterteilt man in sogenannte *extramedulläre* (dies sind Metastasen, Neurinome, Meningeome) und *intramedulläre* (dies sind Ependymom, Astrozytom) Tumore. Am häufigsten sind Metastasen, z. B. eines Brust-, Lungen- oder Prostatatumors, die in den Spinalkanal hineinwachsen. Rückenmarktumore können zu neurologischen Ausfällen und Schmerzen führen, wobei vor allem gutartige Tumore häufig schmerzlos sind und durch die langsam-progrediente neurologische Symptomatik auffallen.

S

SCHMERZEMPFINDEN (ALGESIE)

Die Testung des Schmerzempfindens erfolgt am besten mit einem spitzen Gegenstand. Es wird jeweils auf beiden Seiten (rechts und links bei den Extremitäten) untersucht.

SCHMERZGEDÄCHTNIS

Schmerzgedächtnis ist die biochemische, funktionelle und morphologische Veränderung im peripheren und zentralen Nervensystem, das durch wiederholte Schmerzerfahrungen entsteht. Nervenzellen werden überempfindlicher und können schon auf nicht schmerzhafte Reize mit Schmerzempfinden reagieren.

SCHMERZSCHWELLE

Die Schmerzschwelle ist die niedrigste Stärke eines Reizes, der gerade eben als schmerzhaft empfunden wird.

SCHMERZHAFTE NEUROPATHIE

Siehe Neuropathie.

SCHMERZSKALA

Eine Schmerzskala dient zur Objektivierung der Schmerzintensität anhand einer subjektiven Einstufung des Schmerzes, z. B. mithilfe einer numerischen Rangskala (Numeric Rating Scale, NRS), einer visuellen Analogskala (bei Kindern: Smiley-Skala) (Visual Analogue Scale, VAS) oder einer verbalen, deskriptiven Skala.

SCHMERZREZEPTOR

Siehe Nozizeptoren.

SCHMERZTAGEBUCH

Dokumentation des zeitlichen Verlaufs der Schmerzintensität, um Schmerzspitzen und Schmerzauslöser zu erkennen und gegebenenfalls Therapieanpassungen vorzunehmen.

SCHMERZTOLERANZ

Schmerztoleranz ist die Dauer und das Ausmaß an Schmerzen, die ein Mensch ertragen kann.

SCHRÖPFEN

Das blutige Schröpfen ist ein traditionelles Verfahren aus der Alternativmedizin. Dabei wird die Haut eingeritzt und ein erwärmtes Glas auf die betreffende Stelle platziert. Sobald sich das Glas abkühlt, entsteht im Inneren des Glases ein Unterdruck, der lokal die Durchblutung steigert und durch den Schnitt in der Haut Blut „heraussaugt“. Das blutige Schröpfen wird u. a. zur supportiven Therapie bei Migränekopfschmerzen verwendet.

SENSIBILITÄT

Man unterscheidet Berührungs- und Schmerzempfinden, Temperaturempfinden, Vibrationsempfinden und Lageempfinden.

SENSITIVIERUNG

Wird ein bestimmter Reiz, wie z. B. eine Berührung, aber auch ein Schmerzreiz, mehrfach wiederholt, so reagiert das Nervensystem künftig intensiver auf diesen Reiz. Dies ist ein Lernprozess, der auch auf Zellebene stattfindet und aufgrund der sogenannten *neuronalen Plastizität* möglich ist. Als Folge kommt es zur Langzeitpotenzierung bzw. bei dauerhaften Schmerzen zum sogenannten *Schmerzgedächtnis*. Chronische Schmerzpatienten haben fast immer eine Sensitivierung. Studien belegen, dass diese Sensitivierung aufgrund ständiger Schmerzreize durch die sogenannte *Small Fiber Matrix Stimulation*® beeinflusst werden kann. Das Gegenteil der Sensitivierung ist die *Habituation*.

SEROTONIN

Serotonin ist ein Neurotransmitter, der bei der Informationsübertragung zwischen Neuronen an deren Synapsen als Botenstoff dient. Er spielt eine wichtige Rolle im Rahmen des schmerzhemmenden Systems, also bei der Schmerzwahrnehmung und -verarbeitung. Eine Störung dieses Systems zeigt sich häufig bei chronischen Schmerzpatienten. Des Weiteren spielt Serotonin eine bedeutende Rolle bei Schlaf und Wachsamkeit, sowie bei der emotionalen Befindlichkeit.

SKOLIOSE

Die Skoliose ist eine Wachstumsdeformität der Wirbelsäule mit fixierter Seitausbiegung. Die Seitausbiegung beträgt mehr als 10°, wobei diese Definition je nach Land und Zeit schwankt. Die Skoliose ist wohl die am längsten bekannte orthopädische Erkrankung, dennoch wurden bis heute viele Probleme und Folgen, die die Skoliose verursacht, nicht befriedigend gelöst. Die Erkrankungshäufigkeit schwankt zwischen 0,13 % und 13,6 %, wobei Mädchen viermal häufiger betroffen sind als Jungen. Die unterschiedlichen Angaben sind auch auf die Definitionsschwierigkeiten zurückzuführen.
Die häufigste Form ist die rechtskonvexe thorakale Skoliose. Bei 80 % der Fälle ist die Ursache unbekannt. Man unterscheidet je nach Erkrankungsbeginn zwischen

1. Säuglingsskoliose (bis erstes Lebensjahr),
2. infantile Skoliose (m > w; bis viertes Lebensjahr),
3. juvenile Skoliose (w > m; bis 10. Lebensjahr),
4. adoleszente Skoliose (w > m; ab 10. Lebensjahr; am häufigsten).

Typische Kennzeichen sind:

- verringerte Rumpflänge, abnehmendes Verhältnis zwischen Sitz- und Stehgröße,
- ungleichmäßiger Schulterstand,
- Rippenbuckel und Lendenwulst,
- asymmetrische Taillendreiecke und
- Seitabweichung.

Die typische Diagnostik erfolgt mittels Röntgenbild. Dabei verwendet der Arzt eine Messmethode nach Cobb. Diese beurteilt das Ausmaß der Krümmung auf dem Röntgenbild.

SKOLIOSETHERAPIE

Die Therapie einer Skoliose richtet sich häufig nach dem Cobb-Wert:

- Bis 20° nach Cobb: Physiotherapie.
- 20°-50° nach Cobb: Physiotherapie + Korsett (im Wachstum).
- Über 50° nach Cobb: Operative Therapie (die OP bewirkt eine Aufrichtung und Stabilisierung der Wirbelsäule bei gleichzeitiger Bewegungsminderung. OP-Risiko ist u. a. eine Querschnittslähmung).

SMALL FIBER MATRIX STIMULATION®

Die hohe Stromdichte direkt in den obersten Hautschichten ermöglicht eine gezielte Stimulation der dort lokalisierten Schmerzfasern. Insbesondere chronische Schmerzzustände werden mittels Small Fiber Matrix Stimulation® reduziert. Die elektrischen Impulse werden dabei über spezielle Elektroden von außen in die oberste Hautschicht übertragen. Dabei wird entweder direkt über dem schmerzhaften Bereich oder entlang der Nervenbahnen, die den Schmerzreiz zum Rückenmark weiterleiten, stimuliert. So werden gezielt die dünnen Nervenfasern (Small Fibers), die den Schmerz wahrnehmen und weiterleiten, aktiviert. Dabei macht sich die Small Fiber Matrix Stimulation® das Prinzip der Langzeithemmung zunutze.
Mithilfe oberflächlicher, elektrischer Stimulation dieser Schmerzfasern, die sich bei chronischen Schmerzen plastisch und funktionell verändert haben, wird ihrer Überaktivität entgegengewirkt. Die Aktivität der Zellen normalisiert sich daraufhin wieder. Mit jedem Schritt, den die Schmerzfasern hin zu einem gesunden Aktivitätsverhalten nehmen, werden die Veränderungen im gesamten nozizeptiven System wieder rückgängig gemacht. Es werden immer weniger falsche Informationen über nicht vorhandene Schmerzreize weitergeleitet. Einfache Bewegungen, die vorher Schmerzen verursachten, sind oftmals besser möglich.
Zusätzlich dazu wird die Therapie durch eine Vibration verstärkt. Sie entspannt die verkrampfte Muskulatur und fördert die Durchblutung im Gewebe, wodurch Schmerzen verursachende Entzündungen schneller ausheilen. Parallel wird der Lymphdurchfluss gesteigert, was einer Ödembildung entgegenwirkt.
Lesen Sie hier mehr über die Small Fiber Matrix Stimulation® (Kap. 3.13.7.7).

SMP (SYMPATHICALLY MAINTAINED PAIN)

SMP ist ein Synonym für verschiedene neuropathische Schmerzsyndrome, bei denen die Kopplung zwischen sympathischen Efferenzen (Nervenimpulse vom Gehirn zur Peripherie wie den Muskeln) und C-Faser-Afferenzen (Nervenimpulse von der Peripherie zum Gehirn) Schmerzen verursacht.

SOFT DISC

Eine Unterform eines Bandscheibenvorfalls. Es handelt sich hierbei um einen sogenannten *Nucleus-pulposus-Prolaps* (NPP). Im Gegensatz dazu gibt es noch einen *Hard Disc*.

SPINALE RHIZOTOMIE

Bei der kompletten Durchtrennung der Hinterwurzel werden Schmerz-, Temperatur- und Berührungsreize aus der Peripherie des versorgenden Segments zum Hinterhorn des Rückenmarks unterbrochen.

SPINALE SYNDROME

Spinale Syndrome lassen sich aufteilen in

1. Strangaffektionen mit den Unterformen Pyramidenbahnsyndrom, Vorderseitenstrangsyndrom, zentromedulläres Syndrom und Hinterstrangsyndrom sowie in
2. Querschnittssyndrome mit der Unterteilung in einen kompletten und einen inkompletten Querschnitt (Synonym: Brown-Séquard-Syndrom, Halbseitensyndrom) und
3. Konus- und Kaudasyndrom.

SPINALER SCHOCK

Akute Unterbrechung aller Rückenmarkbahnen mit motorischen, sensiblen und autonomen Funktionsausfällen unterhalb der Läsion (akutes Querschnittssyndrom).

SPINALKANALSTENOSE

Die Spinalkanalstenose ist eine Einengung des Rückenmarkkanals durch arthrotische Veränderungen der kleinen Wirbelgelenke, Spondylophyten und/oder Hyperthrophie des *Ligamentum flavum*. Diese Einengung kann angeboren sein oder sich aufgrund von Degeneration, Trauma, Tumoren oder Entzündungen bilden.

Bemerkbar macht sich die Spinalkanalstenose durch Schmerzen, meist beim Gehen. Bei Gehpausen, im Sitzen, lässt der Schmerz meist nach, ebenso bei gebeugter Haltung. Typisch ist die *Claudicatio spinalis*. Therapeutisch sollte zunächst versucht werden, konservativ zu behandeln, d. h. mit einem Stufenbett zur kyphotischen Lagerung, Schmerzmedikamenten (NSAR wie Ibuprofen® etc.), physikalische Therapie, Akupunktur. Erst wenn diese Maßnahmen nicht mehr ausreichen, folgt ein operativer Eingriff zur Erweiterung des Spinalkanals, die sogenannte *Laminektomie*.

SPINALNERVEN

Als Spinalnerven werden die Nerven bezeichnet, die aus dem Rückenmark austreten. Die Zellkörper ihrer Neurone liegen in der grauen Substanz des Rückenmarks. Spinalnerven werden typischerweise bei der Spinalkanalstenose, einem Bandscheibenvorfall, einem Wirbelgleiten oder auch bei degenerativen Prozessen, wie bei einer Facettenarthrose, geschädigt bzw. eingeklemmt. Diese Einklemmungen führen dann zu Rückenschmerzen und bei starker Beeinflussung zu Sensibilitätsausfällen und motorischen Ausfällen.

SPONDYLARTHRITIS

Eine Spondylarthritis beginnt charakteristischerweise vor dem 40. Lebensjahr. Klinisch kennzeichnet sich die Erkrankung insbesondere durch nächtliche lumbale Rückenschmerzen, Morgensteifigkeit und eine Verbesserung der Symptomatik im Laufe des Tages. Eine Sonderform ist die *Spondylarthritis ankylopoetica*, der sogenannte *Morbus Bechterew*.

SPONDYLITIS

Eine Spondylitis (entspricht einer sogenannten *Osteomyelitis* eines Wirbelkörpers) kann auf der Streuung von Bakterien/Viren in den Wirbelkörper beruhen oder nach ärztlichen Eingriffen (Operationen der Bandscheiben, Punktionen) entstehen. Sie geht mit starken Rückenschmerzen, Schonhaltung und Fieber einher. Ein typisches diagnostisches Zeichen ist der lokale Druck- und Klopfschmerz über dem entsprechenden Wirbelkörper. Die Kontrastmittel-MRT gilt als führendes Diagnoseinstrument, da sich Veränderungen im Röntgenbild (z. B. Konturauflösung) erst im Verlauf, d. h. im späteren Stadium, zeigen.

SPONDYLODESE

Als Spondylodese wird eine Verblockung der Wirbelkörper bezeichnet, die durch Plattenosteosynthese (spezielles Verfahren in der operativen Orthopädie) oder Anlage eines sogenannten *Fixateurs interne* (auch spezielles Verfahren) durchgeführt werden kann. Ziel ist dabei eine Korrektur der Verkrümmungs- und Rotationsfehlstellung. Wird somit häufig bei Skoliosen angewendet.

SPONDYLOLYSE UND SPONDYLOLISTHESE

Bei der Spondylolyse handelt es sich um einen Bruch der Interartikularportion eines Lendenwirbels. In 80 % der Fälle bei L 5. Bei beidseitigem Auftreten kann die Zuggurtung der Wirbelelemente verloren gehen. Der Wirbel gleitet (= Spondylolisthese). Gefahr besteht darin, dass vorzeitige Abnutzung zu einer Spondylarthrose führen kann und damit letztlich auch zu einer Lähmungsgefahr.

Eine Spondylolyse ist häufiger bei Kindern, die reklinierende Sportarten machen, wie z. B. Turnen, Speerwerfen oder Delfinschwimmen. Meist handelt es sich um einen Zufallsbefund, Schmerzen treten meist nur bei (starker) Belastung auf. Typischerweise weist man diese Erkrankung mit der Lasègue-Prüfung nach: Die Kinder liegen auf dem Rücken, ein Bein wird im gestreckten Zustand angehoben. Aufgrund der Schmerzen heben die Kinder schmerzreflektorisch den gesamten Rumpf mit an. Die medizinische Einteilung des Schweregrades erfolgt nach Meyerding (I-IV).

Als Therapie wird vorwiegend eine Kräftigung der Rumpfmuskulatur durchgeführt, u. U. auch temporär das Tragen eines Korsetts. In schwerwiegenderen Fällen kann man auch operativ für Entlastung sorgen mittels Dekompression der Nervenwurzeln, Reposition des Gleitwirbels und/oder Ausräumen der Bandscheibe.

SPONDYLOSIS DEFORMANS

Sammelbegriff für degenerative Veränderungen der Wirbelsäule. In der Literatur wird der Begriff uneinheitlich verwendet, letztlich bezieht er sich aber immer auf degenerative Wirbelsäulenveränderungen.

SPRUNGSCHANZENPHÄNOMEN

Tastbare Stufe beim aufrecht stehenden Patienten im Bereich der lumbalen Dornfortsätze bei zunehmender Spondylolisthesis. Sichtbar ist eine Zunahme der Lendenwirbellordose mit einer Verschiebung des Rumpfs nach vorne („nach ventral").

STAUCHUNGSSCHMERZ

Druck auf den Kopf beim stehenden oder sitzenden Patienten (Schmerzen insbesondere bei Bandscheibenläsionen).

STIMULATION

Eine Stimulation ist eine Anregung physischer (körperlicher) oder psychischer (seelischer) Strukturen durch exogene (äußere) oder endogene (innere, im Körper selbst) Reize. Die Stimulation löst bestimmte Aktivitäten aus.

STÖRFELDSUCHE

Die Theorie der Störfelder ist Teil der Neuraltherapie (nach Huneke). Störfelder beschreiben eine Desintegrität eines lokalen Körperteils zum Beispiel durch chronische lokale Entzündungszustände oder Narben. Laut Huneke kann jede Erkrankung störfeldbedingt sein bzw. ein Störfeld darstellen. Das Störfeld hebt die nervale Integrität des Körpers auf, sodass es an anderer Stelle zu Beschwerden kommt. Die Ausschaltung des Störfeldes stellt die Grundlage der Therapie dar und gelingt durch Installation eines Lokalanästhetikums.

SUBSTANZ P

Das P steht für Pain (engl. Schmerz). Substanz P wird bei Erregung der Schmerzrezeptoren, der sogenannten *Nozizeptoren*, ausgeschüttet und erhöht ihre Empfindsamkeit. Der Nacktmull ist die einzige bekannte Säugetierart, dessen Haut die Substanz P nicht aufweist. Stiche, Hitze oder Säure werden zwar wahrgenommen, aber sind nicht schmerzhaft. Durch Einschleusen eines Gens zur Produktion von Substanz P steigt die Schmerzempfindlichkeit deutlich an.

SUPPLEMENTIERUNG

Ergänzung der gewöhnlichen Nahrung mit einzelnen Nährstoffen zur Behandlung von Mangelerkrankungen, wie z. B. bei Kalzium- oder Eisenmangel.

SYMPATHIKUSBLOCKADEN

Sympathikusblockaden betreffen efferente Nervenfasern und geben Aufschluss über sympathisch unterhaltene Schmerzsyndrome (z. B. Schmerzen infolge einer arteriellen Verschlusskrankheit).

SYMPTOM

Symptome sind alle Zeichen, die in Zusammenhang mit einer Krankheit auftreten. Sie können in *subjektive* und *intersubjektive Zeichen* unterteilt werden.

SYNAPSE

Eine Synapse ist eine Verbindung zwischen zwei Nervenzellen und dient der Kommunikation. Eine Synapse besteht aus einem präsynaptischen Bereich – dem Endknöpfchen des Senderneurons – und einem postsynaptischen Bereich – dem Bereich des Empfängerneurons mit seinen Rezeptoren. Dazwischen liegt der sogenannte *synaptische Spalt*.

Synapsen verändern sich im Rahmen der Konsolidierung und Sensitivierung. Diese Flexibilität der Synapsen ist Teil der neuronalen Plastizität. Somit sind die Synapsen von chronischen Schmerzpatienten für den Bereich Schmerz verändert. Eine Beeinflussung erscheint durch die Small Fiber Matrix Stimulation® möglich.

SYNDROM

Unter einem Syndrom versteht man die Kopplung von verschiedenen Störungen, die alle auf eine gemeinsame Ursache zurückzuführen sind.

SYNERGISMUS

Synergismus bezeichnet das Zusammenwirken von Kräften, die sich gegenseitig fördern. Nimmt man bspw. zwei Medikamente ein, deren Wirkungen sich gegenseitig verstärken, liegt ein Synergismus vor.

SYRINGOMYELIE

Bildung flüssigkeitsgefüllter Hohlräume im Rückenmark (Sonderform: Syringobulbie, wenn im Gehirn, in Pons oder Medulla oblongata). Im Gegensatz dazu siehe Hydromyelie.

T

TENS (TRANSKUTANE ELEKTRISCHE NERVENSTIMULATION)

TENS ist ein Gegenirriationsverfahren, das die bewusste Wahrnehmung von Schmerzen reduzieren soll. Dazu werden einfache elektrische Impulse auf die Hautoberfläche übertragen. Dadurch können Endorphine freigesetzt werden und eine kurzzeitige Schmerzlinderung erreicht werden.

TEUFELSKRALLE

Die afrikanische Teufelskralle ist eine Pflanze und besitzt unter anderem eine durch klinische Studien (teilweise) belegte entzündungshemmende und schmerzlindernde Wirkung und kann zur komplementären Therapie bei muskuloskelettalen und arthritisch-degenerativen Erkrankungen angewendet werden.

THERMOKOAGULATION

Bei arthrotisch veränderten Wirbelgelenken (Facetten), einer sogenannten *Spondylarthrose*, kommt es oft zu vermehrten Stimulationsimpulsen auf die Rückenmuskulatur, die dann schmerzhaft verspannt ist. Die Facettendenervation (Thermokoagulation der Wirbelsäulengelenke) ist eine bewährte und sehr effektive Therapiemethode in allen Bereichen der Wirbelsäule für nicht radikuläre Facettengelenkschmerzen, also Schmerzen ohne tatsächlich geschädigte Nervenwurzeln. Die Thermokoagulation (= Verkochung/Zerstörung mit Hochfrequenzstrom) zerstört über eine Hitzesonde die Schmerzleitungsfasern. Dies führt zu einer Schmerzblockade, die meist lange anhält.

TIEFENWÄRMETHERAPIE

Die Tiefenwärme wirkt punktuell an besonders schmerzhaften Stellen von der Hautoberfläche bis in die Tiefe. Die erzeugte Wärme erweitert die Blutgefäße und führt zu einer erhöhten Blutzufuhr. Sie lindert Schmerzen und führt zu einer Entspannung.

TRIGGERPUNKTINFILTRATION

In bestimmte, sogenannte *Triggerpunkte*, wird eine Flüssigkeit injiziert. Neben Lokalanästhetika können auch Opioide ihre lokale Wirkung ausüben. Triggerpunktinfiltrationen sind speziell bei pseudoradikulären Schmerzen wirksam.

TRIGEMINUSNEURALGIE

Bei der Trigeminusneuralgie handelt es sich um einen blitzartig einschießenden, sehr quälenden Gesichtsschmerz. Dieser Schmerz dauert oft nur wenige Sekunden an und kann bis zu 100-mal pro Tag auftreten. Er tritt in Ruhe oder ausgelöst durch Bewegungen, wie Kauen oder Berühren, auf. Der Leidensdruck ist sehr hoch und kann daher bei Betroffenen häufig zu Depressionen führen. Man unterscheidet eine klassische Form, welche eher im späteren Lebensalter auftritt, von einer symptomatischen Form, beispielsweise im Rahmen einer multiplen Sklerose.

TUMOR

Ein Tumor ist eine Neubildung von Körpergewebe, die durch die Fehlregulation des Zellwachstums entsteht. Tumore können jede Art von Gewebe betreffen.

TUMORSCHMERZEN

Bei einer Tumorbehandlung können oftmals Schmerzen auftreten. Diese müssen nicht ursächlich mit dem Tumor zusammenhängen. Sie können auch an anderer Stelle entstehen und andere Ursachen haben. Häufig ist Schmerz eine Nebenwirkung der Chemotherapie.

ÜBERGANGSWIRBEL

Synonym: *Assimilationswirbel*. Als Übergangswirbel bezeichnet man eine numerische Variation an den Grenzen der Wirbelsäulenabschnitte. Dies betrifft meist den lumbosakralen Übergang. Dabei wird eine Verschmelzung von L 5 mit dem Kreuzbein (Sakralisation) und eine Separierung des ersten Kreuzbeinwirbels (S 1) vom Kreuzbein (Lumbalisation) unterschieden. Ein Übergangswirbel kann Ursache für eine Lumbalskoliose sein.

ULTRASCHALL (SONOGRAFIE)

Sonografie ist ein bildgebendes Verfahren zur Untersuchung von organischem Gewebe. Dabei wird Ultraschall ausgesandt und von dem beschallten Objekt reflektiert. Aus der Laufzeit des reflektierten Signals kann die Schichtstruktur rekonstruiert werden.

V

VAS-SKALA (VISUELLE ANALOGSKALA)

Die VAS ist analog zur numerischen Ratingskala eine Selbsteinschätzungsskala zur Beurteilung von Schmerzen. Der Patient ordnet seine Schmerzen auf einer Skala von 0 bis 10 ein, mit 10 als maximal vorstellbarer Schmerz. Dadurch können Schmerzen quantitativ gemessen werden.

VERHALTENSTHERAPIE

Die (kognitive) Verhaltenstherapie dient Betroffenen, ihre Gedankenprozesse, Aggressionen und erlernte Verhaltensweisen auch in Bezug zu ihrer Schmerzerkrankung zu analysieren. Dadurch können neue Bewältigungsstrategien sowie ein besserer Umgang erlernt werden. Es handelt sich um ein supportiv, d. h. oftmals zusätzlich zu Medikamenten (gemäß WHO-Stufenschema) eingesetztes psychologisches Therapieverfahren.

VIREN

Viren sind intrazelluläre Parasiten. Sie besitzen keinen eigenen Stoffwechsel und sind zu ihrer Vermehrung auf den Stoffwechsel der Wirtszelle angewiesen.

VORDERSEITENSTRANGSYSTEM

Das Vorderseitenstrangsystem enthält Fasern der Schmerz- und Temperaturwahrnehmung sowie für die grobe Tastempfindung und Druck. Nach Umschaltung auf das zweite Neuron im Hinterhorn kreuzen die Fasern in der sogenannten *Commissura anterior* zur Gegenseite und verlaufen dann im *Tractus spinothalamicus anterior* (Druck und Tastempfinden) bzw. im *Tractus spinothalamicus lateralis* (Schmerz- und Temperaturwahrnehmung) zum Thalamus.

WÄRMETHERAPIE

Eine lokale Wärmetherapie dient vor allem der Schmerzlinderung durch Lockerung der Muskulatur, da es aufgrund der chronischen Schmerzen regelmäßig zu Verspannungen kommt.

WHO-STUFENPLAN

Der WHO-Stufenplan ist ein Schema der Weltgesundheitsorganisation (World Health Organisation, WHO), welches den Einsatz von Schmerzmedikamenten und anderen Arzneien im Rahmen der Schmerztherapie regelt:

Stufe 1: Nicht-opioid-Analgetika.

Stufe 2: Nicht-opioid-Analgetika + niederpotente Opioidanalgetika.

Stufe 3: Nicht-opioid-Analgetika + hochpotente Opioidanalgetika.

Unterstützende Maßnahmen und der Einsatz von Koanalgetika sollen in jeder Stufe angewendet werden.

WIRBEL

Ein Wirbel ist das knöcherne Grundelement der Wirbelsäule. Es gibt Halswirbel, Brustwirbel, Lendenwirbel, Kreuzwirbel und Steißbeinwirbel. Jeder Wirbel besteht aus einem Wirbelkörper, einem Wirbelbogen und verschiedenen Fortsätzen.

WIRBELGLEITEN

Das Wirbelgleiten ist eine erworbene Erkrankung, bei der durch einen Spalt in den Wirbelbögen (Spondylolyse) der Wirbelkörper samt tiefer liegender Wirbelsäule nach vorne *(Anterolisthesis)* oder selten hinten *(Retrolisthesis)* gleitet. Ursächlich sind, neben genetischen Faktoren, eine chronische Belastung junger Menschen im Hohlkreuz, wie beispielsweise Kunstturnen. Von der Erkrankung sind zwar 6 % der westlichen Bevölkerung betroffen, jedoch bleiben diese meist beschwerdefrei. Ein symptomatisches Wirbelgleiten manifestiert sich durch belastungsabhängige Rückenschmerzen in der hauptsächlich involvierten Lendenwirbelsäule mit Ausstrahlung in Gesäß und Oberschenkel.

Die Diagnose gelingt durch radiologische Bildgebung, wobei das Ausmaß der Wirbelkörperverschiebung in vier Stufen nach Meyerding eingeteilt wird. Bei Fortschreiten des Wirbelgleitens kann der Wirbelkörper nach vorne abkippen (Spondyloptose). In der Regel sind physiotherapeutische Behandlung und Verlaufskontrollen ausreichend, neurologische Ausfallerscheinungen stellen aber eine Operationsindikation dar.

WIRBELSÄULE

Die Wirbelsäule besteht aus 34 Wirbeln. Sie ist die Stütze des Körpers und trägt das Gewicht von Kopf, Hals, Rumpf und oberen Extremitäten. Die Wirbelsäule verbindet alle anderen Teile des Skeletts miteinander.

WIRBELSÄULENKLOPFSCHMERZ

Beklopfen der Wirbelsäule mit Hand oder Reflexhammer (Schmerzen vor allem bei Diszitis, Osteomyelitits).

WURZELTOD

Ein beginnender oder aufgetretener Wurzeltod imponiert mit einer plötzlichen Schmerzbesserung, bei gleichzeitigen progredienten, hochgradigen Lähmungen. In diesem Fall ist eine umgehende operative Maßnahme erforderlich.

Z

ZENTRALES NERVENSYSTEM (ZNS)

Das ZNS sind die im Gehirn und im Rückenmark gelegenen Nervenstrukturen, die die zentrale Reizverarbeitung vornehmen. Außerdem ist das ZNS für die Integration aller sensiblen Reize, die Koordination sämtlicher motorischer Eigenleistungen und die Regulation aller dabei ablaufenden innerorganismischen Abstimmungsvorgänge zuständig.

ZENTROMEDULLÄRES SYNDROM

Die Verletzung des Rückenmarks liegt im Bereich des Zentralkanals (z. B. bei einer sogenannten *Syringomyelie*) und erzeugt einen beidseitigen Ausfall des Schmerz- und Temperatursinns bei jedoch gleichzeitig erhaltener Berührungsempfindung. Es entwickelt sich eine spastische Parese/Lähmung mit Miktionsstörungen (Unmöglichkeit eines kontrollierten Wasserlassens).

ZERVIKOBRACHIALES SYNDROM

Irritation oder Kompression zervikaler Nervenwurzeln durch zumeist in den Spinal- bzw. Wurzelkanal ausgetretenes Bandscheibengewebe oder Knochenanbauten. Seltener andere Ursachen, wie Traumen, Tumor etc. Das zervikobrachiale Syndrom beinhaltet Nacken-, Schulter- und Armschmerzen, eventuell begleitet von Lähmungen und/oder Taubheitsgefühlen an den Armen.

LITERATURVERZEICHNIS

BÜCHER

Buhr, Dr. med. M. (2011). *Der gesunde Rücken. Rückenschmerzen vorbeugen und heilen.* Hannover: humboldt.

Eckhardt, A. (Hrsg.). (2011). *Praxis LWS-Erkrankungen. Diagnose und Therapie* (1. Auflage). Heidelberg: Springer.

Elsen, A., Eppinger, M. & Müller, M. (2014/15). *Orthopädie und Unfallchirurgie. Für Studium und Praxis* (1. Auflage). Breisach: Medizinische Verlags- und Informationsdienste.

Fastner, G. & Manhart, I. (2014). *Flacher Bauch – starker Rücken: Effektives Training für die Körpermitte.* Aachen: Meyer & Meyer Verlag.

Fischer, Dr. med. J. (1998). *Die 100 besten Tipps für einen gesunden Rücken.* Stuttgart: Trias.

Genzwürker, H., Hinkelbein, J., Keil, J., Zimmer, G. & Ackermann, H. (2012). *AllEx Alles fürs Examen. Kompendium für die 2. ÄP. Band B.* (2. Auflage). Stuttgart: Georg Thieme Verlag.

Grönemeyer, D. (2017). *Mein großes Rückenbuch.* München: ZS Verlag.

Hahn J.-M. (2013). *Checkliste Innere Medizin.* (7. Auflage). Stuttgart: Georg Thieme Verlag.

Hepp, R. & Locher, H.-U. (2014). *Orthopädisches Diagnostikum* (8. Auflage). Stuttgart: Georg Thieme Verlag.

Hüter-Becker, A. & Dölken, M. (Hrsg.). (2015). *Physiotherapie in der Orthopädie.* Stuttgart: Georg Thieme Verlag.

Körner-Herwig, B., Frettlöh, J., Klinger, R. & Nilges, P. (Hrsg.). (2016). *Schmerzpsychotherapie. Grundlagen – Diagnostik – Krankheitsbilder – Behandlung* (8. Auflage). Heidelberg: Springer.

Krämer, R. & Theodoridis, T. (2011). *Die lumbale Spinalkanalstenose.* Heidelberg: Springer.

Marianowicz, Dr. M. (2015). *Den Rücken selbst heilen. Schmerzfrei werden und bleiben – das ganzheitliche Programm.* München: Gräfe und Unzer.

Miamed GmbH (2014). *Amboss Top-Themen zum Hammerexamen* (2. Auflage). Köln: Miamed GmbH.

Moskopp, D. & Wassmann, H. (2014). *Neurochirurgie: Handbuch für die Weiterbildung und interdisziplinäres Nachschlagewerk* (2. Auflage). Stuttgart: Schattauer.

Newiger, C. (2005). *Osteopathie. Sanftes Heilen mit den Händen.* Stuttgart: Trias Verlag.

Niethard, F., Pfeil, J. & Biberthaler, P. (2009). *Orthopädie und Unfallchirurgie* (6. Auflage). Stuttgart: Georg Thieme Verlag.

Pape, H.-C., Kurtz, A. & Silbernagl, S. (Hrsg.). (2014). *Physiologie* (7. Auflage). Stuttgart: Georg Thieme Verlag.

Reimann, S. (2013). *Befunderhebung. Grundlagenwissen für Physiotherapeuten und Masseure* (4. Auflage). München: Urban & Fischer Verlag.

Ruchholtz, S. & Wirtz, D. C. (2013). *Orthopädie und Unfallchirurgie* (2. Auflage). Stuttgart: Georg Thieme Verlag.

Rückert, U. (2012). *Rückerts kleine Rückenschule. Effektives Training für einen starken Rücken.* Hannover: humboldt.

Selye, H. (1950). *The physiology and pathology of exposure to stress.* Oxford, England: Acta, Inc.

Siegenthaler, W. & Aeschlimann, A. (Hrsg.). (2005). *Siegenthalers Differenzialdiagnose: Innere Krankheiten – vom Symptom zur Diagnose.* Stuttgart: Georg Thieme Verlag.

Sielmann, Dr. med. D. (2012). *Medi-Taping im Sport. Leistungsfähigkeit erhöhen, Verletzungen vorbeugen und schnell wieder aktiv sein* (3. Auflage). Stuttgart: Trias-Verlag.

Silbernagl, S. (2012). *Taschenatlas Physiologie* (8. Auflage). Stuttgart: Georg Thieme Verlag.

Schirmer, M. (2005). *Neurochirurgie* (10. Auflage). München: Elsevier Urban & Fischer.

Soiron, S. (2016). *Und täglich grüßt die Wirbelsäule. Rückenschmerzen besser verstehen und behandeln.* Norderstadt: BoD.

Schünke, M., Schulte, E., Schumacher, U., Voll, M. & Wesker, K. (2007): *Prometheus Allgemeine Anatomie und Bewegungssystem* (2. Auflage). Stuttgart: Georg Thieme Verlag.

Vögele, J. (2016). *Befreie Dich von Rückenbeschwerden* (2. Auflage). Stuttgart: Steiner-Verlag.

Weyreuther, M., Heyde, C. E., Westphal, M., Zierski, M. & Weber, U. (2006). *MRT-Atlas: Orthopädie und Neurochirurgie. Wirbelsäule.* Heidelberg: Springer-Verlag.

ZEITSCHRIFTEN

Casser, H. R., Seddigh, S. & Rauschmann, M. (2016). Acute lumbar back pain – investigation, differential diagnosis, and treatment. *Deutsches Ärzteblatt, Int 2016, 113*, 223-234. DOI: 10.3238/arztebl.2016.0223.

Dischereit, G. et al. (2016). Effects of Osteoporosis Specific Standardized Physical Therapy on Functional Capacity, Bone Mineral Density and Bone Metabolism. *Phys. Med Rehab Kuror 2016; 26*:124-129.

Drumm, J. et al. (2010). Mikrochirurgische Dekompression der lumbalen Spinalkanalstenose. *Der Orthopäde, 2010*, 551-558.

Mücke, M. (2014). Evidence of Heterosynaptic LTB in the Human Nociceptive System: Superficial Skin Neuromodulation using a Matrix Electrode reduces deep pain sensivity. Plos one.

Mücke, M. (2017). Matrixstimulation in cancer pain. *European Journal of Pain.*

Rudolph S., Kruft S., Göring A. & Jetzke M. (2016). Eine empirische Vergleichsstudie zu den Wirkungsweisen von Yoga auf die Wirbelsäulenbeweglichkeit. *Dtsch ZSportmed. 67*, 117-120.

STUDIEN

Albert, H. B., Sorensen, J. S., Christensen, B. S. et al. Eur Spine J (2013) 22: 697. Zugriff am 12.07.2018 unter https://doi.org/10.1007/s00586-013-2675-y

Brink-Schwänzl, I. (2011). *Rückenschmerzen in der Lübecker Bevölkerung – Rückenschmerzprävalenz und Inanspruchnahme von Gesundheitsleistungen 2003 im Vergleich zu 1993*, Dissertation an der Medizinischen Fakultät der Universität Lübeck.

Försth, P. et al. (2016). *A randomized, controlled trial of fusion surgery for lumbar spinal stenosis.* Zugriff am 01.04.2018 unter https://www.ncbi.nlm.nih.gov/pubmed/27074066.

Fritz, J. M. et al. (2015). *Early physical therapy vs usual care in patients with recent-onset low back pain.* Zugriff am 01.04.2018 unter https://www.ncbi.nlm.nih.gov/pubmed/26461996.

Ghogawala, Z. et al. (2016). *Laminectomy plus fusion versus laminectomy alone for lumbar spondylolisthesis.* Zugriff am 01.04.2018 unter http://www.nejm.org/doi/full/10.1056/NEJMoa1508788.

Haake, M. et al. (2007). *German Acupuncture Trials (GERAC) for chronic low back pain: Randomized, multicenter, blinded, parallel-group trial with 3 groups.* Zugriff am 01.04.2018 unter https://www.ncbi.nlm.nih.gov/pubmed/17893311.

Hancock, M. J. et al. (2007). *Assessment of diclofenac or spinal manipulative therapy, or both, in addition to recommend first-line treatment for acute low back pain: A randomised controlled trial.* Zugriff am 01.04.2018 unter http://www.thelancet.com/journals/lancet/article/PIIS0140673607616869/abstract.

Hildebrandt, J. (2008). *Aktiv gegen Rückenschmerzen.* Zugriff am 01.11.2017 unter https://stienert.gothaer.de/media/sevice/ratgeber_gesundheit/broschuere/aktiv_gegen_rueckenschmerzen.pdf

Siddarth, D., Siddarth, P. & Lavretsky, H. (2014). An Observational Study of the Health Benefits of Yoga or Tai Chi compared to Aerobic Exercise in Community-Dwelling Middle-Aged and Older Adults. In: *Am J Geriatr Psychiatry 22 (3)*, S. 272-273.

Steffens, D. et al. (2015). *What triggers an episode of acute low back pain? A case-crossover study.* Zugriff am 01.04.2018 unter https://www.ncbi.nlm.nih.gov/pubmed/25665074.

Storheim K., Espeland A., Grøvle L., et al. Antibiotic treatment In patients with chronic low back pain and Modic changes (the AIM study): study protocol for a randomised controlled trial. Trials. 2017; 18:596. doi:10.1186/s13063-017-2306-8.

Traitteur, T. (2013). *Wirksamkeit einer Iyengar Yogaintervention bei Patienten mit chronischen Nackenschmerzen – eine randomisierte kontrollierte Studie.* Dissertation an der Medizinischen Fakultät Charité Universitätsmedizin Berlin.

Wu, N. et al. (2015). *TBX6 null variants and a common hypomorphic allele in congenital scoliosis.* Zugriff am 01.04.2018 unter https://www.ncbi.nlm.nih.gov/pubmed/26461996.

REPORTS

Barmer GEK (2016). *Arztreport 2016*, Zugriff am 01.12.2017 unter https://www.tk.de/resource/blob/2026660/e1637a4ff3f2bb3e5512cdf0f8137083/gesundheitsreport-2016-data.pdf.

DAK (2016). *DAK-Gesundheitsreport (Zusammenfassung).* Zugriff am 01.12.2017 unter http://www.corpusmotum.com/rueckenschmerzen-statistik/.

DAK (2016). *Gesundheitsreport 2016*, Zugriff am 01.12.2017 unter https://www.dak.de/dak/download/gesundheitsreport-2016---warum-frauen-und-maenner-anders-krank-sind-1782660.pdf.

TK (2016). *Gesundheitsreport 2016*, Zugriff am 01.12.2017 unter https://www.tk.de/resource/blob/2026660/e1637a4ff3f2bb3e5512cdf0f8137083/gesundheitsreport-2016-data.pdf.

WEBSEITEN

Ärzteblatt (2017). *Spondylodiszitis: Diagnostik und Therapieoptionen.* Zugriff am 01.02.2017 unter https://www.aerzteblatt.de/archiv/195479/Spondylodiszitis-Diagnostik-und-Therapieoptionen.

Ärzteblatt (2016). *Einfache und effiziente Physiotherapie hilft gegen Osteoporose.* Zugriff am 01.02.2017 unter https://www.aerzteblatt.de/treffer?mode=s&wo=17&typ=1&nid=70419&s=wirbelfrakturen.

Ärzteblatt (2015). *Studie: Hexenschuss am Vormittag häufiger.* Zugriff am 01.04.2018 unter http://www.aerzteblatt.de/nachrichten/61754.

Ärzteblatt (2008). *Aktuelle Diagnostik und Therapie der Spondylodiszitis.* Zugriff am 01.02.2017 unter https://www.aerzteblatt.de/archiv/59258/Aktuelle-Diagnostik-und-Therapie-der-Spondylodiszitis.

Ärzteblatt (2008). *Die degenerative lumbale Spinalkanalstenose.* Zugriff am 01.02.2017 unter https://www.aerzteblatt.de/archiv/60175/Die-degenerative-lumbale-Spinalkanalstenose.

Ärzteblatt (2007). *Akute Lumbalgie: Paracetamol plus Bewegung die beste Therapie.* Zugriff am 01.04.2018 unter http://www.aerzteblatt.de/nachrichten/30406.

Ärztezeitung (2004). *Unspezifische Rückenschmerzen – vermehrte Aufklärung ist nötig.* Zugriff am 01.04.2018 unter http://www.aerztezeitung.de/medizin/krankheiten/schmerz/rueckenschmerzen/article/331401/unspezifische-rueckenschmerzen-vermehrte-aufklaerung-noetig.html.

Deutsche Angestellen-Krankenkasse (2017). *Immer mehr Patienten mit Rückenschmerzen in Klinik.* Zugriff am 01.04.2018 unter https://www.dak.de/dak/bundes-themen/gesundheitsreport-2018-1970320.html.

Deutsche Ärztegesellschaft für Akupunktur e.V. (2017). *Die deutsche Ärztegesellschaft für Akupunktur e.V. (und folgende Seiten).* Zugriff am 01.02.2017 unter http://daegfa.de/Home.aspx.

Deutsche Ärztegesellschaft für Akupunktur e.V. (2017). *Arztsuche und Liste von Ärzten mit Weiterbildung Akupunktur.* Zugriff am 01.04.2018 unter http://www.daegfa.de/AerztePortal/Arztsuche.aspx.

Deutsche Akademie für Akupunktur (2017). *Home (und folgende Seiten).* Zugriff am 01.02.2017 unter http://www.akupunktur-patienten.de.

Deutsche Schmerzgesellschaft (2012). *Rückenschmerz.* Zugriff am 01.04.2018 unter http://www.dgss.org/patienteninformationen/schmerzerkrankungen/rueckenschmerz/.

Deutsche Schmerzliga (2017). *Rückenschmerzen.* Zugriff am 01.01.2017 unter http://schmerzliga.de/rueckenschmerzen.html.

Deutsche Schmerzliga (2017). *Schmerztherapie.* Zugriff am 01.02.2017 unter http://schmerzliga.de/schmerztherapie.html.

Deutscher Verband für Physiotherapie (ZVK) e. V. (2018). *Fachkreise (und folgende Seiten).* Zugriff am 01.04.2018 unter https://www.physio-deutschland.de/fachkreise.html.

DGSS Deutsche Schmerzgesellschaft (2010). *Schmerzen – Zahlen und Fakten.* Zugriff am 01.05.2017 unter http://www.dgss.org/fileadmin/pdf/Aktionstag-Zahlen-Fakten.pdf.

DocCheck Flexikon (2018). *Online Medizin-Lexikon.* Zugriff am 01.04.2018 unter http://www.doccheck.com/de/.

DocCheck Flexikon (2017). *Analgetikum.* Zugriff am 01.04.2018 unter http://flexikon.doccheck.com/de/Analgetikum.

DocCheck Flexikon (2017). *Ganzheitliche Medizin.* Zugriff am 01.04.2018 unter http://flexikon.doccheck.com/de/Ganzheitliche_Medizin.

DocCheck Flexikon (2017). *Kausale Therapie.* Zugriff am 01.04.2018 unter http://flexikon.doccheck.com/de/Kausale_Therapie.

DocCheck Flexikon (2017). *Phytotherapeutikum.* Zugriff am 01.04.2018 unter http://flexikon.doccheck.com/de/Phytotherapeutikum.

DocCheck Flexikon (2017). *Rückenschmerzen.* Zugriff am 01.02.2017 unter http://flexikon.doccheck.com/de/R%C3%BCckenschmerzen.

DocCheck Flexikon (2017). *Symptomatische Therapie.* Zugriff am 01.04.2018 unter http://flexikon.doccheck.com/de/Symptomatische_Therapie.

DocCheck Flexikon (2017): *WHO-Stufenschema.* Zugriff am 01.01.2017 unter http://flexikon.doccheck.com/de/WHO-Stufenschema.

DVMB Deutsche Vereinigung Morbus Bechterew e.V. (2017). *Die Erkrankung Morbus Bechterew (und folgende Seiten).* Zugriff am 01.02.2017 unter https://www.bechterew.de/inhalt/morbus-bechterew/.

Gesundheitsinformation (2013): *Nicht-operative Behandlungsmöglichkeiten.* Zugriff am 01.04.2018 unter https://www.gesundheitsinformation.de/nicht-operative-behandlungsmoglichkeiten.2376.de.html?part=behandlung-dr.

International Association of the Study of Pain. Zugriff am 01.02.2017 unter http://www.iasp-pain.org/Education/Content.aspx?ItemNumber=1698" \l "Pain

Medizinfo (2017). *Aufbau der Wirbelsäule.* Zugriff am 01.02.2017 unter http://www.medizinfo.de/ruecken/anatomie/wirbelsaeule.shtml.

Nature (2017). *Saturated fatty acids induce development of both metabolic syndrome and osteoarthritis in rats.* Zugriff am 01.02.2017 unter: https://www.nature.com/articles/srep46457

Spektrum (1999). *Lexikon der Biologie: Wirbelsäule.* Zugriff am 01.12.2017 unter http://www.spektrum.de/lexikon/biologie/wirbelsaeule/70874

Techniker Krankenkasse (2017). *Ursachen für Rückenschmerzen.* Zugriff am 01.04.2018 unter https://www.tk.de/tk/gesunder-ruecken/rueckenbeschwerden/ursachen/20620.

VBG (2017). *Wie falsches Heben die Wirbelsäule belastet.* Zugriff am 01.11.2017 unter http://www.vbg.de/deinruecken/7_Heben_und_Tragen/1_Wie_falsches_Heben_belastet/wie_falsches_heben_belastet_node.html.

Rückenschmerzen-Wissen (2017). *Rückenschmerzen Arten.* Zugriff am 01.01.2017 unter http://www.rueckenschmerzen-wissen.de/arten-6028.html.

Thieme Connect (2016). *Multimodale Schmerztherapie bei Kindern und Jugendlichen.* Zugriff am 01.04.2018 unter https://www.thieme-connect.com/products/ejournals/html/10.1055/s-0042-105741.

Zentrum der Gesundheit (2016): *Rückenschmerzen.* Zugriff am 01.05.2017 unter https://www.zentrum-der-gesundheit.de/rueckenschmerzen.html.

QR-CODES

QR-Code Video: Sieben typische Rückenirrtümer
https://www.youtube.com/watch?v=fAAZbwgBBR0&t=26s

QR-Code Video: Welche Rückenbeschwerden in welchem Lebensalter?
https://www.youtube.com/watch?v=ONLPAnQ_mpQ

QR-CODE Video: Unsere Wirbelsäule
https://www.youtube.com/watch?v=v5zzkwA7eTE&t=3s

QR-Code Video: Aufbau der Wirbelsäule
https://www.youtube.com/watch?v=v5zzkwA7eTE&t=2s

QR-Code Video: Aufbau und die Funktion der Bandscheiben
https://www.youtube.com/watch?v=MI7ozNyqGGg&t=13s

QR-Code Video: Aufnahme von Schmerzen durch sogenannte *Nozizeptoren*
https://www.youtube.com/watch?v=a7psx9mUJbw

QR-Code Video: Weiterleitung von Schmerzen vom Rückenmark zum Gehirn
https://www.youtube.com/watch?v=9_rcHg4nezQ

QR-Code Video: Schmerzen im Gehirn verarbeiten – die Schmerzmatrix
https://www.youtube.com/watch?v=72T6WyNrGo0&t=5s

QR-Code YouTube Video: Fragen und Antworten zum Schmerzgedächtnis
https://www.youtube.com/watch?v=6FRKmJJWJ5s

QR-Code Video: Was ist ein Bandscheibenvorfall?
https://www.youtube.com/watch?v=MI7ozNyqGGg&t=149s

QR-Code Video: Symptome eines BSV
https://www.youtube.com/watch?v=mrcggyOVMAg

QR-Code Video: Therapie eines BSV
https://www.youtube.com/watch?v=NMQl3joKVak

QR-Code YouTube®-Video Spinalkanalstenose
https://www.youtube.com/watch?v=pqTanINHjE4

QR-Code YouTube®-Video > Morbus Scheuermann
https://www.youtube.com/watch?v=FXhYhAFzjUY

QR-Code YouTube®-Video > Morbus Bechterew
https://www.youtube.com/watch?v=n6Ey3C2AU80

QR-Code YouTube®-Video: Osteoporose – Ursachen | Symptome | Therapie https://www.youtube.com/watch?v=wy-ZguhL3AU

QR-Code YouTube®-Video: Meine sieben Tipps bei Osteoporose
https://www.youtube.com/watch?v=dlebc1CHmTg

QR-Code YouTuber-Video > Recht auf Schmerztherapie in Deutschland
https://www.youtube.com/watch?v=Ginds25mSLI&t=27s

QR-Code YouTube®-Video: Mehr Beispiele für Übungen für zu Hause
https://www.youtube.com/watch?v=J6RuHSwPSCA

QR-Code Video:
https://www.youtube.com/watch?v=nsK9UAPvfPw

QR-Code YouTube®-Video:
https://www.youtube.com/watch?v=Eyp9KAKaUYk&t=5s

QR-Code YouTube®-Video:
https://www.youtube.com/watch?v=Po8fgLreVso

QR-Code YouTube®-Video:
https://www.youtube.com/watch?v=ZbSnUv2qKP4

QR-Code YouTube®-Video:
https://www.youtube.com/watch?v=5jkh42NIiCM&t=230s

QR-Code YouTube®-Video:
https://www.youtube.com/watch?v=gY9kqWz5trE

QR-Code YouTube®-Video:
https://www.youtube.com/watch?v=DpVCYs3g4i4

QR-CODE YouTube®-Video > Manuelle Rückentherapie
https://www.youtube.com/watch?v=7_rCHW84

QR-Code YouTube®-Video Capsaicin in der Schmerztherapie
https://www.youtube.com/watch?v=ZwssmC3ctR8&t=6s

QR-Code YouTube®-Video Arzt-Patienten-Gespräch
https://www.youtube.com/watch?v=o5TFtdoGVZg&t=151s

QR-Code YouTube®-Video: Was darf ich nach einer Rückenoperation?
https://www.youtube.com/watch?v=uOMhJCzO7DA

QR-Code YouTube®-Video: 10 beliebte Sportarten und ihre Vor- und Nachteile für Rücken und Gelenke
https://www.youtube.com/watch?v=6xQ81FwcDzk

DIE AUTOREN

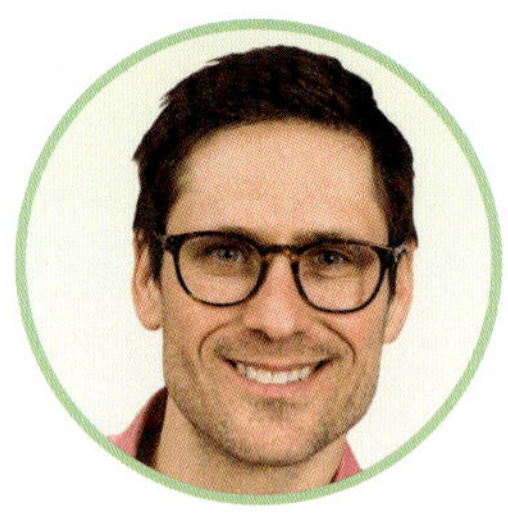

DR. TOBIAS WEIGL

Dr. Tobias Weigl ist Arzt, Online-Mediziner und Schmerzforscher. Er arbeitet und forscht über das wichtigste bzw. häufigste Symptom warum man zum Arzt geht, nämlich Schmerzen. Dabei liegt sein Schwerpunkt auf dem Bereich der Neuromodulation und der Behandlung des sog. „Schmerzgedächtnisses". In diesem Zusammenhang hat Dr. Weigl die Bomedus GmbH als Spin-off aus dem Universitätsklinikum Bonn gegründet.
Dr. Weigl leitete von 2012-2017 die Forschungsgruppe „Pain Reduction" am Universitätsklinikum Bonn und hat bis heute weiterhin regelmäßigen Patientenkontakt durch seine Tätigkeit als Anästhesist.
Mit seinen täglichen Blogartikeln auf www.doktorweigl.de und seinem YouTube®-Kanal Video-Visite Dr. Weigl erreicht der Autor mehrere tausend Patienten pro Tag.
In seiner Freizeit ist Dr. Tobias Weigl passionierter Sportler und Hundeliebhaber. Als Triathlet trainiert Dr. Weigl mehrmals mehrere Stunden pro Woche und hat seine Bestzeit im Ironman bei 10:28 h. Darüber hinaus hat Dr. Weigl bereits 15 Marathons erfolgreich beendet. Gemeinsam mit seiner Lebensgefährtin, widmet er sich seiner neuesten Leidenschaft: seinem Hund, einem Jagdhund-Mischling aus Weimaraner und Magyar Vizsla.

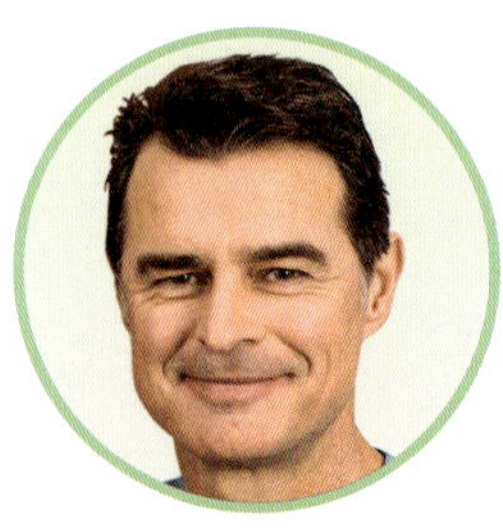

THOMAS BERTHOLD

Schon als Spieler war Thomas Berthold ein Freund klarer Worte und auch heute besticht er in seinen TV-Kommentaren durch seine detaillierten und pointierten Analysen. Er lief 62-mal im Trikot der Deutschen Nationalmannschaft auf. Der Höhepunkt seiner Nationalmannschaftskarriere war der Titelgewinn bei der Fußballweltmeisterschaft 1990 in Italien.

DIE GASTAUTORINNEN

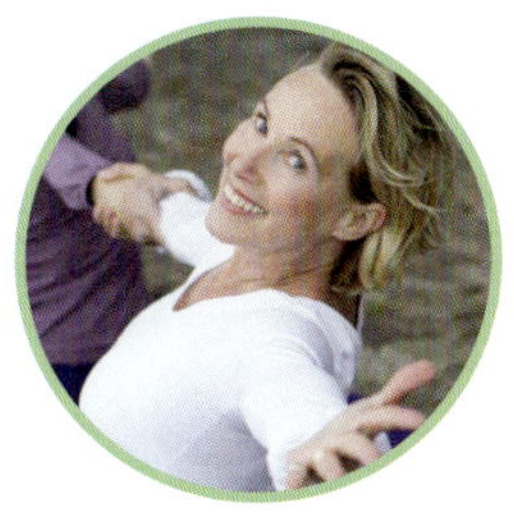

MARTINA MITTAG

ist Dipl. Tanzpädagogin, Fitnesstrainerin und Yogalehrerin BDY/EYU. Seit 2001 ist sie mit der YogaWerft selbstständig, leitet Entspannungsangebote für Großunternehmen, Personal Training und Yoga-Präventionskurse in Hamburg. Sie ist als Fachreferentin für den Deutschen Turner-Bund (DTB) und den Verband für Turnen und Freizeit (VTF) in Hamburg tätig. Weitere Informationen zur Autorin: www.yogawerft.com.

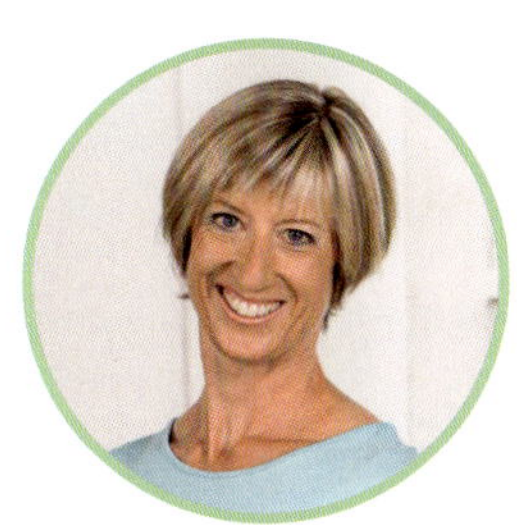

GABI FASTNER

Gabi Fastner ist weltweit bekannt durch Ihre millionenfach gesehenen Trainingsvideos auf YouTube und durch ihre Auftritte in der beliebten Fernsehserie Telegym. Viele kennen Gabi Fastner auch von Ihren Fortbildungen und Workshops auf Kongressen. Sie ist staatlich geprüfte Gymnastiklehrerin und gibt ihr umfangreiches Fachwissen als Dozentin an einer Schule für angehende Gymnastiklehrer/innen weiter. Sie ist Vorstandsmitglied des DGymB (Deutscher Gymnastikbund).
In den letzten Jahren hat sie zudem mehrere Trainingsgeräte und Trainingskonzepte entwickelt, darunter TOGU® Brasil" und „Funktionelles Figurtraining". Sie ist mehrfache Fachbuchautorin in den Bereichen Fitness und Gesundheit.

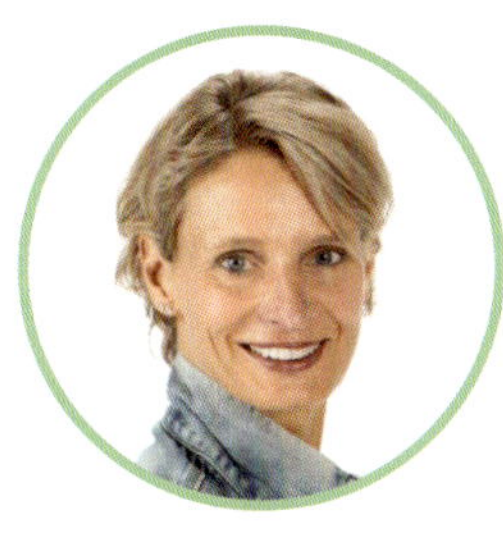

GUNDA SLOMKA

Als Biologin, Sportwissenschaftlerin und Sporttherapeutin im Bereich Orthopädie und Rheumatologie (DVGS) leitet Gunda Slomka heute ihr eigenes Aus- und Fortbildungszentrum für Trainer, Therapeuten und Athleten. Ihre trainingswissenschaftliche und therapeutische Arbeit machen sie zur Expertin im Bereich Rückentraining, Schmerztherapie und Faszientraining.
Gunda lehrt an der Universität Hildesheim im sportwissenschaftlichen Studiengang – Sport, Gesundheit und Leistung in der Lebensspanne. Dieser Idee folgend entwickelt sie präventive Trainingskonzepte mit therapeutischem Anspruch. Gunda schreibt Fachbücher, produziert Trainings-DVDs/Online Streams und unterstützt als Expertin, Beraterin und freie Mitarbeiterin ROBINSON Events.

BILDNACHWEIS

Umschlaggestaltung:	Ariane Wollny
Innenlayout:	Anja Elsen
Foto Umschlag:	© Dr. Weigl
Covergrafik Umschlag:	© Adobe Stock
Fotos Innenteil:	S. 22, 231, 325 © Bomedus
	S. 260-262, 292-293, 442-447, 467-469: © Meyer & Meyer Verlag
	S. 418-439: aus „Hatha Yoga" von Martina Mittag / Sonja Lesinski Photography
	S. 449-455: aus „Rund um den Ball" und „Full Body Workouts"
	von Gabi Fastner / TOGU GmbH
	S. 457-465: aus „Faszien in Bewegung" von Gunda Slomka /Volker Minkus
	QR-Code Bilder: © Dr. Weigl
	Alle übrigen Bilder und Grafiken: © Adobe Stock
Satz:	www.satzstudio-hilger.de
Lektorat:	Dr. Irmgard Jaeger
Projektleitung:	Riccardo Rip